中国民族药材品种

「十四五」国家重点研发计划项目

张良 张继 ⊙ 主审

罗霄 李及 ⊙ 主编

四川科学技术出版社

图书在版编目（CIP）数据

中国民族药材品种 / 罗霄，李及主编 . —成都：
四川科学技术出版社，2023.11
ISBN 978-7-5727-1189-3

Ⅰ．①中… Ⅱ．①罗…②李… Ⅲ．①民族医学—中
药材—品种—介绍—中国 Ⅳ．① R282

中国国家版本馆 CIP 数据核字（2023）第 218527 号

中国民族药材品种

ZHONGGUO MINZU YAOCAI PINZHONG

张　良　张　继　主审
罗　霄　李　及　主编

出 品 人　程佳月
责任编辑　李迎军　吴晓琳　李　栎
责任出版　欧晓春
出版发行　**四川科学技术出版社**
　　　　　成都市锦江区三色路 238 号　邮政编码 610023
　　　　　官方微博 http://weibo.com/sckjcbs
　　　　　官方微信公众号 sckjcbs
　　　　　传真 028-86361756
成品尺寸　210 mm × 285 mm
印　　张　53.75
字　　数　1350 千
印　　刷　成都天麦点金实业有限公司
版　　次　2023 年 11 月第 1 版
印　　次　2023 年 11 月第 1 次印刷
定　　价　480.00 元

ISBN 978-7-5727-1189-3

邮　　购：成都市锦江区三色路 238 号新华之星 A 座 25 层　邮政编码：610023
电　　话：028-86361770

本书编辑委员会

序

  中国民族药材承载着民族传统医药的精髓，经历了数千年的沉淀与发展，是各少数民族防病治病的医药体系源头，是中国医药学的重要组成部分。中华人民共和国成立以来，民族医药得到极大的继承和发扬，形成藏、蒙、维、壮、瑶、傣、苗等民族药体系，并且逐渐与传统中药相互融汇，品种日益丰富。国务院办公厅印发的《"十四五"中医药发展规划》和国家中医药管理局、国家民族事务委员会等 13 部门联合发布的《关于加强新时代少数民族医药工作的若干意见》中提出要进一步加强新时代少数民族医药的发展步伐，少数民族传统医药处在发展的黄金阶段。

  《中国民族药材品种》为一群工作在中药、民族药检验、科研、教学一线的科研工作者根据民族药工作的实际需要，针对长期困扰民族药标准及检验、科研及产业发展中的药材品种基原关键问题，在业内首次以法定标准为准线，系统全面地挖掘了全国民族药用品种，探索了民族药产、学、研、用发展的第一步——"正本清源"，为后续研究和利用民族药材提供了基础和依据。

  该书的出版填补了民族药此领域的空白，有利于使用者在第一时间查清民族药来源，有利于民族药和中药标准的融会贯通，有助于推动民族药立足于国际市场，为民族药材的生产、加工、销售和应用提供科学依据和规范，也为民族药产业的绿色发展和现代化转型做出积极贡献，是从事民族药研究、开发的科研工作者及生产、经营、使用者不可或缺的工具书，也可作为中药、民族医药相关专业学生的学习参考书。

  谨此，希望该书的出版为推动中国民族医药事业发展发挥积极作用，期待民族药的进步为人类医学和药学做出贡献。

  我乐意为之作序！

万德光

成都中医药大学教授、博士生导师

首届国家级教学名师、全国名老中医药专家

前　言

中国少数民族医药学是各少数民族防病治病的源头，是各兄弟民族长期与疾病作斗争形成的独特医药体系，是各民族得以繁衍兴旺的保证，具有浓厚的民族特色，是祖国医药学宝库的重要组成部分和中华优秀传统文化的重要载体。党的十八大以来，在以习近平同志为核心的党中央的坚强领导下，党和政府高度重视包括汉族和少数民族医药在内的我国各民族医药发展。

现代科学技术的进步为民族药材的研究和开发提供了新的手段和平台，当前民族药材的研究状况非常活跃，在很多领域都有新的发现和进展，很多民族药材已经被科学证明具有很高的药用价值。然而长期以来，民族医药因语言文字、文献资料和地域等局限因素，存在同名异物、同物异名、来源不清、品种混淆和基原难以确证等问题，并由此造成民族药标准深入研究不够，品种和品质研究薄弱等系列关键问题，从源头上制约了其现代化和产业发展。

药材基原是正本清源的基础，是少数民族药材标准、少数民族医学经典名方和医疗机构制剂开发等工作中首先要解决的问题。《中国民族药材品种》以基原为主线，对全国收载的民族药材法定品种进行全面梳理，共收录民族药 2 304 种，其中植物类 1 893 种，动物类 129 种，矿物类 110 种，化石类 7 种，菌类 10 种，分泌物类 27 种，加工类 104 种，其他类 24 种。

本书具有以下特点：

一、首部以法定标准收载为基准的全国少数民族药材品种工具书。

二、按基原、名称和产地加工进行系统整理，首次将民族药材与中药材进行比较，利于民族药标准和中药标准的相互借鉴。

三、各少数民族药材品种均标注截至付印时的最新法定标准出处，为临床应用和技术开发提供标准支持。

四、列举两种学名文献记载，为各民族药材品种的规范、统一提供参考。

五、列表式对比，利于理清同名异物或异名同物品种，方便读者快速查询。

研究团队长期致力于中药民族药标准信息化、智能化建设，本书为"十四五"国家重点研发计划项目——基于可视化信息化智能化的中药质量现场快速检测技术及应用研究（2023YFC3504100）重要研究成果。本书编撰创新思维，对于推进中国民族药材事业的发展、提升民族药的科学性、准确性和规范化程度都将起到积极作用。可助力少数民族药材或制剂的研究、生产、加工或销售过程中查证法定基原、避免品种混淆，也可供中药、民族医药相关专业科研工作者、教师、学生和爱好者学习参考。

少数民族医药历史悠久、体系庞大、品种数量巨大，民族药的守正创新工作任重道远。由于编者水平有限加之时间仓促，本书难免存在疏漏和不妥，恳请广大读者提出宝贵意见并批评指正，以期勘正，便于再版时修订和完善。

《中国民族药材品种》编辑委员会

2023 年 11 月

凡 例

1. 本书共收录法定标准记载（含正文和附录）的民族药共计 2 304 种，法定标准包括历版《中华人民共和国药典》、部颁标准、各地方药材标准和饮片标准、各级局颁标准或公告（征求意见）标准。

2. 正文按药用类别分为：植物类、动物类、矿物类、化石类、菌类、分泌物类、加工类和其他类。编排以药材名称为序，采用表格式进行对比，每种药材收载内容有药材名称、来源、学名、民族药标准和中药标准。

（1）名称：为民族药标准收载的中文名称，有多个名称者，选择其一。

（2）来源：参照民族药标准记载的来源，收载药材标准的科名、植（动）物名、矿物名等。

（3）学名：以《中国植物志》《中国高等植物》《中国药用植物志》《高等植物图鉴》《中国真菌志》《中国地衣志》《中国动物志》《中国药用动物志》《中国生物物种名录》《中国海洋生物名录》，以及各地方植物志等为准，每个品种来源列举 2 种学名参考。

（4）民族药标准和中药标准：收载名称、来源、药用部位、产地加工和标准。名称：收录中文名称、少数民族名称或习用名称，各名称之间以"/"间隔；药用部位：默认为干燥品，若为鲜品或其他，文中另行注明；标准：以标准简称（见标准简称与标准信息一览表）记载，各标准附录收载者，以"附"作为后缀。

（5）各版标准收载的药材若名称、来源、药用部位相同者，以新版本为准。地方药材标准和饮片标准同时收录的品种，以药材标准为准；2000 年版以前的药材标准所收载品种，同时列出 2000 年后版本的饮片标准收载。中药标准：凡《中华人民共和国药典》2020 年版正文中所收载品种，各地方标准或饮片标准收载的相同品种均不再收录。同一标准的民族药材同时以中药标准收载，附注为"同为中药标准收载品种"。

（6）标准：按《中华人民共和国药典》、部颁标准、药材标准、进口药材标准、饮片标准、标准附录、局颁公告标准依次排序，各类标准以年限由近及远进行排序。

3. 除部分学名因勘误原因进行修订外，本书标准收录的植物名和学名均以原标准或出处记载为准。

4. 凡表格中未收载内容者，以"—"标注；产地加工注明采收时节，药用部位均不再注明，如：产地加工记载"在果实成熟时采收"，药用部位仅收录"果实"。

5. 药材来源涉及国家保护动物的民族药品种未收入正文，见附录。

6. 附注：对正文进行补充说明，以 *、#、▲、★、♠ 进行标注。

目　录

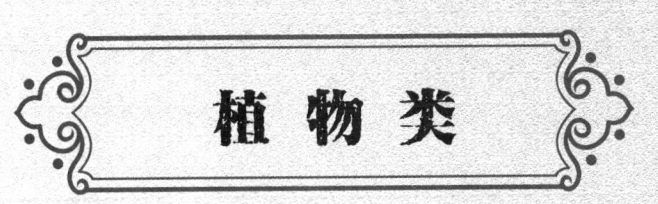

植物类

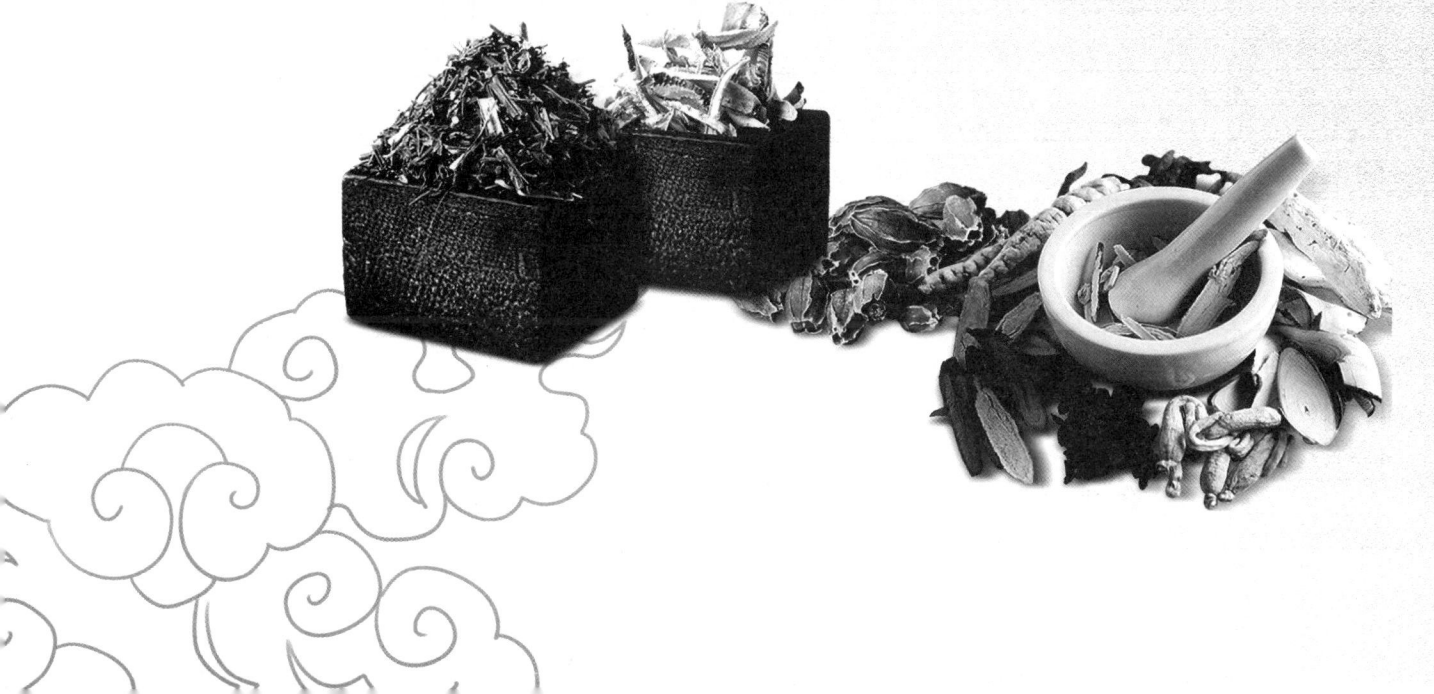

1 苦艾

【来源】菊科植物苦艾(中亚苦蒿)、中亚苦蒿。

【学名】

《中国植物志》	《中国高等植物》
中亚苦蒿 *Artemisia absinthium* L.	中亚苦蒿 *Artemisia absinthium* Linn.

【民族药标准】

名称	植物来源	药用部位	产地加工	标准
苦艾	苦艾 *Artemisia absinthium* L.	地上部分	夏季初花期采收,晒干	部颁维药
苦艾	中亚苦蒿 *Artemisia absinthium* L.	地上部分	夏季初花期采收,晒干	新疆炮规 2020

2 大风艾

【来源】菊科植物艾纳香。

【学名】

《中国植物志》	《中国高等植物》
艾纳香 *Blumea balsamifera*(L.)DC.	艾纳香 *Blumea balsamifera*(Linn.)DC.

【民族药标准】

名称	植物来源	药用部位	产地加工	标准
大风艾/棵乛逢	艾纳香 *Blumea balsamifera*(Linn.)DC.	地上部分	夏、秋季采收,阴干	广西壮药第三卷 2018
艾纳香#	艾纳香 *Blumea balsamifera*(L.)DC. 假东风草 *Blumea riparia*(Bl.)DC.	地上部分*	夏、秋二季采收,鲜用或阴干	贵州 2003

【中药标准】

名称	植物来源	药用部位	产地加工	标准
艾纳香	艾纳香 *Blumea balsamifera*(L.)DC.	叶及嫩枝	夏、秋季采割,晒干	广东第二册 2011
大风艾	艾纳香 *Blumea balsamifera*(L.)DC.	全草	夏、秋季采收,阴干	海南第一册 2011
大风艾	艾纳香 *Blumea balsamifera*(L.)DC.	地上部分	夏、秋季采收,阴干	广西 1990
艾纳香	艾纳香 *Blumea balsamifera*(L.)DC.	全草	夏、秋二季采收,除去杂质,阴干	安徽炮规 2019
大风艾	艾纳香 *Blumea balsamifera*(L.)DC.	叶及嫩枝	—	部颁 8 册附

附注:* 新鲜或干燥地上部分;# 同为中药标准收载品种。

3 小风艾

【来源】菊科植物长叶阔苞菊。

【学名】

《中国植物志》	《中国高等植物》
长叶阔苞菊 *Pluchea eupatorioides* Kurz	长叶阔苞菊 *Pluchea eupatorioides* Kurz

【民族药标准】

名称	植物来源	药用部位	产地加工	标准
小风艾/矮虽	长叶阔苞菊 *Pluchea eupatorioides* Kurz	地上部分	夏、秋季采收,除去杂质,干燥	广西壮药第一卷 2008

【中药标准】

名称	植物来源	药用部位	产地加工	标准
小风艾	长叶阔苞菊 *Pluchea eupatorioides* Kurz	地上部分	夏、秋二季采收,除去杂质,晒干	广西第二册 1996
小风艾	长叶阔苞菊 *Pluchea eupatorioides* Kurz	地上部分	—	部颁 8 册附

4 大叶桉

【来源】桃金娘科植物大叶桉(桉、桉叶)。

【学名】

《中国植物志》	《中国高等植物》
桉 *Eucalyptus robusta* Smith	桉叶 *Eucalyptus robusta* Smith

【民族药标准】

名称	植物来源	药用部位	产地加工	标准
大叶桉/盟安盛	大叶桉 *Eucalyptus robusta* Smith	叶	全年均可采收,除去杂质,阴干	广西壮药第二卷 2011

【中药标准】

名称	植物来源	药用部位	产地加工	标准
大叶桉叶	大叶桉 *Eucalyptus robusta* Smith	叶	全年可采收,阴干	海南第一册 2011
大叶桉	大叶桉 *Eucalyptus robusta* Smith	叶	全年可采收,阴干	广东第一册 2004
桉叶	蓝桉 *Eucalyptus globulus* Labill. 大叶桉 *Eucalyptus robusta* Smith	叶 *	全年均可采收,鲜用或晒干	贵州 2003
大叶桉叶	大叶桉 *Eucalyptus robusta* Smith	叶	全年均可采,鲜用或阴干	广西第二册 1996
桉叶	蓝桉 *Eucalyptus globulus* Labill. 大叶桉 *Eucalyptus robusta* Smith	老叶	秋、冬或全年采集老叶,阴干	河北炮规 2003
桉叶	大叶桉 *Eucalyptus robusta* Sm.	叶	—	北京 1998 附

附注:* 新鲜或干燥叶。

5 羊角拗

【来源】夹竹桃科植物羊角拗。

【学名】

《中国植物志》	《中国高等植物》
羊角拗 *Strophanthus divaricatus* (Lour.) Hook. et Arn.	羊角拗 *Strophanthus divaricatus* (Lour.) Hook. et Arn.

【民族药标准】

名称	植物来源	药用部位	产地加工	标准
羊角拗/羊角风/永各崩	羊角拗 *Strophanthus divaricatus* (Lour.) Hook. et Arn.	全株	全年均可采收,洗净,切片,晒干	广西瑶药第一卷 2014

【中药标准】

名称	植物来源	药用部位	产地加工	标准
羊角拗	羊角拗 *Strophanthus divaricatus* (Lour.) Hook. et Arn.	根及茎	秋、冬二季采挖,除去须根、泥沙,切成段,晒干	广东第二册 2011

6 江巴

【来源】锦葵科植物冬葵、野葵(冬葵)、锦葵、蜀葵。

【学名】

《中国植物志》	《中国高等植物》
冬葵 *Malva verticillata* var. *crispa* Linnaeus	冬葵 *Malva crispa* Linn.
锦葵 *Malva cathayensis* M. G. Gilbert, Y. Tang & Dorr	锦葵 *Malva sinensis* Cavan.
蜀葵 *Alcea rosea* Linnaeus	蜀葵 *Althaea rosea* (Linn.) Cavan.

【民族药标准】

名称	植物来源	药用部位	产地加工	标准
江巴	冬葵 *Malva verticillata* L. 锦葵 *Malva sylvestris* L. 蜀葵 *Althaea rosea* (L.) Cavan.	花和果实	夏季采花,秋季果实成熟时采集,晒干	部颁藏药
江巴	野葵 *Malva verticillata* L. 锦葵 *Malva sinensis* Cavan. 蜀葵 *Althaea rosea* (L.) Cavan.	花和果实	夏季采花,秋季果实成熟时采集,晒干	青海藏药炮规 2010
冬葵/加木巴	冬葵 *Malva verticillata* L. 锦葵 *Malva sylvestris* L. 蜀葵 *Althaea rosea* (L.) Cavan.	花和果实	夏季采花,秋季果实成熟时采集,晒干	青海藏药 1992

7 胡芦巴

【来源】豆科植物胡芦巴(胡卢巴)、胡卢巴。

【学名】

《中国植物志》	《中国高等植物》
胡卢巴 *Trigonella foenum-graecum* L.	胡卢巴 *Trigonella foenum-graecum* Linn.

【民族药标准】

名称	植物来源	药用部位	产地加工	标准
胡芦巴/西毛刹	胡芦巴 *Trigonella foenum-graecum* L.	种子	种子成熟时采收,除去杂质,晒干	六省藏标
葫芦巴	胡芦巴 *Trigonella foenum-graecum* L.	种子	夏季果实成熟时采割植株,晒干,打下种子,除去杂质	维药 1993
胡芦巴	胡芦巴 *Trigonella foenum-graecum* L.	种子	夏季果实成熟时采割植株,晒干,打下种子,除去杂质	新疆炮规 2020
胡卢巴/许毛萨	胡卢巴 *Trigonella foenum-graecum* L.	成熟种子	—	青海藏药 1992 附
胡卢巴/秀木萨	胡卢巴 *Trigonella foenum-graecum* L.	种子	秋季果实成熟时采收,除去杂质、晾干	西藏公告 2022 *

【中药标准】

名称	植物来源	药用部位	产地加工	标准
胡芦巴	胡芦巴 *Trigonella foenum-graecum* L.	种子	夏季果实成熟时采割植株,晒干,打下种子,除去杂质	药典 2020

附注:＊西藏《关于征求蝇子草等 21 个地方药材质量标准(草案)意见建议的公告》2022.11.25。

8　叶兴巴

【来源】玄参科植物齿叶玄参、穗花玄参、北玄参。

【学名】

《中国植物志》	《中国高等植物》
齿叶玄参 *Scrophularia dentata* Royle ex Benth.	齿叶玄参 *Scrophularia dentata* Royle ex Benth.
穗花玄参 *Scrophularia spicata* Franch.	穗花玄参 *Scrophularia spicata* Franch.(《中国药用植物志》)
北玄参 *Scrophularia buergeriana* Miq.	北玄参 *Scrophularia buergeriana* Miq.

【民族药标准】

名称	植物来源	药用部位	产地加工	标准
叶兴巴	齿叶玄参 *Scrophularia dentata* Royle ex Benth. 穗花玄参 *Scrophularia spicata* Franch. 北玄参 *Scrophularia buergeriana* Miq.	地上部分	—	四川藏药制剂附
齿叶玄参/叶兴巴	齿叶玄参 *Scrophularia dentata* Royle ex Benth.	地上部分	夏、秋二季采收地上部分,晾干	西藏藏药第二册 2012

9　陆堆多吉门巴

【来源】桔梗科植物川藏沙参。

【学名】

《中国植物志》	《中国高等植物》
川藏沙参 *Adenophora liliifolioides* Pax et Hoffm.	川藏沙参 *Adenophora liliifolioides* Pax et Hoffm.

【民族药标准】

名称	植物来源	药用部位	产地加工	标准
陆堆多吉门巴	川藏沙参 *Adenophora liliifolioides* Pax et Hoffm.	全草	夏、秋二季采集全草,晾干	西藏藏药第二册 2012

10　芯芭

【来源】玄参科植物大黄花、达乌里芯芭(大黄花)。

【学名】

《中国植物志》	《中国高等植物》
大黄花 *Cymbaria daurica* L.	达乌里芯芭 *Cymbaria daurica* Linn.

【民族药标准】

名称	植物来源	药用部位	产地加工	标准
芯芭/阿拉藤—艾给	大黄花 *Cymbaria daurica* L.	全草	夏季花开时采收,除去杂质,晒干	部颁蒙药
芯芭/阿拉藤—艾给	达乌里芯芭 *Cymbaria daurica* L.	全草	夏季花开时采收,除去杂质,晒干	蒙药 1986
芯芭	大黄花 *Cymbaria daurica* L.	全草	—	蒙药炮规 2020

11　千斤拔

【来源】豆科植物千斤拔、蔓性千斤拔(千斤拔)、大叶千斤拔。

【学名】

《中国植物志》	《中国高等植物》
千斤拔 *Flemingia prostrata* C. Y. Wu	千斤拔 *Flemingia philippinensis* Merr. et Rolfe
大叶千斤拔 *Flemingia macrophylla*(Willd.)Prain	大叶千斤拔 *Flemingia macrophylla*(Willd.)Prain

【民族药标准】

名称	植物来源	药用部位	产地加工	标准
千斤拔#	千斤拔 *Flemingia philippinensis* Merr. et Rolfe	根	秋后采挖,洗净,趁鲜切段,干燥	贵州第二册 2019
千斤拔/地钻/地准	蔓性千斤拔 *Flemingia philippinensis* Merr. et Rolfe 大叶千斤拔 *Flemingia macrophylla*(Willd.) Prain	根	秋季采收,洗净,晒干	广西瑶药第一卷 2014
千斤拔/棵壤丁	蔓性千斤拔 *Flemingia philippinensis* Merr. et Rolfe 大叶千斤拔 *Flemingia macrophylla*(Willd.) Prain	根	秋季采收,洗净,干燥	广西壮药第一卷 2008
千斤拔*	蔓性千斤拔 *Flemingia philippinensis* Merr. et Rolfe 大叶千斤拔 *Flemingia macrophylla*(Willd.) Prain	根 根和茎	—	湖南炮规 2021

【中药标准】

名称	植物来源	药用部位	产地加工	标准
千斤拔	千斤拔 *Flemingia philippinensis* Merr. et Rolfe	根	全年均可采挖,洗净,干燥;或趁鲜切片,干燥	广东第三册 2018
千斤拔	蔓性千斤拔 *Flemingia philippinensis* Merr. et Rolfe	根	秋后采挖,除去泥沙,洗净,晒干	湖北 2018
千斤拔	蔓性千斤拔 *Flemingia philippinensis* Merr. et Rolfe 大叶千斤拔 *Flemingia macrophylla*（Willd.）Prain	根	秋季采挖,除去泥沙,洗净,晒干	山西第一册 2017
千斤拔	蔓性千斤拔 *Moghania philippinensis*（Merr. et Rolfe）Li 大叶千斤拔 *Moghania macrophylla*（Willd.）O. Kuntze	根	秋季采收,洗净,除去杂质,晒干	江西 2014
千斤拔	蔓性千斤拔 *Flemingia prostrata* Roxb. f. ex Roxb.	根	全年均可采挖,除去泥土及须根,晒干	海南第一册 2011
钻地风	千斤拔 *Flemingia philippinensis* Merr. et Rolfe	根	春、秋二季采挖,洗净,晒干	四川 2010
千斤拔	千斤拔 *Flemingia philippinensis* Merr. et Rolfe 大叶千斤拔 *Flemingia macrophylla*（Willd.）Prain	根和茎	全年可采挖,除去泥沙,洗净,趁鲜切断,干燥	湖南 2009
千斤拔	千斤拔 *Flemingia prostrate* Roxb.	根	秋后采挖,洗净,干燥	云南第七册 2005
千斤拔	蔓性千斤拔 *Flemingia prostrata* Roxb. f. ex Roxb.	根	全年均可采挖,除去泥土及须根,晒干	广东第一册 2004
千斤拔	千斤拔 *Flemingia philippinensis* Merr. et Rolfe	根	春、秋二季采收,洗净泥土,晒干	北京 1998
千斤拔	蔓性千斤拔 *Flemingia philippinensis* Merr. et Rolfe 大叶千斤拔 *Flemingia macrophylla*（Willd.）Prain	根	秋季采收,洗净,晒干	广西第二册 1996
千斤拔	蔓性千斤拔 *Moghania philippinensis*（Merr. et Rolfe）Li	根	全年可采挖,洗净,晒干或切斜片,晒干	上海 1994
千斤拔	蔓性千斤拔 *Moghania philippinensis*（Merr. et Rolfe）Li 大叶千斤拔 *Moghania macrophylla*（Willd.）O. Kuntze 绣毛千斤拔 *Moghania ferruginea*（Wall. ex Benth.）Li	根	—	药典 2020 附
千斤拔	蔓性千斤拔 *Flemingia philippinensis* Merr. et Rolfe	根	—	部颁 3 册附

附注：*【民族药名】巴起撇(土家),嘎芮咣(苗),吊马桩(瑶);#同为中药标准收载品种。

12　荜茇

【来源】胡椒科植物荜茇。

【学名】

《中国植物志》	《中国高等植物》
荜拔 *Piper longum* L.	荜拔 *Piper longum* Linn.

【民族药标准】

名称	植物来源	药用部位	产地加工	标准
荜茇/荜荜灵	荜茇 *Piper longum* L.	未成熟或成熟果穗	果穗由绿色变黑色时采收,除去杂质,晒干	六省藏标

续表

名称	植物来源	药用部位	产地加工	标准
荜茇/荜荜灵	荜茇 *Piper longum* L.	近成熟或成熟果穗	果穗由绿变黑时采收,除去杂质,晒干	蒙药 2021
荜茇	荜茇 *Piper longum* L.	未成熟或成熟果穗	果穗由黄变红褐色时采下,除去杂质,晒干	维药 1993
荜茇/皮里皮里	荜茇 *Piper longum* L.	近成熟或成熟果穗	果穗由绿变黑时采收,晒干	新疆炮规 2010

【中药标准】

名称	植物来源	药用部位	产地加工	标准
荜茇	荜茇 *Piper longum* L.	近成熟或成熟果穗	果穗由绿变黑时采收,除去杂质,晒干	药典 2020

13 葱白

【来源】百合科植物葱。

【学名】

《中国植物志》	《中国高等植物》
葱 *Allium fistulosum* L.	葱 *Allium fistulosum* Linn.

【民族药标准】

名称	植物来源	药用部位	产地加工	标准
葱白/松根	葱 *Allium fistulosum* L.	鳞茎	秋季采收,洗净,晒干	蒙药 2021

【中药标准】

名称	植物来源	药用部位	产地加工	标准
葱白	葱 *Allium fistulosum* L. 分葱 *Allium fistulosum* L. var. *caespitosum* Makino	鳞茎	常年均可采收,除去须根及杂质,洗净,鲜用	湖北 2018
鲜葱	葱 *Allium fistulosum* Linnaeus 火葱 *Allium cepa* var. *aggregatum* G. Don	新鲜全草	四季采收,洗净,鲜用*	湖南 2009
葱白	分葱 *Allium fistulosum* L. var. *caespitosum* Makino 香葱 *Allium schoenoprasum* L.	新鲜鳞茎	四季可以采收,洗净,鲜用	湖南 1993
葱头	葱 *Allium fistulosum* L.	全草或鳞茎	—	部颁 6 册附

附注:* 新鲜鳞茎称"葱白"。

14 照山白

【来源】杜鹃花科植物照山白。

【学名】

《中国植物志》	《中国高等植物》
照山白 *Rhododendron micranthum* Turcz.	照山白 *Rhododendron micranthum* Turcz.

【民族药标准】

名称	植物来源	药用部位	产地加工	标准
照山白/哈日布日	照山白 *Rhododendron micranthum* Turcz.	叶	夏、秋二季采收,除去杂质,晒干	部颁蒙药
照山白	照山白 *Rhododendron micranthum* Turcz.	叶	—	蒙药炮规 2020
冬青叶/哈日布日	照山白 *Rhododendron micranthum* Turcz. 兴安杜鹃 *Rhododendron dauricum* L.	叶	夏、秋二季采收,除去杂质,晒干	蒙药 1986

【中药标准】

名称	植物来源	药用部位	产地加工	标准
照山白	照山白 *Rhododendron micranthum* Turcz.	叶或带叶枝梢	秋、冬二季采收,除去杂质,晒干	药典 1977
照山白	照山白 *Rhododendron micranthum* Turcz.	叶或带叶枝梢	春、秋、冬采收,除去杂质,晒干	河北 2018
照山白	照山白 *Rhododendron micranthum* Turcz.	叶或带叶枝梢	秋、冬两季采收,除去杂质,晒干	辽宁第一册 2009
照山白	照山白 *Rhododendron micranthum* Turcz.	叶或带叶枝梢	秋、冬二季采收,除去杂质,晒干	山东 2002
照山白	照山白 *Rhododendron micranthum* Turcz.	叶或带叶枝梢	秋、冬二季采收,除去杂质,晒干	山西 1987

15 刺柏

【来源】柏科植物刺柏、西伯利亚刺柏、杜松。

【学名】

《中国植物志》	《中国高等植物》
刺柏 *Juniperus formosana* Hayata	刺柏 *Juniperus formosana* Hayata
西伯利亚刺柏 *Juniperus communis* var. *saxatilis* Pall.	西伯利亚刺柏 *Juniperus sibirica* Burgsd.（《中国药用植物志》）
杜松 *Juniperus rigida* Sieb. et Zucc.	杜松 *Juniperus rigida* Sieb. et Zucc.

【民族药标准】

名称	植物来源	药用部位	产地加工	标准
刺柏	刺柏 *Juniperus formosana* Hayata 西伯利亚刺柏 *Juniperus sibirica* Burgsd.	带叶嫩枝	夏、秋二季采收,晾干	四川藏药 2020
刺柏/秀才	刺柏 *Juniperus formosana* Hayata	带叶嫩枝	夏季采集,阴干	青海藏药炮规 2010
刺柏	刺柏 *Juniperus formosana* Hayata 杜松 *Juniperus rigida* Sieb. et Zucc.	带叶嫩枝和果实	—	部颁藏药附
刺柏/秀才尔	刺柏 *Juniperus formosana* Hayata 及同属数种植物	带叶嫩枝和果实	—	青海藏药 1992 附
秀巴刺兼	高山柏 *Sabina squamata*（Buch. -Hamilt.）Antoine 刺柏 *Juniperus formosana* Hayata	枝梢及叶	夏、秋二季采集枝叶,晾干	西藏藏药第二册 2012

16 河柏

【来源】柽柳科植物河柏(宽苞水柏枝)。

【学名】

《中国植物志》	《中国高等植物》
宽苞水柏枝 *Myricaria bracteata* Royle	宽苞水柏枝 *Myricaria bracteata* Royle

【民族药标准】

名称	植物来源	药用部位	产地加工	标准
河柏/哈日—巴勒古纳	河柏 *Myricaria alopecuroides* Schrenk	嫩枝	春、夏季采收,除去杂质,晒干	蒙药 2021
水柏枝/巴乐古那	河柏 *Myricaria alopecuroides* Schrenk	嫩枝叶	夏末开花时采收,阴干	蒙药 1986

17 黄柏

【来源】芸香科植物黄皮树。

【学名】

《中国植物志》	《中国高等植物》
黄皮树 *Phellodendron chinense* Schneid.	黄皮树 *Phellodendron chinense* Schneid.

【民族药标准】

名称	植物来源	药用部位	产地加工	标准
黄柏/沙日—毛都	黄皮树 *Phellodendron chinense* Schneid.	树皮*	剥取树皮后,除去粗皮,晒干	蒙药 2021

【中药标准】

名称	植物来源	药用部位	产地加工	标准
黄柏	黄皮树 *Phellodendron chinense* Schneid.	树皮*	剥取树皮后,除去粗皮,晒干	药典 2020

附注：* 习称"川黄柏"。

18 关黄柏

【来源】芸香科植物黄檗。

【学名】

《中国植物志》	《中国高等植物》
黄檗 *Phellodendron amurense* Rupr.	黄檗 *Phellodendron amurense* Rupr.

【民族药标准】

名称	植物来源	药用部位	产地加工	标准
关黄柏/准浩依亭—沙日—毛都*	黄檗 *Phellodendron amurense* Rupr.	树皮	剥取树皮后,除去粗皮,晒干	蒙药 2021

【中药标准】

名称	植物来源	药用部位	产地加工	标准
关黄柏	黄檗 *Phellodendron amurense* Rupr.	树皮	剥取树皮,除去粗皮,晒干	药典 2020

附注:* 蒙药习用名称"黄柏"。

19 秃叶黄柏

【来源】芸香科植物秃叶黄皮树(秃叶黄檗)。

【学名】

《中国植物志》	《中国高等植物》
秃叶黄檗 *Phellodendron chinense* var. *glabriusculum* Schneid.	秃叶黄檗 *Phellodendron chinense* var. *glabriusculum* Schneid.

【民族药标准】

名称	植物来源	药用部位	产地加工	标准
秃叶黄柏/棵能现	秃叶黄皮树 *Phellodendron chinense* Schneid. var. *glabriusculum* Schneid.	树皮	3—6 月采收,轮流剥取部分树皮,除去粗皮,晒干*	广西壮药第二卷 2011

【中药标准】

名称	植物来源	药用部位	产地加工	标准
黄柏	秃叶黄皮树 *Phellodendron chinense* Schneid. var. *glabriusculum* Schneid.	树皮	3—6 月采收,轮流剥取部分树皮,除去粗皮,晒干*	广西 1990

附注:* 选 10 年生以上的黄柏树。

20 卷柏

【来源】卷柏科植物卷柏、垫状卷柏。

【学名】

《中国植物志》	《中国高等植物》
卷柏 *Selaginella tamariscina*(P. Beauv.)Spring	卷柏 *Selaginella tamariscina*(P. Beauv.)Spring
垫状卷柏 *Selaginella pulvinata*(Hook. et Grev.)Maxim.	垫状卷柏 *Selaginella pulvinata*(Hook. et Grev.)Maxim.

【民族药标准】

名称	植物来源	药用部位	产地加工	标准
卷柏/玛特仁—浩木斯—额布斯	卷柏 *Selaginella tamariscina*(Beauv.)Spring	全草	全年均可采收,除去须根和泥沙,晒干	蒙药 2021
卷柏/莪曲森代毛	卷柏 *Selaginella tamariscina*(Beauv.)Spr.	全草	秋季采集,洗净,晒干	青海藏药 1992
卷柏	卷柏 *Selaginella tamariscina*(Beauv.)Spring 垫状卷柏 *Selaginella pulvinata*(Hook. et Grev.)Maxim.	全草	—	蒙药炮规 2020
垫状卷柏/莪区森得尔莫	垫状卷柏 *Selaginella pulvinata*(Hook. et Grev.)Maxim.	全草	秋季采收,洗净,晒干	六省藏标

【中药标准】

名称	植物来源	药用部位	产地加工	标准
卷柏	卷柏 *Selaginella tamariscina*(Beauv.)Spring 垫状卷柏 *Selaginella pulvinata*(Hook. et Grev.)Maxim.	全草	全年均可采收,除去须根和泥沙,晒干	药典 2020

21 香柏

【来源】柏科植物香柏。

【学名】

《中国植物志》	《中国高等植物》
香柏 *Juniperus pingii* var. *wilsonii*(Rehder)Silba	香柏 *Sabina pingii* var. *wilsonii*(Rehd.)Cheng et L. K. Fu

【民族药标准】

名称	植物来源	药用部位	产地加工	标准
香柏	香柏 *Juniperus pingii* var. *wilsonii*(Rehder)Silba	果实	—	四川藏药制剂附

22 圆柏

【来源】柏科植物曲枝圆柏(垂枝柏)、祁连山圆柏(祁连圆柏)、祁连圆柏、叉子圆柏、滇藏方枝柏、香柏、高山柏、圆柏等。

【学名】

《中国植物志》	《中国高等植物》
垂枝柏 *Juniperus recurva* Buchanan-Hamilton ex D. Don	垂枝柏 *Sabina recurva*（Buch.-Hamilt.）Ant.
祁连圆柏 *Juniperus przewalskii* Komarov	祁连圆柏 *Sabina przewalskii* Kom.
叉子圆柏 *Juniperus sabina* L.	叉子圆柏 *Sabina vulgaris* Ant.
滇藏方枝柏 *Juniperus indica* Bertoloni	滇藏方枝柏 *Sabina indica*（Bert.）L. K. Fu et Y. F. Yu
香柏 *Juniperus pingii* var. *wilsonii*（Rehder）Silba	香柏 *Sabina pingii* var. *wilsonii*（Rehd.）Cheng et L. K. Fu
高山柏 *Juniperus squamata* Buchanan-Hamilton ex D. Don	高山柏 *Sabina squamata*（Buch.-Hamilt.）Ant.
圆柏 *Juniperus chinensis* L.	圆柏 *Sabina chinensis*（Linn.）Ant.

【民族药标准】

名称	植物来源	药用部位	产地加工	标准
圆柏/秀巴次坚	曲枝圆柏 *Sabina recurva*（Hamilt.）Antoine 祁连山圆柏 *Sabina przewalskii* Kom. 等	带叶和果的短枝	夏、秋季采摘,阴干	六省藏标
圆柏/乌赫日—阿日查	叉子圆柏 *Sabina vulgaris* Antoine	枝梢和叶	夏、秋二季采摘,阴干	蒙药2021
圆柏	祁连圆柏 *Juniperus przewalskii* Komarov 滇藏方枝柏 *Juniperus indica* Bertoloni 香柏 *Juniperus pingii* var. *wilsonii*（Rehder）Silba 高山柏 *Juniperus squamata* Buchanan-Hamilton ex D. Don	带叶短枝	夏、秋二季采收,阴干	四川藏药2020
圆柏/秀巴次坚	曲枝圆柏 *Sabina recurva*（Hamilt.）Antoine 祁连山圆柏 *Sabina przewalskii* Kom. 等	带叶和果的短枝	夏、秋季采摘,阴干	青海1986
圆柏/秀巴	圆柏 *Sabina chinensis*（C.）Ant. 祁连圆柏 *Sabina przewalskii* Kom.	枝梢及叶	夏季采集,阴干	青海藏药炮规2010
圆柏	圆柏 *Sabina chinensis*（C.）Ant. 祁连圆柏 *Sabina przewalskii* Kom. 等	带叶和果的短枝	—	部颁藏药附

23 石上柏

【来源】卷柏科植物深绿卷柏、江南卷柏。

【学名】

《中国植物志》	《中国高等植物》
深绿卷柏 *Selaginella doederleinii* Hieron.	深绿卷柏 *Selaginella doederleinii* Hieron.
江南卷柏 *Selaginella moellendorffii* Hieron.	江南卷柏 *Selaginella moellendorffii* Hieron.

【民族药标准】

名称	植物来源	药用部位	产地加工	标准
石上柏/龙鳞草/记冬青	深绿卷柏 *Selaginella doederleinii* Hieron. 江南卷柏 *Selaginella moellendorffii* Hieron.	全草	全年可采收,洗净,晒干	广西瑶药第二卷2022
石上柏/否依	深绿卷柏 *Selaginella doederleinii* Hieron. 江南卷柏 *Selaginella moellendorffii* Hieron.	全草	全年可采,洗净,晒干	广西壮药第二卷2011

【中药标准】

名称	植物来源	药用部位	产地加工	标准
石上柏	深绿卷柏 *Selaginella doederleinii* Hieron.	全草	全年均可采收,除去杂质,晒干	湖北2018
江南卷柏	江南卷柏 *Selaginella moellendorffii* Hieron.	全草	夏、秋二季采收,除去杂质,晒干	湖北2018
江南卷柏	江南卷柏 *Selaginella moellendorffii* Hieron.	全草	夏、秋二季采收,除去泥沙杂质,洗净,干燥	广东第三册2018
石上柏	深绿卷柏 *Selaginella doederleinii* Hieron. 江南卷柏 *Selaginella moellendorffii* Hieron.	全草	全年可采,除去杂质,洗净,干燥	江西2014
石上柏	深绿卷柏 *Selaginella doederleinii* Hieron.	全草	秋后采收全草,晒干	广东第二册2011
石上柏	深绿卷柏 *Selaginella doederleinii* Hieron.	全草	全年可采,洗净,晒干	海南第一册2011
石上柏	深绿卷柏 *Selaginella doederleinii* Hieron.	全草	全年可采,洗净,晒干	湖南2009
石上柏	深绿卷柏 *Selaginella doederleinii* Hieron.	全草	四季可采,除去杂质,晒干	上海1994
岩柏	江南卷柏 *Selaginella moellendorffii* Hieron.	全草	全年可采,除去杂质,晒干	上海1994
石上柏	深绿卷柏 *Selaginella doederleinii* Hieron. 江南卷柏 *Selaginella moellendorffii* Hieron.	全草	全年可采,洗净,晒干	广西1990

续表

名称	植物来源	药用部位	产地加工	标准
石上柏	深绿卷柏 *Selaginella doederleinii* Hieron.	全草	全年均可采收,除去杂质,洗净,晒干	北京炮规 2023
地柏枝	江南卷柏 *Selaginella moellendorffii* Hieron.	全草	7 月采收,除去杂质、泥土,干燥	安徽炮规 2019
石上柏	深绿卷柏 *Selaginella doederleinii* Hieron.	全草	秋后采收全草,晒干	天津炮规 2018
石上柏	深绿卷柏 *Selaginella doederleinii* Hieron.	全草	—	药典 2020 附
石上柏	深绿卷柏 *Selaginella doederleinii* Hieron.	全草	—	部颁 11 册附

24 滇藏方枝柏

【来源】柏科植物滇藏方枝柏。

【学名】

《中国植物志》	《中国高等植物》
滇藏方枝柏 *Juniperus indica* Bertoloni	滇藏方枝柏 *Sabina indica*(Bert.)L. K. Fu et Y. F. Yu

【民族药标准】

名称	植物来源	药用部位	产地加工	标准
滇藏方枝柏/巴重	滇藏方枝柏 *Sabina wallichiana*(Hook. f. et Thoms.)Kom.	果实	秋季采集成熟的果实,晾干	西藏藏药第二册 2012

25 红稗

【来源】莎草科植物浆果苔草。

【学名】

《中国植物志》	《中国高等植物》
浆果苔草 *Carex baccans* Nees	浆果苔草 *Carex baccans* Nees

【民族药标准】

名称	植物来源	药用部位	产地加工	标准
红稗/拉乃威	浆果苔草 *Carex baccans* Nees	地上部分	秋季采收,干燥	云南彝药Ⅱ 2005

26 玫瑰花瓣

【来源】蔷薇科植物突厥蔷薇(大马士革蔷薇)、玫瑰花(玫瑰)。

【学名】

《中国植物志》	《中国高等植物》
突厥蔷薇 *Rosa damascena* Mill.	大马士革蔷薇 *Rosa damascena* Mill.(《新疆植物志》)
玫瑰 *Rosa rugosa* Thunb.	玫瑰 *Rosa rugosa* Thunb.

【民族药标准】

名称	植物来源	药用部位	产地加工	标准
玫瑰花瓣	突厥蔷薇 *Rosa damascena* Mill. 玫瑰花 *Rosa rugosa* Thunb.	花瓣	春、夏季初花期采收,阴干,除去花托、花萼、枯朽花瓣等杂质	维药第一册 2010
玫瑰花瓣	突厥蔷薇 *Rosa damascena* Mill. 玫瑰花 *Rosa rugosa* Thunb.	花蕾	春末夏初花将开放时分批采收,及时低温干燥	新疆炮规 2020
鲜玫瑰花瓣	突厥蔷薇 *Rosa damascena* Mill. 玫瑰花 *Rosa rugusa* Thunb.	新鲜花瓣	春、夏季盛花期采收,鲜用	维药第一册 2010

27 木棉花瓣

【来源】木棉科植物木棉。

【学名】

《中国植物志》	《中国高等植物》
木棉 *Bombax ceiba* Linnaeus	木棉 *Bombax malabaricum* DC.

【民族药标准】

名称	植物来源	药用部位	产地加工	标准
木棉花瓣/毛敦—胡泵根—和勒德斯	木棉 *Bombax malabaricum* DC.	花瓣	春季花开时采收,分离,除去杂质,晒干	蒙药 2021

28 藁本

【来源】伞形科植物藁本、辽藁本。

【学名】

《中国植物志》	《中国高等植物》
藁本 *Conioselinum anthriscoides*（H. Boissieu）Pimenov & Kljuykov	藁本 *Ligusticum sinense* Oliv.
辽藁本 *Conioselinum smithii*（H. Wolff）Pimenov & Kljuykov	辽藁本 *Ligusticum jeholense*（Nakai et Kitag.）Nakai et Kitag.

【民族药标准】

名称	植物来源	药用部位	产地加工	标准
藁本/ 哈日—巴勒其日根	藁本 *Ligusticum sinense* Oliv. 辽藁本 *Ligusticum jeholense* Nakai et Kitag.	根茎和根	秋季茎叶枯萎或次春出苗时采挖,除去泥沙,晒干或烘干	蒙药2021

【中药标准】

名称	植物来源	药用部位	产地加工	标准
藁本	藁本 *Ligusticum sinense* Oliv. 辽藁本 *Ligusticum jeholense* Nakai et Kitag.	根及根茎	秋季茎叶枯萎或次春出苗时采挖,除去泥沙,晒干或烘干	药典2020

29 黄藁本

【来源】伞科植物滇芹。

【学名】

《中国植物志》	《中国高等植物》
滇芹 *Meeboldia delavayi*（Franch.）W. Gou & X. J. He	滇芹 *Sinodielsia yunnanensis* H. Wolff

【民族药标准】

名称	植物来源	药用部位	产地加工	标准
黄藁本/乌诺齐	滇芹 *Sinodielsia yunnanensis* Wolff	根	春、秋季采挖,洗净,干燥	云南彝药2005

30 新疆藁本

【来源】伞形科植物新疆藁本（鞘山芎）。

【学名】

《中国植物志》	《中国种子植物科属词典》
鞘山芎 *Conioselinum vaginatum*（Spreng.）Thell.	鞘山芎 *Conioselinum vaginatum*（Spreng.）Thell.

【民族药标准】

名称	植物来源	药用部位	产地加工	标准
新疆藁本	新疆藁本 *Conioselinum vaginatum*（Spreng.）Thell.	根及根茎	秋末或春初采挖,除去泥土茎叶、晒干	新疆1987

31 青竹标

【来源】天南星科植物爬树龙。

【学名】

《中国植物志》	《中国高等植物》
爬树龙 *Rhaphidophora decursiva*（Roxb.）Schott	爬树龙 *Rhaphidophora decursiva*（Roxb.）Schott

【民族药标准】

名称	植物来源	药用部位	产地加工	标准
青竹标/锡达鲁	爬树龙 *Rhaphidophora decursiva*（Roxb.）Schott	全草	全年可采,除去杂质,切段,干燥	云南彝药Ⅲ2005

32 糖茶藨

【来源】虎耳草科植物糖茶藨（糖茶藨子）。

【学名】

《中国植物志》	《中国高等植物》
糖茶藨子 *Ribes himalense* Royle ex Decne.	糖茶藨子 *Ribes himalense* Royle ex Decne.

【民族药标准】

名称	植物来源	药用部位	产地加工	标准
糖茶藨/色归	糖茶藨 *Ribes himalense* Royle ex Decne.	茎内皮	春、夏二季采割茎枝,刮去外层,剥取内皮,晾干	西藏藏药第一册2012

33 萝卜

【来源】十字花科植物萝卜。

【学名】

《中国植物志》	《中国高等植物》
萝卜 *Raphanus sativus* L.	萝卜 *Raphanus sativus* Linn.

【民族药标准】

名称	植物来源	药用部位	产地加工	标准
萝卜	萝卜 *Raphanus sativus* L.	根	—	部颁藏药附
萝卜/拉卜	萝卜 *Raphanus sativus* L.	根	秋季采挖,洗净,晾干或晒干;或洗净后趁鲜切片,晾干或晒干	青海公告2021*
白萝卜/查干—萝泵	萝卜 *Raphanus sativus* L.	块根	除去杂质,切成条状或片状,晾干或低温烤干即可	蒙药2021
藏萝卜/蕃拉卜	萝卜 *Raphanus sativus* L.	根	秋季采挖,洗净,晾干	西藏藏药第二册2012
藏萝卜/蕃萝卜	萝卜 *Raphanus sativus* L.	块茎	秋季采收块茎,切片,晾干	西藏藏药炮规2022
白萝卜/拉普嘎保	萝卜 *Raphanus sativus* L.	根	—	青海藏药1992附

附注:*青海《关于征求斑花黄堇等21种藏药材质量标准(征求意见稿)意见的函》DYB63 – QHZYC011 – 2021。

34 胡萝卜

【来源】十字花科植物胡萝卜、野胡萝卜。

【学名】

《中国植物志》	《中国高等植物》
胡萝卜 *Daucus carota* var. *sativa* Hoffm.	胡萝卜 *Daucus carota* var. *sativa* Hoffm.
野胡萝卜 *Daucus carota* L.	野胡萝卜 *Daucus carota* Linn.

【民族药标准】

名称	植物来源	药用部位	产地加工	标准
胡萝卜	胡萝卜 *Daucus carota* L. var. *sativa* DC. 野胡萝卜 *Daucus carota* L.	根	—	部颁藏药附

35 枯萝卜

【来源】十字花科植物莱菔(萝卜)。

【学名】

《中国植物志》	《中国高等植物》
萝卜 *Raphanus sativus* L.	萝卜 *Raphanus sativus* Linn.

【民族药标准】

名称	植物来源	药用部位	产地加工	标准
枯萝卜/莱菔头*	莱菔 *Raphanus sativus* L.	结实后的老根	种子成熟后采挖,除去地上部分,洗净,晒干	贵州2003

【中药标准】

名称	植物来源	药用部位	产地加工	标准
地骷髅	萝卜 *Raphanus sativus* L.	开花结实后的老根	开花结实后采挖,除去地上部分,洗净,干燥	安徽2022
地骷髅	莱菔 *Raphanus sativus* L.	开花结实后的枯老根	种子成熟后采挖,除去泥沙,晒干	山东2022
地骷髅	萝卜 *Raphanus sativus* L.	抽薹开花的老根	夏、秋二季开花结果后采挖,除去茎叶,洗净,晒干	甘肃2020
地骷髅	萝卜 *Raphanus sativus* L.	开花结实后的老根	在果实成熟后采挖,除去须根和泥沙,洗净,晒干	湖北2018
地骷髅	萝卜 *Raphanus sativus* L.	老根	夏季植株开花结子后采挖,除去茎叶及根梢,洗净,晒干	江苏2016
莱菔头	萝卜 *Raphanus sativus* L.	开花结实后的老根	待种子成熟后采挖,除去地上部分,洗净,晒干	四川2010
地骷髅	莱菔 *Raphanus sativus* L.	老根	在果实成熟后,连根拔起或挖起,割取地下部分,除去须根,洗净,晒干	上海1994

续表

名称	植物来源	药用部位	产地加工	标准
仙人头	萝卜 *Raphanus sativus* L.	干枯块根	夏季种子成熟后采挖，除去地上茎，洗净，晒干	北京炮规 2023
仙人头	萝卜 *Raphanus sativus* L.	二年生根	立夏前后采挖，洗净，干燥	天津炮规 2018
莱菔头	萝卜 *Raphanus sativus* L.	干枯老根	待种子成熟后采挖，除去地上部分，洗净，干燥	重庆炮规 2006

附注：＊同为中药标准收载品种。

36 树萝卜

【来源】越橘科植物缅甸树萝卜。

【学名】

《中国植物志》	《中国高等植物》
缅甸树萝卜 *Agapetes burmanica* W. E. Evans	缅甸树萝卜 *Agapetes burmanica* W. E. Evans

【民族药标准】

名称	植物来源	药用部位	产地加工	标准
树萝卜/贺比罕	缅甸树萝卜 *Agapetes burmanica* W. E. Evans	块根	秋、冬季采收，洗净，切片，干燥	云南傣药Ⅱ 2005

37 骨碎补

【来源】水龙骨科植物槲蕨、中华槲蕨（秦岭槲蕨）。

【学名】

《中国植物志》	《中国高等植物》
槲蕨 *Drynaria roosii* Nakaike	槲蕨 *Drynaria roosii* Nakaike
秦岭槲蕨 *Drynaria baronii* Diels	中华槲蕨 *Drynaria sinica* Diels

【民族药标准】

名称	植物来源	药用部位	产地加工	标准
骨碎补/热惹	槲蕨 *Drynaria fortunei*（Kze.）J. Sm. 中华槲蕨 *Drynaria baronii*（Christ.）Diels	根茎＊	全年可采挖，除去泥土杂质，干燥，以火燎去毛茸（鳞片），即得	六省藏标
骨碎补/波钦—苏勒	槲蕨 *Drynaria fortunei*（Kunze）J. Sm.	根茎	全年可采挖，除去泥沙，干燥，或再燎去茸毛（鳞片）	蒙药 2021 ▲
骨碎补/兴盆	槲蕨 *Drynaria roosii* Nakaike	根茎	全年均可采挖，除去泥沙，干燥，或再燎去茸毛（鳞片）	广西壮药第二卷 2011

【中药标准】

名称	植物来源	药用部位	产地加工	标准
骨碎补	槲蕨 *Drynaria fortunei*（Kunze）J. Sm.	根茎	全年均可采挖，除去泥沙，干燥，或再燎去茸毛（鳞片）	药典 2020
毛姜	中华槲蕨 *Drynaria baronii*（Christ.）Diels	根茎#	全年均可采挖，鲜用者去净泥土，除去茸毛（鳞片）；干用者去净泥土，除去杂质，晒干，燎去茸毛	甘肃炮规 2022

附注：＊新鲜或干燥根茎；#干燥根茎或鲜品；▲蒙药 1986 收载"槲蕨 *Drynaria fortunei*（Kunze）J. Sm. 和中华槲蕨 *Drynaria baronii*（Christ.）Diels"。

38 大叶骨碎补

【来源】骨碎补科植物大叶骨碎补。

【学名】

《中国植物志》	《中国高等植物》
大叶骨碎补 *Davallia divaricata* Dutch et Tutch.	大叶骨碎补 *Davallia formosana* Hayata

【民族药标准】

名称	植物来源	药用部位	产地加工	标准
大叶骨碎补/棵布骼	大叶骨碎补 *Davallia formosana* Hayata	根状茎	全年可采挖，除去叶片及泥沙，干燥或蒸后干燥，用火燎去绒毛	广西壮药第一卷 2008

【中药标准】

名称	植物来源	药用部位	产地加工	标准
骨碎补	大叶骨碎补 *Davallia formosana* Hayata	根状茎	全年可采,除去叶片及泥沙,晒干或蒸后晒干,用火燎去绒毛	广西 1990

39 春布

【来源】大戟科植物高山大戟、喜马拉雅大戟(高山大戟)、甘青大戟(高山大戟)。

【学名】

《中国植物志》	《中国高等植物》
高山大戟 *Euphorbia stracheyi* Boiss.	高山大戟 *Euphorbia stracheyi* Boiss.

【民族药标准】

名称	植物来源	药用部位	产地加工	标准
春布	高山大戟 *Euphorbia stracheyi* Boiss.	块根	秋季采挖,洗净,晾干,入药前去毒	西藏藏药第二册 2012
喜马拉雅大戟/查干—杜日吉德	喜马拉雅大戟 *Euphorbia himalayensis* Boiss.	根	春、秋二季采挖,除去泥沙及须根,洗净,晾干	蒙药 2021
喜马拉雅大戟/独其	喜马拉雅大戟 *Euphorbia himalayensis* Boiss.	根	春、秋二季挖根,除去泥沙及须根,洗净,晾干	西藏藏药第二册 2012
高山大戟/春布	甘青大戟(疣果大戟)*Euphorbia stracheyi* Boiss. 钩腺大戟 *Euphorbia sieboldiana* Morr. et Decne.	块根	秋季采挖,洗净,晒干	西藏藏药炮规 2022
高山大戟/春吾	高山大戟 *Euphorbia stracheyi* Boiss.	根皮	春、秋二季采挖,洗净,晒干	青海藏药炮规 2010

40 昆布

【来源】海带科植物海带,翅藻科植物昆布。

【学名】

《中国药用植物志》	《中国海洋生物名录》
海带 *Laminaria japonica* Areschoug	海带 *Laminaria japonica* Areschoug
昆布 *Ecklonia kurome* Okamura	昆布 *Ecklonia kurome* Okamura

【民族药标准】

名称	植物来源	药用部位	产地加工	标准
昆布/害台	海带 *Laminaria japonica* Aresch. 昆布 *Ecklonia kurome* Okam.	叶状体	夏、秋二季采捞,晒干	广西壮药第二卷 2011

【中药标准】

名称	植物来源	药用部位	产地加工	标准
昆布	海带 *Laminaria japonica* Aresch. 昆布 *Ecklonia kurome* Okam.	叶状体	夏、秋二季采捞,晒干	药典 2020

41 傣百部

【来源】百合科植物滇南天门冬。

【学名】

《中国植物志》	《中国生物物种名录》
滇南天门冬 *Asparagus subscandens* Wang et S. C. Chen	滇南天门冬 *Asparagus subscandens* F. T. Wang & S. C. Chen

【民族药标准】

名称	植物来源	药用部位	产地加工	标准
傣百部/几龙累	滇南天门冬 *Asparagus subscandens* F. T. Wang et S. C. Chen	块根	秋、冬季采挖,洗净,切片,低温干燥	云南傣药 2005

【中药标准】

名称	植物来源	药用部位	产地加工	标准
傣百部	滇南天门冬 *Asparagus subscandens* F. T. Wang et S. C. Chen	块根	—	药典 2020 附

42 山百部

【来源】百合科植物短梗天门冬。

【学名】

《中国植物志》	《中国高等植物》
短梗天门冬 *Asparagus lycopodineus* (Baker) Wang et Tang	短梗天门冬 *Asparagus lycopodineus* Wall. ex Baker

【民族药标准】

名称	植物来源	药用部位	产地加工	标准
山百部/醋期诗	短梗天门冬 *Asparagus lycopodineus* Wall. ex Baker	去皮的块	秋季采挖,沸水烫过、趁热除去外皮,干燥	云南彝药 2005

43 毛秀才

【来源】菊科植物显脉旋覆花(显脉羊耳菊)。

【学名】

《中国植物志》	《中国高等植物》
显脉羊耳菊 *Duhaldea nervosa* (Wallich ex Candolle) Anderberg	显脉旋覆花 *Inula nervosa* Wall. ex Hook. f.

【民族药标准】

名称	植物来源	药用部位	产地加工	标准
毛秀才*	显脉旋覆花 *Inula nervosa* Wall.	全草	—	湖南炮规 2021

【中药标准】

名称	植物来源	药用部位	产地加工	标准
毛秀才	显脉旋覆花 *Duhaldea nervosa* (Wallich ex Candolle) A. Anderberg	全草	夏、秋季采挖,除去杂质,洗净,干燥,扎成把	湖南 2009

附注:*【民族药名】马卡列丙(侗),大白面风(瑶)。

44 蔊菜

【来源】十字花科植物蔊菜、无瓣蔊菜。

【学名】

《中国植物志》	《中国高等植物》
蔊菜 *Rorippa indica* (L.) Hiern	蔊菜 *Rorippa indica* (Linn.) Hiern
无瓣蔊菜 *Rorippa dubia* (Pers.) Hara	无瓣蔊菜 *Rorippa dubia* (Pers.) Hara

【民族药标准】

名称	植物来源	药用部位	产地加工	标准
蔊菜/野油菜*	蔊菜 *Rorippa indica* (L.) Hiern 无瓣蔊菜 *Rorippa dubia* (Pers.) Hara	全草	夏、秋二季花期采挖,除去杂质,干燥	贵州 2003

【中药标准】

名称	植物来源	药用部位	产地加工	标准
蔊菜	蔊菜 *Rorippa indica* (L.) Hiern	全草	夏、秋二季花期采挖,除去泥沙,晒干	药典 1977
塘葛菜	蔊菜 *Rorippa indica* (L.) Hiern	全草	夏季植株生长茂盛,角果近成熟时采收。除去泥沙,洗净,干燥	广东第三册 2018
野油菜	蔊菜 *Rorippa indica* (L.) Hiern 无瓣蔊菜 *Rorippa dubia* (Pers.) Hara	全草	4—6 月花期采收,除去泥沙与杂质,干燥	湖北 2018
蔊菜/江剪刀草	蔊菜 *Rorippa indica* (L.) Hiern	全草	夏、秋二季花期采挖,除去泥沙,干燥	上海 1994
蔊菜	蔊菜 *Rorippa indica* (L.) Hiern	全草	5—7 月采收,除去杂质,洗净,干燥	安徽炮规 2019

附注:*同为中药标准收载品种。

45 荠菜

【来源】十字花科植物荠菜(荠)。

【学名】

《中国植物志》	《中国高等植物》
荠 *Capsella bursa-pastoris* (L.) Medic.	荠 *Capsella bursa-pastoris* (Linn.) Medic.

【民族药标准】

名称	植物来源	药用部位	产地加工	标准
荠菜/索嘎哇	荠菜 *Capsella bursa-pastoris*（L.）Medic.	全草	5—7月采收全草,晾干	部颁藏药
荠菜#	荠菜 *Capsella bursa-pastoris*（L.）Medic.	全草	春季采收,除去杂质,洗净,干燥	贵州 2003
荠菜/索嘎巴	荠菜 *Capsella bursa-pastoris*（L.）Medic.	种子	果实成熟时采下果枝,晒干后将种子揉出	青海藏药 1992
荠菜*	荠 *Capsella bursa-pastoris*（L.）Medic.	全草	—	湖南炮规 2021
荠菜	荠菜 *Capsella bursa-pastoris*（L.）Medic.	全草	—	蒙药炮规 2020
荠菜/索嘎哇	荠菜 *Capsella bursa-pastoris*（L.）Medic.	全草	5—7月采挖全草,晾干	青海藏药炮规 2010
香荠菜/荠菜/嘻辣拔	荠菜 *Capsella bursa-pastoris*（Linn.）Medic.	全草	冬季至翌年春季可采挖,除去泥沙,干燥	广西瑶药第二卷 2022

【中药标准】

名称	植物来源	药用部位	产地加工	标准
荠菜	荠 *Capsella bursa-pastoris*（L.）Medic.	全草	5—7月采挖,除去泥沙,洗净,干燥	广东第三册 2018
荠菜	荠菜 *Capsella bursa-pastoris*（L.）Medic.	全草	春季开花结果时采收,洗净,晒干	江苏 2016
荠菜	荠 *Capsella bursa-pastoris*（Linnaeus）Medikus	全草	春季开花结果时采收,洗净,晒干	湖南 2009
荠菜花	荠菜 *Capsella bursa-pastoris*（L.）Medic.	带有花果的全草	3—5月拔取全草,除去泥屑,晒干或扎成小把晒干	上海 1994
荠菜	荠菜 *Capsella bursa-pastoris*（L.）Medic.	全草	春季花开时采收,除去杂质,干燥	安徽炮规 2019
荠菜花	荠菜 *Capsella bursa-pastoris*（L.）Medic.	地上部分	初夏采收,洗净,干燥	天津炮规 2018
荠菜	荠菜 *Capsella bursa-pastoris*（L.）Medic.	全草	—	重庆炮规 2006
荠菜	荠菜 *Capsella bursa-pastoris*（L.）Medic.	地上部分	—	北京 1998 附

附注:*【民族药名】梭斯梭(土家),芮咩嘎(苗),骂奶(侗),鸟仔草(瑶);#同为中药标准收载品种。

46 韭菜

【来源】石蒜科植物韭。

【学名】

《中国植物志》	《中国高等植物》
韭 *Allium tuberosum* Rottler ex Sprengle	韭 *Allium tuberosum* Rottl. ex Spreng.

【民族药标准】

名称	植物来源	药用部位	产地加工	标准
韭菜/丛决	韭 *Allium tuberosum* Rottl. ex Spreng.	全草	全年均可采收,除去杂质,晒干或鲜用	广西壮药第二卷 2011

47 海韭菜

【来源】水麦冬科植物海韭菜。

【学名】

《中国植物志》	《中国高等植物》
海韭菜 *Triglochin maritima* Linnaeus	海韭菜 *Triglochin maritimum* Linn.

【民族药标准】

名称	植物来源	药用部位	产地加工	标准
海韭菜	海韭菜 *Triglochin maritima* Linnaeus	地上部分	—	四川藏药制剂附

48 藏野韭菜

【来源】百合科植物青甘韭。

【学名】

《中国植物志》	《中国高等植物》
青甘韭 *Allium przewalskianum* Regel	青甘韭 *Allium przewalskianum* Regel

【民族药标准】

名称	植物来源	药用部位	产地加工	标准
藏野韭菜/增那	青甘韭 *Allium przewalskianum* Regel	地上部位	夏季采集,除去杂质,捣碎,阴干	西藏公告 2022*

附注:*西藏《关于征求红糖等38个地方药材质量标准(草案)意见建议的公告》2022.11.25。

49 白屈菜

【来源】罂粟科植物白屈菜。

【学名】

《中国植物志》	《中国高等植物》
白屈菜 *Chelidonium majus* L.	白屈菜 *Chelidonium majus* Linn.

【民族药标准】

名称	植物来源	药用部位	产地加工	标准
白屈菜	白屈菜 *Chelidonium majus* L.	全草	—	蒙药炮规 2020
白屈菜	白屈菜 *Chelidonium majus* L.	根茎	—	部颁蒙药附

【中药标准】

名称	植物来源	药用部位	产地加工	标准
白屈菜	白屈菜 *Chelidonium majus* L.	全草	夏、秋二季采挖,除去泥沙,阴干或晒干	药典 2020

50 独行菜

【来源】十字花科植物独行菜。

【学名】

《中国植物志》	《中国高等植物》
独行菜 *Lepidium apetalum* Willd.	独行菜 *Lepidium apetalum* Willd.

【民族药标准】

名称	植物来源	药用部位	产地加工	标准
独行菜/察渵	独行菜 *Lepidium apetalum* Willd.	根	春季采集幼苗的根,晾干	西藏藏药第二册 2012

51 宽叶独行菜

【来源】十字花科植物宽叶独行菜。

【学名】

《中国植物志》	《中国高等植物》
宽叶独行菜 *Lepidium latifolium* Linnaeus	宽叶独行菜 *Lepidium latifolium* Linn.

【民族药标准】

名称	植物来源	药用部位	产地加工	标准
宽叶独行菜/查楚固巴	宽叶独行菜 *Lepidium latifolium* L.	全草	夏季采收,除去杂质,洗净,晒干	青海公告 2021 *

【中药标准】

名称	植物来源	药用部位	产地加工	标准
阔叶独行菜	阔叶独行菜 *Lepidium latifolium* L.	全草	夏、秋季采收,拣去杂质,抖去泥土,晒干	青海 1976

附注:* 青海《关于征求斑花黄堇等 21 种藏药材质量标准(征求意见稿)意见的函》DYB63 - QHZYC008 - 2021。

52 狗肝菜

【来源】爵床科植物狗肝菜。

【学名】

《中国植物志》	《中国高等植物》
狗肝菜 *Dicliptera chinensis*(L.)Juss.	狗肝菜 *Dicliptera chinensis*(Linn.)Juss.

【民族药标准】

名称	植物来源	药用部位	产地加工	标准
狗肝菜/谷篮唻	狗肝菜 *Dicliptera chinensis*(L.)Ness	全草	夏、秋季采收,洗净,干燥	广西瑶药第二卷 2022
狗肝菜/棵巴针	狗肝菜 *Dicliptera chinensis*(L.)Ness	全草	夏、秋季采挖,洗净,干燥	广西壮药第一卷 2008

【中药标准】

名称	植物来源	药用部位	产地加工	标准
狗肝菜	狗肝菜 *Dicliptera chinensis*(L.)Ness	全草	夏、秋二季采挖,洗净,晒干	药典 1977

续表

名称	植物来源	药用部位	产地加工	标准
狗肝菜	狗肝菜 *Dicliptera chinensis* (L.) Juss.	全草	夏、秋二季采收全株,洗净,干燥	广东第三册 2018
狗肝菜	狗肝菜 *Dicliptera chinensis* (L.) Ness	全草	夏、秋二季采收全株,洗净,晒干	海南第一册 2011

53 黄花菜

【来源】百合科植物小黄花菜。

【学名】

《中国植物志》	《中国高等植物》
小黄花菜 *Hemerocallis minor* Mill.	小黄花菜 *Hemerocallis minor* Mill.

【民族药标准】

名称	植物来源	药用部位	产地加工	标准
黄花菜/伊德根—沙日—其其格	小黄花菜 *Hemerocallis minor* Mill.	花及花蕾	夏季花开放或花蕾形成时采收,除去杂质,阴干	蒙药 2021

54 苦荬菜

【来源】菊科植物细叶苦荬(细叶小苦荬)、山苦荬(中华苦荬菜)、中华小苦荬(中华苦荬菜)。

【学名】

《中国植物志》	《中国高等植物》
细叶小苦荬 *Ixeridium gracile* (DC.) Shih	细叶小苦荬 *Ixeridium gracile* (DC.) Shih
中华苦荬菜 *Ixeris chinensis* (Thunb.) Nakai	中华小苦荬 *Ixeridium chinense* (Thunb.) Tzvel.

【民族药标准】

名称	植物来源	药用部位	产地加工	标准
苦荬菜/匝赤	细叶苦荬 *Ixeris gracilis* DC. 山苦荬 *Ixeris chinensis* (Thunb.) Nakai	全草	于秋季采集全草,洗净,阴干	六省藏标
山苦荬/杂赤曼巴	山苦荬 *Ixeris chinensis* (Thunb.) Nakai	全草	花期采集,就近以流水洗去泥土,除去枯叶,阴干	部颁藏药
小苦荬/山苦荬/咪因端	中华小苦荬 *Ixeris chinensis* (Thunb.) Nakai	全草	夏、秋季采收,除去泥沙,干燥	广西瑶药第二卷 2022
山苦荬/苏斯—额布斯	山苦荬 *Ixeris chinensis* (Thunb.) Nakai	全草	夏、秋二季花刚开时采收,除去杂质,晒干	蒙药 2021
山苦荬/杂赤	山苦荬 *Ixeris chinensis* (Thunb.) Nakai 及同属数种植物	全草	花期采集,就近以流水洗去泥土,除去枯叶,阴干	青海藏药 1992
山苦荬/杂赤	山苦荬 *Ixeridium gramineum* (Fisch.) Tzvel.	全草	花期采集,就近以流水洗去泥土,除去枯叶,阴干	青海藏药炮规 2010

【中药标准】

名称	植物来源	药用部位	产地加工	标准
苦菜/北败酱草	苦菜 *Ixers chinensis* (Thunb.) Nakai	全草	春、夏之间采挖,除去泥土,晒干	山东 2022
菊败酱	苦菜 *Ixeris chinensis* (Thunb.) Nakai	全草	开花时采挖,晒干	辽宁第一册 2009
北败酱	变色苦菜 *Ixeris vesicolor* DC. 中华苦菜 *Ixeris chinensis* (Thunb.) Nakai	全草	5—6月采收,除净杂质,晒干	吉林 1977
苦菜	苦菜 *Ixeris chinensis* (Thunb.) Nakai	全草	—	药典 2020 附

55 抱茎苦荬菜

【来源】菊科植物抱茎苦荬菜(尖裂假还阳参、抱茎小苦荬)。

【学名】

《中国植物志》	《中国高等植物》
尖裂假还阳参 *Crepidiastrum sonchifolium* (Maximowicz) Pak & Kawano	抱茎小苦荬 *Ixeridium sonchifolium* (Maxim.) Shih

【民族药标准】

名称	植物来源	药用部位	产地加工	标准
抱茎苦荬菜/巴道拉	抱茎苦荬菜 *Ixeris sonchifolia* (Bunge) Hance	地上部分	夏季花开时采收,除去根及杂质,晒干	部颁蒙药

名称	植物来源	药用部位	产地加工	标准
抱茎苦荬菜/巴道拉	抱茎苦荬菜 *Ixeris sonchifolia*（Bunge）Hance	地上部分	夏季花开时采收,除去根等杂质,晒干	蒙药 1986

【中药标准】

名称	植物来源	药用部位	产地加工	标准
抱茎苦荬菜/苦碟子	抱茎苦荬菜 *Ixeris sonchifolia*（Bunge）Hance	地上部分	春季花开时采收,除去根及杂质,晒干	辽宁第一册 2009

56 苦苣菜

【来源】菊科植物苦苣菜。

【学名】

《中国植物志》	《中国高等植物》
苦苣菜 *Sonchus oleraceus* L.	苦苣菜 *Sonchus oleraceus* Linn.

【民族药标准】

名称	植物来源	药用部位	产地加工	标准
苦苣菜/嘎顺—伊德日阳	苦苣菜 *Sonchus oleraceus* L.	带嫩芽的全草	夏季开花前采挖,洗净泥土,阴干	蒙药 2021

【中药标准】

名称	植物来源	药用部位	产地加工	标准
北败酱草/北败酱	全叶苦苣菜 *Sonchus transcaspicus* Nevski. 苦苣菜 *Sonchus oleraceus* L.	全草或幼苗	春季采幼苗,或夏季采全草,除去杂质,晒干	甘肃 2020

57 耧斗菜

【来源】毛茛科植物拟耧斗菜、疣中拟耧斗菜（乳突拟耧斗菜）、耧斗菜、宿萼假耧斗菜（乳突拟耧斗菜）、假耧斗菜（拟耧斗菜）。

【学名】

《中国植物志》	《中国高等植物》
拟耧斗菜 *Paraquilegia microphylla*（Royle）Drumm. et Hutch.	拟耧斗菜 *Paraquilegia microphylla*（Royle）Drumm. et Hutch.
乳突拟耧斗菜 *Paraquilegia anemonoides*（Willd.）Engl. ex Ulbr.	乳突拟耧斗菜 *Paraquilegia anemonoides*（Willd.）Engl. ex Ulbr.
耧斗菜 *Aquilegia viridiflora* Pall.	耧斗菜 *Aquilegia viridiflora* Pall.

【民族药标准】

名称	植物来源	药用部位	产地加工	标准
耧斗菜/玉毛代金	拟耧斗菜 *Paraquilegia microphylla*（Royle）Drumm. et Hutch. 疣中拟耧斗菜 *Paraquilegia anemonoides*（Willd.）Ulbr.	全草	7—8 月采集,洗净,晾干	青海藏药 1992
耧斗菜	耧斗菜 *Aquilegia viridiflora* Pall.	全草	—	蒙药炮规 2020
假耧斗菜/益母得金	宿萼假耧斗菜 *Paraquilegia anemonoides*（Willd.）Ulbr. 假耧斗菜 *Paraquilegia microphylla*（Royle）Drumm. et Hutch.	地上部分	春季采收,除去叶柄,洗净,晾干水汽,切段,揉搓出香气,阴干	六省藏标
假耧斗菜/益母得金	拟耧斗菜 *Paraquilegia microphylla*（Royle）Drumm. et Hutch.	地上部分	春季采收,洗净,晾干水汽,切段,揉搓出香气,阴干	部颁藏药
假耧斗菜/益母得金	拟耧斗菜 *Paraquilegia microphylla*（Royle）Drumm. et Hutch.	地上部分	春季采收,洗净,晾干水汽,揉搓出香气,阴干	青海藏药炮规 2010
乳突拟耧斗菜	乳突拟耧斗菜 *Paraquilegia anemonoides*（Willd.）Engl. ex Ulbr.	地上部分	7—8 月采集,洗净,晒干	青海藏药第一册 2019

58 假耧斗菜

【来源】毛茛科植物宿萼假耧斗菜（乳突拟耧斗菜）、假耧斗菜（拟耧斗菜）、拟耧斗菜、乳突拟耧斗菜、疣中拟耧斗菜（乳突拟耧斗菜）。

【学名】

《中国植物志》	《中国高等植物》
乳突拟耧斗菜 *Paraquilegia anemonoides*（Willd.）Engl. ex Ulbr.	乳突拟耧斗菜 *Paraquilegia anemonoides*（Willd.）Engl. ex Ulbr.
拟耧斗菜 *Paraquilegia microphylla*（Royle）Drumm. et Hutch.	拟耧斗菜 *Paraquilegia microphylla*（Royle）Drumm. et Hutch.

【民族药标准】

名称	植物来源	药用部位	产地加工	标准
假糙斗菜/益母得金	宿萼假糙斗菜 *Paraquilegia anemonoides*（Willd.）Ulbr. 假糙斗菜 *Paraquilegia microphylla*（Royle）Drumm. et Hutch.	地上部分	春季采收,除去叶柄,洗净,晾干水汽,切段,揉搓出香气,阴干	六省藏标
假糙斗菜/益母得金	拟糙斗菜 *Paraquilegia microphylla*（Royle）Drumm. et Hutch.	地上部分	春季采收,洗净,晾干水汽,切段,揉搓出香气,阴干	部颁藏药
假糙斗菜/益母得金	拟糙斗菜 *Paraquilegia microphylla*（Royle）Drumm. et Hutch.	地上部分	春季采收,洗净,晾干水汽,揉搓出香气,阴干	青海藏药炮规2010
乳突拟糙斗菜	乳突拟糙斗菜 *Paraquilegia anemonoides*（Willd.）Engl. ex Ulbr.	地上部分	7—8月采集,洗净,晒干	青海藏药第一册2019
糙斗菜/玉毛代金	拟糙斗菜 *Paraquilegia microphylla*（Royle）Drumm. et Hutch. 疣中拟糙斗菜 *Paraquilegia anemonoides*（Willd.）Ulbr.	全草	7—8月采集,洗净,晾干	青海藏药1992

59 毛莲菜

【来源】菊科植物毛莲菜(日本毛连菜)。

【学名】

《中国植物志》	《中国高等植物》
日本毛连菜 *Picris japonica* Thunb.	日本毛连菜 *Picris japonica* Thunb.

【民族药标准】

名称	植物来源	药用部位	产地加工	标准
毛莲菜/霞日—明占	毛莲菜 *Picris japonica* Thunb.	地上部分	夏、秋二季花开时采收,除去杂质,晒干	部颁蒙药
毛莲菜/霞日—明占	毛莲菜 *Picris japonica* Thunb.	地上部分	夏、秋二季花开时采收,除去杂质,晒干	蒙药1986
毛莲菜	毛莲菜 *Picris japonica* Thunb.	地上部分	—	蒙药炮规2020

60 茅膏菜

【来源】茅膏菜科植物茅膏菜,虎耳草科植物黑蕊虎耳草。

【学名】

《中国植物志》	《中国高等植物》
茅膏菜 *Drosera peltata* Smith	茅膏菜 *Drosera peltata* Smith var. *lunata*（Buch.-Ham.）Clarke(《中国高等植物图鉴》)
黑蕊虎耳草 *Saxifraga melanocentra* Franch.	黑蕊虎耳草 *Saxifraga melanocentra* Franch.

【民族药标准】

名称	植物来源	药用部位	产地加工	标准
茅膏菜	茅膏菜 *Drosera peltata* Smith var. *lunata*（Buch.-Ham.）Clarke	全草	—	部颁藏药附
茅膏菜/达合莪	茅膏菜 *Drosera peltata* Smith var. *lunata*（Buch.-Ham.）Clarke	全草	—	青海藏药1992附
茅膏菜/答悟	茅膏菜 *Drosera peltata* Smith var. *multisepala* Y. Z. Ruan	全草	秋季采收,洗净,晾干	西藏公告2022*
茅膏菜	黑蕊虎耳草 *Saxifraga melanocentra* Franch.	全草	—	四川藏药制剂附

【中药标准】

名称	植物来源	药用部位	产地加工	标准
茅膏菜	茅膏菜 *Drosera peltata* Smith var. *lunata*（Buch.-Ham.）C. B. Clarke	全草	春、夏采收,除去杂质,晒干	福建2006
茅膏菜	茅膏菜 *Drosera peltata* Smith var. *multisepala* Y. Z. Ruan	全草	5—6月采收,干燥	贵州2003
茅膏菜	茅膏菜 *Drosera peltata* Smith var. *multisepala* Y. Z. Ruan 光萼茅膏菜 *Drosera peltata* Smith var. *glabrata* Y. Z. Ruan	全草	5—6月采收,除去杂质、泥沙,干燥	安徽炮规2019
茅膏菜	茅膏菜 *Drosera peltata* Smith var. *multisepala* Y. Z. Ruan	全草	—	药典2020附

附注:*西藏《关于征求红糖等38个地方药材质量标准(草案)意见建议的公告》2022.11.29。

61 牛尾菜

【来源】百合科植物牛尾菜。

【学名】

《中国植物志》	《中国高等植物》
牛尾菜 *Smilax riparia* A. DC.	牛尾菜 *Smilax riparia* A. DC.

【民族药标准】

名称	植物来源	药用部位	产地加工	标准
牛尾菜/牛尾蕨/麻兑九	牛尾菜 *Smilax riparia* A. DC.	根及根茎	夏、秋季采挖,除去藤茎及泥沙,干燥	广西瑶药第二卷 2022
牛尾菜/枰当抹	牛尾菜 *Smilax riparia* A. DC.	根及根茎	夏、秋季采挖,除去藤茎及泥沙,干燥	广西壮药第一卷 2008

【中药标准】

名称	植物来源	药用部位	产地加工	标准
大伸筋	大伸筋 *Smilax riparia* A. DC.	根及根茎	夏、秋二季采挖,除去泥土,干燥	湖北 2018
牛尾菜	牛尾菜 *Smilax riparia* A. DC.	根及根茎	全年均可采挖,除去杂质,干燥	江西 2014
大伸筋	牛尾菜 *Smilax riparia* A. de Candolle	根及根茎	秋季采挖,除去泥沙,干燥	湖南 2009
牛尾菜	牛尾菜 *Smilax riparia* A. DC.	全草	夏、秋季采收,除去杂质,晒干	广西第二册 1996
牛尾菜	牛尾菜 *Smilax riparia* A. DC.	全株	—	药典 2020 附
牛尾菜	牛尾菜 *Smilax riparia* A. DC.	根及根茎	—	部颁 14 册附

62 破天菜

【来源】桔梗科植物西南山梗菜。

【学名】

《中国植物志》	《中国高等植物》
西南山梗菜 *Lobelia seguinii* H. Léveillé & Vaniot	西南山梗菜 *Lobelia seguinii* Lévl. et Vant.

【民族药标准】

名称	植物来源	药用部位	产地加工	标准
破天菜/碰根岜	西南山梗菜 *Lobelia seguinii* Lévl. et Vant.	全草	夏、秋季采收,洗净,切段,干燥	广西壮药第三卷 2018

【中药标准】

名称	植物来源	药用部位	产地加工	标准
破天菜	西南山梗菜 *Lobelia seguinii* Lévl. et Vant.	全草	夏、秋季采收,洗净,切段,干燥	广西 1990

63 清明菜

【来源】菊科植物鼠麹草(鼠曲草)、秋鼠麹草(秋鼠曲草)、细叶鼠麹草(细叶湿鼠曲草)。

【学名】

《中国植物志》	《中国高等植物》
鼠曲草 *Pseudognaphalium affine*(D. Don)Anderberg	鼠麹草 *Gnaphalium affine* D. Don
秋鼠曲草 *Pseudognaphalium hypoleucum*(Candolle) Hilliard & B. L. Burtt	秋鼠麹草 *Gnaphalium hypoleucum* DC.
细叶湿鼠曲草 *Gnaphalium japonicum* Thunb.	细叶鼠麹草 *Gnaphalium japonicum* Thunb.

【民族药标准】

名称	植物来源	药用部位	产地加工	标准
清明菜*	鼠麹草 *Gnaphalium affine* D. Don 秋鼠麹草 *Gnaphalium hypoleucum* DC. 细叶鼠麹草 *Gnaphalium japonicum* Thunb.	全草	春、夏二季花开时采收,除去杂质,干燥	贵州第二册 2019
鼠麹草/干得巴渣	鼠麹草 *Gnaphalium affine* D. Don	地上部分	夏、秋二季花期采集全草,晾干	西藏藏药第二册 2012

【中药标准】

名称	植物来源	药用部位	产地加工	标准
鼠曲草/佛耳草	鼠曲草 *Gnaphalium affine* D. Don	全草	春、夏二季花开时采收,除去杂质,晒干	药典 1977
佛耳草	鼠曲草 *Gnaphalium affine* D. Don	全草	春、夏二季开花时采收,除去杂质,晒干	河北 2018
鼠曲草	鼠曲草 *Gnaphalium affine* D. Don	全草	花开时采收,除去泥沙,干燥	广东第三册 2018
天青地白	细叶鼠曲草 *Gnaphalium japonicum* Thunb.	全草	春末夏初采挖全草,除去泥土,晒干	福建 2006
鼠曲草	鼠曲草 *Gnaphalium affine* D. Don	全草	每年5—6月开花时采收,晒干	山东 2002
鼠曲草/佛耳草	鼠曲草 *Gnaphalium affine* D. Don	全草	春、夏二季花开时采收,除去杂质,晒干	上海 1994

续表

名称	植物来源	药用部位	产地加工	标准
佛耳草/鼠曲草	鼠曲草 *Gnaphalium affine* D. Don	全草	春、夏两季开花时采收,除去杂质,晒干	江苏 1989
佛耳草/鼠曲草	鼠曲草 *Gnaphalium affine* D. Don	全草	春、夏二季花开时采收,除去杂质,干燥	北京炮规 2023
鼠曲草	鼠曲草 *Gnaphalium affine* D. Don	全草	春、夏二季花开时采收,除去杂质,干燥	安徽炮规 2019
佛耳草	鼠曲草 *Gnaphalium affine* D. Don	全草	春、夏二季花开时采收,除去杂质,晒干	天津炮规 2018

附注: * 同为中药标准收载品种。

64 石格菜

【来源】十字花科植物唐古碎米荠(紫花碎米荠)、大叶碎米荠。

【学名】

《中国植物志》	《中国高等植物》
紫花碎米荠 *Cardamine tangutorum* O. E. Schulz	紫花碎米荠 *Cardamine tangutorum* O. E. Schulz
大叶碎米荠 *Cardamine macrophylla* Willd.	大叶碎米荠 *Cardamine macrophylla* Willd.

【民族药标准】

名称	植物来源	药用部位	产地加工	标准
石格菜	唐古碎米荠 *Cardamine tangutorum* O. E. Schulz 大叶碎米荠 *Cardamine macrophylla* Willd.	根及根茎	春、夏二季采挖,除去杂质,洗净,晒干	四川藏药 2020

65 石油菜

【来源】荨麻科植物波缘冷水花。

【学名】

《中国植物志》	《中国高等植物》
波缘冷水花 *Pilea cavaleriei* Lévl.	波缘冷水花 *Pilea cavaleriei* Lévl.

【民族药标准】

名称	植物来源	药用部位	产地加工	标准
石油菜/设油赖	波缘冷水花 *Pilea cavaleriei* Lévl.	全草	全年均可采收,除去泥沙、杂质,干燥	广西瑶药第二卷 2022

66 藤甜菜

【来源】葫芦科植物红瓜。

【学名】

《中国植物志》	《中国高等植物》
红瓜 *Coccinia grandis*(L.) Voigt	红瓜 *Coccinia grandis*(Linn.) Voigt

【民族药标准】

名称	植物来源	药用部位	产地加工	标准
藤甜菜/帕些	红瓜 *Coccinia grandis*(L.) Voigt	地上部分	5—11 月采收,除去杂质,切段,干燥	云南傣药Ⅱ 2005

67 铁苋菜

【来源】大戟科植物铁苋菜。

【学名】

《中国植物志》	《中国高等植物》
铁苋菜 *Acalypha australis* L.	铁苋菜 *Acalypha australis* Linn.

【民族药标准】

名称	植物来源	药用部位	产地加工	标准
铁苋菜/眼镜草/黎来康	铁苋菜 *Acalypha australis* Linn.	地上部分	夏、秋季采割,除去杂质,晒干	广西瑶药第二卷 2022
铁苋菜/牙打秒	铁苋菜 *Acalypha australis* Linn.	地上部分	夏、秋二季采割,除去杂质,晒干	广西壮药第二卷 2011

【中药标准】

名称	植物来源	药用部位	产地加工	标准
铁苋菜	铁苋菜 *Acalypha australis* L.	地上部分	夏、秋二季采割,除去杂质,晒干	药典 1977

续表

名称	植物来源	药用部位	产地加工	标准
铁苋菜	铁苋菜 *Acalypha australis* L.	全草	夏秋二季采收,除去杂质,晒干	部颁中药材
血见愁	铁苋菜 *Acalypha australis* L.	地上部分	夏、秋两季采收,除去杂质,晒干	辽宁第一册 2009
铁苋菜	铁苋菜 *Acalypha australis* L.	全草	夏、秋二季采收,除去杂质,晒干	贵州 2003
铁苋菜	铁苋菜 *Acalypha australis* L.	全草*	夏、秋二季采挖,除去杂质,鲜用或晒干	甘肃炮规 2022
铁苋	铁苋菜 *Acalypha australis* L.	全草	夏、秋二季采收,除去杂质,干燥	安徽炮规 2019
铁苋菜	铁苋菜 *Acalypha australis* L.	地上部分	—	药典 2020 附

附注:*鲜品或干燥全草。

68 委陵菜

【来源】蔷薇科植物委陵菜。

【学名】

《中国植物志》	《中国高等植物》
委陵菜 *Potentilla chinensis* Ser.	委陵菜 *Potentilla chinensis* Ser.

【民族药标准】

名称	植物来源	药用部位	产地加工	标准
委陵菜/托连—汤奈	委陵菜 *Potentilla chinensis* Ser.	全草	春季未抽茎时采挖,除去泥沙,晒干	蒙药 2021

【中药标准】

名称	植物来源	药用部位	产地加工	标准
委陵菜	委陵菜 *Potentilla chinensis* Ser.	全草	春季未抽茎时采挖,除去泥沙,晒干	药典 2020

69 莓叶委陵菜

【来源】蔷薇科植物莓叶委陵菜。

【学名】

《中国植物志》	《中国高等植物》
莓叶委陵菜 *Potentilla fragarioides* L.	莓叶委陵菜 *Potentilla fragarioides* Linn.

【民族药标准】

名称	植物来源	药用部位	产地加工	标准
莓叶委陵菜/鬼刺风/勉八崩	莓叶委陵菜 *Potentilla fragarioides* L.	全草	全年均可采收,洗净,除去杂质,晒干	广西瑶药第一卷 2014

【中药标准】

名称	植物来源	药用部位	产地加工	标准
莓叶委陵菜	莓叶委陵菜 *Potentilla fragarioides* L.	根及根茎	秋、冬二季采收,除去泥沙,晒干	药典 1977
莓叶委陵菜	莓叶委陵菜 *Potentilla fragarioides* L.	根及根茎	秋、冬二季采挖,洗净泥沙,晒干	辽宁第二册 2019

70 香茶菜

【来源】唇形科植物川藏香茶菜、蓝萼香茶菜。

【学名】

《中国植物志》	《中国药用植物志》
蓝萼香茶菜 *Isodon japonicus* var. *glaucocalyx* (Maximowicz) H. W. Li	蓝萼香茶菜 *Isodon japonicus* var. *glaucocalyx* (Maxim.) H. W. Li (《中国生物物种名录》)
川藏香茶菜 *Isodon pharicus* (Prain) Murata	川藏香茶菜 *Isodon pharicus* (Prain) Murata

【民族药标准】

名称	植物来源	药用部位	产地加工	标准
香茶菜/呼和—都格梯—其其格	蓝萼香茶菜 *Rabdosia japonica* (Burm. f.) Hara var. *glaucocalyx* (Maxim.) Hara	全草	夏、秋二季采收,除去杂质,洗净泥土,切段晒干	蒙药 2021
香茶菜/兴替那布	川藏香茶菜 *Rabdosia pseudoirrorata* C. Y. Wu	地上部分	秋季采集带叶、花、果的嫩枝,晾干	西藏藏药第二册 2012

【中药标准】

名称	植物来源	药用部位	产地加工	标准
香茶菜/ 王枣子	香茶菜 *Rabdosia amethystoides*（Benth.）Hara	地上部分	6—10 月开花时采割,除去杂质,干燥	安徽 2022
香茶菜	香茶菜 *Rabdosia amethystoides*（Benth.）Hara	全草*	夏、秋二季采挖,除去泥沙及杂质,晒干	湖北 2018
香茶菜	香茶菜 *Rabdosia amethystoides*（Benth.）Hara 大萼香茶菜 *Rabdosia macrocalyx*（Dunn）Hara 同属数种植物	地上部分或根茎	夏、秋二季采割地上部分,秋末采挖根茎,除去杂质,晒干	浙江第一册 2017
香茶菜	香茶菜 *Isodon amethystoides*（Benth.）H. Hara	地上部分	开花时采割,除去杂质,晒干	江苏 2016
香茶菜	香茶菜 *Rabdosia amethystoides*（Benth.）Hara 大萼香茶菜 *Babdosia macrocalyx*（Dunn）Hara 及同属数种植物	地上部分或根茎	—	药典 2020 附
香茶菜	香茶菜 *Isodon amethystoides*（Benth.）C. Y. Wu et Hsuan	根	—	部颁 15 册附
香茶菜	香茶菜属（*Isodon* = *Rabdosia*）一种植物	全草	—	上海 1994 附

附注：* 部分地区习用根和根茎入药。

71 三叶香茶菜

【来源】唇形科植物牛尾草。

【学名】

《中国植物志》	《中国高等植物》
牛尾草 *Isodon ternifolius*（D. Don）Kudo	牛尾草 *Isodon ternifolius*（D. Don）Kudo

【民族药标准】

名称	植物来源	药用部位	产地加工	标准
三叶香茶菜/ 三姐妹/凡姐妹	牛尾草 *Isodon ternifolius*（D. Don）Kudo	全草	全年均可采收,除去杂质,干燥	广西瑶药第一卷 2014
三叶香茶菜/哈良怀	牛尾草 *Isodon ternifolius*（D. Don）Kudo	全草	全年可采,除去杂质,干燥	广西壮药第一卷 2008

【中药标准】

名称	植物来源	药用部位	产地加工	标准
三叶香茶菜	牛尾草 *Isodon ternifolius*（D. Don）Kudo	全草	全年可采,除去杂质,晒干	广西第二册 1996

72 岩白菜

【来源】虎耳草科植物厚叶岩白菜。

【学名】

《中国植物志》	《中国高等植物》
厚叶岩白菜 *Bergenia crassifolia*（L.）Fritsch	厚叶岩白菜 *Bergenia crassifolia*（Linn.）Fritsch

【民族药标准】

名称	植物来源	药用部位	产地加工	标准
岩白菜	厚叶岩白菜 *Bergenia crassifolia*（L.）Fritsch	根茎	秋季采收,除去泥土及杂质,晒干	新疆 1987

73 獐牙菜

【来源】龙胆科植物獐牙菜、贵州獐牙菜、紫红獐牙菜、美丽獐牙菜或同属其他植物。

【学名】

《中国植物志》	《中国高等植物》
獐牙菜 *Swertia bimaculata*（Sieb. et Zucc.）Hook. f. et Thoms. ex C. B. Clarke	獐牙菜 *Swertia bimaculata*（Sieb. et Zucc.）Hook. f. et Thoms. ex C. B. Clarke
贵州獐牙菜 *Swertia kouitchensis* Franch.	贵州獐牙菜 *Swertia kouitchensis* Franch.
紫红獐牙菜 *Swertia punicea* Hemsl.	紫红獐牙菜 *Swertia punicea* Hemsl.
美丽獐牙菜 *Swertia angustifolia* var. *pulchella*（D. Don）Burk.	美丽獐牙菜 *Swertia angustifolia* Buch.-Ham. var. *pulchella*（Buch.-Ham.）Burkill（《中国高等植物图鉴》）

【民族药标准】

名称	植物来源	药用部位	产地加工	标准
獐牙菜*	獐牙菜 *Swertia bimaculata*（Sieb. et Zucc. ）Hook. f. et Thoms. ex C. B. Clarke 贵州獐牙菜 *Swertia kouitchensis* Franch. 紫红獐牙菜 *Swertia punicea* Hemsl. 美丽獐牙菜 *Swertia angustifolia* var. *pulchella*（D. Don）Burk. 或同属其他植物	全草	秋、冬二季花期时采收，除去泥沙，干燥	贵州第二册 2019

【中药标准】

名称	植物来源	药用部位	产地加工	标准
獐牙菜	獐牙菜 *Swertia bimaculata*（Sieb. et Zucc. ）Hook. f. et Thoms. ex C. B. Clarke	全草	秋季花果期采收，除去泥沙，晒干	湖北 2018
紫红獐牙菜	紫红獐牙菜 *Swertia punicea* Hemsl.	全草	秋季花果期采收，除去泥沙，晒干	湖北 2018
紫红青叶胆	紫红獐牙菜 *Swertia punicea* Hemsl.	全草	秋季花果期采收，除去泥沙，晒干	云南第一册 2005

附注：* 同为中药标准收载品种，贵州 1988 收载"西南獐牙菜 *Swertia cincta* Burkill. 和大籽獐牙菜 *Swertia macrosperma* Clarke"。

74 抱茎獐牙菜

【来源】龙胆科植物抱茎獐牙菜。

【学名】

《中国植物志》	《中国高等植物》
抱茎獐牙菜 *Swertia franchetiana* H. Smith	抱茎獐牙菜 *Swertia franchetiana* H. Smith

【民族药标准】

名称	植物来源	药用部位	产地加工	标准
抱茎獐牙菜	抱茎獐牙菜 *Swertia franchetiana* H. Smith	全草	夏、秋二季花期采集，洗净泥土，晾干	四川藏药 2020

75 川西獐牙菜

【来源】龙胆科植物川西獐牙菜。

【学名】

《中国植物志》	《中国高等植物》
川西獐牙菜 *Swertia mussotii* Franch.	川西獐牙菜 *Swertia mussotii* Franch.

【民族药标准】

名称	植物来源	药用部位	产地加工	标准
川西獐牙菜/桑蒂	川西獐牙菜 *Swertia mussotii* Franch.	全草	秋季花期采收，晾干	部颁藏药
川西獐牙菜/桑斗	川西獐牙菜 *Swertia mussotii* Franch.	全草	秋季花期采收，晾干	青海藏药 1992
藏茵陈/蒂达	川西獐牙菜 *Swertia mussotii* Franch. 抱茎獐牙菜 *Swertia franchetiana* H. Sm.	全草	秋初花盛开时采收，晾干	青海 1986
川西獐牙菜/桑蒂	川西獐牙菜 *Swertia mussotii* Franch.	全草	秋季花期采收，晾干	青海藏药炮规 2010

【中药标准】

名称	植物来源	药用部位	产地加工	标准
川西獐牙菜	川西獐牙菜 *Swertia mussotii* Franch.	全草	—	药典 2020 附

76 轮叶獐牙菜

【来源】龙胆科植物轮叶獐牙菜。

【学名】

《中国植物志》	《中国生物物种名录》
轮叶獐牙菜 *Swertia verticillifolia* T. N. Ho et S. W. Liu	轮叶獐牙菜 *Swertia verticillifolia* T. N. Ho & S. W. Liu

【民族药标准】

名称	植物来源	药用部位	产地加工	标准
轮叶獐牙菜	轮叶獐牙菜 *Swertia verticillifolia* T. N. Ho et S. W. Liu	根	—	四川藏药制剂附

77 印度獐牙菜

【来源】龙胆科植物印度獐牙菜。

【学名】

《中国植物志》	《中国生物物种名录》
印度獐牙菜 *Swertia speciosa* D. Don	印度獐牙菜 *Swertia speciosa* D. Don

【民族药标准】

名称	植物来源	药用部位	产地加工	标准
印度獐牙菜/甲蒂	印度獐牙菜 *Swertia chirayita*(Roxb. ex Flemi) Karsten	全草	夏季采收、晾干	部颁藏药
印度獐牙菜/甲斗	印度獐牙菜 *Swertia chirayita*(Roxb. ex Flemi) Karsten	全草	—	青海藏药 1992
印度獐牙菜/甲蒂	印度獐牙菜 *Swertia chirayita*(Roxb. ex Flemi) Karsten	全草	夏季采收,晾干	青海藏药炮规 2010

78 双花堇菜

【来源】堇菜科植物双花堇菜。

【学名】

《中国植物志》	《中国高等植物》
双花堇菜 *Viola biflora* L.	双花堇菜 *Viola biflora* Linn.

【民族药标准】

名称	植物来源	药用部位	产地加工	标准
双花堇菜/达木合	双花堇菜 *Viola biflora* L.	全草	花期采集,洗净晾干	青海藏药 1992

79 天山堇菜

【来源】堇菜科植物天山堇菜(西藏堇菜)。

【学名】

《中国植物志》	《中国高等植物》
西藏堇菜 *Viola kunawarensis* Royle Illustr.	西藏堇菜 *Viola kunawarensis* Royle Illustr.

【民族药标准】

名称	植物来源	药用部位	产地加工	标准
天山堇菜	天山堇菜 *Viola tianshanica* Maxim.	全草	夏季初花期挖取,晒干,除去杂质	部颁维药
天山堇菜	天山堇菜 *Viola tianshanica* Maxim.	全草	于夏季初花期挖取全草,晒干,除去杂质	维药 1993
天山堇菜	西藏堇菜 *Viola kunawarensis* Royle Illustr.	全草	夏季初花期挖取,洗净,晒干	新疆炮规 2020

80 金石蚕

【来源】唇形科植物灰白香科(灰叶香科科、狭叶香科)。

【学名】

《中华本草·维吾尔药卷》	《维吾尔医学》
灰叶香科科 *Teucrium polium* L.	狭叶香科 *Teucrium polium* L.

【民族药标准】

名称	植物来源	药用部位	产地加工	标准
金石蚕	灰白香科科 *Teucrium polium* L.	全草	—	部颁维药附

81 白草

【来源】禾本科植物白草、西藏狼尾草。

【学名】

《中国植物志》	《中国高等植物》
白草 *Pennisetum flaccidum* Griseb.	白草 *Pennisetum centrasiaticum* Tzvel.
西藏狼尾草 *Pennisetum lanatum* Klotz.	西藏狼尾草 *Pennisetum lanatum* Klotzsch(《中国生物物种名录》)

【民族药标准】

名称	植物来源	药用部位	产地加工	标准
白草/土哇	白草 *Pennisetum centrasiaticum* Tzvel. 西藏狼尾草 *Pennisetum lanatum* Klotz.	根茎	春、秋二季采挖,洗净,晒干,除去须根和膜质叶鞘,捆成小把	西藏公告 2022 *

附注:* 西藏《关于征求红糖等 38 个地方药材质量标准(草案)意见建议的公告》2022.11.29。

82 耳草

【来源】茜草科植物耳草。

【学名】

《中国植物志》	《中国高等植物》
耳草 *Hedyotis auricularia* L.	耳草 *Hedyotis auricularia* Linn.

【民族药标准】

名称	植物来源	药用部位	产地加工	标准
耳草/棵散勒	耳草 *Hedyotis auricularia* L.	全草	春、夏季采收,切段,干燥	广西壮药第三卷 2018

83 苍耳草

【来源】菊科植物苍耳。

【学名】

《中国植物志》	《中国高等植物》
苍耳 *Xanthium strumarium* L.	苍耳 *Xanthium sibiricum* Patrin ex Widder

【民族药标准】

名称	植物来源	药用部位	产地加工	标准
苍耳草/戏抖跛	苍耳 *Xanthium sibiricum* Patr.	地上部分	夏、秋季茎叶茂盛,花未开时采割,干燥	广西壮药第一卷 2008
苍耳草#	苍耳 *Xanthium sibiricum* Patr.	全草	夏、秋二季采收,除去泥沙,晒干或鲜用	贵州 2003

【中药标准】

名称	植物来源	药用部位	产地加工	标准
苍耳草	苍耳 *Xanthium sibiricum* Patrin ex Widder	地上部分	夏、秋二季枝叶茂盛时采收,干燥	安徽 2022
苍耳草	苍耳 *Xanthium sibiricum* Patrin ex Widder	地上部分*	夏季开花时采割,除去杂质,晒干或鲜用	甘肃 2020
苍耳草	苍耳 *Xanthium sibiricum* Patrin	地上部分	夏、秋两季开花或带有幼果时采割,除去杂质,晒干	宁夏 2018
苍耳草	苍耳 *Xanthium sibiricum* Patr.	地上部分	夏、秋二季开花或带有幼果时采割,除去杂质,晒干	河北 2018
苍耳草	苍耳 *Xanthium sibiricum* Patrin 蒙古苍耳 *Xanthium mongolicum* Kitag.	地上部分	夏、秋二季开花或带有幼果时采割,除去杂质,干燥	江西 2014
苍耳草	苍耳 *Xanthium sibiricum* Patr. ex Widder	地上部分	夏、秋二季采割,除去泥沙,晒干	广东第二册 2011
苍耳草	苍耳 *Xanthium sibiricum* Patr. ex Widd.	地上部分	夏季割取全草,除去泥沙,晒干	海南第一册 2011
苍耳草	苍耳 *Xanthium sibiricum* Patrin	地上部分	夏、秋季枝叶茂盛或花初开时采割,晒干	四川 2010
苍耳草	苍耳 *Xanthium sibiricum* Patr. ex Widd.	地上部分	夏、秋二季采割,晒干	上海 1994
苍耳草	苍耳 *Xanthium sibiricum* Patrin ex Widder	地上部分	夏、秋季茎叶茂盛、花未开时采割,晒干	广西 1990
苍耳草	苍耳 *Xanthium sibiricum* Patrin	地上部分	夏、秋两季开花或带有幼果时采割,除去杂质,晒干	江苏 1989
苍耳秧	苍耳 *Xanthium sibiricum* Patr.	地上秧苗	—	天津炮规 2018
苍耳草	苍耳 *Xanthium sibiricum* Patr. ex Widder	地上部分	—	重庆炮规 2006
苍耳草	苍耳 *Xanthium sibiricum* Patr.	地上部分	—	部颁 2 册附
苍耳	苍耳 *Xanthium sibiricum* Patr.	地上部分	—	部颁 9 册附
鲜苍耳苗	苍耳 *Xanthium sibiricum* Patr.	去掉粗茎的嫩枝叶	—	山西 1987 附

附注:*新鲜或干燥地上部分;#同为中药标准收载品种。

84 地耳草

【来源】金丝桃科植物地耳草。

【学名】

《中国植物志》	《中国高等植物》
地耳草 *Hypericum japonicum* Thunb. ex Murray	地耳草 *Hypericum japonicum* Thunb. ex Murray

【民族药标准】

名称	植物来源	药用部位	产地加工	标准
地耳草/田基黄/飞林江	地耳草 *Hypericum japonicum* Thunb.	全草	春、夏季花开时采挖,除去杂质,晒干	广西瑶药第一卷 2014
地耳草/牙万耳	地耳草 *Hypericum japonicum* Thunb.	全草	春、夏二季花开时采挖,除去杂质,晒干	广西壮药第二卷 2011
地耳草/田基黄▲	地耳草 *Hypericum japonicum* Thunb. ex Murray	全草*	春、夏二季开花时采收,除去杂质,鲜用或干燥	贵州 2003
地耳草#	地耳草 *Hypericum japonicum* Thunb. ex Murray	全草	—	湖南炮规 2021

【中药标准】

名称	植物来源	药用部位	产地加工	标准
地耳草/田基黄	地耳草 *Hypericum japonicum* Thunb.	全草	春、夏二季花开时采挖,除去杂质,晒干	药典 1977
地耳草/田基黄	地耳草 *Hypericum japonicum* Thunb.	全草	春、夏二季花开时采挖,除去杂质,晒干	部颁中药材
田基黄/地耳草	地耳草 *Hypericum japonicum* Thunb. ex Murray	全草	春、夏二季花开时采收,除去杂质,晒干	江西 2014
田基黄	地耳草 *Hypericum japonicum* Thunb.	全草	春、夏二季花开时采挖,除去杂质,晒干	海南第一册 2011
田基黄	地耳草 *Hypericum japonicum* Thunb. ex Murray	全草	春、夏二季花开时采挖,除去杂质,晒干	广东第一册 2004
地耳草	地耳草 *Hypericum japonicum* Thunb.	全草	春、夏两季花开时采挖,除去杂质,干燥	湖南 1993
地耳草	地耳草 *Hypericum japonicum* Thunb.	全草	春、夏二季花开时采收,除去杂质,晒干	四川增补 1992
地耳草/田基黄	地耳草 *Hypericum japonicum* Thunb.	全草	春、夏二季开花时采收,除去杂质,干燥	贵州 1988
地耳草/田基黄	地耳草 *Hypericum japonicum* Thunb.	全草	—	山东炮规 2022
田基黄	地耳草 *Hypericum japonicum* Thunb. ex Murray	全草	夏、秋二季采收,洗净,晒干;或鲜用	安徽炮规 2019
田基黄	地耳草 *Hypericum japonicum* Thunb.	全草	春、夏二季花开时采挖,除去杂质,晒干	天津炮规 2018
地耳草	地耳草 *Hypericum japonicum* Thunb.	全草	—	重庆炮规 2006
地耳草	地耳草 *Hypericum japonicum* Thunb.	全草	—	药典 2020 附

附注:*新鲜或干燥全草;#【民族药名】沙玉乃(土家),芮谋(苗),登猛(侗),七层塔(瑶);▲同为中药标准收载品种。

85 虎耳草

【来源】虎耳草科植物虎耳草、西南虎耳草。

【学名】

《中国植物志》	《中国高等植物》
虎耳草 *Saxifraga stolonifera* Curt.	虎耳草 *Saxifraga stolonifera* Curt.
西南虎耳草 *Saxifraga signata* Engl. et Irmsch.	西南虎耳草 *Saxifraga signata* Engl. et Irmsch.(《青海植物志》)

【民族药标准】

名称	植物来源	药用部位	产地加工	标准
虎耳草#	虎耳草 *Saxifraga stolonifera* Meerb.	全草*	春、夏二季采收,除去杂质,洗净,干燥或鲜用	贵州 2003
虎耳草/生吉斗大	西南虎耳草 *Saxifraga signata* Engl. et Irmsch.	全草	秋初采集,晒干	青海 1976

【中药标准】

名称	植物来源	药用部位	产地加工	标准
虎耳草	虎耳草 *Saxifraga stolonifera* Meerb.	全草	春、夏二季采收,除去杂质,洗净,干燥	药典 1977
虎耳草	虎耳草 *Saxifraga stolonifera* Curt.	全草	春、夏二季采收,洗净,干燥	广东第三册 2018
虎耳草	虎耳草 *Saxifraga stolonifera* Curt.	全草	春、夏二季采收,除去杂质,洗净,干燥	湖北 2018
虎耳草	虎耳草 *Saxifraga stolonifera* Curtis	全草*	春、夏两季采收,除去杂质,洗净,鲜用或干燥	湖南 2009
虎耳草	虎耳草 *Saxifraga stolonifera* Meerb.	全草*	春、夏二季采收,除去杂质,洗净,晒干或鲜用	上海 1994
虎耳草	虎耳草 *Saxifraga stolonifera* Curt.	全草*	四季可采挖,除去泥沙、杂质,干燥;或鲜用	安徽炮规 2019

附注:*新鲜或干燥全草;#同为中药标准收载品种。

86 莲座虎耳草

【来源】虎耳草科植物伞梗虎耳草(篦齿虎耳草)、聚叶虎耳草(橙黄虎耳草)、虎耳草(灯架虎耳草)。

【学名】

《中国植物志》	《中国高等植物》
篦齿虎耳草 *Saxifraga umbellulata* var. *pectinata*（Marquand et Airy-Shaw）J. T. Pan.	篦齿虎耳草 *Saxifraga umbellulata* var. *pectinata*（C. Marquand et Airy-Shaw）J. T. Pan（《中国生物物种名录》）
橙黄虎耳草 *Saxifraga aurantiaca* Franch.	聚叶虎耳草 *Saxifraga confertifolia* Engl. et Irmsch.
灯架虎耳草 *Saxifraga candelabrum* Franch.	灯架虎耳草 *Saxifraga candelabrum* Franch.

【民族药标准】

名称	植物来源	药用部位	产地加工	标准
莲座虎耳草/松蒂	伞梗虎耳草 *Saxifraga pasumensis* Marq. et Shaw 聚叶虎耳草 *Saxifraga confertifolia* Engl. 虎耳草 *Saxifraga candelabrum* Franch.	全草	夏、秋花果期采收, 洗净, 阴干	六省藏标

87 唐古特虎耳草

【来源】虎耳草科植物唐古特虎耳草及同属多种植物。

【学名】

《中国植物志》	《中国高等植物》
唐古特虎耳草 *Saxifraga tangutica* Engl.	唐古特虎耳草 *Saxifraga tangutica* Engl.

【民族药标准】

名称	植物来源	药用部位	产地加工	标准
唐古特虎耳草/松吉斗	唐古特虎耳草 *Saxifraga tangutica* Engl. 及同属多种植物	全草	花盛期采集, 洗净泥土, 晒干	青海藏药 1992
迭达	唐古特虎耳草 *Saxifraga tangutica* Engl.	全草	—	药典 2020 附

88 兔耳草

【来源】玄参科植物短管兔耳草（短筒兔耳草）、全缘兔耳草。

【学名】

《中国植物志》	《中国高等植物》
短筒兔耳草 *Lagotis brevituba* Maxim.	短筒兔耳草 *Lagotis brevituba* Maxim.
全缘兔耳草 *Lagotis integra* W. W. Smith	全缘兔耳草 *Lagotis integra* W. W. Smith

【民族药标准】

名称	植物来源	药用部位	产地加工	标准
兔耳草/洪连	短管兔耳草 *Lagotis brevituba* Maxim. 全缘兔耳草 *Lagotis integra* W. W. Smith	全草	夏秋花盛期采收, 除去杂质, 洗净, 阴干	部颁藏药
兔耳草/洪连	短管兔耳草 *Lagotis brevituba* Maxim.	全草	夏秋花期连根采挖, 除去杂质, 洗净, 阴干	青海藏药 1992
兔耳草/洪连	短管兔耳草 *Lagotis brevituba* Maxim. 全缘兔耳草 *Lagotis integra* W. W. Smith	全草	夏秋花盛期采收, 除去杂质, 洗净, 阴干	青海藏药炮规 2010

【中药标准】

名称	植物来源	药用部位	产地加工	标准
洪连	短筒兔耳草 *Lagotis brevituba* Maxim.	全草	夏、秋二季花开时采收, 除去杂质, 洗净, 阴干	药典 2020
洪连	革叶兔耳草 *Lagotis alutacea* W. W. Smith 全缘兔耳草 *Lagotis integra* W. W. Smith	全草	夏、秋季花期采挖, 洗净, 阴干	云南 1996

89 短穗兔耳草

【来源】玄参科植物短穗兔耳草。

【学名】

《中国植物志》	《中国高等植物》
短穗兔耳草 *Lagotis brachystachya* Maxim.	短穗兔耳草 *Lagotis brachystachya* Maxim.

【民族药标准】

名称	植物来源	药用部位	产地加工	标准
短穗兔耳草/直打洒曾	短穗兔儿草 *Lagotis brachystachya* Maxim.	全草	夏末秋初花期采收,除净泥土,晾干	六省藏标
短穗兔耳草#	短穗兔儿草 *Lagotis brachystachya* Maxim.	全草	夏末秋初花期采收,除净泥土,晾干	青海藏药第一册2019
短穗兔耳草/志达萨增	短穗兔儿草 *Lagotis brachystachya* Maxim.	全草	除去杂质,洗净,阴干	青海藏药炮规2010
短穗兔耳草/志达萨增	短穗兔儿草 *Lagotis brachystachya* Maxim.	全草	夏末秋初采收,除去杂质,洗净,晾干	西藏公告2022*

附注:*西藏《关于征求红糖等38个地方药材质量标准(草案)意见建议的公告》2022.11.29;#青海藏药1992收载名称"志达萨增"。

90　圆穗兔耳草

【来源】玄参科植物短穗兔耳草。

【学名】

《中国植物志》	《中国高等植物》
圆穗兔耳草 *Lagotis ramalana* Batalin	圆穗兔耳草 *Lagotis ramalana* Batalin

【民族药标准】

名称	植物来源	药用部位	产地加工	标准
圆穗兔耳草	圆穗兔耳草 *Lagotis ramalana* Batalin	全草	夏、秋二季花开时采收,除去杂质,洗净,阴干	四川藏药2020

91　甘草

【来源】豆科植物甘草、胀果甘草、光果甘草(洋甘草)。

【学名】

《中国植物志》	《中国高等植物》
甘草 *Glycyrrhiza uralensis* Fisch.	甘草 *Glycyrrhiza uralensis* Fisch.
胀果甘草 *Glycyrrhiza inflata* Batal.	胀果甘草 *Glycyrrhiza inflata* Batal.
洋甘草 *Glycyrrhiza glabra* L.	洋甘草 *Glycyrrhiza glabra* Linn.

【民族药标准】

名称	植物来源	药用部位	产地加工	标准
甘草/向安儿	甘草 *Glycyrrhiza uralensis* Fisch. 胀果甘草 *Glycyrrhiza inflata* Bat.	根及根茎	春、秋二季采挖,除去残茎、须根,加工成捆,晒干	六省藏标
甘草/希和日—额布斯	甘草 *Glycyrrhiza uralensis* Fisch. 胀果甘草 *Glycyrrhiza inflata* Batal. 光果甘草 *Glycyrrhiza glabra* L.	根和根茎	春、秋二季采挖,除去须根,晒干	蒙药2021
甘草/曲曲克布亚	甘草 *Glycyrrhiza uralensis* Fisch. 胀果甘草 *Glycyrrhiza inflata* Bat. 光果甘草 *Glycyrrhiza glabra* L.	根及根茎	春、秋二季采挖,除去须根,晒干	新疆炮规2010

【中药标准】

名称	植物来源	药用部位	产地加工	标准
甘草	甘草 *Glycyrrhiza uralensis* Fisch. 胀果甘草 *Glycyrrhiza inflata* Bat. 光果甘草 *Glycyrrhiza glabra* L.	根和根茎	春、秋二季采挖,除去须根,晒干	药典2020

92　土甘草

【来源】豆科植物毛果鱼藤(毛果短翅鱼藤)。

【学名】

《中国植物志》	《中国高等植物》
毛果短翅鱼藤 *Brachypterum eriocarpum*(F. C. How) Adema & Sirich.	毛果鱼藤 *Derris eriocarpa* How

【民族药标准】

名称	植物来源	药用部位	产地加工	标准
土甘草/勾来	毛果鱼藤 *Derris eriocarpa* How	藤茎	全年均可采收,除去枝、叶,切段,晒干	广西壮药第三卷2018

名称	植物来源	药用部位	产地加工	标准
土甘草/嘿涛弯	毛果鱼藤 *Derris eriocarpa* How	藤茎	秋、冬季采收,切片,干燥	云南傣药Ⅱ2005

【中药标准】

名称	植物来源	药用部位	产地加工	标准
土甘草	毛果鱼藤 *Derris eriocarpa* How	藤茎	全年可采,除去枝、叶,截段、晒干	广西第二册1996
土甘草	毛果鱼藤 *Derris eriocarpa* How	藤茎	—	部颁8册附

93 野甘草

【来源】玄参科植物野甘草。

【学名】

《中国植物志》	《中国高等植物》
野甘草 *Scoparia dulcis* L.	野甘草 *Scoparia dulcis* Linn.

【民族药标准】

名称	植物来源	药用部位	产地加工	标准
冰糖草/甘草拓	野甘草 *Scoparia dulcis* Linn.	全草	全年均可采收,干燥或鲜用	广西壮药第二卷2011
野甘草/芽害补/嘿万	野甘草 *Scoparia dulcis* Linn.	全草	全年可采,洗净,除去杂质,干燥	云南傣药2005

【中药标准】

名称	植物来源	药用部位	产地加工	标准
冰糖草	野甘草 *Scoparia dulcis* L.	全草	全年可采收,洗净,鲜用或晒干	广东第二册2011
野甘草	野甘草 *Scoparia dulcis* L.	全草	全年均可采收,除去杂质,鲜用或晒干	福建2006
野甘草	野甘草 *Scoparia dulcis* Linn.	全草	—	部颁9册附
冰糖草	野甘草 *Scoparia dulcis* L.	全草	—	部颁14册附
野甘草	野甘草 *Scoparia dulcis* L.	地上部分	—	广西1990附

94 大树甘草

【来源】茜草科植物裂果金花。

【学名】

《中国植物志》	《中国高等植物》
裂果金花 *Schizomussaenda henryi*(Hutch.)X. F. Deng et D. X. Zhang	裂果金花 *Schizomussaenda dehiscens*(Craib)H. L. Li

【民族药标准】

名称	植物来源	药用部位	产地加工	标准
大树甘草/当娜	裂果金花 *Schizomussaenda dehiscens*（Craib）H. L. Li	茎	秋、冬季采收,除去杂质,切片,干燥	云南傣药Ⅱ2005

95 荭草

【来源】蓼科植物荭草(红蓼)。

【学名】

《中国植物志》	《中国高等植物》
红蓼 *Persicaria orientalis*(L.)Spach	红蓼 *Polygonum orientale* Linn.

【民族药标准】

名称	植物来源	药用部位	产地加工	标准
荭草*	荭草 *Polygonum orientale* L.	果穗及带叶茎枝	夏、秋二季采收,晒干	贵州第一册2019

【中药标准】

名称	植物来源	药用部位	产地加工	标准
荭草	红蓼 *Polygonum orientale* L.	地上部分	夏、秋二季采割,除去杂质,干燥#	安徽2022

　　附注：*同为中药标准收载品种;#安徽炮规2019收载产地加工"鲜用"。

96 火草

【来源】菊科植物川西火绒草、松毛火绒草等同属多种植物。

【学名】

《中国植物志》	《中国高等植物》
川西火绒草 Leontopodium wilsonii Beauv.	川西火绒草 Leontopodium wilsonii Beauverd(《中国药用植物志》)
松毛火绒草 Leontopodium andersonii C. B. Clarke	松毛火绒草 Leontopodium andersonii Clarke

【民族药标准】

名称	植物来源	药用部位	产地加工	标准
火草/薇	川西火绒草 Leontopodium wilsonii Beauv. 松毛火绒草 Leontopodium andersonii C. B. Clarke 等同属多种植物	地上部分	夏、秋二季采收,除去泥沙,干燥	四川 2022

97 大火草

【来源】菊科植物珠光香青、钩苞大丁草(火石花、钩苞扶郎花)。

【学名】

《中国植物志》	《中国高等植物》
珠光香青 Anaphalis margaritacea(L.)Benth. et Hook. f.	珠光香青 Anaphalis margaritacea(Linn.)Benth. et Hook. f.
火石花 Oreoseris delavayi(Franch.)X. D. Xu & W. Zheng	钩苞扶郎花 Gerbera delavayi Franch.

【民族药标准】

名称	植物来源	药用部位	产地加工	标准
大火草/薇戈	珠光香青 Anaphalis margaritacea（L.）Benth. et Hook. f.	地上部分	夏、秋二季采收,除去泥沙,干燥	四川 2022
大火草/冻摸莫	钩苞大丁草 Gerbera delavayi Franch.	全草	秋、冬季采收,洗净,干燥	云南彝药 III 2005

98 痰火草

【来源】鸭跖草科植物大苞水竹叶。

【学名】

《中国植物志》	《中国高等植物》
大苞水竹叶 Murdannia bracteata(C. B. Clarke)J. K. Morton ex Hong	大苞水竹叶 Murdannia bracteata(C. B. Clarke)J. K. Morton ex D. Y. Hong

【民族药标准】

名称	植物来源	药用部位	产地加工	标准
痰火草/夹盟雷	大苞水竹叶 Murdannia bracteata(C. B. Clarke)J. K. Morton ex Hong	全草	全年可采收,干燥	广西壮药第三卷 2018
痰火草	大苞水竹叶 Murdannia bracteata(C. B. Clarke)J. K. Morton ex Hong	全草	全年均可采收,洗净,晒干	广西瑶药第一卷 2014

【中药标准】

名称	植物来源	药用部位	产地加工	标准
痰火草	大苞水竹叶 Murdannia bracteata(C. B. Clarke)J. K. Morton ex D. Y. Hong	全草	四季可采,晒干	广东第二册 2011
痰火草	大苞水竹叶 Murdannia bracteata(C. B. Clarke)O. Kuntze	全草	—	部颁 2 册附

99 葎草

【来源】桑科植物葎草。

【学名】

《中国植物志》	《中国高等植物》
葎草 Humulus scandens(Lour.)Merr.	葎草 Humulus scandens(Lour.)Merr.

【民族药标准】

名称	植物来源	药用部位	产地加工	标准
葎草/葎草/咪殃笼	葎草 Humulus scandens(Lour.)Merr.	地上部分	春季至秋季均可采收,除去杂质,洗净,干燥	广西瑶药第二卷 2022

【中药标准】

名称	植物来源	药用部位	产地加工	标准
葎草	葎草 *Humulus scandens*（Lour.）Merr.	全草或地上部分	9月至10月晴天采收,除去杂质,干燥	安徽2022
葎草	葎草 *Humulus scandens*（Lour.）Merr.	地上部分	6月初至9月末采收,除去杂质,切段,晒干	山东2022
葎草	葎草 *Humulus scandens*（Lour.）Merr.	地上部分	6月初至9月末采收,除去杂质,切段,晒干	吉林第一册2019
葎草	葎草 *Humulus scandens*（Lour.）Merr.	地上部分	夏、秋二季茎叶茂盛时采收,除去杂质,晒干或切段晒干	湖北2018
葎草	葎草 *Humulus scandens*（Lour.）Merr.	地上部分	夏、秋二季茎叶茂盛时采收,晒干,或趁鲜切段,晒干	河北2018
葎草	葎草 *Humulus scandens*（Lour.）Merr.	地上部分	夏、秋两季采收,除去杂质,趁鲜切段,晒干或鲜用	江苏2016
葎草	葎草 *Humulus scandens*（Lour.）Merr.	地上部分	夏、秋二季采割,除去杂质,干燥,或趁鲜切段,干燥	江西2014
葎草	葎草 *Humulus scandens*（Lour.）Merr.	全草	夏、秋两季采集,除去杂质,晒干或趁鲜切段晒干	广东第二册2011
葎草	葎草 *Humulus scandens*（Lour.）Merr.	地上部分	夏、秋两季采收,除去杂质,晒干或趁鲜切段晒干	四川2010
葎草	葎草 *Humulus scandens*（Lour.）Merr.	地上部分	夏、秋二季采收,除去杂质,晒干	福建2006
葎草	葎草 *Humulus scandens*（Lour.）Merr.	地上部分	夏、秋二季采收,除去杂质,切断,晒干	上海1994
葎草	葎草 *Humulus scandens*（Lour.）Merr.	地上部分	夏秋尖茎叶茂盛时采割,晒干,或切段晒干	河南1993
葎草	葎草 *Humulus scandens*（Lour.）Merr.	地上部分	夏、秋二季采收,除去杂质,晒干	北京炮规2023
葎草	葎草 *Humulus scandens*（Lour.）Merr.	地上部分	—	药典2020 附

100 茜草

【来源】茜草科植物茜草。

【学名】

《中国植物志》	《中国高等植物》
茜草 *Rubia cordifolia* L.	茜草 *Rubia cordifolia* Linn.

【民族药标准】

名称	植物来源	药用部位	产地加工	标准
茜草/佐	茜草 *Rubia cordifolia* L.	根及根茎	春、秋二季采挖,除去茎苗及泥沙,干燥	六省藏标
茜草/玛日纳	茜草 *Rubia cordifolia* L.	根和根茎	春、秋二季采挖,除去泥沙,干燥	蒙药2021
茜草/佐	茜草 *Rubia cordifolia* L.	根及根茎	春、秋两季采挖,除去泥沙,干燥	维药1993

【中药标准】

名称	植物来源	药用部位	产地加工	标准
茜草	茜草 *Rubia cordifolia* L.	根和根茎	春、秋二季采挖,除去泥沙,干燥	药典2020

101 藏茜草

【来源】茜草科植物光茎茜草(多花茜草)、西藏茜草及同属数种植物。

【学名】

《中国植物志》	《中国高等植物》
多花茜草 *Rubia wallichiana* Decne. Recherch. Anat. et Physiol.	多花茜草 *Rubia wallichiana* Decne. Recherch. Anat. et Physiol.
西藏茜草 *Rubia tibetica* Hook. f.	西藏茜草 *Rubia tibetica* Hook. f.(《中国生物物种名录》)

【民族药标准】

名称	植物来源	药用部位	产地加工	标准
藏茜草/佐	光茎茜草 *Rubia wallichiana* Decne. 西藏茜草 *Rubia tibetica* Hook. f. 及同属数种植物	根及根茎	春秋二季采挖,除净泥沙,晒干	部颁藏药
藏茜草/佐	光茎茜草 *Rubia wallichiana* Decne. 西藏茜草 *Rubia tibetica* Hook. f.	根及根茎	春秋二季采挖,除净泥沙,晒干	青海藏药炮规2010
茜草	光茎茜草 *Rubia wallichiana* Decne. 西藏茜草 *Rubia tibetica* Hook. f. 及同属数种植物	根及根茎	春秋二季采挖,除净泥沙,晒干	青海藏药1992

102 新疆茜草

【来源】茜草科植物新疆茜草(染色茜草)。

【学名】

《中国植物志》	《中国药用植物志》
染色茜草 *Rubia tinctorum* L.	染色茜草 *Rubia tinctorum* L.

【民族药标准】

名称	植物来源	药用部位	产地加工	标准
新疆茜草	新疆茜草 *Rubia tinctorum* L.	根及根茎	春秋采挖,去净泥土,晒干	新疆 1987

103 蓍草

【来源】菊科植物蓍(高山蓍)、云南蓍。

【学名】

《中国植物志》	《中国高等植物》
高山蓍 *Achillea alpina* L.	高山蓍 *Achillea alpina* Linn.
云南蓍 *Achillea wilsoniana* Heimerl ex Hand. -Mazz.	云南蓍 *Achillea wilsoniana* Heimerl ex Hand. -Mazz.

【民族药标准】

名称	植物来源	药用部位	产地加工	标准
蓍草/图勒格其—额布斯	蓍 *Achillea alpina* L.	地上部分	夏、秋二季花盛开时采割,除去杂质,晒干	蒙药 2021
蓍草/土一枝蒿*	云南蓍 *Achillea wilsoniana* Heimerl ex Hand. -Mazz.	地上部分#	夏、秋二季采割,鲜用或晒干	贵州 2003

【中药标准】

名称	植物来源	药用部位	产地加工	标准
蓍草	蓍 *Achillea alpina* L.	地上部分	夏、秋二季花开时采割,除去杂质,阴干	药典 2020

附注:*同为中药标准收载品种;#新鲜或干燥地上部分。

104 瓦草

【来源】石竹科植物粘萼蝇子草(黏萼蝇子草)。

【学名】

《中国植物志》	《中国高等植物》
黏萼蝇子草 *Silene viscidula* Franch.	粘萼蝇子草 *Silene viscidula* Franch.

【民族药标准】

名称	植物来源	药用部位	产地加工	标准
瓦草/搞炭诗	粘萼蝇子草 *Silene viscidula* Franch.	根	秋季采挖,除去杂质,洗净,干燥	云南彝药 2005

【中药标准】

名称	植物来源	药用部位	产地加工	标准
瓦草	瓦草 *Melandrium viscidulum*(Bur. et Fr.)Williams var. *szechuanensis*(Williams)Hand. Mazz.	根	秋季采挖,除去泥土,晒干	云南 1996

105 缬草

【来源】败酱科植物毛节缬草(缬草)、缬草、欧缬草(缬草)、西北缬草(小缬草)。

【学名】

《中国植物志》	《中国高等植物》
缬草 *Valeriana officinalis* L.	缬草 *Valeriana officinalis* Linn.
小缬草 *Valeriana tangutica* Bat.	西北缬草 *Valeriana tangutica* Batal.(《中华本草·蒙药卷》)

【民族药标准】

名称	植物来源	药用部位	产地加工	标准
缬草/珠勒根—呼吉	毛节缬草 *Valeriana officinalis* L.	根茎及根	秋季采挖,除去秧苗及泥土,于通风处阴干	蒙药 2021

名称	植物来源	药用部位	产地加工	标准
缬草	缬草 *Valeriana officinalis* L.	全草	春、夏二季茎叶茂盛时采挖，除去杂质，切成节段，阴干	四川藏药 2014
欧缬草	欧缬草 *Valeriana officinalis* L.	根和根茎	夏季采挖，除去泥土，晒干	维药 1993
缬草*	缬草 *Valeriana officinalis* L.	根和根茎	—	湖南炮规 2021
欧缬草	缬草 *Valeriana officinalis* L.	根和根茎	夏季采挖，晒干	新疆炮规 2020
缬草	毛节缬草 *Valeriana officinalis* L. 西北缬草 *Valeriana tangutica* Maxim	根茎及根	—	部颁蒙药附
欧缬草	欧缬草 *Valeriana officinalis* L.	根和根茎	—	部颁维药附

【中药标准】

名称	植物来源	药用部位	产地加工	标准
缬草	缬草 *Valeriana pseudofficinalis* C. Y. Cheng et H. B. Chen	根及根茎	春、秋二季采挖，除去茎及泥土，晒干	甘肃 2020
缬草	缬草 *Valeriana officinalis* L.	根及根茎	秋季采挖，9—10 月为宜，除去茎、叶、泥土，阴干	吉林第一册 2019
缬草	缬草 *Valeriana officinalis* L.	根及根茎	秋季采挖，除去茎叶及泥沙，晒干	湖北 2018
缬草	缬草 *Valeriana officinalis* L.	根及根茎	夏、秋季采挖，除去茎叶及泥土，晒干	宁夏 2018
缬草/小救驾	缬草 *Valeriana officinalis* L.	根茎及根	秋季采挖，去除地上部分及泥沙，晾干	陕西 2015
缬草	缬草 *Valeriana pseudofficinalis* C. Y. Cheng et H. B. Chen	根茎及根	秋季采挖，除去茎叶及泥土，晒干	北京 1998
缬草	缬草 *Valeriana officinalis* L. 黑水缬草 *Valeriana amurensis* Smir. ex Kom. 宽叶缬草 *Valeriana officinalis* L. var. *latifolia* Miq.	根及根茎	秋季采挖，洗净，干燥	安徽炮规 2019
缬草	缬草 *Valeriana officinalis* L.	根及根茎	—	部颁 14 册附

附注：*【民族药名】补比索(土家)，芮返能(苗)。

106 宽叶缬草

【来源】败酱科植物宽叶缬草。

【学名】

《中国植物志》	《中国高等植物》
宽叶缬草(变种)*Valeriana officinalis* L. var. *latifolia* Miq.	宽叶缬草(变种)*Valeriana officinalis* L. var. *latifolia* Miq.

【民族药标准】

名称	植物来源	药用部位	产地加工	标准
宽叶缬草*	宽叶缬草 *Valeriana officinalis* L. var. *latifolia* Miq.	根及根茎	秋季采挖，除去杂质，阴干	贵州 2003

附注：*同为中药标准收载品种。

107 萱草

【来源】百合科植物萱草、金针菜(黄花菜)。

【学名】

《中国植物志》	《中国高等植物》
萱草 *Hemerocallis fulva*(L.)L.	萱草 *Hemerocallis fulva*(Linn.)Linn.
黄花菜 *Hemerocallis citrina* Baroni	黄花菜 *Hemerocallis citrina* Baroni

【民族药标准】

名称	植物来源	药用部位	产地加工	标准
萱草	萱草 *Hemerocallis fulva* L. 金针菜 *Hemerocallis citrina* Baroni	全草	四季均可采收，干燥	贵州第二册 2019

附注：*同为中药标准收载品种。

108 紫草

【来源】紫草科植物内蒙紫草(黄花软紫草)、新疆紫草(软紫草)、假紫草(黄花软紫草)。

【学名】

《中国植物志》	《中国高等植物》
黄花软紫草 *Arnebia guttata* Bge.	黄花软紫草 *Arnebia guttata* Bunge(《中国药用植物志》)
软紫草 *Arnebia euchroma*(Royle)Johnst.	软紫草 *Arnebia euchroma*(Royle)I. M. Johnst.(《中国药用植物志》)

【民族药标准】

名称	植物来源	药用部位	产地加工	标准
紫草/别日木格	内蒙紫草 *Arnebia guttata* Bunge 新疆紫草 *Arnebia euchroma*(Royle)Johnst.	根	春、秋二季采挖,除去泥沙,干燥	蒙药 2021
紫草/安里克欧提	新疆紫草 *Arnebia euchroma*(Royle)Johnst. 内蒙紫草 *Arnebia guttata* Bunge	根	春、秋二季采挖,除去泥沙,干燥	新疆炮规 2010
新疆紫草	新疆紫草 *Arnebia euchroma*(Royle)Johnst.	根	夏秋采挖,抖去泥沙,除去杂质,晒干	维药 1993
内蒙紫草	假紫草(黄花紫草)*Arnebia guttata* Bge.	根 *	春秋两季采挖根部,除去泥土残茎,晒干	内蒙古 1988

【中药标准】

名称	植物来源	药用部位	产地加工	标准
紫草	新疆紫草 *Arnebia euchroma*(Royle)Johnst. 内蒙紫草 *Arnebia guttata* Bunge	根	春、秋二季采挖,除去泥沙,干燥	药典 2020

附注:* 以春季苗刚出或秋季果后采,根质量较好,干后搓掉的清洁紫红皮仍可供药用。

109 蒙紫草

【来源】紫草科植物疏花软紫草。

【学名】

《中国植物志》	《中国高等植物》
疏花软紫草 *Arnebia szechenyi* Kanitz	疏花软紫草 *Arnebia szechenyi* Kanitz

【民族药标准】

名称	植物来源	药用部位	产地加工	标准
蒙紫草/蒙古乐—别日木格	疏花软紫草 *Arnebia szechenyi* Kanitz	根	春、秋二季采挖,除去泥沙,干燥	蒙药 2021

110 藏紫草

【来源】紫草科植物藏紫草(长花滇紫草)、长花滇紫草、细花滇紫草。

【学名】

《中国植物志》	《中国药用植物志》
长花滇紫草 *Onosma hookeri* var. *longiflorum*(Duthie)Duthie ex Stapf	长花滇紫草 *Onosma hookeri* var. *longiflorum*(Duthie)A. V. Duthie ex Stapf(《中国生物物种名录》)
细花滇紫草 *Onosma hookeri* Clarke	细花滇紫草 *Onosma hookeri* C. B. Clarke

【民族药标准】

名称	植物来源	药用部位	产地加工	标准
藏紫草/哲莫	藏紫草 *Onosma hookeri* Clarke var. *longiflorum* Duthie	根	秋季挖取根部,除去木质心,阴干	六省藏标
藏紫草/哲莫	长花滇紫草 *Onosma hookeri* Clarke var. *longiflorum* Duthie 细花滇紫草 *Onosma hookeri* C. B. Clarke	根	秋季挖取根部,除去木质心,阴干	部颁藏药
藏紫草/志毛合	长花滇紫草 *Onosma hookeri* var. *longiflorun* Duthie 及同属多种植物	根	秋末采挖,洗净泥土,晒干	青海藏药 1992

111 百蕊草

【来源】檀香科植物百蕊草。

【学名】

《中国植物志》	《中国高等植物》
百蕊草 *Thesium chinense* Turcz.	百蕊草 *Thesium chinense* Turcz.

【民族药标准】

名称	植物来源	药用部位	产地加工	标准
百蕊草 *	百蕊草 *Thesium chinense* Turcz.	全草	春、夏二季采收,除去杂质,干燥	贵州第二册 2019

【中药标准】

名称	植物来源	药用部位	产地加工	标准
百蕊草	百蕊草 *Thesium chinense* Turcz.	全草	春、夏二季采挖,除去泥沙,晒干	药典 1977
百蕊草	百蕊草 *Thesium chinense* Turcz. 长梗百蕊草 *Thesium chinense* Turcz. var. *longipedunculatum* Chu	全草	夏、秋二季采挖全草,除去杂质、泥土,干燥	安徽 2022
百蕊草	百蕊草 *Thesium chinense* Turcz.	全草	夏季茎叶茂盛期采收,除去杂质,晒干	甘肃 2020
百蕊草	百蕊草 *Thesium chinense* Turcz.	全草	春、夏二季采挖,除去泥沙,晒干	上海 1994
百蕊草	百蕊草 *Thesium chinense* Turcz.	全草	夏、秋二季采挖,除去杂质,晒干	北京炮规 2023

附注:＊同为中药标准收载品种。

112 败酱草

【来源】败酱科植物黄花败酱(败酱)、白花败酱(攀倒甑)。

【学名】

《中国植物志》	《中国高等植物》
败酱 *Patrinia scabiosaefolia* Link	败酱 *Patrinia scabiosaefolia* Fisch. ex Trev.
攀倒甑 *Patrinia villosa*(Thunb.)Juss.	攀倒甑 *Patrinia villosa*(Thunb.)Juss.

【民族药标准】

名称	植物来源	药用部位	产地加工	标准
败酱草▲	黄花败酱 *Patrinia scabiosaefolia* Fisch. 白花败酱 *Patrinia villosa* Juss.	全草＊	夏季花开前采收,鲜用或阴干	贵州 2003

【中药标准】

名称	植物来源	药用部位	产地加工	标准
败酱草	黄花败酱 *Patrinia scabiosaefolia* Fisch. 白花败酱 *Patrinia villosa* Juss.	全草	夏季花开前采挖,晒至半干,扎成束,再阴干	药典 1977
败酱草	黄花败酱 *Patrinia scabiosaefolia* Fisch. 白花败酱 *Patrinia villosa* Juss.	全草#	夏季花开前采收,晒至半干,扎成束,再阴干	四川 2010
败酱草	败酱 *Patrinia scabiosaefolia* Fischer ex Treviranus 攀倒甑 *Patrinia villosa*(Thunberg)Jussieu	全草	夏季开花前采收,晒至半干,扎成束,阴干	湖南 2009
败酱草	败酱(黄花败酱)*Patrinia scabiosaefolia* Fisch. ex Link 白花败酱 *Patrinia villosa*(Thunb.)Juss.	全草	夏末至秋季(初花至果期)叶片未枯萎前采收,去除泥土及枯叶,晒至半干时,扎成束,再阴干	辽宁第一册 2009
败酱草	黄花败酱 *Patrinia scabiosaefolia* Fisch. 白花败酱 *Patrinia villosa* Juss.	全草	夏季花开前采挖。晒至半干,扎成束,再阴干	山东 2002
败酱	黄花败酱 *Patrinia scabiosaefolia* Fisch. 白花败酱 *Patrinia villosa* Juss.	全草	夏、秋二季采挖全草,洗净,晒干	黑龙江 2001
败酱草	黄花败酱 *Patrinia scabiosaefolia* Fisch. 白花败酱 *Patrinia villosa* Juss.	全草	夏季花开前采挖,晒至半干,扎成束,再阴干	河南 1993
败酱草	黄花败酱 *Patrinia scabiosaefolia* Fisch. 白花败酱 *Patrinia villosa* Juss.	全草	夏季花开前采收,阴干	贵州 1988
败酱草	黄花败酱 *Patrinia scabiosaefolia* Fisch. ex Trev. 白花败酱 *Patrinia villosa*(Thunb.)Juss.	全草	夏季花开前采收,除去杂质、泥沙,干燥	安徽炮规 2019
败酱	黄花败酱 *Patrinia scabiosaefolia* Fisch.	全草	—	药典 2020 附
败酱草	黄花败酱 *Patrinia scabiosaefolia* Fisch. 白花败酱 *Patrinia villosa* Juss.	全草	—	药典 2020 附
败酱草	黄花败酱 *Patrinia scabiosaefolia* Fisch. 白花败酱 *Patrinia villosa* Juss.	全草	—	山西 1987 附

附注:＊新鲜或干燥全草;#前者习称"黄花败酱",后者习称"白花败酱";▲同为中药标准收载品种。

113 笔管草

【来源】木贼科植物笔管草。

【学名】

《中国植物志》	《中国高等植物》
笔管草 *Equisetum ramosissimum* subsp. *debile*(Roxb. ex Vauch.)Hauke	笔管草 *Equisetum ramosissimum* subsp. *debile*(Roxb. ex Vauch.)Hauke

【民族药标准】

名称	植物来源	药用部位	产地加工	标准
笔管草/棵塔桐	笔管草 *Equisetum ramosissimum*（Desf.）Boerner subsp. *debile*（Roxb. ex Vauch.）Hauke	地上部分	全年均可采收,晒干或鲜用	广西壮药第二卷 2011
木贼/笔管草/拔流咪	笔管草 *Equisetum ramosissimum* Desf. subsp. *debile*（Roxb. ex Vauch.）Hauke	地上部分	全年均可采收,晒干或鲜用	广西瑶药第二卷 2022

【中药标准】

名称	植物来源	药用部位	产地加工	标准
笔管草	笔管草 *Equisetum ramosissimum* Desf subsp. *debile*（Roxb. ex Vauch.）Hauke	地上部分	夏、秋二季割取地上部分,除去杂质,晒干或阴干	甘肃 2020
笔管草	笔管草 *Equisetum debile* Roxb.	地上部分	全年均可采,割取地上部分,除去杂质,晒干	江西 2014
笔管草	笔管草 *Equisetum debile* Roxb.	地上部分	全年可采,割取地上部分,除去杂质,晒干	福建 2006
节节草	节节草 *Equisetum ramosissimum* Desf.	地上部分	夏、秋季割取地上部分,除去杂质,晒干	福建 2006
笔管草	节节草 *Equisetum debile* Roxb.	地上部分	全年可采,割取地上部分,除去杂质,晒干	北京 1998
笔管草	笔管草 *Equisetum debile* Roxb.	全草	—	部颁 9 册附
节节草	节节草 *Equisetum ramosissimum* Desf.	地上部分	—	上海 1994 附

114 蝙蝠草

【来源】豆科植物蝙蝠草。

【学名】

《中国植物志》	《中国高等植物》
蝙蝠草 *Christia vespertilionis*（L. f.）Bahn. f.	蝙蝠草 *Christia vespertilionis*（Linn. f.）Bahn. f.

【民族药标准】

名称	植物来源	药用部位	产地加工	标准
蝙蝠草/双飞蝴蝶/结吧咪	蝙蝠草 *Christia vespertilionis*（L. f.）Bahn. f.	全草	夏、秋季采收,除去泥沙,干燥	广西瑶药第二卷 2022

115 车前草

【来源】车前科植物车前、平车前。

【学名】

《中国植物志》	《中国高等植物》
车前 *Plantago asiatica* L.	车前 *Plantago asiatica* Linn.
平车前 *Plantago depressa* Willd.	平车前 *Plantago depressa* Willd.

【民族药标准】

名称	植物来源	药用部位	产地加工	标准
车前草/牙底马	车前 *Plantago asiatica* Linn. 平车前 *Plantago depressa* Willd.	全草	夏季采挖,除去泥沙,晒干	广西壮药第二卷 2011
车前草/帕卡优普日密克	车前 *Plantago asiatica* L. 平车前 *Plantago depressa* Willd.	全草	夏季采挖,晒干	新疆炮规 2010

【中药标准】

名称	植物来源	药用部位	产地加工	标准
车前草	车前 *Plantago asiatica* L. 平车前 *Plantago depressa* Willd.	全草	夏季采挖,除去泥沙,晒干	药典 2020

116 大车前草

【来源】车前科植物大车前。

【学名】

《中国植物志》	《中国高等植物》
大车前 *Plantago major* L.	大车前 *Plantago major* Linn.

【民族药标准】

名称	植物来源	药用部位	产地加工	标准
大车前草	大车前 *Plantago major* L.	全草	夏季采挖,除去泥沙,洗净,阴干或晒干	四川藏药 2014

117 齿叶草

【来源】玄参科植物齿叶草(疗齿草)。

【学名】

《中国植物志》	《中国高等植物》
疗齿草 *Odontites vulgaris* Moench	疗齿草 *Odontites vulgaris* Moench

【民族药标准】

名称	植物来源	药用部位	产地加工	标准
齿叶草/宝日—巴沙嘎	齿叶草 *Odontites serotina*(Lam.)Dum.	地上部分	夏、秋花果期采割,除去杂质,阴干	部颁蒙药
齿叶草/宝日—巴沙嘎	齿叶草 *Odontites serotina*(Lam.)Dum.	地上部分	夏、秋花果期采割,除去杂质,阴干	蒙药 1986
齿叶草	齿叶草 *Odontites serotina*(Lam.)Dum.	地上部分	—	蒙药炮规 2020

118 杉叶草

【来源】杉叶藻科植物杉叶藻。

【学名】

《中国植物志》	《中国高等植物》
杉叶藻 *Hippuris vulgaris* L.	杉叶藻 *Hippuris vulgaris* Linn.

【民族药标准】

名称	植物来源	药用部位	产地加工	标准
杉叶藻/阿木塔图—哲格斯	杉叶藻 *Hippuris vulgaris* L.	全草	夏秋季采收,除去杂质,洗净,晒干	蒙药 2021
杉叶草/旦布嘎热	杉叶藻 *Hippuris vulgaris* L.	藻体	夏、秋二季采集藻体,洗净,晾干	西藏藏药第二册 2012

119 齿缘草

【来源】紫草科植物石生齿缘草(少花齿缘草)。

【学名】

《中国植物志》	《中国高等植物》
少花齿缘草 *Eritrichium pauciflorum*(Ledebour)de Candolle	石生齿缘草 *Eritrichium rupestre*(Pall.)Bunge

【民族药标准】

名称	植物来源	药用部位	产地加工	标准
齿缘草/额布森—德瓦	石生齿缘草 *Eritrichium rupestre*(Pall.)Bunge	地上部分	夏季花开时采收,除去根及杂质,阴干	部颁蒙药
齿缘草/乌布森—德瓦	石生齿缘草 *Eritrichium rupestre*(Pall.)Bunge	地上部分	夏季花开时采挖,除去根部等杂质,阴干	蒙药 1986
齿缘草	石生齿缘草 *Eritrichium rupestre*(Pall.)Bunge	地上部分	—	蒙药炮规 2020

120 臭蚤草

【来源】菊科植物臭蚤草。

【学名】

《中国植物志》	《中国高等植物》
臭蚤草 *Pulicaria insignis* Drumm. ex Dunn	臭蚤草 *Pulicaria insignis* Drumm. ex Dunn

【民族药标准】

名称	植物来源	药用部位	产地加工	标准
臭蚤草/敏间	臭蚤草 *Pulicaria insignis* Drumm. ex Dunn	全草	7—9 月采收,除去泥沙,干燥	四川藏药 2020

121 垂盆草

【来源】景天科植物垂盆草。

【学名】

《中国植物志》	《中国高等植物》
垂盆草 *Sedum sarmentosum* Bunge	垂盆草 *Sedum sarmentosum* Bunge

【民族药标准】

名称	植物来源	药用部位	产地加工	标准
垂盆草/牙讽遍	垂盆草 *Sedum sarmentosum* Bunge	全草	夏、秋二季采收,除去杂质,干燥	广西壮药第二卷 2011

【中药标准】

名称	植物来源	药用部位	产地加工	标准
垂盆草	垂盆草 *Sedum sarmentosum* Bunge	全草	夏、秋二季采收,除去杂质,干燥	药典 2020

122 翠云草

【来源】卷柏科植物翠云草。

【学名】

《中国植物志》	《中国高等植物》
翠云草 *Selaginella uncinata*(Desv.)Spring	翠云草 *Selaginella uncinata*(Desv.)Spring

【民族药标准】

名称	植物来源	药用部位	产地加工	标准
翠云草/棵归讥	翠云草 *Selaginella uncinata*(Desv.)Spring	全草	全年可采,洗净,干燥	广西壮药第一卷 2008

【中药标准】

名称	植物来源	药用部位	产地加工	标准
翠云草	翠云草 *Selaginella uncinata*(Desv.)Spring	全草	全年可采收,除去泥沙和杂质,晒干	湖北 2018
翠云草	翠云草 *Selaginella uncinata*(Desv.)Spring	全草	全年可采收,洗净,晒干	广东第二册 2011
翠云草	翠云草 *Selaginella uncinata*(Desv.)Spring	全草	全年可采,洗净,晒干	海南第一册 2011
翠云草	翠云草 *Selaginella uncinata*(Desv.)Spring	全草	全年可采,洗净,晒干	广西 1990
翠云草	翠云草 *Selaginella uncinata*(Desv.)Spring	全草	—	部颁 5 册附

123 酢浆草

【来源】酢浆草科植物酢浆草。

【学名】

《中国植物志》	《中国高等植物》
酢浆草 *Oxalis corniculata* L.	酢浆草 *Oxalis corniculata* Linn.

【民族药标准】

名称	植物来源	药用部位	产地加工	标准
酢浆草/酸咪咪/董净咪	酢浆草 *Oxalis corniculata* Linn.	全草	全年均可采收,洗净,切段,晒干或鲜用	广西瑶药第二卷 2022
酢浆草▲	酢浆草 *Oxalis corniculata* L.	全草*	夏、秋二季采收,洗净,鲜用或干燥	贵州第二册 2019
酢浆草/棵送梅	酢浆草 *Oxalis corniculata* Linn.	全草	全年均可采收,洗净,切段,晒干或鲜用	广西壮药第二卷 2011
酢浆草/夏莫斋嘟	酢浆草 *Oxalis corniculata* Linn.	全草	夏、秋季采挖,洗净,干燥	云南彝药 II 2005
酢浆草#	酢浆草 *Oxalis corniculata* L.	全草	—	湖南炮规 2021

【中药标准】

名称	植物来源	药用部位	产地加工	标准
酢浆草	酢浆草 *Oxalis corniculata* L.	全草	全年可采收,除去杂质,干燥	安徽 2022
酢浆草	酢浆草 *Oxalis corniculata* L.	全草	除去泥沙,洗净,干燥	广东第三册 2018
酢浆草	酢浆草 *Oxalis corniculata* L.	全草	夏、秋二季采收,除去泥沙及杂质,干燥	湖北 2018
酢浆草	酢浆草 *Oxalis corniculata* L.	全草*	夏季采收,除去泥沙、杂质,干燥	江西 2014
酢浆草	酢浆草 *Oxalis corniculata* Linnaeus	全草	夏、秋两季采收,除去泥沙、杂质,鲜用或晒干	湖南 2009
酢浆草	酢浆草 *Oxalis corniculata* L.	全草	夏,秋二季采收,除去泥沙、杂质,晒干	福建 2006
酢浆草	酢浆草 *Oxalis corniculata* L.	全草	夏季盛花期采收,除去杂质,晒干	云南 1996

续表

名称	植物来源	药用部位	产地加工	标准
酢浆草	酢浆草 *Oxalis corniculata* L.	全草	夏、秋二季采收,除去杂质,晒干	上海 1994
酢浆草	酢浆草 *Oxalis corniculata* L.	全草	—	药典 2020 附
酢浆草	酢浆草 *Oxalis corniculata* L.	全草	—	部颁 9 册附

附注:*新鲜或干燥全草;#【民族药名】席阿皮皮(土家),芮江先江求(苗),骂登辰(侗),老鸦酸(瑶);▲同为中药标准收载品种。

124 倒扣草

【来源】苋科植物土牛膝、倒扣草(土牛膝)。

【学名】

《中国植物志》	《中国高等植物》
土牛膝 *Achyranthes aspera* L.	土牛膝 *Achyranthes aspera* Linn.

【民族药标准】

名称	植物来源	药用部位	产地加工	标准
倒扣草/牛膝风/翁切崩	土牛膝 *Achyranthes aspera* L.	全草	夏、秋季花果期采挖,除去杂质,干燥	广西瑶药第一卷 2014
倒扣草/棵达刀	倒扣草 *Achyranthes aspera* L.	全草	夏、秋季花果期采挖,除去杂质,干燥	广西壮药第一卷 2008

【中药标准】

名称	植物来源	药用部位	产地加工	标准
倒扣草	倒扣草 *Achyranthes aspera* L.	全草	夏、秋二季花果期采挖,除去杂质,晒干	药典 1977
倒扣草	土牛膝 *Achyranthes aspera* L.	全草	夏、秋二季花果期采挖,除去杂质,晒干	河北 2018
倒扣草	粗毛牛膝 *Achyranthes aspera* L.	全草	夏、秋二季花果期采收,除去杂质,晒干	江西 2014
倒扣草	土牛膝 *Achyranthes aspera* Linnaeus	全草	夏、秋两季花果期采挖,除去杂质,晒干	湖南 2009
倒扣草	土牛膝 *Achyranthes aspera* L.	全草	夏、秋季采收,挖取全株,除净泥土,晒干	广东第一册 2004
倒扣草	粗毛牛膝 *Achyranthes aspera* L.	全草	夏、秋二季花果期采收,除去杂质,晒干	北京 1998
倒扣草	土牛膝 *Achyranthes aspera* L.	全草	夏、秋二季花果期采收,除去杂质,晒干	北京炮规 2023

125 地胆草

【来源】菊科植物地胆草。

【学名】

《中国植物志》	《中国高等植物》
地胆草 *Elephantopus scaber* L.	地胆草 *Elephantopus scaber* Linn.

【民族药标准】

名称	植物来源	药用部位	产地加工	标准
地胆草/草鞋根/数卞咪	地胆草 *Elephantopus scaber* L.	全草	夏、秋间花期前采收,洗净,干燥	广西瑶药第二卷 2022
地胆草/牙念堆	地胆草 *Elephantopus scaber* L.	全草	夏、秋间花期前采挖,洗净,干燥	广西壮药第一卷 2008
地胆草/迷考基	地胆草 *Elephantopus scaber* L.	全草	夏、秋季采收,洗净,干燥	云南彝药Ⅲ 2005
地胆草*	地胆草 *Elephantopus scaber* L.	全草	—	湖南炮规 2021

【中药标准】

名称	植物来源	药用部位	产地加工	标准
地胆草	地胆草 *Elephantopus scaber* L.	全草	夏、秋间花期前采挖,洗净,晒干	药典 1977
地胆草	地胆草 *Elephantopus scaber* L.	全草	夏、秋间花期前采挖,洗净,晒干	广东第三册 2018
地胆草	地胆草 *Elephantopus scaber* L.	全草	夏、秋间花期前采挖,洗净,晒干	河北 2018
地胆草	地胆草 *Elephantopus scaber* L.	全草	夏、秋二季花期前采收,洗净,晒干	江西 2014
地胆头	地胆头 *Elephantopus scaber* Linn.	全草	春、夏、秋季均可采收,洗净,晒干	海南第一册 2011
地胆草	地胆草 *Elephantopus scaber* L.	全草	夏、秋间花期前采挖,洗净,晒干	广东第二册 2011
地胆草	地胆草 *Elephantopus scaber* Linnaeus	全草	夏、秋季花期前采收,洗净,晒干	湖南 2009
地胆草	地胆草 *Elephantopus scaber* L.	全草	夏、秋间花期前采挖,洗净,晒干	药典 2020 附
地胆草	地胆草 *Elephantopus scaber* L.	全草	—	上海 1994 附

附注:*【民族药名】草鞋板(瑶)。

126 石胆草

【来源】苦苣苔科植物西藏珊瑚苣苔(珊瑚苣苔)、扁叶珊瑚盘(珊瑚苣苔)、石花(珊瑚苣苔)。

【学名】

《中国植物志》	《中国高等植物》
珊瑚苣苔 *Corallodiscus lanuginosus*(Wallich ex R. Brown)B. L. Burtt	珊瑚苣苔 *Corallodiscus lanuginosus*(Wall. ex Br.)Burtt

【民族药标准】

名称	植物来源	药用部位	产地加工	标准
石胆草*	珊瑚苣苔 *Corallodiscus cordatulus*(Craib)Burtt	全草#	秋、冬二季采挖,除去泥沙,鲜用或干燥	贵州第二册 2019
石莲花/扎甲哈吾	扁叶珊瑚盘 *Corallodiscus flabellatus*(Franch.)Burtt	全草	6—7月采集,洗净泥土,晒干	部颁藏药
扁叶珊瑚盘/志甲哈吾▲	石花 *Corallodiscus flabellatus*(Franch.)Burtt 及同属数种植物	全草	6—7月采集,洗净泥土,晒干	青海藏药 1992
石莲花	西藏珊瑚苣苔 *Corallodiscus lanuginosus*(Wallich ex R. Brown)B. L. Burtt 卷丝苣苔 *Corallodiscus kingianus*(Craib)Burtt	全草	—	四川藏药制剂附

附注:*同为中药标准收载品种;#新鲜或干燥全草;▲青海藏药炮规 2010 收载名称"石莲花/扎甲哈吾"。

127 地丁草

【来源】堇菜科植物长萼堇菜。

【学名】

《中国植物志》	《中国高等植物》
长萼堇菜 *Viola inconspicua* Blume	长萼堇菜 *Viola inconspicua* Bl. ex Bijdr.

【民族药标准】

名称	植物来源	药用部位	产地加工	标准
地丁草/犁头草/穷堆咪	长萼堇菜 *Viola inconspicua* Blume	全草	全年均可采收,洗净,除去泥沙,鲜用或干燥	广西瑶药第二卷 2022

【中药标准】

名称	植物来源	药用部位	产地加工	标准
地丁草	早开堇菜 *Viola prionantha* Bunge	全草	春季采收,除去杂质,晒干	甘肃 2020
地丁草	长萼堇菜 *Viola inconspicua* Bl. 戟叶堇菜 *Viola betonicifolia* Sm. 浅圆齿堇菜 *Viola schneideri* W. Beck.	全草	春、秋二季采收,除去杂质,晒干	四川 2010
地丁草	心叶堇菜 *Viola cordifolia* W. Beck. 箭叶堇菜 *Viola etonicifolia* Sm. ssp. *nepalensis* W. Beck. 长萼堇菜 *Viola inconspicua* Bl.	全草	春、秋两季采收,除去泥、沙及杂草,晒干	江苏 1989
地丁草	长萼堇菜 *Viola inconspicua* Bl. 戟叶堇菜 *Viola betonicifolia* Sm. 浅圆齿堇菜 *Viola schneideri* W. Beck.	全草	春、秋二季采收,除去杂质,干燥	重庆局颁 2022*

附注:*重庆局颁 DB50/YC018－2022。

128 地锦草

【来源】大戟科植物地锦(地锦草)、斑地锦(斑地锦草)。

【学名】

《中国植物志》	《中国高等植物》
地锦草 *Euphorbia humifusa* Willd.	地锦草 *Euphorbia humifusa* Willd. ex Schlecht.
斑地锦草 *Euphorbia maculata* L.	斑地锦 *Euphorbia maculata* Linn.

【民族药标准】

名称	植物来源	药用部位	产地加工	标准
地锦草/玛拉根—扎拉—额布斯	地锦 *Euphorbia humifusa* Willd.	全草	夏、秋二季采收,除去杂质,晒干	蒙药 2021
地锦草	地锦 *Euphorbia humifusa* Willd.	全草	夏、秋采收,晒干,除去杂质	维药 1993
地锦草	地锦 *Euphorbia humifusa* Willd. 斑地锦 *Euphorbia maculata* L.	全草	—	蒙药炮规 2020

【中药标准】

名称	植物来源	药用部位	产地加工	标准
地锦草	地锦 *Euphorbia humifusa* Willd. 斑地锦 *Euphorbia maculata* L.	全草	夏、秋二季采收,除去杂质,晒干	药典2020

129 灯笼草

【来源】茄科植物灯笼果。

【学名】

《中国植物志》	《中国高等植物》
灯笼果 *Physalis peruviana* L.	灯笼果 *Physalis peruviana* Linn.

【民族药标准】

名称	植物来源	药用部位	产地加工	标准
灯笼草/冻盆诗	灯笼果 *Physalis peruviana* L.	全草	夏、秋季采收,洗净,干燥	云南彝药Ⅲ2005

【中药标准】

名称	植物来源	药用部位	产地加工	标准
灯笼草	苦蘵 *Physalis angulata* L.	全草	夏、秋二季采挖带有果实的全草,除去杂质,晒干	河北2018
灯笼草	苦蘵 *Physalis angulata* L.	全草	夏、秋季采挖带有果实的全草,晒干或鲜用	上海1994

130 灯心草

【来源】灯心草科植物灯心草(灯芯草)。

【学名】

《中国植物志》	《中国高等植物》
灯芯草 *Juncus effusus* L.	灯心草 *Juncus effusus* Linn.

【民族药标准】

名称	植物来源	药用部位	产地加工	标准
灯心草/扪灯草	灯心草 *Juncus effusus* Linn.	茎髓	夏末至秋季割取茎,晒干,取出茎髓,理直,扎成小把	广西壮药第二卷2011

【中药标准】

名称	植物来源	药用部位	产地加工	标准
灯心草	灯心草 *Juncus effusus* L.	茎髓	夏末至秋季割取茎,晒干,取出茎髓,理直,扎成小把	药典2020

131 断肠草

【来源】马钱科植物钩吻。

【学名】

《中国植物志》	《中国高等植物》
钩吻 *Gelsemium elegans*(Gardn. et Champ.)Benth.	钩吻 *Gelsemium elegans*(Gardn. et Champ.)Benth.

【民族药标准】

名称	植物来源	药用部位	产地加工	标准
断肠草/往秒	钩吻 *Gelsemium elegans*(Gardn. et Champ.)Benth.	根和茎	全年均可采挖,除去泥沙及杂质,干燥	广西瑶药第一卷2014
断肠草/勾吻	钩吻 *Gelsemium elegans*(Gardn. et Champ.)Benth.	根和茎	全年可采,除去泥沙及杂质,干燥	广西壮药第一卷2008

【中药标准】

名称	植物来源	药用部位	产地加工	标准
钩吻	钩吻 *Gelsemium elegans*(Gardn. et Champ.)Benth.	根和茎	全年可采,除去泥沙及杂质,洗净,干燥,或切段后干燥	广东第三册2018
钩吻	钩吻 *Gelsemium elegans*(Gardn. et Champ.)Benth.	根	全年均可采挖,除去须根及泥沙,洗净,晒干	广东第一册2004
断肠草	钩吻 *Gelsemium elegans*(Gardn. et Champ.)Benth.	根和茎	全年可采,除去泥沙及杂质,晒干	广西第二册1996

132 翻白草

【来源】蔷薇科植物翻白草。

【学名】

《中国植物志》	《中国高等植物》
翻白草 *Potentilla discolor* Bge.	翻白草 *Potentilla discolor* Bunge

【民族药标准】

名称	植物来源	药用部位	产地加工	标准
翻白草/凡别咪	翻白草 *Potentilla discolor* Bge.	全草	夏、秋二季开花前采收,除去泥沙和杂质,干燥	广西瑶药第二卷 2022
翻白草	翻白草 *Potentilla discolor* Bge.	全草	—	蒙药炮规 2020

【中药标准】

名称	植物来源	药用部位	产地加工	标准
翻白草	翻白草 *Potentilla discolor* Bge.	全草	夏、秋二季开花前采挖,除去泥沙和杂质,干燥	药典 2020

133 三白草

【来源】三白草科植物三白草。

【学名】

《中国植物志》	《中国高等植物》
三白草 *Saururus chinensis*(Lour.)Baill.	三白草 *Saururus chinensis*(Lour.)Baill.

【民族药标准】

名称	植物来源	药用部位	产地加工	标准
三白草/过塘藕/记港藕	三白草 *Saururus chinensis*(Lour.)Baill.	地上部分	全年均可采收,洗净,晒干	广西瑶药第二卷 2022
三白草/棵三旁	三白草 *Saururus chinensis*(Lour.)Baill.	地上部分	全年均可采收,洗净,晒干	广西壮药第三卷 2018

【中药标准】

名称	植物来源	药用部位	产地加工	标准
三白草	三白草 *Saururus chinensis*(Lour.)Baill.	地上部分	全年均可采收,洗净,晒干	药典 2020

134 防风草

【来源】唇形科植物广防风。

【学名】

《中国植物志》	《中国高等植物》
广防风 *Anisomeles indica*(Linnaeus)Kuntze	广防风 *Anisomeles indica*(Linn.)Kuntze

【民族药标准】

名称	植物来源	药用部位	产地加工	标准
防风草/咪秽	广防风 *Anisomeles indica*(L.)Kuntze	全草	夏、秋季采收,除去杂质,干燥	广西瑶药第二卷 2022

【中药标准】

名称	植物来源	药用部位	产地加工	标准
防风草/广防风	广防风 *Epimeredi indica*(L.)Rothm.	地上部分	夏、秋间采割,除去杂质,洗净、干燥	广东第三册 2018
广防风	广防风 *Epimeredi indica*(L.)Rothm.	地上部分	—	广西 1990 附

135 飞燕草

【来源】毛茛科植物飞燕草。

【学名】

《中国植物志》	《中国生物物种名录》
飞燕草 *Consolida ajacis*(L.)Schur	飞燕草 *Consolida ajacis*(L.)Schur

【民族药标准】

名称	植物来源	药用部位	产地加工	标准
飞燕草	飞燕草 *Consolida ajacis*（L.）Schur	根	夏秋季采挖,除去须根,洗净,晒干	新疆炮规 2020

136 飞扬草

【来源】大戟科植物飞扬草。

【学名】

《中国植物志》	《中国高等植物》
飞扬草 *Euphorbia hirta* L.	飞扬草 *Euphorbia hirta* Linn.

【民族药标准】

名称	植物来源	药用部位	产地加工	标准
飞扬草/大飞扬草/弱宗咪	飞扬草 *Euphorbia hirta* L.	全草	夏、秋二季采挖,洗净,晒干	广西瑶药第二卷 2022
飞扬草/楳降	飞扬草 *Euphorbia hirta* Linn.	全草	夏、秋二季采挖,洗净,晒干	广西壮药第二卷 2011

【中药标准】

名称	植物来源	药用部位	产地加工	标准
飞扬草	飞扬草 *Euphorbia hirta* L.	全草	夏、秋二季采挖,洗净,晒干	药典 2020

137 肺筋草

【来源】伞形科植物薄片变豆菜、天蓝变豆菜,百合科植物粉条儿菜(肺筋草)。

【学名】

《中国植物志》	《中国高等植物》
薄片变豆菜 *Sanicula lamelligera* Hance	薄片变豆菜 *Sanicula lamelligera* Hance
天蓝变豆菜 *Sanicula caerulescens* Franchet	天蓝变豆菜 *Sanicula caerulescens* Franch.
肺筋草 *Aletris spicata*（Thunb.）Franch.	粉条儿菜 *Aletris spicata*（Thunb.）Franch.

【民族药标准】

名称	植物来源	药用部位	产地加工	标准
肺筋草/措嘎补此	薄片变豆菜 *Sanicula lamelligera* Hance 天蓝变豆菜 *Sanicula caerulescens* Franch.	全草	夏、秋二季采收,洗净,干燥	四川 2022
肺筋草/粉条儿菜*	粉条儿菜 *Aletris spicata*（Thunb.）Franch.	全草	夏季采挖,除去杂质,洗净,晒干	贵州 2003

【中药标准】

名称	植物来源	药用部位	产地加工	标准
粉条儿菜	粉条儿菜 *Aletris spicata*（Thunb.）Franch.	全草	夏、秋二季采挖,除去杂质,晒干	药典 1977
粉条儿菜	粉条儿菜 *Aletris spicata*（Thunb.）Franch.	全草	夏、秋二季采收,除去泥沙,晒干	湖北 2018
大肺筋草	薄片变豆菜 *Sanicula lamelligera* Hance	全草	—	重庆炮规 2006

附注：*同为中药标准收载品种。

138 牛筋草

【来源】禾本科植物牛筋草。

【学名】

《中国植物志》	《中国高等植物》
牛筋草 *Eleusine indica*（L.）Gaertn.	牛筋草 *Eleusine indica*（L.）Gaertn.

【民族药标准】

名称	植物来源	药用部位	产地加工	标准
牛筋草*	牛筋草 *Eleusine indica*（L.）Gaertn.	全草	—	湖南炮规 2021

【中药标准】

名称	植物来源	药用部位	产地加工	标准
牛筋草	牛筋草 *Eleusine indica*（L.）Gaertn.	全草	8—9 月采收,除去杂质,干燥	安徽 2022
牛筋草	牛筋草 *Eleusine indica*（L.）Gaertn.	全草	秋季采收,除去杂质,晒干	山东 2022

续表

名称	植物来源	药用部位	产地加工	标准
牛筋草	牛筋草 *Eleusine indica*(L.)Gaertn.	全草	8—9月采收,洗净,干燥	广东第三册 2018
牛筋草	牛筋草 *Eleusine indica*(L.)Gaertn.	全草	夏、秋二季采收,洗净,干燥	江西 2014
牛筋草	牛筋草 *Eleusine indica*(L.)Gaertn.	全草	8—9月采收,洗净,晒干	湖南 2009
牛筋草	牛筋草 *Eleusine indica*(L.)Gaertn.	全草	秋季采收,除去泥土,晒干	福建 2006
牛筋草	牛筋草 *Eleusine indica*(L.)Gaertn.	全草	夏、秋季采收全草,除去杂质,鲜用或晒干	上海 1994
牛筋草	牛筋草 *Eleusine indica*(L.)Gaertn.	全草	—	部颁 9 册附

附注:*【民族药名】闹爬(土家),禾列勾(苗),娘定笨(侗),野产子草(瑶)。

139 伸筋草

【来源】石松科植物石松。

【学名】

《中国植物志》	《中国高等植物》
石松 *Lycopodium japonicum* Thunb. ex Murray	石松 *Lycopodium japonicum* Thunb.

【民族药标准】

名称	植物来源	药用部位	产地加工	标准
伸筋草/棵烟银	石松 *Lycopodium japonicum* Thunb.	全草	夏、秋二季茎叶茂盛时采收,除去杂质,晒干	广西壮药第二卷 2011

【中药标准】

名称	植物来源	药用部位	产地加工	标准
伸筋草	石松 *Lycopodium japonicum* Thunb.	全草	夏、秋二季茎叶茂盛时采收,除去杂质,晒干	药典 2020
石松	石松 *Lycopodium japonicum* Thunb.	全草	夏季采收,晒干	福建 2006

140 凤尾草

【来源】凤尾蕨科植物井栏边草、凤尾草(欧洲凤尾蕨)、剑叶凤尾蕨、溪边凤尾蕨、蜈蚣草(蜈蚣凤尾蕨)。

【学名】

《中国植物志》	《中国高等植物》
井栏边草 *Pteris multifida* Poir.	井栏边草 *Pteris multifida* Poir.
欧洲凤尾蕨 *Pteris cretica* L.	欧洲凤尾蕨 *Pteris cretica* L.(《中国药用植物志》)
剑叶凤尾蕨 *Pteris ensiformis* Burm.	剑叶凤尾蕨 *Pteris ensiformis* Burm.
溪边凤尾蕨 *Pteris terminalis* Wallich ex J. Agardh	溪边凤尾蕨 *Pteris excelsa* Gaud.
蜈蚣凤尾蕨 *Pteris vittata* L.	蜈蚣草 *Pteris vittata* Linn.

【民族药标准】

名称	植物来源	药用部位	产地加工	标准
凤尾草/诺堆咪	井栏边草 *Pteris multifida* Poir.	全草	夏、秋二季采收,洗净,晒干	广西瑶药第二卷 2022
凤尾草#	井栏边草 *Pteris multifida* Poir. 凤尾草 *Pteris cretica* L. 剑叶凤尾蕨 *Pteris cretica* L. 溪边凤尾蕨 *Pteris excelsa* Gaud. 蜈蚣草 *Pteris vittata* L.	全草*	全年均可采收,鲜用或晒干	贵州 2003

【中药标准】

名称	植物来源	药用部位	产地加工	标准
凤尾草	凤尾草 *Pteris multifida* Poir.	全草	夏、秋二季采挖,洗净,晒干	药典 1977
凤尾草	井栏边草 *Pteris multifida* Poir.	全草	夏、秋二季采收,洗净,晒干	部颁中药材
凤尾草	凤尾草 *Pteris multifida* Poir.	全草	夏、秋二季采挖,洗净,晒干	江西 2014
凤尾草	井栏边草 *Pteris multifida* Linn.	全草	夏、秋两季采集全草,洗净,晒干	海南第一册 2011
凤尾草	凤尾草 *Pteris multifida* Poir.	全草	夏、秋二季采收,洗净,晒干	北京炮规 2023
凤尾草	凤尾草 *Pteris multifida* Poir.	全草	—	山东炮规 2022

续表

名称	植物来源	药用部位	产地加工	标准
凤尾草	井栏边草 *Pteris multifida* Poir. ex Lam.	全草	夏、秋二季采收,洗净,干燥	安徽炮规 2019
凤尾草	凤尾草(井栏边草)*Pteris multifida* Poir. ex Lam.	全草	夏、秋二季采收,洗净,晒干	天津炮规 2018
凤尾草	井栏边草 *Pteris multifida* Poir. ex Lam.	全草	—	药典 2020 附

附注:*新鲜或干燥全草;#同为中药标准收载品种。

141 狗尾草

【来源】禾本科植物狗尾草。

【学名】

《中国植物志》	《中国高等植物》
狗尾草 *Setaria viridis*(L.)Beauv.	狗尾草 *Setaria viridis*(Linn.)Beauv.

【民族药标准】

名称	植物来源	药用部位	产地加工	标准
狗尾草/乌日因—苏勒	狗尾草 *Setaria viridis*(L.)Beauv.	果实	秋季果实成熟时采收,除去杂质,晒干	蒙药 2021

【中药标准】

名称	植物来源	药用部位	产地加工	标准
狗尾草	狗尾草 *Setaria viridis*(L.)Beauv.	全草	8—9 月采收全草,晒干	上海 1994

142 蛇尾草

【来源】唇形科植物水珍珠菜。

【学名】

《中国植物志》	《中国高等植物》
水珍珠菜 *Pogostemon auricularius*(L.)Hassk.	水珍珠菜 *Pogostemon auricularius*(Linn.)Hassk.

【民族药标准】

名称	植物来源	药用部位	产地加工	标准
蛇尾草/棵良堂	水珍珠菜 *Pogostemon auricularius*(L.)Hassk.	全草	夏、秋季采收,除去泥沙,干燥	广西壮药第三卷 2018

143 鬼针草

【来源】菊科植物鬼针草、白花鬼针草、金盏银盘、婆婆针。

【学名】

《中国植物志》	《中国高等植物》
鬼针草 *Bidens pilosa* L.	鬼针草 *Bidens pilosa* Linn.
白花鬼针草 *Bidens pilosa* var. *radiata* Sch. -Bip.	白花鬼针草 *Bidens pilosa* var. *radiata* Sch. -Bip.
金盏银盘 *Bidens biternata*(Lour.)Merr. et Sherff	金盏银盘 *Bidens biternata*(Lour.)Merr. et Sherff
婆婆针 *Bidens bipinnata* L.	婆婆针 *Bidens bipinnata* Linn.

【民族药标准】

名称	植物来源	药用部位	产地加工	标准
鬼针草/金盏银盘/诺啊占	鬼针草 *Bidens pilosa* Linn. 白花鬼针草 *Bidens pilosa* Linn. var. *radiata* Sch. -Bip.	全草	夏、秋间采收,晒干	广西瑶药第二卷 2022
鬼针草*	鬼针草 *Bidens pilosa* L. 白花鬼针草 *Bidens pilosa* L. var. *radiata* Sch. -Bip. 金盏银盘 *Bidens biternata*(Lour.)Merr. et Sherff	地上部分	夏、秋二季间采割,趁鲜截断,干燥▲	贵州第二册 2019
鬼针草/牙钳布	鬼针草 *Bidens pilosa* Linn. 白花鬼针草 *Bidens pilosa* Linn. var. *radiata* Sch. -Bip.	全草	夏、秋间采收,晒干	广西壮药第二卷 2011
鬼针草#	鬼针草 *Bidens pilosa* L. 婆婆针 *Bidens bipinnata* L. 金盏银盘 *Bidens biternata*(Lour.)Merr. et Sherff	地上部分	—	湖南炮规 2021

【中药标准】

名称	植物来源	药用部位	产地加工	标准
鬼针草	婆婆针 Bidens bipinnata L.	地上部分	夏、秋二季盛花期采收,除去杂质,干燥	安徽 2022
金盏银盘	金盏银盘 Bidens biternata（Lour.）Merr. et Sherff	地上部分	夏、秋二季采收,除去杂质、泥沙,干燥	安徽 2022
金盏银盘	三叶鬼针草 Bidens pilosa L. 金盏银盘 Bidens biternata（Lour.）Merr. et Sherff	全草	夏、秋季枝叶茂盛和花开时采收,晒干	山东 2022
鬼针草	鬼针草 Bidens bipinnata L.	地上部分*	夏、秋二季开花盛期,收割地上部分,除去杂质,鲜用或晒干	山东 2022
鬼针草	鬼针草 Bidens bipinnata L.	地上部分*	夏、秋二季采收,除去泥土,鲜用或干燥	甘肃 2020
金盏银盘	金盏银盘 Bidens biternata（Lour.）Merr. et Sherff	全草	8—9 月采收,除去杂质,晒干	吉林第一册 2019
金盏银盘	三叶鬼针草 Bidens pilosa L. 金盏银盘 Bidens biternata（Lour.）Merr. et Sherff	全草	夏、秋二季枝叶茂盛和花开时采收,晒干	河北 2018
鬼针草	鬼针草 Bidens bipinnata L.	全草	夏、秋二季枝叶茂盛和花开时采收,晒干	河北 2018
鬼针草	婆婆针 Bidens bipinnata L. 鬼针草 Bidens pilosa L.	全草	夏季花开时采收,晒干	湖北 2018
鬼针草	三叶鬼针草 Bidens bipinnata L. 鬼针草 Bidens pilosa L.	地上部分	夏、秋二季采割,除去杂质,晒干	陕西 2015
金盏银盘	三叶鬼针草 Bidens pilosa L. 金盏银盘 Bidens biternate（Lour.）Merr. et Sherff	全草	夏、秋二季枝叶茂盛和花开时采收,晒干	江西 2014
鬼针草	三叶鬼针草 Bidens pilosa L.	全草	夏、秋季枝叶茂盛和花开时采收,晒干	海南第一册 2011
鬼针草	鬼针草 Bidens pilosa Linnaeus	全草	夏秋间采收全草,除去泥土,晒干	湖南 2009
金盏银盘	金盏银盘 Bidens biternata（Loureiro）Merrill & Sherff	全草	夏、秋季枝叶茂盛和花开时采收,晒干	湖南 2009
三叶鬼针草	鬼针草 Bidens pilosa L.	全草	夏秋间采收全草,除去泥土,晒干	福建 2006
金盏银盘	三叶鬼针草 Bidens pilosa L. 金盏银盘 Bidens biternata（Lour.）Merr. et Sherff	全草	夏、秋季枝叶茂盛和花开时采收,晒干	广东第一册 2004
婆婆针	鬼针草 Bidens bipinnata L.	地上部分	夏、秋季节采收,晒干	上海 1994
金盏银盘	鬼针草 Bidens bipinnata Linn. 三叶鬼针草 Bidens pilosa Linn. 金盏银盘 Bidens biternata（Lour.）Merr. et Sherff	全草	夏末秋初枝叶茂盛时采收,晒干	河南 1991
鬼针草	鬼针草 Bidens pilosa L. 白花鬼针草 Bidens pilosa L. var. radiata Sch. -Bip.	全草	夏、秋间采收,晒干	广西 1990
鬼针草	三叶鬼针草 Bidens pilosa L. 鬼针草 Bidens bipinnata L.	全草	夏秋间采割地上部分,干燥	贵州 1988
鬼针草	鬼针草 Bidens bipinnata L.	地上部分	夏季采收,除去杂质,晒干	北京炮规 2023
金盏银盘	三叶鬼针草 Bidens pilosa L.	全草	—	部颁 6 册附
鬼针草	三叶鬼针草 Bidens pilosa L. 鬼针草 Bidens bipinnata L.	地上部分	—	部颁 9 册附

　　附注:＊新鲜或干燥地上部分;#【民族药名】阿妈安额阿(土家),芮辽千(苗),娘酿(侗),鬼钗草(瑶);▲趁鲜截断成 5～6 cm;★同为中药标准收载品种。

144 锅叉草

【来源】菊科植物小花鬼针草。

【学名】

《中国植物志》	《中国高等植物》
小花鬼针草 Bidens parviflora Willd.	小花鬼针草 Bidens parviflora Willd.

【民族药标准】

名称	植物来源	药用部位	产地加工	标准
锅叉草*/刀盖比巴呢儿	小花鬼针草 Bidens parviflora Willd.	全草	7—9 月茎叶茂盛时采收,晾干	吉林局颁 2021#

　　附注:＊朝鲜族习用药材;#吉林局颁 DBY－22－JLYC－004－2021。

145 蛤蚂草

【来源】石松科植物垂穗石松。

【学名】

《中国植物志》	《中国高等植物》
垂穗石松 *Palhinhaea cernua*(L.)Vasc. et Franco	垂穗石松 *Palhinhaea cernua*(Linn.)Vasc. et Franco

【民族药标准】

名称	植物来源	药用部位	产地加工	标准
蛤蚂草/蝈咪	垂穗石松 *Palhinhaea cernua*(L.) Vasc. et Franco	全草	全年均可采收,除去杂质,干燥	广西瑶药第二卷 2022

【中药标准】

名称	植物来源	药用部位	产地加工	标准
垂穗伸筋草	垂穗石松 *Lycopodium cernua* L.	全草	夏、秋二季茎叶茂盛时采收,除去杂质,晒干	四川 2010
伸筋草	石松 *Lycopodium japonicum* Thunb. 垂穗石松 *Lycopodium cernua* L.	全草	夏秋二季茎叶茂盛时采收,除去杂质,晒干	河南 1991

146 旱田草

【来源】玄参科植物旱田草。

【学名】

《中国植物志》	《中国高等植物》
旱田草 *Lindernia ruellioides*(Colsm.)Pennell	旱田草 *Lindernia ruellioides*(Colsm.)Pennell

【民族药标准】

名称	植物来源	药用部位	产地加工	标准
旱田草/哈良拔	旱田草 *Lindernia ruellioides*(Colsm.)Pennell	全草	夏、秋季采收,除去泥沙,干燥	广西壮药第三卷 2018

147 红根草

【来源】唇形科植物黄埔鼠尾草(红根草)。

【学名】

《中国植物志》	《中国高等植物》
红根草 *Salvia prionitis* Hance	红根草 *Salvia prionitis* Hance

【民族药标准】

名称	植物来源	药用部位	产地加工	标准
红根草/棵壤红	黄埔鼠尾草 *Salvia prionitis* Hance	全草	夏、秋季采收,除去杂质,晒干	广西壮药第二卷 2011

【中药标准】

名称	植物来源	药用部位	产地加工	标准
红根草	黄埔鼠尾草 *Salvia prionitis* Hance	全草	秋季采收,除去杂质,晒干	药典 1977
红根草	红根草 *Salvia prionitis* Hance	全草	秋季采收,除去杂质,晒干	湖南 2009

148 红云草

【来源】紫金牛科植物心叶紫金牛。

【学名】

《中国植物志》	《中国高等植物》
心叶紫金牛 *Ardisia maclurei* Merr.	心叶紫金牛 *Ardisia maclurei* Merr.

【民族药标准】

名称	植物来源	药用部位	产地加工	标准
红云草/走马风/养马崩	心叶紫金牛 *Ardisia maclurei* Merr.	全草	全年均可采收,洗净,晒干	广西瑶药第一卷 2014

149 虎掌草

【来源】毛茛科植物草玉梅、虎掌草(草玉梅)。

【学名】

《中国植物志》	《中国高等植物》
草玉梅 *Anemone rivularis* Buch. -Ham.	草玉梅 *Anemone rivularis* Buch. -Ham. ex DC.

【民族药标准】

名称	植物来源	药用部位	产地加工	标准
虎掌草/罗浪诗	草玉梅 *Anemone rivularis* Buch. -Ham. ex DC.	根	秋季采挖,除去杂质,干燥	云南彝药 2005
草玉梅*	虎掌草 *Anemone rivularis* Bueh. -Ham. ex DC.	根	秋季采挖,除去杂质,晒干	贵州 2003

【中药标准】

名称	植物来源	药用部位	产地加工	标准
虎掌草	草玉梅 *Anemone rivularis* Buch. -Ham.	根	秋季采挖,除去泥沙,晒干	药典 1977
虎掌草	虎掌草 *Anemone rivularis* Buch. -Ham.	根	秋季采挖,除去泥土、茎叶,晒干	云南 1996

附注:*同为中药标准收载品种。

150 火绒草

【来源】菊科植物火绒草。

【学名】

《中国植物志》	《中国高等植物》
火绒草 *Leontopodium leontopodioides*（Willd.）Beauv.	火绒草 *Leontopodium leontopodioides*（Willd.）Beauv.

【民族药标准】

名称	植物来源	药用部位	产地加工	标准
火绒草/查干—阿荣	火绒草 *Leontopodium leontopodioides*（Willd.）Beauv.	地上部分	夏、秋二季花开期采收,除去杂质,晒干	部颁蒙药
火绒草/查干—阿荣	火绒草 *Leontopodium leontopodioides*（Willd.）Beauv.	地上部分	夏、秋二季花开期采收,除去杂质,晒干	蒙药 1986
火绒草	火绒草 *Leontopodium leontopodioides*（Willd.）Beauv.	地上部分	—	蒙药炮规 2020

【中药标准】

名称	植物来源	药用部位	产地加工	标准
火绒草	火绒草 *Leontopodium leontopodioides*（Willd.）Beauv.	全草	夏、秋二季采收,除去杂质,晒干	河北 2018
火绒草/老头草	火绒草 *Leontopodium leontopodioides*（Wils.）Beauv.	全草	夏季采收,除去杂质,晒干	辽宁第一册 2009
火绒草	火绒草 *Leontopodium leontopodioides* Beauv.	地上部分	夏末秋初采收,除去泥土,晒干	吉林 1977

151 坚杆火绒草

【来源】菊科植物坚杆火绒草。

【学名】

《中国植物志》	《中国高等植物》
坚杆火绒草 *Leontopodium franchetii* Beauv.	坚杆火绒草 *Leontopodium franchetii* Beauv.

【民族药标准】

名称	植物来源	药用部位	产地加工	标准
坚杆火绒草	坚杆火绒草 *Leontopodium franchetii* Beauv.	全草	夏、秋二季采挖,除去泥沙,晒干	四川藏药 2020

152 鸡骨草

【来源】豆科植物广州相思子。

【学名】

《中国植物志》	《中国高等植物》
广州相思子 *Abrus pulchellus* subsp. *cantoniensis*（Hance）Verdcourt	广州相思子 *Abrus cantoniensis* Hance

【民族药标准】

名称	植物来源	药用部位	产地加工	标准
鸡骨草/楔共给	广州相思子 *Abrus cantoniensis* Hance	全株	全年均可采挖,除去泥沙,干燥	广西壮药第二卷 2011

【中药标准】

名称	植物来源	药用部位	产地加工	标准
鸡骨草	广州相思子 *Abrus cantoniensis* Hance	全株	全年均可采挖,除去泥沙,干燥	药典 2020

153 毛鸡骨草

【来源】豆科植物毛相思子。

【学名】

《中国植物志》	《中国高等植物》
毛相思子 *Abrus pulchellus* subsp. *mollis*(Hance)Verdc.	毛相思子 *Abrus mollis* Hance

【民族药标准】

名称	植物来源	药用部位	产地加工	标准
毛鸡骨草/棵骼给	毛相思子 *Abrus mollis* Hance	全株	全年均可采挖,除去泥沙,干燥	广西壮药第一卷 2008

【中药标准】

名称	植物来源	药用部位	产地加工	标准
毛鸡骨草	毛相思子 *Abrus mollis* Hance	不含豆荚的全草	全年均可采挖,除去豆荚、泥沙,干燥	广东第二册 2011
毛鸡骨草	毛鸡骨草 *Abrus mollis* Hance	全株	全年采收,除去泥沙及荚果,干燥	海南第一册 2011

154 积雪草

【来源】伞形科植物积雪草。

【学名】

《中国植物志》	《中国高等植物》
积雪草 *Centella asiatica*(L.)Urban	积雪草 *Centella asiatica*(Linn.)Urban

【民族药标准】

名称	植物来源	药用部位	产地加工	标准
积雪草/碰喏	积雪草 *Centella asiatica*(L.)Urb.	全草	夏、秋季采收,除去泥沙,干燥	广西壮药第一卷 2008

【中药标准】

名称	植物来源	药用部位	产地加工	标准
积雪草	积雪草 *Centella asiatica*(L.)Urb.	全草	夏、秋二季采收,除去泥沙,晒干	药典 2020

155 吉祥草

【来源】百合科植物吉祥草。

【学名】

《中国植物志》	《中国高等植物》
吉祥草 *Reineckea carnea*(Andrews)Kunth	吉祥草 *Reineckea carnea*(Andr.)Kunth

【民族药标准】

名称	植物来源	药用部位	产地加工	标准
吉祥草/咳嗽草/哈咪	吉祥草 *Reineckea carnea*(Andr.)Kunth	全草	全年均可采收,除去杂质,洗净,晒干	广西瑶药第二卷 2022
吉祥草/观音草#	吉祥草 *Reineckea carnea*(Andr.)Kunth	全草	全年均可采收,除去杂质,洗净,晒干	贵州 2003
吉祥草*	吉祥草 *Reineckea carnea* Kunth	全草	—	湖南炮规 2021

【中药标准】

名称	植物来源	药用部位	产地加工	标准
吉祥草	吉祥草 *Reineckea carnea*(Andr.)Kunth	全草	全年均可采,除去杂质,洗净,切段,晒干	湖北 2018
小竹根七/吉祥草	吉祥草 *Reineckea carnea*(Andr.)Kunth	带根全草	夏、秋二季采挖,洗净泥沙,干燥	陕西 2015
吉祥草/玉带草	吉祥草 *Reineckea carnea*(Andr.)Kunth	全草	全年均可采收,除去杂质,洗净,晒干	江西 2014
吉祥草	吉祥草 *Reineckea carnea*(Andrews)Kunth	全草	全年可采收,除去杂质,洗净,晒干	湖南 2009
吉祥草	吉祥草 *Reineckea carnea*(Andr.)Kunth	全草	全年可采,除去杂质,洗净,晒干	云南第一册 2005
吉祥草	吉祥草 *Reineckea carnea*(Andr.)Kunth	全草	全年可采,除去杂质,洗净,晒干	广西 1990
吉祥草	吉祥草 *Reineckea carnea*(Andr.)Kunth	全草	—	部颁 14 册附

名称	植物来源	药用部位	产地加工	标准
吉祥草	吉祥草 *Reineckea carnea*（Andr.）Kunth	全草	—	上海 1994 附

附注：*【民族药名】窝列碰七（土家），嘎吉西（苗），娘观音（侗），观音草（瑶）；#同为中药标准收载品种。

156　姜味草

【来源】唇形科植物姜味草。

【学名】

《中国植物志》	《中国高等植物》
姜味草 *Micromeria biflora*（Buch.-Ham. ex D. Don）Benth.	姜味草 *Micromeria biflora*（Buch.-Ham. ex D. Don）Benth.

【民族药标准】

名称	植物来源	药用部位	产地加工	标准
姜味草/超若诗	姜味草 *Micromeria biflora*（Buch.-Ham. ex D. Don）Benth.	全草	夏、秋季采收，洗净，干燥	云南彝药Ⅲ2005

【中药标准】

名称	植物来源	药用部位	产地加工	标准
姜味草	姜味草 *Micromeria biflora*（Ham. ex D. Don）Benth.	全草	秋季采收，除去杂质，晒干	云南 1996

157　金腰草

【来源】虎耳草科植物裸茎金腰子（裸茎金腰）、山溪金腰子（山溪金腰）、肾叶金腰子（肾叶金腰）及同属数种植物。

【学名】

《中国植物志》	《中国高等植物》
裸茎金腰 *Chrysosplenium nudicaule* Bunge	裸茎金腰 *Chrysosplenium nudicaule* Bunge
山溪金腰 *Chrysosplenium nepalense* D. Don	山溪金腰 *Chrysosplenium nepalense* D. Don
肾叶金腰 *Chrysosplenium griffithii* Hook. f. et Thoms.	肾叶金腰 *Chrysosplenium griffithii* Hook. f. et Thoms.

【民族药标准】

名称	植物来源	药用部位	产地加工	标准
金腰草/亚吉玛	裸茎金腰子 *Chrysosplenium nudicaule* Bge. 山溪金腰子 *Chrysosplenium nepalense* D. Don 肾叶金腰子 *Chrysosplenium griffithi* Hook. et Thoms.	全草	夏、秋花果期采收，洗净，阴干	六省藏标
金腰草/雅吉玛	裸茎金腰子 *Chrysosplenium nudicaule* Bge. 及同属数种植物	全草	秋季采集，除去枯叶，洗净，晒干	部颁藏药
金腰草/雅吉玛	裸茎金腰子 *Chrysosplenium nudicaule* Bge. 及同属数种植物	全草	秋季采集，除去枯叶，洗净，晒干	青海藏药 1992
金腰草/雅吉玛	裸茎金腰子 *Chrysosplenium nudicaule* Bge. 及同属数种植物	全草	秋季采集，除去枯叶，洗净，晒干	青海藏药炮规 2010
裸茎金腰/阿拉坦—博格热	裸茎金腰 *Chrysosplenium nudicaule* Bunge	全草	6—8 月采收，除去杂质，阴干	蒙药 2021

158　苦参草

【来源】豆科植物苦参。

【学名】

《中国植物志》	《中国高等植物》
苦参 *Sophora flavescens* Ait.	苦参 *Sophora flavescens* Ait.

【民族药标准】

名称	植物来源	药用部位	产地加工	标准
苦参草*	苦参 *Sophora flavescens* Ait.	全草	秋季采挖，干燥	贵州 2003

附注：*同为中药标准收载品种。

159　犁头草

【来源】堇菜科植物戟叶堇菜、长萼堇菜、心叶堇菜。

【学名】

《中国植物志》	《中国高等植物》
戟叶堇菜 *Viola betonicifolia* J. E. Smith	戟叶堇菜 *Viola betonicifolia* J. E. Smith
长萼堇菜 *Viola inconspicua* Blume	长萼堇菜 *Viola inconspicua* Bl. ex Bijdr.
心叶堇菜 *Viola yunnanfuensis* W. Becker	心叶堇菜 *Viola concordifolia* C. J. Wang

【民族药标准】

名称	植物来源	药用部位	产地加工	标准
犁头草#	戟叶堇菜 *Viola betonicifolia* W. W. Sm. 长萼堇菜 *Viola inconspicua* Bl. 心叶堇菜 *Viola cordifolia* W. Beck.	全草*	夏季采收,洗净,鲜用或干燥	贵州 2003
心叶铧头草/赤芙洛比	心叶堇菜 *Viola concordifolia* C. J. Wang	全草	花果期采收,除去杂质,洗净,干燥	四川 2022

【中药标准】

名称	植物来源	药用部位	产地加工	标准
浙紫花地丁	戟叶堇菜 *Viola betonicifolia* Smith	全草	春、秋二季采收,除去杂质,干燥	浙江第一册 2017
地丁草	长萼堇菜 *Viola inconspicua* Bl. 戟叶堇菜 *Viola betonicifolia* Sm. 浅圆齿堇菜 *Viola schneideri* W. Beck.	全草	春、秋二季采收,除去杂质,晒干	四川 2010
地丁草	心叶堇菜 *Viola cordifolia* W. Beck. 箭叶堇菜 *Viola etonicifolia* Sm. ssp. *nepalensis* W. Beck. 长萼堇菜 *Viola inconspicua* Bl.	全草	春、秋两季采收,除去泥、沙及杂草,晒干	江苏 1989

附注:*新鲜或干燥全草;#同为中药标准收载品种。

160 连钱草

【来源】唇形科植物活血丹。

【学名】

《中国植物志》	《中国高等植物》
活血丹 *Glechoma longituba*(Nakai)Kupr.	活血丹 *Glechoma longituba*(Nakai)Kupr.

【民族药标准】

名称	植物来源	药用部位	产地加工	标准
连钱草/钻地风/准地崩	活血丹 *Glechoma longituba*(Nakai)Kupr.	地上部分	春至秋季采收,除去杂质,晒干	广西瑶药第一卷 2014
连钱草/碰奴	活血丹 *Glechoma longituba*(Nakai)Kupr.	地上部分	春至秋季采收,除去杂质,干燥	广西壮药第一卷 2008

【中药标准】

名称	植物来源	药用部位	产地加工	标准
连钱草	活血丹 *Glechoma longituba*(Nakai)Kupr.	地上部分	春至秋季采收,除去杂质,晒干	药典 2020

161 排钱草

【来源】豆科植物排钱草。

【学名】

《中国植物志》	《中国高等植物》
排钱树 *Phyllodium pulchellum*(L.)Desv.	排钱树 *Phyllodium pulchellum*(Linn.)Desv.

【民族药标准】

名称	植物来源	药用部位	产地加工	标准
排钱草/金钱风/仅紧崩	排钱草 *Phyllodium pulchellum*(L.)Desv.	根和根茎	全年均可采挖,除去杂质,洗净,切片,干燥	广西瑶药第一卷 2014
排钱草/龙鳞草根/壤等钱	排钱草 *Phyllodium pulchellum*(L.)Desv.	根和根茎	全年可采挖	广西壮药第一卷 2008

162 莲子草

【来源】苋科植物莲子草。

【学名】

《中国植物志》	《中国高等植物》
莲子草 *Alternanthera sessilis*(L.)DC.	莲子草 *Alternanthera sessilis*(Linn.)DC.

【民族药标准】

名称	植物来源	药用部位	产地加工	标准
莲子草/莲最咪	莲子草 *Alternanthera sessilis*（L.）DC.	全草	全年均可采收,洗净,干燥	广西瑶药第二卷 2022

163　毛子草

【来源】紫葳科植物毛子草(两头毛)、两头毛。

【学名】

《中国植物志》	《中国高等植物》
两头毛 *Incarvillea arguta*（Royle）Royle	两头毛 *Incarvillea arguta*（Royle）Royle

【民族药标准】

名称	植物来源	药用部位	产地加工	标准
毛子草/结石草*	毛子草 *Incarvillea arguta*（Royle）Royle	全草	夏、秋二季采收,除去杂质,干燥	贵州 2003
两头毛/利拉维	两头毛 *Incarvillea arguta*（Royle）Royle	全草	秋季采收,除去杂质,干燥	云南彝药 II 2005

　　附注:＊同为中药标准收载品种。

164　凉粉草

【来源】唇形科植物凉粉草。

【学名】

《中国植物志》	《中国高等植物》
凉粉草 *Platostoma palustre*（Blume）A. J. Paton	凉粉草 *Mesona chinensis* Benth.

【民族药标准】

名称	植物来源	药用部位	产地加工	标准
凉粉草/棵凉粉	凉粉草 *Mesona chinensis* Benth.	全草	夏、秋二季采收,除去杂质,晒干	广西壮药第二卷 2011

【中药标准】

名称	植物来源	药用部位	产地加工	标准
凉粉草	凉粉草 *Mesona chinensis* Benth.	地上部分	夏秋二季采收,除去杂质,晒干	广东第三册 2018
凉粉草	凉粉草 *Mesona chinensis* Benth.	地上部分	夏季开花时采收,晒干	上海 1994

165　灵香草

【来源】报春花科植物灵香草。

【学名】

《中国植物志》	《中国高等植物》
灵香草 *Lysimachia foenum-graecum* Hance	灵香草 *Lysimachia foenum-graecum* Hance

【民族药标准】

名称	植物来源	药用部位	产地加工	标准
灵香草/红楚	灵香草 *Lysimachia foenum-graecum* Hance	地上部分	夏、秋季茎叶茂盛时采收,除去杂质,阴干	广西瑶药第一卷 2014
灵香草/牙函	灵香草 *Lysimachia foenum-graecum* Hance	地上部分	—	广西壮药第二卷 2011
灵香草#	灵香草 *Lysimachia foenum-graecum* Hance	全草	夏季茎叶茂盛时采收,去除杂质,干燥	贵州 2003

【中药标准】

名称	植物来源	药用部位	产地加工	标准
灵香草	灵香草 *Lysimachia foenum-graecum* Hance	全草	夏、秋二季采收,除去杂质、泥沙,阴干	安徽 2022
零陵香	灵香草 *Lysimachia foenum-graecum* Hance	全草	夏、秋二季茎叶茂盛时采收,除去杂质,低温烘干或阴干	山东 2022
零陵香	灵香草 *Lysimachia foenum-graecum* Hance	全草	夏季茎叶茂盛时采收,除去泥沙,阴干	内蒙古 2021
零陵香	灵香草 *Lysimachia foenum-graecum* Hance	全草	夏季茎叶茂盛时采收,去净泥土,干燥	河北 2018
零陵香	灵香草 *Lysimachia foenum-graecum* Hance	全草	夏、秋二季茎叶茂盛时采收,除去杂质,阴干	湖北 2018

名称	植物来源	药用部位	产地加工	标准
灵香草	灵香草 *Lysimachia foenum-graecum* Hance	地上部分	夏、秋二季茎叶茂盛时采收,洗净,阴干或低温干燥*	陕西 2015
灵香草	灵香草 *Lysimachia foenum-graecum* Hance	地上部分	9—10 月采收,洗净,阴干或低温烘干	四川 2010
零陵香	灵香草 *Lysimachia foenum-graecum* Hance	全草	9—10 月采收,除去泥沙,阴干	湖南 2009
零陵香	灵香草 *Lysimachia foenum-graecum* Hance	全草	夏季茎叶茂盛时采收,连根挖起,去净泥土,阴干	北京 1998
灵香草	零陵香 *Lysimachia foenum-graecum* Hance	地上部分	夏、秋季采收,阴干	云南 1996
灵香草/广陵香	灵香草 *Lysimachia foenum-graecum* Hance	地上部分	9—10 月采收,洗净,阴干或低温烘干	上海 1994
灵香草	灵香草 *Lysimachia foenum-graecum* Hance	地上部分	夏、秋季茎叶茂盛时采害,除去杂质,阴干	广西 1990
零陵香	灵香草 *Lysimachia foenum-graecum* Hance	全草	夏季茎叶茂盛时采收,除去杂质,干燥	天津炮规 2018
灵香草	灵香草 *Lysimachia foenum-graecum* Hance	地上部分	—	重庆炮规 2006
零陵香	灵香草 *Lysimachia foenum-graecum* Hance	全草	—	药典 2020 附
零陵香	灵香草 *Lysimachia foenum-graecum* Hance	全草	—	部颁 2 册附
广陵香	灵香草 *Lysimachia foenum-graecum* Hance	全草	—	部颁 5 册附
零陵香	灵香草 *Lysimachia foenum-graecum* Hance	全草	—	山西 1987 附

附注:* 产于广西、广东者称"广灵香",产于云南者称"云灵香";# 同为中药标准收载品种。

166 神香草

【来源】唇形科植物硬尖神香草。

【学名】

《中国植物志》	《中国高等植物》
硬尖神香草 *Hyssopus cuspidatus* Boriss.	硬尖神香草 *Hyssopus cuspidatus* Boriss.

【民族药标准】

名称	植物来源	药用部位	产地加工	标准
神香草	硬尖神香草 *Hyssopus cuspidatus* Boriss.	地上部分	于 7—8 月割取地上部分,除去杂质,晒干	部颁维药
神香草	硬尖神香草 *Hyssopus cuspidatus* Boriss.	全草	于 7—8 月割取地上部分,除去杂质,晒干	维药 1993
神香草	硬尖神香草 *Hyssopus cuspidatus* Boriss.	全草	于 7—8 月采收全草,除去泥沙,阴干	新疆炮规 2020

167 午香草

【来源】菊科植物粘毛香青(黏毛香青)。

【学名】

《中国植物志》	《中国高等植物》
黏毛香青 *Anaphalis bulleyana*(J. F. Jeffr.)Chang	粘毛香青 *Anaphalis bulleyana*(J. F. Jeffr.)Chang

【民族药标准】

名称	植物来源	药用部位	产地加工	标准
午香草/窝蛸诗	粘毛香青 *Anaphalis bulleyana*(J. F. Jeffr.)Chang	全草	夏季采收,除去杂质,干燥	云南彝药 II 2005

【中药标准】

名称	植物来源	药用部位	产地加工	标准
午香草	午香草 *Anaphalis bulleyana*(J. F. Jeffr.)C. C. Chan.	全草	夏季采挖,除去杂质,晾干	云南 1996

168 马鞭草

【来源】马鞭草科植物马鞭草。

【学名】

《中国植物志》	《中国高等植物》
马鞭草 *Verbena officinalis* L.	马鞭草 *Verbena officinalis* Linn.

【民族药标准】

名称	植物来源	药用部位	产地加工	标准
马鞭草/麻兵咪	马鞭草 *Verbena officinalis* L.	地上部分	6—8 月花开时采割,除去杂质,晒干	广西瑶药第二卷 2022

名称	植物来源	药用部位	产地加工	标准
马鞭草/棵鞭马	马鞭草 *Verbena officinalis* Linn.	地上部分	6—8月花开时采割,除去杂质,晒干	广西壮药第二卷2011

【中药标准】

名称	植物来源	药用部位	产地加工	标准
马鞭草	马鞭草 *Verbena officinalis* L.	地上部分	6—8月花开时采割,除去杂质,晒干	药典2020

169 猫爪草

【来源】毛茛科植物小毛茛(猫爪草)。

【学名】

《中国植物志》	《中国高等植物》
猫爪草 *Ranunculus ternatus* Thunb.	猫爪草 *Ranunculus ternatus* Thunb.

【民族药标准】

名称	植物来源	药用部位	产地加工	标准
猫爪草/牙要秒	小毛茛 *Ranunculus ternatus* Thunb.	块根	春季采挖,除去须根和泥沙,晒干	广西壮药第二卷2011

【中药标准】

名称	植物来源	药用部位	产地加工	标准
猫爪草	小毛茛 *Ranunculus ternatus* Thunb.	块根	春季采挖,除去须根和泥沙,晒干	药典2020

170 梅花草

【来源】虎耳草科植物梅花草、细叉梅花草。

【学名】

《中国植物志》	《中国高等植物》
梅花草 *Parnassia palustris* L.	梅花草 *Parnassia palustris* Linn.
细叉梅花草 *Parnassia oreophila* Hance	细叉梅花草 *Parnassia oreophila* Hance

【民族药标准】

名称	植物来源	药用部位	产地加工	标准
梅花草/孟根—地格达	梅花草 *Parnassia palustris* L. 细叉梅花草 *Parnassia oreophila* Hance	全草	夏季花盛开时采挖,除去杂质,阴干	部颁蒙药
梅花草/孟根—地格达	梅花草 *Parnassia palustris* L. 细叉梅花草 *Parnassia oreophila* Hance	全草	夏季花盛开时采挖,除去杂质,阴干	蒙药1986
梅花草	梅花草 *Parnassia palustris* L. 细叉梅花草 *Parnassia oreophila* Hance	全草	——	蒙药炮规2020

171 磨盘草

【来源】锦葵科植物磨盘草。

【学名】

《中国植物志》	《中国高等植物》
磨盘草 *Abutilon indicum*(L.)Sweet	磨盘草 *Abutilon indicum*(Linn.)Sweet

【民族药标准】

名称	植物来源	药用部位	产地加工	标准
磨盘草/莫扁咪	磨盘草 *Abutilon indicum*(Linn.)Sweet	地上部分	夏、秋季采收,除去杂质,晒干	广西瑶药第二卷2022
磨盘草/棵芒牧	磨盘草 *Abutilon indicum*(Linn.)Sweet	地上部分	夏、秋二季采收,除去杂质,晒干	广西壮药第二卷2011

【中药标准】

名称	植物来源	药用部位	产地加工	标准
磨盘草	磨盘草 *Abutilon indicum*(L.)Sweet	地上部分	夏、秋季采割,晒干	广西1990

172 母猪草

【来源】毛茛科植物耳状人字果。

【学名】

《中国植物志》	《中国高等植物》
耳状人字果 *Dichocarpum auriculatum*(Franch.) W. T. Wang et Hsiao	耳状人字果 *Dichocarpum auriculatum*(Franch.) W. T. Wang et Hsiao

【民族药标准】

名称	植物来源	药用部位	产地加工	标准
母猪草	耳状人字果 *Dichocarpum auriculatum*(Franch.) W. T. Wang et Hsiao	根茎及根	夏、秋二季采挖,除去泥沙,洗净,干燥	四川 2022

173 牛泷草

【来源】柳叶菜科植物露珠草。

【学名】

《中国植物志》	《中国高等植物》
露珠草 *Circaea cordata* Royle	露珠草 *Circaea cordata* Royle

【民族药标准】

名称	植物来源	药用部位	产地加工	标准
牛泷草	露珠草 *Circaea cordata* Royle	全草	夏、秋二季花果期采收,除去杂质,洗净,干燥	四川 2022

174 牛舌草

【来源】紫草科植物意大利牛舌草(牛舌草)。

【学名】

《中国植物志》	《中国高等植物》
牛舌草 *Anchusa italica* Retz.	牛舌草 *Anchusa italica* Retz.

【民族药标准】

名称	植物来源	药用部位	产地加工	标准
牛舌草	意大利牛舌草 *Anchusa italica* Retz.	全草	夏季花盛期割取地上部分,晒干	部颁维药
牛舌草	意大利牛舌草 *Anchusa italica* Retz.	地上部分	夏季割取地上部分,晒干	新疆炮规 2020

175 泡囊草

【来源】茄科植物泡囊草(脬囊草)。

【学名】

《中国植物志》	《中国高等植物》
脬囊草 *Physochlaina physaloides*(L.)G. Don	泡囊草 *Physochlaina physaloides*(Linn.)G. Don

【民族药标准】

名称	植物来源	药用部位	产地加工	标准
泡囊草/混—好日苏	泡囊草 *Physochlaina physaloides*(L.)G. Don	根	秋季地上部分枯萎时采挖,除去杂质,晒干	部颁蒙药
泡囊草/混—浩日素	泡囊草 *Physochlaina physaloides*(L.)G. Don	全草 *	春、夏季采收,除去泥土,晒干	蒙药 2021

附注:*蒙药 1986 和蒙药炮规 2020 均收载药用部位"根"。

176 肉果草

【来源】玄参科植物肉果草。

【学名】

《中国植物志》	《中国高等植物》
肉果草 *Lancea tibetica* Hook. f. et Thoms.	肉果草 *Lancea tibetica* Hook. f. et Thoms.

【民族药标准】

名称	植物来源	药用部位	产地加工	标准
肉果草/巴亚巴	肉果草 *Lancea tibetica* Hook. f. et Thoms.	全草	夏末秋初采收,除去杂质,阴干或晒干	六省藏标
肉果草/巴雅巴	肉果草 *Lancea tibetica* Hook. f. et Thoms.	全草	夏末秋初采收,除去杂质,阴干或晒干	部颁藏药
肉果草/巴雅格匝瓦	肉果草 *Lancea tibetica* Hook. f. et Thoms.	全草	夏、秋花果期采收,除去杂质,阴干	蒙药 2021

续表

名称	植物来源	药用部位	产地加工	标准
肉果草/巴雅巴	肉果草 *Lancea tibetica* Hook. f. et Thoms.	全草	夏末秋初采收,除去杂质,阴干或晒干	青海藏药 1992
肉果草/巴雅巴	肉果草 *Lancea tibetica* Hook. f. et Thoms.	全草	除去杂质,阴干或晒干	青海藏药炮规 2010

177 石椒草

【来源】芸香科植物臭节草、石椒草(臭节草)。

【学名】

《中国植物志》	《中国高等植物》
臭节草 *Boenninghausenia albiflora*(Hook.)Reichb. ex Meisn.	臭节草 *Boenninghausenia albiflora*(Hook.)Reichb. ex Meisn.

【民族药标准】

名称	植物来源	药用部位	产地加工	标准
石椒草/迟马宗	石椒草 *Boenninghausenia sessilicarpa* Lévl.	全草	夏、秋二季采挖,除去杂质,干燥	云南彝药 2005
石椒草[#]	石椒草 *Boenninghausenia sessilicarpa* Lévl.	全草*	夏、秋二季采收,洗净,鲜用或干燥	贵州 2003
臭节草/俄巴则玛	臭节草 *Boenninghausenia albiflora*(Hook.)Reichb. ex Meisn. 石椒草 *Boenninghausenia sessilicarpa* Lévl.	全草	夏、秋花果期采收,除去泥沙,洗净,阴干	四川 2022

【中药标准】

名称	植物来源	药用部位	产地加工	标准
石椒草	石椒草 *Boenninghausenia sessilicarpa* Lévl.	全草	夏、秋二季采挖,阴干或晒干	药典 1977
石椒草	石椒草 *Boenninghausenia sessilicarpa* Lévl.	全草*	夏、秋两季采收,洗净,鲜用或干燥	湖南 2009
石椒草	石椒草 *Boenninghausenia sessilicarpa* Lévl.	全草	夏、秋季采集,晾干或晒干	云南 1996

附注:＊新鲜或干燥全草;#同为中药标准收载品种。

178 通经草

【来源】中国蕨科植物银粉背蕨。

【学名】

《中国植物志》	《中国高等植物》
银粉背蕨 *Aleuritopteris argentea*(Gmél.)Fée	银粉背蕨 *Aleuritopteris argentea*(Gmél.)Fée

【民族药标准】

名称	植物来源	药用部位	产地加工	标准
通经草/吉斯—额布斯	银粉背蕨 *Aleuritopteris argentea*(Gmél.)Fée	全草	秋季采收,除去杂质晒干	部颁蒙药
通经草/吉斯—乌布斯	银粉背蕨 *Aleuritopteris argentea*(Gmél.)Fée	全草	秋季采收,除去泥沙,晒干	蒙药 1986
通经草	银粉背蕨 *Aleuritopteris argentea*(Gmél.)Fée	全草	—	蒙药炮规 2020

【中药标准】

名称	植物来源	药用部位	产地加工	标准
金牛草	银粉背蕨 *Aleuritopteris argentea*(Gmél.)Fée	全草	夏季采收,扎成小捆,干燥	山东 2022
金牛草	银粉背蕨 *Aleuritopteris argentea*(Gmél.)Fée	全草	秋季采收,除去泥沙,晒干	河北 2018
分经草	银粉背蕨 *Aleuritopteris argentea*(Gmél.)Fée	全草	夏、秋二季采收,除去杂质,晒干	湖北 2018
通经草	银粉背蕨 *Aleuritopteris argentea*(Gmél.)Fée	全草	秋季采挖,去净泥土,晒干	山西 1987
金牛草	银粉背蕨 *Aleuritopteris argentea*(Gmél.)Fée	全草	—	药典 2020 附
金牛草	银粉背蕨 *Aleuritopteris argentea*(Gmél.)Fée	全草	—	部颁 11 册附
紫背金牛	银粉背蕨 *Aleuritopteris argentea*(Gmél.)Fée	地上部分	—	北京 1998 附

179 菟丝草

【来源】旋花科植物菟丝子。

【学名】

《中国植物志》	《中国高等植物》
菟丝子 *Cuscuta chinensis* Lam.	菟丝子 *Cuscuta chinensis* Lam.

【民族药标准】

名称	植物来源	药用部位	产地加工	标准
菟丝草	菟丝子 *Cuscuta chinensis* Lam.	地上部分	夏、秋二季采收,晒干	部颁维药
菟丝草	菟丝子 *Cuscuta chinensis* Lam.	地上部分	夏、秋二季采收,晒干	新疆炮规 2020

【中药标准】

名称	植物来源	药用部位	产地加工	标准
菟丝子藤	菟丝子 *Cuscuta chinensis* Lam.	全草	—	部颁 9 册附
金丝草	南方菟丝子 *Cuscuta australis* R. Br. 菟丝子 *Cuscuta chinensis* Lam.	茎	夏、秋季采收,晒干	上海 1994

180 溪黄草

【来源】唇形科植物线纹香茶菜、狭基线纹香茶菜(细花线纹香茶菜)。

【学名】

《中国植物志》	《中国高等植物》
线纹香茶菜 *Isodon lophanthoides* (Buchanan-Hamilton ex D. Don) H. Hara	线纹香茶菜 *Isodon lophanthoides* (Buch. -Ham. ex D. Don) H. Hara
细花线纹香茶菜 *Isodon lophanthoides* var. *graciliflorus* (Bentham) H. Hara	狭基线纹香茶菜 *Isodon lophanthoides* var. *gerardianus* (Bentham) H. Hara

【民族药标准】

名称	植物来源	药用部位	产地加工	标准
溪黄草/熊胆草/接胆咪	线纹香茶菜 *Isodon lophanthoides* (Buch. -Ham. ex D. Don) H. Hara	地上部分	夏、秋季采收,除去杂质,干燥	广西瑶药第一卷 2014
溪黄草/棵芲趁	线纹香茶菜 *Isodon lophanthoides* (Buch. -Ham. ex D. Don) H. Hara	地上部分	夏、秋季采收,除去杂质,干燥	广西壮药第一卷 2008
溪黄草/哨弄傲	狭基线纹香茶菜 *Isodon lophanthoides* (Buch. -Ham. ex D. Don) Hara var. *gerardianus* (Benth.) Hara	全草	夏、秋季采挖,干燥	云南彝药 Ⅱ 2005

【中药标准】

名称	植物来源	药用部位	产地加工	标准
溪黄草[#]	溪黄草 *Rabdosia serra* (Maxim.) Hara 线纹香茶菜 *Rabdosia lophanthoides* (Buch. -Ham. ex D. Don) H. Hara	地上部分	全年采收 2～3 次,割后干燥[*]	安徽 2022
溪黄草	线纹香茶菜 *Isodon lophanthoides* (Buch. -Ham. ex D. Don) H. Hara 纤花香茶菜 *Isodon lophanthoides* (Buch. -Ham. ex D. Don) Hara var. *graciliflora* (Benth.) H. Hara 溪黄草 *Isodon serra* (Maxim.) Kudo	地上部分	夏、秋二季采收,除去杂质,晒干	甘肃 2020
溪黄草	线纹香茶菜 *Isodon lophanthoides* (Buch. -Ham. ex D. Don) H. Hara	地上部分	夏季、秋季采割,除去杂质,晒干	山西第一册 2017
溪黄草	线纹香茶菜 *Rabdosia lophanthoides* (Buch. -Ham. ex D. Don) H. Hara 溪黄草 *Rabdosia serra* (Maxim.) H. Hara	全草	夏、秋二季割取地上部分,除去杂质,晒干	江西 2014
溪黄草	线纹香茶菜 *Rabdosia lophanthoides* (Buch. -Ham. ex D. Don) H. Hara 纤花香茶菜 *Rabdosia lophanthoides* (Buch. -Ham. ex D. Don) Hara var. *gracillora* (Benth.) H. Hara 溪黄草 *Rabdosia serra* (Maxim.) H. Hara	地上部分	夏、秋季采收,除去杂质,晒干	广东第二册 2011
溪黄草	线纹香茶菜 *Isodon lophanthoides* (Buchanan-Hamilton ex D. Don) H. Hara	全草	夏、秋季采收,割取地上部分,除去杂质,晒干	湖南 2009
溪黄草	线纹香茶菜 *Isodon lophanthoides* (Buch. -Ham. ex D. Don) H. Hara	全草	夏、秋季采收,割取地上部分,除去杂质,晒干	广东第一册 2004
溪黄草	线纹香茶菜 *Isodon lophanthoides* (Buch. -Ham. ex D. Don) H. Hara	地上部分	夏、秋季采收,除去杂质,干燥	广西第二册 1996
溪黄草	线纹香茶菜 *Isodon striatus* (Benth.) Kudo 溪黄草 *Isodon serra* (Maxim.) Kudo	地上部分	—	药典 2020 附
溪黄草	线纹香茶菜 *Isodon striatus* (Benth.) Kudo 溪黄草 *Isodon serra* (Maxim.) Kudo	—	—	部颁 5 册附

附注:*第一次约在栽后 3 个月采割,第二次在第一次采割后约 75 天进行,第三次在冬季前采割;#安徽炮规 2019 收载药用部位"全草"。

181 豨莶草

【来源】菊科植物豨莶、腺梗豨莶、毛梗豨莶。

【学名】

《中国植物志》	《中国高等植物》
豨莶 *Sigesbeckia orientalis* Linnaeus	豨莶 *Sigesbeckia orientalis* Linn.
腺梗豨莶 *Sigesbeckia pubescens*（Makino）Makino	腺梗豨莶 *Sigesbeckia pubescens* Makino
毛梗豨莶 *Sigesbeckia glabrescens*（Makino）Makino	毛梗豨莶 *Sigesbeckia glabrescens* Makino

【民族药标准】

名称	植物来源	药用部位	产地加工	标准
豨莶草/棵豨莶	豨莶 *Sigesbeckia orientalis* Linn. 腺梗豨莶 *Sigesbeckia pubescens* Makino 毛梗豨莶 *Sigesbeckia glabrescens* Makino	地上部分	夏、秋二季花开前和花期均可采割,除去杂质,晒干	广西壮药第二卷 2011

【中药标准】

名称	植物来源	药用部位	产地加工	标准
豨莶草	豨莶 *Sigesbeckia orientalis* L. 腺梗豨莶 *Sigesbeckia pubescens* Makino 毛梗豨莶 *Sigesbeckia glabrescens* Makino	地上部分	夏、秋二季花开前和花期均可采割,除去杂质,晒干	药典 2020

182 夏枯草

【来源】唇形科植物夏枯草。

【学名】

《中国植物志》	《中国高等植物》
夏枯草 *Prunella vulgaris* L.	夏枯草 *Prunella vulgaris* Linn.

【民族药标准】

名称	植物来源	药用部位	产地加工	标准
夏枯草/牙呀结	夏枯草 *Prunella vulgaris* Linn.	果穗	夏季果穗呈棕红色时采收,除去杂质,晒干	广西壮药第二卷 2011
夏枯草	夏枯草 *Prunella vulgaris* L.	果穗	—	蒙药炮规 2020

【中药标准】

名称	植物来源	药用部位	产地加工	标准
夏枯草	夏枯草 *Prunella vulgaris* L.	果穗	夏季果穗呈棕红色时采收,除去杂质,晒干	药典 2020

183 白毛夏枯草

【来源】唇形科植物筋骨草（金疮小草）。

【学名】

《中国植物志》	《中国高等植物》
金疮小草 *Ajuga decumbens* Thunb.	金疮小草 *Ajuga decumbens* Thunb.

【民族药标准】

名称	植物来源	药用部位	产地加工	标准
白毛夏枯草#	筋骨草 *Ajuga decumbens* Thunb.	全草*	夏秋采收,洗净,鲜用或晒干	贵州 2003

【中药标准】

名称	植物来源	药用部位	产地加工	标准
筋骨草	筋骨草 *Ajuga decumbens* Thunb.	全草	春季花开时采收,除去泥沙,晒干	药典 2020

附注:*新鲜或干燥全草;#同为中药标准收载品种。

184 夏至草

【来源】唇形科植物夏至草。

【学名】

《中国植物志》	《中国高等植物》
夏至草 *Lagopsis supina*（Stephan ex Willd.）Ikonn. -Gal.	夏至草 *Lagopsis supina*（Steph. ex Willd.）Ikonn. -Gal. ex Knorr.

【民族药标准】

名称	植物来源	药用部位	产地加工	标准
夏至草/兴托里	夏至草 *Lagopsis supina* (Steph.) Ik. -Gal.	地上部分	茂盛期采收,晒干或鲜用	部颁藏药

185　仙鹤草

【来源】蔷薇科植物龙芽草(龙牙草)。

【学名】

《中国植物志》	《中国高等植物》
龙牙草 *Agrimonia pilosa* Ldb.	龙芽草 *Agrimonia pilosa* Ledeb.

【民族药标准】

名称	植物来源	药用部位	产地加工	标准
仙鹤草/牙猜骂	龙芽草 *Agrimonia pilosa* Ledeb.	地上部分	夏、秋二季茎叶茂盛时采割,除去杂质,干燥	广西壮药第二卷 2011

【中药标准】

名称	植物来源	药用部位	产地加工	标准
仙鹤草	龙芽草 *Agrimonia pilosa* Ledeb.	地上部分	夏、秋二季茎叶茂盛时采割,除去杂质,干燥	药典 2020

186　香排草

【来源】报春花科植物细梗香草。

【学名】

《中国植物志》	《中国高等植物》
细梗香草 *Lysimachia capillipes* Hemsl.	细梗香草 *Lysimachia capillipes* Hemsl.

【民族药标准】

名称	植物来源	药用部位	产地加工	标准
香排草 *	细梗香草 *Lysimachia capillipes* Hemsl.	全草	夏季开花时采收,除去杂质,干燥	贵州第二册 2019

【中药标准】

名称	植物来源	药用部位	产地加工	标准
香排草	细梗香草 *Lysimachia capillipes* Hemsl.	全草	夏季花开时采收,晒干	内蒙古 2021
满山香	细梗香草 *Lysimachia capillipes* Hemsl.	全草	夏季开花时采收,除去杂质,阴干	江西 2014
排草/香排草	细梗香草 *Lysimachia capillipes* Hemsl.	全草	夏季开花时采集,去净杂草、泥土,阴干	贵州 1988
香排草	排草香 *Anisochilus carnosus* (L. f.) Benth. et Wall	带老茎的根茎及根	夏季采挖,除去大部分地上茎,捆成把,阴干	北京炮规 2023

附注:* 同为中药标准收载品种。

187　响铃草

【来源】豆科植物假地蓝。

【学名】

《中国植物志》	《中国高等植物》
假地蓝 *Crotalaria ferruginea* Grah. ex Benth.	假地蓝 *Crotalaria ferruginea* Grah. ex Benth.

【民族药标准】

名称	植物来源	药用部位	产地加工	标准
响铃草/衣多来着	假地蓝 *Crotalaria ferruginea* Grah. ex Benth.	全草	秋季采收,除去杂质,干燥	云南彝药 2005

【中药标准】

名称	植物来源	药用部位	产地加工	标准
响铃草	假地蓝 *Crotalaria ferruginea* Grah. ex Benth.	全草	—	重庆炮规 2006
响铃草	假地蓝 *Crotalaria ferruginea* Grah.	全草	—	上海 1994 附

188　小扁草

【来源】百合科植物叉柱岩菖蒲。

【学名】

《中国植物志》	《中国高等植物》
叉柱岩菖蒲 *Tofieldia divergens* Bur. et Franch.	叉柱岩菖蒲 *Tofieldia divergens* Bur. et Franch.

【民族药标准】

名称	植物来源	药用部位	产地加工	标准
扁竹参/瓦补阿曲	叉柱岩菖蒲 *Tofieldia divergens* Bur. et Franch.	全草	夏、秋二季采收,除去杂质,洗净,干燥	四川 2022
小扁草/诗达若	叉柱岩菖蒲 *Tofieldia divergens* Bur. et Franch.	全草	夏、秋季采收,洗净,干燥	云南彝药Ⅲ2005

189 薰衣草

【来源】唇形科植物狭叶薰衣草(薰衣草)。

【学名】

《中国植物志》	《中国高等植物》
薰衣草 *Lavandula angustifolia* Mill.	薰衣草 *Lavandula angustifolia* Mill.

【民族药标准】

名称	植物来源	药用部位	产地加工	标准
薰衣草	狭叶薰衣草 *Lavandula angustifolia* Mill.	地上部分	夏季采摘,阴干	部颁维药
薰衣草	狭叶薰衣草 *Lavandula angustifolia* Mill.	地上部分	夏季采摘,阴干	维药 1993
薰衣草	狭叶薰衣草 *Lavandula angustifolia* Mill.	地上部分	夏季采摘,阴干	新疆炮规 2020

【中药标准】

名称	植物来源	药用部位	产地加工	标准
薰衣草	狭叶薰衣草 *Lavandula angustifolia* Mill.	地上部分	夏季采收,阴干	河北 2018

190 鸭跖草

【来源】鸭跖草科植物鸭跖草。

【学名】

《中国植物志》	《中国高等植物》
鸭跖草 *Commelina communis* L.	鸭跖草 *Commelina communis* Linn.

【民族药标准】

名称	植物来源	药用部位	产地加工	标准
鸭跖草/牙网表	鸭跖草 *Commelina communis* Linn.	地上部分	夏、秋二季采收,晒干	广西壮药第二卷 2011

【中药标准】

名称	植物来源	药用部位	产地加工	标准
鸭跖草	鸭跖草 *Commelina communis* L.	地上部分	夏、秋二季采收,晒干	药典 2020

191 沿沟草

【来源】禾本科植物沿沟草。

【学名】

《中国植物志》	《中国高等植物》
沿沟草 *Catabrosa aquatica*(L.)Beauv.	沿沟草 *Catabrosa aquatica*(Linn.)Beauv.

【民族药标准】

名称	植物来源	药用部位	产地加工	标准
沿沟草	沿沟草 *Catabrosa aquatica*(L.)Beauv.	全草	—	四川藏药制剂附

192 益母草

【来源】唇形科植物益母草、新疆益母草(突厥益母草)。

【学名】

《中国植物志》	《中国高等植物》
益母草 *Leonurus japonicus* Houttuyn	益母草 *Leonurus japonicus* Houtt.
突厥益母草 *Leonurus turkestanicus* V. Krecz. et Kupr.	突厥益母草 *Leonurus turkestanicus* V. I. Krecz. et Kuprian.（《中国药用植物志》）

【民族药标准】

名称	植物来源	药用部位	产地加工	标准
益母草/都日伯乐吉—额布斯	益母草 *Leonurus japonicus* Houtt.	地上部分#	夏季茎叶茂盛,花未开或初开时采割,除去杂质,晒干	蒙药 2021
益母草/埃闷	益母草 *Leonurus japonicus* Houtt.	地上部分*	鲜品春季幼苗期至初夏花前期采割;干品夏季茎叶茂盛、花未开或初开时采割,晒干,或切段晒干	广西壮药第二卷 2011
益母草	新疆益母草 *Leonurus turkestanicus* V. Krecz. et Kuprian.	地上部分	夏秋枝叶茂盛,花初开时采割,晒干	新疆 1987

【中药标准】

名称	植物来源	药用部位	产地加工	标准
益母草	益母草 *Leonurus japonicus* Houtt.	地上部分*	鲜品春季幼苗期至初夏花前期采割;干品夏季茎叶茂盛、花未开或初开时采割,晒干,或切段晒干	药典 2020

附注:＊新鲜或干燥地上部分;#蒙药 1986 收载"细叶益母草 *Leonurus sibiricus* L. 和益母草 *Leonurus heterophyllus* Sweet",蒙药炮规 2020 收载药用部位"新鲜地上部分"。

193 白益母草

【来源】唇形科植物白龙昌菜(脓疮草)。

【学名】

《中国植物志》	《中国高等植物》
脓疮草 *Panzerina lanata* var. *alaschanica* (Kuprian.)H. W. Li	脓疮草 *Panzerina lanata* var. *alaschanica* (Kupr.)H. W. Li

【民族药标准】

名称	植物来源	药用部位	产地加工	标准
白益母草/查干—都日布乐吉—额布斯	白龙昌菜 *Panzeria alaschanica* Kupr.	地上部分	夏季花开时采割,除去老茎及杂质,切段,晒干	部颁蒙药
白益母草/查干—都日布乐吉—乌布斯	白龙昌菜 *Panzeria alaschanica* Kupr.	地上部分	夏季花开时采收,除去老茎及根等杂质,切段,晒干	蒙药 1986
白益母草	白龙昌菜 *Panzeria alaschanica* Kupr.	地上部分	—	蒙药炮规 2020

194 细叶益母草

【来源】唇形科植物细叶益母草。

【学名】

《中国植物志》	《中国高等植物》
细叶益母草 *Leonurus sibiricus* L.	细叶益母草 *Leonurus sibiricus* Linn.

【民族药标准】

名称	植物来源	药用部位	产地加工	标准
细叶益母草/聂仁—都日伯乐吉—额布斯	细叶益母草 *Leonurus sibiricus* L.	地上部分*	夏季茎叶茂盛,花未开或初开时采割,除去杂质,晒干	蒙药 2021

附注:＊蒙药习用名称"益母草"。

195 翼首草

【来源】川续断科植物翼首草(匙叶翼首花)、匙叶翼首草(匙叶翼首花)。

【学名】

《中国植物志》	《中国高等植物》
匙叶翼首花 *Bassecoia hookeri*(C. B. Clarke)V. Mayer & Ehrend.	匙叶翼首花 *Pterocephalus hookeri*(Clarke)Höeck

【民族药标准】

名称	植物来源	药用部位	产地加工	标准
翼首草/榜孜多乌	翼首草 *Pterocephalus hookeri*（C. B. Clarke）Hook.	全草	夏末秋初采挖,除去泥沙及杂质,阴干	六省藏标
翼首草/榜孜毒乌	匙叶翼首草 *Pterocephalus hookeri*（C. B. Clarke）Höeck	全草	夏末秋初采挖,除去泥沙及杂质,阴干	部颁藏药
翼首草/榜孜多沃	匙叶翼首草 *Pterocephalus hookeri*（C. B. Clarke）Hook.	全草	夏末秋初采挖,除去泥沙及杂质,阴干	青海藏药 1992
翼首草/榜孜朵乌	匙叶翼首草 *Pterocephalus hookeri*（C. B. Clarke）Höeck	全草	夏末秋初采挖,除去泥沙及杂质,阴干	青海藏药炮规 2010

【中药标准】

名称	植物来源	药用部位	产地加工	标准
翼首草	匙叶翼首草 *Pterocephalus hookeri*（C. B. Clarke）Höeck	全草	夏末秋初采挖,除去杂质,阴干	药典 2020

196 蝇子草

【来源】石竹科植物腺萼蝇子草、腺毛蝇子草、隐瓣蝇子草。

【学名】

《中国植物志》	《中国高等植物》
腺萼蝇子草 *Silene adenocalyx* Williams	腺萼蝇子草 *Silene adenocalyx* Williams（《中国生物物种名录》）
腺毛蝇子草 *Silene yetii* Bocquet	腺毛蝇子草 *Silene yetii* Bocquet
隐瓣蝇子草 *Silene gonosperma*（Rupr.）Bocquet	隐瓣蝇子草 *Silene gonosperma*（Rupr.）Bocquet

【民族药标准】

名称	植物来源	药用部位	产地加工	标准
蝇子草/苏巴	腺萼蝇子草 *Silene adenocalyx* Williams 腺毛蝇子草 *Silene yetii* Bocquet 隐瓣蝇子草 *Silene gonosperma*（Rupr.）Bocquet	根	夏、秋季采集,除去泥沙,鲜用或晒干	西藏公告 2022 *

附注：* 西藏《关于征求蝇子草等 21 个地方药材质量标准（草案）意见建议的公告》2022.11.25。

197 鱼眼草

【来源】菊科植物小鱼眼草。

【学名】

《中国植物志》	《中国高等植物》
小鱼眼草 *Dichrocephala benthamii* C. B. Clarke	小鱼眼草 *Dichrocephala benthamii* Clarke

【民族药标准】

名称	植物来源	药用部位	产地加工	标准
鱼眼草/我梅诗	小鱼眼草 *Dichrocephala benthamii* C. B. Clarke	全草	夏、秋季采集,干燥	云南彝药 2005

198 元宝草

【来源】藤黄科植物元宝草。

【学名】

《中国植物志》	《中国高等植物》
元宝草 *Hypericum sampsonii* Hance	元宝草 *Hypericum sampsonii* Hance

【民族药标准】

名称	植物来源	药用部位	产地加工	标准
元宝草#	元宝草 *Hypericum sampsonii* Hance	全草	夏、秋二季采挖,除去泥沙,晒干	贵州 2003
元宝草*	元宝草 *Hypericum sampsonii* Hance	地上部分	—	湖南炮规 2021

【中药标准】

名称	植物来源	药用部位	产地加工	标准
元宝草	元宝草 *Hypericum sampsonii* Hance	全草	夏、秋二季采挖,除去泥沙,晒干	药典 1977

续表

名称	植物来源	药用部位	产地加工	标准
元宝草	元宝草 *Hypericum sampsonii* Hance	地上部分	7—8月果实成熟时,割取地上部分,除去杂质,阴干或低温烘干	广东第三册 2018
刘寄奴	黄海棠 *Hypericum ascyron* L. 元宝草 *Hypericum sampsonii* Hance	地上部分	夏、秋二季采收,除去杂质,晒干	湖北 2018
元宝草	元宝草 *Hypericum sampsonii* Hance	全草	夏、秋二季采收,除去泥沙,晒干	四川 2010
元宝草	元宝草 *Hypericum sampsonii* Hance	全草	夏、秋两季采挖,除去泥沙,晒干	湖南 2009
元宝草	元宝草 *Hypericum sampsonii* Hance	全草	6—7月采收,除去杂质、泥沙,干燥	安徽炮规 2019
元宝草	元宝草 *Hypericum sampsonii* Hance	全草	—	重庆炮规 2006

附注:*【民族药名】窝炸起痛(土家),芮几苕(苗),娘包团(侗),穿心草(瑶);#同为中药标准收载品种。

199 真金草

【来源】菊科植物艾纳香。

【学名】

《中国植物志》	《中国高等植物》
艾纳香 *Blumea balsamifera*(L.)DC.	艾纳香 *Blumea balsamifera*(Linn.)DC.

【民族药标准】

名称	植物来源	药用部位	产地加工	标准
真金草/赊者诗	艾纳香 *Blumea balsamifera*(Linn.)DC.	地下部分	夏、秋季采收,除去杂质,干燥	云南彝药 2005

200 猪鬃草

【来源】铁线蕨科植物铁线蕨、团羽铁线蕨。

【学名】

《中国植物志》	《中国高等植物》
铁线蕨 *Adiantum capillus-veneris* L.	铁线蕨 *Adiantum capillus-veneris* Linn.
团羽铁线蕨 *Adiantum capillus-junonis* Rupr.	团羽铁线蕨 *Adiantum capillus-junonis* Rupr.

【民族药标准】

名称	植物来源	药用部位	产地加工	标准
猪鬃草*	铁线蕨 *Adiantum capillus-veneris* L. 团羽铁线蕨 *Adiantum capillus-junonis* Rupr.	全草#	秋季采挖,鲜用或干燥	贵州 2003
铁线蕨	铁线蕨 *Aspleniaceae capillus-veneris* L.	全草	—	部颁维药附

【中药标准】

名称	植物来源	药用部位	产地加工	标准
猪鬃草	铁线蕨 *Adiantum capillus-veneris* L.	全草	秋季采挖,晒干	药典 1977

附注:*同为中药标准收载品种;#新鲜或干燥全草。

201 臭灵丹草

【来源】菊科植物翼齿六棱菊。

【学名】

《中国植物志》	《中国高等植物》
翼齿六棱菊 *Laggera crispata*(Vahl)Hepper & J. R. I. Wood	翼齿六棱菊 *Laggera pterodonta*(DC.)Benth.

【民族药标准】

名称	植物来源	药用部位	产地加工	标准
臭灵丹草/帕乃贝	翼齿六棱菊 *Laggera pterodonta*(DC.)Benth.	地上部分	秋季茎叶茂盛时采收,干燥	云南彝药 2005

【中药标准】

名称	植物来源	药用部位	产地加工	标准
臭灵丹草	翼齿六棱菊 *Laggera pterodonta*(DC.)Benth.	地上部分	秋季茎叶茂盛时采割,干燥	药典 2020

202 大金花草

【来源】鳞始蕨科植物乌蕨。

【学名】

《中国植物志》	《中国高等植物》
乌蕨 *Odontosoria chinensis* J. Sm.	乌蕨 *Sphenomeris chinensis*（Linn.）Maxon

【民族药标准】

名称	植物来源	药用部位	产地加工	标准
大金花草/崖己	乌蕨 *Sphenomeris chinensis*（L.）Maxon	全草	春季至秋季采收，除去杂质，干燥	广西瑶药第二卷 2022
乌韭*	乌蕨 *Sphenomeris chinensis*（L.）Maxon	全草	秋季采收，洗净泥沙，晒干或鲜用	贵州 2003

【中药标准】

名称	植物来源	药用部位	产地加工	标准
乌韭	乌蕨 *Stenoloma chusanum*（L.）Ching	叶	夏、秋二季采收，除去根茎及根，晒干	药典 1977
乌韭/金花草	乌蕨 *Stenoloma chusanum* Ching	全草	夏、秋季采挖，除净泥土，晒干或鲜用	上海 1994

附注：* 同为中药标准收载品种。

203 小叶金花草

【来源】中国蕨科植物野鸡尾（野雉尾金粉蕨）、野雉尾金粉蕨。

【学名】

《中国植物志》	《中国高等植物》
野雉尾金粉蕨 *Onychium japonicum*（Thunb.）Kze.	野雉尾金粉蕨 *Onychium japonicum*（Thunb.）Kunze

【民族药标准】

名称	植物来源	药用部位	产地加工	标准
小叶金花草/棍盖冬	野鸡尾 *Onychium japonicum*（Thunb.）Kunze	全草	夏、秋季采收，晒干	广西壮药第三卷 2018
解毒草/小叶金花草/崖己端	野雉尾金粉蕨 *Onychium japonicum*（Thunb.）Kze.	全草	夏、秋季采收，除去杂质，鲜用或干燥	广西瑶药第二卷 2022

【中药标准】

名称	植物来源	药用部位	产地加工	标准
小野鸡尾	野鸡尾 *Onychium japonicum*（Thunb.）Kunze	叶	夏、秋二季采收，除去根茎及根，晒干	药典 1977
鸡尾蕨	野雉尾金粉蕨 *Onychium japonicum*（Thunb.）Kze.	全草	夏、秋二季采收，除去泥沙及杂质，晒干	湖北 2018
小叶金花草	野鸡尾 *Onychium japonicum*（Thunb.）Kze.	全草	夏、秋二季采收，晒干	广西第二册 1996

204 大金丝草

【来源】兰科植物灰岩金线兰（灰岩开唇兰）。

【学名】

广西植物志	《中国高等植物》
灰岩开唇兰 *Anoectochilus calcareus* Aver.	—

【民族药标准】

名称	植物来源	药用部位	产地加工	标准
大金丝草/棵金随	灰岩金线兰 *Anoectochilus calcareus* Aver.	全草	夏、秋季采收，干燥	广西壮药第三卷 2018

205 地皮消草

【来源】爵床科植物地皮消。

【学名】

《中国植物志》	《中国高等植物》
地皮消 *Pararuellia delavayana*（Baill.）E. Hossain	地皮消 *Pararuellia delavayana*（Baill.）E. Hossain

【民族药标准】

名称	植物来源	药用部位	产地加工	标准
地皮消草/咪纪诗	地皮消 *Pararuellia delavayana*（Baill.）E. Hossain	全草	夏、秋季采收，除去杂质，干燥	云南彝药Ⅲ2005

【中药标准】

名称	植物来源	药用部位	产地加工	标准
地皮消	地皮消 *Pararuellia delavayana*（Baill.）E. Hossain	根及根茎	秋、冬季果熟时采挖,除去茎叶、泥土,干燥	云南第七册2005

206 滇老鹳草

【来源】牻牛儿苗科植物五叶草(尼泊尔老鹳草)。

【学名】

《中国植物志》	《中国高等植物》
尼泊尔老鹳草 *Geranium nepalense* Sweet	尼泊尔老鹳草 *Geranium nepalense* Sweet

【民族药标准】

名称	植物来源	药用部位	产地加工	标准
滇老鹳草/鹅起诗	五叶草 *Geranium nepalense* Sweet	地上部分	夏、秋二季采收,干燥	云南彝药2005

【中药标准】

名称	植物来源	药用部位	产地加工	标准
尼泊尔老鹳草	尼泊尔老鹳草 *Geranium nepalense* Sweet	全草	夏、秋季采收,晾干	四川2010
老鹳草	短嘴老鹳草 *Geranium nepalense* Sweet	地上部分	夏、秋季采收,晒至一成干,扎成小把,再充分干燥	云南1996
老鹳草	尼泊尔老鹳草 *Geranium nepalense* Sweet	全草	夏、秋二季果实近成熟时采割,扎把,干燥	贵州1988

207 草原老鹳草

【来源】牻牛儿苗科草原老鹳草(草地老鹳草)。

【学名】

《中国植物志》	《中国高等植物》
草地老鹳草 *Geranium pratense* L.	草地老鹳草 *Geranium pratense* Linn.

【民族药标准】

名称	植物来源	药用部位	产地加工	标准
草原老鹳草	草原老鹳草 *Geranium pratense* L.	全草	6—8月采收,除去杂质,晒干	四川藏药2014

208 鹅不食草

【来源】菊科植物鹅不食草(石胡荽)。

【学名】

《中国植物志》	《中国高等植物》
石胡荽 *Centipeda minima*（L.）A. Br. et Aschers.	石胡荽 *Centipeda minima*（Linn.）A. Br. et Aschers.

【民族药标准】

名称	植物来源	药用部位	产地加工	标准
鹅不食草/牙卡个	鹅不食草 *Centipeda minima*（Linn.）A. Br. et Aschers.	全草	夏、秋季花开时采收,洗去泥沙,晒干	广西壮药第二卷2011

【中药标准】

名称	植物来源	药用部位	产地加工	标准
鹅不食草	鹅不食草 *Centipeda minima*（L.）A. Br. et Aschers.	全草	夏、秋二季花开时采收,洗去泥沙,晒干	药典2020

209 广金钱草

【来源】豆科植物广金钱草(广东金钱草)。

【学名】

《中国植物志》	《中国高等植物》
广东金钱草 *Grona styracifolia*（Osbeck）H. Ohashi & K. Ohashi	广东金钱草 *Desmodium styracifolium*（Osbeck）Merr.

【民族药标准】

名称	植物来源	药用部位	产地加工	标准
广金钱草/旷金浅	广金钱草 *Desmodium styracifolium*(Osb.) Merr.	地上部分	夏、秋季采割,除去杂质,干燥	广西壮药第一卷2008

【中药标准】

名称	植物来源	药用部位	产地加工	标准
广金钱草	广金钱草 *Desmodium styracifolium*(Osb.) Merr.	地上部分	夏、秋二季采割,除去杂质,晒干	药典2020

210 荷莲豆草

【来源】石竹科植物荷莲豆(荷莲豆草)。

【学名】

《中国植物志》	《中国高等植物》
荷莲豆草 *Drymaria cordata*(Linnaeus) Willdenow ex Schultes	荷莲豆草 *Drymaria diandra* Bl.

【民族药标准】

名称	植物来源	药用部位	产地加工	标准
荷莲豆草/溶莲	荷莲豆 *Drymaria cordata*(Linn.) Schult.	全草	夏、秋二季采收,除去杂质,晒干或鲜用	广西壮药第二卷2011

211 红马蹄草

【来源】伞形科植物红马蹄草。

【学名】

《中国植物志》	《中国高等植物》
红马蹄草 *Hydrocotyle nepalensis* Hook.	红马蹄草 *Hydrocotyle nepalensis* Hook.

【民族药标准】

名称	植物来源	药用部位	产地加工	标准
红马蹄草	红马蹄草 *Hydrocotyle nepalensis* Hook.	全草	夏、秋二季采收,除去杂质,洗净,干燥	四川2022

212 假酸浆草

【来源】茄科植物假酸浆。

【学名】

《中国植物志》	《中国高等植物》
假酸浆 *Nicandra physalodes*(L.) Gaertner	假酸浆 *Nicandra physalodes*(Linn.) Gaertn.

【民族药标准】

名称	植物来源	药用部位	产地加工	标准
假酸浆草	假酸浆 *Nicandra physalodes*(L.) Gaertn.	全草	果期采挖,除去泥沙,洗净,干燥	四川2022

213 骆驼蓬草

【来源】蒺藜科植物骆驼蓬。

【学名】

《中国植物志》	《中国高等植物》
骆驼蓬 *Peganum harmala* L.	骆驼蓬 *Peganum harmala* Linn.

【民族药标准】

名称	植物来源	药用部位	产地加工	标准
骆驼蓬草	骆驼蓬 *Peganum harmala* L.	地上部分	夏季盛花期割取,除去杂质,晒干	部颁维药
骆驼蓬草	骆驼蓬 *Peganum harmala* L.	地上部分	夏季盛花期割取,晒干	新疆炮规2020

【中药标准】

名称	植物来源	药用部位	产地加工	标准
骆驼蓬	多裂骆驼蓬 *Peganum multisectum*(Maxim.) Bobr.	全草	夏季割取地上全草,晒干或鲜用	宁夏2018

214 石见穿草

【来源】唇形科植物华鼠尾草。

【学名】

《中国植物志》	《中国高等植物》
华鼠尾草 Salvia chinensis Benth.	华鼠尾草 Salvia chinensis Benth.

【民族药标准】

名称	植物来源	药用部位	产地加工	标准
石见穿草*	华鼠尾草 Salvia chinensis Benth.	全草	—	湖南炮规 2021

【中药标准】

名称	植物来源	药用部位	产地加工	标准
石见穿	华鼠尾草 Salvia chinensis Benth.	地上部分	夏、秋二季花期采割,除去杂质,晒干	药典 1977
石见穿	华鼠尾草 Salvia chinensis Benth.	地上部分	夏、秋二季开花时采收,除去杂质,干燥	广东第三册 2018
石见穿	华鼠尾草 Salvia chinensis Benth.	地上部分	夏、秋二季花期采割,晒干	四川 2010
石见穿	华鼠尾草 Salvia chinensis Bentham	全草	夏、秋两季花期采挖,除去杂质,干燥	湖南 2009
石见穿	华鼠尾草 Salvia chinensis Benth.	地上部分	夏、秋二季花期采制,除去杂质,干燥	山东 2002
石见穿	华鼠尾 Salvia chinensis Benth.	地上部分	秋季开花时割取地上部分,晒干	北京 1998
石见穿	华鼠尾 Salvia chinensis Benth.	地上部分	夏、秋季开花时采收,晒干	上海 1994
石见穿	紫参 Salvia chinensis Benth.	全草	夏、秋两季花期采,除去杂质,晒干	河南 1993
石见穿	华鼠尾草 Salvia chinensis Benth.	地上部分	夏、秋二季花期采收,除去杂质,干燥	安徽炮规 2019
石见穿	华鼠尾草 Salvia chinensis Benth.	地上部分	—	湖北炮规 2018
石见穿	华鼠尾草 Salvia chinensis Benth.	地上部分	夏、秋二季,花期采割,除去杂质,干燥	天津炮规 2018
石见穿	华鼠尾草 Salvia chinensis Benth.	地上部分	—	宁夏炮规 2017
石见穿	紫参 Salvia chinensis Benth. 鼠尾草 Salvia japonica Thunb.	地上部分	秋季采收,干燥	浙江炮规 2015
石见穿	华鼠尾草 Salvia chinensis Benth.	地上部分	夏、秋二季花期采割,除去杂质,晒干	江西炮规 2008
石见穿	华鼠尾草 Salvia chinensis Benth.	地上部分	夏、秋二季花期采割,除去杂质,晒干	河北炮规 2003
石见穿	华鼠尾草 Salvia chinensis Benth.	地上部分	—	江苏炮规 2002
石见穿	华鼠尾草 Salvia chinensis Benth.	地上部分	夏、秋二季花期采割,干燥	重庆局颁 2022#

附注:*【民族药名】紫丹参(瑶);#重庆局颁 DB50/YP092－2022。

215 水朝阳草

【来源】菊科植物水朝阳旋覆花。

【学名】

《中国植物志》	《中国高等植物》
水朝阳旋覆花 Inula helianthus-aquatilis C.Y. Wu ex Y. Ling	水朝阳旋覆花 Inula helianthus-aquatica C.Y. Wu ex Y. Ling

【民族药标准】

名称	植物来源	药用部位	产地加工	标准
水朝阳草*	水朝阳旋覆花 Inula helianthus-aquatica C.Y. Wu ex Y. Ling	地上部分#	夏、秋二季采割,鲜用或干燥	贵州第二册 2019

附注:*同为中药标准收载品种;#新鲜或干燥地上部分。

216 五气朝阳草

【来源】蔷薇科植物柔毛路边青。

【学名】

《中国植物志》	《中国高等植物》
柔毛路边青 Geum japonicum var. chinense F. Bolle	柔毛路边青 Geum japonicum Thunb. var. chinense F. Bolle

【民族药标准】

名称	植物来源	药用部位	产地加工	标准
五气朝阳草/纪朋诗	柔毛路边青 Geum japonicum var. chinense Bolle	全草	夏、秋二季采收,洗净,干燥	云南彝药 2005

名称	植物来源	药用部位	产地加工	标准
蓝布正/头晕药*	柔毛路边青 *Geum japonicum* Thunb. var. *chinense* F. Bolle 路边青 *Geum aleppicum* Jacq.	全草	夏、秋二季采收,洗净,晒干	贵州 2003

【中药标准】

名称	植物来源	药用部位	产地加工	标准
蓝布正	路边青 *Geum aleppicum* Jacq. 柔毛路边青 *Geum japonicum* Thunb. var. *chinense* Bolle	全草	夏、秋二季采收,洗净,晒干	药典 2020
追风七	柔毛水杨梅 *Geum japonicum* Thunb. var. *chinense* Bolle	全草	夏、秋季采收,除去泥土,晒干或阴干,切段	陕西 2015
头晕草	柔毛路边青 *Geum japonicum* Thunberg var. *chinense* F. Bolle	全草	夏、秋两季采收,除去杂质,干燥	湖南 2009
五气朝阳草	蓝布正 *Geum japonicum* Thunb. var. *chinense* Bolle	全草	夏、秋季采收,洗净,晒干	云南 1996

附注:*同为中药标准收载品种。

217 白苞筋骨草

【来源】唇形科植物白苞筋骨草。

【学名】

《中国植物志》	《中国高等植物》
白苞筋骨草 *Ajuga lupulina* Maxim.	白苞筋骨草 *Ajuga lupulina* Maxim.

【民族药标准】

名称	植物来源	药用部位	产地加工	标准
白苞筋骨草/森地	白苞筋骨草 *Ajuga lupulina* Maxim.	全草	夏季花期采收,洗净,晾干	六省藏标
白苞筋骨草/森蒂	白苞筋骨草 *Ajuga lupulina* Maxim.	全草	夏季花期采收,洗净,晾干	部颁藏药
白苞筋骨草/森斗	白苞筋骨草 *Ajuga lupulina* Maxim.	全草	夏季花期采收,洗净,晾干	青海藏药 1992
白苞筋骨草/森蒂	白苞筋骨草 *Ajuga lupulina* Maxim.	全草	夏季花期采收,洗净,晾干	青海藏药炮规 2010

218 美花筋骨草

【来源】唇形科植物美花圆叶筋骨草。

【学名】

《中国植物志》	《中国高等植物》
美花圆叶筋骨草 *Ajuga ovalifolia* var. *calanthe*（Diels ex Limpricht）C. Y. Wu & C. Chen	美花圆叶筋骨草 *Ajuga ovalifolia* var. *calanthe*（Diels ex Limpr.）C. Y. Wu et C. Chen

【民族药标准】

名称	植物来源	药用部位	产地加工	标准
美花筋骨草	美花圆叶筋骨草 *Ajuga ovalifolia* Bur. et Franch. var. *calanthe*（Diels）C. Y. Wu et C. Chen	全草	6—9 月采挖,洗净,阴干或晒干	四川藏药 2014

219 白花蛇舌草

【来源】茜草科植物白花蛇舌草。

【学名】

《中国植物志》	《中国高等植物》
白花蛇舌草 *Hedyotis diffusa* Willd.	白花蛇舌草 *Hedyotis diffusa* Willd.

【民族药标准】

名称	植物来源	药用部位	产地加工	标准
白花蛇舌草*	白花蛇舌草 *Hedyotis diffusa* Willd.	全草	夏、秋两季采挖,除去杂质,干燥	贵州第二册 2019
白花蛇舌草/雅凛偶	白花蛇舌草 *Hedyotis diffusa* Willd.	全草	夏、秋季采收,除去杂质,干燥	广西壮药第一卷 2008

【中药标准】

名称	植物来源	药用部位	产地加工	标准
白花蛇舌草	白花蛇舌草 *Hedyotis diffusa* Willd.	全草	夏、秋二季采收,除去杂质,晒干	安徽 2022

名称	植物来源	药用部位	产地加工	标准
白花蛇舌草	白花蛇舌草 *Hedyotis diffusa* Willd.	全草	夏、秋二季采收,除去杂质,晒干	山东 2022
白花蛇舌草	白花蛇舌草 *Hedyotis diffusa* Willd.	全草	夏秋二季拔起全草,除去泥土,晒干	内蒙古 2021
白花蛇舌草	白花蛇舌草 *Oldenlandia diffusa*（Willd.）Roxb.	全草	夏、秋二季采收,除去杂质,干燥	吉林第二册 2019
白花蛇舌草	白花蛇舌草 *Hedyotis diffusa* Willd.	全草	夏、秋二季采收,除去杂质及泥土,晒干	河北 2018
白花蛇舌草	白花蛇舌草 *Hedyotis diffusa* Willd.	全草	夏、秋二季采收,除去杂质,洗净,晒干	湖北 2018
白花蛇舌草	白花蛇舌草 *Hedyotis diffusa* Willd.	全草#	夏、秋二季采收,除去杂质,晒干	山西第一册 2017
白花蛇舌草	白花蛇舌草 *Hedyotis diffusa* Willd.	全草	夏、秋两季采收,除去杂质,晒干	江苏 2016
白花蛇舌草	白花蛇舌草 *Hedyotis diffusa* Willd.	全草	夏、秋二季采收,除去杂质,干燥	陕西 2015
白花蛇舌草	白花蛇舌草 *Hedyotis diffusa* Willd.	全草	夏、秋二季采收,除去杂质,晒干	江西 2014
白花蛇舌草	白花蛇舌草 *Hedyotis diffusa* Willd.	全草	夏、秋二季采挖,除去杂质,洗净,晒干或鲜用	海南第一册 2011
白花蛇舌草	白花蛇舌草 *Hedyotis diffusa* Willd.	全草	夏、秋两季采收,除去杂质,晒干	四川 2010
白花蛇舌草	白花蛇舌草 *Hedyotis diffusa* Willd.	全草	夏、秋两季采挖,除去杂质,洗净,晒干	湖南 2009
白花蛇舌草	白花蛇舌草 *Hedyotis diffusa* Willd.	全草	夏秋二季采收,除去杂质,晒干	福建 2006
白花蛇舌草	白花蛇舌草 *Hedyotis diffusa* Willd.	全草	夏、秋二季采挖,除去杂质,洗净,晒干或鲜用	广东第一册 2004
白花蛇舌草	白花蛇舌草 *Hedyotis diffusa* Willd.	全草	夏、秋二季采收,除去杂质,晒干	北京 1998
白花蛇舌草	白花蛇舌草 *Hedyotis diffusa* Willd.	全草	夏、秋季采收,除去杂质,晒干	广西第二册 1996
白花蛇舌草	白花蛇舌草 *Hedyotis diffusa* Willd.	全草	夏、秋季采收,除去杂质,晒干	上海 1994
白花蛇舌草	白花蛇舌草 *Hedyotis diffusa* Willd.	全草	夏、秋二季采收,除去杂质,晒干	河南 1993
白花蛇舌草	白花蛇舌草 *Hedyotis diffusa* Willd.	全草	夏、秋二季采收,除去杂质,晒干	甘肃炮规 2022
白花蛇舌草	白花蛇舌草 *Hedyotis diffusa* Willd.	全草	秋季采收,除去杂质,干燥	天津炮规 2018
白花蛇舌草	白花蛇舌草 *Hedyotis diffusa* Willd.	全草	—	重庆炮规 2006
白花蛇舌草	白花蛇舌草 *Oldenlandia diffusa*（Willd.）Roxb.	全草	—	药典 2020 附

附注:*同为中药标准收载品种;#新鲜或干燥全草。

220 大叶补血草

【来源】白花丹科植物大叶补血草。

【学名】

《中国植物志》	《中国高等植物》
大叶补血草 *Limonium gmelinii*（Willd.）Kuntze	大叶补血草 *Limonium gmelinii*（Willd.）Kuntze

【民族药标准】

名称	植物来源	药用部位	产地加工	标准
大叶补血草	大叶补血草 *Limonium gmelinii*（Willd.）O. Ktze.	根茎	—	部颁维药附

221 棣棠小通草

【来源】蔷薇科植物棣棠。

【学名】

《中国植物志》	《中国高等植物》
棣棠 *Kerria japonica*（L.）DC.	棣棠花 *Kerria japonica*（Linn.）DC.

【民族药标准】

名称	植物来源	药用部位	产地加工	标准
棣棠小通草*	棣棠 *Kerria japonica*（L.）DC.	茎髓	秋季割取茎,趁鲜取出髓部,干燥	贵州第一册 2019

附注:*同为中药标准收载品种。

222 对叶大戟草

【来源】大戟科植物对叶大戟。

【学名】

《中国植物志》	《中国生物物种名录》
对叶大戟 *Euphorbia sororia* A. Schrenk	对叶大戟 *Euphorbia sororia* Schrenk

【民族药标准】

名称	植物来源	药用部位	产地加工	标准
对叶大戟草	对叶大戟 *Euphorbia sororia* A. Schrenk	全草	花果期采收,除去泥沙,阴干	新疆炮规 2020
对叶大戟草	对叶大戟 *Euphorbia sororia* Schrenk	全草	花果期采收,除去泥沙,阴干	新疆公告 2020 *

附注:* 新疆公告 2020YC－0009。

223 二色补血草

【来源】白花丹科植物二色补血草。

【学名】

《中国植物志》	《中国高等植物》
二色补血草 *Limonium bicolor*(Bunge)Kuntze	二色补血草 *Limonium bicolor*(Bunge)Kuntze

【民族药标准】

名称	植物来源	药用部位	产地加工	标准
二色补血草/伊兰—花日	二色补血草 *Limonium bicolor*(Bunge) Kuntze	全草	春至秋季采收,除去杂质,阴干	蒙药 2021

【中药标准】

名称	植物来源	药用部位	产地加工	标准
二色补血草	二色补血草 *Limonium bicolor*(Bge.) Kuntze	带根全草	春至秋季采挖,除去泥沙,晒干或阴干	陕西 2015

224 九头狮子草

【来源】爵床科植物九头狮子草。

【学名】

《中国植物志》	《中国高等植物》
九头狮子草 *Peristrophe japonica*(Thunb.)Bremek.	九头狮子草 *Peristrophe japonica*(Thunb.)Bremek.

【民族药标准】

名称	植物来源	药用部位	产地加工	标准
九头狮子草▲	九头狮子草 *Peristrophe japonica*(Thunb.) Bremek.	全草*	夏、秋二季采收,除去杂质,鲜用或晒干	贵州 2003
九头狮子草#	九头狮子草 *Peristrophe japonica*(Thunb.) Bremek.	全草	—	湖南炮规 2021

【中药标准】

名称	植物来源	药用部位	产地加工	标准
九头狮子草	九头狮子草 *Peristrophe japonica*(Thunb.) Bremek.	全草	夏、秋二季采收,除去杂质,晒干	药典 1977
九头狮子草	九头狮子草 *Peristrophe japonica*(Thunberg) Bremekamp	地上部分	夏、秋采收,割取全草,去泥沙,晒干	湖北 2009
九头狮子草	九头狮子草 *Peristrophe japonica*(Thunberg) Bremekamp	全草*	夏、秋两季采收,除去杂质,鲜用或晒干	湖南 2009

附注:* 新鲜或干燥全草;#【民族药名】科巴给布狮子席克查(土家),芮狮子(苗),驾巴亮(侗),尖惊药(瑶);▲同为中药标准收载品种。

225 九子连环草

【来源】兰科植物肾唇虾脊兰及同属数种植物。

【学名】

《中国植物志》	《中国高等植物》
肾唇虾脊兰 *Calanthe brevicornu* Lindl.	肾唇虾脊兰 *Calanthe brevicornu* Lindl.

【民族药标准】

名称	植物来源	药用部位	产地加工	标准
九子连环草	肾唇虾脊兰 *Calanthe brevicornu* Lindl. 及同属数种植物	假鳞茎及须根	春、夏二季花后采收,除去地上部分和杂质,洗净,干燥	四川 2022

226 马尾千金草

【来源】石松科植物金丝条马尾杉。

【学名】

《中国植物志》	《中国高等植物》
金丝条马尾杉 *Phlegmariurus fargesii*（Herter）Ching	金丝条马尾杉 *Phlegmariurus fargesii*（Herter）Ching

【民族药标准】

名称	植物来源	药用部位	产地加工	标准
马尾千金草/千金草/亲姜咪	金丝条马尾杉 *Phlegmariurus fargesii*（Herter）Ching	全草	全年均可采收，扎成小把，阴干	广西瑶药第二卷 2022

【中药标准】

名称	植物来源	药用部位	产地加工	标准
马尾千金草	金丝条马尾杉 *Phlegmariurus fargesii*（Herter）Ching	全草	全年可采，扎成小把，阴干	广西 1990

227 绒毛戴星草

【来源】菊科植物绒毛戴星草。

【学名】

《中国植物志》	《中国高等植物》
绒毛戴星草 *Sphaeranthus indicus* L.	绒毛戴星草 *Sphaeranthus indicus* Linn.

【民族药标准】

名称	植物来源	药用部位	产地加工	标准
绒毛戴星草/麻腊干	绒毛戴星草 *Sphaeranthus indicus* Linn.	全草	冬、春季采收，洗净，除去杂质，干燥	云南傣药 2005

228 铜锤玉带草

【来源】桔梗科植物铜锤玉带草、铜锤玉带草（棱茎半边莲）。

【学名】

《中国植物志》	《中国高等植物》
棱茎半边莲 *Lobelia angulata* Forst.	铜锤玉带草 *Lobelia angulata* G. Forst.（《中国药用植物志》）
铜锤玉带草 *Lobelia nummularia* Lam.	铜锤玉带草 *Pratia nummularia*（Lam.）A. Br. et Aschers.

【民族药标准】

名称	植物来源	药用部位	产地加工	标准
铜锤玉带草/铜锤草/囊葱咪	铜锤玉带草 *Lobelia angulata* Forst.	全草	全年均可采收，除去杂质，洗净，干燥	广西瑶药第二卷 2022
铜锤玉带草/哈铜锤	铜锤玉带草 *Lobelia angulata* Forst.	全草	全年可采收，除去杂质，洗净，干燥	广西壮药第三卷 2018
小铜锤/米卓摸	铜锤玉带草 *Pratia nummularia*（Lam.）A. Br. et Aschers.	全草	秋季采集，干燥	云南彝药 2005

229 狭叶醉鱼草

【来源】马钱科植物狭叶醉鱼草（白背枫）。

【学名】

《中国植物志》	《中国高等植物》
白背枫 *Buddleja asiatica* Lour.	白背枫 *Buddleja asiatica* Lour.

【民族药标准】

名称	植物来源	药用部位	产地加工	标准
狭叶醉鱼草/小叶醉鱼草/毒报亮	狭叶醉鱼草 *Buddleja asiatica* Lour.	茎	全年均可采收，除去杂质，干燥	广西瑶药第二卷 2022

230 心叶铧头草

【来源】堇菜科植物心叶堇菜。

【学名】

《中国植物志》	《中国高等植物》
心叶堇菜 *Viola yunnanfuensis* W. Becker	心叶堇菜 *Viola concordifolia* C. J. Wang

【民族药标准】

名称	植物来源	药用部位	产地加工	标准
心叶铧头草/赤芙洛比	心叶堇菜 *Viola concordifolia* C. J. Wang	全草	花果期采收,除去杂质,洗净,干燥	四川 2022
犁头草*	戟叶堇菜 *Viola betonicifolia* W. W. Sm. 长萼堇菜 *Viola inconspicua* Bl. 心叶堇菜 *Viola cordifolia* W. Beck.	全草*	夏季采收,洗净,鲜用或干燥	贵州 2003

【中药标准】

名称	植物来源	药用部位	产地加工	标准
地丁草	心叶堇菜 *Viola cordifolia* W. Beck. 箭叶堇菜 *Viola etonicifolia* Sm. ssp. *nepalensis* W. Beck. 长萼堇菜 *Viola inconspicua* Bl.	全草	春、秋两季采收,除去泥沙及杂草,晒干	江苏 1989

附注:* 同为中药标准收载品种。

231 早开铧头草

【来源】堇菜科植物早开堇菜。

【学名】

《中国植物志》	《中国高等植物》
早开堇菜 *Viola prionantha* Bunge	早开堇菜 *Viola prionantha* Bunge

【民族药标准】

名称	植物来源	药用部位	产地加工	标准
早开铧头草/赤芙洛比	早开堇菜 *Viola prionantha* Bunge	全草	花果期采收,除去杂质,洗净,干燥	四川 2022

【中药标准】

名称	植物来源	药用部位	产地加工	标准
地丁草	早开堇菜 *Viola prionantha* Bunge	全草	春季采收,除去杂质,晒干	甘肃 2020

232 紫背天葵草

【来源】菊科植物裸茎千里光。

【学名】

《中国植物志》	《中国高等植物》
裸茎千里光 *Jacobaea nudicaulis*（Buchanan-Hamilton ex D. Don）B. Nordenstam	裸茎千里光 *Senecio nudicaulis* Buch. -Ham. ex D. Don

【民族药标准】

名称	植物来源	药用部位	产地加工	标准
紫背天葵草/乃可尼	裸茎千里光 *Senecio nudicaulis* Buch. -Ham. ex D. Don	全草	夏、秋季采收,洗净,干燥	云南彝药Ⅲ2005

233 贝加尔唐松草

【来源】毛茛科植物贝加尔唐松草。

【学名】

《中国植物志》	《中国高等植物》
贝加尔唐松草 *Thalictrum baicalense* Turcz.	贝加尔唐松草 *Thalictrum baicalense* Turcz.

【民族药标准】

名称	植物来源	药用部位	产地加工	标准
贝加尔唐松草/吉合觉	贝加尔唐松草 *Thalictrum baicalense* Turcz.	全草	盛花期采收,除去杂质,洗净泥沙,晾干	青海公告 2021*

【中药标准】

名称	植物来源	药用部位	产地加工	标准
马尾连	贝加尔唐松草 *Thalictrum baicalense* Turcz.	根及根茎	春、秋二季采挖，除去地上茎叶及泥土，晒干	甘肃 2020
马尾莲	贝加尔唐松草 *Thalictrum baicalense* Turcz.	根茎和根	秋季采挖，抖去泥沙，剪去苗茎，晒干	青海 1976
马尾连	金丝马尾连 *Thalictrum glandulosissimum*（Fin. et Gagn.）W. T. Wang et S. H. Wang 高原唐松草 *Thalictrum cultratum* Wall. 多叶唐松草 *Thalictrum foliolosum* DC. 箭头唐松草 *Thalictrum simplex* L. var. *brevips* Hara 贝加尔唐松草 *Thalictrum baicalense* Turcz.	根及根茎	秋季或次年春采挖，除去杂质及泥沙，洗净，晒干	天津炮规 2018

附注：＊青海《关于征求斑花黄堇等 21 种藏药材质量标准（征求意见稿）意见的函》DYB63 - QHZYC003 - 2021。

234 刺茶

【来源】蔷薇科植物三叶悬钩子。

【学名】

《中国植物志》	《中国药用植物志》
三叶悬钩子 *Rubus delavayi* Franch.	三叶悬钩子 *Rubus delavayi* Franch.

【民族药标准】

名称	植物来源	药用部位	产地加工	标准
刺茶/助弄	三叶悬钩子 *Rubus delavayi* Franch.	全株	夏、秋季采收，干燥	云南彝药Ⅲ 2005

235 肾茶

【来源】唇形科植物肾茶。

【学名】

《中国植物志》	《中国高等植物》
肾茶 *Clerodendranthus spicatus*（Thunb.）C. Y. Wu ex H. W. Li	肾茶 *Clerodendranthus spicatus*（Thunb.）C. Y. Wu ex H. W. Li

【民族药标准】

名称	植物来源	药用部位	产地加工	标准
肾茶/棵蒙沙	肾茶 *Clerodendranthus spicatus*（Thunb.）C. Y. Wu ex H. W. Li	地上部分	秋季采收，除去杂质，晒干	广西壮药第二卷 2011

【中药标准】

名称	植物来源	药用部位	产地加工	标准
肾茶/猫须草	肾茶 *Clerodendranthus spicatus*（Thunb.）C. Y. Wu	全草	全年均可采，除去泥沙，洗净，晒干	海南第一册 2011
肾茶	肾茶 *Clerodendranthus spicatus*（Thunberg）C. Y. Wu ex H. W. Li	地上部分	—	湖南 2009
肾茶	猫须草 *Clerodendranthus spicatus*（Thunb.）C. Y. Wu	地上部分	全年可采，晒干	云南 1996
肾茶	猫须草 *Clerodendranthus spicatus*（Thunb.）C. Y. Wu	地上部分	秋季采收，晒干	安徽炮规 2019

236 藤茶

【来源】葡萄科植物广东蛇葡萄（牛果藤）。

【学名】

《中国植物志》	《中国高等植物》
牛果藤 *Nekemias cantoniensis*（Hook. & Arn.）J. Wen & Z. L. Nie	广东蛇葡萄 *Ampelopsis cantoniensis*（Hook. et Arn.）Planch.

【民族药标准】

名称	植物来源	药用部位	产地加工	标准
藤茶/腊康歇	广东蛇葡萄 *Ampelopsis cantoniensis*（Hook. et Arn.）Planch.	地上部分	8—12 月采收，切段，干燥	云南傣药Ⅱ 2005

237 甜茶

【来源】蔷薇科植物甜叶悬钩子（甜茶）。

【学名】

《中国植物志》	《中国生物物种名录》
甜茶 *Rubus chingii* var. *suavissimus*（S. Lee）L. T. Lu	甜茶 *Rubus chingii* var. *suavissimus*（S. Lee）L. T. Lu

【民族药标准】

名称	植物来源	药用部位	产地加工	标准
甜茶/甘茶	甜叶悬钩子 *Rubus chingii* Hu var. *suavissimus*（S. Lee）L. T. Lu	叶	4—11月采收,干燥	广西瑶药第一卷2014
甜茶/茶完	甜叶悬钩子 *Rubus chingii* Hu var. *suavissimus*（S. Lee）L. T. Lu	叶	4—11月采收,晒干,或炒后干燥	广西壮药第二卷2011

【中药标准】

名称	植物来源	药用部位	产地加工	标准
甜茶	甜叶悬钩子 *Rubus suavissimus* S. Lee	叶	4—11月采收,晒干,或炒后干燥	贵州2003
甜茶	甜叶悬钩子 *Rubus suavissimus* S. Lee	叶	4—11月采收,晒干,或炒后干燥	广西1990

238 矮地茶

【来源】紫金牛科植物紫金牛、平地木（紫金牛）。

【学名】

《中国植物志》	《中国高等植物》
紫金牛 *Ardisia japonica*（Thunberg）Blume	紫金牛 *Ardisia japonica*（Thunb.）Bl.

【民族药标准】

名称	植物来源	药用部位	产地加工	标准
矮地茶/不出林/哈台剪	紫金牛 *Ardisia japonica*（Thunb.）Blume	全草	夏、秋季茎叶茂盛时采挖,除去泥沙,干燥	广西瑶药第一卷2014
矮地茶/茶堆	紫金牛 *Ardisia japonica*（Thunb.）Blume	全草	夏、秋二季茎叶茂盛时采挖,除去泥沙,干燥	广西壮药第二卷2011
矮地茶*	平地木 *Ardisia japonica*（Thunb.）Bl.	全株	夏、秋二季茎叶茂盛时采挖,除去杂质,干燥	贵州2003

【中药标准】

名称	植物来源	药用部位	产地加工	标准
矮地茶	紫金牛 *Ardisia japonica*（Thunb.）Blume	全草	夏、秋二季茎叶茂盛时采挖,除去泥沙,干燥	药典2020

附注：*同为中药标准收载品种。

239 观音茶

【来源】茜草科植物剑叶耳草。

【学名】

《中国植物志》	《中国高等植物》
剑叶耳草 *Hedyotis caudatifolia* Merr. et Metcalf	剑叶耳草 *Hedyotis caudatifolia* Merr. et Metcalf

【民族药标准】

名称	植物来源	药用部位	产地加工	标准
观音茶/哈敌改	剑叶耳草 *Hedyotis caudatifolia* Merr. et Metcalf	全草	夏、秋两季采收,洗净,干燥	广西瑶药第二卷2022

240 葫芦茶

【来源】豆科植物葫芦茶。

【学名】

《中国植物志》	《中国高等植物》
葫芦茶 *Tadehagi triquetrum*（L.）Ohashi	葫芦茶 *Tadehagi triquetrum*（Linn.）Ohashi

【民族药标准】

名称	植物来源	药用部位	产地加工	标准
葫芦茶/哈楼茶	葫芦茶 *Desmodium triquetrum*（L.）DC.	全株	夏、秋季采挖,晒干,或趁鲜切段干燥	广西瑶药第二卷2022

续表

名称	植物来源	药用部位	产地加工	标准
葫芦茶/茶堡	葫芦茶 Desmodium triquetrum（L.）DC.	全株	夏、秋季采挖,干燥,或趁鲜切段,干燥	广西壮药第一卷 2008

【中药标准】

名称	植物来源	药用部位	产地加工	标准
葫芦茶	葫芦茶 Desmodium triquetrum（L.）DC.	全株	夏、秋二季采挖,晒干,或趁鲜切段,晒干	药典 1977
葫芦茶	葫芦茶 Desmodium triquetrum（L.）DC.	全株	夏、秋二季采挖,晒干,或趁鲜切断,晒干	海南第一册 2011
葫芦茶	葫芦茶 Tadehagi triquetrum（L.）Ohashi	全株	—	福建 2006
葫芦茶	葫芦茶 Tadehagi triquetrum（L.）Ohashi	全株	夏、秋二季采挖,晒干或趁鲜切段,晒干	广东第一册 2004
葫芦茶	葫芦茶 Desmodium triquetrum（L.）DC.	全株	—	贵州 2003 附

241 苦丁茶

【来源】冬青科植物粗壮女贞（扩展女贞）、光萼小蜡、狭叶女贞、苦丁茶（扣树）、苦丁茶冬青（扣树）。

【学名】

《中国植物志》	《中国高等植物》
扩展女贞 Ligustrum expansum Rehder	粗壮女贞 Ligustrum robustum（Roxb.）Bl. subsp. chinense P. S. Green
光萼小蜡 Ligustrum sinense var. myrianthum（Diels）Hofk.	光萼小蜡 Ligustrum sinense var. myrianthum（Diels）H. Hofk.
狭叶女贞 Ligustrum angustum B. M. Miao	狭叶女贞 Ligustrum angustum B. M. Miao（《中国生物物种名录》）
扣树 Ilex kaushue S. Y. Hu	扣树 Ilex kaushue S. Y. Hu

【民族药标准】

名称	植物来源	药用部位	产地加工	标准
苦丁茶/南苦丁茶▲	粗壮女贞 Ligustrum robustum（Roxb.）Blume 光萼小蜡 Ligustrum sinense var. myrianthum（Diels）Hofk. 狭叶女贞 Ligustrum angustum B. M. Miao	叶	夏季采收,除去枝、梗,加适量水加热焖透或蒸透,干燥	贵州第二册 2019
苦丁茶/富丁茶	苦丁茶 Ilex kudingcha C. J. Tseng	叶	全年均可采收,除去粗梗,晒干	广西瑶药第一卷 2014
苦丁茶/茶灯	苦丁茶冬青（苦丁茶）Ilex kudingcha C. J. Tseng	嫩叶	—	广西壮药第二卷 2011

【中药标准】

名称	植物来源	药用部位	产地加工	标准
苦丁茶#	大叶冬青 Ilex latifolia Thunb. 枸骨 Ilex cornuta Lindl. et Paxt.	叶	春、夏两季采收叶,除去杂质,干燥	安徽 2022
苦丁茶	大叶冬青 Ilex latifolia Thunb.	叶	全年可采,除去枝梗、杂质、泥土,加工成苦丁茶,干燥	山东 2022
苦丁茶	枸骨 Ilex cornuta Lindl. et Paxt. 大叶冬青 Ilex latifolia Thunb.	嫩叶	春季采摘,稍蒸,晒干	内蒙古 2021
苦丁茶	大叶冬青 Ilex latifolia Thunb. 苦丁茶冬青 Ilex kudingcha C. J. Tseng	嫩叶	清明前后摘取嫩叶,杀青、揉捻、理条、烘干	河北 2018
苦丁茶	枸骨 Ilex cornuta Lindl. ex Paxt.	嫩叶	清明前后采收,除去杂质,晾干或晒干	湖北 2018
苦丁茶/大叶冬青	大叶冬青 Ilex latifolia Thunb.	叶	夏、秋季采收,除去杂质,晒干#	海南第一册 2011
苦丁茶	变紫女贞 Ligustrum purpurasces Yang 兴山蜡树 Ligustrum henryi Hemsl.	叶*	夏季采收,除去枝、梗,加适量水加热焖透或蒸透,烘干或制饼后烘干	四川 2010
苦丁茶	扣树 Ilex kaushue S. Y. Hu	叶	全年可采收,除去粗梗,晒干	湖南 2009
苦丁茶	扣树 Ilex kaushue S. Y. Hu	叶	夏、秋季采收,除去杂质,晒干#	广东第一册 2004
苦丁茶	枸骨 Ilex cornuta Lindl.	嫩叶	春季采摘,除去枝梗,蒸透,晒干	北京 1998
苦丁茶	大叶冬青 Ilex latifolia Thunb.	叶	清明前后摘取嫩叶,加温揉搓,使呈卷曲状,晒干	上海 1994
苦丁茶	苦丁茶 Ilex kudingcha C. J. Tseng	叶	全年可采收,除去粗梗,晒干	广西 1990
苦丁茶	苦丁茶冬青 Ilex kudingcha C. J. Tseng 枸骨 Ilex cornuta Lindl. ex Paxt. 大叶冬青 Ilex latifolia Thunb.	嫩叶	采摘嫩叶,除去杂质,干燥	甘肃炮规 2022
苦丁茶	变紫女贞 Ligustrum purpurascens Yang 兴山蜡树 Ligustrum henryi Hemsl.	叶	夏季采收,采嫩叶,除去枝、梗,加适量水加热焖透或蒸透,晒干	天津炮规 2018

名称	植物来源	药用部位	产地加工	标准
苦丁茶	变紫女贞 *Ligustrum purpurascens* Yang 兴山蜡树 *Ligustrum henryi* Hemsl.	叶	—	重庆炮规 2006
苦丁茶	马蓝 *Ilex latifolia* Thunb.	叶	—	部颁 9 册附
苦丁茶	日本女贞 *Ligustrum japonicum* L.	枝叶	—	部颁 12 册附

附注：＊加工成块状或饼状；#或将干叶片叠齐，扎成小束；#安徽炮规 2019 收载"苦丁茶冬青 *Ilex kudingcha* C. J. Tseng"；▲同为中药标准收载品种，贵州 1988 收载"日本毛女贞 *Ligustrum japonicum* Thunb. var. *pubescens* Koidz. "。

242 梁王茶

【来源】五加科植物梁王茶(掌叶梁王茶)。

【学名】

《中国植物志》	《中国高等植物》
梁王茶 *Metapanax delavayi*(Franchet)J. Wen & Frodin	掌叶梁王茶 *Pseudopanax delavayi*(Franch.)W. R. Philipson.

【民族药标准】

名称	原植物	药用部位	产地加工	标准
梁王茶/凤莫锡	梁王茶 *Metapanax delavayi*(Franch.)J. Wen & Frodin	全株	全年可采,晾干	云南彝药Ⅲ 2005

243 罗汉茶

【来源】胡桃科植物黄杞。

【学名】

《中国植物志》	《中国高等植物》
黄杞 *Engelhardia roxburghiana* Wall.	黄杞 *Engelhardia roxburghiana* Wall.

【民族药标准】

名称	植物来源	药用部位	产地加工	标准
罗汉茶/茶罗汉	黄杞 *Engelhardia roxburghiana* Wall.	叶	夏、秋二季采收,除去杂质,晒干	广西壮药第二卷 2011

【中药标准】

名称	植物来源	药用部位	产地加工	标准
罗汉茶	黄杞 *Engelhardia roxburghiana* Wall.	叶	夏、秋二季采收,除去杂质,晒干	广西第二册 1996

244 明目茶

【来源】越橘科植物樟叶越桔(樟叶越橘)。

【学名】

《中国植物志》	《中国高等植物》
樟叶越橘 *Vaccinium dunalianum* Wight	樟叶越桔 *Vaccinium dunalianum* Wight

【民族药标准】

名称	植物来源	药用部位	产地加工	标准
明目茶/纳景弄	樟叶越桔 *Vaccinium dunalianum* Wight	枝、叶	四季可采,干燥	云南彝药Ⅱ 2005

245 山绿茶

【来源】冬青科植物海南冬青。

【学名】

《中国植物志》	《中国高等植物》
海南冬青 *Ilex hainanensis* Merr.	海南冬青 *Ilex hainanensis* Merr.

【民族药标准】

名称	植物来源	药用部位	产地加工	标准
山绿茶/冬青茶/块南冬青	海南冬青 *Ilex hainanensis* Merr.	叶	全年均可采收,经加工炮制而成	广西瑶药第二卷 2022
山绿茶/棵傻岜	海南冬青 *Ilex hainanensis* Merr.	叶	全年可采,经加工炮制而成	广西壮药第一卷 2008

【中药标准】

名称	植物来源	药用部位	产地加工	标准
山绿茶	海南冬青 *Ilex hainanensis* Merr.	叶	全年可采,经加工炮制而成	广西 1990
山绿茶	海南冬青 *Ilex hainanensis* Merr.	叶	全年可采,经加工炮制而成	药典 2020 附
山绿茶	海南冬青 *Ilex hainanensis* Merr.	叶	—	部颁 15 册附

246 山栀茶

【来源】海桐花科植物光叶海桐、狭叶海桐、海金子。

【学名】

《中国植物志》	《中国高等植物》
光叶海桐 *Pittosporum glabratum* Lindl.	光叶海桐 *Pittosporum glabratum* Lindl.
狭叶海桐 *Pittosporum glabratum* var. *neriifolium* Rehd. et Wils.	狭叶海桐 *Pittosporum glabratum* var. *neriifolium* Rehd. et Wils.
海金子 *Pittosporum illicioides* Makino	海金子 *Pittosporum illicioides* Mak.

【民族药标准】

名称	植物来源	药用部位	产地加工	标准
山栀茶 *	光叶海桐 *Pittosporum glabratum* Lindl. 狭叶海桐 *Pittosporum glabratum* Lindl. var. *neriifolium* Rehd. et Wils. 海金子 *Pittosporum illicioides* Mak.	根和茎	秋季采挖,切片或长段,干燥	贵州第二册 2019

【中药标准】

名称	植物来源	药用部位	产地加工	标准
山栀茶	莽草海桐 *Pittosporum illicioides* Makino	根	全年均可采挖,洗净,晒干,或趁鲜切片,晒干	药典 1977
一朵云	光叶海桐 *Pittosporum glabratum* Lindl.	根	全年可采收,洗净,晒干,或切段、片,晒干	广东第二册 2011

附注:* 同为中药标准收载品种,贵州 1988 收载名称"山枝茶/山栀茶"。

247 石崖茶

【来源】山茶科植物亮叶杨桐。

【学名】

《中国植物志》	《中国高等植物》
亮叶杨桐 *Adinandra nitida* Merr. ex Li	亮叶杨桐 *Adinandra nitida* Merr. ex Li

【民族药标准】

名称	植物来源	药用部位	产地加工	标准
石崖茶/茶盟熔	亮叶杨桐 *Adinandra nitida* Merr. ex H. L. Li	叶	夏、秋二季采收,干燥	广西壮药第二卷 2011

248 鸡骨柴

【来源】唇形科植物鸡骨柴。

【学名】

《中国植物志》	《中国高等植物》
鸡骨柴 *Elsholtzia fruticosa* (D. Don) Rehd.	鸡骨柴 *Elsholtzia fruticosa* (D. Don) Rehd.

【民族药标准】

名称	植物来源	药用部位	产地加工	标准
鸡骨柴/普尔木拉冈	鸡骨柴 *Elsholtzia fruticosa* (D. Don) Rehd.	枝叶	夏季采收新鲜枝叶,除去杂质,切段,阴干	西藏公告 2022 *
山藿香/东窝萧	鸡骨柴 *Elsholtzia fruticosa* (D. Don) Rehd.	地上部分	夏、秋季采收,干燥	云南彝药Ⅲ2005

附注:* 西藏《关于征求红糖等 38 个地方药材质量标准(草案)意见建议的公告》2022.11.29。

249 白狗肠

【来源】紫葳科植物凌霄。

【学名】

《中国植物志》	《中国高等植物》
凌霄 *Campsis grandiflora*(Thunb.)Schum.	凌霄 *Campsis grandiflora*(Thunb.)Schum.

【民族药标准】

名称	植物来源	药用部位	产地加工	标准
白狗肠/谷别港	凌霄 *Campsis grandiflora*(Thunb.)Schum.	根	全年均可采挖,洗净,切片,干燥	广西瑶药第二卷 2022

【中药标准】

名称	植物来源	药用部位	产地加工	标准
凌霄根/紫葳根	凌霄 *Campsis grandiflora*(Thunb.)Loisel. 厚萼凌霄 *Campsis radicans*(L.)Seem.	根	全年可采挖,洗净,晒干	上海 1994
紫葳根	凌霄 *Campsis grandiflora*(Thunb.)Schum.	根	全年可采挖,洗净,切厚片,干燥	安徽炮规 2019

250 锐呀车

【来源】唇形科植物细风轮菜。

【学名】

《中国植物志》	《中国高等植物》
细风轮菜 *Clinopodium gracile*(Benth.)Matsum.	细风轮菜 *Clinopodium gracile*(Benth.)Matsum.

【民族药标准】

名称	植物来源	药用部位	产地加工	标准
锐呀车	细风轮菜 *Clinopodium gracile*(Benth.)Matsum.	全草	夏、秋二季采收,除去泥沙,洗净,干燥	四川 2022

251 茵陈

【来源】菊科植物滨蒿(猪毛蒿)、茵陈(茵陈蒿)、茵陈蒿。

【学名】

《中国植物志》	《中国高等植物》
猪毛蒿 *Artemisia scoparia* Waldst. et Kit.	猪毛蒿 *Artemisia scoparia* Waldst. et Kit.
茵陈蒿 *Artemisia capillaris* Thunb.	茵陈蒿 *Artemisia capillaris* Thunb.

【民族药标准】

名称	植物来源	药用部位	产地加工	标准
茵陈/阿荣	滨蒿 *Artemisia scoparia* Waldst. et Kit. 茵陈 *Artemisia capillaris* Thunb.	地上部分*	春季幼苗高 6～10 cm 时采收或秋季花蕾长成至花初开时采割,除去杂质和老茎,晒干	蒙药 2021
茵陈蒿/摇媄	茵陈蒿 *Artemisia capillaris* Thunb.	幼嫩茎、叶	夏秋采集带叶嫩枝,晾干	西藏藏药第二册 2012
茵陈	滨蒿 *Artemisia scoparia* Waldst. et Kit. 茵陈蒿 *Artemisia capillaris* Thunb.	幼苗	春季幼苗高 6～10 cm 时采收或秋季花蕾长成时采割,除去杂质及老茎,晒干*	维药 1993

【中药标准】

名称	植物来源	药用部位	产地加工	标准
茵陈	滨蒿 *Artemisia scoparia* Waldst. et Kit. 茵陈蒿 *Artemisia capillaris* Thunb.	地上部分*	春季幼苗高 6～10 cm 时采收或秋季花蕾长成至花初开时采割,除去杂质和老茎,晒干	药典 2020

附注:*春季采收的习称"绵茵陈",秋季采割的称"花茵陈"。

252 大头陈

【来源】玄参科植物球花毛麝香。

【学名】

《中国植物志》	《中国高等植物》
球花毛麝香 *Adenosma indiana*(Lour.)Merr.	球花毛麝香 *Adenosma indianum*(Lour.)Merr.

【民族药标准】

名称	植物来源	药用部位	产地加工	标准
大头陈/野样夺	球花毛麝香 Adenosma indianum（Lour.）Merr.	全草	秋季花开时采挖,除去杂质,干燥	广西壮药第一卷 2008

【中药标准】

名称	植物来源	药用部位	产地加工	标准
大头陈	球花毛麝香 Adenosma indianum（Lour.）Merr.	全草	秋季花开时采挖,除去杂质,晒干	药典 1977
大头陈	球花毛麝香 Adenosma indianum（Lour.）Merr.	带花全草	秋季花开时采挖,除去杂质,晒干	广东第三册 2018
毛麝香	毛麝香 Adenosma glutinosum（L.）Druce 球花毛麝香 Adenosma indianum Lour.	全草	—	部颁 17 册附

253　尖山橙

【来源】夹竹桃科植物尖山橙。

【学名】

《中国植物志》	《中国高等植物》
尖山橙 Melodinus fusiformis Champ. ex Benth.	尖山橙 Melodinus fusiformis Champ. ex Benth.

【民族药标准】

名称	植物来源	药用部位	产地加工	标准
尖山橙/橙九牛/茶坐翁	尖山橙 Melodinus fusiformis Champ. ex Benth.	全株	全年均可采收,切段,晒干	广西瑶药第一卷 2014
尖山橙/勾动撩	尖山橙 Melodinus fusiformis Champ. ex Benth.	全株	全年均可采收,切段,晒干	广西壮药第二卷 2011

254　冬那端迟

【来源】玄参科植物毛果婆婆纳、光果婆婆纳。

【学名】

《中国植物志》	《中国高等植物》
毛果婆婆纳 Veronica eriogyne H. Winkl.	毛果婆婆纳 Veronica eriogyne H. Winkl.
光果婆婆纳 Veronica rockii H. L. Li	光果婆婆纳 Veronica rockii H. L. Li

【民族药标准】

名称	植物来源	药用部位	产地加工	标准
冬那端迟	毛果婆婆纳 Veronica eriogyne H. Winkl. 光果婆婆纳 Veronica rockii Li	全草	7—9 月采集全草,洗净,晾干	青海藏药第一册 2019
毛果婆婆纳	毛果婆婆纳 Veronica eriogyne H. Winkl.	全草	秋季采挖,洗净,阴干或晒干	四川藏药 2014
巴夏嘎/巴夏嘎门巴	毛果婆婆纳 Veronica eriogyne H. WinKl. 等同属近缘植物	全草	7—9 月采集全草,洗净,晒干	西藏局颁 2003 *

附注：* 西藏局颁 XZ－BC－0001－2003。

255　董那童赤

【来源】玄参科植物长果婆婆纳、长果婆婆纳拉萨亚种。

【学名】

《中国植物志》	《中国高等植物》
长果婆婆纳 Veronica ciliata Fisch.	长果婆婆纳 Veronica ciliata Fisch.
长果婆婆纳拉萨亚种 Veronica ciliata subsp. cephaloides（Pennell）Hong	拉萨长果婆婆纳 Veronica ciliata subsp. cephaloides（Pennell）D. Y. Hong

【民族药标准】

名称	植物来源	药用部位	产地加工	标准
董那童赤	长果婆婆纳 Veronica ciliata Fisch. 长果婆婆纳拉萨亚种 Veronica ciliata Fisch. subsp. cephaloides（Pennell）Hong	全草	秋季采集全草,晾干	西藏藏药第一册 2012
长果婆婆纳/冬纳冬扯	长果婆婆纳 Veronica ciliata Fisch.	全草	夏末花果期采收,除去杂质,晾干	六省藏标
婆婆纳/冬那端赤	长果婆婆纳 Veronica ciliata Fisch.	全草	7—9 月采集全草,洗净,晒干	部颁藏药

256　一匹绸

【来源】旋花科植物白鹤藤。

【学名】

《中国植物志》	《中国高等植物》
白鹤藤 *Argyreia acuta* Lour.	白鹤藤 *Argyreia acuta* Lour.

【民族药标准】

名称	植物来源	药用部位	产地加工	标准
一匹绸/勾答豪	白鹤藤 *Argyreia acuta* Lour.	地上部分	全年或夏、秋二季采收,晒干	广西壮药第二卷 2011

257　九龙川

【来源】大戟科植物巴豆。

【学名】

《中国植物志》	《中国高等植物》
巴豆 *Croton tiglium* L.	巴豆 *Croton tiglium* Linn.

【民族药标准】

名称	植物来源	药用部位	产地加工	标准
九龙川/边邦灵	巴豆 *Croton tiglium* Linn.	茎和根	全年均可采收,除去杂质,切片,干燥	广西壮药第三卷 2018

【中药标准】

名称	植物来源	药用部位	产地加工	标准
九龙川	巴豆 *Croton tiglium* L.	茎和根	全年均可采收,除去杂质,切片,干燥	广西 1990
九龙川	巴豆 *Croton tiglium* L.	茎和根	—	药典 2020 附

258　爵床

【来源】爵床科植物爵床。

【学名】

《中国植物志》	《中国高等植物》
爵床 *Justicia procumbens* Linnaeus	爵床 *Rostellularia procumbens*（Linn.）Nees

【民族药标准】

名称	植物来源	药用部位	产地加工	标准
爵床 *	爵床 *Rostellularia procumbens*（L.）Nees	全草 #	夏、秋二季茎叶茂盛时采收,除去杂质,鲜用或干燥	贵州 2003

【中药标准】

名称	植物来源	药用部位	产地加工	标准
爵床	爵床 *Justicia procumbens* L.	全草	夏、秋二季茎叶茂盛时采挖,除去杂质,干燥	药典 1977
疳积草	爵床 *Rostellularia procumbens*（L.）Nees	全草	夏、秋二季茎叶茂盛时采收,除去杂质,干燥	江西 2014
疳积草	爵床 *Rostellularia procumbens*（Linnaeus）Nees	全草	夏、秋两季茎叶茂盛时采挖,除去杂质,干燥	湖南 2009
爵床	爵床 *Justicia procumbens* L.	全草	—	北京炮规 2023
爵床	爵床 *Rostellularia procumbens*（L.）Ness	全草	夏、秋二季生长茂盛时采挖,除去杂质,干燥	安徽炮规 2019

附注:＊同为中药标准收载品种;#新鲜或干燥全草。

259　铁棒锤

【来源】毛茛科植物伏毛铁棒锤、铁棒锤。

【学名】

《中国植物志》	《中国高等植物》
伏毛铁棒锤 *Aconitum flavum* Hand.-Mazz.	伏毛铁棒锤 *Aconitum flavum* Hand.-Mazz.
铁棒锤 *Aconitum pendulum* Busch	铁棒锤 *Aconitum pendulum* Busch

【民族药标准】

名称	植物来源	药用部位	产地加工	标准
铁棒锤/榜那	伏毛铁棒锤 *Aconitum flavum* Hand. -Mazz. 铁棒锤 *Aconitium pendulum* Busch	块根	秋末采挖根,除去须根及泥沙,晒干	部颁藏药
铁棒锤根/旺那合	伏毛铁棒锤 *Aconitum flavum* Hand. -Mazz. 铁棒锤 *Aconitium pendulum* Busch	根	秋末采挖根,除去须根及泥沙,晒干	青海藏药 1992
铁棒锤/榜那	伏毛铁棒锤 *Aconitum flavum* Hand. -Mazz. 铁棒锤 *Aconitium pendulum* Busch	块根	秋末采挖根,除去须根及泥沙,晒干	青海藏药炮规 2010

【中药标准】

名称	植物来源	药用部位	产地加工	标准
铁棒锤	伏毛铁棒锤 *Aconitum flavum* Hand. -Mazz. 铁棒锤 *Aconitum pendulum* Busch	块根	秋末冬初采挖,除去残茎及须根,晒干	甘肃 2020
铁棒锤	伏毛铁棒锤 *Aconitum flavum* Hand. -Mazz.	块根	春、秋两季采挖子根,除去须根和泥土,干燥	宁夏 2018
铁棒锤	铁棒锤 *Aconitum pendulum* Busch	块根	夏末秋初采挖,除去须根及泥沙,晒干	陕西 2015
雪上一枝蒿	短柄乌头 *Aconitum brachypodum* Diels 铁棒锤 *Aconitum pendulum* Busch 宣威乌头 *Aconitum nagarum* var. *lasiandrum* W. T. Wang	块根	秋末冬初采挖,除去须根及杂质,干燥	湖南 2009
雪上一支蒿	短柄乌头 *Aconitum brachypodum* Diels 铁棒锤 *Aconitum pendulum* Busch 宣威乌头 *Aconitum subrosullatum* H. -M.	块根	秋末冬初采挖,除去须根及杂质,干燥	贵州 2003
铁棒锤	铁棒锤 *Aconitum pendulum* Busch 伏毛铁棒锤 *Aconitum flavum* Hand. -Mazz.	块根	秋末叶枯黄时采挖,除去杂质,晒干	上海 1994
雪上一支蒿	短柄乌头 *Aconitum brachypodum* Diels 铁棒锤 *Aconitum pendulum* Busch 宣威乌头 *Aconitum subrosullatum* H. -M.	块根	夏末秋初挖取块根,去掉苗叶及小根,洗净晒干,装麻袋内撞击之,使外表光滑	内蒙古 1988
雪上一枝蒿	铁棒锤 *Aconitum pendulum* Busch 伏毛铁棒锤 *Aconitum flavum* Hand. -Mazz. 多裂乌头 *Aconitum polyschistum* Hand. -Mazz.	子根	秋末叶枯黄时采挖,除去泥沙及母根,干燥	四川 1987
雪上一枝蒿	铁棒锤 *Aconitum pendulum* Busch 伏毛铁棒锤 *Aconitum flavum* Hand. -Mazz. 多裂乌头 *Aconitum polyschistum* Hand. -Mazz.	子根	—	重庆炮规 2006
黑草乌	藏草乌 *Aconitum balfourii* Stapf 铁棒锤 *Aconitum szechenyianum* Gay.	根		药典 2020 附
伏毛铁棒锤	伏毛铁棒锤 *Aconitum flavum* Hand. -Mazz.	块根	—	部颁 15 册附

260 段报春

【来源】报春花科植物段报春(胭脂花)。

【学名】

《中国植物志》	《中国高等植物》
胭脂花 *Primula maximowiczii* Regel	胭脂花 *Primula maximowiczii* Regel

【民族药标准】

名称	植物来源	药用部位	产地加工	标准
段报春/陶如格—哈布日希乐—其其格	段报春 *Primula maximowiczii* Regel	全草	5—6月采收,除去泥沙,晒干	蒙药 2021

261 小报春

【来源】报春花科植物小报春、中甸灯台报春。

【学名】

《中国植物志》	《中国高等植物》
小报春 *Primula forbesii* Franch.	小报春 *Primula forbesii* Franch.
中甸灯台报春 *Primula chungensis* Balf. f. et Ward.	中甸灯台报春 *Primula chungensis* Balf. f. et Ward.

【民族药标准】

名称	植物来源	药用部位	产地加工	标准
小报春	中甸灯台报春 *Primula chungensis* Balf. f. et Ward.	全草	夏、秋二季采收,除去泥沙,洗净,干燥	四川 2022
小报春/诺台维若	小报春 *Primula forbesii* Franch.	全草	冬、春季采收,洗净,干燥	云南彝药Ⅲ2005

262 束花报春

【来源】报春花科植物束花报春、天山报春。

【学名】

《中国植物志》	《中国高等植物》
束花报春 *Primula fasciculata* Balf. f. et Ward.	束花报春 *Primula fasciculata* Balf. f. et Ward.
天山报春 *Primula nutans* Georgi	天山报春 *Primula nutans* Georgi

【民族药标准】

名称	植物来源	药用部位	产地加工	标准
束花报春	束花报春 *Primula fasciculata* Balf. f. et Ward. 天山报春 *Primula sibirica* Jacq.	花	—	部颁藏药附
束花报春/亚毛唐	束花报春 *Primula fasciculata* Balf. f. et Ward. 天山报春 *Primula sibirica* Jacq.	花	—	青海藏药 1992 附

263 紫花雪山报春

【来源】报春花科植物紫花雪山报春。

【学名】

《中国植物志》	《中国高等植物》
紫花雪山报春 *Primula chionantha* I. B. Balfour & Forrest	紫花雪山报春 *Primula chionantha* Balf. f. et Forr.

【民族药标准】

名称	植物来源	药用部位	产地加工	标准
紫花雪山报春	紫花雪山报春 *Primula chionantha* I. B. Balfour & Forrest	花	—	四川藏药制剂附

264 香椿

【来源】楝科植物香椿。

【学名】

《中国植物志》	《中国高等植物》
香椿 *Toona sinensis*(A. Juss.) Roem.	香椿 *Toona sinensis*(A. Juss.) Roem.

【民族药标准】

名称	植物来源	药用部位	产地加工	标准
香椿/香椿根/椿亮关	香椿 *Toona sinensis*(A. Juss.) Roem.	根	全年均可采挖,洗净,干燥	广西瑶药第二卷 2022

265 红泡刺

【来源】蔷薇科植物深裂锈毛莓。

【学名】

《中国植物志》	《中国高等植物》
深裂锈毛莓 *Rubus reflexus* var. *lanceolobus* Metc.	深裂锈毛莓 *Rubus reflexus* var. *lanceolobus* Metc.

【民族药标准】

名称	植物来源	药用部位	产地加工	标准
红泡刺/七爪风/舍绞崩	深裂锈毛莓 *Rubus reflexus* Ker. var. *lanceolobus* Metc.	根	秋、冬季采挖,除去茎干和须根,洗净,切片,晒干	广西瑶药第一卷 2014

266 骆驼刺

【来源】豆科植物骆驼刺。

【学名】

《中国植物志》	《中国高等植物》
骆驼刺 *Alhagi camelorum* Fisch.	骆驼刺 *Alhagi sparsifolia* Shap.

【民族药标准】

名称	植物来源	药用部位	产地加工	标准
骆驼刺	骆驼刺 *Alhagi sparsifolia* Shap.	地上部分	夏季结果时采割地上部分,晒干	新疆炮规 2020
骆驼刺	骆驼刺 *Alhagi sparsifolia* Shap.	地上部分	夏季结果时采割地上部分,除去杂质,晒干	新疆局颁 2020 *

附注:＊新疆局颁 2020YC－0003。

267　小果白刺

【来源】蒺藜科植物小果白刺。

【学名】

《中国植物志》	《中国高等植物》
小果白刺 *Nitraria sibirica* Pall.	小果白刺 *Nitraria sibirica* Pall.

【民族药标准】

名称	植物来源	药用部位	产地加工	标准
小果白刺/哈日莫格	小果白刺 *Nitraria sibirica* Pall.	果实	秋季果实成熟时采收,除去杂质,干燥	蒙药 2021

268　红葱

【来源】鸢尾科植物红葱。

【学名】

《中国植物志》	《中国高等植物》
红葱 *Eleutherine plicata* Herb.	红葱 *Eleutherine plicata* Herb.

【民族药标准】

名称	植物来源	药用部位	产地加工	标准
红葱/葱史	红葱 *Eleutherine plicata* Herb.	全草 *	夏、秋季采收,除去泥沙,鲜用或干燥	广西瑶药第二卷 2022

附注:＊新鲜或干燥全草。

269　生葱

【来源】百合科植物火葱。

【学名】

《中国植物志》	《中国高等植物》
火葱 *Allium cepa* var. *aggregatum* G. Don	火葱 *Allium ascalonicum* Linn.

【民族药标准】

名称	植物来源	药用部位	产地加工	标准
生葱▲	火葱 *Allium ascalonicum* L.	全株#	四季均可采收,除去杂质,洗净,鲜用	贵州第二册 2019

【中药标准】

名称	植物来源	药用部位	产地加工	标准
细香葱	细香葱 *Allium ascalonicum* L.	鳞茎#	四季均可采收,洗净,鲜用	广东第二册 2011
鲜葱	葱 *Allium fistulosum* Linnaeus 火葱 *Allium cepa* var. *aggregatum* G. Don	全草#	四季采收,洗净,鲜用 *	湖南 2009

附注:＊其新鲜鳞茎称"葱白";#新鲜品;▲同为中药标准收载品种。

270　野葱

【来源】百合科植物野葱(太白山葱、太白韭)。

【学名】

《中国植物志》	《中国高等植物》
太白山葱 *Allium prattii* C. H. Wright ex Hemsl.	太白韭 *Allium prattii* C. H. Wright ex Forb. et Hemsl.

【民族药标准】

名称	植物来源	药用部位	产地加工	标准
野葱	野葱 *Allium prattii* C. H. Wright	鳞茎	夏秋季采挖,除去泥沙和残叶,晒干	部颁维药
野葱	野葱 *Allium prattii* C. H. Wright	全草	—	维药 1993
野葱	野葱 *Allium prattii* C. H. Wright	鳞茎	夏、秋季采挖,除去泥沙和残叶,晒干	新疆炮规 2020

271 蒂达

【来源】龙胆科植物普兰獐牙菜及同属多种植物。

【学名】

《中国植物志》	《中国生物物种名录》
普兰獐牙菜 *Swertia ciliata*(D. Don ex G. Don)B. L. Burtt	普兰獐牙菜 *Swertia ciliata*(D. Don ex G. Don)B. L. Burtt

【民族药标准】

名称	植物来源	药用部位	产地加工	标准
蒂达	普兰獐牙菜 *Swertia purpurascens* Wall. 及同属多种植物	全草	秋季花期采收,晾干	六省藏标

272 麻布袋

【来源】毛茛科植物高乌头。

【学名】

《中国植物志》	《中国高等植物》
高乌头 *Aconitum sinomontanum* Nakai	高乌头 *Aconitum sinomontanum* Nakai

【民族药标准】

名称	植物来源	药用部位	产地加工	标准
麻布袋*	高乌头 *Aconitum sinomontanum* Nakai	根	秋季采挖,洗净,干燥	贵州第一册 2019

【中药标准】

名称	植物来源	药用部位	产地加工	标准
高乌头	高乌头 *Aconitum sinomontanum* Nakai	根	秋季采挖,除去残茎、须根,洗净泥土,晒干	甘肃 2020

附注:*同为中药标准收载品种。

273 米口袋

【来源】豆科植物少花米口袋(米口袋)。

【学名】

《中国植物志》	《中国高等植物》
米口袋 *Gueldenstaedtia verna*(Georgi)Boriss.	少花米口袋 *Gueldenstaedtia verna*(Georgi)Boriss.

【民族药标准】

名称	植物来源	药用部位	产地加工	标准
米口袋/枭本—萨波日	少花米口袋 *Gueldenstaedtia verna*(Georgi)Boriss.	全草	春、夏季采收,除去杂质,洗净泥土,阴干	蒙药 2021

【中药标准】

名称	植物来源	药用部位	产地加工	标准
甜地丁	米口袋 *Gueldenstaedtia verna*(Georgi)A. Bor.	全草	春、夏二季采收,除去杂质,晒干	药典 1977
甜地丁	米口袋 *Gueldenstaedtia verna*(Georgi)Boriss. subsp. *multiflora*(Bunge)Tsui	全草	夏、秋二季采收,除去泥沙,洗净,晒干	湖北 2018
皮寒药	川滇米口袋 *Gueldenstaedtia delavayi* Franch.	全草	除去杂质,干燥	四川 2010
甜地丁	米口袋 *Gueldenstaedtia verna*(Georgi)Boriss.	全草	春、夏季采挖,除去杂质,晒干	甘肃 2009
甜地丁	少花米口袋 *Gueldenstaedtia verna*(Georgi)Borissov	全草	春、夏两季采收,除去杂质,晒干	湖南 2009
甜地丁	米口袋 *Gueldenstaedtia verna*(Georgi)A. Bor.	全草	4—5月挖取全草,洗去泥沙,晒干	辽宁第一册 2009
甜地丁	米口袋 *Gueldenstaedtia verna*(Georgi)A. Bor.	全草	春、夏二季采收,除去杂质,晒干	山东 2002
甜地丁	米口袋 *Gueldenstaedtia verna*(Georgi)A. Bor.	根	春、秋二季采收,除去杂质,晒干	河南 1991
甜地丁	米口袋 *Gueldenstaedtia verna*(Georgi)A. Bor.	全草	春、秋二季采收,除去杂质,晒干	内蒙古 1988

名称	植物来源	药用部位	产地加工	标准
甜地丁	米口袋 *Gueldenstaedtia multiflora* Bunge 少花米口袋 *Gueldenstaedtia verna*（Georgi）Boriss.	全草	夏、秋二季采挖，除去杂质，干燥；或鲜用	安徽炮规 2019
甜地丁	米口袋 *Gueldenstaedtia verna*（Georgi）A. Bor.	全草	春、夏二季采挖，晒干	天津炮规 2018
甜地丁	米口袋 *Gueldenstaedtia verna*（Georgi）A. Bor.	全草	—	药典 2020 附
甜地丁	米口袋 *Gueldenstaedtia verna*（Georgi）A. Bor.	全草	—	山西 1987 附

274 金戴戴

【来源】毛茛科植物金戴戴（长叶碱毛茛）。

【学名】

《中国植物志》	《中国高等植物》
长叶碱毛茛 *Halerpestes ruthenica*（Jacq.）Ovcz.	长叶碱毛茛 *Halerpestes ruthenica*（Jacq.）Ovcz.

【民族药标准】

名称	植物来源	药用部位	产地加工	标准
金戴戴/格策—其其格	金戴戴 *Halerpestes ruthenica*（Jacq.）Ovcz.	全草	夏季花开时采收，晒干	蒙药 2021

275 白花丹

【来源】白花丹科植物白花丹。

【学名】

《中国植物志》	《中国高等植物》
白花丹 *Plumbago zeylanica* L.	白花丹 *Plumbago zeylanica* Linn.

【民族药标准】

名称	植物来源	药用部位	产地加工	标准
白花丹	白花丹 *Plumbago zeylanica* L.	不带叶的茎枝	全年可采，除去叶，晒干	部颁维药
白花丹/猛老虎/显懂卯	白花丹 *Plumbago zeylanica* L.	全草	全年均可采收，干燥	广西瑶药第一卷 2014
白花丹/裸端豪	白花丹 *Plumbago zeylanica* L.	全草	全年可采，干燥	广西壮药第一卷 2008
白花丹茎叶/维鲁浪酿	白花丹 *Plumbago zeylanica* Linn.	茎、叶	夏、秋季采收，干燥	云南彝药Ⅱ 2005
白花丹	白花丹 *Plumbago zeylanica* L.	茎枝及根茎	全年可采，除去叶，晒干	新疆炮规 2020

【中药标准】

名称	植物来源	药用部位	产地加工	标准
白花丹	白花丹 *Plumbago zeylanica* L.	全草	全年可采，晒干	广西第二册 1996

276 逼火丹

【来源】豆科植物马棘（河北木蓝）。

【学名】

《中国植物志》	《中国高等植物》
河北木蓝 *Indigofera bungeana* Walp.	河北木蓝 *Indigofera bungeana* Walp.

【民族药标准】

名称	植物来源	药用部位	产地加工	标准
逼火丹/拉农撒	马棘 *Indigofera bungeana* Walp.	全株	全年可采，除去杂质，干燥	云南彝药Ⅲ 2005

277 臭牡丹

【来源】马鞭草科植物臭牡丹、滇常山。

【学名】

《中国植物志》	《中国高等植物》
滇常山 *Clerodendrum yunnanense* Hu ex Hand.-Mazz.	滇常山 *Clerodendrum yunnanense* Hu（《中国高等植物图鉴》）
臭牡丹 *Clerodendrum bungei* Steud.	臭牡丹 *Clerodendrum bungei* Steud.

【民族药标准】

名称	植物来源	药用部位	产地加工	标准
臭牡丹/吸吃基	滇常山 *Clerodendrum yunnanense* Hu ex Hand. -Mazz.	全株	夏、秋季采集,洗净,干燥	云南彝药 2005
臭牡丹▲	臭牡丹 *Clerodendrum bungei* Steud.	茎或叶	夏、秋二季采集,鲜用或晒干	贵州 2003
臭牡丹#	臭牡丹 *Clerodendrum bungei* Steudel	地上部分	—	湖南炮规 2021

【中药标准】

名称	植物来源	药用部位	产地加工	标准
臭牡丹	臭牡丹 *Clerodendrum bungei* Steud.	全株	夏、秋二季茎叶茂盛时采收,晒干	四川 2010
臭牡丹	臭牡丹 *Clerodendrum bungei* Steudel	地上部分*	夏季采集,晒干	湖南 2009

附注:*新鲜或干燥地上部分;#【民族药名】南八莲(土家),巴峒杜谷蒙(苗),骂宁(侗),过墙风(瑶);▲同为中药标准收载品种。

278 红花臭牡丹

【来源】马鞭草科植物赪桐。

【学名】

《中国植物志》	《中国高等植物》
赪桐 *Clerodendrum japonicum*(Thunb.)Sweet	赪桐 *Clerodendrum japonicum*(Thunb.)Sweet

【民族药标准】

名称	植物来源	药用部位	产地加工	标准
红花臭牡丹/哈宾亮	赪桐 *Clerodendrum japonicum*(Thunb.)Sweet	根	秋、冬季采挖,洗净,切片,干燥	云南傣药 2005

279 长柱山丹

【来源】茜草科植物长柱山丹。

【学名】

《中国植物志》	《中国高等植物》
长柱山丹 *Duperrea pavettifolia*(Kurz)Pitard	长柱山丹 *Duperrea pavettaefolia*(Kurz)Pitard

【民族药标准】

名称	植物来源	药用部位	产地加工	标准
长柱山丹/叫勐远	长柱山丹 *Duperrea pavettaefolia*(Kurz)Pitard	茎	秋、冬季采收,切片,干燥	云南傣药 II 2005

280 雪胆

【来源】葫芦科植物蛇莲、中华雪胆(雪胆)。

【学名】

《中国植物志》	《中国高等植物》
蛇莲 *Hemsleya sphaerocarpa* Kuang et A. M. Lu	蛇莲 *Hemsleya sphaerocarpa* Kuang et A. M. Lu
雪胆 *Hemsleya chinensis* Cogn. ex Forbes et Hemsl.	雪胆 *Hemsleya chinensis* Cogn.

【民族药标准】

名称	植物来源	药用部位	产地加工	标准
雪胆/苦金盆*	蛇莲 *Hemsleya sphaerocarpa* Kuang et A. M. Lu 中华雪胆 *Hemsleya chinensis* Cogn. ex Hemsl.	块根	秋末叶黄时采挖,除去杂质,切片,干燥	贵州 2003

【中药标准】

名称	植物来源	药用部位	产地加工	标准
雪胆	雪胆 *Hemsleya amabilis* Diels 及同属数种植物	块根	秋末叶黄时采挖,除去泥沙,切片,干燥	药典 1977
雪胆	雪胆 *Hemsleya chinensis* Cogn. ex Forbes et Hemsl. 及同属数种植物	块根	秋末叶黄时采挖,除去泥沙,干燥	湖北 2018
雪胆	长果雪胆 *Hemsleya dolichocarpa* W. J. Chang 峨眉雪胆 *Hemsleya omeiensis* L. T. Shen et W. J. Chang 巨花雪胆 *Hemsleya gigantha* W. J. Chang	块根	秋末春初采挖,除去须根,洗净,干燥;或趁鲜切片块,干燥#	四川 2010
雪胆	雪胆 *Hemsleya amabilis* Diels 罗锅底 *Hemsleya macrosperma* C. Y. Wu	块根	秋末叶黄时挖取,除去泥土,切片,干燥	云南 1996

续表

名称	植物来源	药用部位	产地加工	标准
雪胆	长果雪胆 *Hemsleya dolichocarpa* W. J. Chang 峨眉雪胆 *Hemsleya omeiensis* L. T. Shen et W. J. Chang 巨花雪胆 *Hemsleya gigantha* W. J. Chang	块根	—	重庆炮规 2006

附注：* 同为中药标准收载品种,贵州 1988 收载"雪胆 *Hemsleya amabilis* Diels 和短柄雪胆 *Hemsleya brevipetiolata* Hand."；# 趁鲜切成厚 0.5～1 cm 的片块。

281 欧龙胆

【来源】龙胆科植物欧龙胆。

【学名】

《中华本草·维吾尔药卷》	《维吾尔药志》
欧龙胆 *Gentiana lutea* L.	欧龙胆 *Gentiana lutea* L.

【民族药标准】

名称	植物来源	药用部位	产地加工	标准
欧龙胆	欧龙胆 *Gentiana lutea* L.	根及根茎	秋季采挖,除去杂质,迅速晒干或趁鲜切成块、段	部颁维药
欧龙胆	欧龙胆 *Gentiana lutea* L.	根和根茎	秋季采挖,去掉残茎及泥土,速晒干	维药 1993
欧龙胆	欧龙胆 *Gentiana lutea* L.	根及根茎	秋季采挖,去残茎及泥土,干燥	新疆炮规 2020

282 白花龙胆

【来源】龙胆科植物高山龙胆、大花龙胆、短柄龙胆、岷县龙胆。

【学名】

《中国植物志》	《中国高等植物》
高山龙胆 *Gentiana algida* Pall.	高山龙胆 *Gentiana algida* Pall.
大花龙胆 *Gentiana szechenyii* Kanitz	大花龙胆 *Gentiana szechenyii* Kanitz
短柄龙胆 *Gentiana stipitata* Edgew.	短柄龙胆 *Gentiana stipitata* Edgew.
岷县龙胆 *Gentiana purdomii* Marq.	岷县龙胆 *Gentiana purdomii* Marq.

【民族药标准】

名称	植物来源	药用部位	产地加工	标准
白花龙胆/ 查干—朱勒根—其木格	高山龙胆 *Gentiana purdomii* Marq.	花	8—9 月采收,除去杂质,阴干	蒙药 2021
白花龙胆	大花龙胆 *Gentiana szechenyii* Kanitz 高山龙胆 *Gentiana algida* Pall. 短柄龙胆 *Gentiana stipitata* Edgew.	除去基生叶的带花地上部分	秋季花期采收,除去泥沙,晒干	四川藏药 2020
白花龙胆/邦见嘎布	岷县龙胆 *Gentiana purdomii* Marq.	花	8—9 月花期采集,除去杂质,阴干	西藏藏药第一册 2012
白花龙胆/榜间嘎保	高山龙胆 *Gentiana algida* Pall.	花	—	青海藏药 1992 附
白花龙胆/榜间嘎保	高山龙胆 *Gentiana algida* Pall.	花	秋季采集,晒干	青海藏药炮规 2010
白花龙胆	高山龙胆 *Gentiana algida* Pall.	花	—	部颁藏药附

283 红花龙胆

【来源】龙胆科植物红花龙胆。

【学名】

《中国植物志》	《中国高等植物》
红花龙胆 *Gentiana rhodantha* Franch. ex Hemsl.	红花龙胆 *Gentiana rhodantha* Franch. ex Hemsl.

【民族药标准】

名称	植物来源	药用部位	产地加工	标准
红花龙胆/青鱼胆草*	红花龙胆 *Gentiana rhodantha* Franch.	全草	秋、冬二季采挖,除去泥沙,晒干	贵州 2003

【中药标准】

名称	植物来源	药用部位	产地加工	标准
红花龙胆	红花龙胆 *Gentiana rhodantha* Franch.	全草	秋、冬二季采挖,除去泥沙,晒干	药典 2020

附注:*同为中药标准收载品种。

284 双花龙胆

【来源】龙胆科植物蓝玉簪龙胆、云雾龙胆。

【学名】

《中国植物志》	《中国高等植物》
蓝玉簪龙胆 *Gentiana veitchiorum* Hemsl.	蓝玉簪龙胆 *Gentiana veitchiorum* Hemsl.
云雾龙胆 *Gentiana nubigena* Edgew.	云雾龙胆 *Gentiana nubigena* Edgew.

【民族药标准】

名称	植物来源	药用部位	产地加工	标准
双花龙胆/邦杰差沃	蓝玉簪龙胆 *Gentiana veitchiorum* Hemsl. 云雾龙胆 *Gentian nubigena* Edgew.	花	花期采花,阴干	西藏藏药第一册 2012

285 青藏龙胆

【来源】龙胆科植物青藏龙胆(云雾龙胆)、青藏龙胆及同属数种植物。

【学名】

《中国植物志》	《中国高等植物》
云雾龙胆 *Gentiana nubigena* Edgew.	云雾龙胆 *Gentiana nubigena* Edgew.
青藏龙胆 *Gentiana futtereri* Diels et Gilg	青藏龙胆 *Gentiana futtereri* Diels et Gilg

【民族药标准】

名称	植物来源	药用部位	产地加工	标准
青藏龙胆/榜间那保	青藏龙胆 *Gentiana przewalskii* Maxim. 及同属数种植物	花	花盛期采集.除去杂质,洗净,晒干	部颁藏药
青藏龙胆/榜间那保	青藏龙胆 *Gentiana przewalskii* Maxim. 及同属数种植物	花	花盛期采集,除去杂质,洗净,晒干	青海藏药 1992
青藏龙胆/榜间那保	青藏龙胆 *Gentiana futtereri* Diels 及同属数种植物	花	花盛期采集,除去杂质,洗净,晒干	青海藏药炮规 2010

286 乌奴龙胆

【来源】龙胆科植物乌奴龙胆。

【学名】

《中国植物志》	《中国药用植物志》
乌奴龙胆 *Gentiana urnula* H. Smith	乌奴龙胆 *Gentiana urnula* Harry Sm.

【民族药标准】

名称	植物来源	药用部位	产地加工	标准
乌奴龙胆/岗嘎穹	乌奴龙胆 *Gentiana urnula* H. Sm.	全草	秋季花期采收,阴干	六省藏标
乌奴龙胆/岗嘎琼	乌奴龙胆 *Gentiana urnula* H. Smith	全草	秋季花期采集,阴干	部颁藏药
乌奴龙胆/扫布日根—其其格	乌奴龙胆 *Gentiana urnula* H. Smith	全草	秋季花期采集,阴干	蒙药 2021
乌奴龙胆/岗嘎琼	乌奴龙胆 *Gentiana urnula* H. Smith	全草	秋季花期采集,阴干	青海藏药 1992
乌奴龙胆/岗嘎琼	乌奴龙胆 *Gentiana urnula* H. Smith	全草	秋季花期采集,阴干	青海藏药炮规 2010

287 尖叶假龙胆

【来源】龙胆科植物尖叶假龙胆。

【学名】

《中国植物志》	《中国高等植物》
尖叶假龙胆 *Gentianella acuta*(Michx.)Hulten	尖叶假龙胆 *Gentianella acuta*(Michx.)Hulten

【民族药标准】

名称	植物来源	药用部位	产地加工	标准
尖叶假龙胆/阿古特—其其格	尖叶假龙胆 Gentianella acuta（Michx.）Hulten	全草	秋季采收，洗净泥土，除去杂质，阴干	蒙药 2021

288 蓝玉簪龙胆

【来源】龙胆科植物蓝玉簪龙胆。

【学名】

《中国植物志》	《中国高等植物》
蓝玉簪龙胆 Gentiana veitchiorum Hemsl.	蓝玉簪龙胆 Gentiana veitchiorum Hemsl.

【民族药标准】

名称	植物来源	药用部位	产地加工	标准
蓝玉簪龙胆/榜间那保	蓝玉簪龙胆 Gentiana veitchiorum Hemsl.	地上部分	8—10 月盛花期采收，除去杂质，晾干	青海局颁 2021 *

【中药标准】

名称	植物来源	药用部位	产地加工	标准
蓝花龙胆	蓝玉簪龙胆 Gentiana veitchiorum Hemsl.	全草	8—9 月采收，除去杂质，干燥	四川 2010

附注：*青海局颁 DYB63 - QHZYC009 - 2021。

289 厚叶鲫鱼胆

【来源】木樨科植物厚叶素馨。

【学名】

《中国植物志》	《中国生物物种名录》
厚叶素馨 Jasminum pentaneurum Hande-Mazzetti	厚叶素馨 Jasminum pentaneurum Hand. -Mazz.

【民族药标准】

名称	植物来源	药用部位	产地加工	标准
厚叶鲫鱼胆/黄红钻/汪洪准	厚叶素馨 Jasminum pentaneurum Hand. -Mazz.	茎	全年均可采收，除去杂质，干燥	广西瑶药第二卷 2022

290 血党

【来源】紫金牛科植物九管血。

【学名】

《中国植物志》	《中国高等植物》
九管血 Ardisia brevicaulis Diels	九管血 Ardisia brevicaulis Diels

【民族药标准】

名称	植物来源	药用部位	产地加工	标准
血党/九管血/金边罗伞	九管血 Ardisia brevicaulis Diels	全株	全年均可采收，除去泥沙，晒干	广西瑶药第一卷 2014
血党/棵散勒	九管血 Ardisia brevicaulis Diels	全株	全年均可采收，除去泥沙，晒干	广西壮药第二卷 2011

291 山莨菪

【来源】茄科植物山莨菪、赛莨菪（铃铛子）、铃铛子、唐古特莨菪（山莨菪）。

【学名】

《中国植物志》	《中国高等植物》
山莨菪 Anisodus tanguticus（Maxim.）Pascher	山莨菪 Anisodus tanguticus（Maxim.）Pascher
铃铛子 Anisodus luridus Link	铃铛子 Anisodus luridus Link

【民族药标准】

名称	植物来源	药用部位	产地加工	标准
山莨菪/唐冲那保	山莨菪 Anisodus tanguticus（Maxim.）Pascher 赛莨菪 Anisedus luridus Link et Otto.	根	秋末采挖，洗净，切段，晒干	六省藏标

名称	植物来源	药用部位	产地加工	标准
山莨菪	山莨菪 *Anisodus tanguticus*（Maxim.）Pascher 铃铛子 *Anisodus luridus* Link et Otto.	根	秋季采挖,洗净,切片,晒干或低温干燥	四川藏药 2014
山莨菪/汤冲那保	山莨菪 *Scopolia tangutica* Maxim.	根	秋季采集,晒干	青海藏药炮规 2010
唐古特莨菪	唐古特莨菪 *Anisodus tanguticus*（Maxim.）Pascher	根	秋季采挖根,洗去泥沙,除去外皮和须根,晒干	青海藏药第一册 2019

【中药标准】

名称	植物来源	药用部位	产地加工	标准
三分三	三分三 *Anisodus acutangulus* C. Y. Wu et C. Chen 丽江山莨菪 *Anisodus luvidus* Link et Otto. var. *fichcriana*（Pacher）C. Y. Wu et C. Chen 小赛莨菪 *Scopolia carniolicoides* C. Y. Wu et C. Chen var. *dentata* C. Y. Wu et C. Chen 赛莨菪 *Scopolia carniolicoides* C. Y. Wu et C. Chen	根	秋季采挖,除去泥沙,切成块片,晒干	药典 1977
唐古特莨菪/唐绰木那保	唐古特莨菪 *Anisodus tanguticus*（Maxim.）Pascher	根和种子	秋季采挖根,并收集种子,根洗去泥沙,除去外皮和须根,晒干	青海 1986
山莨菪	唐古特莨菪 *Anisodus tanguticus*（Maxim.）Pascher	根	—	部颁 13 册附

292 土生地

【来源】紫金牛科植物块根紫金牛。

【学名】

《中国植物志》	《中国生物物种名录》
块根紫金牛 *Ardisia pseudocrispa* Pit.	块根紫金牛 *Ardisia pseudocrispa* Pit.

【民族药标准】

名称	植物来源	药用部位	产地加工	标准
土生地/生敌框	块根紫金牛 *Ardisia corymbifera* Mez var. *tuberifera* C. Chen	根块	全年可采,洗净,晒干	广西壮药第三卷 2018

【中药标准】

名称	植物来源	药用部位	产地加工	标准
土生地	块根紫金牛 *Ardisia corymbifera* Mez var. *tuberifera* C. Chen	块根	全年可采,洗净,晒干	广西 1990
土生地	块根紫金牛 *Ardisia corymbifera* Mez var. *tuberifera* C. Chen	块根	—	部颁 8 册附

293 松生等

【来源】鼠李科植物生等（西藏猫乳）、西藏猫乳、小叶鼠李、多脉猫乳。

【学名】

《中国植物志》	《中国高等植物》
西藏猫乳 *Rhamnella gilgitica* Mansf. et Melch.	西藏猫乳 *Rhamnella gilgitica* Mansf. et Melch.
小叶鼠李 *Rhamnus parvifolia* Bunge	小叶鼠李 *Rhamnus parvifolia* Bunge
多脉猫乳 *Rhamnella martinii*（H. Léveillé）C. K. Schneider	多脉猫乳 *Rhamnella martinii*（Lévl.）Schneid.

【民族药标准】

名称	植物来源	药用部位	产地加工	标准
生等/赛儿等	生等 *Rhamnella gilgitica* Mansf. et Melch.	木材	全年均可采收,除去树皮,锯成段,劈开后晒干	六省藏标
松生等	西藏猫乳 *Rhamnella gilgitica* Mansf. et Melch. 小叶鼠李 *Rhamnus parvifolia* Bunge	木材	全年均可采收,除去树皮,锯成段,劈开后晒干	部颁藏药
松生等	西藏猫乳 *Rhamnella gilgitica* Mansf. et Melch. 小叶鼠李 *Rhamnus parvifolia* Bunge	木材	全年均可采收,除去树皮,锯成段,劈开后晒干	青海藏药炮规 2010
西藏猫乳	多脉猫乳 *Rhamnella martinii*（H. Léveillé）C. K. Schneider	木材	—	四川藏药制剂附

【中药标准】

名称	植物来源	药用部位	产地加工	标准
升登	升登 *Rhamnella gilgitica* Mansfeld et Melchior	木材	全年均可采收,除去树皮,锯段,劈开,晒干	药典 1977

294 萝蒂

【来源】百合科植物洼瓣花、西藏萝蒂(西藏洼瓣花),木贼科植物木贼,鸭跖草科植物节节草。

【学名】

《中国植物志》	《中国高等植物》
洼瓣花 *Gagea serotina*(L.)Ker Gawl.	洼瓣花 *Lloydia serotina*(Linn.)Rchb.
西藏洼瓣花 *Lloydia tibetica* Baker ex Oliver	西藏洼瓣花 *Lloydia tibetica* Baker ex Oliv.
节节草 *Equisetum ramosissimum* Desf.	节节草 *Equisetum ramosissimum* Desf.
木贼 *Equisetum hyemale* L.	木贼 *Equisetum hyemale* Linn.

【民族药标准】

名称	植物来源	药用部位	产地加工	标准
萝蒂	洼瓣花 *Lloydia serotina*(L.)Reichb. 节节草 *Hippochaete ramosissima*(Desf.)Boerner	全草	夏秋两季采集全草,除去茎基和须根,晒干	青海藏药第一册 2019
萝蒂/扎阿哇	洼瓣花 *Lloydia serotina*(L.)Reichb.	地上部分	夏、秋二季采集地上部分,除净杂草,晾干	西藏藏药第二册 2012
萝蒂/杂阿哇	洼瓣花 *Lloydia serotina*(L.)Rchb. 木贼 *Equisetum hyemale* L. 节节草 *Equisetum ramosissimum* Desf.	地上部分	春、夏二季采集,除去茎基和须根晒干	青海藏药炮规 2010
萝蒂	西藏萝蒂 *Lloydia tibetica* Baker 洼瓣花 *Lloydia serotina*(L.)Reichb. 木贼 *Equisetum rvense* L. 节节草 *Hippochaete ramosissima*(Desf.)Boerner	地上部分	—	部颁藏药附
洼瓣花	洼瓣花 *Lloydia serotina*(L.)Rchb.	全草	夏、秋二季采收,除去杂质,晒干	四川藏药 2020

295 塞蒂

【来源】虎耳草科植物山羊臭虎耳草。

【学名】

《中国植物志》	《中国高等植物》
山羊臭虎耳草 *Saxifraga hirculus* L.	山羊臭虎耳草 *Saxifraga hirculus* Linn.
爪瓣虎耳草 *Saxifraga unguiculata* Engl.	爪瓣虎耳草 *Saxifraga unguiculata* Engl.

【民族药标准】

名称	植物来源	药用部位	产地加工	标准
塞蒂	山羊臭虎耳草 *Saxifraga hirculus* L.	全草	秋季采集,除去杂质,晾干	西藏藏药第二册 2012
塞蒂	山羊臭虎耳草 *Saxifraga hirculus* L. 爪瓣虎耳草 *Saxifraga unguiculata* Engl.	全草	—	西藏藏药第二册 2012 附

296 桑蒂

【来源】龙胆科植物毛萼獐牙菜、二叶獐芽菜(二叶獐牙菜)、川西獐芽菜。

【学名】

《中国植物志》	《中国高等植物》
毛萼獐牙菜 *Swertia hispidicalyx* Burk.	毛萼獐牙菜 *Swertia hispidicalyx* Burk.
二叶獐牙菜 *Swertia bifolia* Batal.	二叶獐牙菜 *Swertia bifolia* Batal.
川西獐牙菜 *Swertia mussotii* Franch.	川西獐牙菜 *Swertia mussotii* Franch.

【民族药标准】

名称	植物来源	药用部位	产地加工	标准
桑蒂	毛萼獐牙菜 *Swertia hispidicalyx* Burk.	全草	花期采集全草,除去泥土,晾干	西藏藏药第二册 2012
桑蒂	毛萼獐牙菜 *Swertia hispidicalyx* Burk. 二叶獐芽菜 *Swertia bifolia* Batal. 川西獐芽菜 *Swertia mussotii* Franch.	全草	—	西藏藏药第二册 2012 附

297 松蒂

【来源】虎耳草科植物小伞虎耳草、篦齿虎耳草。

【学名】

《中国植物志》	《中国药用植物志》
小伞虎耳草 *Saxifraga umbellulata* Hook. f. et Thoms.	小伞虎耳草 *Saxifraga umbellulata* Hook. f. et Thomson
篦齿虎耳草 *Saxifraga umbellulata* var. *pectinata*（Marquand et Airy-Shaw）J. T. Pan.	篦齿虎耳草 *Saxifraga umbellulata* var. *pectinata*（C. Marquand et Airy Shaw）J. T. Pan.（《中国生物物种名录》）

【民族药标准】

名称	植物来源	药用部位	产地加工	标准
松蒂	小伞虎耳草 *Saxifraga umbellulata* Hook. f. et Thoms. 篦齿虎耳草 *Saxifraga umbellulata* var. *pectinata* Marq. et Shaw	全草	夏、秋二季采集全草,晾干	西藏藏药第一册 2012
松久蒂达	小伞虎耳草 *Saxifraga umbellulata* Hook. f. et Thoms. 篦齿虎耳草 *Saxifraga umbellulata* var. *pectinata*（Marquand et Airy-Shaw）J. T. Pan.	全草	夏、秋二季采收,除去杂质,阴干	四川藏药 2020
小伞虎耳草/松吉斗	小伞虎耳草 *Saxifraga umbellulata* Hook. f. et Thoms.	全草	夏季采集,阴干	青海藏药炮规 2010
小伞虎耳草	小伞虎耳草 *Saxifraga umbellulata* Hook. f. et Thoms. 及同属数种植物	全草	—	部颁藏药附
小伞虎耳草/松吉斗	小伞虎耳草 *Saxifraga umbellulata* Hook. f. et Thoms. 及同属数种植物	全草	—	青海藏药 1992 附

298 南瓜蒂

【来源】葫芦科植物南瓜。

【学名】

《中国植物志》	《中国高等植物》
南瓜 *Cucurbita moschata*（Duch. ex Lam.）Duch. ex Poiret	南瓜 *Cucurbita moschata*（Duch. ex Lam.）Duch. ex Poiret

【民族药标准】

名称	植物来源	药用部位	产地加工	标准
南瓜蒂*	南瓜 *Cucurbita moschata*（Duch. ex Lam.）Duch. ex Poiret	瓜蒂	瓜熟后摘取,干燥	贵州第一册 2019

【中药标准】

名称	植物来源	药用部位	产地加工	标准
南瓜蒂	南瓜 *Cucurbita moschata*（Duch. ex Lam.）Duch. ex Poir.	瓜蒂	秋季采收老熟南瓜,切取瓜蒂,干燥	安徽 2022
南瓜蒂	南瓜 *Cucurbita moschata* Duch.	带有部分果皮的果梗基部	夏、秋二季采收成熟果实,沿果梗膨大端切下,晒干	上海 1994

附注:*同为中药标准收载品种。

299 木蝴蝶

【来源】紫葳科植物木蝴蝶。

【学名】

《中国植物志》	《中国高等植物》
木蝴蝶 *Oroxylum indicum*（L.）Bentham ex Kurz	木蝴蝶 *Oroxylum indicum*（Linn.）Kurz

【民族药标准】

名称	植物来源	药用部位	产地加工	标准
木蝴蝶	木蝴蝶 *Oroxylum indicum*（L.）Vent.	成熟种子	—	蒙药炮规 2020

【中药标准】

名称	植物来源	药用部位	产地加工	标准
木蝴蝶	木蝴蝶 *Oroxylum indicum*（L.）Vent.	种子	秋、冬二季采收成熟果实,暴晒至果实开裂,取出种子,晒干	药典 2020

300 苦地丁

【来源】罂粟科植物紫堇（地丁草）。

【学名】

《中国植物志》	《中国高等植物》
地丁草 *Corydalis bungeana* Turcz.	地丁草 *Corydalis bungeana* Turcz.

【民族药标准】

名称	植物来源	药用部位	产地加工	标准
苦地丁/好如海—其其格	紫堇 *Corydalis bungeana* Turcz.	全草	夏季花果期采收,除去杂质,阴干	部颁蒙药
苦地丁/嘎顺—浩如海—其其格	紫堇 *Corydalis bungeana* Turcz.	全草	夏季花果期采收,除去杂质,晒干	蒙药2021
苦地丁/好如海—其其格*	紫堇 *Corydalis bungeana* Turcz.	全草	夏、秋二季花果期采收,除去杂质,晒干	贵州2003

【中药标准】

名称	植物来源	药用部位	产地加工	标准
苦地丁	地丁草 *Corydalis bungeana* Turcz.	全草	夏季花果期采收,除去杂质,晒干	药典2020
苦地丁	布氏紫堇 *Corydalis bungeana* Turcz.	全草	夏季花果期采收,除去泥沙及杂质,晒干	北京1998
苦地丁	紫堇 *Corydalis bungeana* Turcz.	全草	夏、秋二季花果期采收,除去杂质,晒干	内蒙古1988
苦地丁	紫堇 *Corydalis bungeana* Turcz.	全草	夏、秋二季花果期采收,除去杂质,晒干	山西1987

附注:*同为中药标准收载品种。

301 紫花地丁

【来源】堇菜科植物紫花地丁。

【学名】

《中国植物志》	《中国高等植物》
紫花地丁 *Viola philippica* Cav.	紫花地丁 *Viola philippica* Cav. Icons et Descr.

【民族药标准】

名称	植物来源	药用部位	产地加工	标准
紫花地丁/宝日—尼勒—其其格	紫花地丁 *Viola yedoensis* Makino	全草	春、夏二季采收,除去杂质,晒干	蒙药2021

【中药标准】

名称	植物来源	药用部位	产地加工	标准
紫花地丁	紫花地丁 *Viola yedoensis* Makino	全草	春、秋二季采收,除去杂质,晒干	药典2020

302 麦冬

【来源】百合科植物麦冬。

【学名】

《中国植物志》	《中国高等植物》
麦冬 *Ophiopogon japonicus*(L. f.)Ker-Gawl.	麦冬 *Ophiopogon japonicus*(Linn. f.)Ker-Gawl.

【民族药标准】

名称	植物来源	药用部位	产地加工	标准
麦冬/阿日柏力格—温都斯	麦冬 *Ophiopogon japonicus*(L. f.)Ker-Gawl.	块根	夏季采挖,洗净,反复暴晒,堆置,至七八成干,除去须根,干燥	蒙药2021

【中药标准】

名称	植物来源	药用部位	产地加工	标准
麦冬	麦冬 *Ophiopogon japonicus*(L. f.)Ker-Gawl.	块根	夏季采挖,洗净,反复暴晒、堆置,至七八成干,除去须根,干燥	药典2020

303 天冬

【来源】百合科植物天门冬、天冬(天门冬)、羊齿天冬(羊齿天门冬)。

【学名】

《中国植物志》	《中国高等植物》
天门冬 *Asparagus cochinchinensis*(Lour.)Merr.	天门冬 *Asparagus cochinchinensis*(Lour.)Merr.
羊齿天门冬 *Asparagus filicinus* D. Don	羊齿天门冬 *Asparagus filicinus* Ham. ex D. Don

【民族药标准】

名称	植物来源	药用部位	产地加工	标准
天冬/赫热—尼都	天门冬 Asparagus cochinchinensis（Lour.）Merr.	块根	秋、冬二季采挖,洗净,除去茎基和须根,置沸水中煮或蒸至透心,趁热除去外皮,洗净,干燥	蒙药 2021
天冬/尼兴	天门冬 Asparagus cochinchinensis（Lour.）Merr. 羊齿天冬 Asparagus filicinus Buch.-Ham. ex D. Don 及同属数种植物	块根	秋季采挖,洗净,剥去根部外皮,晒干	西藏藏药炮规 2022
天冬/聂相	天冬 Asparagus cochinchinensis（Lour.）Merr.	块根	秋、冬二季采挖,洗净,除去茎基和须根,置沸水中煮或蒸后晒干	青海藏药炮规 2010

【中药标准】

名称	植物来源	药用部位	产地加工	标准
天冬	天冬 Asparagus cochinchinensis（Lour.）Merr.	块根	秋、冬二季采挖,洗净,除去茎基和须根,置沸水中煮或蒸至透心,趁热除去外皮,洗净,干燥	药典 2020

304 力嘎都

【来源】 虎耳草科植物岩白菜,景天科植物狭叶红景天。

【学名】

《中国植物志》	《中国高等植物》
岩白菜 Bergenia purpurascens（Hook. f. et Thoms.）Engl.	岩白菜 Bergenia purpurascens（Hook. f. et Thoms.）Engl.
狭叶红景天 Rhodiola kirilowii（Regel）Maxim.	狭叶红景天 Rhodiola kirilowii（Regel）Maxim.

【民族药标准】

名称	植物来源	药用部位	产地加工	标准
力嘎都/力嘎都窍	岩白菜 Bergenia purpurascens（Hook. f. et Thoms.）Engl.	根茎	秋季采挖,洗去污泥,切片,晾干	西藏藏药第一册 2012
力嘎都	狭叶红景天 Rhodiola kirilowii（Regel）Maxim. 岩白菜 Bergenia purpurascens（Hook. f. et Thoms.）Engl.	根及根茎	秋季采挖,除去粗皮,晒干	青海藏药炮规 2010
红景天	狭叶红景天 Rhodiola kirilowii（Regel）Maxim. 等同属数种植物	根及根茎	—	部颁藏药附

【中药标准】

名称	植物来源	药用部位	产地加工	标准
岩白菜	岩白菜 Bergenia purpurascens（Hook. f. et Thoms.）Engl.	根茎	秋、冬二季采挖,除去叶鞘和杂质,晒干	药典 2020
狭叶红景天	狭叶红景天 Rhodiola kirilowii（Regel）Maxim.	根及根茎	秋季采挖,洗净泥土,除去残叶、须根及粗皮,晒干	甘肃 2020
岩白菜	岩白菜 Bergenia purpurascens（Hook. f. et Thoms.）Engl. 云南岩白菜 Bergenia purpurascens（Hook. f. et Thoms.）Engl. var. delavayi（Franch.）Engl. et Irm.	根茎或全草	秋、冬二季采挖根茎,除去外皮及须根,晒干;夏季采挖全草,除去泥沙,晒干	四川 2010
岩白菜根	岩白菜 Bergenia purpurascens（Hook. f. et Thoms.）Engl.	根茎	秋、冬季采挖,除去泥土,晒干	云南第七册 2005
岩白菜	岩白菜 Bergenia purpurascens（Hook. f. et Thoms.）Engl. 云南岩白菜 Bergenia purpurascens（Hook. f. et Thoms.）Engl. var. delavayi（Franch.）Engl. et Irm.	根茎或全草	—	重庆炮规 2006

305 巴豆

【来源】 大戟科植物巴豆。

【学名】

《中国植物志》	《中国高等植物》
巴豆 Croton tiglium L.	巴豆 Croton tiglium Linn.

【民族药标准】

名称	植物来源	药用部位	产地加工	标准
巴豆/丹扰格	巴豆 *Croton tiglium* L.	果实	秋季果实成熟时采收,堆置 2—3 天,摊开,干燥	蒙药 2021
巴豆/边邦灵	巴豆 *Croton tiglium* Linn.	果实	秋季果实成熟时采收,堆置 2—3 天,摊开,干燥	广西壮药第二卷 2011

【中药标准】

名称	植物来源	药用部位	产地加工	标准
巴豆	巴豆 *Croton tiglium* L.	果实	秋季果实成熟时采收,堆置 2—3 天,摊开,干燥	药典 2020

306 兵豆

【来源】豆科植物兵豆。

【学名】

《中国植物志》	《中国高等植物》
兵豆 *Lens culinaris* Medic.	兵豆 *Lens culinaris* Medic.

【民族药标准】

名称	植物来源	药用部位	产地加工	标准
兵豆	兵豆 *Lens culinaris* Medic.	种子	秋季果实成熟时割下全株,晒干,打下种子,除去杂质	维药第一册 2010

307 菜豆

【来源】豆科植物菜豆。

【学名】

《中国植物志》	《中国高等植物》
菜豆 *Phaseolus vulgaris* L.	菜豆 *Phaseolus vulgaris* Linn.

【民族药标准】

名称	植物来源	药用部位	产地加工	标准
菜豆	菜豆 *Phaseolus vulgaris* L.	种子	秋季果实成熟后摘取荚,晒干,打下种子,除去杂质,再晒至干	部颁维药
菜豆	菜豆 *Phaseolus vulgaris* L.	种子	秋季果实成熟后摘取荚,晒干,打下种子,晒干	新疆炮规 2020

308 刀豆

【来源】豆科植物刀豆、直生刀豆。

【学名】

《中国植物志》	《中国高等植物》
刀豆 *Canavalia gladiata*(Jacq.)DC.	刀豆 *Canavalia gladiata*(Jacq.)DC.
直生刀豆 *Canavalia ensiformis*(L.)DC.	直生刀豆 *Canavalia ensiformis*(L.)DC.(《中国药用植物志》)

【民族药标准】

名称	植物来源	药用部位	产地加工	标准
刀豆/卡肖	刀豆 *Canavalia gladiata*(Jacq.)DC.	种子	秋季种子成熟时,采摘豆荚,剥取种子,晒干	六省藏标
刀豆/博格仁—芍沙	刀豆 *Canavalia gladiata*(Jacq.)DC.	种子	秋季采收成熟果实,剥取种子,晒干	蒙药 2021
刀豆/督祥	刀豆 *Canavalia gladiata*(Jacq.)DC.	种子	秋季采收成熟果实,剥取种子,晒干	广西壮药第二卷 2011
刀豆/卡玛消夏	刀豆 *Canavalia gladiata*(Jacq.)DC. 直生刀豆 *Canavalia ensiformis*(Linn.)DC.	种子	秋季采收成熟果实,剥取种子,晒干	西藏藏药炮规 2022
刀豆/卡玛雪夏	刀豆 *Canavalia gladiata*(Jacq.)DC.	种子	秋季采收成熟果实,剥取种子,晒干	青海藏药炮规 2010
刀豆	刀豆 *Canavalia gladiata*(Jacq.)DC.	成熟种子	—	新疆炮规 2010

【中药标准】

名称	植物来源	药用部位	产地加工	标准
刀豆	刀豆 Canavalia gladiata (Jacq.) DC.	种子	秋季采收成熟果实,剥取种子,晒干	药典 2020

309 红豆

【来源】豆科植物秃叶红豆。

【学名】

《中国植物志》	《中国高等植物》
秃叶红豆 Ormosia nuda (How) R. H. Chang et Q. W. Yao	秃叶红豆 Ormosia nuda (How) R. H. Chang et Q. W. Yao

【民族药标准】

名称	植物来源	药用部位	产地加工	标准
红豆*	秃叶红豆 Ormosia nuda (How) R. H. Chang et Q. W. Yao	种子	秋季果实成熟时采收,晒干,打出种子,除去杂质	贵州 2003

附注:*同为中药标准收载品种。

310 绿豆

【来源】豆科植物绿豆。

【学名】

《中国植物志》	《中国高等植物》
绿豆 Vigna radiata (L.) Wilczek	绿豆 Vigna radiata (Linn.) Wilczek

【民族药标准】

名称	植物来源	药用部位	产地加工	标准
绿豆/淖干—宝日其格	绿豆 Phaseolus radiatus L.	种子	秋季果实成熟时收集,除去杂质,晒干	蒙药 2021
绿豆	绿豆 Phaseolus radiatus L.	种子	秋季果实成熟时割收,晒干后打下种子,除去杂质	维药 1993
绿豆	绿豆 Phaseolus radiatus L.	种子	秋季果实成熟采收,晒干后打下种子	新疆炮规 2020

【中药标准】

名称	植物来源	药用部位	产地加工	标准
绿豆	绿豆 Phaseolus radiatus L.	种子	立秋后种子成熟时采收,将全株拔出,晒干,打落种子,除去杂质	山东 2022
绿豆	绿豆 Vigna radiata (Linn.) Wilczek	种子	秋季种子成熟时采收全株,打落种子,筛去灰屑,晒干	甘肃 2020
绿豆	绿豆 Vigna radiata (L.) Wilczek	种子	立秋后种子成熟采收,去除杂质,晒干	吉林第二册 2019
绿豆	绿豆 Phaseolus radiatus L.	种子	秋季荚果成熟时采收全株,打下种子,除去杂质,晒干	山西第一册 2017
绿豆	绿豆 Phaseolus radiatus L.	种子	立秋后种子成熟时采收,拔取全株,晒干,将种子打落,簸净灰屑	江西 2014
绿豆	绿豆 Phaseolus radiatus L.	种子	秋季果实成熟而未开裂时拔取全株,晒干,打下种子,除去杂质,晒干	广东第二册 2011
绿豆	绿豆 Vigna radiata (Linnaeus) Wilczek	种子	立秋后种子成熟时采收,将全株拔出,晒干,打落种子	湖南 2009
绿豆	绿豆 Phaseolus radiatus L.	种子	秋季种子成熟时采收,除去杂质,晒干	黑龙江 2001
绿豆	绿豆 Phaseolus radiatus L.	种子	秋季果实成熟而未开裂时,将全株割下,晒干,打下种子,除去杂质	北京炮规 2023
绿豆	绿豆 Vigna radiata (L.) Wilczek	种子	秋季果实成熟尚未开裂时采收植株,干燥,打下种子,除去杂质、果皮,再干燥	安徽炮规 2019

名称	植物来源	药用部位	产地加工	标准
绿豆	绿豆 *Phaseolus radiatus* L.	种子	秋季果实成熟时,将全株拔出,晒干,打落种子,除去杂质,晒干	天津炮规 2018
绿豆	绿豆 *Phaseolus radiatus* L.	种子	—	药典 2020 附

311　棘豆

【来源】豆科植物镰形棘豆(镰荚棘豆)、轮叶棘豆(小叶棘豆)。

【学名】

《中国植物志》	《中国高等植物》
镰荚棘豆 *Oxytropis falcata* Bunge	镰荚棘豆 *Oxytropis falcata* Bunge
小叶棘豆 *Oxytropis microphylla*(Pall.)DC.	小叶棘豆 *Oxytropis microphylla*(Pall.)DC.

【民族药标准】

名称	植物来源	药用部位	产地加工	标准
莪大夏	轮叶棘豆 *Oxytropis chiliophylla* Royle 镰形棘豆 *Oxytropis falcata* Bunge	全草	夏末秋初连根采挖,除去泥土及杂质,晒干	六省藏标
棘豆/莪达夏	镰形棘豆 *Oxytropis falcata* Bunge 轮叶棘豆 *Oxytropis chiliophylla* Royle	全草	夏末秋初采挖全草,洗净泥土,除净杂质,晒干	部颁藏药
镰形棘豆/莪大夏	镰形棘豆 *Oxytropis falcata* Bunge	全草	夏末秋初采挖全草,洗净泥土,除净杂质,晒干	青海藏药 1992
棘豆/莪达夏	镰形棘豆 *Oxytropis falcata* Bunge 轮叶棘豆 *Oxytropis chiliophylla* Royle	全草	夏末秋初采挖全草,洗净泥土,除净杂质,晒干	青海藏药炮规 2010
棘豆	小叶棘豆 *Oxytropis microphylla* (Pall.)DC.	全草	—	四川藏药制剂附

【中药标准】

名称	植物来源	药用部位	产地加工	标准
莪大夏	轮叶棘豆 *Oxytropis chiliophylla* Royle 镰形棘豆 *Oxytropis falcata* Bge.	全草	夏末秋初采挖,除去杂质,晒干	药典 1977
莪大夏	轮叶棘豆 *Oxytropis chiliophylla* Royle 镰形棘豆 *Oxytropis falcata* Bge.	全草	夏末秋初采挖,除去杂质,晒干	青海 1976
莪大夏	轮叶棘豆 *Oxytropis chiliophylla* Royle 镰形棘豆 *Oxytropis falcata* Bge.	全草	—	药典 2020 附

312　多叶棘豆

【来源】豆科植物多叶棘豆。

【学名】

《中国植物志》	《中国高等植物》
多叶棘豆 *Oxytropis myriophylla*(Pall.)DC.	多叶棘豆 *Oxytropis myriophylla*(Pall.)DC.

【民族药标准】

名称	植物来源	药用部位	产地加工	标准
多叶棘豆/ 那布其日哈嘎—奥日都扎	多叶棘豆 *Oxytropis myriophylla* (Pall.)DC.	全草	夏季花盛开时采收,除去杂质,晒干	部颁蒙药
多叶棘豆/ 那布其日哈嘎—奥日都扎	多叶棘豆 *Oxytropis myriophylla* (Pall.)DC.	全草	夏季花盛开时采收,除去泥沙杂质,晒干	蒙药 1986
多叶棘豆	多叶棘豆 *Oxytropis myriophylla* (Pall.)DC.	全草	—	蒙药炮规 2020

【中药标准】

名称	植物来源	药用部位	产地加工	标准
多叶棘豆	狐尾藻棘豆 *Oxytropis myriophylla*(Pall.)DC.	全草	—	药典 2020 附

313　甘肃棘豆

【来源】豆科植物甘肃棘豆、黄花棘豆。

【学名】

《中国植物志》	《中国高等植物》
甘肃棘豆 *Oxytropis kansuensis* Bunge	甘肃棘豆 *Oxytropis kansuensis* Bunge
黄花棘豆 *Oxytropis ochrocephala* Bunge	黄花棘豆 *Oxytropis ochrocephala* Bunge

【民族药标准】

名称	植物来源	药用部位	产地加工	标准
甘肃棘豆	甘肃棘豆 *Oxytropis kansuensis* Bunge	地上部分	6—7月割取地上部分,除去枯叶、残茎,洗净,晒干	四川藏药2020
甘肃棘豆/塞嘎	甘肃棘豆 *Oxytropis kansuensis* Bunge 黄花棘豆 *Oxytropis ochrocephala* Bunge	全草	6—7月采集全草,洗净,晾干	西藏藏药第一册2012
甘肃棘豆/赛嘎尔	甘肃棘豆 *Oxytropis kansuensis* Bge.	花	—	青海藏药1992附
甘肃棘豆/塞嘎	甘肃棘豆 *Oxytropis kansuensis* Bunge	全草	7—8月采收,清除杂质,切段,晒干	青海公告2021*

【中药标准】

名称	植物来源	药用部位	产地加工	标准
甘肃棘豆	甘肃棘豆 *Oxytropis kansuensis* Bunge	地上部分	6—7月采集全草,洗净,晾干	甘肃2020

附注:*青海《关于征求斑花黄堇等21种藏药材质量标准(征求意见稿)意见的函》DYB63-QHZYC005-2021。

314 蓝花棘豆

【来源】豆科植物蓝花棘豆、短序棘豆。

【学名】

《中国植物志》	《中国高等植物》
蓝花棘豆 *Oxytropis coerulea*(Pall.)DC.	蓝花棘豆 *Oxytropis coerulea*(Pall.)DC.
短序棘豆 *Oxytropis subpodoloba* P. C. Li	短序棘豆 *Oxytropis subpodoloba* P. C. Li(《中国生物物种名录》)

【民族药标准】

名称	植物来源	药用部位	产地加工	标准
蓝花棘豆/塞那	蓝花棘豆 *Oxytropis coerulea*(Pall.)DC.	全草	6—7月采集全草,洗净泥土,除去杂质,晒干	西藏藏药第一册2012
蓝花棘豆/塞那	蓝花棘豆 *Oxytropis coerulea*(Pall.)DC. 短序棘豆 *Oxytropis subpodoloba* P. C. Li	全草	夏季采收全草,拣选除杂,绿打,干燥	西藏藏药炮规2022

315 小花棘豆

【来源】豆科植物小花棘豆。

【学名】

《中国植物志》	《中国高等植物》
小花棘豆 *Oxytropis glabra*(Lam.)DC.	小花棘豆 *Oxytropis glabra*(Lam.)DC.

【民族药标准】

名称	植物来源	药用部位	产地加工	标准
小花棘豆/扫格图—奥日都扎	小花棘豆 *Oxytropis glabra*(Lam.)DC.	地上部分	夏、秋二季茎叶茂盛时采割,除去杂质,干燥	蒙药2021

316 硬毛棘豆

【来源】豆科植物硬毛棘豆。

【学名】

《中国植物志》	《中国高等植物》
硬毛棘豆 *Oxytropis hirta* Bunge	硬毛棘豆 *Oxytropis hirta* Bunge

【民族药标准】

名称	植物来源	药用部位	产地加工	标准
硬毛棘豆/旭润—奥日都扎	硬毛棘豆 *Oxytropis hirta* Bge.	地上部分	夏、秋花盛开时采收,除去根及杂质,阴干	部颁蒙药
硬毛棘豆/旭润—奥日都扎	硬毛棘豆 *Oxytropis hirta* Bge.	地上部分	夏、秋花盛开时采收,除去杂质,晒干	蒙药1986

317 黎豆

【来源】豆科植物常绿黎豆(油麻藤、常春油麻藤)。

【学名】

《中国植物志》	《中国高等植物》
油麻藤 *Mucuna sempervirens* Hemsl.	常春油麻藤 *Mucuna sempervirens* Hemsl.

【民族药标准】

名称	植物来源	药用部位	产地加工	标准
黎豆/拉郭尔学夏	常绿黎豆 *Mucuna sempervirens* Hemsl.	种子	秋、冬季实成熟时采摘,干燥后打下种子	六省藏标

【中药标准】

名称	植物来源	药用部位	产地加工	标准
黎豆	黎豆属 *Mucuna* 多种植物	种子	—	上海 1994 附

318 猫豆

【来源】豆科植物龙爪黎豆[龙爪黧豆、黧豆(刺毛黧豆变种)]。

【学名】

《中国植物志》	《中国高等植物》
龙爪黧豆 *Mucuna pruriens*(L.)DC. var. *utilis*(Wall. ex Wight)Baker ex Burck	黧豆(刺毛黧豆变种)*Mucuna pruriens* var. *utilis*(Wall. ex Wight)Baker ex Burck

【民族药标准】

名称	植物来源	药用部位	产地加工	标准
猫豆/督秒	龙爪黎豆 *Mucuna pruriens*(Linn.)DC. var. *utilis*(Wall. ex Wight)Baker ex Burck	种子	秋季果实成熟时采收,取种子,晒干	广西壮药第二卷 2011

319 白扁豆

【来源】豆科植物扁豆。

【学名】

《中国植物志》	《中国高等植物》
扁豆 *Lablab purpureus*(L.)Sweet	扁豆 *Lablab purpureus*(Linn.)Sweet

【民族药标准】

名称	植物来源	药用部位	产地加工	标准
白扁豆	扁豆 *Dolichos lablab* L.	种子	秋、冬两季采收成熟果实,晒干,取出种子再晒干	维药 1993

【中药标准】

名称	植物来源	药用部位	产地加工	标准
白扁豆	扁豆 *Dolichos lablab* L.	种子	秋、冬二季采收成熟果实,晒干,取出种子,再晒干	药典 2020

320 苦马豆

【来源】豆科植物苦马豆。

【学名】

《中国植物志》	《中国高等植物》
苦马豆 *Sphaerophysa salsula*(Pall.)DC.	苦马豆 *Sphaerophysa salsula*(Pall.)DC.

【民族药标准】

名称	植物来源	药用部位	产地加工	标准
苦马豆/佳巴恰图	苦马豆 *Sphaerophysa salsula*(Pall.)DC.	全草	夏、秋两季采收全草,洗净,晾干	青海公告 2021 *

【中药标准】

名称	植物来源	药用部位	产地加工	标准
苦马豆	苦马豆 *Swainsonia salsula* Taubewt	近成熟果实	秋季果实由绿变为黄绿色时采摘,晒干即得	青海 1976

附注:* 青海《关于征求斑花黄堇等 21 种藏药材质量标准(征求意见稿)意见的函》DYB63 - QHZYC007 - 2021。

321 鹰嘴豆

【来源】豆科植物鹰嘴豆。

【学名】

《中国植物志》	《中国高等植物》
鹰嘴豆 *Cicer arietinum* L.	鹰嘴豆 *Cicer arietinum* Linn.

【民族药标准】

名称	植物来源	药用部位	产地加工	标准
鹰嘴豆	鹰嘴豆 *Cicer arietinum* L.	种子	秋季果实成熟时,割取地上部分,晒干,打下种子,除去杂质	部颁维药
鹰嘴豆	鹰嘴豆 *Cicer arietinum* L.	果实	秋季果实成熟时,割下全草,晒干,打下种子,除去杂质	维药 1993
鹰嘴豆	鹰嘴豆 *Cicer arietinum* L.	种子	秋季果实成熟时,割取地上部分,晒干,打下种子	新疆炮规 2020

322 大白芸豆

【来源】豆科植物棉豆。

【学名】

《中国植物志》	《中国高等植物》
棉豆 *Phaseolus lunatus* L.	棉豆 *Phaseolus lunatus* Linn.

【民族药标准】

名称	植物来源	药用部位	产地加工	标准
大白芸豆	棉豆 *Phaseolus lunatus* L.	种子	秋季果实成熟时摘取荚果,剥取种子,晒干	四川藏药 2020

323 狼毒

【来源】大戟科植物狼毒大戟、月腺大戟(甘肃大戟)、狼毒、甘肃大戟。

【学名】

《中国植物志》	《中国高等植物》
狼毒大戟 *Euphorbia fischeriana* Steud.	狼毒 *Euphorbia fischeriana* Steud.
甘肃大戟 *Euphorbia kansuensis* Prokh.	甘肃大戟 *Euphorbia kansuensis* Prokh.
狼毒 *Stellera chamaejasme* L.	狼毒 *Stellera chamaejasme* Linn.

【民族药标准】

名称	植物来源	药用部位	产地加工	标准
狼毒/塔日奴	狼毒大戟 *Euphorbia fischeriana* Steud. 月腺大戟 *Euphorbia ebracteolata* Hayata	根	春、秋二季采挖,洗净,切片,晒干	蒙药 2021
狼毒/热吉合巴	狼毒 *Stellera chamaejasme* L.	根	秋季采挖,除去杂质、晒干	青海藏药 1992
狼毒/德尔希	狼毒 *Euphorbia fischeriana* Steud. 甘肃大戟 *Euphorbia kansuensis* Prokh.	根皮	春、秋季采挖,洗净,晒干	青海藏药炮规 2010

【中药标准】

名称	植物来源	药用部位	产地加工	标准
狼毒	月腺大戟 *Euphorbia ebracteolata* Hayata 狼毒大戟 *Euphorbia fischeriana* Steud.	根	春、秋二季采挖,洗净,切片,晒干	药典 2020

324 白狼毒

【来源】大戟科植物白狼毒(狼毒大戟、狼毒)、黄苞大戟。

【学名】

《中国植物志》	《中国高等植物》
狼毒大戟 *Euphorbia fischeriana* Steud.	狼毒 *Euphorbia fischeriana* Steud.
黄苞大戟 *Euphorbia sikkimensis* Boiss.	黄苞大戟 *Euphorbia sikkimensis* Boiss.

【民族药标准】

名称	植物来源	药用部位	产地加工	标准
白狼毒/图其	白狼毒 *Euphorbia fischeriana* Steud. 黄苞大戟 *Euphorbia sikkimensis* Boiss. 等同属多种植物	根	春、秋二季挖根*,除去泥沙及须根,洗净,微干,切片,晒干	西藏藏药炮规 2022

附注:*挖根时尽量避免损伤根皮,以免乳汁流失。

325 大狼毒

【来源】大戟科植物狼毒(大狼毒)。

【学名】

《中国植物志》	《中国高等植物》
大狼毒 *Euphorbia jolkinii* Boiss.	大狼毒 *Euphorbia jolkinii* Boiss.

【民族药标准】

名称	植物来源	药用部位	产地加工	标准
大狼毒/塔奴	狼毒 *Euphorbia jolkinii* Boiss.	根皮	春、秋二季采挖,洗净,晒干	青海藏药炮规 2010

326 广狼毒

【来源】天南星科植物海芋。

【学名】

《中国植物志》	《中国高等植物》
海芋 *Alocasia odora*(Roxburgh)K. Koch	海芋 *Alocasia odora*(Roxb.)Koch

【民族药标准】

名称	植物来源	药用部位	产地加工	标准
广狼毒/棵法亮	海芋 *Alocasia macrorrhiza*(L.)Schott	根状茎	全年均可采挖,洗净,除去外层粗皮,切片,干燥	广西壮药第一卷 2008
海芋/坡郎/满喃	海芋 *Alocasia macrorrhiza*(L.)Schott	根茎	全年可采,除去杂质,洗净,切片,干燥	云南傣药 II 2005

【中药标准】

名称	植物来源	药用部位	产地加工	标准
海芋/痕芋头	海芋 *Alocasia odora*(Roxb.)C. Koch	根茎	全年均可采挖,除去鳞片,洗净,切片,晒干	药典 1977
广狼毒	海芋 *Alocasia odora*(Roxb.)K. Koch [*Alocasia macrorrhiza*(L.)Schott]	根状茎	全年均可采挖,洗净,除去外层粗皮,切片,晒干	海南第一册 2011
海芋/痕芋头	海芋 *Alocasia macrorrhiza*(L.)Schott	根茎	全年均可采挖,除去鳞叶,洗净,切片,晒干	上海 1994
广狼毒	海芋 *Alocasia macrorrhiza*(L.)Schott	根状茎	全年均可采挖,洗净,除去外层粗皮,切片,晒干	广西 1990

327 瑞香狼毒

【来源】瑞香科植物瑞香狼毒(狼毒)、狼毒。

【学名】

《中国植物志》	《中国高等植物》
狼毒 *Stellera chamaejasme* L.	狼毒 *Stellera chamaejasme* Linn.

【民族药标准】

名称	植物来源	药用部位	产地加工	标准
瑞香狼毒/热甲巴	瑞香狼毒 *Stellera chamaejasme* L.	根	秋季采挖,除去杂质、晒干	部颁藏药
瑞香狼毒/达楞-图如	瑞香狼毒 *Stellera chamaejasme* L.	根	秋季采挖,除去杂质、晒干	蒙药 2021
瑞香狼毒/日甲巴	瑞香狼毒 *Stellera chamaejasme* Linn.	根	秋季采挖,除去杂质,切片,晒干	西藏藏药炮规 2022
瑞香狼毒/热甲巴	瑞香狼毒 *Stellera chamaejasme* L.	根皮	秋季采挖,除去杂质、晒干	青海藏药炮规 2010
狼毒/热吉合巴	狼毒 *Stellera chamaejasme* L.	根	秋季采挖,除去杂质、晒干	青海藏药 1992

【中药标准】

名称	植物来源	药用部位	产地加工	标准
瑞香狼毒	狼毒 *Stellera chamaejasme* Linn.	根	春、秋二季采挖,除去杂质及泥土,晒干	甘肃 2020
瑞香狼毒	瑞香狼毒 *Stellera chamaejasme* L.	根	秋季采挖,除去残茎及须根,洗净,晒干	宁夏 2018
棉大戟	狼毒 *Stellera chamaejasme* Linn.	根	秋季采挖,除去泥沙,干燥	湖北 2018
绵大戟	狼毒 *Stellera chamaejasme* L.	根	春、秋二季采挖,除去杂质,晒干	云南第七册 2005
棉大戟	瑞香狼毒 *Stellera chamaejasme* L.	根	秋季采挖,除去杂质,干燥	贵州 2003
狼毒	狼毒大戟(白狼毒)*Euphorbia fischeriana* Steud. 月腺大戟 *Euphorbia ebracteolata* Hayata 瑞香狼毒 *Stellera chamaejasme* L.	根	春、秋二季采收,以秋产者为佳。将根挖出后,除净苗茎、泥土及粗皮(或不去皮),切片,晒干*	内蒙古 1988
狼毒	狼毒 *Stellera chamaejasme* L.	根	春、秋二季采挖,除去杂质,干燥	四川 1987
瑞香狼毒	瑞香狼毒 *Stellera chamaejasme* L.	根	秋季采挖,除去残茎、泥土,干燥。或洗净,切厚片,干燥	安徽炮规 2019
瑞香狼毒	狼毒 *Stellera chamaejasme* L.	根	—	重庆炮规 2006
萝白矮陀陀	瑞香狼毒 *Stellera chamaejasme* L.	根	—	部颁 14 册附

附注:*大狼毒鲜时根肥大,肉质,外皮红黄色,破皮处有黄白色毒汁,应注意勿沾手上,以免中毒;切成厚 1.2~2.4 cm 横片或斜片。

328 黄独

【来源】薯蓣科植物黄独。

【学名】

《中国植物志》	《中国高等植物》
黄独 *Dioscorea bulbifera* L.	黄独 *Dioscorea bulbifera* Linn.

【民族药标准】

名称	植物来源	药用部位	产地加工	标准
黄独/门蒙	黄独 *Dioscorea bulbifera* Linn.	块茎	夏末至冬初采挖,洗净,趁鲜切片,干燥	广西壮药第三卷 2018
黄药子#	黄独 *Dioscorea bulbifera* L.	块茎	夏末至初冬采挖,除去杂质,洗净,趁鲜切片,干燥	贵州 2003

【中药标准】

名称	植物来源	药用部位	产地加工	标准
黄药子	黄独 *Dioscorea bulbifera* L.	块茎	夏末至冬初采挖,洗净,趁鲜切片,干燥	部颁中药材
黄药子	黄独 *Dioscorea bulbifera* L.	块茎	夏末至冬初采挖,洗净,除去须根,趁鲜切片,干燥	河北 2018
黄药子	黄独 *Dioscorea bulbifera* L.	块茎	秋、冬季采挖,除去茎叶及须根,趁鲜切片,晒干或鲜用	江苏 2016
黄药子	黄独 *Dioscorea bulbifera* L.	块茎	秋季采收,除去须根及残留茎叶,洗净,切片,晒干	广东第二册 2011
黄药子	黄独 *Dioscorea bulbifera* L.	块茎	夏末至冬初均可采挖,将块茎挖出,去掉茎叶,洗净泥土,切片,晒干*	内蒙古 1988
黄药子	黄独 *Dioscorea bulbifera* L.	块茎	夏末至初冬采挖,除去杂质,洗净,趁鲜切片,干燥	四川 1987
黄药子	黄独 *Dioscorea bulbifera* L.	块茎	夏末至冬初采挖,洗净泥土,除去须根,趁鲜切成厚片,干燥	北京炮规 2023
黄药子	黄独 *Dioscorea bulbifera* L.	块茎	夏末至冬初采挖,洗净,除去须根,切开,干燥	安徽炮规 2019
黄药子	黄独 *Dioscorea bulbifera* L.	块茎	夏末至冬初采挖,洗净,趁鲜切片,干燥	天津炮规 2018
黄药子	黄独 *Dioscorea bulbifera* L.	块茎	—	重庆炮规 2006
黄药子	黄独 *Dioscorea bulbifera* L.	块茎	—	药典 2020 附

附注:*以 9—11 月采者为佳,横切成厚 1~1.5 cm 的片;#同为中药标准收载品种。

329 粪箕笃

【来源】防己科植物粪箕笃。

【学名】

《中国植物志》	《中国高等植物》
粪箕笃 *Stephania longa* Lour.	粪箕笃 *Stephania longa* Lour.

【民族药标准】

名称	植物来源	药用部位	产地加工	标准
粪箕笃/勾弯	粪箕笃 *Stephania longa* Lour.	茎叶	夏、秋季采收,晒干或鲜用	广西壮药第二卷 2011

330 陆额

【来源】罂粟科植物齿苞黄堇。

【学名】

《中国植物志》	《中国生物物种名录》
齿苞黄堇 *Corydalis wuzhengyiana* Z. Y. Su et Lidén	齿苞黄堇 *Corydalis wuzhengyiana* Z. Y. Su & Lidén

【民族药标准】

名称	植物来源	药用部位	产地加工	标准
陆额	齿苞黄堇 *Corydalis denticulato-bracteata* Fedde	全草	花期采集全草,晾干	西藏藏药第二册 2012

331 木棉花萼

【来源】木棉科植物木棉。

【学名】

《中国植物志》	《中国高等植物》
木棉 *Bombax ceiba* Linnaeus	木棉 *Bombax malabaricum* DC.

【民族药标准】

名称	植物来源	药用部位	产地加工	标准
木棉花萼/毛敦—胡泵根—杜格体	木棉 *Bombax malabaricum* DC.	花萼	春季花开时采收,除去杂质,晒干	蒙药 2021

332 刺尔恩

【来源】罂粟科植物总状绿绒蒿、滇西绿绒蒿、刺瓣绿绒蒿、拟多刺绿绒蒿。

【学名】

《中国植物志》	《中国高等植物》
总状绿绒蒿 *Meconopsis racemosa* Maxim.	总状绿绒蒿 *Meconopsis racemosa* Maxim.
滇西绿绒蒿 *Meconopsis impedita* Prain	滇西绿绒蒿 *Meconopsis impedita* Prain
刺瓣绿绒蒿 *Meconopsis racemosa* var. *spinulifera*(L. H. Zhou)C. Y. Wu et H. Chuang	刺瓣绿绒蒿 *Meconopsis racemosa* var. *spinulifera*(L. H. Zhou)C. Y. Wu & H. Chuang(《中国生物物种名录》)
拟多刺绿绒蒿 *Meconopsis pseudohorridula* C. Y. Wu et H. Chuang	拟多刺绿绒蒿 *Meconopsis pseudohorridula* C. Y. Wu & H. Chuang(《中国生物物种名录》)

【民族药标准】

名称	植物来源	药用部位	产地加工	标准
刺尔恩	总状绿绒蒿 *Meconopsis racemosa* Maxim. 滇西绿绒蒿 *Meconopsis impedita* Prain 刺瓣绿绒蒿 *Meconopsis racemosa* var. *spinulifera*(L. H. Zhou)C. Y. Wu et H. Chuang 拟多刺绿绒蒿 *Meconopsis pseudohorridula* C. Y. Wu et H. Chuang	花或全草	—	四川藏药制剂附

333 红孩儿

【来源】秋海棠科植物裂叶秋海棠、盾叶秋海棠(昌感秋海棠)。

【学名】

《中国植物志》	《中国高等植物》
裂叶秋海棠 *Begonia palmata* D. Don	裂叶秋海棠 *Begonia palmata* D. Don
昌感秋海棠 *Begonia cavaleriei* Lévl.	昌感秋海棠 *Begonia cavaleriei* Lévl.

【民族药标准】

名称	植物来源	药用部位	产地加工	标准
红孩儿#	裂叶秋海棠 *Begonia palmata* D. Don 盾叶秋海棠 *Begonia cavaleriei* Lévl.	根茎*	夏、秋二季采收,除去泥沙,洗净,鲜用或晒干	贵州 2003

名称	植物来源	药用部位	产地加工	标准
大半边莲/棵莲因	粗喙秋海棠 *Begonia longifolia* Blume 裂叶秋海棠 *Begonia palmata* D. Don 掌裂叶秋海棠 *Begonia pedatifida* H. Lévl.	根状茎	全年均可采收,挖取根状茎,除去须根,洗净,干燥	广西壮药第二卷 2011

【中药标准】

名称	植物来源	药用部位	产地加工	标准
盾叶秋海棠	昌感秋海棠 *Begonia cavaleriei* H. Lévleillé	全草	秋后采收,除去杂质,干燥	湖南 2009
大半边莲	粗喙秋海棠 *Begonia crassirostris* Irmsch. 裂叶秋海棠 *Begonia palmata* D. Don 掌裂叶秋海棠 *Begonia pedatifida* Lévl.	根状茎	全年可采,挖取根状茎,除去须根,洗净,干燥	广西 1990
大半边莲	粗喙秋海棠 *Begonia crassirostris* Irmsch. 裂叶秋海棠 *Begonia palmata* D. Don 掌裂叶秋海棠 *Begonia pedatifida* Lévl.	根茎	—	药典 2020 附

附注:*新鲜或干燥根茎;#同为中药标准收载品种。

334　金爪儿

【来源】报春花科植物金爪儿。

【学名】

《中国植物志》	《中国高等植物》
金爪儿 *Lysimachia grammica* Hance	金爪儿 *Lysimachia grammica* Hance

【民族药标准】

名称	植物来源	药用部位	产地加工	标准
金爪儿#	金爪儿 *Lysimachia grammica* Hance	全草*	春末夏初采收,除去杂质,鲜用或晒干	贵州 2003

附注:*新鲜或干燥全草;#同为中药标准收载品种。

335　藏锦鸡儿

【来源】豆科植物鬼箭锦鸡儿、昌都锦鸡儿、川青锦鸡儿(毛刺锦鸡儿)。

【学名】

《中国植物志》	《中国高等植物》
鬼箭锦鸡儿 *Caragana jubata*(Pall.)Poir.	鬼箭锦鸡儿 *Caragana jubata*(Pall.)Poir.
昌都锦鸡儿 *Caragana changduensis* Liou f.	昌都锦鸡儿 *Caragana changduensis* Liou f.
毛刺锦鸡儿 *Caragana tibetica* Kom.	毛刺锦鸡儿 *Caragana tibetica* Kom.

【民族药标准】

名称	植物来源	药用部位	产地加工	标准
藏锦鸡儿/佐木香	鬼箭锦鸡儿 *Caragana jubata*(Pall.)Poir. 川青锦鸡儿 *Caragana tibetica* Kom.	木部心材	砍取褐红色木部,切断,阴干	六省藏标
藏锦鸡儿/佐木兴	鬼箭锦鸡儿 *Caragana jubata*(Pall.)Poir. 昌都锦鸡儿 *Caragana changduensis* Liou f.	木部心材	砍取褐红色木部,切断,阴干	部颁藏药
鬼箭锦鸡儿/佐毛相	鬼箭锦鸡儿 *Caragana jubata*(Pall.)Poir.	树干	秋季采集树干,除去皮,晒干	青海藏药 1992
藏锦鸡儿/佐木兴	鬼箭锦鸡儿 *Caragana jubata*(Pall.)Poir. 昌都锦鸡儿 *Caragana changduensis* Liou f.	茎	—	青海藏药炮规 2010

336　川西锦鸡儿

【来源】豆科植物川西锦鸡儿。

【学名】

《中国植物志》	《中国高等植物》
川西锦鸡儿 *Caragana erinacea* Kom.	川西锦鸡儿 *Caragana erinacea* Kom.

【民族药标准】

名称	植物来源	药用部位	产地加工	标准
川西锦鸡儿/渣玛	川西锦鸡儿 *Caragana erinacea* Kom.	根	秋季采挖,除去须根和泥沙,去皮,洗净,干燥	四川 2022

名称	植物来源	药用部位	产地加工	标准
渣玛	二色锦鸡儿 *Caragana bicolor* Kom. 川西锦鸡儿 *Caragana erinacea* Kom.	根	—	四川藏药制剂附

337 二色锦鸡儿

【来源】豆科植物二色锦鸡儿。

【学名】

《中国植物志》	《中国高等植物》
二色锦鸡儿 *Caragana bicolor* Kom.	二色锦鸡儿 *Caragana bicolor* Kom.

【民族药标准】

名称	植物来源	药用部位	产地加工	标准
二色锦鸡儿	二色锦鸡儿 *Caragana bicolor* Kom.	根	秋季采挖,除去须根和泥沙,干燥	四川藏药 2014
渣玛	二色锦鸡儿 *Caragana bicolor* Kom. 川西锦鸡儿 *Caragana erinacea* Kom.	根	—	四川藏药制剂附

338 小叶锦鸡儿

【来源】豆科植物小叶锦鸡儿。

【学名】

《中国植物志》	《中国高等植物》
小叶锦鸡儿 *Caragana microphylla* Lam.	小叶锦鸡儿 *Caragana microphylla* Lam.

【民族药标准】

名称	植物来源	药用部位	产地加工	标准
小叶锦鸡儿/阿拉坦—哈日根	小叶锦鸡儿 *Caragana microphylla* Lam.	根	春、秋二季采挖,洗净泥土,晒干	蒙药 2021

339 缘毛卷耳

【来源】石竹科植物缘毛卷耳。

【学名】

《中国植物志》	《中国高等植物》
缘毛卷耳 *Cerastium furcatum* Cham. et Schlecht.	缘毛卷耳 *Cerastium furcatum* Cham. et Schlecht.

【民族药标准】

名称	植物来源	药用部位	产地加工	标准
缘毛卷耳	缘毛卷耳 *Cerastium furcatum* Cham. et Schlecht.	全草	夏、秋二季采收,除去泥沙,洗净,干燥	四川 2022

340 高山金挖耳

【来源】菊科植物高原天名精。

【学名】

《中国植物志》	《中国高等植物》
高原天名精 *Carpesium lipskyi* Winkl.	高原天名精 *Carpesium lipskyi* Winkl.

【民族药标准】

名称	植物来源	药用部位	产地加工	标准
高山金挖耳	高原天名精 *Carpesium lipskyi* Winkl.	全草	夏、秋二季采收,除去泥沙,洗净,干燥	四川 2022

341 华山矾

【来源】山矾科植物华山矾。

【学名】

《中国植物志》	《中国高等植物》
华山矾 *Symplocos chinensis* (Lour.) Druce	华山矾 *Symplocos chinensis* (Lour.) Druce

【民族药标准】

名称	植物来源	药用部位	产地加工	标准
华山矾/美捐善	华山矾 *Symplocos chinensis*（Lour.）Druce	枝叶	夏、秋季采收,切段,干燥	广西壮药第三卷 2018

342 楸荚粉

【来源】大戟科植物粗糠柴。

【学名】

《中国植物志》	《中国药用植物志》
粗糠柴 *Mallotus philippensis*（Lam.）Müell. Arg.	粗糠柴 *Mallotus philippensis*（Lam.）Müell. Arg.

【民族药标准】

名称	植物来源	药用部位	产地加工	标准
楸荚粉	粗糠柴 *Mallotus philippensis* M. Ar.	果实表面的毛茸	采下成熟的果实,置于篮中,磨擦搓揉抖落毛茸,除去果实,收集毛茸,干燥	部颁维药
楸荚粉	粗糠柴 *Mallotus philippensis*（Lam.）Müell. Arg.	果实表面的毛茸	采下成熟的果实,置于篮中干燥,摩擦搓揉抖落毛茸	新疆炮规 2020
吕宋楸荚粉	粗糠柴 *Mallotus philippensis* M. Ar.	果实的表皮腺毛及毛茸	采下充分成熟的果实,置于篮中,磨擦搓揉抖振,擦落毛茸,拣去果实,收集毛茸,干燥	维药 1993

343 天花粉

【来源】葫芦科植物栝楼、日本栝楼(中华栝楼)、双边栝楼(中华栝楼)。

【学名】

《中国植物志》	《中国高等植物》
栝楼 *Trichosanthes kirilowii* Maxim. 中华栝楼 *Trichosanthes rosthornii* Harms	栝楼 *Trichosanthes kirilowii* Maxim. 中华栝楼 *Trichosanthes rosthornii* Harms

【民族药标准】

名称	植物来源	药用部位	产地加工	标准
天花粉/查干—温都斯*	栝楼 *Trichosanthes kirilowii* Maxim. 日本栝楼 *Trichosanthes japonica* Regel	根	秋、冬二季采挖,洗净,除去外皮,切段或纵剖成瓣,干燥	蒙药 2021
天花粉/壤补龙	栝楼 *Trichosanthes kirilowii* Maxim. 双边栝楼 *Trichosanthes rosthornii* Harms	根	秋、冬二季采挖,洗净,除去外皮,切段或纵剖成瓣,干燥	广西壮药第二卷 2011

【中药标准】

名称	植物来源	药用部位	产地加工	标准
天花粉	栝楼 *Trichosanthes kirilowii* Maxim. 双边栝楼 *Trichosanthes rosthornii* Harms	根	秋、冬二季采挖,洗净,除去外皮,切段或纵剖成瓣,干燥	药典 2020

附注: * 蒙药炮规 2020 收载"栝楼 *Trichosanthes kirilowii* Maxim. 和双边栝楼 *Trichosanthes rosthornii* Harms"。

344 南天花粉

【来源】葫芦科植物多卷须栝楼。

【学名】

《中国植物志》	《中国高等植物》
多卷须栝楼 *Trichosanthes rosthornii* var. *multicirrata*（C. Y. Cheng et Yueh）S. K. Chen	多卷须栝楼 *Trichosanthes rosthornii* var. *multicirrata*（C. Y. Cheng et Yueh）S. K. Chen

【民族药标准】

名称	植物来源	药用部位	产地加工	标准
南天花粉*	多卷须栝楼 *Trichosanthes rosthornii* Harms var. *multicirrata*（C. Y. Cheng et Yueh）S. K. Chen	块根	秋、冬二季采挖,洗净,刮去外皮,晒干	贵州 2003

附注: * 同为中药标准收载品种。

345 山风

【来源】菊科植物馥芳艾纳香。

【学名】

《中国植物志》	《中国高等植物》
馥芳艾纳香 *Blumea aromatica* DC.	馥芳艾纳香 *Blumea aromatica* DC.

【民族药标准】

名称	植物来源	药用部位	产地加工	标准
山风/抖美丛	馥芳艾纳香 *Blumea aromatica* DC.	全草	夏、秋季采收,洗净,阴干	广西瑶药第二卷 2022
山风/棵矮瓢	馥芳艾纳香 *Blumea aromatica* DC.	全草	夏、秋季采收,洗净,阴干	广西壮药第一卷 2008

【中药标准】

名称	植物来源	药用部位	产地加工	标准
山风	馥芳艾纳香 *Blumea aromatica* DC.	全草	夏、秋季采收,洗净,阴干	广西 1990
山风	馥芳艾纳香 *Blumea aromatica* DC.	全草	—	部颁 8 册附

346 钻山风

【来源】番荔枝科植物瓜馥木。

【学名】

《中国植物志》	《中国高等植物》
瓜馥木 *Fissistigma oldhamii*(Hemsl.) Merr.	瓜馥木 *Fissistigma oldhamii*(Hemsl.) Merr.

【民族药标准】

名称	植物来源	药用部位	产地加工	标准
钻山风/铁钻/列准	瓜馥木 *Fissistigma oldhamii*(Hemsl.) Merr.	根及藤茎	全年均可采收,切段,晒干	广西瑶药第一卷 2014

【中药标准】

名称	植物来源	药用部位	产地加工	标准
钻山风	瓜馥木 *Fissistigma oldhamii*(Hemsl.) Merr.	根及藤茎	全年均可采收,除去杂质,干燥,或趁鲜切厚片,干燥	江西 2014
钻山风	瓜馥木 *Fissistigma oldhamii* （Hemsley）Merrill	根及藤茎	全年均可采收,除去杂质,干燥,或趁鲜切厚片,干燥	湖南 2009
钻山风	瓜馥木 *Fissistigma oldhamii*(Hemsl.) Merr.	根及藤茎	—	药典 2020 附
钻山风	瓜馥木 *Fissistigma oldhamii*(Hemsl.) Merr.	藤茎	—	部颁 10 册附

347 黑吹风

【来源】莲叶桐科植物香青藤。

【学名】

《中国植物志》	《中国药用植物志》
香青藤 *Illigera aromatica* S. Z. Huang & S. L. Mo	香青藤 *Illigera aromatica* S. Z. Huang et S. L. Mo

【民族药标准】

名称	植物来源	药用部位	产地加工	标准
黑吹风/勾令	香青藤 *Illigera aromatica* S. Z. Huang et S. L. Mo	藤茎	全年可采收,除去枝、叶,阴干	广西壮药第一卷 2008

【中药标准】

名称	植物来源	药用部位	产地加工	标准
黑吹风	香青藤 *Illigera aromatica* S. Z. Huang et S. L. Mo	藤茎	全年可采收,除去枝、叶,阴干	广西第二册 1996
黑吹风	香青藤 *Illigera aromatica* S. Z. Huang et S. L. Mo	藤茎	—	部颁 8 册附

348 尖尾风

【来源】马鞭草科植物尖尾枫。

【学名】

《中国植物志》	《中国高等植物》
尖尾枫 *Callicarpa dolichophylla* Merr.	尖尾枫 *Callicarpa longissima*(Hemsl.) Merr.

【民族药标准】

名称	植物来源	药用部位	产地加工	标准
尖尾风/楣浪鲁	尖尾枫 *Callicarpa longissima*（Hemsl.）Merr.	地上部分	夏、秋季采收,切成段,干燥	广西壮药第三卷 2018
尖尾风/粘手风/粘博崩	尖尾枫 *Callicarpa longissima*（Hemsl.）Merr.	地上部分	夏、秋季采收,切成段,干燥	广西瑶药第一卷 2014

349 箭杆风

【来源】姜科植物花叶山姜。

【学名】

《中国植物志》	《中国高等植物》
花叶山姜 *Alpinia pumila* Hook. f.	花叶山姜 *Alpinia pumila* Hook. f.

【民族药标准】

名称	植物来源	药用部位	产地加工	标准
箭杆风*	花叶山姜 *Alpinia pumila* Hook. f.	叶#	夏、秋二季叶茂盛时采收,除去杂质,鲜用或干燥	贵州第一册 2019

附注：*同为中药标准收载品种；#新鲜或干燥叶。

350 金线风

【来源】防己科植物粉叶轮环藤。

【学名】

《中国植物志》	《中国高等植物》
粉叶轮环藤 *Cyclea hypoglauca*（Schauer）Diels	粉叶轮环藤 *Cyclea hypoglauca*（Schauer）Diels

【民族药标准】

名称	植物来源	药用部位	产地加工	标准
百解藤/金线风/仅俊崩	粉叶轮环藤 *Cyclea hypoglauca*（Schauer）Diels	根	全年均可采挖,除去杂质,干燥	广西瑶药第一卷 2014
金线风/勾机藤	粉叶轮环藤 *Cyclea hypoglauca*（Schauer）Diels	根	全年均可采挖,除去杂质,干燥	广西壮药第一卷 2008

【中药标准】

名称	植物来源	药用部位	产地加工	标准
金线风	粉叶轮环藤 *Cyclea hypoglauca*（Schauer）Diels	根	全年均可采挖,除去杂质,干燥	广西 1990

351 九层风

【来源】苋科植物浆果苋。

【学名】

《中国植物志》	《中国高等植物》
浆果苋 *Deeringia amaranthoides*（Lamarck）Merrill	浆果苋 *Cladostachys amaranthoides*（Lam.）Kuan

【民族药标准】

名称	植物来源	药用部位	产地加工	标准
九层风/浆果苋/宗表廉	浆果苋 *Cladostachys frutescens* D. Don	茎枝	全年可采收,切片,干燥	广西瑶药第二卷 2022
九层风/勾长生	浆果苋 *Cladostachys frutescens* D. Don	茎枝	全年可采,切片,干燥	广西壮药第一卷 2008

【中药标准】

名称	植物来源	药用部位	产地加工	标准
九层风	浆果苋 *Cladostachys frutescens* D. Don	茎枝	全年可采,切片,干燥	广西 1990
九层风	浆果苋 *Cladostachys frutescens* D. Don	茎枝	—	部颁 8 册附

352 三角风

【来源】五加科植物常春藤。

【学名】

《中国植物志》	《中国高等植物》
常春藤 *Hedera nepalensis* var. *sinensis*(Tobl.) Rehd.	常春藤 *Hedera nepalensis* K. Koch var. *sinensis*(Tobl.) Rehd.

【民族药标准】

名称	植物来源	药用部位	产地加工	标准
常春藤/三角风/反各崩	常春藤 *Hedera sinensis*(Tobler) Hand.-Mazz.	全株	全年均可采收,除去杂质,晒干	广西瑶药第一卷 2014
三角风*	常春藤 *Hedera nepalensis* K. Koch var. *sinensis*(Tobl.)Rehd.	藤茎#	全年可采,鲜用或晒干	贵州 2003

【中药标准】

名称	植物来源	药用部位	产地加工	标准
三角风	异叶地锦 *Parthenocissus dalzielii* Gagnep.	藤茎	全年可采,除去泥沙,切段,干燥	湖北 2018
常春藤	常春藤 *Hedera nepalensis* K. Koch var. *sinensis*(Tobl.)Rehd.	带叶藤茎	春、秋二季采收,干燥	湖北 2018

附注：*同为中药标准收载品种；#新鲜或干燥藤茎。

353 牛耳风

【来源】番荔枝科植物多花瓜馥木(黑风藤)。

【学名】

《中国植物志》	《中国高等植物》
黑风藤 *Fissistigma polyanthum*(Hook. f. et Thoms.) Merr.	多花瓜馥木 *Fissistigma polyanthum*(Hook. f. et Thoms.)Merr.

【民族药标准】

名称	植物来源	药用部位	产地加工	标准
牛耳风/翁母挪崩	多花瓜馥木 *Fissistigma polyanthum*(Hook. f. et Thoms.)Merr.	地上部分	全年均可采收,切段,晒干	广西瑶药第一卷 2014
黑风藤/勾诀灵	多花瓜馥木 *Fissistigma polyanthum*(Hook. f. et Thoms.)Merr.	藤茎	全年均可采割,切片,干燥	广西壮药第一卷 2008

【中药标准】

名称	植物来源	药用部位	产地加工	标准
黑风藤	多花瓜馥木 *Fissistigma polyanthum*(Hook. f. et Thoms.)Merr.	藤茎	全年均可采割,切片,晒干	药典 1977

354 兔耳风

【来源】菊科植物毛大丁草(兔耳一支箭)、毛花大丁草(兔耳一支箭)。

【学名】

《中国植物志》	《中国高等植物》
兔耳一支箭 *Gerbera piloselloides*(L.)Cass.	毛大丁草 *Piloselloides hirsuta*(Forsk.)C. Jeffrey

【民族药标准】

名称	植物来源	药用部位	产地加工	标准
兔耳风/毛大丁草*	毛大丁草 *Piloselloides hirsuta*(Forsk.)C. Jeffrey	全草	春季采挖,除去杂质,干燥	贵州 2003
毛丁白头翁/念资咪	毛花大丁草 *Piloselloides hirsuta*(Forsk.)C. Jeffery	全草	夏季采挖,除去杂质,干燥	云南彝药Ⅱ 2005

【中药标准】

名称	植物来源	药用部位	产地加工	标准
白眉草	毛大丁草 *Gerbera piloselloides*(L.)Cass.	全草	夏、秋及花开时采收,除去杂质、洗净、晒干	广东第二册 2011
兔耳风	毛大丁草 *Gerbera piloselloides*(L.)Cass.	全草	春、夏采收,除去杂质,晒干	四川 2010
白眉草	毛大丁草 *Gerbera piloselloides*(L.)Cass.	全草	夏季采收,洗净,晒干	福建 2006
毛丁白头翁	毛大丁草 *Gerbera piloselloides*(L.)Cass.	全草	夏季采挖,除去泥土,干燥	云南 1996
白眉草	毛大丁草 *Gerbera piloselloides*(L.)Cass.	全草	夏季采收,洗去泥沙,晒干	广西 1990
兔耳风	毛大丁草 *Gerbera piloselloides*(L.)Cass.	全草	—	重庆炮规 2006

名称	植物来源	药用部位	产地加工	标准
白眉	白眉 *Gerbera piloselloides*（L.）Cass.	全草	—	部颁 3 册附

附注：＊同为中药标准收载品种。

355　五匹风

【来源】蔷薇科植物蛇含（蛇含委陵菜）。

【学名】

《中国植物志》	《中国高等植物》
蛇含委陵菜 *Potentilla kleiniana* Wight et Arn.	蛇含委陵菜 *Potentilla kleiniana* Wight et Arn.

【民族药标准】

名称	植物来源	药用部位	产地加工	标准
五匹风＊	蛇含 *Potentilla kleiniana* Wight et Arn.	全草#	一年四季均可采挖，除去杂质，洗净，鲜用或晒干	贵州 2003

【中药标准】

名称	植物来源	药用部位	产地加工	标准
蛇含	蛇含 *Potentilla kleiniana* Wight et Arn.	全草	夏秋采收，鲜用或晒干	四川 2010
蛇含	蛇含委陵菜 *Potentilla kleiniana* Wight et Arn.	全草	9—10月采挖，除去杂质、泥沙，干燥	安徽炮规 2019

附注：＊同为中药标准收载品种；#新鲜或干燥全草。

356　云防风

【来源】伞形科植物竹叶西风芹、松叶西风芹。

【学名】

《中国植物志》	《中国高等植物》
竹叶西风芹 *Seseli mairei* Wolff	竹叶西风芹 *Seseli mairei* H. Wolff
松叶西风芹 *Seseli yunnanense* Franch.	松叶西风芹 *Seseli yunnanense* Franch.

【民族药标准】

名称	植物来源	药用部位	产地加工	标准
云防风	竹叶西风芹 *Seseli mairei* Wolff 松叶西风芹 *Seseli yunnanense* Franch.	根及根茎	春、秋二季采挖，除去细须、杂质，干燥	广西瑶药第二卷 2022
云防风▲	松叶西风芹 *Seseli yunnanense* Franch. 竹叶西风芹 *Seseli mairei* Wolff	根及根茎	春、秋二季采挖，除去细须、杂质，干燥	贵州炮规第一册 2019

【中药标准】

名称	植物来源	药用部位	产地加工	标准
川防风＊	竹节前胡 *Peucedanum dielsianum* Fedde et Wolff 松叶西风芹 *Seseli yunnanense* Franch. 竹叶西风芹 *Seseli mairei* Wolff	根及根茎	春、秋二季采挖，除去须根及泥沙，晒干	四川 2010
云防风	松叶西风芹 *Seseli yunnanense* Franch. 竹叶西风芹 *Seseli mairei* Wolff	根	秋季采挖，除去杂质，洗净，干燥	云南第七册 2005
云防风	松叶西风芹 *Seseli yunnanense* Franch. 竹叶西防风 *Seseli mairei* Wolff	根及根茎	春、秋二季采挖，除去细须、杂质，晒干	贵州 2003
川防风#	竹节前胡 *Peucedanum dielsianum* Fedde ex Wolff 松叶西风芹 *Seseli yunnanense* Franch. 竹叶西风芹 *Seseli mairei* Wolff	根及根茎	—	重庆炮规 2006

附注：＊前者习称"竹节防风"，后者习称"西防风"；#前者习称"竹节防风"，后两者习称"西防风"或"云防风"；▲同为中药标准收载品种。

357　绣球防风

【来源】唇形科植物绣球防风。

【学名】

《中国植物志》	《中国高等植物》
绣球防风 *Leucas ciliata* Benth.	绣球防风 *Leucas ciliata* Benth.

【民族药标准】

名称	植物来源	药用部位	产地加工	标准
绣球防风/多尼诗	绣球防风 *Leucas ciliata* Benth.	全草	夏、秋季采收,除去杂质,晾干	云南彝药Ⅲ 2005

【中药标准】

名称	植物来源	药用部位	产地加工	标准
绣球防风	绣球防风 *Leucas ciliata* Benth.	全草	夏秋季采收,除去杂质,阴干	云南 1996

358 肿节风

【来源】金粟兰科植物草珊瑚。

【学名】

《中国植物志》	《中国高等植物》
草珊瑚 *Sarcandra glabra*(Thunb.)Nakai	草珊瑚 *Sarcandra glabra*(Thunb.)Nakai

【民族药标准】

名称	植物来源	药用部位	产地加工	标准
肿节风/草珊瑚/敌寨茶*	草珊瑚 *Sarcandra glabra*(Thunb.)Nakai	全草	夏、秋季采收,除去杂质,晒干	广西瑶药第二卷 2022
肿节风/卡隆	草珊瑚 *Sarcandra glabra*(Thunb.)Nakai	全株	夏、秋季采收,除去杂质,干燥	广西壮药第一卷 2008

【中药标准】

名称	植物来源	药用部位	产地加工	标准
肿节风	草珊瑚 *Sarcandra glabra*(Thunb.)Nakai	全草	夏、秋二季采收,除去杂质,晒干	药典 2020
九节茶	草珊瑚 *Sarcandra glabra*(Thunb.)Nakai	地上部分	夏、秋二季采割,除去杂质,晒干	海南第一册 2011
九节茶	草珊瑚 *Sarcandra glabra*(Thunb.)Nakai	地上部分	夏、秋二季采割,除去杂质,晒干	广东第一册 2004
肿节风	草珊瑚 *Sarcandra glabra*(Thunb.)Nakai	地上部分	夏、秋二季采割,除去杂质,晒干	北京 1998
鱼子兰	肿节风 *Sarcandra glabra*(Thunb.)Nak.	全草	秋、冬季采收,除去泥土,阴干或鲜用	云南 1996
肿节风	草珊瑚 *Sarcandra glabra*(Thunb.)Nakai	地上部分	夏、秋二季采收,除去杂质,晒干	四川增补 1992
肿节风	草珊瑚 *Sarcandra glabra*(Thunb.)Nakai	地上部分	夏秋两季采收,除去杂质,晒干	河南 1991

附注:* 广西瑶药第一卷 2014 收载名称"肿节风/九节风/坐及崩"。

359 走马风

【来源】忍冬科植物接骨草。

【学名】

《中国植物志》	《中国高等植物》
接骨草 *Sambucus javanica* Blume	接骨草 *Sambucus chinensis* Lindl.

【民族药标准】

名称	植物来源	药用部位	产地加工	标准
走马风/黑节风/解牙崩	接骨草 *Sambucus chinensis* Lindl.	全株	全年均可采收,洗净,切段,干燥或鲜用	广西瑶药第一卷 2014
走马风/雅友泛	接骨草 *Sambucus chinensis* Lindl.	全株	全年可采收,洗净切段,干燥	广西壮药第一卷 2008

【中药标准】

名称	植物来源	药用部位	产地加工	标准
陆英	陆英 *Sambucus chinensis* Lindl.	全草	夏秋季采收,除去杂质,晒干	部颁中药材
八里麻	陆英 *Sambucus chinensis* Lindl.	根茎	夏、秋二季采收,除去杂质,干燥	陕西 2015
走马风	接骨草 *Sambucus chinensis* Lindl.	全株	全年可采收,洗净切段,干燥	广西 1990
陆英	陆英 *Sambucus chinensis* Lindl.	全草	夏、秋二季采收,除去杂质,晒干	甘肃炮规 2022
陆英	陆英 *Sambucus chinensis* Lindl.	全草	—	重庆炮规 2006

名称	植物来源	药用部位	产地加工	标准
陆英	接骨草 *Sambucus javanica* Reinw. 陆英 *Sambucus chinensis* Lindl.	花或全草	—	部颁 2 册附
走马风	接骨草 *Sambucus chinensis* Lindl.	全草	—	部颁 8 册附
八棱麻	陆英 *Sambucus chinensis* Lindl.	茎	—	部颁 15 册附
陆英	陆英 *Sambucus chinensis* Lindl.	全草	—	上海 1994 附

360 钻地风

【来源】蔷薇科植物栽秧泡(栽秧藨)。

【学名】

《中国植物志》	《中国高等植物》图鉴
栽秧藨 *Rubus ellipticus* var. *obcordatus*(Franch.)Focke	栽秧泡 *Rubus ellipticus* Smith var. *obcordatus*(Franch.)Focke

【民族药标准】

名称	植物来源	药用部位	产地加工	标准
钻地风/草老奢景	栽秧泡 *Rubus ellipticus* Smith var. *obcordatus*(Franch.)Focke	根	夏、秋季采挖,洗净,干燥	云南彝药Ⅱ 2005

【中药标准】

名称	植物来源	药用部位	产地加工	标准
钻地风	千斤拔 *Flemingia philippinensis* Merr. et Rolfe	根	春、秋二季采挖,洗净,晒干	四川 2010
钻地风	黄锁莓 *Rubus ellipticus* Smith var. *obcordatus*(Franch.)Focke	根	夏、秋二季采挖,除去杂质,晒干	贵州 2003
钻地风	黄锁莓 *Rubus obcordatus* Franch.	根	夏、秋季采挖,除去泥土,晒干,或鲜切片后晒干	云南 1996
钻地风	钻地风 *Schizophragma integrifolium*(Franch.)Oliv.	根皮	—	部颁 2 册附

361 彝大追风

【来源】忍冬科植物狭萼鬼吹箫(鬼吹箫)。

【学名】

《中国植物志》	《中国高等植物》
鬼吹箫 *Leycesteria formosa* Wall.	狭萼鬼吹箫 *Leycesteria formosa* var. *stenosepala* Rehd.

【民族药标准】

名称	植物来源	药用部位	产地加工	标准
彝大追风/乃替没	狭萼鬼吹箫 *Leycesteria formosa* Wall. var. *stenosepala* Rehd.	地上部分	夏、秋季采收,干燥	云南彝药Ⅱ 2005

362 小白背风

【来源】苦苣苔科植物芒毛苣苔。

【学名】

《中国植物志》	《中国高等植物》
芒毛苣苔 *Aeschynanthus acuminatus* Wall. ex A. DC.	芒毛苣苔 *Aeschynanthus acuminatus* Wall. ex A. DC.

【民族药标准】

名称	植物来源	药用部位	产地加工	标准
小白背风/节崖弄岩	芒毛苣苔 *Aeschynanthus acuminatus* Wall. ex A. DC.	全草	全年均可采收,除去杂质,干燥	广西瑶药第二卷 2022

【中药标准】

名称	植物来源	药用部位	产地加工	标准
芒毛苣苔	芒毛苣苔 *Aeschynanthus acuminatus* Wall. ex A. DC.	全株	全年均可采挖,洗净,切段,干燥	广东第三册 2018

363 八角枫

【来源】八角枫科植物八角枫、瓜木。

【学名】

《中国植物志》	《中国高等植物》
八角枫 *Alangium chinense*（Lour.）Harms	八角枫 *Alangium chinense*（Lour.）Harms
瓜木 *Alangium platanifolium*（Sieb. et Zucc.）Harms	瓜木 *Alangium platanifolium*（Sieb. et Zucc.）Harms

【民族药标准】

名称	植物来源	药用部位	产地加工	标准
八角枫/八角风/毕各崩	八角枫 *Alangium chinense*（Lour.）Harms	细根及须根	夏、秋季采挖,除去泥沙,干燥	广西瑶药第一卷 2014
八角枫/楳景	八角枫 *Alangium chinense*（Lour.）Harms	细根及须根	夏、秋季采挖,除去泥沙,干燥	广西壮药第一卷 2008
八角枫/白龙须/白金条▲	八角枫 *Alangium chinense*（Lour.）Harms 瓜木 *Alangium platanifolium*（Sieb. et Zucc.）Harms	细须根或支根#	全年均可采挖,除去泥沙,分别洗净,晒干	贵州 2003

【中药标准】

名称	植物来源	药用部位	产地加工	标准
八角枫	八角枫 *Alangium chinense*（Lour.）Harms	细根及须根	夏、秋二季采挖,除去泥沙,晒干	药典 1977
八角枫	八角枫 *Alangium chinense*（Lour.）Harms	侧根及须根	全年均可采收,挖取侧根及须根,除去泥沙,晒干*	湖北 2018
八角枫	八角枫 *Alangium chinense*（Lour.）Harms 瓜木 *Alangium platanifolium*（Sieb. et Zucc.）Harms	细根及须根	夏、秋二季采挖,除去泥沙,晒干	江西 2014
八角枫	八角枫 *Alangium chinense*（Lour.）Harms	侧根或细须根	夏、秋两季采挖,除去泥沙,晒干	海南第一册 2011
八角枫	八角枫 *Alangium chinense*（Loureiro）Harms	侧根或细须根	夏、秋两季采挖,除去泥沙,晒干	湖南 2009
八角枫	八角枫 *Alangium chinense*（Lour.）Harms	侧根或细须根	夏秋两季采挖,除去泥沙,晒干	广东第一册 2004
八角枫	八角枫 *Alangium chinense*（Lour.）Harms	根	全年可采,除去泥土,晒干	云南 1996
八角枫	八角枫 *Alangium chinensis*（Lour.）Harms	须根或支根#	夏、秋二季采挖,除去泥沙后,分别干燥	甘肃炮规 2022
八角枫根	八角枫 *Alangium chinensis*（Lour.）Harms 瓜木 *Alangium platanifolium*（Sieb. et Zucc.）Harms	根及须根	全年可采挖,洗净,干燥;或趁鲜切厚片或段,干燥	安徽炮规 2019
八角枫	八角枫 *Alangium chinense*（Lour.）Harms	细根及须根	—	药典 2020 附

附注:* 挖取直径 8 mm 以下的侧根及须根;# 细须根(白龙须)或支根(白金条);▲ 同为中药标准收载品种。

364 滇八角枫

【来源】八角枫科植物云南八角枫。

【学名】

《中国植物志》	《中国生物物种名录》
云南八角枫 *Alangium yunnanense* C. Y. Wu ex Fang et al.	云南八角枫 *Alangium yunnanense* C. Y. Wu ex W. P. Fang, Soong & H. Y. Su

【民族药标准】

名称	植物来源	药用部位	产地加工	标准
滇八角枫/海起帕	云南八角枫 *Alangium yunnanense* C. Y. Wu et Fang	细根及须根	夏、秋二季来挖除去杂质、洗净,干燥	云南彝药 2005

365 过山枫

【来源】卫矛科植物过山枫。

【学名】

《中国植物志》	《中国高等植物》
过山枫 *Celastrus aculeatus* Merr.	过山枫 *Celastrus aculeatus* Merr.

【民族药标准】

名称	植物来源	药用部位	产地加工	标准
过山枫/过山风/过更崩	过山枫 *Celastrus aculeatus* Merr.	藤茎	全年均可采收,除去杂质,晒干	广西瑶药第一卷 2014

366 牛耳枫

【来源】虎皮楠科植物牛耳枫。

【学名】

《中国植物志》	《中国高等植物》
牛耳枫 *Daphniphyllum calycinum* Benth.	牛耳枫 *Daphniphyllum calycinum* Benth.

【民族药标准】

名称	植物来源	药用部位	产地加工	标准
牛耳枫/牛耳铃/同端亮	牛耳枫 *Daphniphyllum calycinum* Benth.	全株	全年均可采收,除去杂质,晒干	广西瑶药第二卷 2022
牛耳枫*	牛耳枫 *Daphniphyllum calycinum* Benth.	地上部分	全年可采收,除去杂质,茎及较大枝趁鲜切斜片、小枝趁鲜切段和鲜叶干燥,得混合的加工品	贵州第一册 2019
牛耳枫/美西咩	牛耳枫 *Daphniphyllum calycinum* Benth.	全株	全年可采收,除去杂质,干燥	广西壮药第一卷 2008

【中药标准】

名称	植物来源	药用部位	产地加工	标准
牛耳枫	牛耳枫 *Daphniphyllum calycinum* Benth.	带叶嫩枝	夏、秋二季采收,切段,晒干或鲜用	海南第一册 2011
牛耳枫	牛耳枫 *Daphniphyllum calycinum* Benth.	带叶茎枝	夏、秋二季采收,切段,晒干或鲜用	广东第一册 2004
牛耳枫	牛耳枫 *Daphniphyllum calycinum* Benth.	全株	全年可采收,除去杂质,晒干	广西第二册 1996

附注:*同为中药标准收载品种。

367 黄金凤

【来源】凤仙花科植物黄金凤、厚裂凤仙花、齿萼凤仙花、平坝凤仙花。

【学名】

《中国植物志》	《中国高等植物》
黄金凤 *Impatiens siculifer* Hook. f.	黄金凤 *Impatiens siculifer* Hook. f.
厚裂凤仙花 *Impatiens crassiloba* Hook. f.	厚裂凤仙花 *Impatiens crassiloba* Hook. f.(《中国生物物种名录》)
齿萼凤仙花 *Impatiens dicentra* Franch. ex Hook. f.	齿萼凤仙花 *Impatiens dicentra* Franch. ex Hook. f.
平坝凤仙花 *Impatiens ganpiuana* Hook. f.	平坝凤仙花 *Impatiens ganpiuana* Hook. f.(《中国生物物种名录》)

【民族药标准】

名称	植物来源	药用部位	产地加工	标准
黄金凤/水金凤*	黄金凤 *Impatiens siculifer* Hook. f. 厚裂凤仙花 *Impatiens crassiloba* Hook. f. 齿萼凤仙花 *Impatiens dicentra* Franch. ex Hook. f. 平坝凤仙花 *Impatiens ganpiuana* Hook. f.	全草#	夏、秋二季采收,洗净,鲜用或干燥	贵州第二册 2019

附注:*同为中药标准收载品种;#新鲜或干燥全草。

368 水金凤

【来源】凤仙花科植物水金凤、滇水金凤。

【学名】

《中国植物志》	《中国高等植物》
水金凤 *Impatiens noli-tangere* L.	水金凤 *Impatiens noli-tangere* Linn.
滇水金凤 *Impatiens uliginosa* Franch.	滇水金凤 *Impatiens uliginosa* Franch.

【民族药标准】

名称	植物来源	药用部位	产地加工	标准
水金凤/札奈—哈莫日—其其格	水金凤 *Impatiens noli-tangere* L.	全草	7—8月采收带花全草,除尽杂质,阴干	蒙药 2021
水金凤/矣奢基	滇水金凤 *Impatiens uliginosa* Franch.	全草	夏、秋季采挖,洗净,干燥	云南彝药 II 2005

369 丛菔

【来源】十字花科植物宽果丛菔。

【学名】

《中国植物志》	《中国高等植物》
宽果丛菔 *Solms-Laubachia eurycarpa*(Maxim.)Botsch.	宽果丛菔 *Solms-Laubachia eurycarpa*(Maxim.)Botsch.

【民族药标准】

名称	植物来源	药用部位	产地加工	标准
丛菔/索罗嘎布	宽果丛菔 *Solms-Laubachia eurycarpa*（Maxim.）Botsch.	根或全草	花盛期采收,洗净晾干	部颁藏药
宽果丛菔/索洛莫保	宽果丛菔 *Solms-Laubachia eurycarpa*（Maxim.）Botsch.	根	秋末采挖,洗净泥土,晒干	青海藏药 1992
丛菔/索罗莫保	宽果丛菔 *Solms-Laubachia eurycarpa*（Maxim.）Botsch.	根茎和根	秋季采收,洗净晾干	青海藏药炮规 2010

370 鬼画符

【来源】大戟科植物黑面神。

【学名】

《中国植物志》	《中国高等植物》
黑面神 *Breynia fruticosa*（L.）Hook. f.	黑面神 *Breynia fruticosa*（Linn.）Hook. f.

【民族药标准】

名称	植物来源	药用部位	产地加工	标准
鬼画符/美必宁	黑面神 *Breynia fruticosa*（L.）Hook. f.	全株	全年均可采挖,除去泥沙,干燥	广西壮药第一卷 2008

【中药标准】

名称	植物来源	药用部位	产地加工	标准
鬼画符	黑面神 *Breynia fruticosa*（L.）Hook. f.	全株	全年均可采挖,除去泥沙,晒干	广西 1990
鬼画符	黑面神 *Breynia fruticosa*（L.）Hook. f.	全株	—	药典 2020 附

371 落新妇

【来源】虎耳草科植物落新妇、大落新妇。

【学名】

《中国植物志》	《中国高等植物》
落新妇 *Astilbe chinensis*（Maxim.）Franch. et Savat.	落新妇 *Astilbe chinensis*（Maxim.）Franch. et Savat.
大落新妇 *Astilbe grandis* Stapf ex Wils.	大落新妇 *Astilbe grandis* Stapf ex Wils.

【民族药标准】

名称	植物来源	药用部位	产地加工	标准
落新妇#	落新妇 *Astilbe chinensis*（Maxim.）Franch. et Savat. 大落新妇 *Astilbe grandis* Stapf ex Wils.	根茎	—	湖南炮规 2021
红升麻/落新妇*	落新妇 *Astilbe chinensis*（Maxim.）Franch. et Sav. 大落新妇 *Astilbe grandis* Stapf ex Wils.	根茎	夏、秋二季采挖,除去泥沙、须根及鳞毛等,干燥	贵州 2003

【中药标准】

名称	植物来源	药用部位	产地加工	标准
落新妇	落新妇 *Astilbe chinensis*（Maxim.）Franch. et Sav.	根茎	夏秋季采挖,除去须根、鳞片、绒毛,洗净,晒干	辽宁第二册 2019
落新妇	落新妇 *Astilbe chinensis*（Maxim.）Franch. et Sav.	根茎	夏、秋二两季采挖,除去泥土、须根、鳞片和绒毛,晒干	河北 2018
落新妇	落新妇 *Astilbe chinensis*（Maxim.）Franch. et Savat.	根茎	夏、秋二季采挖,除去泥土、须根、鳞片和绒毛,晒干	湖北 2018
落新妇	落新妇 *Astilbe chinensis*（Maxim.）Franch. et Sav. 大落新妇 *Astilbe grandis* Stapf ex Wils.	根茎	夏、秋二季采挖,除去泥沙、须根及鳞毛等,干燥	江西 2014
落新妇	落新妇 *Astilbe chinensis*（Maximowicz）Franchet & Savatier 大落新妇 *Astilbe grandis* Stapf ex E. H. Wilson	根茎	夏、秋两季采挖,除去泥沙、须根及鳞片、绒毛等,干燥	湖南 2009
红升麻	落新妇 *Astilbe chinensis*（Maxim.）Franch. et Sav. 大落新妇 *Astilbe grandis* Stapf ex Wils.	根茎	秋季采挖根茎,洗净,干燥	安徽炮规 2019
落新妇	落新妇 *Astilbe chinensis*（Maxim.）Franch. et Sav. 等	全草	—	部颁 8 册附

附注:*同为中药标准收载品种;#【民族药名】利泽苦(土家)。

372 香附

【来源】莎草科植物莎草(香附子)。

【学名】

《中国植物志》	《中国高等植物》
香附子 *Cyperus rotundus* L.	香附子 *Cyperus rotundus* Linn.

【民族药标准】

名称	植物来源	药用部位	产地加工	标准
香附/ 萨哈勒—额布森—温都斯	莎草 *Cyperus rotundus* L.	根茎	秋季采挖,燎去毛须,置沸水中略煮或蒸透后晒干,或燎后直接晒干	蒙药 2021
香附/棵寻谋	莎草 *Cyperus rotundus* Linn.	根茎	秋季采挖,燎去毛须,置沸水中略煮或蒸透后晒干,或燎后直接晒干	广西壮药第二卷 2011
香附	莎草 *Cyperus rotundus* L.	根茎	秋季采挖,燎去毛须,置沸水中略煮或蒸透后晒干,或燎后直接晒干	维药 1993

【中药标准】

名称	植物来源	药用部位	产地加工	标准
香附	莎草 *Cyperus rotundus* L.	根茎	秋季采挖,燎去毛须,置沸水中略煮或蒸透后晒干,或燎后直接晒干	药典 2020

373 莪嘎

【来源】菊科植物车前状垂头菊。

【学名】

《中国植物志》	《中国高等植物》
车前状垂头菊 *Cremanthodium ellisii*(Hook. f.)Kitam.	车前状垂头菊 *Cremanthodium ellisii*(Hook. f.)Kitam.

【民族药标准】

名称	植物来源	药用部位	产地加工	标准
莪嘎	车前状垂头菊 *Cremanthodium plantagineum* Maxim.	全草	秋季采集全草,晾干	西藏藏药第二册 2012
垂头菊	车前状垂头菊 *Cremanthodium ellisii*(Hook. f.)Kitam.	全草	7—9 月采收全草,洗净,晒干	蒙药 2021

374 塞嘎

【来源】豆科植物多花黄芪(多花黄耆)。

【学名】

《中国植物志》	《中国高等植物》
多花黄芪 *Astragalus floridulus* Podlech	多花黄耆 *Astragalus floridus* Benth. ex Bunge

【民族药标准】

名称	植物来源	药用部位	产地加工	标准
塞嘎	多花黄芪 *Astragalus floridulus* Podlech	地上部分	—	四川藏药制剂附

375 巴夏嘎

【来源】玄参科植物毛果婆婆纳。

【学名】

《中国植物志》	《中国高等植物》
毛果婆婆纳 *Veronica eriogyne* H. Winkl.	毛果婆婆纳 *Veronica eriogyne* H. Winkl.

【民族药标准】

名称	植物来源	药用部位	产地加工	标准
巴夏嘎/巴夏嘎门巴	毛果婆婆纳 *Veronica eriogyne* H. WinKl. 等同属近缘植物	全草	7—9 月采集全草,洗净,晒干	西藏局颁 2003 *
毛果婆婆纳	毛果婆婆纳 *Veronica eriogyne* H. Winkl.	全草	秋季采挖,洗净,阴干或晒干	四川藏药 2014
冬那端迟	毛果婆婆纳 *Veronica eriogyne* H. Winkl. 光果婆婆纳 *Veronica rockii* Li	全草	7—9 月采集全草,洗净,晾干	青海藏药第一册 2019

附注:* 西藏局颁 XZ - BC - 0001 - 2003。

376 五指柑

【来源】马鞭草科植物黄荆、牡荆。

【学名】

《中国植物志》	《中国高等植物》
黄荆 *Vitex negundo* L.	黄荆 *Vitex negundo* Linn.
牡荆 *Vitex negundo* var. *cannabifolia*（Sieb. et Zucc.）Hand. -Mazz.	牡荆 *Vitex negundo* var. *cannabifolia*（Sieb. et Zucc.）Hand. -Mazz.

【民族药标准】

名称	植物来源	药用部位	产地加工	标准
五指柑/五指风/巴齿崩	黄荆 *Vitex negundo* L.	全株	全年均可采收,洗净,切碎,晒干	广西瑶药第一卷 2014
五指柑/棵劲	黄荆 *Vitex negundo* L. 牡荆 *Vitex negundo* L. var. *cannabifolia*（Sieb. et Zucc.）Hand. -Mazz.	全株	夏、秋季采挖,除去泥沙,洗净,切段,阴干	广西壮药第一卷 2008

【中药标准】

名称	植物来源	药用部位	产地加工	标准
五指柑	黄荆 *Vitex negundo* L.	全草	四季均可采收,除去泥沙,洗净,干燥	广东第三册 2018
黄荆条	黄荆 *Vitex negundo* L. 牡荆 *Vitex negundo* L. var. *cannabifolia*（Sieb. et Zucc.）Hand. -Mazz.	茎枝	夏、秋二季采收,除去杂质,切段,晒干	湖北 2018
五指柑	牡荆 *Vitex negundo* L. var. *cannabifolia*（Sieb. et Zucc.）Hand. -Mazz. 黄荆 *Vitex negundo* L.	地上部分	夏、秋二季枝叶茂盛时采割,晒干	江西 2014
五指柑	黄荆 *Vitex negundo* L.	全株	四季均可采收,除去泥沙,根茎洗净,干燥;叶阴干	海南第一册 2011
五指柑	黄荆 *Vitex negundo* Linnaeus	全草	四季均可采收,除去泥沙,洗净,干燥	湖南 2009
牡荆	牡荆 *Vitex negundo* L. var. *cannabifolia*（Sieb. et Zucc.）Hand. -Mazz.	地上部分	夏、秋季叶茂盛时采收	福建 2006
五指柑	黄荆 *Vitex negundo* L.	全草	四季均可采收,除去泥沙,根茎洗净,干燥	广东第一册 2004
五指柑	黄荆 *Vitex negundo* L. 牡荆 *Vitex negundo* var. *cannabifolia*（Sieb. et Zucc.）Hand. -Mazz.	全株	夏、秋季采挖,除去泥沙,洗净,切段,阴干	广西 1990
五指柑	牡荆 *Vitex negundo* L.	叶、嫩枝	—	药典 1977 附
五指柑	黄荆 *Vitex negundo* L. 牡荆 *Vitex negundo* var. *cannabifolia*（Sieb. et Zucc.）Hand. -Mazz.	叶	—	部颁 5 册附
牡荆根	牡荆 *Vitex negundo* L. var. *cannabifolia*（Sieb. et Zucc.）Hand. -Mazz.	根	—	部颁 12 册附
黄荆条	黄荆 *Vitex negundo* L.	幼嫩枝条	—	上海 1994 附

377　射干

【来源】鸢尾科植物射干。

【学名】

《中国植物志》	《中国高等植物》
射干 *Belamcanda chinensis*（L.）Redouté	射干 *Belamcanda chinensis*（Linn.）DC.

【民族药标准】

名称	植物来源	药用部位	产地加工	标准
射干/沙日—海其—额布斯	射干 *Belamcanda chinensis*（L.）DC.	根茎	春初刚发芽或秋末茎叶枯萎时采挖,除去须根及泥沙,干燥	蒙药 2021
射干/棵射干	射干 *Belamcanda chinensis*（Linn.）DC.	根茎	春初刚发芽或秋末茎叶枯萎时采挖,除去须根和泥沙,干燥	广西壮药第二卷 2011

【中药标准】

名称	植物来源	药用部位	产地加工	标准
射干	射干 *Belamcanda chinensis*（L.）DC.	根茎	春初刚发芽或秋末茎叶枯萎时采挖，除去须根和泥沙，干燥	药典 2020

378 苦瓜干

【来源】葫芦科植物苦瓜。

【学名】

《中国植物志》	《中国高等植物》
苦瓜 *Momordica charantia* L.	苦瓜 *Momordica charantia* Linn.

【民族药标准】

名称	植物来源	药用部位	产地加工	标准
苦瓜干/恒冷含	苦瓜 *Momordica charantia* Linn.	将近成熟果实	夏、秋二季采收，切片晒干	广西壮药第二卷 2011
苦瓜 *	苦瓜 *Momordica charantia* L.	近成熟果实	夏、秋两季采收，取苦瓜纵剖或趁鲜切片，干燥	贵州第二册 2019

【中药标准】

名称	植物来源	药用部位	产地加工	标准
苦瓜	苦瓜 *Momordica charantia* L.	近成熟果实	夏、秋二季选取绿色近成熟果实，横切成片块，晒干	安徽 2022
苦瓜	苦瓜 *Momordica charantia* L.	近成熟果实	夏、秋季选取绿色近成熟果实，洗净，横切成片，晒干或烘干	山东 2022
苦瓜	苦瓜 *Momordica charantia* L.	近成熟果实	夏、秋二季选取绿色近成熟果实，纵剖两瓣，除去瓤和种子后，切厚片，晒干	甘肃 2020
苦瓜	苦瓜 *Momordica charantia* Linn.	近成熟果实	夏、秋二季选取绿色近成熟果实，鲜用	河北 2018
苦瓜	苦瓜 *Momordica charantia* L.	近成熟果实#	夏、秋二季选取绿色近成熟果实，除去杂质，鲜用；或除去两端，趁鲜切厚片，低温干燥	湖北 2018
苦瓜干	苦瓜 *Momordica charantia* L.	近成熟果实	夏、秋季选取青绿色鲜苦瓜，切片，晒干	海南第一册 2011
苦瓜	苦瓜 *Momordica charantia* Linnaeus	近成熟果实	夏、秋季采收，对半纵剖，去瓤和种子，切片，干燥	湖南 2009
苦瓜	苦瓜 *Momordica charantia* L.	近成熟果实	夏、秋季选取绿色近成熟果实，除去种子，纵切成片块，晒干	广东第一册 2004
苦瓜干	苦瓜 *Momordica charantia* L.	将近成熟果实	夏、秋季采收，切片晒干	广西 1990
苦瓜干	苦瓜 *Momordica charantia* L.	近成熟的果实	夏、秋季果实成熟时采收	天津炮规 2018
苦瓜干	苦瓜 *Momordica charantia* L.	果肉	—	部颁 8 册附
苦瓜干	苦瓜 *Momordica charantia* L.	果肉	—	部颁 14 册附
苦瓜干	苦瓜 *Momordica charantia* L.	果实#	—	上海 1994 附

附注：* 同为中药标准收载品种，贵州 1988 收载药用部位"除去种子后的果实"；#新鲜或干燥果实。

379 酸梨干

【来源】蔷薇科植物花盖梨（秋子梨）。

【学名】

《中国植物志》	《中国高等植物》
秋子梨 *Pyrus ussuriensis* Maxim.	秋子梨 *Pyrus ussuriensis* Maxim.

【民族药标准】

名称	植物来源	药用部位	产地加工	标准
酸梨干/阿嘎力格—阿丽玛	花盖梨 *Pyrus ussuriensis* Maxim.	果实	秋季果实成熟时采摘，切片，阴干	蒙药 2021
酸梨干	盖花梨 *Pyrus ussuriensis* Maxim.	成熟果实	—	部颁蒙药附

380 马奶子葡萄干

【来源】葡萄科植物葡萄。

【学名】

《中国植物志》	《中国高等植物》
葡萄 *Vitis vinifera* L.	葡萄 *Vitis vinifera* Linn.

【民族药标准】

名称	植物来源	药用部位	产地加工	标准
马奶子葡萄干	葡萄 *Vitis vinifera* L.	果实	秋季果实成熟时采收,风干	部颁维药
马奶子葡萄干	葡萄 *Vitis vinifera* L. 马奶子葡萄品系	果实	秋季果实成熟时,采收果序,于风干房中制成葡萄干	维药 1993
马奶子葡萄干	葡萄 *Vitis vinifera* L.	果实	秋季果实成熟时采收,风干	新疆炮规 2020

381 蝙蝠葛

【来源】葡萄科植物蛇葡萄。

【学名】

《中国植物志》	《中国生物物种名录》
蛇葡萄 *Ampelopsis glandulosa*(Wall.)Momiy.	蛇葡萄 *Ampelopsis glandulosa*(Wall.)Momiy.

【民族药标准】

名称	植物来源	药用部位	产地加工	标准
蝙蝠葛/干魂毫	蛇葡萄 *Ampelopsis glandulosa*(Wall.)Momiy.	根及根茎	秋季采挖,除去泥沙,干燥	广西壮药第三卷 2018

【中药标准】

名称	植物来源	药用部位	产地加工	标准
蛇葡萄根	蛇葡萄 *Ampelopsis glandulosa*(Wallich)Momiyama	根	秋季采收,除去泥沙,晒干	湖北 2018
蛇葡萄	蛇葡萄 *Ampelopsis sinica*(Miq.)W.T.Wang	根及根茎	秋季采挖,除去泥沙,干燥	江西 2014
蛇葡萄根	蛇葡萄 *Ampelopsis glandulosa*(Wallich)Momiyama	根或根皮	秋季采挖根或剥取根皮,洗净,或剥取根皮,干燥	安徽炮规 2019

382 蓬莱葛

【来源】马钱科植物蓬莱葛。

【学名】

《中国植物志》	《中国高等植物》
蓬莱葛 *Gardneria multiflora* Makino	蓬莱葛 *Gardneria multiflora* Makino

【民族药标准】

名称	植物来源	药用部位	产地加工	标准
蓬莱葛/广蒿修	蓬莱葛 *Gardneria multiflora* Makino	藤茎	秋、冬季采收,切片,干燥	云南傣药Ⅱ 2005

383 葱根

【来源】百合科植物葱。

【学名】

《中国植物志》	《中国高等植物》
葱 *Allium fistulosum* L.	葱 *Allium fistulosum* Linn.

【民族药标准】

名称	植物来源	药用部位	产地加工	标准
葱根/松根音—温都斯	葱 *Allium fistulosum* L.	根及根茎	秋季采收,洗净,晒干	蒙药 2021

384 葛根

【来源】豆科植物野葛(葛)。

【学名】

《中国植物志》	《中国高等植物》
葛 *Pueraria montana* var. *lobata*(Willdenow)Maesen & S. M. Almeida ex Sanjappa & Predeep	葛 *Pueraria lobata*(Willd.)Ohwi

【民族药标准】

名称	植物来源	药用部位	产地加工	标准
葛根/五层风/巴掌崩*	野葛 *Pueraria lobata*（Willd.）Ohwi	根	秋、冬季采挖,趁鲜切成厚片或小块,干燥	广西瑶药第一卷 2014

【中药标准】

名称	植物来源	药用部位	产地加工	标准
葛根*	野葛 *Pueraria lobata*（Willd.）Ohwi	根	秋、冬二季采挖,趁鲜切成厚片或小块;干燥	药典 2020

附注:*习称野葛。

385 黄根

【来源】茜草科植物三角瓣花(南山花)。

【学名】

《中国植物志》	《中国高等植物》
南山花 *Prismatomeris tetrandra*（Roxburgh）K. Schumann	南山花 *Prismatomeris connata* Y. Z. Ruan

【民族药标准】

名称	植物来源	药用部位	产地加工	标准
黄根/狗根木/汪关	三角瓣花 *Prismatomeris connata* Y. Z. Ruan	根	春、秋季采挖,洗净,切片,晒干	广西瑶药第二卷 2022
黄根/壤现	三角瓣花 *Prismatomeris connata* Y. Z. Ruan	根	春、秋季采挖,洗净,切片,晒干	广西壮药第二卷 2011

【中药标准】

名称	植物来源	药用部位	产地加工	标准
黄根	三角瓣花 *Prismatomeris connata* Y. Z. Ruan	根	春、秋季采挖,洗净,切片,晒干	广西 1990
黄根	三角瓣花 *Prismatomeris connata* Y. Z. Ruan	根	—	部颁 17 册附

386 鸡根

【来源】远志科植物黄花远志(荷包山桂花)。

【学名】

《中国植物志》	《中国高等植物》
荷包山桂花 *Polygala arillata* Buch.-Ham. ex D. Don	荷包山桂花 *Polygala arillata* Buch.-Ham. ex D. Don

【民族药标准】

名称	植物来源	药用部位	产地加工	标准
鸡根/呀节	黄花远志 *Polygala arillata* Buch.-Ham. ex D. Don	根及茎	全年采挖,洗净,干燥	云南彝药 2005

【中药标准】

名称	植物来源	药用部位	产地加工	标准
鸡根	黄花远志 *Polygala arillata* Buch.-Ham. ex D. Don	根和茎	全年采挖,洗净,切片,晒干	云南 1996

387 韭根

【来源】百合科植物韭。

【学名】

《中国植物志》	《中国高等植物》
韭 *Allium tuberosum* Rottler ex Sprengle	韭 *Allium tuberosum* Rottl. ex Spreng.

【民族药标准】

名称	植物来源	药用部位	产地加工	标准
韭根#	韭 *Allium tuberosum* Rottl. ex Spreng.	根及根茎*	全年均可采挖,抢水洗净,鲜用或干燥	贵州第二册 2019

附注:*新鲜或干燥根及根茎;#同为中药标准收载品种。

388 白菜根

【来源】十字花科植物白菜。

【学名】

《中国植物志》	《中国高等植物》
白菜 *Brassica rapa* var. *glabra* Regel	白菜 *Brassica rapa* var. *glabra* Regel

【民族药标准】

名称	植物来源	药用部位	产地加工	标准
白菜根/查干—淖高奈—温都斯	白菜 *Brassica pekinensis*（Lour.）Rupr.	根	秋季采收,洗净,晒干	蒙药 2021

389 芹菜根

【来源】伞形科植物旱芹、芹菜(旱芹)。

【学名】

《中国植物志》	《中国高等植物》
旱芹 *Apium graveolens* L.	旱芹 *Apium graveolens* Linn.

【民族药标准】

名称	植物来源	药用部位	产地加工	标准
芹菜根	旱芹 *Apium graveolens* L.	根及根茎	夏、秋季成熟期采挖,晒干,除去残茎等杂质	维药第一册 2010
芹菜根	芹菜 *Apium graveolens* L.	根	—	部颁维药附

390 委陵菜根

【来源】蔷薇科植物委陵菜、西南委陵菜(西南蕨麻)。

【学名】

《中国植物志》	《中国高等植物》
委陵菜 *Potentilla chinensis* Ser.	委陵菜 *Potentilla chinensis* Ser.
西南蕨麻 *Argentina lineata*（Trevir.）Soják	西南委陵菜 *Potentilla fulgens* Wall. ex Hook.

【民族药标准】

名称	植物来源	药用部位	产地加工	标准
委陵菜根*	委陵菜 *Potentilla chinensis* Ser. 西南委陵菜 *Potentilla fulgens* Wall. ex Hook.	根	秋季采挖,除去杂质,洗净,晒干	贵州 2003
管仲/木惹胡姆吉	西南委陵菜 *Potentilla fulgens* Wall. ex Hook.	根	秋、冬二季采挖,除去地上部分及杂质,洗净,干燥	四川 2022
管仲/欺补景	西南委陵菜 *Potentilla fulgens* Wall. ex Hook.	根	秋、冬季采挖,洗净,干燥	云南彝药 II 2005

391 大苦凉菜根

【来源】茄科植物旋花茄。

【学名】

《中国植物志》	《中国高等植物》
旋花茄 *Solanum spirale* Roxburgh	旋花茄 *Solanum spirale* Roxb.

【民族药标准】

名称	植物来源	药用部位	产地加工	标准
大苦凉菜根/哈帕利	旋花茄 *Solanum spirale* Roxb.	根	秋、冬季采收,洗净,切片,干燥	云南傣药 II 2005

392 芭蕉根

【来源】芭蕉科植物芭蕉。

【学名】

《中国植物志》	《中国高等植物》
芭蕉 *Musa basjoo* Sieb. et Zucc.	芭蕉 *Musa basjoo* Sieb. et Zucc.

【民族药标准】

名称	植物来源	药用部位	产地加工	标准
芭蕉根*	芭蕉 *Musa basjoo* Sieb. et Zucc.	根茎	全年均可采收,除去须根及泥沙,洗净,切块,干燥	贵州第一册 2019

附注:*同为中药标准收载品种。

393 白茅根

【来源】禾本科植物白茅、白草。

【学名】

《中国植物志》	《中国高等植物》
白茅 *Imperata cylindrica*(L.)Beauv.	白茅 *Imperata cylindrica*(Linn.)Beauv.
白草 *Pennisetum flaccidum* Griseb.	白草 *Pennisetum centrasiaticum* Tzvel.

【民族药标准】

名称	植物来源	药用部位	产地加工	标准
白茅根/壤哈	白茅 *Imperata cylindrica*(Linn.) Raeuschel var. *major*(Nees)C. E. Hubb.	根茎	春、秋二季采挖,洗净,晒干,除去须根和膜质叶鞘,捆成小把	广西壮药第二卷 2011
白茅根/独瓦	白茅 *Imperata cylindrica* Beauv. var. *major*(Nees)C. E. Hubb. 白草 *Pennisetum flaccidum* Griseb.	根茎	秋季采挖,洗净,晒干	西藏藏药炮规 2022
白茅根	白茅 *Imperata cylindrica* Beauv. var. *major*(Nees)C. E. Hubb.	根茎	—	蒙药炮规 2020

【中药标准】

名称	植物来源	药用部位	产地加工	标准
白茅根	白茅 *Imperata cylindrica* Beauv. var. *major* (Nees)C. E. Hubb.	根茎	春、秋二季采挖,洗净,晒干,除去须根和膜质叶鞘,捆成小把	药典 2020

394 板蓝根

【来源】十字花科植物菘蓝。

【学名】

《中国植物志》	《中国高等植物》
菘蓝 *Isatis tinctoria* Linnaeus	菘蓝 *Isatis tinctoria* Linn.

【民族药标准】

名称	植物来源	药用部位	产地加工	标准
板蓝根	菘蓝 *Isatis indigotica* Fort.	根	—	蒙药炮规 2020
板蓝根/欧斯玛依里提孜	菘蓝 *Isatis indigotica* Fort.	根	秋季采挖,晒干	新疆炮规 2010

【中药标准】

名称	植物来源	药用部位	产地加工	标准
板蓝根	菘蓝 *Isatis indigotica* Fort.	根	秋季采挖,除去泥沙,晒干	药典 2020

395 南板蓝根

【来源】爵床科植物马蓝(板蓝)。

【学名】

《中国植物志》	《中国高等植物》
板蓝 *Strobilanthes cusia*(Nees)Kuntze	板蓝 *Baphicacanthus cusia*(Nees)Bremek.

【民族药标准】

名称	植物来源	药用部位	产地加工	标准
南板蓝根/楳烘	马蓝 *Baphicacanthus cusia*(Nees) Bremek.	根茎及根	夏、秋季采挖,除去地上茎,洗净,干燥	广西壮药第一卷 2008

【中药标准】

名称	植物来源	药用部位	产地加工	标准
南板蓝根	马蓝 *Baphicacanthus cusia*(Nees) Bremek.	根茎和根	夏、秋二季采挖,除去地上茎,洗净,晒干	药典 2020

396 北豆根

【来源】防己科植物蝙蝠葛。

【学名】

《中国植物志》	《中国高等植物》
蝙蝠葛 *Menispermum dauricum* DC.	蝙蝠葛 *Menispermum dauricum* DC.

【民族药标准】

名称	植物来源	药用部位	产地加工	标准
北豆根/哈日—奥日秧古*	蝙蝠葛 *Menispermum dauricum* DC.	根茎	春、秋二季采挖,除去须根和泥沙,干燥	蒙药 2021

【中药标准】

名称	植物来源	药用部位	产地加工	标准
北豆根	蝙蝠葛 *Menispermum dauricum* DC.	根茎	春、秋二季采挖,除去须根和泥沙,干燥	药典 2020

附注:*蒙药习用名称"山豆根"。

397 苦豆根

【来源】豆科植物苦豆子。

【学名】

《中国植物志》	《中国高等植物》
苦豆子 *Sophora alopecuroides* L.	苦豆子 *Sophora alopecuroides* Linn.

【民族药标准】

名称	植物来源	药用部位	产地加工	标准
苦豆根/霍林—宝亚	苦豆子 *Sophora alopecuroides* L.	根	春、秋二季采挖,洗净,晒干	蒙药 2021

【中药标准】

名称	植物来源	药用部位	产地加工	标准
苦甘草	苦豆子 *Sophora alopecuroides* L.	根和根茎	秋季采挖,去净泥土,鲜用或晒干用	内蒙古 2021
苦豆根	苦豆子 *Sophora alopecuroides* L.	根茎	秋季采挖,去净泥土及须根,晒干	宁夏 2018
苦甘草	苦豆子 *Sophora alopecuroides* L.	根	夏、秋二季采挖,去净泥沙及须根,晒干	上海 1994
金锁匙	苦豆子 *Sophora alopecuroides* L.	根	夏、秋二季采挖,去净泥沙及须根,晒干	天津炮规 2018
苦豆根	苦豆子 *Sophora alopecuroides* L.	根茎	—	宁夏炮规 2017
西豆根	苦豆子 *Sophora alopecuroides* L.	根	采后,洗净,干燥	湖北炮规 2009
苦甘草	苦豆子 *Sophora alopecuroides* L.	根	夏、秋二季采挖,除去须根、尾梢、茎基及泥沙,干燥;或趁鲜切厚片,干燥	浙江炮规 2015
苦甘草	苦豆子 *Sophora alopecuroides* L.	除去须根的根	夏、秋二季采挖,切片,干燥	上海炮规 2018
苦甘草	苦豆子 *Sophora alopecuroides* L.	根	—	江苏炮规 2002

398 山豆根

【来源】豆科植物越南槐。

【学名】

《中国植物志》	《中国高等植物》
越南槐 *Sophora tonkinensis* Gagnep.	越南槐 *Sophora tonkinensis* Gagnep.

【民族药标准】

名称	植物来源	药用部位	产地加工	标准
山豆根/壤笃邑	越南槐 *Sophora tonkinensis* Gagnep.	根及根茎	秋季采挖,除去杂质,洗净,干燥	广西壮药第一卷 2008
山豆根	越南槐 *Sophora tonkinensis* Gagnep.	根和根茎	—	蒙药炮规 2020

【中药标准】

名称	植物来源	药用部位	产地加工	标准
山豆根	越南槐 *Sophora tonkinensis* Gagnep.	根和根茎	秋季采挖,除去杂质,洗净,干燥	药典 2020

399 荜茇根

【来源】胡椒科植物荜茇。

【学名】

《中国植物志》	《中国高等植物》
荜拔 *Piper longum* L.	荜拔 *Piper longum* Linn.

【民族药标准】

名称	植物来源	药用部位	产地加工	标准
荜茇根	荜茇 *Piper longum* L.	带根的茎	夏、秋季采收，除去枝叶，晒干	部颁维药
荜茇根	荜茇 *Piper longum* L.	带根的茎	夏、秋季采割，除去上部枝叶，晒干	维药 1993
荜茇根	荜茇 *Piper longum* L.	带根的茎	夏、秋季采收，晒干	新疆炮规 2020

400　刺梨根

【来源】蔷薇科植物单瓣缫丝花、缫丝花。

【学名】

《中国植物志》	《中国高等植物》
单瓣缫丝花 *Rosa roxburghii* f. *normalis* Rehd. et Wils.	单瓣缫丝花 *Rosa roxburghii* var. *normalis* Rehd. ex Wils.
缫丝花 *Rosa roxburghii* Tratt.	缫丝花 *Rosa roxburghii* Tratt.

【民族药标准】

名称	植物来源	药用部位	产地加工	标准
刺梨根*	单瓣缫丝花 *Rosa roxburghii* Tratt. f. *normalis* Rehd. et Wils. 缫丝花 *Rosa roxburghii* Tratt.	根	全年均可采挖，洗净，晒干	贵州 2003

　　附注：*同为中药标准收载品种。

401　倒生根

【来源】铁角蕨科植物长叶铁角蕨。

【学名】

《中国植物志》	《中国高等植物》
长叶铁角蕨 *Asplenium prolongatum* Hook.	长叶铁角蕨 *Asplenium prolongatum* Hook.

【民族药标准】

名称	植物来源	药用部位	产地加工	标准
倒生根/石上风/及掌崩	长叶铁角蕨 *Asplenium prolongatum* Hook.	全草	全年均可采收，除去杂质，洗净，晒干	广西瑶药第一卷 2014

402　丁茄根

【来源】茄科植物刺天茄、牛茄子、水茄、黄果茄。

【学名】

《中国植物志》	《中国高等植物》
刺天茄 *Solanum violaceum* Ortega	刺天茄 *Solanum violaceum* Ortega
牛茄子 *Solanum capsicoides* Allioni	牛茄子 *Solanum capsicoides* Allioni
水茄 *Solanum torvum* Swartz	水茄 *Solanum torvum* Swartz
黄果茄 *Solanum virginianum* Linnaeus	黄果茄 *Solanum virginianum* Linn.

【民族药标准】

名称	植物来源	药用部位	产地加工	标准
丁茄根/难涌	刺天茄 *Solanum violaceum* Ortega 牛茄子 *Solanum capsicoides* All. 水茄 *Solanum torvum* Swartz 黄果茄 *Solanum xanthocarpum* Schrad. et Wendl.	根及老茎	全年均可采收，除去须根，洗净，晒干	广西壮药第二卷 2011

【中药标准】

名称	植物来源	药用部位	产地加工	标准
金纽扣	水茄 *Solanum torvum* Swartz	茎及根	全年均可采收，除去嫩枝及叶，洗净，切片或段，干燥	广东第一册 2004

续表

名称	植物来源	药用部位	产地加工	标准
野颠茄	刺茄 *Solanum capsicoides* Allioni	茎及根	全年均可采挖、抖去泥沙,除去嫩枝和叶,洗净,趁鲜时切片或段,干燥	广东第一册 2004
丁茄根	刺天茄 *Solanum indicum* L. 牛茄子 *Solanum surattense* Burm. f. 水茄 *Solanum torvum* Swartz 黄果茄 *Solanum xanthocarpum* Schrad. et Wendl.	根及老茎	全年均可采收,除去须根,洗净,晒干	广西 1990
丁茄根	刺天茄 *Solanum indicum* L. 牛茄子 *Solanum surattense* Burm. f. 水茄 *Solanum torvum* Swartz 黄果茄 *Solanum xanthocarpum* Schrad. et Wendl.	根及老茎	—	药典 2020 附
金钮扣	金钮扣 *Solanum torvum* Sw.	根或枝	—	部颁 14 册附
野颠茄	紫刺花茄 *Solanum surattense* Burm. f.	根或枝	—	部颁 14 册附

403 钩藤根

【来源】茜草科植物钩藤。

【学名】

《中国植物志》	《中国高等植物》
钩藤 *Uncaria rhynchophylla*(Miq.)Miq. ex Havil.	钩藤 *Uncaria rhynchophylla*(Miq.)Miq. ex Havil.

【民族药标准】

名称	植物来源	药用部位	产地加工	标准
钩藤根/双钩钻/松兜准	钩藤 *Uncaria rhynchophylla*(Miq.) Miq. ex Havil.	根	全年均可采收,除去杂质,切段,干燥	广西瑶药第一卷 2014

404 构树根

【来源】桑科植物构树(构)。

【学名】

《中国植物志》	《中国高等植物》
构 *Broussonetia papyrifera*(L.)L'Hér. ex Vent.	构树 *Broussonetia papyrifera*(Linn.)L'Hért. ex Vent.

【民族药标准】

名称	植物来源	药用部位	产地加工	标准
构树根/壤棵沙	构树 *Broussonetia papyrifera*(Linn.) Vent.	根	全年均可采收,洗净,切片,晒干	广西壮药第二卷 2011

405 枫香树根

【来源】金缕梅科植物枫香树。

【学名】

《中国植物志》	《中国高等植物》
枫香树 *Liquidambar formosana* Hance	枫香树 *Liquidambar formosana* Hance

【民族药标准】

名称	植物来源	药用部位	产地加工	标准
枫香树根/朴眸亮关	枫香树 *Liquidambar formosana* Hance	根	全年均可采挖,洗净,干燥	广西瑶药第二卷 2022

406 广藤根

【来源】清风藤科植物灰背清风藤。

【学名】

《中国植物志》	《中国高等植物》
灰背清风藤 *Sabia discolor* Dunn	灰背清风藤 *Sabia discolor* Dunn

【民族药标准】

名称	植物来源	药用部位	产地加工	标准
广藤根/大散骨风/懂暂进崩	灰背清风藤 *Sabia discolor* Dunn	藤茎	全年均可采收,洗净,切段,晒干	广西瑶药第一卷 2014

407 白粉藤根

【来源】葡萄科植物掌叶白粉藤。

【学名】

《中国植物志》	《中国生物物种名录》
掌叶白粉藤 *Cissus triloba*（Lour.）Merr.	掌叶白粉藤 *Cissus triloba*（Lour.）Merr.

【民族药标准】

名称	植物来源	药用部位	产地加工	标准
白粉藤根/贺些柏	掌叶白粉藤 *Cissus triloba*（Lour.）Merr.	根	秋、冬季采收,洗净,切片,干燥	云南傣药 II 2005

408 盒果藤根

【来源】旋花科植物盒果藤。

【学名】

《中国植物志》	《中国高等植物》
盒果藤 *Operculina turpethum*（L.）S. Manso	盒果藤 *Operculina turpethum*（Linn.）S. Manso

【民族药标准】

名称	植物来源	药用部位	产地加工	标准
盒果藤根	盒果藤 *Operculina turpethum*（L.）S. Manso	根	—	维药第一册 2010
盒果藤	盒果藤 *Operculina turpethum*（L.）S. Manso	根茎	—	部颁维药附

【中药标准】

名称	植物来源	药用部位	产地加工	标准
盒果藤	盒果藤 *Operculina turpethum*（L.）Manso	根茎	秋季采挖,洗净,晒干	湖北 2009

409 轮环藤根

【来源】防己科植物轮环藤。

【学名】

《中国植物志》	《中国高等植物》
轮环藤 *Cyclea racemosa* Oliv.	轮环藤 *Cyclea racemosa* Oliv.

【民族药标准】

名称	植物来源	药用部位	产地加工	标准
轮环藤根/乌皮龙*	轮环藤 *Cyclea racemosa* Oliv.	根	全年均可采挖,除去杂质,洗净,晒干	贵州第一册 2019

附注：* 同为中药标准收载品种。

410 南蛇藤根

【来源】卫矛科植物苦皮藤、粉背南蛇藤。

【学名】

《中国植物志》	《中国高等植物》
苦皮藤 *Celastrus angulatus* Maxim.	苦皮藤 *Celastrus angulatus* Maxim.
粉背南蛇藤 *Celastrus hypoleucus*（Oliv.）Warb. ex Loes.	粉背南蛇藤 *Celastrus hypoleucus*（Oliv.）Warb. ex Loes.

【民族药标准】

名称	植物来源	药用部位	产地加工	标准
南蛇藤根*	苦皮藤 *Celastrus angulatus* Maxim. 粉背南蛇藤 *Celastrus hypoleucus*（Oliv.）Warb.	根	秋季采挖,除去杂质,洗净,干燥	贵州 2003

【中药标准】

名称	植物来源	药用部位	产地加工	标准
南蛇藤	南蛇藤 *Celastrus orbiculatus* Thunberg	藤茎和根	全年均可采收,除去枝叶,洗净,趁鲜切片,干燥	湖南 2009

附注:＊同为中药标准收载品种。

411 糯米藤根

【来源】荨麻科植物糯米团。

【学名】

《中国植物志》	《中国高等植物》
糯米团 *Gonostegia hirta*（Bl.）Miq.	糯米团 *Gonostegia hirta*（Bl.）Miq.

【民族药标准】

名称	植物来源	药用部位	产地加工	标准
糯米藤根＊	糯米团 *Gonostegia hirta*（Bl.）Miq.	根#	秋季采挖,除去杂质,鲜用或干燥	贵州 2003

【中药标准】

名称	植物来源	药用部位	产地加工	标准
糯米藤根	糯米团 *Memorialis hirta*（Bl.）Wedd.	根	秋季采挖,除去杂质,晒干	四川 2010
糯米藤根	糯米团 *Gonostegia hirta*（Bl.）Wedd.	根	—	重庆炮规 2006

附注:＊同为中药标准收载品种,贵州 1988 收载"蔓苎麻 *Memorialis hirta*（Bl.）Wedd."；#新鲜或干燥根。

412 黄皮根

【来源】芸香科植物黄皮。

【学名】

《中国植物志》	《中国高等植物》
黄皮 *Clausena lansium*（Lour.）Skeels	黄皮 *Clausena lansium*（Lour.）Skeels

【民族药标准】

名称	植物来源	药用部位	产地加工	标准
黄皮根/汪培关	黄皮 *Clausena lansium*（Lour.）Skeels	根	全年均可采挖,除去泥沙,干燥	广西瑶药第二卷 2022

413 黄稔根

【来源】野牡丹科植物北酸脚杆。

【学名】

《中国植物志》	《中国高等植物》
北酸脚杆 *Pseudodissochaeta septentrionalis*（W. W. Sm.）Nayar	北酸脚杆 *Medinilla septentrionalis*（W. W. Smith）H. L. Li

【民族药标准】

名称	植物来源	药用部位	产地加工	标准
黄稔根/红节风/使及崩	北酸脚杆 *Medinilla septentrionalis*（W. W. Sm.）H. L. Li	全株	全年均可采收,除去杂质,干燥	广西瑶药第一卷 2014

414 金樱根

【来源】蔷薇科植物金樱子、小果蔷薇、粉团蔷薇。

【学名】

《中国植物志》	《中国高等植物》
金樱子 *Rosa laevigata* Michx.	金樱子 *Rosa laevigata* Michx.
小果蔷薇 *Rosa cymosa* Tratt.	小果蔷薇 *Rosa cymosa* Tratt.
粉团蔷薇 *Rosa multiflora* var. *cathayensis* Rehd. et Wils.	粉团蔷薇 *Rosa multiflora* var. *cathayensis* Rehd. et Wils.

【民族药标准】

名称	植物来源	药用部位	产地加工	标准
金樱根/落懂紧	金樱子 *Rosa laevigata* Michx. 小果蔷薇 *Rosa cymosa* Tratt. 粉团蔷薇 *Rosa multiflora* Thunb. var. *cathayensis* Rehd. et Wils.	根及根茎	全年均可采收,除去泥沙,趁鲜砍成段或切厚片,干燥	广西瑶药第一卷 2014
金樱根/壤棵旺	金樱子 *Rosa laevigata* Michx.	根	秋、冬季采挖,洗净,切厚片,干燥	广西壮药第一卷 2008
金樱根#	金樱子 *Rosa laevigata* Michx. 小果蔷薇 *Rosa cymosa* Tratt. 粉团蔷薇 *Rosa multiflora* var. *cathayensis* Rehd. et Wils.	根和茎	—	湖南炮规 2021
金樱子根*	金樱子 *Rosa laevigata* Michx.	根	全年均可采挖,洗净,晒干	贵州第一册 2019

【中药标准】

名称	植物来源	药用部位	产地加工	标准
金樱根	金樱子 *Rosa laevigata* Michx.	根	全年均可采挖,除去细根和泥沙,干燥	湖北 2018
金樱子根	金樱子 *Rosa laevigata* Michx.	根	全年均可采挖,洗净,干燥;或斫片后干燥	浙江第一册 2017
金樱根	金樱子 *Rosa laevigata* Michaux 小果蔷薇 *Rosa cymosa* Trattinnick 粉团蔷薇 *Rosa multiflora* var. *cathayensis* Rehder & E. H. Wilson	根和茎	全年可采收,除去泥沙,砍成小段,干燥	湖南 2009
金樱根	金樱子 *Rosa laevigata* Michx.	根	全年均可采挖,洗净,除去幼根及须根,切厚片,晒干	广东第一册 2004
金樱子根	金樱子 *Rosa laevigata* Michx.	根	秋季至翌年 2 月采挖,洗净,晒干	上海 1994
金樱根	金樱子 *Rosa laevigata* Michx.	根	秋、冬季采挖,洗净,切厚片,晒干	广西 1990
金樱根	金樱子 *Rosa laevigata* Michx. 小果蔷薇 *Rosa cymosa* Tratt. 粉团蔷薇 *Rosa multiflora* Thunb. var. *cathayensis* Rehd. et Wils.	根	—	药典 2020 附
金樱根	金樱子 *Rosa laevigata* Michx.	根	—	部颁 9 册附

附注:* 同为中药标准收载品种;#【民族药名】梯苦他色布里(土家),珍不仰(苗),尚喇宁(侗),糖榔刺(瑶)。

415 菊苣根

【来源】菊科植物毛菊苣(腺毛菊苣)、菊苣。

【学名】

《中国植物志》	《中国高等植物》
腺毛菊苣 *Cichorium glandulosum* Boiss. et Huet.	腺毛菊苣 *Cichorium glandulosum* Boiss. et Huet.
菊苣 *Cichorium intybus* L.	菊苣 *Cichorium intybus* Linn.

【民族药标准】

名称	植物来源	药用部位	产地加工	标准
菊苣根	毛菊苣 *Cichorium glandnlosum* Boiss. et Huet. 菊苣 *Cichorium intybus* L.	根	—	部颁维药附

416 决明根

【来源】豆科植物决明。

【学名】

《中国植物志》	《中国高等植物》
决明 *Senna tora* (Linnaeus) Roxburgh	决明 *Cassia tora* Linn.

【民族药标准】

名称	植物来源	药用部位	产地加工	标准
决明根/哈芽拉勐囡	决明 *Cassia tora* Linn.	根	秋、冬季采挖,洗净,切段,干燥	云南傣药 2005

417　苦李根

【来源】鼠李科植物长叶冻绿。

【学名】

《中国植物志》	《中国高等植物》
长叶冻绿 *Frangula crenata*（Siebold et Zucc.）Miq.	长叶冻绿 *Rhamnus crenata* Sieb. et Zucc.

【民族药标准】

名称	植物来源	药用部位	产地加工	标准
苦李根/煲类关	长叶冻绿 *Rhamnus crenata* Sieb. et Zucc.	根	全年均可采挖,除去茎叶、须根和泥沙,洗净,干燥	广西瑶药第二卷 2022

418　马刺根

【来源】菊科植物两面刺。

【学名】

《中国植物志》	《中国高等植物》
两面刺 *Cirsium chlorolepis* Petrak ex Hand.-Mazz.	两面刺 *Cirsium chlorolepis* Petrak ex Hand.-Mazz.

【民族药标准】

名称	植物来源	药用部位	产地加工	标准
马刺根/万争巧景	两面刺 *Cirsium chlorolepis* Petrak ex Hand.-Mazz.	根	全年可采,洗净,干燥	云南彝药Ⅲ2005

419　马蔺根

【来源】鸢尾科植物马蔺。

【学名】

《中国植物志》	《中国高等植物》
马蔺 *Iris lactea* Pall.	马蔺 *Iris lactea* Pall.

【民族药标准】

名称	植物来源	药用部位	产地加工	标准
马蔺根/查黑勒德格音—温都苏	马蔺 *Iris lactea* Pall. var. *chinensis*（Fisch.）Koidz.	根	7—10 月采挖,除去根茎,洗净,晒干或鲜用	蒙药 2021

【中药标准】

名称	植物来源	药用部位	产地加工	标准
马蔺根	碱地马蔺 *Iris halophila* Pall.	根茎	春秋采挖,除去杂质,晒干	新疆 1987
马蔺根	马蔺 *Iris ensata* Thunb.	根	—	山东 2002 附

420　蔓荆根

【来源】马鞭草科植物蔓荆。

【学名】

《中国植物志》	《中国高等植物》
蔓荆 *Vitex trifolia* L.	蔓荆 *Vitex trifolia* Linn.

【民族药标准】

名称	植物来源	药用部位	产地加工	标准
蔓荆根/哈管底	蔓荆 *Vitex trifolia* Linn.	根	秋、冬季采挖,洗净,切片,干燥	云南傣药 2005

【中药标准】

名称	植物来源	药用部位	产地加工	标准
蔓荆子根	单叶蔓荆 *Vitex trifolia* L. var. *simplicifolia* Cham. 蔓荆 *Vitex trifolia* L.	根	—	药典 2020 附

421　茅莓根

【来源】蔷薇科植物茅莓。

【学名】

《中国植物志》	《中国高等植物》
茅莓 *Rubus parvifolius* L.	茅莓 *Rubus parvifolius* Linn.

【民族药标准】

名称	植物来源	药用部位	产地加工	标准
茅莓根/芒东	茅莓 *Rubus parvifolius* Linn.	根	冬季至翌年春季采收,除去须根及泥沙,晒干	广西壮药第三卷 2018

【中药标准】

名称	植物来源	药用部位	产地加工	标准
茅莓根	茅莓 *Rubus parvifolius* L.	根	冬季至次春采挖,除去须根及泥沙,晒干	药典 1977
茅莓根	茅莓 *Rubus parvifolius* L.	根	冬季至次春采挖,除去须根、泥沙,干燥	安徽 2022
茅莓根	茅莓 *Rubus parvifolius* L.	根	秋末至次春采挖,除去须根及泥沙,晒干	辽宁第二册 2019
茅莓根	茅莓 *Rubus parvifolius* L.	根	秋、冬季至次春采挖,除去须根及泥沙,洗净,干燥	广东第三册 2018
茅莓根	茅莓 *Rubus parvifolius* L.	根	秋、冬二季至次春采挖,除去须根及泥沙,晒干或鲜用	广东第二册 2011
茅莓根/托盘根	茅莓 *Rubus parvifolius* L.	根	冬季至次春采挖,除去须根及泥沙,晒干	山东 2002
茅莓根	茅莓 *Rubus parvifolius* L.	根	冬、春采挖,除去杂质,晒干	上海 1994
茅莓根/蛇泡勒	茅莓 *Rubus parvifolius* Linn.	根	—	药典 2020 附
蛇泡簕	茅莓 *Rubus parvifolius* L.	根	—	部颁 7 册附

422 茉莉根

【来源】木樨科植物茉莉(茉莉花)。

【学名】

《中国植物志》	《中国高等植物》
茉莉花 *Jasminum sambac*(L.)Aiton	茉莉花 *Jasminum sambac*(Linn.)Ait.

【民族药标准】

名称	植物来源	药用部位	产地加工	标准
茉莉根/壤闷揞	茉莉 *Jasminum sambac*(Linn.)Ait.	根及根茎	秋、冬季采挖,洗净,切片,晒干或鲜用	广西壮药第二卷 2011

423 紫茉莉根

【来源】紫茉莉科植物紫茉莉。

【学名】

《中国植物志》	《中国高等植物》
紫茉莉 *Mirabilis jalapa* L.	紫茉莉 *Mirabilis jalapa* Linn.

【民族药标准】

名称	植物来源	药用部位	产地加工	标准
紫茉莉根/姆庆维	紫茉莉 *Mirabilis jalapa* Linn.	根	秋季采挖,除去须根,洗净,干燥	云南彝药 Ⅱ 2005
紫茉莉根	紫茉莉 *Mirabilis jalapa* L.	根	秋季采挖,除去泥土,稍煮,搓去外皮,晒干	新疆第一册 1980
紫茉莉根	紫茉莉 *Mirabilis jalapa* L.	块根	—	部颁维药附
胭脂花根*	紫茉莉 *Mirabilis jalapa* L.	根	秋、冬二季采挖,除去须根,洗净,趁鲜切片或直接干燥	贵州第二册 2019

【中药标准】

名称	植物来源	药用部位	产地加工	标准
紫茉莉根	紫茉莉 *Mirabilis jalapa* L.	根	秋、冬二季挖取块根,洗净,干燥	安徽炮规 2019

附注：*同为中药标准收载品种。

424 木锥根

【来源】唇形科植物白毛火把花。

【学名】

《中国植物志》	《中国高等植物》
白毛火把花 *Colquhounia vestita* Wall.	白毛火把花 *Colquhounia vestita* Wall.

【民族药标准】

名称	植物来源	药用部位	产地加工	标准
木锥根/姆图惰维	白毛火把花 *Colquhounia vestita* Wall.	根及根茎	冬季采挖,干燥	云南彝药 II 2005

425 南烛根

【来源】杜鹃花科植物南烛。

【学名】

《中国植物志》	《中国高等植物》
南烛 *Vaccinium bracteatum* Thunb.	南烛 *Vaccinium bracteatum* Thunb.

【民族药标准】

名称	植物来源	药用部位	产地加工	标准
南烛根*	南烛 *Vaccinium bracteatum* Thunb.	根	全年均采收,去除须根,鲜用或切段干燥	贵州第二册 2019

附注:*同为中药标准收载品种。

426 牛蒡根

【来源】菊科植物牛蒡。

【学名】

《中国植物志》	《中国高等植物》
牛蒡 *Arctium lappa* L.	牛蒡 *Arctium lappa* Linn.

【民族药标准】

名称	植物来源	药用部位	产地加工	标准
牛蒡根/寒鸟节	牛蒡 *Arctium lappa* L.	根	秋季采挖,洗净,干燥	云南彝药 2005
牛蒡根	牛蒡 *Arctium lappa* L.	根	夏、秋季采挖,洗净,晒干#	新疆炮规 2020
牛蒡根	牛蒡 *Arctium lappa* L.	成熟根	夏、秋季采挖,洗净,晒干#	新疆局颁 2020*

【中药标准】

名称	植物来源	药用部位	产地加工	标准
牛蒡根	牛蒡 *Arctium lappa* L.	根	10 月间采挖,除去杂质,洗净,晒干#	山东 2022
牛蒡根	牛蒡 *Arctium lappa* L.	根	秋季采收,洗净,晒干,或趁鲜加工成厚片	甘肃 2020
牛蒡根	牛蒡 *Arctium lappa* L.	根	秋季采挖,除去杂质,洗净,晒干	河北 2018

附注:*新疆局颁 2020YC-0001;#采挖 2 年以上的根。

427 糯稻根

【来源】禾本科植物糯稻。

【学名】

《中华本草·苗药卷》	《全国中草药汇编》
糯稻 *Oryza sativa* L. var. *glutinosa* Matsum.	糯稻 *Oryza sativa* L. var. *glutinosa* Matsum.

【民族药标准】

名称	植物来源	药用部位	产地加工	标准
糯稻根	糯稻 *Oryza sativa* L. var. *glutinosa* Matsum.	根及茎基	秋季采挖,洗净,干燥	贵州炮规第一册 2019

【中药标准】

名称	植物来源	药用部位	产地加工	标准
糯稻根	糯稻 *Oryza sativa* L. var. *glutinosa* Matsum.	根及茎基	秋季采挖,洗净,晒干	药典 1977
糯稻根	糯稻 *Oryza sativa* L. var. *glutinosa* Matsum.	根及茎基	秋季采挖,洗净,干燥	贵州第二册 2019
糯稻根	糯稻 *Oryza sativa* L. var. *glutinosa* Matsum.	带茎基的根	夏、秋二季收割糯稻后采挖,除去残茎及泥沙,洗净,晒干	湖北 2018

续表

名称	植物来源	药用部位	产地加工	标准
糯稻根	糯稻 *Oryza sativa* L. var. *glutinosa* Matsum.	根及茎基	夏、秋二季糯稻收割后,挖取根状茎及须根,洗净,晒干	江西 2014
糯稻根	糯稻 *Oryza sativa* L. var. *glutinosa* Matsum.	根及茎基	秋季采挖,洗净,干燥	湖南 2009
糯稻根	糯稻 *Oryza sativa* L. var. *glutinosa* Matsum.	根及茎基	秋季采挖,洗净,晒干	山东 2002
糯稻根	糯稻 *Oryza sativa* L. var. *glutinosa* Matsum.	根及根茎	秋季采收,洗去泥土,晒干	北京 1998
糯稻根	糯稻 *Oryza sativa* L. var. *glutinosa* Matsum.	根及茎基	秋季采挖,洗净,晒干	上海 1994
糯稻根	糯稻 *Oryza sativa* L. var. *glutinosa* Matsum.	根及根茎	夏、秋二季糯稻收割后挖取,洗净,晒干	安徽炮规 2019
糯稻根	糯稻 *Oryza sativa* L. var. *glutinosa* Matsum.	根及茎基	秋季采挖,洗净,干燥	浙江炮规 2015
糯稻根	糯稻 *Oryza sativa* L. var. *glutinosa* Matsum.	带茎基的根	秋、冬二季采挖,洗净,晒干	福建炮规 2012
糯稻根	糯稻 *Oryza sativa* L. var. *glutinosa* Matsum.	根及茎基	—	广西炮规 2007
糯稻根	糯稻 *Oryza sativa* L. var. *glutinosa* Matsum.	根及茎基	秋季采挖,洗净,晒干	河南炮规 2005
糯稻根	糯稻 *Oryza sativa* L. var. *glutinosa* Matsum.	根及茎基	夏、秋二季糯稻收割后采挖,洗净,晒干	河北炮规 2003
糯稻根	糯稻 *Oryza sativa* L. var. *glutinosa* Matsum.	根及茎基	—	江苏炮规 2002
糯稻根	糯稻 *Oryza sativa* L. var. *glutinosa* Matsum.	根及茎基	秋季收割糯稻后,除去残茎,洗净,干燥	全国炮规 1988
糯稻根	糯稻 *Oryza sativa* L. var. *glutinosa* Matsum.	根及茎基	秋季采挖,洗净,干燥	重庆炮规公告 2022 *

附注:* 重庆《关于公开征集〈重庆市中药饮片炮制规范(征求意见稿)〉意见的公告》第二批 2022.10.25。

428 秦艽根

【来源】龙胆科植物秦艽、小秦艽(达乌里秦艽)。

【学名】

《中国植物志》	《中国高等植物》
秦艽 *Gentiana macrophylla* Pall.	秦艽 *Gentiana macrophylla* Pall.
达乌里秦艽 *Gentiana dahurica* Fisch.	达乌里秦艽 *Gentiana dahurica* Fisch.

【民族药标准】

名称	植物来源	药用部位	产地加工	标准
秦艽根/朱勒根—温都斯	秦艽 *Gentiana macrophylla* Pall. 小秦艽 *Gentiana dahurica* Fisch.	根	春、秋二季采挖,除去泥沙;晒干#	蒙药 2021

【中药标准】

名称	植物来源	药用部位	产地加工	标准
秦艽 *	秦艽 *Gentiana macrophylla* Pall. 麻花秦艽 *Gentiana straminea* Maxim. 粗茎秦艽 *Gentiana crassicaulis* Duthie ex Burk. 小秦艽 *Gentiana dahurica* Fisch.	根	春、秋二季采挖,除去泥沙;秦艽和麻花艽晒软,堆置"发汗"至表面呈红黄色或灰黄色时,摊开晒干,或不经"发汗"直接晒干;小秦艽趁鲜时搓去黑皮,晒干	药典 2020

附注:* 前三种按性状不同分别习称"秦艽"和"麻花艽",后一种习称"小秦艽"。#秦艽晒软,堆置"发汗"晒干,或不经"发汗"直接晒干;小秦艽趁鲜搓去黑皮,晒干。

429 乌桕根

【来源】大戟科植物乌桕。

【学名】

《中国植物志》	《中国高等植物》
乌桕 *Triadica sebifera* (Linnaeus) Small	乌桕 *Sapium sebiferum* (Linn.) Roxb.

【民族药标准】

名称	植物来源	药用部位	产地加工	标准
乌桕根/壤棵够	乌桕 *Triadica sebifera* (Linn.) Small	根	全年均可采挖,除去杂质,洗净,切片,晒干	广西壮药第二卷 2011

【中药标准】

名称	植物来源	药用部位	产地加工	标准
乌桕	乌桕 *Sapium sebiferum*（L.）Roxb.	根皮	全年均可采挖,挖出根部,除去泥沙,剥取根皮,晒干	药典 1977
乌桕树皮	乌桕 *Sapium sebiferum*（L.）Roxb.	根皮或树皮	—	上海 1994 附

430 梧桐根

【来源】梧桐科植物梧桐。

【学名】

《中国植物志》	《中国高等植物》
梧桐 *Firmiana simplex*（Linnaeus）W. Wight	梧桐 *Firmiana simplex*（Linn.）W. F. Wight

【民族药标准】

名称	植物来源	药用部位	产地加工	标准
梧桐根*	梧桐 *Firmiana platanifolia*（L. f.）Marsili	根	秋季采挖,除去杂质,干燥,或切段干燥	贵州第二册 2019

【中药标准】

名称	植物来源	药用部位	产地加工	标准
梧桐根	梧桐 *Firmiana simplex*（Linnaeus）W. Wight	根	秋季采挖,除去泥沙及须根,洗净,晒干	湖北 2018

附注:*同为中药标准收载品种。

431 香樟根

【来源】樟科植物樟、黄樟。

【学名】

《中国植物志》	《中国高等植物》
樟 *Cinnamomum camphora*（L.）Presl	樟 *Cinnamomum camphora*（Linn.）Presl
黄樟 *Cinnamomum parthenoxylon*（Jack）Meisner	黄樟 *Cinnamomum parthenoxylon*（Jack）Meisn.

【民族药标准】

名称	植物来源	药用部位	产地加工	标准
香樟根/走马胎#	樟 *Cinnamomum camphora*（L.）Presl	根	春、秋二季采挖,洗净,趁鲜切成厚片或段,干燥	贵州第二册 2019
香樟/高差	黄樟 *Cinnamomum parthenoxylon*（Jack）Nees 樟 *Cinnamomum camphora*（L.）Presl	根和茎基	全年可采,洗净,切段,阴干	广西壮药第一卷 2008
樟木根/莫捻骚节	黄樟 *Cinnamomum parthenoxylon*（Jack）Nees	根	冬季采挖,洗净,干燥	云南彝药 2005

【中药标准】

名称	植物来源	药用部位	产地加工	标准
香樟/樟树根	樟 *Cinnamomum camphora*（L.）Presl	根或茎枝	全年采收根及茎枝或砍伐后留下的树根,除去泥沙,阴干*	江西 2014
黄樟根	黄樟 *Cinnamomum parthenoxylon*（Jack）Nees	根	全年均可采,晒干	海南第一册 2011
香樟	黄樟 *Cinnamomum parthenoxylon*（Jack）Nees 樟 *Cinnamomum camphora*（L.）Presl	根和根茎	全年可采,洗净,切段,阴干	广西第二册 1996
香樟	黄樟 *Cinnamomum parthenoxylon*（Jack）Nees 樟 *Cinnamomum camphora*（L.）Presl	根和根茎	—	药典 2020 附

附注:*采收生长 8 年及 8 年以上树龄的根及直径 3 cm 以上的茎枝;#同为中药标准收载品种。

432 小檗根

【来源】小檗科植物黑果小檗(异果小檗)。

【学名】

《中国植物志》	《中国高等植物》
异果小檗 *Berberis heteropoda* Schrenk	异果小檗 *Berberis heteropoda* Schrenk

【民族药标准】

名称	植物来源	药用部位	产地加工	标准
小檗根	黑果小檗 *Berberis heteropoda* Schrenk	根	春、秋季采挖,除去须根及泥沙,晒干	维药第一册 2010

433 秧草根

【来源】灯心草科植物野灯心草(野灯芯草)。

【学名】

《中国植物志》	《中国高等植物》
野灯芯草 *Juncus setchuensis* Buchen. ex Diels	野灯心草 *Juncus setchuensis* Buchen.

【民族药标准】

名称	植物来源	药用部位	产地加工	标准
秧草根/铺且景	野灯心草 *Juncus setchuensis* Buchen. ex Diels	根及根茎	夏、秋季采挖,洗净,干燥	云南彝药Ⅱ 2005

434 滇紫草根

【来源】紫草科植物滇紫草。

【学名】

《中国植物志》	《中国高等植物》
滇紫草 *Onosma paniculatum* Bur. et Franch.	滇紫草 *Onosma paniculatum* Bur. et Franch.

【民族药标准】

名称	植物来源	药用部位	产地加工	标准
滇紫草根/金年诗景	滇紫草 *Onosma paniculatum* Bur. et Franch.	根	春、秋采挖,除去泥沙,干燥	云南彝药Ⅲ 2005

【中药标准】

名称	植物来源	药用部位	产地加工	标准
紫草皮	露蕊滇紫草 *Onosma exsertum* Hemsl. 滇紫草 *Onosma paniculatum* Bur. et Franch. 密花滇紫草 *Onosma confertum* W. W. Smith.	根部栓皮	秋季挖出根部,剥取外部紫色薄皮,干燥	四川 2010
紫草皮	滇紫草 *Onosma paniculatum* Bur. et Franch.	根部栓皮	秋季挖出根部,剥取根的外部紫色薄皮,干燥	云南 1996
紫草皮	露蕊滇紫草 *Onosma exsertum* Hemsl. 滇紫草 *Onosma paniculatum* Bur. et Franch. 密花滇紫草 *Onosma confertum* W. W. Smith.	根部栓皮	—	重庆炮规 2006
滇紫草	滇紫草 *Onosma paniculatum* Bur. et Franch.	根部栓皮	—	药典 2020 附

435 露水草根

【来源】鸭跖草科植物蛛丝毛蓝耳草。

【学名】

《中国植物志》	《中国高等植物》
蛛丝毛蓝耳草 *Cyanotis arachnoidea* C.B. Clarke	蛛丝毛蓝耳草 *Cyanotis arachnoidea* C.B. Clarke

【民族药标准】

名称	植物来源	药用部位	产地加工	标准
露水草根/智图诗景	蛛丝毛蓝耳草 *Cyanotis arachnoidea* C.B. Clarke	根	夏、秋季采挖,洗净,干燥	云南彝药Ⅲ 2005
露水草/珍则补	蛛丝毛蓝耳草 *Cyanotis arachnoidea* C.B. Clarke	根及根茎	夏、秋二季采挖,洗净,干燥	四川 2022

436 萍蓬草根

【来源】睡莲科植物萍蓬草。

【学名】

《中国植物志》	《中国高等植物》
萍蓬草 *Nuphar pumila*(Timm)de Candolle	萍蓬草 *Nuphar pumila*(Timm)DC.

【民族药标准】

名称	植物来源	药用部位	产地加工	标准
萍蓬草根/冷骨风/南进崩	萍蓬草 *Nuphar pumila*（Hoffm.）DC.	根茎	全年均可采挖,除去须根及叶,洗净,晒干	广西瑶药第一卷 2014

437 褶叶萱草根

【来源】百合科植物褶叶萱草(折叶萱草)。

【学名】

《中国植物志》	《中国高等植物》
折叶萱草 *Hemerocallis plicata* Stapf	折叶萱草 *Hemerocallis plicata* Stapf

【民族药标准】

名称	植物来源	药用部位	产地加工	标准
褶叶萱草根/奢额傲	褶叶萱草 *Hemerocallis plicata* Stapf	块根	秋季采挖,洗净,干燥	云南彝药 II 2005

438 千针万线草根

【来源】石竹科植物云南繁缕(千针万线草)。

【学名】

《中国植物志》	《中国药用植物志》
千针万线草 *Stellaria yunnanensis* Franch.	千针万线草 *Stellaria yunnanensis* Franch.

【民族药标准】

名称	植物来源	药用部位	产地加工	标准
千针万线草根/菊恩诗	云南繁缕 *Stellaria yunnanensis* Franch.	根	夏、秋季采挖,洗净,干燥	云南彝药 2005

439 羊蹄根

【来源】蓼科植物羊蹄。

【学名】

《中国植物志》	《中国高等植物》
羊蹄 *Rumex japonicus* Houtt.	羊蹄 *Rumex japonicus* Houtt.

【民族药标准】

名称	植物来源	药用部位	产地加工	标准
羊蹄根*	羊蹄 *Rumex japonicus* Houtt.	根	—	湖南炮规 2021

【中药标准】

名称	植物来源	药用部位	产地加工	标准
羊蹄	洋铁酸模 *Rumex patientia* L. var. *callosus* F. Schm. et Maxim.	根	春、秋二季挖根,洗净,切片,晒干	辽宁第二册 2019
羊蹄	羊蹄 *Rumex japonicus* Houtt.	根	夏、秋季采收,切成厚片,晒干	上海 1994
羊蹄	羊蹄 *Rumex japonicus* Houtt. 尼泊尔酸模 *Rumex nepalensis* Spreng.	根	秋末茎叶枯萎或次春发芽前采挖,除去须根,刮去外皮,干燥	安徽炮规 2019

附注:*【民族药名】戌恩切(土家),尚麻神(侗),癣药(瑶)。

440 阳桃根

【来源】酢浆草科植物阳桃。

【学名】

《中国植物志》	《中国高等植物》
阳桃 *Averrhoa carambola* L.	阳桃 *Averrhoa carambola* Linn.

【民族药标准】

名称	植物来源	药用部位	产地加工	标准
阳桃根/壤棵纺	阳桃 *Averrhoa carambola* L.	根	全年可采,秋冬季较佳,除去泥土,干燥	广西壮药第一卷 2008

441 野柿根

【来源】柿科植物野柿。

【学名】

《中国植物志》	《中国高等植物》
野柿 *Diospyros kaki* var. *silvestris* Makino	野柿 *Diospyros kaki* var. *silvestris* Makino

【民族药标准】

名称	植物来源	药用部位	产地加工	标准
野柿根/哈麻贺呢	野柿 *Diospyros kaki* Thunb. var. *silvestris* Makino	根	秋、冬季采收,洗净,切片,干燥	云南傣药 II 2005

442 薏苡根

【来源】禾本科植物薏苡。

【学名】

《中国植物志》	《中国高等植物》
薏苡 *Coix lacryma-jobi* L.	薏苡 *Coix lacryma-jobi* Linn.

【民族药标准】

名称	植物来源	药用部位	产地加工	标准
薏苡根/野六谷/嘻灭鲁	薏苡 *Coix lacryma-jobi* L.	根	全年均可采挖,除去芦头及泥沙,干燥	广西瑶药第二卷 2022
薏苡根/哈累牛	薏苡 *Coix lacryma-jobi* Linn.	根	8—12 月采挖,洗净,切段,干燥	云南傣药 2005
薏苡根 *	薏苡 *Coix lacryma-jobi* L. var. *mayuen* (Romanet) Stapf	根及根茎	秋季采挖,洗净,干燥	贵州 2003

【中药标准】

名称	植物来源	药用部位	产地加工	标准
薏苡根#	薏苡 *Coix lacryma-jobi* L. var. *mayuen* (Roman.) Stapf	根及根茎	秋季采挖,除去泥沙,洗净,干燥	安徽 2022
薏苡根	薏苡 *Coix lacryma-jobi* L.	根	秋季收取米仁后,斩取根部,晒干	上海 1994

附注:*同为中药标准收载品种;#安徽炮规 2019 收载药用部位"根"。

443 鸢尾根

【来源】鸢尾科植物喜碱鸢尾(喜盐鸢尾)。

【学名】

《中国植物志》	《中国高等植物》
喜盐鸢尾 *Iris halophila* Pall.	喜盐鸢尾 *Iris halophila* Pall.

【民族药标准】

名称	植物来源	药用部位	产地加工	标准
鸢尾根	喜碱鸢尾 *Iris halophila* Pall.	根茎	秋季采挖,除去残茎和须根,洗净,晒干	部颁维药
鸢尾根	喜盐鸢尾 *Iris halophila* Pall.	根茎	秋季采挖,除去残茎和须根,洗净,晒干	新疆炮规 2020
马蔺根	碱地马蔺 *Iris halophila* Pall.	根茎	春秋采挖,除去杂质,晒干	新疆 1987

【中药标准】

名称	植物来源	药用部位	产地加工	标准
马蔺根	马蔺 *Iris ensata* Thunb.	根	—	山东 2002 附

444 朱砂根

【来源】紫金牛科植物朱砂根(硃砂根)。

【学名】

《中国植物志》	《中国高等植物》
朱砂根 *Ardisia crenata* Sims	硃砂根 *Ardisia crenata* Sims

【民族药标准】

名称	植物来源	药用部位	产地加工	标准
朱砂根/小解药/烈改端	朱砂根 *Ardisia crenata* Sims	根	秋、冬季采挖,洗净,晒干	广西瑶药第一卷 2014
朱砂根/美色根	朱砂根 *Ardisia crenata* Sims	根	秋、冬季采挖,洗净,干燥	广西壮药第一卷 2008

【中药标准】

名称	植物来源	药用部位	产地加工	标准
朱砂根	朱砂根 *Ardisia crenata* Sims	根	秋、冬二季采挖,洗净,晒干	药典 2020
朱砂根	朱砂根 *Ardisia crenata* Sims 红凉伞 *Ardisia crenata* Sims var. *bicolor* (Walker) C. Y. Wu et C. Chen	根	秋、冬二季采挖,洗净,干燥	安徽炮规 2019

445 苎麻根

【来源】荨麻科植物苎麻。

【学名】

《中国植物志》	《中国高等植物》
苎麻 *Boehmeria nivea* (L.) Gaudich.	苎麻 *Boehmeria nivea* (Linn.) Gaudich.

【民族药标准】

名称	植物来源	药用部位	产地加工	标准
苎麻根/齐读关	苎麻 *Boehmeria nivea* (L.) Gaud.	根及根茎	冬季至翌年春采挖,除去泥沙,干燥	广西瑶药第二卷 2022
苎麻根/楪斑	苎麻 *Boehmeria nivea* (L.) Gaud.	根及根茎	冬季至次春采挖,除去泥沙,干燥	广西壮药第一卷 2008

【中药标准】

名称	植物来源	药用部位	产地加工	标准
苎麻根	苎麻 *Boehmeria nivea* (L.) Gaud.	根及根茎	冬季至次春采挖,除去泥沙,晒干	药典 1977
苎麻根	苎麻 *Boehmeria nivea* (L.) Gaud.	根茎及根	冬、春二季采挖,除去地上茎、细根及泥土,干燥	部颁中药材
苎麻根	苎麻 *Boehmeria nivea* (L.) Gaud.	根及根茎	冬季至次春采挖,除去泥沙,晒干	河北 2018
苎麻根	苎麻 *Boehmeria nivea* (L.) Gaud.	根及根茎	冬、春二季采挖,除去地上茎、细根及泥土,干燥	江西 2014
苎麻根	苎麻 *Boehmeria nivea* (L.) Gaud.	根及根茎	冬、春二季采挖,除去杂质,干燥	贵州 2003
苎麻根	苎麻 *Boehmeria nivea* (L.) Gaud.	根及根茎	冬季至次春采挖,除去泥沙,晒干	河南 1991
苎麻根	苎麻 *Boehmeria nivea* (L.) Gaud.	根	冬、春季挖取,除去地上茎和泥土,晒干	内蒙古 1988
苎麻根	苎麻 *Boehmeria nivea* (L.) Gaud.	根茎及根	冬、春二季采挖,除去地上茎、细根及泥土,干燥	北京炮规 2023
苎麻根	苎麻 *Boehmeria nivea* (L.) Gaud.	根和根茎	—	山东炮规 2022
苎麻根	苎麻 *Boehmeria nivea* (L.) Gaud.	根和根茎	冬季至次春采挖,除去泥沙,干燥	安徽炮规 2019
苎麻根	苎麻 *Boehmeria nivea* (L.) Gaud.	根及根茎	冬、春二季采挖,除去地上茎、细根及泥土,干燥	天津炮规 2018
苎麻根	苎麻 *Boehmeria nivea* (Linn.) Gaud.	根及根茎	—	重庆炮规 2006
苎麻根	苎麻 *Boehmeria nivea* (L.) Gaud.	根茎及根	—	药典 2020 附

446 阿纳其根

【来源】菊科植物罗马除虫菊(芥菊)。

【学名】

《中国植物志》	《维吾尔药志》
芥菊 *Anacyclus pyrethrum* (L.) Lag.	罗马除虫菊 *Anacyclus pyrethrum* (L.) DC.

【民族药标准】

名称	植物来源	药用部位	产地加工	标准
阿纳其根	罗马除虫菊 *Anacyclus pyrethrum* (L.) DC.	根	春秋季采挖,洗净,切断,晒干	部颁维药
阿那其根	罗马除虫菊 *Anacyclus pyrethrum* (L.) DC.	根	—	维药 1993
阿那其根	芥菊 *Anacyclus pyrethrum* (L.) Lag.	根	春秋季采挖,晒干	新疆炮规 2020

447 白背叶根

【来源】大戟科植物白背桐(白背叶)、白背叶。

【学名】

《中国植物志》	《中国高等植物》
白背叶 *Mallotus apelta* (Lour.) Müell. Arg.	白背叶 *Mallotus apelta* (Lour.) Müell. Arg.

【民族药标准】

名称	植物来源	药用部位	产地加工	标准
白背叶根/棵懂豪	白背桐 *Mallotus apelta* (Lour.) Müell. Arg.	根及根茎	全年可采收,除去杂质,晒干	广西壮药第三卷 2018
白背叶根*	白背叶 *Mallotus apelta* (Lour.) Müell. Arg.	根和根茎	—	湖南炮规 2021

【中药标准】

名称	植物来源	药用部位	产地加工	标准
白背叶根	白背叶 *Mallotus apelta* (Lour.) Müell. Arg.	根	全年采收,洗净,切片,晒干	海南第一册 2011
白背叶根	白背叶 *Mallotus apelta* (Loureiro) Müeller Argoviensis	根及根茎	全年可采,除去杂质,晒干	湖南 2009
白背叶根	白背叶 *Mallotus apelta* (Lour.) Müell. Arg.	根及根茎	全年可采,除去杂质,晒干	广西第二册 1996
白背叶根	白背叶 *Mallotus apelta* (Lour.) Müell. Arg.	根及根茎	—	药典 2020 附
白背叶根	白背叶 *Mallotus apelta* (Lour.) Müell. Arg.	根	—	部颁 11 册附
白背叶	白背叶 *Mallotus apelta* (Lour.) Müell. Arg.	根和茎	—	部颁 12 册附
白吊粟	白背叶 *Mallotus apelta* (Lour.) Müell. Arg.	根	—	广西 1990 附

附注:*【民族药名】抗苦桐麻(土家),尚美倍帕(侗),野小米树(瑶)。

448 白刺花根

【来源】豆科植物白刺花。

【学名】

《中国植物志》	《中国高等植物》
白刺花 *Sophora davidii* (Franch.) Skeels	白刺花 *Sophora davidii* (Franch.) Skeels

【民族药标准】

名称	植物来源	药用部位	产地加工	标准
白刺花根/考则维	白刺花 *Sophora davidii* (Franch.) Skeels	根	全年可采挖,洗净,干燥	云南彝药 II 2005

449 火把花根

【来源】卫矛科植物昆明山海棠(雷公藤)。

【学名】

《中国植物志》	《中国高等植物》
雷公藤 *Tripterygium wilfordii* Hook. f.	雷公藤 *Tripterygium wilfordii* Hook. f.

【民族药标准】

名称	植物来源	药用部位	产地加工	标准
火把花根/多争唯	昆明山海棠 *Tripterygium hypoglaucum* (H. Lév.) Hutch.	根	秋、冬采挖,除去泥土,干燥	云南彝药 2005

【中药标准】

名称	植物来源	药用部位	产地加工	标准
雷公藤	雷公藤 *Tripterygium wilfordii* Hook. f.	根	秋季挖取根部,除去泥沙,除尽根皮,晒干	山东 2022
雷公藤	雷公藤 *Tripterygium wilfordii* Hook. f.	根的木质部	秋、冬二季挖出根,去皮晒干	河北 2018
雷公藤	雷公藤 *Tripterygium wilfordii* Hook. f.	根	夏、秋二季采挖,除去泥沙及杂质,干燥	湖北 2018
火把花根	昆明山海棠 *Tripterygium hypoglaucum* (Lév.) Hutch.	去掉根皮的根	秋、冬二季采挖,去除杂质,刮去根皮,晒干	四川 2010
昆明山海棠	昆明山海棠 *Tripterygium hypoglaucum* (Lév.) Hutch.	根	全年可采挖,洗净,干燥或切片,晒干	湖南 2009
雷公藤	雷公藤 *Tripterygium wilfordii* J. D. Hooker	根及根茎	秋末冬初或春初采挖,除去杂质,切段,干燥或除去外皮(包括形成层以外部分),切断,干燥	湖南 2009

续表

名称	植物来源	药用部位	产地加工	标准
雷公藤	雷公藤 *Tripterygium wilfordii* Hook. f.	根皮	春、秋二季采挖根部,剥取根皮,晒干	福建 2006
昆明山海棠	昆明山海棠 *Tripterygium hypoglaucum*(Lév.)Hutch.	根	全年可采挖,洗净,干燥或切片,晒干	广东第一册 2004
昆明山海棠	昆明山海棠 *Tripterygium hypoglaucum*(Lév.)Hutch.	根	全年可采挖,除去杂质,干燥;或趁鲜切片,干燥	广西第二册 1996
火把花根	火把花 *Tripterygium hypoglaucum*(Lév.)Hutch.	根	秋、冬季采挖,除去泥土,晒干	云南 1996
昆明山海棠	昆明山海棠 *Tripterygium hypoglaucum*(Lév.)Hutch.	根	秋、冬二季采挖,除去杂质,晒干	上海 1994
雷公藤	雷公藤 *Tripterygium wilfordii* Hook. f.	根的木质部	夏、秋二季采挖,撞去外皮,干燥,或趁鲜切片,干燥	安徽炮规 2019
雷公藤	雷公藤 *Tripterygium wilfordii* Hook. f.	根	春、秋二季采挖,除去杂质,洗净,晒干	天津炮规 2018
昆明山海棠	昆明山海棠 *Tripterygium hypoglaucum*(Lév.)Hutch.	根	—	药典 2020 附
昆明山海棠	昆明山海棠 *Tripterygium hypoglaucum*(Lév.)Hutch.	根	—	部颁 4 册附

450 阳雀花根

【来源】豆科植物锦鸡儿。

【学名】

《中国植物志》	《中国高等植物》
锦鸡儿 *Caragana sinica*(Buchoz)Rehd.	锦鸡儿 *Caragana sinica*(Buchoz)Rehd.

【民族药标准】

名称	植物来源	药用部位	产地加工	标准
阳雀花根▲	锦鸡儿 *Caragana sinica*(Buchoz)Rehd.	根或根皮	秋季采挖,洗净,干燥#;或刮去粗皮,抽去木心,干燥	贵州第二册 2019
锦鸡儿*	锦鸡儿 *Caragana sinica*(Buchoz)Rehd.	根或根皮	—	湖南炮规 2021

【中药标准】

名称	植物来源	药用部位	产地加工	标准
锦鸡儿根	锦鸡儿 *Caragana sinica*(Buchoz)Rehd.	根或根皮	秋季采挖,洗净,刮去粗皮,干燥;或抽去木心,干燥	安徽 2022
金雀根	锦鸡儿 *Caragana sinica*(Buchoz)Rehd.	根	夏、秋二季采挖,洗净泥沙,剪成单枝,除去须根,晒干	河北 2018
锦鸡儿	锦鸡儿 *Caragana sinica*(Buchoz)Rehd.	根皮或根	全年均可采挖,除去地上部分及须根,刮去外皮,洗净,晒干或除去木心,晒干	湖北 2018
锦鸡儿	锦鸡儿 *Caragana sinica*(Buchoz)Rehder	根皮	秋季采挖,除去粗皮,剥取根皮,干燥	湖南 2009
金雀根	锦鸡儿 *Caragana sinica*(Buchoz)Rehd.	根	夏、秋季采挖,洗净,晒干	上海 1994
金雀根	锦鸡儿 *Caragana sinica*(Buchoz)Rehd.	根	夏、秋二季采挖,除去须根,洗净,干燥;或切厚片,干燥	北京炮规 2023
阳雀花根皮	锦鸡儿 *Caragana sinica*(Buchoz)Rehd.	根皮	—	重庆炮规 2006

附注:*【民族药名】恰亏哈卡普(土家),尚登鲜虽(侗),黄鸡栏(瑶);#根据地方习用情况,干燥;▲同为中药标准收载品种。

451 粗糠柴根

【来源】大戟科植物粗糠柴。

【学名】

《中国植物志》	《中国高等植物》
粗糠柴 *Mallotus philippensis*(Lam.)Müell. Arg.	粗糠柴 *Mallotus philippensis*(Lam.)Müell. Arg.

【民族药标准】

名称	植物来源	药用部位	产地加工	标准
粗糠柴根/壤棵侥	粗糠柴 *Mallotus philippensis*（Lam.）Müell. Arg.	根	全年可采,洗净,除去须根,干燥	广西壮药第一卷 2008

【中药标准】

名称	植物来源	药用部位	产地加工	标准
粗糠柴根	粗糠柴 *Mallotus philippensis*（Lam.）Müell. Arg.	根	全年可采,洗净,除去须根,晒干	广西第二册 1996

452 傣草蔻根

【来源】姜科植物长柄山姜。

【学名】

《中国植物志》	《中国高等植物》
长柄山姜 *Alpinia kwangsiensis* T. L. Wu et Senjen	长柄山姜 *Alpinia kwangsiensis* T. L. Wu et Senjen

【民族药标准】

名称	植物来源	药用部位	产地加工	标准
傣草蔻根/贺嘎	长柄山姜 *Alpinia kwangsiensis* T. L. Wu et Senjen Chen	根茎	秋、冬季采挖,除去须根,洗净,切片,低温干燥	云南傣药 2005

453 茴香豆蔻根

【来源】姜科植物茴香砂仁。

【学名】

《中国植物志》	《中国高等植物》
茴香砂仁 *Etlingera yunnanensis*（T. L. Wu & S. J. Chen）R. M. Smith	茴香砂仁 *Etlingera yunnanensis*（T. L. Wu & Senjen）R. M. Smith

【民族药标准】

名称	植物来源	药用部位	产地加工	标准
茴香豆蔻根/波丢勐	茴香砂仁 *Etlingera yunnanensis*（T. L. Wu et S. J. Chen）R. M. Smith	根茎	秋、冬季采收,除去须根,洗净,切片,低温干燥	云南傣药Ⅱ 2005

454 九翅豆蔻根

【来源】姜科植物九翅豆蔻。

【学名】

《中国植物志》	《中国高等植物》
九翅豆蔻 *Amomum maximum* Roxb.	九翅豆蔻 *Amomum maximum* Roxb.

【民族药标准】

名称	植物来源	药用部位	产地加工	标准
九翅豆蔻根/贺姑	九翅豆蔻 *Amomum maximum* Roxb.	根茎	秋、冬季采挖,除去须根,洗净,切片,低温干燥	云南傣药 2005

455 丢了棒根

【来源】大戟科植物白桐树。

【学名】

《中国植物志》	《中国高等植物》
白桐树 *Claoxylon indicum*（Reinw. ex Bl.）Hassk.	白桐树 *Claoxylon indicum*（Reinw. ex Bl.）Hassk.

【民族药标准】

名称	植物来源	药用部位	产地加工	标准
丢了棒根/美巧怀	白桐树 *Claoxylon indicum*（Reinw. ex Bl.）Hassk.	根	全年均可采收,除去杂质,洗净,干燥	广西壮药第二卷 2011

【中药标准】

名称	植物来源	药用部位	产地加工	标准
丢了棒	白桐树 *Claoxylon indicum*（Reinw. ex Bl.）Hassk.	根及叶	夏、秋、冬三季采收，洗净，干燥	贵州 2003

456 番石榴根

【来源】桃金娘科植物番石榴。

【学名】

《中国植物志》	《中国高等植物》
番石榴 *Psidium guajava* L.	番石榴 *Psidium guajava* Linn.

【民族药标准】

名称	植物来源	药用部位	产地加工	标准
番石榴根/壤您洪	番石榴 *Psidium guajava* L.	根	全年可采挖，除去泥沙，切片，干燥	广西壮药第一卷 2008

457 海金沙根

【来源】海金沙科植物海金沙。

【学名】

《中国植物志》	《中国高等植物》
海金沙 *Lygodium japonicum*（Thunb.）Sw.	海金沙 *Lygodium japonicum*（Thunb.）Sw.

【民族药标准】

名称	植物来源	药用部位	产地加工	标准
海金沙根*	海金沙 *Lygodium japonicum*（Thunb.）Sw.	根及根茎	8—9 月采收，洗净，晒干	贵州 2003

附注：*同为中药标准收载品种。

458 胡颓子根

【来源】胡颓子科植物胡颓子。

【学名】

《中国植物志》	《中国高等植物》
胡颓子 *Elaeagnus pungens* Thunb.	胡颓子 *Elaeagnus pungens* Thunb.

【民族药标准】

名称	植物来源	药用部位	产地加工	标准
胡颓子根*	胡颓子 *Elaeagnus pungens* Thunb.	根	—	湖南炮规 2021

【中药标准】

名称	植物来源	药用部位	产地加工	标准
胡颓子根	胡颓子 *Elaeagnus pungens* Thunb.	根	夏、秋二季采挖，洗净，晒干	湖北 2018
胡颓子根	胡颓子 *Elaeagnus pungens* Thunb.	根	全年可采，洗净，晒干	上海 1994

附注：*【民族药名】若苦里（土家），尚登香惯（侗），功盖（瑶）。

459 黄杜鹃根

【来源】杜鹃花科植物羊踯躅。

【学名】

《中国植物志》	《中国高等植物》
羊踯躅 *Rhododendron molle*（Blume）G. Don	羊踯躅 *Rhododendron molle*（Bl.）G. Don

【民族药标准】

名称	植物来源	药用部位	产地加工	标准
黄杜鹃根/毛老虎/杯懂卯	羊踯躅 *Rhododendron molle*（Bl.）G. Don	根	秋、冬季采挖，除去杂质，洗净，切片，晒干	广西瑶药第一卷 2014
黄杜鹃根/三钱二	羊踯躅 *Rhododendron molle*（Bl.）G. Don	根	秋、冬季采挖，除去杂质，洗净，切片，晒干	广西壮药第二卷 2011

【中药标准】

名称	植物来源	药用部位	产地加工	标准
羊踯躅根	羊踯躅 *Rhododendron molle*(Blume)G. Don	根	全年均可采挖,除去泥沙,洗净,晒干	湖北 2018
黄杜鹃根	羊踯躅 *Rhododendron molle* G. Don	根	秋、冬季采挖,洗净,切片,晒干	广西 1990
黄杜鹃根	羊踯躅 *Rhododendron molle* G. Don	根	—	部颁 4 册附
老虎兜	羊踯躅 *Rhododendron molle* G. Don	根	—	部颁 15 册附
闹羊花根	羊踯躅 *Rhododendron molle* G. Don	根	—	上海 1994 附

460 欧菝葜根

【来源】百合科植物马兜铃叶菝葜。

【学名】

《中华本草·维吾尔药卷》	《维吾尔药志》
马兜铃叶菝葜 *Smilax aristolochiifolia* Miller	马兜铃叶菝葜 *Smilax aristolochiifolia* Miller

【民族药标准】

名称	植物来源	药用部位	产地加工	标准
欧菝葜根	马兜铃叶菝葜 *Smilax aristolochiifolia* Miller	根	秋季采挖,洗净,晒干或扎成束,晒干	部颁维药
洋菝葜根	马兜铃叶菝葜 *Smilax aristolochiifolia* Miller	根	秋季采挖,洗净,晒干或扎成束,晒干	维药 1993
欧菝葜根	马兜铃叶菝葜 *Smilax aristolochiifolia* Mill.	根茎	秋季采挖,洗净,晒干	新疆炮规 2020

461 三对节根

【来源】马鞭草科植物三对节。

【学名】

《中国植物志》	《中国高等植物》
三对节 *Rotheca serrata*(L.)Steane & Mabb.	三对节 *Clerodendrum serratum*(Linn.)Moon

【民族药标准】

名称	植物来源	药用部位	产地加工	标准
三对节根/哈光三哈	三对节 *Clerodendrum serratum*(Linn.)Moon	根	秋、冬季采挖,洗净,切片,干燥	云南傣药 2005

【中药标准】

名称	植物来源	药用部位	产地加工	标准
三对节	三对节 *Clerodendrum serratum*(L.)Spreng.	根皮	秋、冬季采挖,鲜时取根刮去木栓层和腐烂的斑块,剥下根皮,晒干	云南 1996

462 山菠萝根

【来源】露兜树科植物露兜树。

【学名】

《中国植物志》	《中国高等植物》
露兜树 *Pandanus tectorius* Sol.	露兜树 *Pandanus tectorius* Sol.

【民族药标准】

名称	植物来源	药用部位	产地加工	标准
山菠萝根/露兜簕/唻救	露兜树 *Pandanus tectorius* Soland.	根	全年均可采挖,切段,干燥	广西瑶药第二卷 2022
山菠萝根/稞割	露兜树 *Pandanus tectorius* Soland.	根	全年均可采收,切段,干燥	广西壮药第三卷 2018

【中药标准】

名称	植物来源	药用部位	产地加工	标准
露兜簕	露兜树 *Pandanus tectorius* Sol. 及同属植物近似种	根及根茎	全年均可采挖,洗净,切段或块,晒干	广东第二册 2011
露兜簕	露兜树 *Pandanus tectorius* Parkins.	根茎	—	部颁 2 册附
露兜根	露兜树 *Pandanus tectorius* Sol.	根	—	上海 1994 附

463 水杨梅根

【来源】茜草科植物细叶水团花。

【学名】

《中国植物志》	《中国高等植物》
细叶水团花 *Adina rubella* Hance	细叶水团花 *Adina rubella* Hance

【民族药标准】

名称	植物来源	药用部位	产地加工	标准
水杨梅根*	细叶水团花 *Adina rubella* Hance	根及根茎	全年均可采挖,趁鲜加工成厚片,洗净,干燥	贵州第二册 2019

【中药标准】

名称	植物来源	药用部位	产地加工	标准
水杨梅根	细叶水团花 *Adina rubella* Hance	根	全年均可采挖,除去泥沙及须根,洗净,干燥;或趁鲜切片或段,干燥	安徽 2022
水高丽	细叶水团花 *Adina rubella* Hance 风箱树 *Cephalanthus tetrandrus*（Roxb.）Ridsd. et Bakh. f.	根及茎	全年均可采挖,洗净,趁鲜切片,晒干,或直接晒干	湖南 2009
水杨梅根	水杨梅 *Adina rubella*（Sieb. et Zucc.）Hance	根#	全年可采,切厚片晒干或鲜用	上海 1994

附注:*同为中药标准收载品种;#干燥或新鲜根。

464 桃金娘根

【来源】桃金娘科植物桃金娘。

【学名】

《中国植物志》	《中国高等植物》
桃金娘 *Rhodomyrtus tomentosa*（Ait.）Hassk.	桃金娘 *Rhodomyrtus tomentosa*（Ait.）Hassk.

【民族药标准】

名称	植物来源	药用部位	产地加工	标准
桃金娘根/稔子根/表杏关	桃金娘 *Rhodomyrtus tomentosa*（Ait.）Hassk.	根	全年均可采挖,洗净、切成短段或片、块,晒干	广西瑶药第二卷 2022
桃金娘根/让您	桃金娘 *Rhodomyrtus tomentosa*（Aiton）Hasskarl	根	全年均可采收,洗净,切成短段或片、块,晒干	广西壮药第三卷 2018

【中药标准】

名称	植物来源	药用部位	产地加工	标准
桃金娘根/岗稔根	桃金娘 *Rhodomyrtus tomentosa*（Ait.）Hassk.	根	全年均可采挖,洗净,切片或段,晒干	药典 1977
桃金娘根	桃金娘 *Rhodomyrtus tomentosa*（Ait.）Hassk.	根	全年均可采挖,除去须根,洗净,切成块、片或短段,晒干	江西 2014
岗稔根	桃金娘 *Rhodomyrtus tomentosa*（Ait.）Hassk.	根	全年均可采挖,洗净,切成短段或片、块,晒干	海南第一册 2011
桃金娘根	桃金娘 *Rhodomyrtus tomentosa*（Aiton）Hasskarl	根	全年均可采挖,洗净,切成短段或片、块,晒干	湖南 2009
岗稔	桃金娘 *Rhodomyrtus tomentosa*（Ait.）Hassk.	根	全年均可采挖,洗净,切成短段或片、块,晒干	广东第一册 2004
岗稔根/桃金娘根	桃金娘 *Rhodomyrtus tomentosa*（Ait.）Hassk.	根	秋、冬二季采挖,除去须根,洗净,切成块片或短段,晒干	上海 1994
桃金娘根	桃金娘 *Rhodomyrtus tomentosa*（Ait.）Hassk.	根	—	药典 2020 附

465 羊耳菊根

【来源】菊科植物羊耳菊。

【学名】

《中国植物志》	《中国高等植物》
羊耳菊 *Duhaldea cappa*（Buchanan-Hamilton ex D. Don）Pruski & Anderberg	羊耳菊 *Inula cappa*（Buch. -Ham.）DC.

【民族药标准】

名称	植物来源	药用部位	产地加工	标准
羊耳菊根/哈娜罕/牙浪弄	羊耳菊 *Inula cappa*（Buch.-Ham. ex D. Don）DC.	根及根茎	秋、冬季采挖，洗净，切片，干燥	云南傣药 2005

【中药标准】

名称	植物来源	药用部位	产地加工	标准
山白芷/白牛胆	羊耳菊 *Inula cappa*（Buch.-Ham.）DC.	根及根茎	全年可采挖,除净泥土,切成短段,晒干	海南第一册 2011
山白芷	羊耳菊 *Inula cappa*（Buch.-Ham.）DC.	根及根茎	全年可采挖,除净泥土,切成短段,晒干	广东第一册 2004
山白芷	羊耳菊 *Inula cappa*（Buch.-Ham.）DC.	根及根茎	—	药典 2020 附
羊耳菊根	羊耳菊 *Inula cappa*（Buch.-Ham.）DC.	根	—	药典 2020 附

466 药喇叭根

【来源】旋花科植物泻净番薯（泻根）、泻根。

【学名】

《中华本草·维吾尔药卷》	《维吾尔药志》
泻根 *Ipomoea purga* Hayne	泻根 *Ipomoea purga* Hayne

【民族药标准】

名称	植物来源	药用部位	产地加工	标准
药喇叭根	泻净番薯 *Ipomoea purga* Hayne	块根	秋季采收,洗净,晒干	部颁维药
药喇叭根	泻根 *Ipomoea purga* Hayne	块根	—	维药 1993
药喇叭根	泻净番薯 *Ipomoea purga*（Wender.）Hayne	块根	秋季采挖,除去泥沙,晒干	新疆炮规 2020

467 淫羊藿根

【来源】小檗科植物箭叶淫羊藿（三枝九叶草）、巫山淫羊藿、天平山淫羊藿、柔毛淫羊藿、毡毛淫羊藿（柔毛淫羊藿）、粗毛淫羊藿、黔岭淫羊藿、水城淫羊藿。

【学名】

《中国植物志》	《中国高等植物》
三枝九叶草 *Epimedium sagittatum*（Sieb. et Zucc.）Maxim.	三枝九叶草 *Epimedium sagittatum*（Sieb. et Zucc.）Maxim.
巫山淫羊藿 *Epimedium wushanense* Ying	巫山淫羊藿 *Epimedium wushanense* Ying
天平山淫羊藿 *Epimedium myrianthum* Stearn	天平山淫羊藿 *Epimedium myrianthum* Stearn
柔毛淫羊藿 *Epimedium pubescens* Maxim.	柔毛淫羊藿 *Epimedium pubescens* Maxim.
粗毛淫羊藿 *Epimedium acuminatum* Franch.	粗毛淫羊藿 *Epimedium acuminatum* Franch.
黔岭淫羊藿 *Epimedium leptorrhizum* Stearn	黔岭淫羊藿 *Epimedium leptorrhizum* Stearn
水城淫羊藿 *Epimedium shuichengense* S. Z. He	水城淫羊藿 *Epimedium shuichengense* S. Z. He（《中国生物物种名录》）

【民族药标准】

名称	植物来源	药用部位	产地加工	标准
淫羊藿根*	箭叶淫羊藿 *Epimedium sagittatum*（Sieb. et Zucc.）Maxim. 巫山淫羊藿 *Epiedium wushanense* T. S. Ying 天平山淫羊藿 *Epimedium myrianthum* Stearn 柔毛淫羊藿 *Epimedium pubescens* Maxim. 毡毛淫羊藿 *Epimedium coactum* H. R. Liang et W. M. Yan 粗毛淫羊藿 *Epimedium acuminatum* Franch. 黔岭淫羊藿 *Epiedium leptorrhizum* Stearn 水城淫羊藿 *Epiedium shuichengense* S. Z. He	根	夏、秋二季采挖,洗净,晒干	贵州第一册 2019

【中药标准】

名称	植物来源	药用部位	产地加工	标准
淫羊藿根	淫羊藿 *Epimedium brevicornu* Maxim. 等多种同属植物	根及根茎	夏、秋二季采挖,洗净,干燥	安徽炮规 2019

附注：* 同为中药标准收载品种。

468 玉葡萄根

【来源】葡萄科植物三裂蛇葡萄。

【学名】

《中国植物志》	《中国高等植物》
三裂蛇葡萄 *Ampelopsis delavayana* Planch.	三裂蛇葡萄 *Ampelopsis delavayana* Planch.

【民族药标准】

名称	植物来源	药用部位	产地加工	标准
玉葡萄根/万初牛	三裂蛇葡萄 *Ampelopsis delavayana*（Franch.）Planch.	根	秋季采挖,除去杂质,干燥	云南彝药 2005
紫麻*	异叶蛇葡萄 *Ampelopsis heterophylla*（Thunb.）Sieb. & Zucc. 三裂蛇葡萄 *Ampelopsis delavayana* Planch.	根	秋季采挖,除去杂质,洗净,切片或段,干燥	贵州第二册 2019

【中药标准】

名称	植物来源	药用部位	产地加工	标准
玉葡萄根	玉葡萄 *Ampelopsis delavayana*（Franch.）Planch.	根	秋季采挖,除去泥沙,晒干	药典 1977
玉葡萄根	玉葡萄 *Ampelopsis delavayana*（Franch.）Planch.	根	秋季采挖,除去泥土,晒干	云南 1996

附注:*同为中药标准收载品种。

469 竹叶椒根

【来源】芸香科植物竹叶花椒。

【学名】

《中国植物志》	《中国高等植物》
竹叶花椒 *Zanthoxylum armatum* DC.	竹叶花椒 *Zanthoxylum armatum* DC.

【民族药标准】

名称	植物来源	药用部位	产地加工	标准
竹叶椒根*	竹叶花椒 *Zanthoxylum armatum* DC.	根及根皮	全年均可采收,洗净,或趁鲜加工成段,干燥	贵州第二册 2019
竹叶椒根/拉载景	竹叶花椒 *Zanthoxylum armatum* DC.	根	全年可采,洗净,干燥	云南彝药 II 2005

【中药标准】

名称	植物来源	药用部位	产地加工	标准
竹叶椒	竹叶花椒 *Zanthoxylum armatum* DC.	根或地上茎	全年采收,除去叶,晒干	甘肃 2020
竹叶花椒根	竹叶花椒 *Zanthoxylum armatum* DC.	根	全年均可采挖,洗净,切片或段,干燥	广东第三册 2018
竹叶椒根	竹叶椒 *Zanthoxylum armatum* DC.	根	全年可采挖,除去泥沙,洗净,干燥	浙江第一册 2017
两面针	竹叶花椒 *Zanthoxylum armatum* Candolle	根和茎	全年可采,洗净,切片,干燥	湖南 2009

附注:*同为中药标准收载品种。

470 大剑叶木根

【来源】百合科植物矮龙血树。

【学名】

《中国植物志》	《中国药用植物志》
矮龙血树 *Dracaena terniflora* Roxb.	矮龙血树 *Dracaena terniflora* Roxb.

【民族药标准】

名称	植物来源	药用部位	产地加工	标准
大剑叶木根/哈占电拎	矮龙血树 *Dracaena terniflora* Roxb.	根	秋、冬季采挖,洗净,切片,干燥	云南傣药 2005

471 非洲防己根

【来源】防己科植物非洲防己。

【学名】

《维吾尔医学》	《维吾尔药志》
非洲防己 *Jateorhiza columba* Miers	非洲防己 *Jateorhiza columba* Miers

名称	植物来源	药用部位	产地加工	标准
非洲防己根	非洲防己 *Jateorhiza columba* Miers	块根	采挖后,除去泥土,切成厚片或小段,晒干	维药 1993
非洲防己根	非洲防己 *Jateorhiza columba* Miers	块根	采挖后,晒干	新疆炮规 2020

472　杏叶防风根

【来源】伞形科植物杏叶茴芹。

【学名】

《中国植物志》	《中国高等植物》
杏叶茴芹 *Pimpinella candolleana* Wight et Arn.	杏叶茴芹 *Pimpinella candolleana* Wight et Arn.

【民族药标准】

名称	植物来源	药用部位	产地加工	标准
杏叶防风根/迟操贝	杏叶茴芹 *Pimpinella candolleana* Wight et Arn.	根	秋、冬季采挖,洗净,干燥	云南彝药Ⅲ2005

473　白花臭牡丹根

【来源】马鞭草科植物臭茉莉。

【学名】

《中国植物志》	《中国高等植物》
臭茉莉 *Clerodendrum chinense* var. *simplex*(Moldenke)S. L. Chen	臭茉莉 *Clerodendrum chinense* var. *simplex*(Moldenke)S. L. Chen

【民族药标准】

名称	植物来源	药用部位	产地加工	标准
白花臭牡丹根/哈宾蒿/肺膝盖拍	臭茉莉 *Clerodendrum philippinum* Schau. var. *simplex* C. Y. Wu et R. C. Fang	根	秋、冬季采挖,洗净,切片,干燥	云南傣药 2005

【中药标准】

名称	植物来源	药用部位	产地加工	标准
臭茉莉	臭茉莉 *Clerodendrum fragrans*(Vent.)Willd.	茎或根	全年均可采收,除去叶及嫩枝,洗净,趁鲜时切片或段,干燥	海南第一册 2011

474　广西马兜铃根

【来源】马兜铃科植物广西马兜铃(广西关木通)。

【学名】

《中国植物志》	《中国高等植物》
广西关木通 *Isotrema kwangsiense*(Chun & F.C. How ex C.F. Liang)X. X. Zhu, S. Liao & J.S. Ma	广西马兜铃 *Aristolochia kwangsiensis* Chun et How ex C. F. Liang

【民族药标准】

名称	植物来源	药用部位	产地加工	标准
广西马兜铃根/天钻/天准	广西马兜铃 *Aristolochia kwangsiensis* Chun et How ex C. F. Liang	块根	夏、秋季采挖,洗净,切片晒干或鲜用	广西瑶药第一卷 2014

【中药标准】

名称	植物来源	药用部位	产地加工	标准
大青木香	广西马兜铃 *Aristolochia kwangsiensis* Chun et How ex C. F. Liang	块根	春、秋二季采挖,除去须根及泥沙,趁鲜切成厚片或小块;干燥	贵州第二册 2019

475　五叶山小桔根

【来源】芸香科植物山小桔(山小橘)。

【学名】

《中国植物志》	《中国药用植物志》
山小橘 *Glycosmis pentaphylla*(Retz.)Correa	山小橘 *Glycosmis pentaphylla*(Retz.)DC.

【民族药标准】

名称	植物来源	药用部位	产地加工	标准
五叶山小桔根/哈比郎	山小桔 *Glycosmis pentaphylla*(Retz.) Correa	根	秋、冬季采挖,洗净,切片,干燥	云南傣药 2005

476 印度多榔菊根

【来源】菊科植物印度多榔菊(多榔菊)。

【学名】

《中华本草·维吾尔药卷》	《维吾尔医学》
多榔菊 *Doronicum hookarii* L.	印度多榔菊 *Doronicum hookarii* L.

【民族药标准】

名称	植物来源	药用部位	产地加工	标准
印度多榔菊根	印度多榔菊 *Doronicum hookarii* L.	根	—	部颁维药附

477 毛茛

【来源】毛茛科植物日本毛茛(毛茛)、扬子毛茛。

【学名】

《中国植物志》	《中国高等植物》
毛茛 *Ranunculus japonicus* Thunb.	毛茛 *Ranunculus japonicus* Thunb.
扬子毛茛 *Ranunculus sieboldii* Miq.	扬子毛茛 *Ranunculus sieboldii* Miq.

【民族药标准】

名称	植物来源	药用部位	产地加工	标准
毛茛/浩勒都森—其其格	日本毛茛 *Ranunculus japonicus* Thunb.	全草	夏、秋二季采收,除去杂质,洗净泥土,鲜用或切段晒干	蒙药 2021
毛茛*	毛茛 *Ranunculus japonicus* Thunb. 扬子毛茛 *Ranunculus sieboldii* Miq.	全草*	夏、秋二季采集,鲜用或洗净沸水烫过,干燥	贵州第二册 2019

【中药标准】

名称	植物来源	药用部位	产地加工	标准
毛茛	毛茛 *Ranunculus japonicus* Thunb.	全草#	花果期采收,除去杂质、泥沙,鲜用或干燥	安徽 2022
毛茛	毛茛 *Ranunculus japonicus* Thunb.	全草	夏、秋二季采收,干燥或鲜用	山东 2022
毛茛	毛茛 *Ranunculus japonicus* Thunb.	新鲜根	—	上海 1994 附

附注:*同为中药标准收载品种;#新鲜或干燥全草。

478 高原毛茛

【来源】毛茛科植物高原毛茛、绢毛毛茛(美丽毛茛)。

【学名】

《中国植物志》	《中国高等植物》
高原毛茛 *Ranunculus tanguticus*(Maxim.)Ovcz.	高原毛茛 *Ranunculus tanguticus*(Maxim.)Ovcz.
美丽毛茛 *Ranunculus pulchellus* C. A. Mey.(《世界药用植物速查辞典》)	美丽毛茛 *Ranunculus pulchellus* C. A. Mey.

【民族药标准】

名称	植物来源	药用部位	产地加工	标准
高原毛茛/吉察	高原毛茛 *Ranunculus brotherusii* Freyn 绢毛毛茛 *Ranunculus pulchellus* C. A. Mey. var. *sericens* Hook. f. et Thoms.	全草	夏末花果期采收,晾干	六省藏标
高原毛茛/杰察	高原毛茛 *Ranunculus brotherusii* Freyn var. *tanguticus*(Maxim.)Tamura	花	7—8 月采集花枝,晒干	部颁藏药
高原毛茛/嘎察	高原毛茛 *Ranunculus brotherusii* Freyn var. *tanguticus*(Maxim.)Tamura	花	7—8 月采集花枝,晒干	青海藏药 1992
高原毛茛/杰察	高原毛茛 *Ranunculus tanguticus*(Maxim.)Ovcz.	花	7—8 月采集花枝,晒干	青海藏药炮规 2010

479　桔梗

【来源】桔梗科植物桔梗。

【学名】

《中国植物志》	《中国高等植物》
桔梗 *Platycodon grandiflorus* (Jacq.) A. DC.	桔梗 *Platycodon grandiflorus* (Jacq.) DC.

【民族药标准】

名称	植物来源	药用部位	产地加工	标准
桔梗/胡日敦一查干	桔梗 *Platycodon grandiflorus* (Jacq.) A. DC.	根	春、秋二季采挖，洗净，除去须根，趁鲜剥去外皮或不去外皮，干燥	蒙药2021

【中药标准】

名称	植物来源	药用部位	产地加工	标准
桔梗	桔梗 *Platycodon grandiflorus* (Jacq.) A. DC.	根	春、秋二季采挖，洗净，除去须根，趁鲜剥去外皮或不去外皮，干燥	药典2020

480　水蜈蚣

【来源】莎草科植物水蜈蚣（短叶水蜈蚣）。

【学名】

《中国植物志》	《中国高等植物》
短叶水蜈蚣 *Kyllinga brevifolia* Rottb.	短叶水蜈蚣 *Kyllinga brevifolia* Rottb.

【民族药标准】

名称	植物来源	药用部位	产地加工	标准
水蜈蚣/一箭球/温撒咪	水蜈蚣 *Kyllinga brevifolia* Rottb.	全草	夏、秋季花期采挖，洗净，干燥	广西瑶药第二卷2022
水蜈蚣/棵三林	水蜈蚣 *Kyllinga brevifolia* Rottb.	全草	夏、秋季花期采挖，洗净，干燥	广西壮药第一卷2008
水蜈蚣*	水蜈蚣 *Kyllinga brevifolia* Rottb.	全草	夏、秋二季花期采挖，洗净，晒干	贵州2003

【中药标准】

名称	植物来源	药用部位	产地加工	标准
水蜈蚣	水蜈蚣 *Kyllinga brevifolia* Rottb.	全草	夏、秋二季花期采挖，洗净，晒干	药典1977
水蜈蚣	水蜈蚣 *Kyllinga brevifolia* Rottb.	全草#	夏、秋二季花期采挖，洗净备用或晒干	上海1994

附注：*同为中药标准收载品种；#干燥或新鲜全草。

481　漆大姑

【来源】大戟科植物毛果算盘子。

【学名】

《中国植物志》	《中国高等植物》
毛果算盘子 *Glochidion eriocarpum* Champ. ex Benth.	毛果算盘子 *Glochidion eriocarpum* Champ. ex Benth.

【民族药标准】

名称	植物来源	药用部位	产地加工	标准
漆大姑/毛算盘/切亮	毛果算盘子 *Glochidion eriocarpum* Champ. ex Benth.	地上部分	全年均可采收，除去杂质，干燥	广西瑶药第二卷2022
漆大姑/恩摸昆	毛果算盘子 *Glochidion eriocarpum* Champ. ex Benth.	地上部分	全年可采，除去杂质，干燥	广西壮药第一卷2008
毛果算盘子/姆且猛	毛果算盘子 *Glochidion eriocarpum* Champ. ex Benth.	带叶茎枝	夏、秋季采收，干燥	云南彝药Ⅲ2005

【中药标准】

名称	植物来源	药用部位	产地加工	标准
漆大姑	毛果算盘子 *Glochidion eriocarpum* Champ.	地上部分	全年可采，除去杂质，晒干	广西第二册1996

482　思茅蛇菰

【来源】蛇菰科植物印度蛇菰。

【学名】

《中国植物志》	《中国高等植物》
印度蛇菰 *Balanophora indica*(Arn.)Griff.	印度蛇菰 *Balanophora indica*(Arn.)Griff.

【民族药标准】

名称	植物来源	药用部位	产地加工	标准
思茅蛇菰/比邻	印度蛇菰 *Balanophora indica*(Arn.) Griff.	全草	秋、冬季采收,洗净,切片,干燥	云南傣药Ⅱ2005

483 丽江山慈菇

【来源】百合科植物山慈菇。

【学名】

《中国植物志》	《中国高等植物》
山慈姑 *Iphigenia indica* Kunth	山慈姑 *Iphigenia indica* Kunth

【民族药标准】

名称	植物来源	药用部位	产地加工	标准
丽江山慈菇/纹白博恩	山慈菇 *Iphigenia indica* Kunth	球茎	夏、秋季采挖,除去须根及杂质,洗净,干燥	云南彝药 2005

【中药标准】

名称	植物来源	药用部位	产地加工	标准
山慈菇	丽江山慈菇 *Iphigenia indica* Kunth et Benth.	球茎	夏、秋季采挖,除去茎、叶及须根,晒干	云南 1996

484 骚羊古

【来源】伞形科植物杏叶茴芹、异叶茴芹。

【学名】

《中国植物志》	《中国高等植物》
杏叶茴芹 *Pimpinella candolleana* Wight et Arn.	杏叶茴芹 *Pimpinella candolleana* Wight et Arn.
异叶茴芹 *Pimpinella diversifolia* DC.	异叶茴芹 *Pimpinella diversifolia* DC.

【民族药标准】

名称	植物来源	药用部位	产地加工	标准
骚羊古*	杏叶茴芹 *Pimpinella candolleana* Wight et Arn. 异叶茴芹 *Pimpinella diversifolia* DC.	全草#	夏末秋初采挖,除去杂质,鲜用或干燥	贵州第二册 2019

【中药标准】

名称	植物来源	药用部位	产地加工	标准
异叶茴芹	异叶茴芹 *Pimpinella diversifolia* DC.	全草	夏、秋二季果实近成熟时采收,除去杂质,干燥	江西 2014
杏叶防风	杏叶防风 *Pimpinella candolleana* Wight et Arn.	全草	春、夏季采收,除去杂质,晒干	云南 1996

附注:* 同为中药标准收载品种;# 新鲜或干燥全草。

485 战骨

【来源】马鞭草科植物黄毛豆腐柴。

【学名】

《中国植物志》	《中国高等植物》
黄毛豆腐柴 *Premna fulva* Craib	黄毛豆腐柴 *Premna fulva* Craib

【民族药标准】

名称	植物来源	药用部位	产地加工	标准
战骨/猛梦	黄毛豆腐柴 *Premna fulva* Craib	茎	全年可采,除去杂质,干燥	广西壮药第一卷 2008

【中药标准】

名称	植物来源	药用部位	产地加工	标准
战骨	黄毛豆腐柴 *Premna fulva* Craib	茎	全年可采,除去杂质,晒干	广西 1990
战骨	黄毛豆腐柴 *Premna fulva* Craib	茎	—	部颁 14 册附

486 白马骨

【来源】茜草科植物白马骨、六月雪。

【学名】

《中国植物志》	《中国高等植物》
白马骨 *Serissa serissoides*（DC.）Druce	白马骨 *Serissa serissoides*（DC.）Druce
六月雪 *Serissa japonica*（Thunb.）Thunb. Nov. Gen.	六月雪 *Serissa japonica*（Thunb.）Thunb. Nov. Gen.

【民族药标准】

名称	植物来源	药用部位	产地加工	标准
白马骨*	白马骨 *Serissa serissoides*（DC.）Druce 六月雪 *Serissa japonica*（Thunb.）Thunb.	全株	全年均可采挖,除去泥沙,干燥	贵州第二册 2019
白马骨/急惊风/见惊崩	白马骨 *Serissa serissoides*（DC.）Druce	全草	洗净,切段,晒干或鲜用#	广西瑶药第一卷 2014

【中药标准】

名称	植物来源	药用部位	产地加工	标准
六月雪	六月雪 *Serissa serissoides*（DC.）Druce 白马骨 *Serissa foetida* Comm.	全株	全年均可采挖,除去泥沙,晒干	药典 1977
白马骨	白马骨 *Serissa serissoides*（DC.）Druce 六月雪 *Serissa japonica*（Thunb.）Thunb.	全株	全年可采挖,除去杂质、泥沙,干燥	安徽 2022
六月雪	白马骨 *Serissa serissoides*（DC.）Druce	全株	全年均可采挖,除去泥沙及杂质,晒干	湖北 2018
六月雪	六月雪 *Serissa japonica*（Thunb.）Thunb. 白马骨 *Serissa serissoides*（DC.）Druce	全草	全年均可采挖,除去泥沙,晒干	湖南 2009
六月雪	六月雪 *Serissa serissoides*（DC.）Druce 白马骨 *Serissa foetida* Comm.	全草	全年均可采挖,除去泥沙,晒干	山东 2002
六月雪/白马骨	白马骨 *Serissa serissoides*（DC.）Druce	地上部分	夏秋采收,晒干	上海 1994
六月雪	白马骨 *Serissa serissoides*（DC.）Druce	地上部分	夏季采收,干燥	天津炮规 2018

附注:*同为中药标准收载品种;#4—6 月采收茎叶,秋季挖根。

487 大驳骨

【来源】爵床科植物黑叶小驳骨。

【学名】

《中国植物志》	《中国高等植物》
黑叶小驳骨 *Justicia ventricosa* Wallich ex Hooker	黑叶小驳骨 *Gendarussa ventricosa*（Wall. ex Sims.）Nees

【民族药标准】

名称	植物来源	药用部位	产地加工	标准
大驳骨*	黑叶小驳骨 *Justicia ventricosa* Wall. ex Hooker	地上部分#	全年均可采收,洗净,鲜用或晒干	贵州第一册 2019
大驳骨/大接骨风/懂者进崩	黑叶小驳骨 *Gendarussa ventricosa*（Wall. ex Sims.）Nees	地上部分	全年均可采收,洗净,切段,晒干或鲜用	广西瑶药第一卷 2014

【中药标准】

名称	植物来源	药用部位	产地加工	标准
大驳骨	大驳骨 *Justicia ventricosa* Wall.	地上部分	全年可采,洗净,切段,晒干	广东第二册 2011
大驳骨	黑叶接骨草 *Gendarussa ventricosa*（Wall.）Nees	地上部分	全年可采,切段晒干	广西 1990
大驳骨	黑叶接骨草 *Gendarussa ventricosa*（Wall.）Nees 鸭嘴花 *Adhatoda vasica* Nees	地上部分	—	部颁 8 册附

附注:*同为中药标准收载品种;#新鲜或干燥地上部分。

488 小驳骨

【来源】爵床科植物小驳骨。

【学名】

《中国植物志》	《中国高等植物》
小驳骨 *Justicia gendarussa* N. L. Burman	小驳骨 *Gendarussa vulgaris* Nees

【民族药标准】

名称	植物来源	药用部位	产地加工	标准
小驳骨/细接骨风/门接迸崩	小驳骨 *Gendarussa vulgaris* Nees	地上部分	全年均可采收,除去杂质,晒干	广西瑶药第一卷 2014
小驳骨/哈昌僧	小驳骨 *Gendarussa vulgaris* Nees	地上部分	全年均可采割,除去杂质,干燥	广西壮药第一卷 2008

【中药标准】

名称	植物来源	药用部位	产地加工	标准
小驳骨	小驳骨 *Gendarussa vulgaris* Nees	地上部分	全年均可采收,除去杂质,晒干	药典 2020

489 水龙骨

【来源】水龙骨科植物欧亚水龙骨(欧亚多足蕨)、欧亚多足蕨。

【学名】

《中国植物志》	《中国高等植物》
欧亚多足蕨 *Polypodium vulgare* L.	欧亚多足蕨 *Polypodium vulgatum* Linn.

【民族药标准】

名称	植物来源	药用部位	产地加工	标准
水龙骨	欧亚水龙骨 *Polypodium vulgare* L.	根茎	夏秋采挖,除去杂质,洗净,晒干	部颁维药
水龙骨	欧亚水龙骨 *Polypodium vulgare* L.	根茎	夏秋采挖,除去杂质,洗净,晒干	维药 1993
水龙骨	欧亚多足蕨 *Polypodium vulgare* L.	根茎	夏秋采挖,洗净,晒干	新疆炮规 2020
欧亚水龙骨	欧亚水龙骨 *Polypodium vulgare* L.	根茎	—	部颁维药附

490 玉接骨

【来源】爵床科植物白接骨。

【学名】

《中国植物志》	《中国高等植物》
白接骨 *Asystasia neesiana*(Wall.)Nees	白接骨 *Asystasia neesiana*(Wall.)Lindau

【民族药标准】

名称	植物来源	药用部位	产地加工	标准
玉接骨	白接骨 *Asystasiella neesiana*(Wall.)Lindau	全草	夏、秋二季采收,除去杂质,洗净,干燥	四川 2022

【中药标准】

名称	植物来源	药用部位	产地加工	标准
白接骨	白接骨 *Asystasiella neesiana*(Wall.)Lindau	根茎	夏、秋二季采挖,除去须根和泥沙,洗净,干燥	湖北 2018

491 刺瓜

【来源】萝藦科植物刺瓜。

【学名】

《中国植物志》	《中国高等植物》
刺瓜 *Cynanchum corymbosum* Wight	刺瓜 *Cynanchum corymbosum* Wight

【民族药标准】

名称	植物来源	药用部位	产地加工	标准
刺瓜/裙头当/裙岛当	刺瓜 *Cynanchum corymbosum* Wight	地上部分	全年均可采收,除去杂质,干燥	广西瑶药第二卷 2022

492 南瓜

【来源】葫芦科植物南瓜。

【学名】

《中国植物志》	《中国高等植物》
南瓜 *Cucurbita moschata*(Duch. ex Lam.)Duch. ex Poiret	南瓜 *Cucurbita moschata*(Duch. ex Lam.)Duch. ex Poiret

【民族药标准】

名称	植物来源	药用部位	产地加工	标准
南瓜*	南瓜 *Cucurbita moschata*（Duch. ex Lam.）Duch. ex Poir.	成熟果皮	夏、秋二季采收，切片，干燥	贵州 2003

【中药标准】

名称	植物来源	药用部位	产地加工	标准
南瓜	南瓜 *Cucurbita moschata*（Duch.）Duch.	成熟果肉	夏、秋季采收，剖开，除去瓜瓤及种子，切薄片，干燥	浙江第一册 2017
南瓜	南瓜 *Cucurbita moschata*（Duch. ex Lam.）Duch. ex Poir.	成熟果肉	夏、秋二季采收，除去种子，切片，干燥	江西 2014
南瓜	南瓜 *Cucurbita moschata*（Duch. ex Lam.）Duch. ex Poiret	果肉#	夏、秋季果实成熟时采收	海南第一册 2011
南瓜	南瓜 *Cucurbita moschata* Duchesne	成熟果肉	夏、秋季采收，除去种子，切片，干燥	湖南 2009

附注：*同为中药标准收载品种；#干燥或新鲜成熟果肉。

493 木瓜

【来源】蔷薇科植物贴梗海棠（皱皮木瓜）。

【学名】

《中国植物志》	《中国高等植物》
贴梗海棠 *Chaenomeles speciosa*（Sweet）Nakai	皱皮木瓜 *Chaenomeles speciosa*（Sweet）Nakai

【民族药标准】

名称	植物来源	药用部位	产地加工	标准
木瓜/嘎迪日阿	贴梗海棠 *Chaenomeles speciosa*（Sweet）Nakai	成熟果实*	夏、秋二季果实绿黄时采收，置沸水中烫至外皮灰白色，对半纵剖，晒干	蒙药 2021
木瓜/赛亚	贴梗海棠 *Chaenomeles speciosa*（Sweet）Nakai 及同属数种植物	近成熟果实	—	青海藏药 1992 附

【中药标准】

名称	植物来源	药用部位	产地加工	标准
木瓜	贴梗海棠 *Chaenomeles speciosa*（Sweet）Nakai	近成熟果实	夏、秋二季果实绿黄时采收，置沸水中烫至外皮灰白色，对半纵剖，晒干	药典 2020

附注：*蒙药炮规 2020 收载药用部位"近成熟果实"。

494 毛叶木瓜

【来源】蔷薇科植物毛叶木瓜（木瓜海棠）。

【学名】

《中国植物志》	《中国高等植物》
木瓜海棠 *Chaenomeles cathayensis*（Hemsl.）Schneid.	毛叶木瓜 *Chaenomeles cathayensis*（Hemsl.）Schneid.

【民族药标准】

名称	植物来源	药用部位	产地加工	标准
毛叶木瓜*	毛叶木瓜 *Chaenomeles cathayensis*（Hemsl.）Schneid.	成熟果实	夏、秋二季果实绿黄时采摘，置沸水中烫至外皮灰白色，对半纵剖，干燥	贵州第二册 2019

附注：*同为中药标准收载品种。

495 地梢瓜

【来源】萝藦科植物地梢瓜。

【学名】

《中国植物志》	《中国高等植物》
地梢瓜 *Cynanchum thesioides*（Freyn）K. Schum.	地梢瓜 *Cynanchum thesioides*（Freyn）K. Schum.

【民族药标准】

名称	植物来源	药用部位	产地加工	标准
地梢瓜/特莫—呼呼	地梢瓜 *Cynanchum thesioides*（Freyn）K. Schum.	种子	夏、秋二季种子成熟时采收，除去杂质，晒干	部颁蒙药
地梢瓜/特莫—呼呼	地梢瓜 *Cynanchum thesioides*（Freyn）K. Schum.	种子	夏、秋二季种子成熟时采收，除去杂质，晒干	蒙药 1986
地梢瓜	地梢瓜 *Cynanchum thesioides*（Freyn）K. Schum.	成熟种子	—	蒙药炮规 2020

【中药标准】

名称	植物来源	药用部位	产地加工	标准
细叶白前子	地梢瓜 *Cynanchum thesioides*（Freyn）K. Schum.	种子	—	药典 2020 附

496 苦冬瓜

【来源】葫芦科植物冬瓜。

【学名】

《中国植物志》	《中国高等植物》
冬瓜 *Benincasa hispida*（Thunb.）Cogn.	冬瓜 *Benincasa hispida*（Thunb.）Cogn.

【民族药标准】

名称	植物来源	药用部位	产地加工	标准
苦冬瓜/巴闷烘	冬瓜 *Benincasa hispida*（Thunb.）Cogn.（野生类型）	成熟果实	秋、冬季采收，切片，低温干燥	云南傣药 2005

【中药标准】

名称	植物来源	药用部位	产地加工	标准
苦冬瓜	冬瓜 *Benincasa hispida*（Thunb.）Cogn.	果实	—	药典 2020 附

497 山土瓜

【来源】旋花科植物山土瓜。

【学名】

《中国植物志》	《中国药用植物志》
山土瓜 *Merremia hungaiensis*（Lingelsh. et Borza）R. C. Fang	山土瓜 *Merremia hungaiensis*（Lingelsh. et Borza）R. C. Fang

【民族药标准】

名称	植物来源	药用部位	产地加工	标准
山土瓜/阿毫	山土瓜 *Merremia hungaiensis*（Lingelsh. et Borza）R. C. Fang	块根	秋季采挖，洗净，切片，干燥	云南彝药Ⅲ2005

【中药标准】

名称	植物来源	药用部位	产地加工	标准
土山瓜	山土瓜 *Merremia hungaiensis*（Lingelsh. et Borza）R. C. Fang	块根	秋季采挖，洗净，趁鲜时切片，晒干	云南 1996

498 药西瓜

【来源】葫芦科植物药西瓜。

【学名】

《中国植物志》	《中华本草·维吾尔药卷》
药西瓜 *Citrullus colocynthis*（L.）Schrad.	药西瓜 *Citrullus colocynthis*（L.）Schrad.

【民族药标准】

名称	植物来源	药用部位	产地加工	标准
药西瓜	药西瓜 *Citrullus colocynthis*（L.）Schrad.	果实	夏秋季果实成熟变黄时采摘，晒干或切开晒干	部颁维药
药西瓜	药西瓜 *Citrullus colocynthis*（L.）Schrad.	果实	夏秋季果实成熟变黄时采摘，晒干或切开晒干	新疆炮规 2020

499 牛嗓管

【来源】五加科植物穗序鹅掌柴。

【学名】

《中国植物志》	《中国高等植物》
穗序鹅掌柴 *Heptapleurum delavayi* Franch.	穗序鹅掌柴 *Schefflera delavayi*（Franch.）Harms ex Diels

【民族药标准】

名称	植物来源	药用部位	产地加工	标准
牛嗓管/尼曲显补	穗序鹅掌柴 *Schefflera delavayi*（Franch.）Harms ex Diels	茎枝及叶	夏、秋季采集，干燥	云南彝药Ⅱ2005

500 藤蛇总管

【来源】茶茱萸科植物定心藤、甜果藤（定心藤）。

【学名】

《中国植物志》	《中国高等植物》
定心藤 *Mappianthus iodoides* Hand.-Mazz.	定心藤 *Mappianthus iodoides* Hand.-Mazz.

【民族药标准】

名称	植物来源	药用部位	产地加工	标准
藤蛇总管/铜钻/铜准	定心藤 *Mappianthus iodoides* Hand.-Mazz.	藤茎	全年均可采收，割下藤茎，除去枝叶，切片或段，晒干	广西瑶药第一卷2014
定心藤/邓嘿罕	甜果藤 *Mappianthus iodoides* Hand.-Mazz.	藤茎	秋、冬季采收，除去侧枝，切片，干燥	云南傣药2005

501 朝天罐

【来源】野牡丹科植物假朝天罐（星毛金锦香）、金锦香、朝天罐（星毛金锦香）、阔叶金锦香（星毛金锦香）。

【学名】

《中国植物志》	《中国高等植物》
星毛金锦香 *Osbeckia stellata* Ham. ex D. Don；C. B. Clarke	星毛金锦香 *Osbeckia sikkimensis* Craib
金锦香 *Osbeckia chinensis* L. ex Walp.	金锦香 *Osbeckia chinensis* Linn.

【民族药标准】

名称	植物来源	药用部位	产地加工	标准
朝天罐/损巧闲	假朝天罐 *Osbeckia crinita* Benth. ex C. B. Clarke	根	夏、秋季采挖，除去杂质，洗净、晒干；或趁鲜切片，晒干	广西壮药第三卷2018
朝天罐/懂烈桑	假朝天罐 *Osbeckia crinita* Benth. ex C. B. Clarke	根	夏、秋季采挖，除去杂质，洗净、晒干；或趁鲜切片，晒干	广西瑶药第一卷2014
朝天罐根*	金锦香 *Osbeckia chinensis* L. 朝天罐 *Osbeckia crinita* Benth. 阔叶金锦香 *Osbeckia opipara* C. Y. Wu et C. Chen	根	秋季采挖，除去须根，洗净，干燥	贵州第二册2019

【中药标准】

名称	植物来源	药用部位	产地加工	标准
朝天罐	朝天罐 *Osbeckia crinita* Benth. ex C. B. Clarke	根	夏、秋二季采挖，除去杂质，洗净，晒干，或趁鲜切片，晒干	药典1977
朝天罐	朝天罐 *Osbeckia crinita* Benth. ex C. B. Clarke	根	冬季采挖，除去须根，洗净，干燥	贵州1988

附注：*同为中药标准收载品种。

502 千里光

【来源】菊科植物千里光。

【学名】

《中国植物志》	《中国高等植物》
千里光 *Senecio scandens* Buch.-Ham. ex D. Don	千里光 *Senecio scandens* Buch.-Ham. ex D. Don

【民族药标准】

名称	植物来源	药用部位	产地加工	标准
千里光*	千里光 *Senecio scandens* Buch.-Ham. ex D. Don	地上部分#	秋季枝叶茂盛、花将开放时采割，鲜用或晒干	贵州2003

【中药标准】

名称	植物来源	药用部位	产地加工	标准
千里光	千里光 *Senecio scandens* Buch. -Ham.	地上部分	全年均可采收,除去杂质,阴干	药典 2020

附注:＊同为中药标准收载品种;#新鲜或干燥地上部分。

503 川西千里光

【来源】菊科植物川西千里光(川西合耳菊)、双花千里光(红缨合耳菊)、异叶千里光(莱菔叶千里光)。

【学名】

《中国植物志》	《中国高等植物》
川西合耳菊 *Synotis solidaginea* (Hand. -Mazz.) C. Jeffrey et Y. L. Chen	川西合耳菊 *Synotis solidaginea* (Hand. -Mazz.) C. Jeffrey et Y. L. Chen
红缨合耳菊 *Synotis erythropappa* (Bur. et Franch.) C. Jeffrey et Y. L. Chen	红缨合耳菊 *Synotis erythropappa* (Bur. et Franch.) C. Jeffrey et Y. L. Chen
莱菔叶千里光 *Jacobaea raphanifolia* (Wallich ex Candolle) B. Nordenstam	莱菔叶千里光 *Senecio raphanifolius* Wall. ex DC.

【民族药标准】

名称	植物来源	药用部位	产地加工	标准
川西千里光/雨古星嘎布	川西千里光 *Senecio solidagineus* Hand. -Mazz.	地上部分	夏、秋二季采收,切段,晾干	部颁蒙药
川西千里光	川西千里光 *Senecio solidagineus* Hand. -Mazz. 双花千里光 *Senecio dianthus* Franch. 异叶千里光 *Senecio diversifolius* Wall. ex DC.	地上部分	—	西藏藏药第二册 2012 附
川西千里光/叶格兴嘎保	川西千里光 *Senecio solidagineus* Hand. -Mazz.	地上部分	秋季采收,除去杂质,阴干	青海公告 2021＊

附注:＊青海《关于征求斑花黄堇等 21 种藏药材质量标准(征求意见稿)意见的函》DYB63 - QHZYC004 - 2021。

504 菊状千里光

【来源】菊科植物菊状千里光。

【学名】

《中国植物志》	《中国高等植物》
菊状千里光 *Jacobaea analoga* (Candolle) Veldkamp	菊状千里光 *Senecio laetus* Edgew.

【民族药标准】

名称	植物来源	药用部位	产地加工	标准
菊状千里光/格鲁钵	菊状千里光 *Senecio laetus* Edgew.	全草	夏、秋季采收,洗净,干燥	云南彝药Ⅱ 2005

505 缺裂千里光

【来源】菊科植物缺裂千里光。

【学名】

《中国植物志》	《中国生物物种名录》
缺裂千里光 *Senecio scandens* var. *incisus* Franch.	缺裂千里光 *Senecio scandens* var. *incisus* Franch.

【民族药标准】

名称	植物来源	药用部位	产地加工	标准
缺裂千里光	缺裂千里光 *Senecio scandens* var. *incisus* Franch.	地上部分	花期采收,除去杂质,干燥	四川 2022

506 双花千里光

【来源】菊科植物双花千里光(红缨合耳菊)。

【学名】

《中国植物志》	《中国高等植物》
红缨合耳菊 *Synotis erythropappa* (Bur. et Franch.) C. Jeffrey et Y. L. Chen	红缨合耳菊 *Synotis erythropappa* (Bur. et Franch.) C. Jeffrey et Y. L. Chen

【民族药标准】

名称	植物来源	药用部位	产地加工	标准
双花千里光/玉格象嘎保	双花千里光 *Senecio dianthus* Franch.	全草	秋季采收,洗净	六省藏标

507 羽叶千里光

【来源】菊科植物羽叶千里光(额河千里光)。

【学名】

《中国植物志》	《中国高等植物》
额河千里光 *Jacobaea argunensis*(Turczaninow)B. Nordenstam	额河千里光 *Senecio argunensis* Turcz.

【民族药标准】

名称	植物来源	药用部位	产地加工	标准
羽叶千里光/乌都力格—给其格纳	羽叶千里光 *Seecio argunensis* Turcz.	地上部分	夏秋季茎叶茂盛时采割,除去杂质,切段晒干	蒙药 2021

508 当归

【来源】伞形科植物当归。

【学名】

《中国植物志》	《中国高等植物》
当归 *Angelica sinensis*(Oliv.)Diels	当归 *Angelica sinensis*(Oliv.)Diels

【民族药标准】

名称	植物来源	药用部位	产地加工	标准
当归/当更	当归 *Angelica sinensis*(Oliv.)Diels	根	秋末采挖,熏干*	六省藏标
当归/当棍	当归 *Angelica sinensis*(Oliv.)Diels	根	秋末采挖,熏干*	蒙药 2021

【中药标准】

名称	植物来源	药用部位	产地加工	标准
当归	当归 *Angelica sinensis*(Oliv.)Diels	根	秋末采挖,熏干*	药典 2020

附注: *除去须根和泥沙,待水分稍蒸发后,捆成小把,上棚,用烟火慢慢熏干。

509 土当归

【来源】五加科植物西藏土当归。

【学名】

《中国植物志》	《中国生物物种名录》
西藏土当归 *Aralia tibetana* Hoo	西藏土当归 *Aralia tibetana* G. Hoo

【民族药标准】

名称	植物来源	药用部位	产地加工	标准
土当归/帕朗加哇	西藏土当归 *Aralia tibetana* Hoo	根茎及根	8—9月挖取根部,洗净,晾干	西藏藏药第一册 2012

510 杠板归

【来源】蓼科植物杠板归(扛板归)。

【学名】

《中国植物志》	《中国高等植物》
扛板归 *Persicaria perfoliata*(L.)H. Gross	杠板归 *Polygonum perfoliatum* Linn.

【民族药标准】

名称	植物来源	药用部位	产地加工	标准
杠板归/侧楼洛	杠板归 *Polygonum perfoliatum* L.	地上部分	夏季开花时采割,晒干	广西瑶药第二卷 2022
杠板归/扛板归/港恩	杠板归 *Polygonum perfoliatum* L.	地上部分	夏季花开时采割,干燥	广西壮药第一卷 2008
杠板归*	杠板归 *Polygonum perfoliatum* L.	地上部分	夏季花开时采割,晒干	贵州 2003

【中药标准】

名称	植物来源	药用部位	产地加工	标准
杠板归	杠板归 *Polygonum perfoliatum* L.	地上部分	夏季开花时采割,晒干	药典 2020

附注:*同为中药标准收载品种。

511 山乌龟

【来源】防己科植物黄叶地不容、汝兰、血散薯、广西地不容等。

【学名】

《中国植物志》	《中国高等植物》
黄叶地不容 *Stephania viridiflavens* Lo et M. Yang	黄叶地不容 *Stephania viridiflavens* Lo et M. Yang
汝兰 *Stephania sinica* Diels	汝兰 *Stephania sinica* Diels
血散薯 *Stephania dielsiana* Y. C. Wu	血散薯 *Stephania dielsiana* Y. C. Wu
广西地不容 *Stephania kwangsiensis* Lo	广西地不容 *Stephania kwangsiensis* Lo

【民族药标准】

名称	植物来源	药用部位	产地加工	标准
山乌龟*	黄叶地不容 *Stephania viridiflavens* H. S. Lo et M. Yang 汝兰 *Stephania sinica* Diels 血散薯 *Stephania dielsiana* Y. C. Wu 广西地不容 *Stephania kwangsiensis* H. S. Lo 等	块根	秋、冬二季采挖,除去细须,干燥	贵州 2003

【中药标准】

名称	植物来源	药用部位	产地加工	标准
山乌龟	小花地不容 *Stephania micrantha* H. S. Lo et M. Yang 桂南地不容 *Stephania kuinanensis* H. S. Lo et M. Yang	块根	—	部颁 8 册附

附注:*同为中药标准收载品种。

512 肉桂

【来源】樟科植物肉桂、越南肉桂。

【学名】

《中国植物志》	《中国高等植物》
肉桂 *Cinnamomum cassia* Presl	肉桂 *Cinnamomum cassia* Presl
越南肉桂 *Cinnamomum loureiri* Nees(《药用植物种子手册》)	越南肉桂 *Cinnamomum loureiri* Nees(《世界药用植物速查辞典》)

【民族药标准】

名称	植物来源	药用部位	产地加工	标准
肉桂/香察	肉桂 *Cinnamomum cassia* Presl	树皮	多于秋季剥取,阴干	六省藏标
肉桂/嘎毕仁—哈力斯	肉桂 *Cinnamomum cassia* Presl	树皮	多于秋季剥取,阴干	蒙药 2021
肉桂/能桂	肉桂 *Cinnamomum cassia* Presl	树皮	多于秋季剥取,阴干	广西壮药第一卷 2008
肉桂	肉桂 *Cinnamomum cassia* Presl	树皮	多于秋季剥取,阴干	维药 1993
肉桂/达尔亲	越南肉桂 *Cinnamomum loureiri* Nees 肉桂 *Cinnamomum cassia* Presl	树皮	多于秋季剥取,阴干	新疆炮规 2010

【中药标准】

名称	植物来源	药用部位	产地加工	标准
肉桂	肉桂 *Cinnamomum cassia* Presl	树皮	多于秋季剥取,阴干	药典 2020

513 枫荷桂

【来源】五加科植物树参。

【学名】

《中国植物志》	《中国高等植物》
树参 *Dendropanax dentiger*(Harms)Merr.	树参 *Dendropanax dentiger*(Harms ex Diels)Merr.

【民族药标准】

名称	植物来源	药用部位	产地加工	标准
枫荷桂/阴阳风/阴阳崩	树参 *Dendropanax dentiger*(Harms)Merr.	茎枝	全年均可采收,切段,晒干*	广西瑶药第一卷 2014

【中药标准】

名称	植物来源	药用部位	产地加工	标准
白半枫荷	树参 *Dendropanax dentiger*(Harms)Merr. 变叶树参 *Dendropanax proteum*(Champ.)Benth.	根及茎	秋、冬二季采挖,除去泥沙,切段,晒干	广东第二册 2011
枫荷桂	二色波罗蜜 *Artocarpus styracifolius* Pierre	根	秋季采收,洗净,晒干	湖南 2009
枫荷桂	二色桂木 *Artocarpus styracifolius* Pierre	根	秋季采收,洗净,晒干	广西第二册 1996
枫荷桂	二色桂木 *Artocarpus styracifolius* Pierre	根	—	药典 2020 附
枫荷桂	树参 *Dendropanax dentiger*(Harms)Merr.	根或茎	—	部颁 3 册附

附注:*切成 20～40 cm 的段。

514 红背桂

【来源】大戟科植物红背桂。

【学名】

《中国植物志》	《中国高等植物》
红背桂 *Excoecaria cochinchinensis* Lour.	红背桂花 *Excoecaria cochinchinensis* Lour.

【民族药标准】

名称	植物来源	药用部位	产地加工	标准
红背桂/盟楞红	红背桂 *Excoecaria cochinchinensis* Lour.	全株	全年均可采收,洗净,晒干或鲜用	广西壮药第二卷 2011

515 白果

【来源】银杏科植物银杏。

【学名】

《中国植物志》	《中国高等植物》
银杏 *Ginkgo biloba* L.	银杏 *Ginkgo biloba* Linn.

【民族药标准】

名称	植物来源	药用部位	产地加工	标准
白果	银杏 *Ginkgo biloba* Linn.	种子	秋季种子成熟时采收,除去肉质外种皮,洗净,稍蒸或略煮后,烘干	广西壮药第二卷 2011

【中药标准】

名称	植物来源	药用部位	产地加工	标准
白果	银杏 *Ginkgo biloba* L.	种子	秋季种子成熟时采收,除去肉质外种皮,洗净,稍蒸或略煮后,烘干	药典 2020

516 草果

【来源】姜科植物草果、红草果(草果)。

【学名】

《中国植物志》	《中国高等植物》
草果 *Amomum tsaoko* Crevost et Lemarié	草果 *Amomum tsaoko* Crevost et Lemarié

【民族药标准】

名称	植物来源	药用部位	产地加工	标准
草果/噶果拉	草果 *Amomum tsaoko* Crevost et Lem.	果实	秋季果实成熟时采摘,除去杂质,干燥	六省藏标
草果/嘎古拉	草果 *Amomum tsaoko* Crevost et Lemarié	果实	秋季果实成熟时采收,除去杂质,晒干或低温干燥	蒙药 2021
草果/芒侯	草果 *Amomum tsaoko* Crevost et Lemarié	果实	秋季果实成熟时采收,除去杂质,晒干或低温干燥	广西壮药第二卷 2011

续表

名称	植物来源	药用部位	产地加工	标准
草果	草果 *Amomum tsaoko* Crevost et Lemarié 红草果 *Amomum hongt-saoko* C. F. Liang et D. Fang	果实	8—9 月份果熟时采收,除去杂质,晒干或低温干燥	维药 1993

【中药标准】

名称	植物来源	药用部位	产地加工	标准
草果	草果 *Amomum tsaoko* Crevost et Lemarié	果实	秋季果实成熟时采收,除去杂质,晒干或低温干燥	药典 2020

517 白草果

【来源】姜科植物拟草果。

【学名】

《中国植物志》	《中国生物物种名录》
拟草果 *Amomum paratsaoko* S. Q. Tong & Y. M. Xia	拟草果 *Amomum paratsaoko* S. Q. Tong & Y. M. Xia

【民族药标准】

名称	植物来源	药用部位	产地加工	标准
白草果/芒侯豪	拟草果 *Amomum paratsaoko* S. Q. Tong et Y. M. Xia	果实	秋季果实成熟时采收,除去杂质,晒干或低温干燥	广西壮药第三卷 2018

518 苹果

【来源】蔷薇科植物苹果。

【学名】

《中国植物志》	《中国高等植物》
苹果 *Malus pumila* Mill.	苹果 *Malus pumila* Mill.

【民族药标准】

名称	植物来源	药用部位	产地加工	标准
苹果	苹果 *Malus pumila* Mill.	果实	9—10 月果实成熟时采摘,保存于干燥处	维药 1993
苹果	苹果 *Malus pumila* Mill.	新鲜果实	果实成熟时采摘,保存于阴凉处	新疆炮规 2020
苹果	苹果 *Malus pumila* Mill.	成熟果实	—	部颁维药附
苹果	苹果 *Malus pumila* Mill.	新鲜果实	夏、秋季果实成熟时采摘,除去烂果、枝叶,存放于阴凉处	新疆局颁 2020 *

附注:＊新疆局颁 2020YC－0006。

519 茶藨果

【来源】虎耳草科植物黑果茶藨(黑茶藨子)。

【学名】

《中国植物志》	《中国高等植物》
黑茶藨子 *Ribes nigrum* L.	黑茶藨子 *Ribes nigrum* Linn.

【民族药标准】

名称	植物来源	药用部位	产地加工	标准
茶藨果	黑果茶藨 *Ribes nigrum* L.	果实 *	秋季果实成熟时采摘,鲜用或晒干	维药第一册 2010

附注:＊新鲜或干燥成熟果实。

520 刺柏果

【来源】柏科植物杜松、刺柏。

【学名】

《中国植物志》	《中国高等植物》
杜松 *Juniperus rigida* Sieb. et Zucc.	杜松 *Juniperus rigida* Sieb. et Zucc.
刺柏 *Juniperus formosana* Hayata	刺柏 *Juniperus formosana* Hayata

【民族药标准】

名称	植物来源	药用部位	产地加工	标准
刺柏果/ 乌日格斯图—阿日查音—吉木斯	杜松 *Juniperus rigida* Sieb. et Zucc.	果实	夏、秋二季果实成熟时采收,除去杂质,晒干	蒙药 2021
刺柏	刺柏 *Juniperus formosana* Hayata 杜松 *Juniperus rigida* Sieb. et Zucc.	带叶嫩枝和果实	—	部颁藏药附

521 新疆圆柏果

【来源】柏科植物新疆圆柏(叉子圆柏)。

【学名】

《中国植物志》	《中国高等植物》
叉子圆柏 *Juniperus sabina* L.	叉子圆柏 *Sabina vulgaris* Ant.

【民族药标准】

名称	植物来源	药用部位	产地加工	标准
新疆圆柏果	新疆圆柏 *Sabina vulgaris* Antoine	果实	秋季果实成熟时采摘,晒干	部颁维药
新疆圆柏实	新疆圆柏 *Sabina vulgaris* Antoine	果实	秋季果实成熟时采摘,置于阳光下晒干	维药 1993
新疆圆柏果	叉子圆柏 *Juniperus sabina* Linnaeus	果实	秋季果实成熟时采摘,晒干	新疆炮规 2020

522 刺玫果

【来源】蔷薇科植物山刺玫。

【学名】

《中国植物志》	《中国高等植物》
山刺玫 *Rosa davurica* Pall.	山刺玫 *Rosa davurica* Pall.

【民族药标准】

名称	植物来源	药用部位	产地加工	标准
刺玫果/吉日乐各—扎木日	山刺玫 *Rosa davurica* Pall.	果实	8—9 月果实成熟变红时采摘,干燥	部颁蒙药
刺玫果/吉日乐各—扎木日	山刺玫 *Rosa davurica* Pall.	果实	8—9 月果实成熟变红时采摘,干燥	蒙药 1986
刺玫果	山刺玫 *Rosa davurica* Pall.	成熟果实	—	蒙药炮规 2020

【中药标准】

名称	植物来源	药用部位	产地加工	标准
刺玫果	山刺玫 *Rosa davurica* Pall.	果实	秋末果实成熟变红时采摘,晒干	广东第一册 2004
刺玫果	山刺玫 *Rosa davurica* Pall.	果实	秋季果实成熟时采收,晒干	黑龙江 2001
刺玫果	山刺玫 *Rosa davurica* Pall.	成熟果实	—	药典 2020 附

523 冬葵果

【来源】锦葵科植物冬葵。

【学名】

《中国植物志》	《中国高等植物》
冬葵 *Malva verticillata* var. *crispa* Linnaeus	冬葵 *Malva crispa* Linn.

【民族药标准】

名称	植物来源	药用部位	产地加工	标准
冬葵果/江巴	冬葵 *Malva verticillata* L.	带宿花萼的果实	夏、秋二季果实成熟时采收,除去杂质,阴干	六省藏标
冬葵果/占巴	冬葵 *Malva verticillata* L.	果实	夏、秋二季果实成熟时采收,除去杂质,阴干	蒙药 1986
冬葵果	冬葵 *Malva verticillata* L.	成熟果实	—	蒙药炮规 2020

【中药标准】

名称	植物来源	药用部位	产地加工	标准
冬葵果	冬葵 *Malva verticillata* L.	果实	夏、秋二季果实成熟时采收,除去杂质,阴干	药典 2020

524 龙葵果

【来源】茄科植物龙葵。

【学名】

《中国植物志》	《中国高等植物》
龙葵 *Solanum nigrum* L.	龙葵 *Solanum nigrum* Linn.

【民族药标准】

名称	植物来源	药用部位	产地加工	标准
龙葵果	龙葵 *Solanum nigrum* L.	近成熟果实	夏秋采摘,晒干	部颁维药
龙葵果	龙葵 *Solanum nigrum* L.	近成熟果实	夏秋采摘,晒干	维药 1993
龙葵果	龙葵 *Solanum americanum* Mill.	近成熟果实	夏秋采摘,晒干	新疆炮规 2020

【中药标准】

名称	植物来源	药用部位	产地加工	标准
龙葵果	龙葵 *Solanum nigrum* L.	近成熟果实	夏秋采摘,干燥	北京炮规 2023

525 俄色果

【来源】蔷薇科植物变叶海棠、花叶海棠。

【学名】

《中国植物志》	《中国高等植物》
变叶海棠 *Malus bhutanica*(W. W. Sm.)J. B. Phipps	变叶海棠 *Malus toringoides*(Rehd.)Hugh.
花叶海棠 *Malus transitoria*(Batal.)Schneid.	花叶海棠 *Malus transitoria*(Batal.)Schneid.

【民族药标准】

名称	植物来源	药用部位	产地加工	标准
俄色果	变叶海棠 *Malus toringoides*(Rehd.)Hughes 花叶海棠 *Malus transitoria*(Batal.)Schneid.	果实*	秋季果实成熟时采收	四川藏药 2020

附注:* 新鲜或干燥成熟果实。

526 茴芹果

【来源】伞形科植物突蕨茴芹(茴芹)、茴芹、洋茴香(茴芹)。

【学名】

《中国植物志》	《中国生物物种名录》
茴芹 *Pimpinella anisum* L.	茴芹 *Pimpinella anisum* L.

【民族药标准】

名称	植物来源	药用部位	产地加工	标准
茴芹果	突蕨茴芹 *Pimpinella anisum* L.	果实	夏秋果实成熟时割取果序,打下果实,除去杂质,晒干	部颁维药
茴芹果	茴芹 *Pimpinella anisum* L.	果实	夏秋果实成熟时割取果序,打下果实,晒干	新疆炮规 2020
洋茴香	洋茴香 *Pimpinella anisum* L.	果实	夏秋果实成熟时割取果序,除去杂质,晒干	维药 1993

527 腊肠果

【来源】豆科植物腊肠树。

【学名】

《中国植物志》	《中国高等植物》
腊肠树 *Cassia fistula* L.	腊肠树 *Cassia fistula* Linn.

【民族药标准】

名称	植物来源	药用部位	产地加工	标准
腊肠果/东嘎	腊肠树 *Cassia fistula* L.	果实	冬季果熟时采收,干燥即得	六省藏标
腊肠果/东卡	腊肠树 *Cassia fistula* L.	果实	冬季果熟时采收,晒干	部颁藏药
腊肠果/东嘎	腊肠果 *Cassia fistula* L.	果实	采集成熟果实,晒干	青海藏药 1992
腊肠果	腊肠树 *Cassia fistula* L.	成熟果实	—	蒙药炮规 2020
腊肠果/东卡	腊肠树 *Cassia fistula* L.	果实	冬季果熟时采收,晒干	青海藏药炮规 2010
阿勃勒	腊肠树 *Cassia fistula* L.	果实	秋季果实成熟时采收,晒干	维药第一册 2010
阿勃勒	腊肠树 *Cassia fistula* L.	荚果	9 月间果实成熟时采收,晒干	新疆炮规 2020

续表

名称	植物来源	药用部位	产地加工	标准
清泻山扁豆	腊肠树 *Cassia fistula* L.	荚果	—	部颁维药附

528 罗汉果

【来源】葫芦科植物罗汉果。

【学名】

《中国植物志》	《中国高等植物》
罗汉果 *Siraitia grosvenorii*（Swingle）C. Jeffrey ex Lu et Z. Y. Zhang	罗汉果 *Siraitia grosvenorii*（Swingle）C. Jeffrey ex A. M. Lu et Z. Y. Zhang

【民族药标准】

名称	植物来源	药用部位	产地加工	标准
罗汉果/罗汉表	罗汉果 *Siraitia grosvenorii*（Swingle）C. Jeffrey ex Lu et Z. Y. Zhang	果实	秋季果实由嫩绿色变深绿色时采收,晾数天后,低温干燥	广西瑶药第二卷 2022
罗汉果/芒裸寒	罗汉果 *Momordica grosvenorii* Swingle	果实	秋季果实由嫩绿变深绿色时采收,晾数天后,低温干燥	广西壮药第一卷 2008

【中药标准】

名称	植物来源	药用部位	产地加工	标准
罗汉果	罗汉果 *Siraitia grosvenorii*（Swingle）C. Jeffrey ex A. M. Lu et Z. Y. Zhang	果实	秋季果实由嫩绿色变深绿色时采收,晾数天后,低温干燥	药典 2020

529 青杠果

【来源】壳斗科植物高山栎（川滇高山栎）、川滇高山栎、灰背栎。

【学名】

《中国植物志》	《中国高等植物》
川滇高山栎 *Quercus aquifolioides* Rehd. et Wils.	川滇高山栎 *Quercus aquifolioides* Rehd. et Wils.
灰背栎 *Quercus senescens* Hand. -Mazz.	灰背栎 *Quercus senescens* Hand. -Mazz.

【民族药标准】

名称	植物来源	药用部位	产地加工	标准
青杠果	高山栎 *Quercus aquifolioides* Rehd. et Wils.	果实	8—10 月采摘果实,晾干	四川藏药 2014
青杠果/门恰热	川滇高山栎 *Quercus aquifolioides* Rehd. et Wils. 灰背栎 *Quercus senescens* Hand. -Mazz.	种子	9—10 月采收,洗去泥土及杂质,晾干	西藏公告 2022 *

附注: * 西藏《关于征求青杠果等 14 个地方药材质量标准(草案)意见建议的公告》2022. 11. 23。

530 人参果

【来源】蔷薇科植物蕨麻。

【学名】

《中国植物志》	《中国高等植物》
蕨麻 *Argentina anserina*（L.）Rydb.	蕨麻 *Potentilla anserina* Linn.

【民族药标准】

名称	植物来源	药用部位	产地加工	标准
人参果/卓玛	蕨麻 *Potentilla anserina* L.	块根	秋季采挖,洗净,晾干	西藏藏药第二册 2012

【中药标准】

名称	植物来源	药用部位	产地加工	标准
蕨麻	蕨麻 *Potentilla anserina* L.	块根	春初秋末采挖,除去须根及泥沙,晒干	四川 2010
蕨麻 *	蕨麻 *Potentilla anserina* L.	块根	春初秋末采挖,除去须根及泥沙,晒干	重庆炮规公告 2022 #

附注: * 藏族习用药材;# 重庆《关于公开征集〈重庆市中药饮片炮制规范(征求意见稿)〉意见的公告》第二批 2022. 10. 25。

531 人字果

【来源】毛茛科植物蕨叶人字果。

【学名】

《中国植物志》	《中国高等植物》
蕨叶人字果 *Dichocarpum dalzielii*（Drumm. et Hutch.）W. T. Wang et Hsiao	蕨叶人字果 *Dichocarpum dalzielii*（Drumm. et Hutch.）W. T. Wang et Hsiao

【民族药标准】

名称	植物来源	药用部位	产地加工	标准
人字果*	蕨叶人字果 *Dichocarpum dalzielii*（J. R. Drumm. & Hutch.）W. T. Wang & P. K. Hsiao	全草	夏秋采挖,除去泥沙,干燥	贵州第二册 2019

附注：*同为中药标准收载品种。

532 忍冬果

【来源】忍冬科植物唐古特忍冬。

【学名】

《中国植物志》	《中国高等植物》
唐古特忍冬 *Lonicera tangutica* Maxim.	唐古特忍冬 *Lonicera tangutica* Maxim.

【民族药标准】

名称	植物来源	药用部位	产地加工	标准
忍冬果	唐古特忍冬 *Lonicera tangutica* Maxim.	成熟果实	—	四川藏药制剂附

【中药标准】

名称	植物来源	药用部位	产地加工	标准
忍冬果	金银忍冬 *Lonicera maackii*（Rupr.）Maxim.	果实	秋季果实成熟时采集,除去杂质,晾干或晒干	四川 2010

533 岩生忍冬果

【来源】忍冬科植物岩生忍冬。

【学名】

《中国植物志》	《中国高等植物》
岩生忍冬 *Lonicera rupicola* Hook. f. et Thoms.	岩生忍冬 *Lonicera rupicola* Hook. f. et Thoms.

【民族药标准】

名称	植物来源	药用部位	产地加工	标准
岩生忍冬果	岩生忍冬 *Lonicera rupicola* Hook. f. et Thoms.	果实	秋季果实成熟变为红色时采收,除去杂质,晒干	四川藏药 2014

534 肉托果

【来源】漆树科植物肉托果(小果肉托果)。

【学名】

《中国植物志》	《中国高等植物》
小果肉托果 *Semecarpus microcarpus* Wallich ex J. D. Hooker	小果肉托果 *Semecarpus microcarpus* Wall. ex Hook. f.

【民族药标准】

名称	植物来源	药用部位	产地加工	标准
肉托果/果其	肉托果 *Semecarpus anacardius* L. f.	果实	成熟后采集,晒干	部颁藏药
肉托果/果协	肉托果 *Semecarpus anacardius* L. f.	果实	成熟后采集,晒干	青海藏药 1992
肉托果/果其	肉托果 *Semecarpus microcarpa* Wall.	果实	成熟后采集,晒干	青海藏药炮规 2010

535 酸藤果

【来源】紫金牛科植物矩叶酸藤果(密齿酸藤子)、白花酸藤果子(白花酸藤果)、齿叶铁仔(针齿铁仔、密齿铁仔)。

【学名】

《中国植物志》	《中国高等植物》
密齿酸藤子 *Embelia vestita* Roxb.	密齿酸藤子 *Embelia vestita* Roxb.

《中国植物志》	《中国高等植物》
白花酸藤果 *Embelia ribes* Burm. f.	白花酸藤子 *Embelia ribes* Burm. f.
针齿铁仔 *Myrsine semiserrata* Wall.	密齿铁仔 *Myrsine semiserrata* Wall.

【民族药标准】

名称	植物来源	药用部位	产地加工	标准
酸藤果/齐当嘎	矩叶酸藤果 *Embelia oblongifolia* Hemsl.	果实	秋季果实成熟时采摘,晒干	部颁藏药
酸藤果	白花酸藤果子 *Embelia ribes* Burm. f.	果实	夏末秋初果实近成熟时采收,晒干	维药 1993
酸藤果/西当嘎	矩叶酸藤果 *Embelia oblongifolia* Hemsl.	果实	秋季果实成熟时采摘,晒干	青海藏药 1992
酸藤果	矩叶酸藤果 *Embelia oblongifolia* Hemsl.	成熟果实	—	蒙药炮规 2020
酸藤果/齐当嘎	矩叶酸藤果 *Embelia oblongifolia* Hemsl.	果实	秋季果实成熟时采摘,晒干	青海藏药炮规 2010
齐当嘎	矩叶酸藤果 *Embelia oblongifolia* Hemsl. 白花酸藤果 *Embelia ribes* Burm. f. 齿叶铁仔 *Myrsine semiserrata* Wall.	果实	秋冬果熟时采摘,晒干	六省藏标

【中药标准】

名称	植物来源	药用部位	产地加工	标准
酸藤果	矩叶酸藤果 *Embelia oblongifolia* Hemsl.	果实	初秋果熟时采收,晒干	云南 1996

536 白花酸藤果

【来源】紫金牛科植物白花酸藤(白花酸藤果、白花酸藤子)、白花酸藤果、白花酸藤果子(白花酸藤果、白花酸藤子)。

【学名】

《中国植物志》	《中国高等植物》
白花酸藤果 *Embelia ribes* Burm. f.	白花酸藤子 *Embelia ribes* Burm. f.

【民族药标准】

名称	植物来源	药用部位	产地加工	标准
白花酸藤果	白花酸藤 *Embelia ribes* Burm. f.	果实	夏末秋初果实近成熟时采收,晒干	部颁维药
白花酸藤果	白花酸藤 *Embelia ribes* Burm. f.	果实	夏末秋初果实近成熟时采收,晒干	新疆炮规 2020
酸藤果	白花酸藤果子 *Embelia ribes* Burm. f.	果实	夏末秋初果实近成熟时采收,晒干	维药 1993
齐当嘎	矩叶酸藤果 *Embelia oblongifolia* Hemsl. 白花酸藤果 *Embelia ribes* Burm. f. 齿叶铁仔 *Myrsine semiserrata* Wall.	果实	秋冬果熟时采摘,晒干	六省藏标

537 万寿果

【来源】鼠李科植物枳椇子(枳椇)。

【学名】

《中国植物志》	《中国高等植物》
枳椇 *Hovenia acerba* Lindl.	枳椇 *Hovenia acerba* Lindl.

【民族药标准】

名称	植物来源	药用部位	产地加工	标准
万寿果/冷要给	枳椇子 *Hovenia acerba* Lindl.	带果序轴的果实	秋冬季果实成熟时,连肉质果序轴一并采下,晒干	广西壮药第二卷 2011

538 榲桲果

【来源】蔷薇科植物榲桲。

【学名】

《中国植物志》	《中国高等植物》
榲桲 *Cydonia oblonga* Mill.	榲桲 *Cydonia oblonga* Mill.

【民族药标准】

名称	植物来源	药用部位	产地加工	标准
榅桲果	榅桲 *Cydonia oblonga* Mill.	果实	秋季果实成熟时采摘,晒干,或纵切成两瓣或厚片,晒干	部颁维药
榅桲	榅桲 *Cydonia oblonga* Mill.	新鲜成熟果实		维药1993
榅桲	榅桲 *Cydonia oblonga* Mill.	成熟果实	秋季采收,鲜用或切片阴干	新疆第一册1980
榅桲果	榅桲 *Cydonia oblonga* Mill.	成熟果实	—	新疆炮规2020

539 无花果

【来源】桑科植物无花果。

【学名】

《中国植物志》	《中国高等植物》
无花果 *Ficus carica* L.	无花果 *Ficus carica* Linn.

【民族药标准】

名称	植物来源	药用部位	产地加工	标准
无花果	无花果 *Ficus carica* L.	成熟或近成熟内藏花和瘦果的花序托	秋季摘取,鲜用、晒干或加白糖制成果脯	维药1993
无花果*	无花果 *Ficus carica* L.	近成熟的肉质花序托#	秋季采摘,水氽,晒干或鲜用	贵州2003
无花果干	无花果 *Ficus carica* L.	成熟或近成熟内藏花和瘦果的果实	秋季果成熟或近成熟时摘取,晒干制成果脯	新疆炮规2020

【中药标准】

名称	植物来源	药用部位	产地加工	标准
无花果	无花果 *Ficus carica* L.	成熟或近成熟内藏花和瘦果的花序托	秋季采摘,晒干或加白糖后晒干	部颁中药材
无花果	无花果 *Ficus carica* L.	成熟或近成熟内藏花和瘦果的花序托	秋季采摘,晒干	河北2018
无花果	无花果 *Ficus carica* L.	近成熟的隐花果	秋季采摘,置沸水中略烫,立即捞起,干燥	河南1991
无花果	无花果 *Ficus carica* L.	未成熟隐花果	9—10月采收,置沸水中,略烫,立即捞起,干燥	江苏1989
无花果	无花果 *Ficus carica* L.	近成熟的肉质花序托	秋季采摘,水氽、晒干	四川1987
无花果	无花果 *Ficus carica* L.	成熟或近成熟内藏花和瘦果花序托	—	山东炮规2022
无花果	无花果 *Ficus carica* L.	成熟或近成熟内藏花和瘦果的花序托	秋季采摘,用开水烫后,晒干或烘干	甘肃炮规2022
无花果	无花果 *Ficus carica* L.	成熟或近成熟的隐花果	秋季成熟或近成熟时采收,采下后反复晒干;或开水烫后晒干或烘干	安徽炮规2019
无花果	无花果 *Ficus carica* L.	成熟或近成熟成熟果实	—	重庆炮规2006

附注:*同为中药标准收载品种;#新鲜或干燥近成熟的肉质花序托。

540 西青果

【来源】使君子科植物诃子。

【学名】

《中国植物志》	《中国高等植物》
诃子 *Terminalia chebula* Retz.	诃子 *Terminalia chebula* Retz.

【民族药标准】

名称	植物来源	药用部位	产地加工	标准
西青果/哈日—阿如日阿*	诃子 *Terminalia chebula* Retz.	幼果	—	蒙药2021
西青果/卡拉艾里勒	诃子 *Terminalia chebula* Retz.	幼果	—	新疆炮规2010

【中药标准】

名称	植物来源	药用部位	产地加工	标准
西青果	诃子 *Terminalia chebula* Retz.	幼果	—	药典2020

附注:*蒙药习用名称"藏青果",蒙药1986收载名称"藏青果/哈日—阿如拉"。

541 喜树果

【来源】蓝果树科植物喜树。

【学名】

《中国植物志》	《中国高等植物》
喜树 *Camptotheca acuminata* Decne.	喜树 *Camptotheca acuminata* Decne.

【民族药标准】

名称	植物来源	药用部位	产地加工	标准
喜树果	喜树 *Camptotheca acuminata* Decne.	果实	秋季果实成熟尚未脱落时采收,晒干	广西瑶药第一卷 2014
喜树果/芒美扔	喜树 *Camptotheca acuminata* Decne.	果实	秋季果实成熟尚未脱落时采收,干燥	广西壮药第一卷 2008

【中药标准】

名称	植物来源	药用部位	产地加工	标准
喜树果	喜树 *Camptotheca acuminata* Decne.	果实	10—11 月果实成熟尚未脱落时采收,除去杂质,干燥	安徽 2022
喜树果	喜树 *Camptotheca acuminata* Decne.	果实	秋季果实成熟尚未脱落时采收,除去杂质,晒干	湖北 2018
喜树果	喜树 *Camptotheca acuminata* Decne.	果实	秋季果实成熟尚未脱落时采收,晒干	四川 2010
喜树果	喜树 *Camptotheca acuminata* Decne.	果实	秋季采收,干燥	贵州 2003
喜树果	喜树 *Camptotheca acuminata* Decne.	果实	秋季果实成熟尚未脱落时采收,晒干	广西 1990

542 小檗果

【来源】小檗科植物红果小檗。

【学名】

《中国植物志》	《新疆药用植物名录》
红果小檗 *Berberis nummularia* Bunge	红果小檗 *Berberis nummularia* Bge.

【民族药标准】

名称	植物来源	药用部位	产地加工	标准
小檗果	红果小檗 *Berberis nummularia* Bge.	成熟果实	秋季采摘,晒干	部颁维药
小檗果	红果小檗 *Berberis nummularia* Bge.	果实	秋季果实成熟时采摘,晒干	新疆炮规 2020

543 芫荽果

【来源】伞形科植物芫荽。

【学名】

《中国植物志》	《中国高等植物》
芫荽 *Coriandrum sativum* L.	芫荽 *Coriandrum sativum* Linn.

【民族药标准】

名称	植物来源	药用部位	产地加工	标准
芫荽果/吾苏	芫荽 *Coriandrum sativum* L.	果实	采集成熟果实,晒干	部颁藏药
芫荽果/乌奴日图—淖高奈—乌日*	芫荽 *Coriandrum sativum* L.	果实	果实成熟时割取,晒干,打下果实,除去杂质	蒙药 2021
芫荽果/吾苏	芫荽 *Coriandrum sativum* L.	果实	采集成熟果实,晒干	青海藏药炮规 2010
芫荽子/乌奴日图—淖干—乌热	芫荽 *Coriandrum sativum* L.	果实	秋季采收成熟果实,晒干,除去杂质	蒙药 1986

【中药标准】

名称	植物来源	药用部位	产地加工	标准
芫荽子	芫荽 *Coriandrum sativum* L.	果实	秋季果实成熟时采收果枝,晒干,打下果实,除去杂质	部颁中药材
芫荽子	芫荽 *Coriandrum sativum* L.	果实	秋季果成熟时采收果枝,晒干,打下果实,除去枝梗及杂质,晒干	江苏 2016
芫荽子	芫荽 *Coriandrum sativum* L.	成熟果实	秋季采收,晒干	贵州 2003
芫荽子	芫荽 *Coriandrum sativum* L.	果实	秋季果实成熟时,采收果枝,晒干,打下果实,除净枝梗等杂质,晒干	内蒙古 1988
香菜子	芫荽 *Coriandrum sativum* L.	果实	秋季果实成熟时割取果枝,晒干,打下果实,除去杂质,再晒干	辽宁 1987

名称	植物来源	药用部位	产地加工	标准
胡荽子	芫荽 *Coriandrum sativum* L.	果实	于果实成熟时收割果枝,晒干,打下果实,除净杂质,再晒干	吉林 1977
芫荽子	芫荽 *Coriandrum sativum* L.	果实	秋季果实成熟时采收果枝,干燥,打下果实,除去杂质	安徽炮规 2019
芫荽子	芫荽 *Coriandrum sativum* L.	成熟果实	—	天津炮规 2018
芫荽子	芫荽 *Coriandrum sativum* L.	成熟果实	—	重庆炮规 2006

附注:＊蒙药习用名称"芫荽子"。

544 栘栋果

【来源】蔷薇科植物云南栘栋。

【学名】

《中国植物志》	《中国高等植物》
云南栘栋 *Docynia delavayi*(Franch.)Schneid.	云南栘栋 *Docynia delavayi*(Wall.)Dcne.

【民族药标准】

名称	植物来源	药用部位	产地加工	标准
栘栋果/扫补	云南栘栋 *Docynia delavayi* (Franch.) C. K. Schneid.	果实	秋季采摘,纵剖两半,干燥	云南彝药Ⅱ 2005

545 蜘蛛果

【来源】桔梗科植物长叶轮钟草(轮钟草)。

【学名】

《中国植物志》	《中国高等植物》
轮钟草 *Cyclocodon lancifolius*(Roxburgh)Kurz	长叶轮钟草 *Cyclocodon lancifolius*(Roxb.)Kurz

【民族药标准】

名称	植物来源	药用部位	产地加工	标准
蜘蛛果＊	长叶轮钟草 *Campanumoea lancifolia* (Roxb.) Merr.	根	秋冬季采挖,洗净,切段,干燥	贵州第二册 2019

附注:＊同为中药标准收载品种。

546 紫珠果

【来源】马鞭草科植物华紫珠、大叶紫珠、老鸦糊或其他同属近缘植物。

【学名】

《中国植物志》	《中国高等植物》
华紫珠 *Callicarpa cathayana* H. T. Chang	华紫珠 *Callicarpa cathayana* H. T. Chang
大叶紫珠 *Callicarpa macrophylla* Vahl	大叶紫珠 *Callicarpa macrophylla* Vahl
老鸦糊 *Callicarpa giraldii* Hesse ex Rehd.	老鸦糊 *Callicarpa giraldii* Hesse ex Rehd.

【民族药标准】

名称	植物来源	药用部位	产地加工	标准
紫珠果＊	华紫珠 *Callicarpa cathayana* H. T. Chang 大叶紫珠 *Callicarpa macrophylla* Vahl 老鸦糊 *Callicarpa giraldii* Hesse ex Rehd. 或其他同属近缘植物	成熟果实	夏、秋二季采收,晒干	贵州 2003

附注:＊同为中药标准收载品种。

547 阿育魏果

【来源】伞形科植物糙果芹、阿育魏(糙果芹)、细叶糙果芹(糙果芹)。

【学名】

《中国植物志》	《中国高等植物》
糙果芹 *Trachyspermum scaberulum*(Franch.)Wolff ex Hand. -Mazz.	糙果芹 *Trachyspermum scaberulum*(Franch.)H. Wolff ex Hand. -Mazz.

【民族药标准】

名称	植物来源	药用部位	产地加工	标准
阿育魏果	糙果芹 *Trachyspermum ammi*(L.)Sprague	果实	秋季果实成熟时采收,干燥	部颁维药
阿育魏实	阿育魏 *Trachyspermum ammi*(L.)Sprague	成熟果实	秋季采收干燥	维药 1993
阿育魏果	细叶糙果芹 *Trachyspermum ammi*(L.)Sprague	果实	秋季果实成熟时采收,干燥	新疆炮规 2020

548 刺山柑果

【来源】山柑科植物刺山柑。

【学名】

《中国植物志》	《中国高等植物》
刺山柑 *Capparis spinosa* L. ;K. C. Kuan	刺山柑 *Capparis spinosa* Linn.

【民族药标准】

名称	植物来源	药用部位	产地加工	标准
刺山柑果	刺山柑 *Capparis spinosa* L.	近成熟果实	夏、秋季采收,晒干	新疆炮规 2020
刺山柑果	刺山柑 *Capparis spinosa* L.	近成熟果实	夏、秋季采收,晒干	新疆局颁 2020 *

附注：* 新疆局颁 2020YC-0005。

549 破布木果

【来源】紫草科植物破布木。

【学名】

《中国植物志》	《中国高等植物》
破布木 *Cordia dichotoma* Forst.	破布木 *Cordia dichotoma* Forst.

【民族药标准】

名称	植物来源	药用部位	产地加工	标准
破布木果	破布木 *Cordia dichotoma* Forst. f.	果实	秋季果熟时采摘,晒干	部颁维药
破布木果	破布木 *Cordia dichotoma* Forst.	果实	秋季果熟时采摘,晒干	新疆炮规 2020

550 香桃木果

【来源】桃金娘科植物香桃木。

【学名】

《中国植物志》	《中国生物物种名录》
香桃木 *Myrtus communis* L.	香桃木 *Myrtus communis* L.

【民族药标准】

名称	植物来源	药用部位	产地加工	标准
香桃木果	香桃木 *Myrtus communis* L.	果实	果实近成熟时采摘,晒干	部颁维药
香桃木实	香桃木 *Myrtus communis* L.	近成熟果实	采后晒干	维药 1993
香桃木果	香桃木 *Myrtus communis* L.	果实	果实近成熟时采摘,晒干	新疆炮规 2020

551 鞣漆树果

【来源】漆树科植物鞣漆树(西西里漆树)、鞣树。

【学名】

《中国植物志》	《中华本草·维吾尔药卷》
西西里漆树 *Rhus coriaria* L.	鞣树 *Rhus coriaria* L.

【民族药标准】

名称	植物来源	药用部位	产地加工	标准
鞣漆树果	鞣漆树 *Rhus coriaria* L.	果实	秋季果实近成熟时采收,晒干	部颁维药
鞣树果	鞣树 *Rhus coriaria* L.	果实	秋季采收近成熟果,晒干	维药 1993
鞣漆树果	鞣漆树 *Rhus coriaria* L.	果实	秋季果实近成熟时采收,洗净,晒干	新疆炮规 2020

552 桃金娘果

【来源】桃金娘科植物桃金娘。

【学名】

《中国植物志》	《中国高等植物》
桃金娘 *Rhodomyrtus tomentosa*（Ait.）Hassk.	桃金娘 *Rhodomyrtus tomentosa*（Ait.）Hassk.

【民族药标准】

名称	植物来源	药用部位	产地加工	标准
桃金娘果/稔子果/ 表苓	桃金娘 *Rhodomyrtus tomentosa*（Ait.）Hassk.	果实	秋季采收成熟的果实,干燥	广西瑶药第二卷 2022
桃金娘果/芒您	桃金娘 *Rhodomyrtus tomentosa*（Ait.）Hassk.	果实	秋季采收成熟的果实,干燥	广西壮药第一卷 2008

【中药标准】

名称	植物来源	药用部位	产地加工	标准
岗稔子	桃金娘 *Rhodomyrtus tomentosa*（Ait.）Hassk.	成熟果实	—	海南第一册 2011
岗稔子	桃金娘 *Rhodomyrtus tomentosa*（Ait.）Hassk.	成熟果实	—	广东第一册 2004
桃金娘果	桃金娘 *Rhodomyrtus tomentosa*（Ait.）Hassk.	果实	秋季采收成熟果实,晒干	广西第二册 1996

553 无患子果

【来源】无患子科植物无患子。

【学名】

《中国植物志》	《中国高等植物》
无患子 *Sapindus saponaria* Linnaeus	无患子 *Sapindus mukorossi* Gaertn.

【民族药标准】

名称	植物来源	药用部位	产地加工	标准
无患子果/芒苍	无患子 *Sapindus mukorossi* Gaertn.	果实	秋季果实成熟时采收,干燥	广西壮药第一卷 2008

【中药标准】

名称	植物来源	药用部位	产地加工	标准
无患子	无患子 *Sapindus mukorossi* Gaertn.	果实	秋季成熟时采收,干燥	广东第三册 2018
无患子果	无患子 *Sapindus mukorossi* Gaertn.	成熟果实	—	药典 2020 附
木汉果	无患子 *Sapindus mukorossi* Gaertn.	果实	—	部颁 17 册附
木患子/无患子	无患子 *Sapindus mukorossi* Gaertn.	成熟果实	—	上海 1994 附

554 对叶大戟果

【来源】大戟科植物对叶大戟。

【学名】

《中国植物志》	《中国生物物种名录》
对叶大戟 *Euphorbia sororia* A. Schrenk	对叶大戟 *Euphorbia sororia* Schrenk

【民族药标准】

名称	植物来源	药用部位	产地加工	标准
对叶大戟果	对叶大戟 *Euphorbia sororia* Schrenk	果实	秋季果实成熟时,割下全株, 晒干,打下果实	部颁维药
对叶大戟果	对叶大戟 *Euphorbia sororia* A. Schrenk	果实	秋季果实成熟时,割下全株, 晒干,打下果实	新疆炮规 2020

555 疏花蔷薇果

【来源】蔷薇科植物疏花蔷薇、野蔷薇（疏花蔷薇）。

【学名】

《中国植物志》	《中国高等植物》
疏花蔷薇 *Rosa laxa* Retz.	疏花蔷薇 *Rosa laxa* Retz.

【民族药标准】

名称	植物来源	药用部位	产地加工	标准
疏花蔷薇果	疏花蔷薇 *Rosa laxa* Retz.	果实	秋季果实成熟或近成熟时采摘,阴干	部颁维药

名称	植物来源	药用部位	产地加工	标准
疏花蔷薇果	疏花蔷薇 *Rosa laxa* Retz.	果实	秋季果实成熟或近成熟时采摘,阴干	新疆炮规 2020
蔷薇实	疏花蔷薇 *Rosa laxa* Retz.	果实	秋季果实成熟或近成熟时采摘,阴干,或挤出果汁	维药 1993
野蔷薇果	野蔷薇 *Rosa laxa* Retz.	果实	秋季果实成熟时采收,晒干	新疆第一册 1980

556 法落海

【来源】伞形科植物法落海(阿坝当归)。

【学名】

《中国植物志》	《中国高等植物》
阿坝当归 *Angelica apaensis* R. H. Shan & C. Q. Yuan	法落海 *Angelica nubigena* (C. B. Clarke) P. K. Mukherjee

【民族药标准】

名称	植物来源	药用部位	产地加工	标准
法落海/呗黑夺	法落海 *Heracleum apaense* (Shan et Yuan) Shan et T. S. Wang	根	秋末、冬初采挖,除去须根及杂质,干燥	云南彝药 2005

【中药标准】

名称	植物来源	药用部位	产地加工	标准
法落海	阿坝当归 *Angelica apaensis* Shan et Yuan	根及根茎	秋末、冬初时采挖,除去泥沙,晒干	四川 2010
法落海	法落海 *Angelica faluohai* C. Y. Wu	根	秋末、冬初采挖,保存少许芦头,除去须根,干燥	云南 1996
法落海	阿坝当归 *Angelica apaensis* Shan et Yuan	根及根茎	—	重庆炮规 2006

557 六月寒

【来源】马鞭草科植物三花莸。

【学名】

《中国植物志》	《中国高等植物》
三花莸 *Schnabelia terniflora* (Maxim.) P. D. Cantino	三花莸 *Caryopteris terniflora* Maxim.

【民族药标准】

名称	植物来源	药用部位	产地加工	标准
六月寒	三花莸 *Caryopteris terniflora* Maxim.	全草	6—8 月采挖,除去泥沙,洗净,干燥	四川 2022

【中药标准】

名称	植物来源	药用部位	产地加工	标准
六月寒	三花莸 *Caryopteris terniflora* Maxim. 短柄单花莸 *Caryopteris nepetaefolia* (Benth.) Maxim. f. *brevipes* C. Y. Wu et H. Li	全草	—	重庆炮规 2006

558 臭蒿

【来源】菊科植物臭蒿。

【学名】

《中国植物志》	《中国高等植物》
臭蒿 *Artemisia hedinii* Ostenf. et Pauls.	臭蒿 *Artemisia hedinii* Ostenf. et Pauls.

【民族药标准】

名称	植物来源	药用部位	产地加工	标准
臭蒿/桑资纳保	臭蒿 *Artemisia hedinii* Ostenf.	地上部分	秋季采收,除去老茎枯叶,切段,揉搓出香气,阴干	六省藏标
臭蒿/桑子那布	臭蒿 *Artemisia hedinii* Ostenf.	地上部分	秋季采收,除去老茎枯叶,切段,揉搓出香气,阴干	部颁藏药
臭蒿/桑孜那保	臭蒿 *Artemisia hedinii* Ostenf. & Pauls.	地上部分	秋季采收,除去老茎枯叶,切段,晒干	青海藏药 1992

续表

名称	植物来源	药用部位	产地加工	标准
臭蒿/桑子那布	臭蒿 *Artemisia hedinii* Ostenf.	地上部分	秋季采收,除去老茎枯叶,切段,揉搓出香气,阴干	青海藏药炮规 2010

559 灰蒿

【来源】菊科植物沙蒿、灰蒿(错那蒿)。

【学名】

《中国植物志》	《中国高等植物》
沙蒿 *Artemisia desertorum* Spreng.	沙蒿 *Artemisia desertorum* Spreng.
错那蒿 *Artemisia conaensis* Ling et Y. R. Ling	错那蒿 *Artemisia conaensis* Y. Ling et Y. R. Ling(《中国药用植物志》)

【民族药标准】

名称	植物来源	药用部位	产地加工	标准
灰蒿/擦尔榜	沙蒿 *Artemisia desertorum* Spreng. 灰蒿 *Artemisia conaensis* Ling et Y. R. Ling	地上部分	花前期采收,除去杂质,切段,晾干	西藏公告 2022 *
沙蒿	沙蒿 *Artemisia desertorum* Spreng.	地上部分	花前期采收嫩枝,除去杂质,晾干	青海藏药 1992

附注:*西藏《关于征求蝇子草等21个地方药材质量标准(草案)意见建议的公告》2022.11.25。

560 角蒿

【来源】紫葳科植物全缘角蒿(密生波罗花)、密花角蒿(密生波罗花)、角蒿、密生波罗花。

【学名】

《中国植物志》	《中国高等植物》
密生波罗花 *Incarvillea compacta* Maxim.	密生波罗花 *Incarvillea compacta* Maxim.
角蒿 *Incarvillea sinensis* Lam.	角蒿 *Incarvillea sinensis* Lam.

【民族药标准】

名称	植物来源	药用部位	产地加工	标准
角蒿/欧切	全缘角蒿 *Incarvillea compacta* Maxim. 及同属多种植物	全草	秋季花期采挖,去净泥沙,切段,晾干	六省藏标
角蒿/乌曲玛保	密花角蒿 *Incarvillea compacta* Maxim.	全草	花盛期采集,洗净泥土,晾干	部颁藏药
角蒿/欧曲	密花角蒿 *Incarvillea compacta* Maxim.	全草	花盛期采集,洗净泥土,晾干	青海藏药 1992
角蒿/乌兰—陶鲁麻	角蒿 *Incarvillea sinensis* Lam.	地上部分	夏、秋二季花开时采收,除去杂质,晒干或切断晒干	蒙药 1986
角蒿/欧曲	密生波萝花 *Incarvillea compacta* Maxim.	花、种子、根	花盛期采集花,秋季采集成熟种子和根,洗净泥土,晾干	青海藏药炮规 2010
密生波罗花	密生波罗花 *Incarvillea compacta* Maxim.	花	5—7 月花盛开时采收,晾干	四川藏药 2020

【中药标准】

名称	植物来源	药用部位	产地加工	标准
角蒿	黄花角蒿 *Incarvillea sinensis* Lam. var. *przewalskii*(Batalin)C. Y. Wu et W. C. Yin	根	夏、秋二季采挖,除去杂质,晒干	甘肃 2020
角蒿/欧切	全缘角蒿 *Incarvillea compacta* Maxim. 及同属多种植物	全草	秋季花期采挖,去净泥沙,切段,晾干	青海 1986
羊角透骨草	角蒿 *Incarvillea sinensis* Lam.	全草	—	山东 2002 附

561 蒙角蒿

【来源】紫葳科植物角蒿。

【学名】

《中国植物志》	《中国高等植物》
角蒿 *Incarvillea sinensis* Lam.	角蒿 *Incarvillea sinensis* Lam.

【民族药标准】

名称	植物来源	药用部位	产地加工	标准
蒙角蒿/乌兰—托鲁麻 *	角蒿 *Incarvillea sinensis* Lam.	地上部分	7—8 月割取地上部分,切段,阴干	蒙药 2021

【中药标准】

名称	植物来源	药用部位	产地加工	标准
羊角透骨草	角蒿 *Incarvillea sinensis* Lam.	地上部分	夏、秋季生长茂盛时采割,晒干	内蒙古 2021
角蒿透骨草	角蒿 *Incarvillea sinensis* Lam.	地上部分	夏、秋两季采收。除去杂质,晒干	辽宁第一册 2009
羊角透骨草	角蒿 *Incarvillea sinensis* Lam.	全草	—	山东 2002 附

附注:*蒙药习用名称"角蒿"。

562 青蒿

【来源】菊科植物黄花蒿。

【学名】

《中国植物志》	《中国高等植物》
黄花蒿 *Artemisia annua* L.	黄花蒿 *Artemisia annua* Linn.

【民族药标准】

名称	植物来源	药用部位	产地加工	标准
青蒿/毛仁—沙日拉吉*	黄花蒿 *Artemisia annua* L.	地上部分	秋季花盛开时采割,除去老茎,阴干	蒙药 2021
青蒿/埃虽	黄花蒿 *Artemisia annua* Linn.	地上部分	秋季花盛开时采割,除去老茎,阴干	广西壮药第二卷 2011
青蒿/西瓦克	黄花蒿 *Artemisia annua* L.	地上部分	秋季花盛开时采割,除去老茎,阴干	新疆炮规 2010

【中药标准】

名称	植物来源	药用部位	产地加工	标准
青蒿	黄花蒿 *Artemisia annua* L.	地上部分	秋季花盛开时采割,除去老茎,阴干	药典 2020

附注:*蒙药习用名称"黄花蒿"。

563 沙蒿

【来源】菊科植物沙蒿。

【学名】

《中国植物志》	《中国高等植物》
沙蒿 *Artemisia desertorum* Spreng.	沙蒿 *Artemisia desertorum* Spreng.

【民族药标准】

名称	植物来源	药用部位	产地加工	标准
沙蒿/尧毛那保	沙蒿 *Artemisia desertorum* Spreng.	地上部分	花前期采收嫩枝,除去杂质,晾干	青海藏药 1992
灰蒿/擦尔榜	沙蒿 *Artemisia desertorum* Spreng. 灰蒿 *Artemisia conaensis* Ling et Y. R. Ling	地上部分	花前期采收,除去杂质,切段,晾干	西藏公告 2022*

附注:*西藏《关于征求蝇子草等21个地方药材质量标准(草案)意见建议的公告》2022.11.25。

564 铁蒿

【来源】菊科植物牡蒿。

【学名】

《中国植物志》	《中国高等植物》
牡蒿 *Artemisia japonica* Thunb.	牡蒿 *Artemisia japonica* Thunb.

【民族药标准】

名称	植物来源	药用部位	产地加工	标准
铁蒿/阿可考	牡蒿 *Artemisia japonica* Thunb.	全草	夏、秋季采收,除去杂质,干燥	云南彝药Ⅲ 2005
牡蒿/黑可曲	牡蒿 *Artemisia japonica* Thunb.	全草	夏、秋二季茎叶茂盛时采收,除去杂质,洗净,干燥	四川 2022

【中药标准】

名称	植物来源	药用部位	产地加工	标准
牡蒿	牡蒿 *Artemisia japonica* Thunb.	带花地上部分	夏季开花时采收,除去枯叶,晒干或低温烘干	安徽 2022
牡蒿/青蒿	牡蒿 *Artemisia japonica* Thunb.	地上部分	夏、秋季花、果期时采割,晒干	上海 1994

565 阿氏蒿

【来源】菊科植物阿氏蒿(东北丝裂蒿)。

【学名】

《中国植物志》	《中国高等植物》
东北丝裂蒿 *Artemisia adamsii* Bess.	东北丝裂蒿 *Artemisia adamsii* Bess.

【民族药标准】

名称	植物来源	药用部位	产地加工	标准
阿氏蒿/堪巴色保	阿氏蒿 *Artemisia adamsii* Besser	地上部分	夏季花期采收,除去杂质,洗净,晾干水汽,切段,揉搓出香气,阴干	部颁藏药
阿氏蒿/堪巴色保	阿氏蒿 *Artemisia adamsii* Besser	地上部分	夏季花期采收,除去杂质,洗净,晾干水汽	青海藏药炮规 2010
堪巴色保	阿氏蒿 *Artemisia adamsii* Besser	地上部分	夏季花期采收,除去泥沙杂质,洗净,晾干水汽,切段,揉搓出香气,阴干	六省藏标

566 蓖齿蒿

【来源】菊科植物栉叶蒿。

【学名】

《中国植物志》	《中国高等植物》
栉叶蒿 *Neopallasia pectinata* (Pallas) Poljakov	栉叶蒿 *Neopallasia pectinata* (Pallas) Poljak.

【民族药标准】

名称	植物来源	药用部位	产地加工	标准
蓖齿蒿/乌和日—希鲁黑	栉叶蒿 *Artemisia pectinata* Pall.	地上部分	夏季茎叶茂盛花开前采收,除去根及杂质,晒干	部颁蒙药
篦齿蒿/乌和日—希鲁黑	栉叶蒿 *Artemisia pectinata* Pall.	地上部分	夏季茎叶茂盛花开前采收,除去根部等杂质,晒干	蒙药 1986

567 大籽蒿

【来源】菊科植物大籽蒿、冷蒿。

【学名】

《中国植物志》	《中国高等植物》
大籽蒿 *Artemisia sieversiana* Ehrhart ex Willd.	大籽蒿 *Artemisia sieversiana* Ehrhart ex Willd.
冷蒿 *Artemisia frigida* Willd.	冷蒿 *Artemisia frigida* Willd.

【民族药标准】

名称	植物来源	药用部位	产地加工	标准
大籽蒿/坎甲	大籽蒿 *Artemisia sieversiana* Willd. 冷蒿 *Artemisia frigida* Willd.	地上部分	秋季采收,除去老茎枯叶,切段,晒干	部颁藏药
大籽蒿/侃甲	大籽蒿 *Artemisia sieversiana* Willd.	地上部分	秋季采收,除去老茎枯叶,切段,晒干	青海藏药 1992
大籽蒿/坎甲	大籽蒿 *Artemisia sieversiana* Willd. 冷蒿 *Artemisia frigida* Willd.	地上部分	秋季采收,除去老茎枯叶,晒干	青海藏药炮规 2010
小白蒿/艾给	冷蒿 *Artemisia frigida* Willd.	地上部分	夏、秋季花盛开时采收,除去老茎杂质,阴干	蒙药 2021
小白蒿	冷蒿 *Artemisia frigida* Willd.	地上部分	夏、秋二季花盛开时收割,除去老茎及杂质,阴干	部颁蒙药附
冷蒿/侃嘎尔	冷蒿 *Artemisia frigida* Willd.	地上部分	花前期采收嫩枝,拣去杂质,阴干	青海藏药 1992

568 假茼蒿

【来源】菊科植物野茼蒿。

【学名】

《中国植物志》	《中国高等植物》
野茼蒿 *Crassocephalum crepidioides* (Benth.) S. Moore	野茼蒿 *Crassocephalum crepidioides* (Benth.) S. Moore

【民族药标准】

名称	植物来源	药用部位	产地加工	标准
假茼蒿/碰荣谋	野茼蒿 *Crassocephalum crepidioides* (Benth.) S. Moore	全草	夏、秋季采收,除去泥沙,洗净,干燥	广西壮药第三卷 2018

569 结血蒿

【来源】菊科植物毛莲蒿、牛尾蒿(无毛牛尾蒿)。

【学名】

《中国植物志》	《中国高等植物》
毛莲蒿 *Artemisia vestita* Wall. ex Bess.	毛莲蒿 *Artemisia vestita* Wall. ex Bess.
无毛牛尾蒿 *Artemisia dubia* var. *subdigitata* (Mattf.) Y. R. Ling	无毛牛尾蒿 *Artemisia dubia* var. *subdigitata* (Mattf.) Y. R. Ling

【民族药标准】

名称	植物来源	药用部位	产地加工	标准
结血蒿/普那	毛莲蒿 *Artemisia vestita* Wall. ex Bess.	地上部分	除去杂质,晾干	西藏藏药第二册 2012
结血蒿/普尔那	结血蒿(毛莲蒿)*Artemisia vestita* Wall. ex Bess. 牛尾蒿 *Artemisia subdigitata* Mattf.	地上部分	夏季采集,拣选,绿打或洗净,晾干	西藏藏药炮规 2022
毛莲蒿	毛莲蒿 *Artemisia vestita* Wall. ex Bess.	地上部分	夏季开花时采收,除去泥沙,切段,阴干	四川藏药 2020

570 痢止蒿

【来源】唇形科植物痢止蒿。

【学名】

《中国植物志》	《中国高等植物》
痢止蒿 *Ajuga forrestii* Diels	痢止蒿 *Ajuga forrestii* Diels

【民族药标准】

名称	植物来源	药用部位	产地加工	标准
痢止蒿/鲁图年彩	痢止蒿 *Ajuga forrestii* Diels	全草	夏季采收,洗净,干燥	云南彝药Ⅲ 2005

571 柳叶蒿

【来源】菊科植物柳叶蒿。

【学名】

《中国植物志》	《中国高等植物》
柳叶蒿 *Artemisia integrifolia* L.	柳叶蒿 *Artemisia integrifolia* Linn.

【民族药标准】

名称	植物来源	药用部位	产地加工	标准
柳叶蒿/乌达力格—沙日拉吉	柳叶蒿 *Artemisia integrifolia* L.	地上部分	春、夏二季采割,阴干	蒙药 2021

572 绿绒蒿

【来源】罂粟科植物全缘绿绒蒿(全缘叶绿绒蒿)、五脉绿绒蒿、长叶绿绒蒿等。

【学名】

《中国植物志》	《中国高等植物》
全缘叶绿绒蒿 *Meconopsis integrifolia* (Maxim.) Franch.	全缘叶绿绒蒿 *Meconopsis integrifolia* (Maxim.) Franch.
五脉绿绒蒿 *Meconopsis quintuplinervia* Regel	五脉绿绒蒿 *Meconopsis quintuplinervia* Regel
长叶绿绒蒿 *Meconopsis lancifolia* (Franch.) Franch. ex Prain	长叶绿绒蒿 *Meconopsis lancifolia* (Franch.) Franch. ex Prain

【民族药标准】

名称	植物来源	药用部位	产地加工	标准
绿绒蒿/吾白恩布	全缘绿绒蒿 *Meconopsis integrifolia* (Maxim.) Franch. 五脉绿绒蒿 *Meconopsis quintuplinervia* Regel 等	全草	夏季拔取全草,去掉泥沙残叶等杂质,整株或切段,阴干	六省藏标

续表

名称	植物来源	药用部位	产地加工	标准
绿绒蒿/吾白恩布	全缘绿绒蒿 *Meconopsis integrifolia*（Maxim.）Franch. 五脉绿绒蒿 *Meconapsis quintuplinervia* Regel 长叶绿绒蒿 *Meconopsis lancifolia*（Franch.）Franch. 等	全草	夏季拔取全草,去掉杂质,整株或切段,阴干	部颁藏药
绿绒蒿	五脉绿绒蒿 *Meconopsis quintuplinervia* Regel 全缘叶绿绒蒿 *Meconopsis integrifolia*（Maxim.）Franch. 等同属多种植物	全草	夏季开花时采收,除去杂质,切段,阴干	四川藏药 2020
绿绒蒿/欧贝	五脉绿绒蒿 *Meconopsis quintuplinervia* Regel	花	6—8 月采集,晾干	青海藏药 1992
绿绒蒿/吾白恩布	五脉绿绒蒿 *Meconapsis quintuplinervia* Regel	花	花期采收,除去杂质,阴干	青海藏药炮规 2010
全缘叶绿绒蒿/欧贝赛保	全缘叶绿绒蒿 *Meconopsis integrifolia*（Maxim.）Franch.	全草	7—8 月采收全草,洗净,晾干	青海公告 2021 *

附注:*青海《关于征求斑花黄堇等 21 种藏药材质量标准(征求意见稿)意见的函》DYB63 - QHZYC016 - 2021。

573 多刺绿绒蒿

【来源】罂粟科植物多刺绿绒蒿。

【学名】

《中国植物志》	《中国高等植物》
多刺绿绒蒿 *Meconopsis horridula* Hook. f. et Thoms.	多刺绿绒蒿 *Meconopsis horridula* Hook. f. et Thoms.

【民族药标准】

名称	植物来源	药用部位	产地加工	标准
多刺绿绒蒿/刺尔恩	多刺绿绒蒿 *Meconopsis horridula* Hook. f. et Thoms.	花或全草	夏季采集,阴干	六省藏标
多刺绿绒蒿/刺尔恩	多刺绿绒蒿 *Meconopsis horridula* Hook. f. et Thoms.	花或全草	夏季采集,阴干	部颁藏药
多刺绿绒蒿/才尔恩	多刺绿绒蒿 *Meconopsis horridula* Hook. f. et Thoms.	花	夏季采集,阴干	青海藏药 1992
多刺蒿/多刺绿绒蒿	多刺绿绒蒿 *Meconopsis horridula* Hook. f. et Thoms.	全草	—	蒙药炮规 2020
多刺绿绒蒿/刺尔恩	多刺绿绒蒿 *Meconopsis horridula* Hook. f. et Thoms.	全草	夏季采集,阴干	青海藏药炮规 2010

574 红花绿绒蒿

【来源】罂粟科植物红花绿绒蒿。

【学名】

《中国植物志》	《中国药用植物志》
红花绿绒蒿 *Meconopsis punicea* Maxim.	红花绿绒蒿 *Meconopsis punicea* Maxim.

【民族药标准】

名称	植物来源	药用部位	产地加工	标准
红花绿绒蒿	红花绿绒蒿 *Meconopsis punicea* Maxim.	全草	7—9 月采收,除去杂质,洗净,阴干或晒干	四川藏药 2014
红花绿绒蒿/欧贝玛保	红花绿绒蒿 *Meconopsis punicea* Maxim.	全草	夏季花盛开时采收,洗净,晾干	青海公告 2021 *

附注:*青海《关于征求斑花黄堇等 21 种藏药材质量标准(征求意见稿)意见的函》DYB63 - QHZYC006 - 2021。

575 牛尾蒿

【来源】菊科植物牛尾蒿(无毛牛尾蒿)。

【学名】

《中国植物志》	《中国高等植物》
无毛牛尾蒿 *Artemisia dubia* var. *subdigitata*（Mattf.）Y. R. Ling	无毛牛尾蒿 *Artemisia dubia* var. *subdigitata*（Mattf.）Y. R. Ling

【民族药标准】

名称	植物来源	药用部位	产地加工	标准
牛尾蒿/普儿芒	牛尾蒿 *Artemisia subdigitata* Mattf.	地上部分	夏末秋初花期采割,切段,晾干	六省藏标
牛尾蒿/普尔芒那保	牛尾蒿 *Artemisia subdigitata* Mattf.	地上部分	夏末秋初花期采割,切段,晾干	部颁藏药
牛尾蒿	牛尾蒿 *Artemisia dubia* Wall. ex Bess.	地上部分	夏末秋初花期采割,切段,晾干	四川藏药 2020
牛尾蒿/普日芒那保	牛尾蒿 *Artemisia subdigitata* Mattf.	地上部分	夏末秋初花期采割,切段,晾干	青海藏药 1992

名称	植物来源	药用部位	产地加工	标准
牛尾蒿/普尔芒那保	牛尾蒿 *Artemisia subdigitata* Mattf.	地上部分	夏末秋初花期采割,切段,晾干	青海藏药炮规 2010

【中药标准】

名称	植物来源	药用部位	产地加工	标准
茶绒	牛尾蒿 *Artemisia subdigitata* Mattf.	地上部分	夏末花初开时采割、除去杂质、晒干	青海 1976

576 铁杆蒿

【来源】菊科植物白莲蒿(细裂叶莲蒿)、万年蒿(细裂叶莲蒿)。

【学名】

《中国植物志》	《中国高等植物》
细裂叶莲蒿 *Artemisia gmelinii* Web. ex Stechm.	细裂叶莲蒿 *Artemisia gmelinii* Web. ex Stechm.

【民族药标准】

名称	植物来源	药用部位	产地加工	标准
铁杆蒿/哈日—沙布嘎	白莲蒿 *Artemisia gmelinii* Web. ex Stechm.	地上部分	夏季茎叶茂盛时采割,除去老茎及杂质,阴干或切段阴干	部颁蒙药
铁杆蒿/哈日—沙布嘎	万年蒿 *Artemisia gmelinii* Web. ex Stechm.	地上部分	夏季茎叶茂盛时采割,除去根及老茎,晒干或切断晒干	蒙药 1986
铁杆蒿	白莲蒿 *Artemisia gmelinii* Web. ex Stechm.	地上部分	—	蒙药炮规 2020

577 野塘蒿

【来源】菊科植物香丝草。

【学名】

《中国植物志》	《中国高等植物》
香丝草 *Erigeron bonariensis* L.	香丝草 *Conyza bonariensis*(Linn.)Cronq.

【民族药标准】

名称	植物来源	药用部位	产地加工	标准
野塘蒿	香丝草 *Conyza bonariensis*(L.)Cronq.	全草	夏、秋二季花果期采收,除去泥沙,洗净,干燥	四川 2022

578 一枝蒿

【来源】菊科植物一枝蒿(岩蒿)。

【学名】

《中国植物志》	《中国高等植物》
岩蒿 *Artemisia rupestris* L.	岩蒿 *Artemisia rupestris* L.

【民族药标准】

名称	植物来源	药用部位	产地加工	标准
一枝蒿	一枝蒿 *Artemisia rupestris* L.	地上部分或全草	夏秋割取,扎成小把,晒干	新疆 1987
一枝蒿	一枝蒿 *Artemisia rupestris* L.	全草	春、夏二季花期采挖,除去杂质,晒干	新疆炮规 2020

【中药标准】

名称	植物来源	药用部位	产地加工	标准
一枝蒿	一枝蒿 *Artemisia rupestris* L.	全草	7—8 月采割、晒干	部颁中药材
一枝蒿	一枝蒿 *Artemisia rupestris* L.	全草	—	药典 2020 附

579 白花一枝蒿

【来源】菊科植物云南蓍。

【学名】

《中国植物志》	《中国高等植物》
云南蓍 *Achillea wilsoniana* Heimerl ex Hand. -Mazz.	云南蓍 *Achillea wilsoniana* Heimerl ex Hand. -Mazz.

【民族药标准】

名称	植物来源	药用部位	产地加工	标准
白花一枝蒿/奢兴诗	云南蓍 *Achillea wilsoniana* Heimerl ex Hand. -Mazz.	地上部分	秋季采收,除去杂质,干燥	云南彝药Ⅲ2005
蓍草/土一枝蒿*	云南蓍 *Achillea wilsoniana* Heimerl ex Hand. -Mazz.	地上部分#	夏、秋二季采割,鲜用或晒干	贵州 2003

【中药标准】

名称	植物来源	药用部位	产地加工	标准
白花一枝蒿	云南蓍 *Achillea wilsonianana*(Heimerl.) Heimerl	地上部分	秋季茎叶茂盛时割取。除去杂质,晒干	云南 1996

附注:*同为中药标准收载品种,贵州1988收载"蓍草 *Achillea alpina* L."; #新鲜或干燥地上部分。

580 猪毛蒿

【来源】菊科植物猪毛蒿及同属多种植物。

【学名】

《中国植物志》	《中国高等植物》
猪毛蒿 *Artemisia scoparia* Waldst. et Kit.	猪毛蒿 *Artemisia scoparia* Waldst. et Kit.

【民族药标准】

名称	植物来源	药用部位	产地加工	标准
猪毛蒿/察榜	猪毛蒿 *Artemisia scoparia* Waldst. et Kit. 及同属多种植物	根	秋季采挖,洗净,晾干	西藏藏药第二册 2012
猪毛蒿/察旺嘎保	猪毛蒿 *Artemisia scoparia* Waldst. & Kitag.	地上部分	花盛期采其地上部分,除去杂质,晾干	青海藏药 1992
猪毛蒿/察旺嘎保	猪毛蒿 *Artemisia scoparia* Waldst. et Kit.	地上部分	花期采集,晾干	青海藏药炮规 2010

581 斑唇马先蒿

【来源】玄参科植物斑唇马先蒿(长花马先蒿管状变种)、长花马先蒿及同属多种植物。

【学名】

《中国植物志》	《中国高等植物》
长花马先蒿管状变种 *Pedicularis longiflora* Rudolph var. *tubiformis*(Klotz.)Tsoong	斑唇马先蒿 *Pedicularis longiflora* Rudolph var. *tubiformis*(Klotz.)P. C. Tsoong
长花马先蒿 *Pedicularis longiflora* Rudolph	长花马先蒿 *Pedicularis longiflora* Rudolph(《中国药用植物志》)

【民族药标准】

名称	植物来源	药用部位	产地加工	标准
斑唇马先蒿/露如赛保	斑唇马先蒿 *Pedicularis longiflora* Rudolph var. *tubiformis*(Klotz.)Tsoong 及同属多种植物	花	花盛期采集,晒干	部颁藏药
斑唇马先蒿/露如赛保	斑唇马先蒿 *Pedicularis longiflora* Rudolph var. *tubiformis*(Klotz.)Tsoong 及同属多种植物	花	花盛期采集,晒干	青海藏药炮规 2010
长花马先蒿/露茹色尔保	长花马先蒿 *Pedicularis longiflora* Rudolph 斑唇马先蒿 *Pedicularis longiflora* Rudolph var. *tubiformis*(Klotz.)Tsoong	花	夏季采收,除去杂质,阴干	六省藏标
长花马先蒿/娄日赛保	长花马先蒿 *Pedicularis longiflora* Rudolph var. *tubiformis*(Klotz.)Tsoong 及同属多种植物	花	花盛期采集,晒干	青海藏药 1992

582 返顾马先蒿

【来源】玄参科植物返顾马先蒿。

【学名】

《中国植物志》	《中国高等植物》
返顾马先蒿 *Pedicularis resupinata* L.	返顾马先蒿 *Pedicularis resupinata* Linn.

【民族药标准】

名称	植物来源	药用部位	产地加工	标准
返顾马先蒿/浩您—额布日—其其格	返顾马先蒿 *Pedicularis resupinata* L.	地上部分	夏、秋二季花开时采割,除老茎,阴干	部颁蒙药

名称	植物来源	药用部位	产地加工	标准
返顾马先蒿/ 浩您—额布日—其其格	返顾马先蒿 *Pedicularis resupinata* L.	地上部分	夏、秋季花开时采收,除去根及老茎,阴干	蒙药 1986
返顾马先蒿	返顾马先蒿 *Pedicularis resupinata* L.	地上部分	—	蒙药炮规 2020

583 红纹马先蒿

【来源】玄参科植物红纹马先蒿。

【学名】

《中国植物志》	《中国高等植物》
红纹马先蒿 *Pedicularis striata* Pall.	红纹马先蒿 *Pedicularis striata* Pall.

【民族药标准】

名称	植物来源	药用部位	产地加工	标准
红纹马先蒿/ 沙日—浩宁—额布日—其其格	红纹马先蒿 *Pedicularis striata* Pall. Reise	地上部分	夏、秋二季花开时采割,除去枯茎叶及杂质,阴干	蒙药 2021

584 极丽马先蒿

【来源】玄参科植物极丽马先蒿、欧氏马先蒿(茸背马先蒿)。

【学名】

《中国植物志》	《中国高等植物》
极丽马先蒿 *Pedicularis decorissima* Diels	极丽马先蒿 *Pedicularis decorissima* Diels
茸背马先蒿 *Pedicularis oliveriana* Prain	背茸马先蒿 *Pedicularis oliveriana* Prain(《中国药用植物志》)

【民族药标准】

名称	植物来源	药用部位	产地加工	标准
极丽马先蒿/露茹莫保	极丽马先蒿 *Pedicularis decorissima* Diels 欧氏马先蒿 *Pedicularis oliveriana* Prain	花	夏季采收,阴干	六省藏标

585 全叶马先蒿

【来源】玄参科植物全叶马先蒿。

【学名】

《中国植物志》	《中国高等植物》
全叶马先蒿 *Pedicularis integrifolia* Hook. f.	全叶马先蒿 *Pedicularis integrifolia* Hook. f.

【民族药标准】

名称	植物来源	药用部位	产地加工	标准
全叶马先蒿/梅朵朗拿	全叶马先蒿 *Pedicularis integrifolia* Hook. f.	全草	6—8 月采收,除去杂质,阴干	西藏公告 2022 *

附注：* 西藏《关于征求红糖等 38 个地方药材质量标准(草案)意见建议的公告》2022.11.25。

586 藓生马先蒿

【来源】玄参科植物藓生马先蒿。

【学名】

《中国植物志》	《中国高等植物》
藓生马先蒿 *Pedicularis muscicola* Maxim.	藓生马先蒿 *Pedicularis muscicola* Maxim.

【民族药标准】

名称	植物来源	药用部位	产地加工	标准
藓生马先蒿/露如木保	藓生马先蒿 *Pedicularis muscicola* Maxim.	花	夏季采收,阴干	部颁藏药
藓生马先蒿/娄日木保	藓生马先蒿 *Pedicularis muscicola* Maxim. 及同属多种植物	花	夏季采收,阴干	青海藏药 1992
藓生马先蒿/露如木保	藓生马先蒿 *Pedicularis muscicola* Maxim.	花	夏季采收,阴干	青海藏药炮规 2010

587 百合

【来源】百合科植物卷丹、百合、细叶百合(山丹)。

【学名】

《中国植物志》	《中国高等植物》
卷丹 *Lilium lancifolium* Thunb.	卷丹 *Lilium tigrinum* Ker-Gawl.
百合 *Lilium brownii* var. *viridulum* Baker	百合 *Lilium brownii* var. *viridulum* Baker
山丹 *Lilium pumilum* DC.	山丹 *Lilium pumilum* DC.

【民族药标准】

名称	植物来源	药用部位	产地加工	标准
百合/萨日娜	卷丹 *Lilium lancifolium* Thunb. 百合 *Lilium brownii* F. E. Brown var. *viridulum* Baker 细叶百合 *Lilium pumilum* DC.	肉质鳞片	秋季采挖,洗净,剥取鳞叶,置沸水中略烫,干燥	蒙药 2021

【中药标准】

名称	植物来源	药用部位	产地加工	标准
百合	卷丹 *Lilium lancifolium* Thunb. 百合 *Lilium brownii* F. E. Brown var. *viridulum* Baker 细叶百合 *Lilium pumilum* DC.	肉质鳞叶	秋季采挖,洗净,剥取鳞叶,置沸水中略烫,干燥	药典 2020

588 山百合

【来源】百合科植物川百合、淡黄花百合、湖北百合、南川百合。

【学名】

《中国植物志》	《中国高等植物》
川百合 *Lilium davidii* Duchartre ex Elwes	川百合 *Lilium davidii* Duchartre ex Elwes
淡黄花百合 *Lilium sulphureum* Baker apud Hook. f.	淡黄花百合 *Lilium sulphureum* Baker apud Hook. f.
湖北百合 *Lilium henryi* Baker	湖北百合 *Lilium henryi* Baker
南川百合 *Lilium rosthornii* Diels	南川百合 *Lilium rosthornii* Diels

【民族药标准】

名称	植物来源	药用部位	产地加工	标准
山百合*	川百合 *Lilium davidii* Duch. 淡黄花百合 *Lilium sulphureum* Baker apud Hook. f. 湖北百合 *Lilium henryi* Baker 南川百合 *Lilium rosthornii* Diels	肉质鳞叶	秋季采挖,洗净,剥取鳞叶,置沸水中略烫,干燥	贵州第二册 2019
山百合	川百合 *Lilium davidii* Duch. 淡黄花百合 *Lilium sulphureum* Baker apud Hook. f. 湖北百合 *Lilium henryi* Baker 南川百合 *Lilium rosthornii* Diels	肉质鳞叶	秋季采挖,洗净,剥取鳞叶,置沸水中略烫,干燥	蒙药 1986

【中药标准】

名称	植物来源	药用部位	产地加工	标准
百合/药百合	淡黄花百合 *Lilium sulphureum* Baker	肉质鳞片	秋季采挖,洗净,剥取鳞片,置沸水中略烫,干燥	贵州 1988

附注:*同为中药标准收载品种。

589 薄荷

【来源】唇形科植物薄荷。

【学名】

《中国植物志》	《中国高等植物》
薄荷 *Mentha canadensis* Linnaeus	薄荷 *Mentha canadensis* Linn.

【民族药标准】

名称	植物来源	药用部位	产地加工	标准
薄荷/棵薄荷	薄荷 *Mentha canadensis* Linn.	地上部分	夏、秋二季茎叶茂盛或花开至三轮时,选晴天,分次采割,晒干或阴干	广西壮药第二卷 2011
薄荷/亚力普孜	薄荷 *Mentha haplocalyx* Briq.	地上部分	夏、秋二季茎叶茂盛或花开至三轮时,选晴天,分次采割,晒干或阴干	新疆炮规 2010

【中药标准】

名称	植物来源	药用部位	产地加工	标准
薄荷	薄荷 *Mentha haplocalyx* Briq.	地上部分	夏、秋二季茎叶茂盛或花开至三轮时，选晴天，分次采割，晒干或阴干	药典 2020

590 半枫荷

【来源】金缕梅科植物半枫荷、金缕半枫荷（半枫荷）。

【学名】

《中国植物志》	《中国高等植物》
半枫荷 *Semiliquidambar cathayensis* Chang	半枫荷 *Semiliquidambar cathayensis* H. T. Chang

【民族药标准】

名称	植物来源	药用部位	产地加工	标准
半枫荷*	半枫荷 *Semiliquidambar cathayensis* Chang	带叶茎枝	夏、秋二季采收，干燥	贵州第一册 2019
半枫荷/半荷风/扁荷崩	金缕半枫荷 *Semiliquidambar cathayensis* H. T. Chang	地上部分	全年均可采收，切段，晒干	广西瑶药第一卷 2014

【中药标准】

名称	植物来源	药用部位	产地加工	标准
半枫荷	翻白叶树 *Pterospermum heterophyllum* Hance	根	全年可采，挖取根部，洗净，切成片、段，晒干	河北 2018
半枫荷	翻白叶树 *Pterospermum heterophyllum* Hance	根	全年可采，挖取根部，洗净，切成片、段，晒干	海南第一册 2011
半枫荷	翻白叶树 *Pterospermum heterophyllum* Hance	根	全年可采，挖取根部，洗净，切成片、段，晒干	广东第一册 2004
半枫荷	翻白叶树 *Pterospermum heterophyllum* Hance	根	全年可采，洗净，切片，晒干或蒸后晒干	上海 1994
半枫荷	翻白叶树 *Pterospermum heterophyllum* Hance	根	—	部颁 1 册附
半枫荷	二色波罗蜜 *Artocarpus styracifolius* Pierre 翻白叶树 *Pterospermum heterophyllum* Hance	茎或根	—	广西 1990 附

附注：*同为中药标准收载品种。

591 荔枝核

【来源】无患子科植物荔枝。

【学名】

《中国植物志》	《中国高等植物》
荔枝 *Litchi chinensis* Sonn.	荔枝 *Litchi chinensis* Sonn.

【民族药标准】

名称	植物来源	药用部位	产地加工	标准
荔枝核/些累谁	荔枝 *Litchi chinensis* Sonn.	种子	夏季采摘成熟果实，除去果皮及肉质假种皮，洗净，晒干	广西壮药第二卷 2011

【中药标准】

名称	植物来源	药用部位	产地加工	标准
荔枝核	荔枝 *Litchi chinensis* Sonn.	种子	夏季采摘成熟果实，除去果皮和肉质假种皮，洗净，晒干	药典 2020

592 芒果核

【来源】漆树科植物芒果（杧果）。

【学名】

《中国植物志》	《中国高等植物》
杧果 *Mangifera indica* L.	杧果 *Mangifera indica* Linn.

【民族药标准】

名称	植物来源	药用部位	产地加工	标准
芒果核/阿哲	芒果 *Mangifera indica* L.	种子	7—8 月果熟时采摘收集果核，干燥而成	六省藏标
芒果核/阿哲	芒果 *Mangifera indica* L.	种子	夏秋果熟时采摘，收集果核，干燥即得	部颁藏药
芒果核/芒果日—乌日	芒果 *Mangifera indica* L.	果核	夏季果实成熟后采摘，除去果肉，取果核，晒干	蒙药 2021

续表

名称	植物来源	药用部位	产地加工	标准
芒果核/阿哲	芒果 *Mangifera indica* L.	种子	夏秋果熟时采摘,收集果核,干燥即得	青海藏药炮规 2010
芒果核/阿摘	芒果 *Mangifera indica* L.	种子	—	青海藏药 1992 附

【中药标准】

名称	植物来源	药用部位	产地加工	标准
芒果核	杧果 *Mangifera indica* L.	带内果皮种子*	夏、秋二季果实成熟时,收集果核,洗净,干燥	广东第三册 2018
杧果核	杧果 *Mangifera indica* L.	成熟果核	食用果肉后,收集果核,晒干	广西 1990
芒果核	芒果 *Mangifera indica* L.	果核	—	部颁 8 册附
杧果核	杧果 *Mangifera indica* L.	果核	—	上海 1994 附

附注:*俗称果核。

593 青果核

【来源】橄榄科植物橄榄(毛叶榄)。

【学名】

《中国植物志》	《中国高等植物》
毛叶榄 *Canarium subulatum* Guill.	橄榄 *Canarium album*(Lour.)Raeusch.

【民族药标准】

名称	植物来源	药用部位	产地加工	标准
青果核/芒榄	橄榄 *Canarium album* Raeusch.	果核	9—10 月采摘成熟果实,除去果肉,干燥	广西壮药第三卷 2018

【中药标准】

名称	植物来源	药用部位	产地加工	标准
橄榄核	橄榄 *Canarium album* Raeusch.	果核	秋季采收成熟果实,除去果肉,晒干	山东 2022
橄榄核	橄榄 *Canarium album*(Lour.)Raeusch.	果核	秋季果实成熟时采收,除去果肉,晒干	湖北 2018
青果核	橄榄 *Canarium album*(Lour.)Raeusch.	果核	秋季果实成熟时采收,除去果肉,洗净,晒干	上海 1994
咸橄榄核	橄榄 *Canarium album*(Lour.)Raeusch.	果核	用2%盐水浸泡2昼夜以上,干燥	部颁 4 册附
青果核	橄榄 *Canarium album* Raeusch.	成熟果核	—	部颁 15 册附

594 化橘红

【来源】芸香科植物化州柚(化州橘红)、柚。

【学名】

《中国植物志》	《全国中草药汇编》
化州橘红 *Citrus maxima*(Burm.)Merr. cv. Tomentosa	化州柚 *Citrus grandis* Tomentosa
柚 *Citrus maxima*(Burm.)Merr.	柚 *Citrus maxima*(Burm.)Merr.

【民族药标准】

名称	植物来源	药用部位	产地加工	标准
化橘红/卜能盆	化州柚 *Citrus maxima*(Burm.)Merr. cv. Tomentosa 柚 *Citrus maxima*(Burm.)Merr.	未成熟或近成熟的外层果皮	夏季果实未成熟时采收,置沸水中略烫后,将果皮割成5瓣或7瓣,除去果瓤和部分中果皮,压制成形,干燥*	广西壮药第二卷 2011

【中药标准】

名称	植物来源	药用部位	产地加工	标准
化橘红*	化州柚 *Citrus grandis* 'Tomentosa' 柚 *Citrus grandis*(L.)Osbeck	未成熟或近成熟的外果皮	夏季果实未成熟时采收,置沸水中略烫后,将果皮割成5或7瓣,除去果瓤和部分中果皮,压制成形,干燥	药典 2020

附注:*化州柚习称"毛橘红",柚习称"光七爪""光五爪"。

595 满山红

【来源】杜鹃花科植物兴安杜鹃,忍冬科植物南方荚蒾。

【学名】

《中国植物志》	《中国高等植物》
兴安杜鹃 *Rhododendron dauricum* L.	兴安杜鹃 *Rhododendron dauricum* Linn.
南方荚蒾 *Viburnum fordiae* Hance	南方荚蒾 *Viburnum fordiae* Hance

【民族药标准】

名称	植物来源	药用部位	产地加工	标准
满山红/哈日—哈日阿布日 *	兴安杜鹃 *Rhododendron dauricum* L.	叶	夏、秋二季采收,阴干	蒙药 2021
满山红/棵强垠	南方荚蒾 *Viburnum fordiae* Hance	根	全年均可采收,洗净,切片,晒干	广西壮药第二卷 2011

【中药标准】

名称	植物来源	药用部位	产地加工	标准
满山红	兴安杜鹃 *Rhododendron dauricum* L.	叶	夏、秋二季采收,阴干	药典 2020

附注:*蒙药习用名称"冬青叶",蒙药 1986 收载名称"冬青叶"。

596 一点红

【来源】菊科植物一点红。

【学名】

《中国植物志》	《中国高等植物》
一点红 *Emilia sonchifolia*(L.)DC.	一点红 *Emilia sonchifolia*(Linn.)DC.

【民族药标准】

名称	植物来源	药用部位	产地加工	标准
一点红/浦港护咪	一点红 *Emilia sonchifolia*(L.)DC.	全草	夏、秋二季采挖,干燥,或趁鲜切段干燥	广西瑶药第二卷 2022
一点红/棵立龙	一点红 *Emilia sonchifolia*(L.)DC.	全草	夏、秋季采挖,干燥,或趁鲜切段,干燥	广西壮药第一卷 2008
一点红 *	一点红 *Emilia sonchifolia*(L.)DC.	全草#	夏、秋二季采收,鲜用或晒干	贵州 2003

【中药标准】

名称	植物来源	药用部位	产地加工	标准
一点红	一点红 *Emilia sonchifolia*(L.)DC.	全草	夏、秋二季采挖,晒干,或趁鲜切段,晒干	药典 1977
一点红	一点红 *Emilia sonchifolia*(L.)DC.	全草	夏、秋二季采挖,晒干,或趁鲜切段,晒干	江西 2014
一点红	一点红 *Emilia sonchifolia*(L.)DC.	全草#	夏、秋二季采收,除去杂质,鲜用或晒干	海南第一册 2011
一点红	一点红 *Emilia sonchifolia*(L.)DC.	全草	夏、秋季采收,去除杂质,洗净,晒干	广东第二册 2011
一点红	一点红 *Emilia sonchifolia*（Linnaeus）de Candolle	全草#	夏、秋两季采收,鲜用或晒干	湖南 2009
一点红	一点红 *Emilia sonchifolia*(L.)DC.	全草	晒干	福建 2006
一点红	一点红 *Emilia sonchifolia*(L.)DC.	全草	—	药典 2020 附

附注:*同为中药标准收载品种;#新鲜或干燥全草。

597 蓝花柴胡

【来源】唇形科植物溪黄草。

【学名】

《中国植物志》	《中国高等植物》
溪黄草 *Isodon serra*（Maximowicz）Kudo	溪黄草 *Isodon serra*（Maxim.）Kudo

【民族药标准】

名称	植物来源	药用部位	产地加工	标准
蓝花柴胡/傍面才喉	溪黄草 *Isodon serra*（Maxim.）Kudo	地上部分	夏、秋季采割,除去杂质,晒干	广西瑶药第一卷 2014
蓝花柴胡/棵来落	溪黄草 *Isodon serra*（Maxim.）Kudo	地上部分	夏、秋季采割,除去杂质,干燥	广西壮药第一卷 2008

【中药标准】

名称	植物来源	药用部位	产地加工	标准
溪黄草	线纹香茶菜 *Isodon lophanthoides*（Buch.-Ham. ex D. Don）H. Hara 纤花香茶菜 *Isodon lophanthoides*（Buch.-Ham. ex D. Don）Hara var. *graciliflora*（Benth.）H. Hara 溪黄草 *Isodon serra*（Maxim.）Kudo	地上部分	夏、秋二季采收,除去杂质,晒干	甘肃 2020
溪黄草	溪黄草 *Rabdosia serra*（Maxim.）Hara 线纹香茶菜 *Rabdosia lophanthoides*（Buch.-Ham. ex D. Don）Hara	全草	全年采收 2～3 次,采割后干燥*	安徽炮规 2019
溪黄草	线纹香茶菜 *Rabdosia lophanthoides*（Buch.-Ham. ex D. Don）Hara 溪黄草 *Rabdosia serra*（Maxim.）Hara	全草	夏、秋二季割取地上部分,除去杂质,晒干	江西 2014
溪黄草	线纹香茶菜 *Rabdosia lophanthoides*（Buch.-Ham. ex D. Don）H. Hara 纤花香茶菜 *Rabdosia lophanthoides*（Buch.-Ham. ex D. Don）Hara var. *gracillora*（Benth.）H. Hara 溪黄草 *Rabdosia serra*（Maxim.）H. Hara	地上部分	夏、秋季采收,除去杂质,晒干	广东第二册 2011
蓝花柴胡	溪黄草 *Isodon serra*（Maxim.）Kudo	地上部分	夏秋季采割,除去杂质,晒干	广西第二册 1996
溪黄草	线纹香茶菜 *Isodon striatus*（Benth.）Kudo 溪黄草 *Isodon serra*（Maxim.）Kudo	地上部分	—	药典 2020 附
溪黄草	线纹香茶菜 *Isodon striatus*（Benth.）Kudo 溪黄草 *Isodon serra*（Maxim.）Kudo	—	—	部颁 5 册附

附注：* 第一次约在栽后 3 个月采割,第二次在第一次采割后约 75 天进行,第三次在冬季前采割。

598 倒提壶

【来源】 毛茛科植物云南翠雀花,紫草科植物药用倒提壶（红花琉璃草、大萼琉璃草）。

【学名】

《中国植物志》	《中国高等植物》
云南翠雀花 *Delphinium yunnanense* Franch.	云南翠雀花 *Delphinium yunnanense* Franch.
红花琉璃草 *Cynoglossum officinale* L.	大萼琉璃草 *Cynoglossum macrocalycinum* Riedl

【民族药标准】

名称	植物来源	药用部位	产地加工	标准
倒提壶*	云南翠雀花 *Delphinium yunnanense* Franch.	根	秋季采收,洗净,干燥	贵州第二册 2019
倒提壶	药用倒提壶 *Cynoglossum officinale* L.	根	—	部颁维药附

附注：* 同为中药标准收载品种。

599 石斛

【来源】 兰科植物金钗石斛（石斛）、鼓槌石斛（束花石斛）、流苏石斛。

【学名】

《中国植物志》	《中国高等植物》
石斛 *Dendrobium nobile* Lindl.	石斛 *Dendrobium nobile* Lindl.
束花石斛 *Dendrobium chrysanthum* Wall. ex Lindl.	束花石斛 *Dendrobium chrysanthum* Lindl.
流苏石斛 *Dendrobium fimbriatum* Hook.	流苏石斛 *Dendrobium fimbriatum* Hook.

【民族药标准】

名称	植物来源	药用部位	产地加工	标准
石斛/ 索格苏日—查赫日麻	金钗石斛 *Dendrobium nobile* Lindl. 鼓槌石斛 *Dendrobium chrysotoxum* Lindl. 流苏石斛 *Dendrobium fimbriatum* Hook. 栽培品及同属植物近似种	茎*	全年均可采收,鲜用者除去根和泥沙;干用者采收后,除去杂质,用开水略烫或烘软,再边搓边烘晒,至叶鞘搓净,干燥	蒙药 2021
石斛/大黄草	金钗石斛 *Dendrobium nobile* Lindl. 鼓槌石斛 *Dendrobium chrysotoxum* Lindl. 流苏石斛 *Dendrobium fimbriatum* Hook. 栽培品及同属植物近似种	茎*	全年均可采收,鲜用者除去根和泥沙;干用者采收后,除去杂质,用开水略烫或烘软,再边搓边烘晒,至叶鞘搓净,干燥	广西壮药第二卷 2011

【中药标准】

名称	植物来源	药用部位	产地加工	标准
石斛	金钗石斛 *Dendrobium nobile* Lindl. 霍山石斛 *Dendrobium huoshanense* C. Z. Tang et S. J. Cheng 鼓槌石斛 *Dendrobium chrysotoxum* Lindl. 流苏石斛 *Dendrobium fimbriatum* Hook. 栽培品及同属植物近似种	茎*	全年均可采收,鲜用者除去根和泥沙;干用者采收后,除去杂质,用开水略烫或烘软,再边搓边烘晒,至叶鞘搓净,干燥#	药典 2020

附注:*新鲜或干燥茎;#霍山石斛 11 月至翌年 3 月采收,除去叶、根须及泥沙等杂质,洗净,鲜用,或加热除去叶鞘制成干条;或边加热边扭成螺旋状或弹簧状,干燥,称霍山石斛枫斗。

600 金石斛

【来源】兰科植物绿脊金石斛(三脊金石斛)。

【学名】

《中国植物志》	《中国生物物种名录》
三脊金石斛 *Flickingeria tricarinata* Z. H. Tsi et S. C. Chen	三脊金石斛 *Flickingeria tricarinata* Z. H. Tsi & S. C. Chen

【民族药标准】

名称	植物来源	药用部位	产地加工	标准
金石斛/响铃草*	绿脊金石斛 *Flickingeria tricarinata* Z. H. Tsi et S. C. Chen var. *viridilxmella* Z. H. Tsi et S. C. Chen	茎及假鳞茎	全年均可采收。采收后,用开水略烫或烘软,边搓边晒至干燥	贵州 2003

附注:*同为中药标准收载品种。

601 贵州石斛

【来源】兰科植物细叶石斛、钩状石斛、重唇石斛、罗河石斛或其他同属近缘植物。

【学名】

《中国植物志》	《中国高等植物》
细叶石斛 *Dendrobium hancockii* Rolfe	细叶石斛 *Dendrobium hancockii* Rolfe
钩状石斛 *Dendrobium aduncum* Wall. ex Lindl.	钩状石斛 *Dendrobium aduncum* Lindl.
重唇石斛 *Dendrobium hercoglossum* Rchb. f.	重唇石斛 *Dendrobium hercoglossum* Rchb. f.
罗河石斛 *Dendrobium lohohense* Tang et Wang	罗河石斛 *Dendrobium lohohense* T. Tang et F. T. Wang

【民族药标准】

名称	植物来源	药用部位	产地加工	标准
贵州石斛/黄草▲	细叶石斛 *Dendrobium hancockii* Rolfe 钩状石斛 *Dendrobium aduncum* Wall. ex Lindl. 重唇石斛 *Dendrobium hercoglossum* Rchb. f. 罗河石斛 *Dendrobium lohohense* Tang et Wang 或其他同属近缘植物	茎#	全年均可采割,鲜用者商品称"鲜石斛"。干用者,采割后于炭火上烘软或热沙中烫软,边搓边干燥*	贵州 2003

附注:*按植株高矮及各规格等级要求分别为"大黄草""中黄草"和"小黄草";#新鲜或干燥茎;▲同为中药标准收载品种。

602 铁皮石斛

【来源】兰科植物铁皮石斛。

【学名】

《中国植物志》	《中国高等植物》
铁皮石斛 *Dendrobium officinale* Kimura et Migo	铁皮石斛 *Dendrobium officinale* Kimura et Migo

【民族药标准】

名称	植物来源	药用部位	产地加工	标准
铁皮石斛	铁皮石斛 *Dendrobium officinale* Kimura et Migo	茎*	—	蒙药炮规 2020

【中药标准】

名称	植物来源	药用部位	产地加工	标准
铁皮石斛	铁皮石斛 *Dendrobium officinale* Kimura et Migo	茎	11 月至翌年 3 月采收,除去杂质,剪去部分须根,边加热边扭成螺旋形或弹簧状,烘干;或切成段,干燥或低温烘干#	药典 2020

附注:*干燥或冻干茎;#前者习称"铁皮枫斗"(耳环石斛);后者习称"铁皮石斛"。

603 通城虎

【来源】马兜铃科植物通城虎。

【学名】

《中国植物志》	《中国高等植物》
通城虎 *Aristolochia fordiana* Hemsl.	通城虎 *Aristolochia fordiana* Hemsl.

【民族药标准】

名称	植物来源	药用部位	产地加工	标准
通城虎/定心草/定心咪	通城虎 *Aristolochia fordiana* Hemsl.	全株	全年均可采收,除去泥沙,干燥	广西瑶药第二卷 2022
通城虎/卡邱	通城虎 *Aristolochia fordiana* Hemsl.	全株	全年均可采摘,除去泥沙,干燥	广西壮药第三卷 2018

【中药标准】

名称	植物来源	药用部位	产地加工	标准
通城虎/大力王藤	通城虎 *Aristolochia fordiana* Hemsl.	全草	夏秋二季采收,除去杂质,洗净,切段,干燥	广东第三册 2018
通城虎	通城虎 *Aristolochia fordiana* Hemsl.	全株	—	广西 1990 附

604 抓地虎

【来源】禾本科植物高粱。

【学名】

《中国植物志》	《中国高等植物》
高粱 *Sorghum bicolor*(L.)Moench	高粱 *Sorghum bicolor*(Linn.)Moench

【民族药标准】

名称	植物来源	药用部位	产地加工	标准
抓地虎*	高粱 *Sorghum bicolor*(L.)Moench	根及根茎	夏、秋二季收割后,挖取根,洗净,干燥	贵州第二册 2019

附注:*同为中药标准收载品种。

605 搜山虎

【来源】芸香科植物岭南花椒。

【学名】

《中国植物志》	《中国高等植物》
岭南花椒 *Zanthoxylum austrosinense* Huang	岭南花椒 *Zanthoxylum austrosinense* Huang

【民族药标准】

名称	植物来源	药用部位	产地加工	标准
搜山虎/修仅董毛	岭南花椒 *Zanthoxylum austrosinense* Huang	根和茎	全年均可采挖,洗净,干燥;或趁鲜切片,干燥	广西瑶药第二卷 2022

【中药标准】

名称	植物来源	药用部位	产地加工	标准
搜山虎/天蓬子根	天蓬子 *Atropanthe sinesis*(Hemsl.)Pascher	根	秋季采挖,除去杂质,切成块片,晒干	贵州 2003
搜山虎	岭南花椒 *Zanthoxylum austrosinense* Huang	根	—	部颁 4 册附
搜山虎	岭南花椒 *Zanthoxylum austrosinense* Huang	茎皮或根皮	—	广西 1990 附

606 异叶爬山虎

【来源】葡萄科植物异叶地锦。

【学名】

《中国植物志》	《中国高等植物》
异叶地锦 *Parthenocissus dalzielii* Gagnep.	异叶地锦 *Parthenocissus dalzielii* Gagnep.

【民族药标准】

名称	植物来源	药用部位	产地加工	标准
异叶爬山虎/骨来岜	异叶地锦 *Parthenocissus dalzielii* Gagnep.	带叶藤茎	全年均可采收,除去杂质,干燥	广西壮药第三卷 2018

607 红花

【来源】菊科植物红花。

【学名】

《中国植物志》	《中国高等植物》
红花 *Carthamus tinctorius* L.	红花 *Carthamus tinctorius* Linn.

【民族药标准】

名称	植物来源	药用部位	产地加工	标准
红花/苦贡	红花 *Carthamus tinctorius* L.	花	夏季花冠由黄变红时采摘,阴干或晒干	六省藏标
红花/古日古木	红花 *Carthamus tinctorius* L.	花	夏季花由黄变红时采摘,晒干或阴干	蒙药 2021
红花	红花 *Carthamus tinctorius* L.	花	夏季花由黄变红时采摘,阴干或晒干	维药 1993
红花/苦空	红花 *Carthamus tinctorius* L.	花	—	西藏藏药炮规 2022
红花/扎让杂切其克	红花 *Carthamus tinctorius* L.	花	夏季花由黄变红时采摘,阴干或晒干	新疆炮规 2010

【中药标准】

名称	植物来源	药用部位	产地加工	标准
红花	红花 *Carthamus tinctorius* L.	花	夏季花由黄变红时采摘,阴干或晒干	药典 2020

608 西红花

【来源】鸢尾科植物番红花。

【学名】

《中国植物志》	《中国高等植物》
番红花 *Crocus sativus* L.	番红花 *Crocus sativus* Linn.

【民族药标准】

名称	植物来源	药用部位	产地加工	标准
西红花/克欻—古日古木	番红花 *Crocus sativus* L.	柱头 *	—	蒙药 2021
西红花(滋制)/苦空巨兰	番红花 *Crocus sativus* L.	柱头	—	西藏藏药炮规 2022
西红花/再法尔	番红花 *Crocus sativus* L.	柱头	—	新疆炮规 2010

【中药标准】

名称	植物来源	药用部位	产地加工	标准
西红花	番红花 *Crocus sativus* L.	柱头	—	药典 2020

附注:* 蒙药 1986 收载产地加工"秋季花开放期间,早晨将花摘下,摘取柱头,摊置,低温干燥"。

609 槐花

【来源】豆科植物槐。

【学名】

《中国植物志》	《中国高等植物》
槐 *Styphnolobium japonicum*(L.)Schott	槐 *Sophora japonica* Linn.

【民族药标准】

名称	植物来源	药用部位	产地加工	标准
槐花/华槐	槐 *Sophora japonica* Linn.	花及花蕾	夏季花开放或花蕾形成时采收,及时干燥,除去枝、梗及杂质 *	广西壮药第二卷 2011

【中药标准】

名称	植物来源	药用部位	产地加工	标准
槐花	槐 *Sophora japonica* L.	花及花蕾	夏季花开放或花蕾形成时采收,及时干燥,除去枝、梗及杂质 *	药典 2020

附注:* 前者习称"槐花",后者习称"槐米"。

610 小槐花

【来源】豆科植物小槐花。

【学名】

《中国植物志》	《中国高等植物》
小槐花 *Ohwia caudata*（Thunberg）H. Ohashi	小槐花 *Desmodium caudatum*（Thunb.）DC.

【民族药标准】

名称	植物来源	药用部位	产地加工	标准
小槐花/饿蚂蝗/鹅麻宏	小槐花 *Desmodium caudatum*（Thunb.）DC.	全株	全年均可采收,除去杂质,干燥	广西瑶药第二卷 2022
小槐花/棵文沾	小槐花 *Demodium caudatum*（Thunb.）DC.	全株	全年可采,除去杂质,干燥	广西壮药第一卷 2008

【中药标准】

名称	植物来源	药用部位	产地加工	标准
小槐花	小槐花 *Desmodium caudatum*（Thunb.）DC.	全株	全年可采,除去杂质,晒干	四川 2010
小槐花	小槐花 *Desmodium caudatum*（Thunb.）DC.	全株	全年可采,除去杂质,晒干	广西 1990
小槐花	小槐花 *Desmodium caudatum*（Thunb.）DC.	地上部分	—	药典 2020 附
饿蚂蝗	小槐花 *Desmodium caudatum*（Thunb.）DC.	地上部份	—	部颁 4 册附

611 菊花

【来源】菊科植物菊(菊花)。

【学名】

《中国植物志》	《中国高等植物》
菊花 *Chrysanthemum morifolium* Ramat.	菊花 *Dendranthema morifolium*（Ramat.）Tzvel.

【民族药标准】

名称	植物来源	药用部位	产地加工	标准
菊花/乌达巴拉—其其格	菊 *Chrysanthemum morifolium* Ramat.	头状花序	9—11 月花盛开时分批采收,阴干或焙干,或熏、蒸后晒干*	蒙药 2021

【中药标准】

名称	植物来源	药用部位	产地加工	标准
菊花	菊 *Chrysanthemum morifolium* Ramat.	头状花序	9—11 月花盛开时分批采收,阴干或焙干,或熏、蒸后晒干*	药典 2020

附注:*药材按产地和加工方法不同,分为亳菊、滁菊、贡菊、杭菊、怀菊。

612 野菊花

【来源】菊科植物野菊。

【学名】

《中国植物志》	《中国高等植物》
野菊 *Chrysanthemum indicum* Linnaeus	野菊 *Dendranthema indicum*（Linn.）Des Moul.

【民族药标准】

名称	植物来源	药用部位	产地加工	标准
野菊花/华库农	野菊 *Chrysanthemum indicum* Linn.	头状花序	秋、冬二季花初开放时采摘,晒干,或蒸后晒干	广西壮药第二卷 2011
野菊花	野菊 *Chrysanthemum indicum* L.	头状花序	—	蒙药炮规 2020

【中药标准】

名称	植物来源	药用部位	产地加工	标准
野菊花	野菊 *Chrysanthemum indicum* L.	头状花序	秋、冬二季花初开放时采摘,晒干,或蒸后晒干	药典 2020

613　金莲花

【来源】毛茛科植物金莲花。

【学名】

《中国植物志》	《中国高等植物》
金莲花 *Trollius chinensis* Bunge	金莲花 *Trollius chinensis* Bunge

【民族药标准】

名称	植物来源	药用部位	产地加工	标准
金莲花/阿拉藤花—其其格	金莲花 *Trollius chinensis* Bge.	花	夏季花开放时采摘,除去杂质,阴干	部颁蒙药
金莲花/阿拉藤花—其其格	金莲花 *Trollius chinensis* Bge.	花	夏季花开放时采摘,除去杂质,阴干	蒙药 1986
金莲花	金莲花 *Trollius chinensis* Bunge	花	—	蒙药炮规 2020

【中药标准】

名称	植物来源	药用部位	产地加工	标准
金莲花	金莲花 *Trollius chinensis* Bge.	花	夏季花开放时采摘,除去杂质,阴干	药典 1977
金莲花	金莲花 *Trollius chinensis* Bunge	花	夏季花开放时采收,除去杂质,阴干	湖北 2018
金莲花	金莲花 *Trollius chinensis* Bge.	花	夏季花开放时采摘,除去杂质,阴干或低温烘干	河北 2018
金莲花	宽瓣金莲花 *Trollius asiaticus* L. 长瓣金莲花 *Trollius macrope-talus* Fr. Schmidt. 短瓣金莲花 *Trollius ledebourii* Reichb.	花	夏季花开放时采摘,除去杂质,阴干	黑龙江 2001
金莲花	金莲花 *Trollius chinensis* Bunge	花	夏季花开时采摘,除去杂质,阴干	北京 1998
金莲花	金莲花 *Trollius chinensis* Bge.	花	夏季花开放时采摘,除去杂质,阴干	上海 1994
金莲花	金莲花 *Trollius chinensis* Bge.	花	夏季花开时采摘,除去杂质,阴干	山西 1987
金莲花	金莲花 *Trollius chinensis* Bge.	花	夏季花盛开时采摘,除去杂质,阴干	北京炮规 2023
金莲花	金莲花 *Trollius chinensis* Bge.	花	夏季花盛开时采摘,除去杂质,阴干	安徽炮规 2019
金莲花	金莲花 *Trollius chinensis* Bunge	花	夏季花开时采摘,除去杂质,阴干	天津炮规 2018
金莲花	金莲花 *Trollius chinensis* Bge.	花	—	药典 2020 附

614　石莲花

【来源】苦苣苔科植物扁叶珊瑚盘(珊瑚苣苔)、西藏珊瑚苣苔(珊瑚苣苔)、卷丝苣苔、珊瑚苣苔、卷丝苦苣苔(卷丝苣苔)、石花(珊瑚苣苔)。

【学名】

《中国植物志》	《中国高等植物》
卷丝苣苔 *Corallodiscus kingianus*(Craib)Burtt	卷丝苣苔 *Corallodiscus kingianus*(Craib)Burtt
珊瑚苣苔 *Corallodiscus lanuginosus*(Wallich ex R. Brown)B. L. Burtt	珊瑚苣苔 *Corallodiscus lanuginosus*(Wall. ex Br.)Burtt

【民族药标准】

名称	植物来源	药用部位	产地加工	标准
石莲花/扎甲哈吾	扁叶珊瑚盘 *Corallodiscus flabellatus*（Franch.）Burtt	全草	6—7 月采集,洗净泥土,晒干	部颁藏药
石莲花	西藏珊瑚苣苔 *Corallodiscus lanuginosus*（Wallich ex R. Brown）B. L. Burtt 卷丝苣苔 *Corallodiscus kingianus*（Craib）Burtt	全草	—	四川藏药制剂附
石胆草 *	珊瑚苣苔 *Corallodiscus cordatulus*（Craib）Burtt	全草#	秋、冬二季采挖,除去泥沙,鲜用或干燥	贵州第二册 2019
扁叶珊瑚盘	卷丝苣苔 *Corallodiscus kingianus*（Craib）Burtt	全草	7—8 月采集,洗净泥土,晒干	青海藏药第一册 2019
苦苣苔/查架哈吾	卷丝苦苣苔 *Corallodiscus kingianus*（Craib）Burtt	全草	花期采集全草,除去须根残叶,晾干	西藏藏药第一册 2012
扁叶珊瑚盘/志甲哈吾▲	石花 *Corallodiscus flabellatus*（Franch.） Burtt 及同属数种植物	全草	6—7 月采集,洗净泥土,晒干	青海藏药 1992

附注:* 同为中药标准收载品种;#新鲜或干燥全草;▲青海藏药炮规 2010 收载名称为"石莲花/扎甲哈吾"。

615 睡莲花

【来源】睡莲科植物雪白睡莲、睡莲(雪白睡莲)。

【学名】

《中国植物志》	《中国高等植物》
雪白睡莲 *Nymphaea candida* C. Presl	雪白睡莲 *Nymphaea candida* C. Presl

【民族药标准】

名称	植物来源	药用部位	产地加工	标准
睡莲花	雪白睡莲 *Nymphaea candida* Presl	花蕾	夏季采摘花蕾,晒干	部颁维药
睡莲花	睡莲 *Nymphaea candida* J. et C. Presl	花	初花期采收,晒干	新疆第一册 1980
睡莲花	雪白睡莲 *Nymphaea candida* C. Presl	花蕾	夏季采摘花蕾,晒干	新疆炮规 2020

616 雪莲花

【来源】菊科植物水母雪莲花(水母雪兔子)、绵头雪莲花(绵头雪兔子)。

【学名】

《中国植物志》	《中国高等植物》
水母雪兔子 *Saussurea medusa* Maxim.	水母雪兔子 *Saussurea medusa* Maxim.
绵头雪兔子 *Saussurea laniceps* Hand. -Mazz.	绵头雪兔子 *Saussurea laniceps* Hand. -Mazz.

【民族药标准】

名称	植物来源	药用部位	产地加工	标准
雪莲花/恰果苏巴	水母雪莲花 *Saussurea medusa* Maxim. 绵头雪莲花 *Saussurea laniceps* Hand. -Mazz.	全草	7—8 月采集,晒干	部颁藏药
雪莲花/夏果苏巴	水母雪莲花 *Saussurea medusa* Maxim.	全草	7—8 月采集,晒干	青海藏药 1992
雪莲花/恰果苏巴	水母雪莲花 *Saussurea medusa* Maxim. 绵头雪莲花 *Saussurea laniceps* Hand. -Mazz.	全草	7—8 月采集,晒干	青海藏药炮规 2010
水母雪莲花/玄果搜花	水母雪莲花 *Saussurea medusa* Maxim.	全草	秋季花期采收,切段,晒干	六省藏标

【中药标准】

名称	植物来源	药用部位	产地加工	标准
水母雪莲	水母雪莲 *Saussurea medusa* Maxim.	全草	秋季花开时采收,除去枯叶及泥土,阴干	甘肃 2009
雪莲花	水母雪莲花 *Saussurea medusa* Maxim. 绵头雪莲花 *Saussurea laniceps* Hand. -Mazz.	全草	7—8 月采集,晒干	贵州 2003
雪莲花	红雪兔 *Saussurea leucoma* Diels 小红兔 *Saussurea tridactyla* Shcultz. -Bip. 白雪兔 *Saussurea eriocephala* Franch.	全草	秋季采集,除去泥土,晒干	云南 1996
雪莲花	水母雪莲花 *Saussurea medusa* Maxim.	全草	5—6 月采收,将花未开放的全株拔起,抖净泥沙,晾干	四川 1987
雪莲花/下果素巴	水母雪莲花 *Saussurea medusa* Maxim.	全草	夏季采收,除去泥沙和杂质,晒干	青海 1986
雪莲花	绵头雪莲花 *Saussurea laniceps* Hand. -Mazz. 水母雪莲花 *Saussurea medusa* Maxim.	全草	6—7 月开花时采挖,除去杂质、泥土,干燥	安徽炮规 2019
雪莲花	水母雪莲花 *Saussurea medusa* Maxim. 绵头雪莲花 *Saussurea laniceps* Hand. -Mazz.	全草	—	重庆炮规 2006

617 天山雪莲花

【来源】菊科植物雪莲花、天山雪莲(雪莲花)。

【学名】

《中国植物志》	《中国高等植物》
雪莲花 *Saussurea involucrata*(Kar. et Kir.)Sch. -Bip.	雪莲花 *Saussurea involucrata*(Kar. et Kir.)Sch. -Bip.

【民族药标准】

名称	植物来源	药用部位	产地加工	标准
天山雪莲花	雪莲花 *Saussurea involucrata* Kar. et Kir.	地上部分	七月花开时采集,阴干	新疆 1987
天山雪莲/卡尔来力斯	天山雪莲 *Saussurea involucrata*(Kar. et Kir.)Sch. -Bip.	地上部分	夏、秋二季花开时采收,阴干	新疆炮规 2010

【中药标准】

名称	植物来源	药用部位	产地加工	标准
天山雪莲*	天山雪莲 *Saussurea involucrata*（Kar. et Kir.）Sch. -Bip.	地上部分	夏、秋二季花开时采收，阴干	药典 2020

附注：*部颁中药材收载"雪莲花"。

618 长毛银莲花

【来源】毛茛科植物长毛银莲花。

【学名】

《中国植物志》	《新疆植物志》
长毛银莲花 *Anemone narcissiflora* subsp. *crinita*（Juzepczuk）Kitagawa	长毛银莲花 *Anemone narcissiflora* var. *crinita*（Juz.）Tamura

【民族药标准】

名称	植物来源	药用部位	产地加工	标准
长毛银莲花/乌苏图—宝根—查干—其其格	长毛银莲花 *Anemone narcissiflora* var. *crinita*（Juz.）Tamura	全草	6—9 月采收，除去杂质，晒干	蒙药 2021

619 阿尔泰金莲花

【来源】毛茛科植物阿尔泰金莲花。

【学名】

《中国植物志》	《中国药用植物志》
阿尔泰金莲花 *Trollius altaicus* C. A. Mey.	阿尔泰金莲花 *Trollius altaicus* C. A. Mey.

【民族药标准】

名称	植物来源	药用部位	产地加工	标准
阿尔泰金莲花	阿尔泰金莲花 *Trollius altaicus* C. A. Mey.	花	夏季盛花期采摘，除去杂质，阴干	维药第一册 2010

620 石花

【来源】梅花衣科植物粉芽网纹大叶梅（粉网大叶梅）、大叶梅（大叶梅衣）、藻纹梅花衣（石梅衣）、牛皮叶（肺衣），黄枝衣科植物丽石黄衣（红石黄衣）。

【学名】

《中国药用植物志》	《中国地衣志》
粉网大叶梅 *Parmotrema reticulatum*（Taylor）M. Choisy（《中国地衣型真菌综览》）	粉芽网纹大叶梅 *Parmotrema reticulatum*（Taylor）M. Choisy
大叶梅衣 *Parmotrema tinctorum*（Nyl.）Hale	大叶梅 *Parmotrema tinctorum*（Despr. ex Nyl.）Hale
石梅衣 *Parmelia saxatilis*（L.）Ach.	石梅衣 *Parmelia saxatilis*（L.）Ach.
牛皮叶 *Sticta pulmonacea* Ach.（《中国医学百科全书·藏医学》）	肺衣 *Lobaria pulmonaria*（L.）Hoffm.（《世界药用植物速查辞典》）
丽石黄衣 *Xanthoria elegans*（Link）Th. Fr.（《中国生物物种名录》）	红石黄衣 *Xanthoria elegans*（Link）Th. Fr.（《中国地衣植物图鉴》）

【民族药标准】

名称	植物来源	药用部位	产地加工	标准
石花/哈登—哈嘎	粉芽网纹大叶梅 *Parmotrema reticulatum*（Taylor）M. Choisy 大叶梅 *Parmotrema tinctorum*（Despr. ex Nyl.）Hale	地衣体	生于树干上或岩石表面的腐殖质上，全年可采，铲下后，除净杂质，晒干	蒙药 2021
石花/多志合	藻纹梅花衣 *Parmelia saxatilis*（L.）Ach.	全体	全年均可采收，水中漂洗，除去杂质，晒干	青海藏药炮规 2010
石花/多志合	藻纹梅花衣 *Parmelia saxatilis* Ach. 牛皮叶 *Sticta pulmonacea* Ach.	全体	—	青海藏药 1992 附
石花/多志合	藻纹梅花衣 *Parmelia saxatilis*（L.）Ach. 丽石黄衣 *Xanthoria elegans*（Link）Th. Fr.	全体	全年均可采收，除去泥沙和杂质，洗净，晒干	青海公告 2021*

【中药标准】

名称	植物来源	药用部位	产地加工	标准
石花	梅衣 *Parmelia saxatilis* Ach.	地衣体	铲下后除净杂质，晒干	宁夏 2018

续表

名称	植物来源	药用部位	产地加工	标准
石花	石梅衣 *Parmelia saxatilis* Ach.	叶状体	全年均可采收,除去泥土杂质,晒干	天津炮规 2018
石花	梅藓 *Parmelia saxatilis* Ach.	全体	—	山东 2002 附

附注:*青海《关于征求斑花黄堇等21种藏药材质量标准(征求意见稿)意见的函》DYB63-QHZYC018-2021。

621 银花

【来源】忍冬科植物黄褐毛忍冬(大花忍冬)、细毡毛忍冬、灰毡毛忍冬(大花忍冬)。

【学名】

《中国植物志》	《中国高等植物》
大花忍冬 *Lonicera macrantha*(D. Don)Spreng.	大花忍冬 *Lonicera macrantha*(D. Don)Spreng.
细毡毛忍冬 *Lonicera similis* Hemsl.	细毡毛忍冬 *Lonicera similis* Hemsl.

【民族药标准】

名称	植物来源	药用部位	产地加工	标准
银花#	黄褐毛忍冬 *Lonicera fulvotomentosa* Hsu et S. C. Cheng 细毡毛忍冬 *Lonicera similis* Hemsl. 灰毡毛忍冬 *Lonicera macranthoides* Hand. -Mazz.	花蕾或带初开的花	花开放前采收,干燥	贵州 2003

【中药标准】

名称	植物来源	药用部位	产地加工	标准
川银花	细毡毛忍冬 *Lonicera similis* Hemsl. 淡红忍冬 *Lonicera acuminata* Wall.	花蕾或带初开的花*	夏初晴天早上花开放前采收,蒸、炒杀青后干燥	四川 2010

附注:*前者习称"南江银花",后者习称"肚子银花"或"沐川银花";#同为中药标准收载品种。

622 金银花

【来源】忍冬科植物忍冬。

【学名】

《中国植物志》	《中国高等植物》
忍冬 *Lonicera japonica* Thunb.	忍冬 *Lonicera japonica* Thunb.

【民族药标准】

名称	植物来源	药用部位	产地加工	标准
金银花/阿拉塔—孟根—其其格	忍冬 *Lonicera japonica* Thunb.	花蕾或带初开的花*	夏初花开放前采收,干燥	蒙药 2021

【中药标准】

名称	植物来源	药用部位	产地加工	标准
金银花	忍冬 *Lonicera japonica* Thunb.	花蕾或带初开的花	夏初花开放前采收,干燥	药典 2020

附注:*蒙药 1986 收载来源有"忍冬 *Lonicera japonica* Thunb.、红腺忍冬 *Lonicera hypoglauca* Miq.、山银花 *Lonicera confusa* DC. 和毛花柱忍冬 *Lonicera dasystyla* Rehd."。

623 山银花

【来源】忍冬科植物灰毡毛忍冬(大花忍冬)、红腺忍冬(菰腺忍冬)、华南忍冬。

【学名】

《中国植物志》	《中国高等植物》
大花忍冬 *Lonicera macrantha*(D. Don)Spreng.	大花忍冬 *Lonicera macrantha*(D. Don)Spreng.
菰腺忍冬 *Lonicera hypoglauca* Miq.	菰腺忍冬 *Lonicera hypoglauca* Miq.
华南忍冬 *Lonicera confusa*(Sweet)DC.	华南忍冬 *Lonicera confusa*(Sweet)DC.

【民族药标准】

名称	植物来源	药用部位	产地加工	标准
山银花/银华岜	灰毡毛忍冬 *Lonicera macranthoides* Hand. -Mazz. 红腺忍冬 *Lonicera hypoglauca* Miq. 华南忍冬 *Lonicera confusa* DC.	花蕾或带初开的花	夏初花开放前采收,干燥	广西壮药第一卷 2008

【中药标准】

名称	植物来源	药用部位	产地加工	标准
山银花	灰毡毛忍冬 *Lonicera macranthoides* Hand.-Mazz. 红腺忍冬 *Lonicera hypoglauca* Miq. 华南忍冬 *Lonicera confusa* DC. 黄褐毛忍冬 *Lonicera fulvotomentosa* Hsu et S. C. Cheng	花蕾或带初开的花	夏初花开放前采收,干燥	药典 2020

624 水银花

【来源】忍冬科植物毛花柱忍冬(华南忍冬、水忍冬)。

【学名】

《中国植物志》	《中国高等植物》
华南忍冬 *Lonicera confusa*(Sweet)DC.	水忍冬 *Lonicera dasystyla* Rehd.

【民族药标准】

名称	植物来源	药用部位	产地加工	标准
水银花/银花忍	毛花柱忍冬 *Lonicera dasystyla* Rehder	花蕾或带初开的花	春末夏初可采收,干燥	广西壮药第二卷 2011

625 报春花

【来源】报春花科植物钟花报春、锡金报春(钟花报春)。

【学名】

《中国植物志》	《中国高等植物》
钟花报春 *Primula sikkimensis* Hook.	钟花报春 *Primula sikkimensis* Hook.

【民族药标准】

名称	植物来源	药用部位	产地加工	标准
报春花/相相志吾	钟花报春 *Primula sikkimensis* Hook. 及同属数种植物	花	花盛期采集花序,除去枝叶,晾干	青海藏药 1992
锡金报春/象志色保	锡金报春 *Primula sikkimensis* Hook.	花	盛花期采摘,除净杂质,阴干	部颁藏药
锡金报春/象志色保	锡金报春 *Primula sikkimensis* Hook.	花	盛花期采摘,除净杂质,阴干	青海藏药炮规 2010

626 迎春花

【来源】木樨科植物迎春花。

【学名】

《中国植物志》	《中国高等植物》
迎春花 *Jasminum nudiflorum* Lindl.	迎春花 *Jasminum nudiflorum* Lindl.

【民族药标准】

名称	植物来源	药用部位	产地加工	标准
迎春花 *	迎春花 *Jasminum nudiflorum* Lindl.	叶和花	春、夏、秋三季均可采摘,干燥	贵州第二册 2019

附注:*同为中药标准收载品种。

627 蚕豆花

【来源】豆科植物蚕豆。

【学名】

《中国植物志》	《中国高等植物》
蚕豆 *Vicia faba* L.	蚕豆 *Vicia faba* Linn.

【民族药标准】

名称	植物来源	药用部位	产地加工	标准
蚕豆花/蚕豆—宝日其更—其其格	蚕豆 *Vicia faba* L.	花	清明节前后,开花时采收,晒干	蒙药 2021

【中药标准】

名称	植物来源	药用部位	产地加工	标准
蚕豆花	蚕豆 *Vicia faba* L.	花	4 月开花时采收,除去杂质,晒干	上海 1994

续表

名称	植物来源	药用部位	产地加工	标准
蚕豆花	蚕豆 *Vicia faba* L.	花	清明节前后开花时采收,晒干或烘干	上海炮规 2018
蚕豆花	蚕豆 *Vicia faba* L.	将开放的花	—	浙江炮规 2005
蚕豆花	蚕豆	花	—	安徽炮规 1980
蚕豆花	蚕豆	花	—	江苏炮规 1980

628 豌豆花

【来源】豆科植物豌豆。

【学名】

《中国植物志》	《中国高等植物》
豌豆 *Pisum sativum* L.	豌豆 *Pisum sativum* Linn.

【民族药标准】

名称	植物来源	药用部位	产地加工	标准
豌豆花/豌豆—音—其其格	豌豆 *Pisum sativum* L.	花	夏、秋二季花将开放时,采摘,除去杂质,阴干	部颁蒙药
豌豆花/豌豆—宝日其根—其其格	豌豆 *Pisum sativum* L.	花	夏、秋二季花将开放时采摘,除去杂质,阴干	蒙药 1986
豌豆花	豌豆 *Pisum sativum* L.	花	—	蒙药炮规 2020
豌豆花	豌豆 *Pisum sativum* L.	花	—	部颁藏药附
豌豆花/森美梅朵	豌豆 *Pisum sativum* Linn.	花	6—7月采花。除去杂质,晾干	西藏公告 2022 *

附注:*西藏《关于征求红糖等38个地方药材质量标准(草案)意见建议的公告》2022.11.29。

629 草乌花

【来源】毛茛科植物北乌头。

【学名】

《中国植物志》	《中国高等植物》
北乌头 *Aconitum kusnezoffii* Reichb.	北乌头 *Aconitum kusnezoffii* Reichb.

【民族药标准】

名称	植物来源	药用部位	产地加工	标准
草乌花/泵—阿音—其其格	北乌头 *Aconitum kusnezoffii* Reichb.	花	夏、秋二季花开时采收,阴干	部颁蒙药
草乌花/泵—阿音—其其格	北乌头 *Aconitum kusnezoffii* Reichb.	花	夏、秋二季花开时采收,阴干	蒙药 1986

630 翠雀花

【来源】毛茛科植物大花飞燕草(翠雀)、囊距翠雀花、黄毛翠雀花、囊距翠雀(囊距翠雀花)。

【学名】

《中国植物志》	《中国高等植物》
翠雀 *Delphinium grandiflorum* L.	翠雀 *Delphinium grandiflorum* L.(《中国药用植物志》)
囊距翠雀花 *Delphinium brunonianum* Royle	囊距翠雀花 *Delphinium brunonianum* Royle
黄毛翠雀花 *Delphinium chrysotrichum* Finet et Gagnep.	黄毛翠雀花 *Delphinium chrysotrichum* Finet et Gagnep.

【民族药标准】

名称	植物来源	药用部位	产地加工	标准
翠雀花/波日—其其格	大花飞燕草 *Delphinium grandiflorum* L.	全草	7—8月采收,漂洗,晒干	蒙药 2021
翠雀花/掐国贝	囊距翠雀花 *Delphinium brunonianum* Royle	地上部分	夏季采集地上部分,晾干	西藏藏药第二册 2012
翠雀花	囊距翠雀花 *Delphinium brunonianum* Royle 黄毛翠雀花 *Delphinium chrysotrichum* Finet et Gagnep.	全草	—	四川藏药制剂附
囊距翠雀/玄果贝	囊距翠雀 *Delphinium brunonianum* Royle	地上部分	秋初花期采收,阴干	六省藏标

631 蓝翠雀花

【来源】毛茛科植物蓝翠雀花。

【学名】

《中国植物志》	《中国高等植物》
蓝翠雀花 *Delphinium caeruleum* Jacq. ex Camb.	蓝翠雀花 *Delphinium caeruleum* Jacq. ex Camb.

【民族药标准】

名称	植物来源	药用部位	产地加工	标准
蓝翠雀花	蓝翠雀花 *Delphinium caeruleum* Jacq. ex Camb.	全草	—	四川藏药制剂附

632 白蓝翠雀花

【来源】毛茛科植物白蓝翠雀花。

【学名】

《中国植物志》	《中国高等植物》
白蓝翠雀花 *Delphinium albocoeruleum* Maxim.	白蓝翠雀花 *Delphinium albocoeruleum* Maxim.

【民族药标准】

名称	植物来源	药用部位	产地加工	标准
白蓝翠雀花	白蓝翠雀花 *Delphinium albocoeruleum* Maxim.	地上部分	—	四川藏药制剂附

633 地桃花

【来源】锦葵科植物肖梵天花(地桃花)、地桃花。

【学名】

《中国植物志》	《中国高等植物》
地桃花 *Urena lobata* L.	地桃花 *Urena lobata* Linn.

【民族药标准】

名称	植物来源	药用部位	产地加工	标准
地桃花/关紧	肖梵天花 *Urena lobata* L.	地上部分	秋季采收,除去杂质,干燥	广西瑶药第二卷 2022
地桃花 *	地桃花 *Urena lobata* L.	全草	全年均可采收,除去杂质洗净,晒干	贵州第一册 2019
地桃花/华讨南	肖梵天花 *Urena lobata* L.	地上部分	秋季采收,除去杂质,干燥	广西壮药第一卷 2008
地桃花 #	地桃花 *Urena lobata* L.	地上部分	—	湖南炮规 2021

【中药标准】

名称	植物来源	药用部位	产地加工	标准
地桃花	地桃花 *Urena lobata* Linnaeus	地上部分	秋季采收,除去杂质,晒干	湖南 2009
肖梵天花	肖梵天花 *Urena lobata* L.	全草	秋季采挖,除去泥沙,晒干	福建 2006
地桃花	肖梵天花 *Urena lobata* L.	地上部分	秋季采收,除去杂质,晒干	广西 1990
地桃花	肖梵天花 *Urena lobata* L.	地上部分	—	药典 2020 附
肖梵天花	肖梵天花 *Urena lobata* L.	全草	—	药典 2020 附
地桃花	肖梵天花 *Urena lobata* L.	全草	—	部颁 12 册附

附注:* 同为中药标准收载品种;#【民族药名】娃把(侗),野桃花(瑶)。

634 棣棠花

【来源】蔷薇科植物棣棠(棣棠花)、重瓣棣棠(重瓣棣棠花)。

【学名】

《中国植物志》	《中国高等植物》
棣棠 *Kerria japonica* (L.) DC.	棣棠花 *Kerria japonica* (Linn.) DC.
重瓣棣棠花 *Kerria japonica* f. *pleniflora* (Witte) Rehd.	重瓣棣棠花 *Kerria japonica* f. *pleniflora* (Witte) Rehd.

【民族药标准】

名称	植物来源	药用部位	产地加工	标准
棣棠花 *	棣棠 *Kerria japonica*(L.)DC. 重瓣棣棠 *Kerria japonica*(L.)DC. f. *pleniflora*(Witte)Rehd.	花	春末夏初花盛开时采收,干燥	贵州第一册 2019

附注:* 同为中药标准收载品种。

635 杜鹃花

【来源】杜鹃花科植物大板山杜鹃(陇蜀杜鹃)、陇蜀杜鹃、凝花杜鹃(凝毛杜鹃)。

【学名】

《中国植物志》	《中国高等植物》
陇蜀杜鹃 *Rhododendron przewalskii* Maxim.	陇蜀杜鹃 *Rhododendron przewalskii* Maxim.
凝毛杜鹃 *Rhododendron phaeochrysum* var. *agglutinatum*(Balf. f. et Forrest)Chamb. ex Cullen et Chamb.	凝毛杜鹃花 *Rhododendron phaeochrysum* Balf. f. et W. W. Sm. var. *agglutinatum*(Balf. f. et Forrest)D. F. Chamb.(《中国药用植物志》)

【民族药标准】

名称	植物来源	药用部位	产地加工	标准
杜鹃花/达玛	大板山杜鹃 *Rhododendron dabanshanense* Fang et Wang 陇蜀杜鹃 *Rhododendron przewalskii* Maxim.	花	花期采集,晒干	部颁藏药
杜鹃花/达玛	大板山杜鹃 *Rhododendron dabanshanense* Fang et Wang 陇蜀杜鹃 *Rhododendron przewalskii* Maxim.	花	花期采集,晾干	青海藏药炮规 2010
达玛	陇蜀杜鹃 *Rhododendron przewalskii* Maxim. 凝花杜鹃 *Rhododendron agglutinatum* Balf. f. et Forrest.	花	夏末秋初花期采收,阴干	六省藏标
大坂山杜鹃/达合玛	大坂山杜鹃 *Rhododendron dabanshanense* Fang et Wang	花	花期采集,晒干	青海藏药 1992

【中药标准】

名称	植物来源	药用部位	产地加工	标准
杜鹃花	杜鹃 *Rhododendron simsii* Planchon	花	春季花盛开时采收,干燥	山东 2022
杜鹃花	杜鹃 *Rhododendron simsii* Planchon	花	—	湖南 2009

636 凤仙花

【来源】凤仙花科植物凤仙花。

【学名】

《中国植物志》	《中国高等植物》
凤仙花 *Impatiens balsamina* L.	凤仙花 *Impatiens balsamina* Linn.

【民族药标准】

名称	植物来源	药用部位	产地加工	标准
凤仙花/ 浩木森—宝德格—其其格	凤仙花 *Impatiens balsamina* L.	花	夏、秋二季花开时,采摘,晒干	部颁蒙药
凤仙花 #	凤仙花 *Impatiens balsamina* L.	花 *	夏末秋初采收,鲜用或干燥	贵州第二册 2019
凤仙花/ 浩木森—宝德格—其其格	凤仙花 *Impatiens balsamina* L.	花	夏、秋二季花开期,下午采收,晒干	蒙药 1986

【中药标准】

名称	植物来源	药用部位	产地加工	标准
凤仙花	凤仙花 *Impatiens balsamina* L.	花	夏、秋二季花初开时采摘,晾干	河北 2018
凤仙花	凤仙花 *Impatiens balsamina* L.	花	夏、秋二季花初开放时采收,除去花梗及杂质,阴干	湖北 2018
凤仙花	凤仙花 *Impatiens balsamina* L.	花	采集已开放的花,晾干	山东 2002
凤仙花	凤仙花 *Impatiens balsamina* L.	花	夏、秋二季采摘初开的花朵,晒干	上海 1994
凤仙花	凤仙花 *Impatiens balsamina* L.	花 *	夏、秋二季采摘初开的花朵,鲜用;或晒干	北京炮规 2023

名称	植物来源	药用部位	产地加工	标准
凤仙花	凤仙花 *Impatiens balsamina* L.	花	夏、秋二季花开时,采集已开放的花,晾干	安徽炮规 2019
凤仙花	凤仙花 *Impatiens balsamina* L.	花	夏季花开时采摘,阴干或低温干燥	天津炮规 2018

附注:＊新鲜或干燥花;#同为中药标准收载品种。

637 芙蓉花

【来源】锦葵科植物木芙蓉。

【学名】

《中国植物志》	《中国高等植物》
木芙蓉 *Hibiscus mutabilis* L.	木芙蓉 *Hibiscus mutabilis* Linn.

【民族药标准】

名称	植物来源	药用部位	产地加工	标准
芙蓉花/木芙蓉花▲	木芙蓉 *Hibiscus mutabilis* L.	花	秋季采摘初开放的花,干燥	贵州 2003

【中药标准】

名称	植物来源	药用部位	产地加工	标准
木芙蓉花	木芙蓉 *Hibiscus mutabilis* L.	花	秋季采收,晒干	部颁中药材
木芙蓉花	木芙蓉 *Hibiscus mutabilis* L.	花	夏、秋二季采收,摘取花蕾或初开放的花朵,干燥	广东第三册 2018
木芙蓉花	木芙蓉 *Hibiscus mutabilis* L.	花#	夏、秋二季采收初开放的花朵,鲜用或晒干	甘肃炮规 2022
木芙蓉花	木芙蓉 *Hibiscus mutabilis* L.	花	夏、秋二季采摘初开的花朵,及时干燥	安徽炮规 2019
木芙蓉花	木芙蓉 *Hibiscus mutabilis* L.	花	秋季花开时采收,晒干	天津炮规 2018
木芙蓉花	木芙蓉 *Hibiscus mutabilis* L.	花＊	—	重庆炮规 2006

附注:＊鲜花或干燥花;#鲜品或干燥的花;▲同为中药标准收载品种。

638 狗娃花

【来源】菊科植物阿尔泰狗娃花。

【学名】

《中国植物志》	《中国高等植物》
阿尔泰狗娃花 *Aster altaicus* Willd.	阿尔泰狗娃花 *Heteropappus altaicus*（Willd.）Novopokr.

【民族药标准】

名称	植物来源	药用部位	产地加工	标准
阿尔泰狗娃花/ 巴嘎—浩您—奴敦—其其格	阿尔泰狗娃花 *Heteropappus altaicus*（Willd.）Novopokr.	头状花序	夏、秋二季花开时采收,阴干	部颁蒙药
阿尔泰狗娃花/ 巴嘎—浩您—奴敦—其其格	阿尔泰狗娃花 *Heteropappus altaicus*（Willd.）Novopokr.	头状花序	夏、秋二季花开时采收,阴干	蒙药 1986
狗娃花	阿尔泰狗娃花 *Heteropappus altaicus*（Willd.）Novopokr.	头状花序	—	蒙药炮规 2020

639 狗仔花

【来源】菊科植物咸虾花。

【学名】

《中国植物志》	《中国高等植物》
咸虾花 *Cyanthillium patulum*（Aiton）H. Robinson	咸虾花 *Vernonia patula*（Dryand.）Merr.

【民族药标准】

名称	植物来源	药用部位	产地加工	标准
狗仔花/用拢麻	咸虾花 *Vernonia patula*（Dryand.）Merr.	全草	夏、秋季采收,除去杂质,切段,晒干	广西壮药第三卷 2018
狗仔花/骨端旁	咸虾花 *Vernonia patula*（Dryand.）Merr.	全草	夏、秋季采收,除去杂质,切段,晒干	广西瑶药第一卷 2014

【中药标准】

名称	植物来源	药用部位	产地加工	标准
狗仔花	咸虾花 *Vernonia patula*（Dry.）Merr.	全草	夏、秋季采收,除去杂质,切段,晒干	广西 1990

640 蛤蟆花

【来源】爵床科植物刺苞老鼠簕。

【学名】

《中国植物志》	《中国高等植物》
刺苞老鼠簕 *Acanthus leucostachyus* Wall. ex Nees	刺苞老鼠簕 *Acanthus leucostachyus* Wall. ex Nees

【民族药标准】

名称	植物来源	药用部位	产地加工	标准
蛤蟆花/帕夯喃	刺苞老鼠簕 *Acanthus leucostachyus* Wall. ex Nees	全草	全年可采,洗净,除去杂质,干燥	云南傣药 2005

641 蒿柳花

【来源】杨柳科植物蒿柳。

【学名】

《中国植物志》	《中国高等植物》
蒿柳 *Salix schwerinii* E. L. Wolf	蒿柳 *Salix viminalis* Linn.

【民族药标准】

名称	植物来源	药用部位	产地加工	标准
蒿柳花	蒿柳 *Salix viminalis* L.	雄花序	春季初花期采收,晒干	维药第一册 2010

642 黄花柳花

【来源】杨柳科植物黄花柳。

【学名】

《中国植物志》	《中国高等植物》
黄花柳 *Salix caprea* L.	黄花柳 *Salix caprea* Linn.

【民族药标准】

名称	植物来源	药用部位	产地加工	标准
黄花柳花	黄花柳 *Salix caprea* L.	花序	—	部颁维药附

643 鸡冠花

【来源】苋科植物鸡冠花。

【学名】

《中国植物志》	《中国高等植物》
鸡冠花 *Celosia cristata* L.	鸡冠花 *Celosia cristata* Linn.

【民族药标准】

名称	植物来源	药用部位	产地加工	标准
鸡冠花/铁汉—色其格—其其格	鸡冠花 *Celosia cristata* L.	花序	秋季花盛开时采收,晒干	蒙药 2021
鸡冠花/塔及古丽	鸡冠花 *Celosia cristata* L.	花序	秋季花盛开时采收,晒干	新疆炮规 2010

【中药标准】

名称	植物来源	药用部位	产地加工	标准
鸡冠花	鸡冠花 *Celosia cristata* L.	花序	秋季花盛开时采收,晒干	药典 2020

644 款冬花

【来源】菊科植物款冬。

【学名】

《中国植物志》	《中国高等植物》
款冬 *Tussilago farfara* L.	款冬 *Tussilago farfara* Linn.

【民族药标准】

名称	植物来源	药用部位	产地加工	标准
款冬花/温都森—朝木日力格	款冬 *Tussilago farfara* L.	花蕾	12月或地冻前采收,阴干	蒙药2021

【中药标准】

名称	植物来源	药用部位	产地加工	标准
款冬花	款冬 *Tussilago farfara* L.	花蕾	12月或地冻前当花尚未出土时采挖,除去花梗和泥沙,阴干	药典2020

645 蜡梅花

【来源】蜡梅科植物蜡梅。

【学名】

《中国植物志》	《中国高等植物》
蜡梅 *Chimonanthus praecox*(L.)Link	蜡梅 *Chimonanthus praecox*(Linn.)Link

【民族药标准】

名称	植物来源	药用部位	产地加工	标准
蜡梅花*	蜡梅 *Chimonanthus praecox*(L.)Link	花蕾	冬季采摘,干燥或低温烘干	贵州第二册2019

【中药标准】

名称	植物来源	药用部位	产地加工	标准
腊梅花	蜡梅 *Chimonanthus praecox*(L.)Link	花蕾	1—3月采摘,晒干或烘干	部颁中药材
腊梅花	蜡梅 *Chimonanthus praecox*(Linn.)Link	花蕾	冬季采摘,晒干或低温烘干	湖北2018
腊梅花	蜡梅 *Chimonanthus praecox*(L.)Link	花蕾或初开的花	12月至翌年1月花苞待放时或初开时采摘,低温烘干	江苏2016
腊梅花	腊梅 *Chimonanthus praecox*(L.)Link 素心腊梅 *Chimonanthus praecox*(L.)Link var. *cencolor* Makino 红心腊梅 *Chimonanthus praecox*(L.)Link var. *grandiflorus* Rehd. et Wils. 狗爪腊梅 *Chimonanthus praecox*(L.)Link var. *typicus* Makino	花蕾	冬季采摘,低温干燥	四川1987
腊梅花	蜡梅 *Chimonanthus praecox*(L.)Link	花蕾	冬季采摘,晒干或低温烘干	安徽炮规2019
腊梅花	蜡梅 *Chimonanthus praecox*(L.)Link	花蕾或花	冬季采摘,晒干或低温烘干	天津炮规2018
蜡梅花	蜡梅 *Chimonanthus praecox*(L.)Link	花蕾	—	重庆炮规2006

附注:*同为中药标准收载品种。

646 蓝蓟花

【来源】紫草科植物蓝蓟。

【学名】

《中国植物志》	《中国高等植物》
蓝蓟 *Echium vulgare* L.	蓝蓟 *Echium vulgare* Linn.

【民族药标准】

名称	植物来源	药用部位	产地加工	标准
蓝蓟花	蓝蓟 *Echium vulgare* L.	花	夏季花盛开期采收,阴干	维药第一册2010

647 蓝盆花

【来源】川续断科植物窄叶蓝盆花、华北蓝盆花(窄叶蓝盆花)。

【学名】

《中国植物志》	《中国高等植物》
窄叶蓝盆花 *Scabiosa comosa* Fisch. ex Roem. et Schult.	窄叶蓝盆花 *Scabiosa comosa* Fisch. ex Roem. et Schult.

【民族药标准】

名称	植物来源	药用部位	产地加工	标准
蓝盆花/套森—套日麻	窄叶蓝盆花 *Scabiosa comosa* Fisch. ex Roem. et Schult. 华北蓝盆花 *Scabiosa tschilliensis* Grunning	花序	夏季花将开放时采摘,阴干	部颁蒙药
蓝盆花/套森—套日麻	窄叶蓝盆花 *Scabiosa comosa* Fisch. ex Roem. et Schult. 华北蓝盆花 *Scabiosa tschilliensis* Grunning	花序	夏季花欲开放时,分批采摘,阴干	蒙药 1986
蓝盆花	窄叶蓝盆花 *Scabiosa comosa* Fisch. ex Roem. et Schult. 华北蓝盆花 *Scabiosa tschilliensis* Grunning	花序	—	蒙药炮规 2020

648 肋柱花

【来源】龙胆科植物肋柱花(辐状肋柱花)。

【学名】

《中国植物志》	《中国高等植物》
辐状肋柱花 *Lomatogonium rotatum* (L.) Fries ex Nym.	辐状肋柱花 *Lomatogonium rotatum* (Linn.) Fries ex Nyman

【民族药标准】

名称	植物来源	药用部位	产地加工	标准
肋柱花/哈比日根—地格达	肋柱花 *Lomatogonium rotatum* (L.) Fries ex Nym.	全草	夏、秋二季花开时采收,除去杂质,阴干	部颁蒙药
肋柱花/哈比日根—地格达	肋柱花 *Lomatogonium rotatum* (L.) Fries ex Nym.	全草	夏、秋二季花开时采收。除去杂质,阴干	蒙药 1986
肋柱花	肋柱花 *Lomatogonium rotatum* (L.) Fries ex Nym.	全草	—	蒙药炮规 2020

649 小角柱花

【来源】白花丹科植物小蓝雪花、架棚(小蓝雪花)。

【学名】

《中国植物志》	《中国高等植物》
小蓝雪花 *Ceratostigma minus* Stapf ex Prain	小蓝雪花 *Ceratostigma minus* Stapf ex Prain

【民族药标准】

名称	植物来源	药用部位	产地加工	标准
小角柱花	小蓝雪花 *Ceratostigma minus* Stapf ex Prain	地上部分	7—8 月割取地上部分,晒干	四川藏药 2020
小角柱花/兴居如玛	架棚 *Ceratostigma minus* Stapf ex Prain	全草	秋季采集,晾干	西藏藏药第二册 2012

【中药标准】

名称	植物来源	药用部位	产地加工	标准
对节蓝	紫金标 *Ceratostigma minus* Stapf	根	—	部颁 14 册附

650 冷水花

【来源】荨麻科植物冷水花。

【学名】

《中国植物志》	《中国高等植物》
冷水花 *Pilea notata* C. H. Wright	冷水花 *Pilea notata* C. H. Wright

【民族药标准】

名称	植物来源	药用部位	产地加工	标准
冷水花 *	冷水花 *Pilea notata* C. H. Wright	全草 #	花期前后采收,洗净,鲜用或晒干	贵州 2003

　　附注:*同为中药标准收载品种;#新鲜或干燥全草。

651 甜叶冷水花

【来源】荨麻科植物粗齿冷水花。

【学名】

《中国植物志》	《中国高等植物》
粗齿冷水花 *Pilea sinofasciata* C. J. Chen	粗齿冷水花 *Pilea sinofasciata* C. J. Chen

【民族药标准】

名称	植物来源	药用部位	产地加工	标准
甜叶冷水花/董咪众	粗齿冷水花 *Pilea sinofasciata* C. J. Chen	全草	夏、秋季采收,干燥	广西瑶药第二卷 2022
甜叶冷水花/盟耐忍	粗齿冷水花 *Pilea sinofasciata* C. J. Chen	全草	夏、秋季采收,干燥	广西壮药第三卷 2018

652 龙船花

【来源】茜草科植物龙船花。

【学名】

《中国植物志》	《中国高等植物》
龙船花 *Ixora chinensis* Lam.	龙船花 *Ixora chinensis* Lam.

【民族药标准】

名称	植物来源	药用部位	产地加工	标准
龙船花/华如龙	龙船花 *Ixora chinensis* Lam.	地上部分	全年均可采收,切段,干燥	广西壮药第三卷 2018

【中药标准】

名称	植物来源	药用部位	产地加工	标准
龙船花	龙船花 *Ixora chinensis* Lam.	根和茎	秋后采挖,除去杂质,洗净,干燥	广东第三册 2018

653 龙胆花

【来源】龙胆科植物黄花龙胆、大花龙胆。

【学名】

《中国植物志》	《中国高等植物》
黄花龙胆 *Gentiana flavomaculata* Hayata	黄花龙胆 *Gentiana flavo-maculata* Hayata
大花龙胆 *Gentiana szechenyii* Kanitz	大花龙胆 *Gentiana szechenyii* Kanitz

【民族药标准】

名称	植物来源	药用部位	产地加工	标准
龙胆花/榜间嘎保	黄花龙胆 *Gentiana algida* Pall. var. *przewarskii* (Makim.) Kasnez 大花龙胆 *Gentiana szechenyii* Kantiz	花	秋季花期采收,阴干	六省藏标

654 漏芦花

【来源】菊科植物祁州漏芦(漏芦)。

【学名】

《中国植物志》	《中国高等植物》
漏芦 *Rhaponticum uniflorum* (L.) DC.	漏芦 *Stemmacantha uniflora* (Linn.) Dittrich

【民族药标准】

名称	植物来源	药用部位	产地加工	标准
漏芦花/洪古日朱勒	祁州漏芦 *Rhaponticum uniflorum* (L.) DC.	头状花序	春季花开时采摘,阴干	部颁蒙药
漏芦花/洪古乐朱日	祁州漏芦 *Rhaponticum uniflorum* (L.) DC.	头状花序	春季花开时采摘,除去杂质,阴干	蒙药 1986
漏芦花	祁州漏芦 *Rhaponticum uniflorum* (L.) DC.	头状花序	—	蒙药炮规 2020

655 葎草花

【来源】桑科植物葎草。

【学名】

《中国植物志》	《中国高等植物》
葎草 *Humulus scandens* (Lour.) Merr.	葎草 *Humulus scandens* (Lour.) Merr.

【民族药标准】

名称	植物来源	药用部位	产地加工	标准
葎草花*	葎草 Humulus scandens(Lour.)Merr.	雌花穗	秋季采收,除去枝叶,干燥	贵州 2003

附注:＊同为中药标准收载品种。

656 牛舌草花

【来源】紫草科植物意大利牛舌草(牛舌草)。

【学名】

《中国植物志》	《中国高等植物》
牛舌草 Anchusa italica Retz.	牛舌草 Anchusa italica Retz.

【民族药标准】

名称	植物来源	药用部位	产地加工	标准
牛舌草花	意大利牛舌草 Anchusa italica Retz.	花	—	部颁维药附

657 马蔺花

【来源】鸢尾科植物马蔺。

【学名】

《中国植物志》	《中国高等植物》
马蔺 Iris lactea Pall.	马蔺 Iris lactea Pall.

【民族药标准】

名称	植物来源	药用部位	产地加工	标准
马蔺花/查黑勒德格音—其其格	马蔺 Iris lactea Pall. var. chinensis(Fisch.)Koidz.	花	5—7 月花盛开时采收,阴干	蒙药 2021

【中药标准】

名称	植物来源	药用部位	产地加工	标准
马蔺花	马蔺 Iris lactea Pall. var. chinensis（Fisch.）Koidz.	花	夏季花开后,择晴天采摘,阴干	山东 2022
马蔺花	马蔺 Iris lactea Pall. var. chinensis（Fisch.）Koidz.	花	6—7 月花开放时采摘,晒干	上海 1994
马蔺花	马蔺 Iris lactea Pall. var. chinensis Koidz.	花	春季花开后采摘,晒干或阴干	山西 1987
马蔺花	马蔺 Iris lactea Pall. var. chinensis（Fisch.）Koidz.	花	花开后,择晴天采摘,晒干或阴干	上海炮规 2018
马蔺花	马蔺 Iris lactea Pall. var. chinensis（Fisch.）Koidz.	花	春季花初开放时采摘,阴干	天津炮规 2018
马蔺花	马蔺 Iris lactea Pall. var. chinensis（Fisch.）Koidz.	花	—	黑龙江炮规 2012
马蔺花	马蔺 Iris pallasii Fisch. var. chinensis Fisch.	花	4 月花盛开采摘,晒干	湖北炮规 2009
马蔺花	马蔺 Iris lactea Pall. var. chinensis（Fisch.）Koidz.	花	—	浙江炮规 2005
马蔺花	马蔺 Iris lactea Pall. var. chinensis Koidz.	花	春季花开后采摘,晒干或阴干	河北炮规 2003
马蔺花	马蔺 Iris pallasii Fisch. var. chinensis Fisch.	花	夏季花盛开时采摘,阴干	北京炮规 1986
马蔺花	马蔺	花	—	宁夏炮规 1981
马蔺花	马蔺 Iris lactea Pall. var. chinensis Koidz.	花	—	北京 1998 附

658 玫瑰花

【来源】蔷薇科植物玫瑰。

【学名】

《中国植物志》	《中国高等植物》
玫瑰 Rosa rugosa Thunb.	玫瑰 Rosa rugosa Thunb.

【民族药标准】

名称	植物来源	药用部位	产地加工	标准
玫瑰花/扎木日—其其格	玫瑰 Rosa rugosa Thunb.	花蕾*	春末夏初花将开放时分批采摘,及时低温干燥	蒙药 2021
玫瑰花	玫瑰 Rosa rugosa Thunb.	开放花的花瓣	5 月初花期至盛花期时采摘,去掉花托和花萼,取花瓣,置于阴凉处晾干	维药 1993
玫瑰花/克孜力古丽	玫瑰 Rosa rugosa Thunb.	花蕾	春末夏初花将开放时分批采收,及时低温干燥	新疆炮规 2010

【中药标准】

名称	植物来源	药用部位	产地加工	标准
玫瑰花	玫瑰 *Rosa rugosa* Thunb.	花蕾	春末夏初花将开放时分批采摘,及时低温干燥	药典 2020

附注:＊蒙药炮规 2020 收载药用部位"花蕾和花朵"。

659 密蒙花

【来源】马钱科植物密蒙花。

【学名】

《中国植物志》	《中国高等植物》
密蒙花 *Buddleja officinalis* Maxim.	密蒙花 *Buddleja officinalis* Maxim.

【民族药标准】

名称	植物来源	药用部位	产地加工	标准
密蒙花/华埋	密蒙花 *Buddleja officinalis* Maxim.	花蕾和花序	春季花未开放时采收,除去杂质,干燥	广西壮药第二卷 2011

【中药标准】

名称	植物来源	药用部位	产地加工	标准
密蒙花	密蒙花 *Buddleja officinalis* Maxim.	花蕾和花序	春季花未开放时采收,除去杂质,干燥	药典 2020

660 棉花花

【来源】锦葵科植物草棉、陆地棉。

【学名】

《中国植物志》	《中国高等植物》
草棉 *Gossypium herbaceum* L.	草棉 *Gossypium herbaceum* Linn.
陆地棉 *Gossypium hirsutum* L.	陆地棉 *Gossypium hirsutum* Linn.

【民族药标准】

名称	植物来源	药用部位	产地加工	标准
棉花花	草棉 *Gossypium herbaceum* L. 陆地棉 *Gossypium hirsutum* L.	花	秋季花开未落地时采收,阴干	部颁维药
棉花花	草棉 *Gossypium herbaceum* L. 陆地棉 *Gossypium hirsutum* L. 等	花	秋季花开未落地时采收,置于阴凉或遮光处干燥备用	维药 1993
棉花花	草棉 *Gossypium herbaceum* L. 陆地棉 *Gossypium hirsutum* L.	花	秋季花开未落地时采收,晒干或阴干	新疆炮规 2020

661 打破碗花花

【来源】毛茛科植物打破碗花花。

【学名】

《中国植物志》	《中国高等植物》
打破碗花花 *Anemone hupehensis* Lem.	打破碗花花 *Anemone hupehensis* Lemoine

【民族药标准】

名称	植物来源	药用部位	产地加工	标准
打破碗花花/棵柏夺	打破碗花花 *Anemone hupehensis* V. Lem.	新鲜全草	夏、秋二季茎叶茂盛时采挖,除去泥沙	广西壮药第二卷 2011
打破碗花花/乌拔特维	打破碗花花 *Anemone hupehensis*（Lem.）Lem.	全草	夏、秋季采收,除去泥沙,干燥	云南彝药Ⅲ 2005

【中药标准】

名称	植物来源	药用部位	产地加工	标准
打破碗花花	打破碗花花 *Anemone hupehensis* V. Lem.	新鲜全草	夏、秋二季茎叶茂盛时采挖,除去泥沙	药典 1977

662 茉莉花

【来源】木樨科植物茉莉(茉莉花)。

【学名】

《中国植物志》	《中国高等植物》
茉莉花 *Jasminum sambac*(L.)Aiton	茉莉花 *Jasminum sambac*(Linn.)Ait.

【民族药标准】

名称	植物来源	药用部位	产地加工	标准
茉莉花/华闷擂	茉莉 *Jasminum sambac*(Linn.)Ait.	花蕾及初开的花	春、夏二季花开放前或花初开放时采收,干燥	广西壮药第二卷 2011

【中药标准】

名称	植物来源	药用部位	产地加工	标准
茉莉花	茉莉 *Jasminum sambac*(L.)Ait.	花	—	山东 2022
茉莉花	茉莉 *Jasminum sambac*(Linn.)Ait.	花蕾及初开的花	春、夏二季花开前或花初开放时采收,干燥	河北 2018
茉莉花	茉莉 *Jasminum sambac*(L.)Ait.	花	夏、秋二季花开放时采收,除去杂质,低温干燥	湖北 2018
茉莉花	茉莉 *Jasminum sambac*(L.)Ait.	花	七月(大伏)前后依花朵开放的顺序进行分批采收,及时摊平,晒干,勤翻动,晒至足干	上海 1994
茉莉花	茉莉 *Jasminum sambac*(L.)Ait.	花蕾及初开的花	夏、秋二季采收,低温干燥	北京炮规 2023
茉莉花	茉莉 *Jasminum sambac*(L.)Ait.	花	夏季花初开时,择晴天采摘,低温干燥	安徽炮规 2019

663 木槿花

【来源】锦葵科植物木槿。

【学名】

《中国植物志》	《中国高等植物》
木槿 *Hibiscus syriacus* L.	木槿 *Hibiscus syriacus* Linn.

【民族药标准】

名称	植物来源	药用部位	产地加工	标准
木槿花/亮唻绑	木槿 *Hibiscus syriacus* L.	花	夏季花初开放时采摘,干燥	广西瑶药第二卷 2022
木槿花/花丹培	木槿 *Hibiscus syriacus* L.	花	夏季花初开放时采摘,干燥	广西壮药第一卷 2008
木槿花*	木槿 *Hibiscus syriacus* L.	花#	夏季花初开时采摘,鲜用或晒干	贵州 2003

【中药标准】

名称	植物来源	药用部位	产地加工	标准
木槿花	木槿 *Hibiscus syriacus* L.	花	夏季花初开放时采摘,晒干	药典 1977
木槿花	木槿 *Hibiscus syriacus* L. 白花重瓣木槿 *Hibiscus syriacus* L. f. *albusplenus* London	花	夏季花半开放时采收,晒干	部颁中药材
木槿花	木槿 *Hibiscus syriacus* L.	花	夏季花初开放时采摘,晒干	河南 1991
木槿花	木槿 *Hibiscus syriacus* L.	花	夏、秋二季花初开放时,择晴天采摘,晒干	江苏 1989
木槿花	木槿 *Hibiscus syriacus* L.	花	夏、秋二季,当花半开放时采收,晒干	内蒙古 1988
木槿花	木槿 *Hibiscus syriacus* L.	花	夏季采摘,晒干	北京炮规 2023
木槿花	木槿 *Hibiscus syriacus* L.	花	夏季花半开时采摘,干燥	安徽炮规 2019
木槿花	木槿 *Hibiscus syriacus* L. 白花重瓣木槿 *Hibiscus syriacus* L. f. *albusplenus* London	花	夏季花半开放时采摘,晒干	天津炮规 2018

附注:*同为中药标准收载品种;#新鲜或干燥花。

664 木棉花

【来源】木棉科植物木棉花(木棉)、木棉。

【学名】

《中国植物志》	《中国高等植物》
木棉 *Bombax ceiba* Linnaeus	木棉 *Bombax malabaricum* DC.

【民族药标准】

名称	植物来源	药用部位	产地加工	标准
木棉花/纳嘎格萨	木棉花 *Gossampinus malabarica*（DC.）Merr.	花	春季花开时采收,除去杂质,晒干	部颁藏药
木棉花/毛敦—胡泵根—其其格	木棉 *Gossampinus malabarica*（DC.）Merr.	花*	春季花盛开时采收,除去杂质,晒干	蒙药2021
木棉花/华棵民	木棉 *Bombax ceiba* Linn.	花	春季花盛开时采收,除去杂质,晒干	广西壮药第二卷2011
木棉花/那嘎格萨	木棉花 *Gossampinus malabarica*（DC.）Merr.	花	花蕾期或开放初期采集,晒干	青海藏药1992
木棉花/纳嘎格萨	木棉花 *Bombax malabaricum* DC.	花	春季花开时采收,除去杂质,晒干	青海藏药炮规2010

【中药标准】

名称	植物来源	药用部位	产地加工	标准
木棉花	木棉 *Gossampinus malabarica*（DC.）Merr.	花	春季花盛开时采收,除去杂质,晒干	药典2020

附注:＊蒙药1986收载药用部位"花和花蕾"。

665 闹羊花

【来源】杜鹃花科植物羊踯躅。

【学名】

《中国植物志》	《中国高等植物》
羊踯躅 *Rhododendron molle*（Blum）G. Don	羊踯躅 *Rhododendron molle*（Bl.）G. Don

【民族药标准】

名称	植物来源	药用部位	产地加工	标准
闹羊花/胡日查—沙日—其其格	羊踯躅 *Rhododendron molle* G. Don	花*	4—5月花初开时采收,阴干或晒干	蒙药2021

【中药标准】

名称	植物来源	药用部位	产地加工	标准
闹羊花	羊踯躅 *Rhododendron molle* G. Don	花	4—5月花初开时采收,阴干或晒干	药典2020

附注:＊蒙药1986收载药用部位"花和花序"。

666 蔷薇花

【来源】蔷薇科植物峨眉蔷薇、绢毛蔷薇。

【学名】

《中国植物志》	《中国高等植物》
峨眉蔷薇 *Rosa omeiensis* Rolfe	峨眉蔷薇 *Rosa omeiensis* Rolfe
绢毛蔷薇 *Rosa sericea* Lindl.	绢毛蔷薇 *Rosa sericea* Lindl.
玫瑰 *Rosa rugosa* Thunb.	玫瑰 *Rosa rugosa* Thunb.

【民族药标准】

名称	植物来源	药用部位	产地加工	标准
蔷薇花/色薇美多	峨眉蔷薇 *Rosa omeiensis* Rolfe 绢毛蔷薇 *Rosa sericea* Lindl.	花瓣	夏秋采收,阴干	六省藏标
蔷薇花/色薇美多	峨眉蔷薇 *Rosa omeiensis* Rolfe 绢毛蔷薇 *Rosa sericea* Lindl.	花瓣	夏秋采收,阴干	部颁藏药
蔷薇花/色薇美多	峨眉蔷薇 *Rosa omeiensis* Rolfe 绢毛蔷薇 *Rosa sericea* Lindl.	花瓣	夏秋采收,阴干	青海藏药炮规2010
蔷薇花/赛维美多	峨眉蔷薇 *Rosa omeiensis* Rolfe 玫瑰 *Rosa rugosa* Thunb. 等同属种植物	花	—	青海藏药1992附

【中药标准】

名称	植物来源	药用部位	产地加工	标准
蔷薇花	野蔷薇 *Rosa multiflora* Thunb.	花	5—6月花开时采摘,除去杂质,干燥	湖北2018
蔷薇花	多花蔷薇 *Rosa multiflora* Thunb.	花	夏季花盛开时,择晴天采收,干燥	山东2012
蔷薇花	多花蔷薇 *Rosa multiflora* Thunb.	花	夏季花盛开时采摘,晒干	安徽炮规2019

续表

名称	植物来源	药用部位	产地加工	标准
蔷薇花	多花蔷薇 *Rosa multiflora* Thunb.	花	夏季花盛开时采摘,晒干	天津炮规 2018
蔷薇花	峨嵋蔷薇 *Rosa omeiensis* Rolfe 绢毛蔷薇 *Rosa sericea* Lindl.	花瓣	—	重庆炮规 2006

667 紫薇花

【来源】千屈菜科植物紫薇。

【学名】

《中国植物志》	《中国高等植物》
紫薇 *Lagerstroemia indica* L.	紫薇 *Lagerstroemia indica* Linn.

【民族药标准】

名称	植物来源	药用部位	产地加工	标准
紫薇花*	紫薇 *Lagerstroemia indica* L.	花	5—8 月花开时采收,晒干	贵州第一册 2019

附注:＊同为中药标准收载品种。

668 秦艽花

【来源】龙胆科植物麻花秦艽(麻花艽)、粗茎秦艽。

【学名】

《中国植物志》	《中国高等植物》
麻花艽 *Gentiana straminea* Maxim.	麻花艽 *Gentiana straminea* Maxim.
粗茎秦艽 *Gentiana crassicaulis* Duthie ex Burk.	粗茎秦艽 *Gentiana crassicaulis* Duthie ex Burk.

【民族药标准】

名称	植物来源	药用部位	产地加工	标准
秦艽花	麻花秦艽 *Gentiana straminea* Maxim. 粗茎秦艽 *Gentiana crassicaulis* Duthie	花	夏、秋花期采收,阴干	六省藏标
秦艽花/结吉嘎保	麻花秦艽 *Gentiana straminea* Maxim.	花	夏、秋花期采收,阴干	部颁藏药
秦艽花/结吉嘎保	麻花秦艽 *Gentiana straminea* Maxim.	花	夏、秋花期采收,阴干	青海藏药炮规 2010

【中药标准】

名称	植物来源	药用部位	产地加工	标准
秦艽花/吉解嘎保	麻花秦艽 *Gentiana straminea* Maxim. 粗茎秦艽 *Gentiana crassicaulis* Duthie	花	夏、秋花期采收,阴干	青海 1986
麻花秦艽花	麻花秦艽 *Gentiana straminea* Maxim.	花	—	药典 2020 附

669 黑秦艽花

【来源】龙胆科植物管花秦艽。

【学名】

《中国植物志》	《中国高等植物》
管花秦艽 *Gentiana siphonantha* Maxim. ex Kusnez.	管花秦艽 *Gentiana siphonantha* Maxim. ex Kusnez.

【民族药标准】

名称	植物来源	药用部位	产地加工	标准
黑秦艽花/吉解那保	管花秦艽 *Gentiana siphonantha* Maxim. ex Kusnez.	花	花期采收,除去杂质,干燥	四川 2022

670 小秦艽花

【来源】龙胆科植物小秦艽(达乌里秦艽)。

【学名】

《中国植物志》	《中国高等植物》
达乌里秦艽 *Gentiana dahurica* Fisch.	达乌里秦艽 *Gentiana dahurica* Fisch.

【民族药标准】

名称	植物来源	药用部位	产地加工	标准
小秦艽花/ 呼和—朱力根—其木格	小秦艽 Gentiana dahurica Fisch.	花	夏、秋二季花将开放时采收,除去杂质,阴干	部颁蒙药
小秦艽花/ 呼和—朱力根—其木格	小秦艽 Gentiana dahurica Fisch.	花	夏、秋季花将开放时采收,除去杂质,及时干燥	蒙药 1986
小秦艽花	小秦艽 Gentiana dahurica Fisch.	花	—	蒙药炮规 2020

671 三七花

【来源】五加科植物三七。

【学名】

《中国植物志》	《中国高等植物》
三七 Panax notoginseng（Burkill）F. H. Chen ex C. Chow & W. G. Huang	三七 Panax notoginseng（Burkill）F. H. Chen et C. Chow et W. G. Huang

【民族药标准】

名称	植物来源	药用部位	产地加工	标准
三七花*	三七 Panax notoginseng（Burk.）F. H. Chen	花序	夏季采收,干燥	贵州第二册 2019
三七花/华三镇	三七 Panax notoginseng（Burk.）F. H. Chen	花序	夏季花开放前或初开放时采收,干燥	维药 1993

【中药标准】

名称	植物来源	药用部位	产地加工	标准
三七花	三七 Panax notoginseng（Burk.）F. H. Chen	未开放花序	夏季六七月,花未开时采收花序,干燥	安徽 2022
三七花	三七 Panax notoginseng（Burk.）F. H. Chen	花序	夏季花开放前或初开放时采收,干燥	广东第三册 2018
三七花	三七 Panax notoginseng（Burk.）F. H. Chen	花序	夏季花开放前或初开放时采收,干燥	河北 2018
三七花	三七 Panax notoginseng（Burk.）F. H. Chen ex C. H. Chow	未开放花序	6—8 月采收,除去杂质,晒干	湖北 2018
三七花	三七 Panax notoginseng（Burkill）F. H. Chen	花序	夏季采收,干燥	四川 2010
三七花	三七 Panax notoginseng（Burk.）F. H. Chen ex C. Chow & W. G. Huang	栽培的花序	夏季花未开放时采收花序,干燥	云南第七册 2005
三七花	三七 Panax notoginseng（Burk.）F. H. Chen	花序	夏季花开放前或初开放时采收,干燥	广西 1990
三七花	三七 Panax notoginseng（Burk.）F. H. Chen	未开放花序	花未开时采收花序,干燥	北京炮规 2023
三七花	三七 Panax notoginseng（Burk.）F. H. Chen	未开放花序	—	天津炮规 2018
三七花	三七 Panax notoginseng（Burk.）F. H. Chen	花序	—	重庆炮规 2006
三七花	三七 Panax notoginseng（Burk.）F. H. Chen	含苞待放的花蕾	—	部颁 2 册附
三七花	三七 Panax notoginseng（Burk.）F. H. Chen	花	—	上海 1994 附

附注:＊同为中药标准收载品种。

672 山茶花

【来源】山茶科植物山茶。

【学名】

《中国植物志》	《中国高等植物》
山茶 Camellia japonica L.	山茶 Camellia japonica Linn.

【民族药标准】

名称	植物来源	药用部位	产地加工	标准
山茶花/敖林切—其其格	山茶 Camellia japonica L.	花	春分至谷雨为采收期。一般在含苞待放时采摘,晒干或烘干,存于干燥处	蒙药 2021
山茶花	山茶 Camellia japonica L.	花	—	部颁蒙药附

【中药标准】

名称	植物来源	药用部位	产地加工	标准
山茶花	山茶 Camellia japonica L.	花	3—5 月在花含苞待放时采摘,晒干或低温干燥	河北 2018
山茶花	山茶 Camellia japonica L.	花	春分至谷雨采收含苞待放的花蕾,晒干或烘干	湖北 2018

续表

名称	植物来源	药用部位	产地加工	标准
山茶花	山茶 *Camellia japonica* L.	花及花蕾	3—4 月采摘,晒干或低温烘干	江苏 2016
山茶花	山茶 *Camellia japonica* L.	白色花	春夏间在花含苞欲放时采收,晒干或低温烘干	福建 2006
山茶花	山茶 *Camellia japonica* L. 滇山茶 *Camellia reticulata* Lindl.	花	春季花微开时采收,及时低温干燥	上海 1994
山茶花	山茶 *Camellia japonica* L.	花蕾	1—2 月择晴天采摘将开之花蕾,迅速干燥	北京炮规 2023
山茶花	山茶 *Camellia japonica* L.	花蕾	冬、春二季花含苞欲放时采收,晒干或烘干	天津炮规 2018

673 红山茶花

【来源】山茶科植物怒江红山茶。

【学名】

《中国植物志》	《中国高等植物》
怒江红山茶 *Camellia saluenensis* Stapf ex Bean	怒江红山茶 *Camellia saluenensis* Stapf ex Bean

【民族药标准】

名称	植物来源	药用部位	产地加工	标准
红山茶花/智猛维	怒江红山茶 *Camellia saluenensis* Stapf ex Bean	花及花蕾	春季采集,干燥	云南彝药 II 2005

674 石榴花

【来源】石榴科植物石榴。

【学名】

《中国植物志》	《中国高等植物》
石榴 *Punica granatum* L.	石榴 *Punica granatum* Linn.

【民族药标准】

名称	植物来源	药用部位	产地加工	标准
石榴花	石榴 *Punica granatum* L.	花瓣	花后期,收集自然脱落的花瓣,晾干	部颁维药
石榴花	石榴 *Punica granatum* L.	花瓣	花后期,收集自然脱落的花,晾干	新疆炮规 2020

675 石苔花

【来源】石蕊科植物石花(大叶梅、梅衣)、黄枝衣科植物拟石黄衣等多种地衣类植物。

【学名】

《中国地衣志》	《中国生物物种名录》
大叶梅 *Parmotrema tinctorum*(Despr. ex Nyl.)	梅衣 *Parmelia tinctorum*(Hoffm.)Schaer.
拟石黄衣 *Xanthoria fallax*(Hepp.) Arn. (《中国地衣植物图鉴》)	拟石黄衣 *Xanthoria fallax*(Hepp.) Arn. (《中外药用孢子植物资源志要》)

【民族药标准】

名称	植物来源	药用部位	产地加工	标准
石苔花/夺芷	石花 *Parmelia tinctorum* Despr. 拟石黄衣 *Santhoria fallax*(Hepp)Arn. 等	—	—	西藏藏药炮规 2022

676 蜀葵花

【来源】锦葵科植物蜀葵。

【学名】

《中国植物志》	《中国高等植物》
蜀葵 *Alcea rosea* Linnaeus	蜀葵 *Althaea rosea*(Linn.)Cavan.

【民族药标准】

名称	植物来源	药用部位	产地加工	标准
蜀葵花	蜀葵 *Althaea rosea*(L.)Cavan.	花	夏季采摘,晒干	部颁维药
蜀葵花/多丹	蜀葵 *Althaea rosea*(Linn.)Cavan.	花	花期采集花,晾干	西藏藏药第二册 2012
蜀葵花	蜀葵 *Althaea rosea*(L.)Cavan.	花	夏季采摘,晒干	维药 1993

续表

名称	植物来源	药用部位	产地加工	标准
蜀葵花	蜀葵 *Althaea rosea*（L.）Cavan.	花	夏季采摘,晒干	新疆炮规 2020
蜀葵紫花/额日—占巴*	蜀葵 *Althaea rosea*（L.）Cav.	紫色的花	夏季花盛开时采摘色紫红者,及时低温干燥	蒙药 2021
大蜀季花	蜀葵 *Altheae rosea*（L.）Cav.	花	夏季花开时挑选紫红色者采摘,阴干	部颁蒙药附

【中药标准】

名称	植物来源	药用部位	产地加工	标准
蜀葵花	蜀葵 *Althaea resea*（L.）Medic.	花	夏、秋二季采收,晒干	山东 2002
蜀葵花	蜀葵 *Althaea rosea*（L.）Cav.	花	夏、秋季花开放时采收	天津炮规 2018

附注:＊蒙药习用名称"蜀季花",蒙药 1986 收载名称为"蜀季花/额日—占巴"。

677 水黄花

【来源】大戟科植物黄苞大戟。

【学名】

《中国植物志》	《中国高等植物》
黄苞大戟 *Euphorbia sikkimensis* Boiss.	黄苞大戟 *Euphorbia sikkimensis* Boiss.

【民族药标准】

名称	植物来源	药用部位	产地加工	标准
水黄花*	黄苞大戟 *Euphorbia sikkimensis* Boiss.	全株#	根秋季采挖,除去杂质,鲜用或晒干;春、夏采叶,鲜用或晒干	贵州第一册 2019

附注:＊同为中药标准收载品种;#新鲜或干燥全株。

678 一枝黄花

【来源】菊科植物一枝黄花。

【学名】

《中国植物志》	《中国高等植物》
一枝黄花 *Solidago decurrens* Lour.	一枝黄花 *Solidago decurrens* Lour.

【民族药标准】

名称	植物来源	药用部位	产地加工	标准
一枝黄花/黄花一枝香/乒汪咪	一枝黄花 *Solidago decurrens* Lour.	全草	秋季花果期采挖,除去泥沙,晒干	广西瑶药第二卷 2022
一枝黄花/棵共现	一枝黄花 *Solidago decurrens* Lour.	全草	秋季花果期采挖,除去泥沙,干燥	广西壮药第一卷 2008
一枝黄花*	一枝黄花 *Solidago decurrens* Lour.	全草	秋季花果盛期采集,除去泥沙,晒干	贵州 2003

【中药标准】

名称	植物来源	药用部位	产地加工	标准
一枝黄花	一枝黄花 *Solidago decurrens* Lour.	全草	秋季花果期采挖,除去泥沙,晒干	药典 2020

附注:＊同为中药标准收载品种。

679 田旋花

【来源】旋花科植物田旋花。

【学名】

《中国植物志》	《中国高等植物》
田旋花 *Convolvulus arvensis* L.	田旋花 *Convolvulus arvensis* Linn.

【民族药标准】

名称	植物来源	药用部位	产地加工	标准
田旋花	田旋花 *Convolvulus arvensis* L.	全草	夏、秋两季采收,晒干,除去杂质	维药第一册 2010

680 弯管花

【来源】茜草科植物弯管花。

【学名】

《中国植物志》	《中国高等植物》
弯管花 *Chassalia curviflora* Thwaites	弯管花 *Chassalia curviflora* Thwaites

【民族药标准】

名称	植物来源	药用部位	产地加工	标准
弯管花/叫哈蒿	弯管花 *Chassalia curviflora* Thwaites	根及茎	秋、冬季采收,洗净,切片,干燥	云南傣药Ⅱ 2005

681 小檗花

【来源】小檗科植物金花小檗、刺黄花。

【学名】

《中国植物志》	《中国高等植物》
金花小檗 *Berberis wilsoniae* Hemsley	金花小檗 *Berberis wilsoniae* Hemsl.
刺黄花 *Berberis polyantha* Hemsl.	刺黄花 *Berberis polyantha* Hemsl.

【民族药标准】

名称	植物来源	药用部位	产地加工	标准
小檗花	金花小檗 *Berberis wilsoniae* Hemsl. 刺黄花 *Berberis polyantha* Hemsl.	花及花蕾	5—8月花开放时采收,除去枝、梗及杂质,阴干或低温干燥	四川藏药 2014

682 新塔花

【来源】唇形科植物芳香新塔花(小叶薄荷)、新塔花。

【学名】

《中国植物志》	《中国高等植物》
小叶薄荷 *Ziziphora clinopodioides* Lam.	芳香新塔花 *Ziziphora clinopodioides* Lam.(《新疆药用植物名录》)
新塔花 *Ziziphora bungeana* Juz.	新塔花 *Ziziphora bungeana* Juz.

【民族药标准】

名称	植物来源	药用部位	产地加工	标准
新塔花	芳香新塔花 *Ziziphora clinopodioides* Lam.	地上部分	夏季枝叶茂盛,初花期采割,阴干	维药第一册 2010
新塔花*	新塔花 *Ziziphora bungeana* Juz. 及同属植物	地上部分	夏秋割取,除去杂草,阴干	新疆 1987

　　附注:*新疆第一册1980收载名称为"唇香草"。

683 旋覆花

【来源】菊科植物旋覆花、欧亚旋覆花。

【学名】

《中国植物志》	《中国高等植物》
旋覆花 *Inula japonica* Thunb.	旋覆花 *Inula japonica* Thunb.
欧亚旋覆花 *Inula britannica* Linnaeus	欧亚旋覆花 *Inula britannica* Linn.

【民族药标准】

名称	植物来源	药用部位	产地加工	标准
旋覆花/ 阿拉担—多斯勒—其其格	旋覆花 *Inula japonica* Thunb. 欧亚旋覆花 *Inula britannica* Linn.	头状花序	夏、秋季花开放时采收,除去杂质,阴干或晒干	蒙药 2021
旋覆花/库华牛	旋覆花 *Inula japonica* Thunb. 欧亚旋覆花 *Inula britannica* Linn.	头状花序	夏、秋二季花开放时采收,除去杂质,阴干或晒干	广西壮药第二卷 2011

【中药标准】

名称	植物来源	药用部位	产地加工	标准
旋覆花	旋覆花 *Inula japonica* Thunb. 欧亚旋覆花 *Inula britannica* L.	头状花序	夏、秋二季花开放时采收,除去杂质,阴干或晒干	药典 2020

684 丫蕊花

【来源】百合科植物丫蕊花。

【学名】

《中国植物志》	《中国高等植物》
丫蕊花 *Ypsilandra thibetica* Franch.	丫蕊花 *Ypsilandra thibetica* Franch.

【民族药标准】

名称	植物来源	药用部位	产地加工	标准
丫蕊花/维高干	丫蕊花 *Ypsilandra thibetica* Franch.	全草	春末、夏初采收,洗净,除去杂物,干燥	云南彝药Ⅲ2005

685 鸭嘴花

【来源】爵床科植物鸭嘴花。

【学名】

《中国植物志》	《中国高等植物》
鸭嘴花 *Justicia adhatoda* Linnaeus	鸭嘴花 *Adhatoda vasica* Nees

【民族药标准】

名称	植物来源	药用部位	产地加工	标准
鸭嘴花	鸭嘴花 *Justicia adhatoda* L.	叶或带嫩枝	全年采收,干燥	四川藏药2020
鸭嘴花/巴夏嘎	鸭嘴花 *Adhatoda vasica* Nees（Acanthaceae）	叶或带嫩枝	全年采收,春夏时节采摘其枝、叶,除去杂质,晾干	西藏公告2022*
鸭嘴花叶/摆莫哈蒿/扎冷蒿	鸭嘴花 *Adhatoda vasica* Nees	叶	全年可采,干燥	云南傣药2005

【中药标准】

名称	植物来源	药用部位	产地加工	标准
大驳骨	黑叶接骨草 *Gendarussa ventricosa*（Wall.）Nees 鸭嘴花 *Adhatoda vasica* Nees	地上部分	—	部颁8册附

附注：*西藏《关于征求蝇子草等21个地方药材质量标准（草案）意见建议的公告》2022.11.25。

686 野梦花

【来源】瑞香科植物白瑞香。

【学名】

《中国植物志》	《中国高等植物》
白瑞香 *Daphne papyracea* Wall. ex Steud.	白瑞香 *Daphne papyracea* Wall. ex Steud.

【民族药标准】

名称	植物来源	药用部位	产地加工	标准
野梦花*	白瑞香 *Daphne papyracea* Wall. ex Steud.	全株	夏、秋二季采收,除去杂质,干燥	贵州第二册2019

附注：*同为中药标准收载品种。

687 野扇花

【来源】黄杨科植物野扇花。

【学名】

《中国植物志》	《中国高等植物》
野扇花 *Sarcococca ruscifolia* Stapf	野扇花 *Sarcococca ruscifolia* Stapf

【民族药标准】

名称	植物来源	药用部位	产地加工	标准
野扇花*	野扇花 *Sarcococca ruscifolia* Stapf	全株#	全年均可采挖,洗净,干燥	贵州第二册2019

附注：*同为中药标准收载品种;#新鲜或干燥全株。

688 叶上花

【来源】山茱萸科植物须弥青荚叶(西域青荚叶)。

【学名】

《中国植物志》	《中国高等植物》
西域青荚叶 *Helwingia himalaica* Hook. f. et Thoms. ex C.B. Clarke	西域青荚叶 *Helwingia himalaica* Hook. f. et Thoms. ex C.B. Clarke

【民族药标准】

名称	植物来源	药用部位	产地加工	标准
叶上花/帕炭唯	须弥青荚叶 *Helwingia himalaica* Hook. f. et Thoms. ex C.B. Clarke	全株	四季可采,除去杂质,干燥	云南彝药 2005

689 叶下花

【来源】菊科植物白背兔耳风(白背兔儿风)。

【学名】

《中国植物志》	《中国高等植物》
白背兔儿风 *Ainsliaea pertyoides* var. *albotomentosa* Beauverd	白背兔儿风 *Ainsliaea pertyoides* var. *albotomentosa* Beauverd

【民族药标准】

名称	植物来源	药用部位	产地加工	标准
叶下花/帕陶唯	白背兔耳风 *Ainsliaea pertyoides* Franch. var. *albotomentosa* Beauv.	全草	全年可采,除去杂质,干燥	云南彝药 2005

【中药标准】

名称	植物来源	药用部位	产地加工	标准
叶下花	白背叶下花 *Ainsliaea pertyoides* Franch. var. *albotomentosa* Beauverd	全草	全年均可采收,洗净切段,晒干	云南 1996

690 玉簪花

【来源】百合科植物玉簪。

【学名】

《中国植物志》	《中国高等植物》
玉簪 *Hosta plantaginea*(Lam.) Aschers.	玉簪 *Hosta plantaginea*(Lam.) Aschers.

【民族药标准】

名称	植物来源	药用部位	产地加工	标准
玉簪花/哈斯—哈特呼日—其其格	玉簪 *Hosta plantaginea*(Lam.) Ascherson	花	夏、秋二季花将开放时采摘,及时阴干	部颁蒙药
玉簪花/哈斯—哈特呼日—其其格	玉簪 *Hosta plantaginea*(Lam.) Ascherson	花	夏、秋二季花将开放时采摘,及时阴干	蒙药 1986
玉簪花	玉簪 *Hosta plantaginea*(Lam.) Ascherson	花	—	蒙药炮规 2020

【中药标准】

名称	植物来源	药用部位	产地加工	标准
玉簪花	玉簪 *Hosta plantaginea*(Lam.) Aschers.	花蕾	夏季采摘含苞未放的花蕾,阴干	天津炮规 2018

691 云实花

【来源】豆科植物云实。

【学名】

《中国植物志》	《中国高等植物》
云实 *Biancaea decapetala*(Roth) O. Deg.	云实 *Caesalpinia decapetala*(Roth) Alston

【民族药标准】

名称	植物来源	药用部位	产地加工	标准
云实花*	云实 *Caesalpinia decapetala*(Roth) Alston	花	夏季采集,干燥	贵州第二册 2019

附注:*同为中药标准收载品种。

692 紫菀花

【来源】菊科植物紫菀。

【学名】

《中国植物志》	《中国高等植物》
紫菀 *Aster tataricus* L. f.	紫菀 *Aster tataricus* Linn. f.

【民族药标准】

名称	植物来源	药用部位	产地加工	标准
紫菀花/浩宁—尼都—其其格	紫菀 *Aster tataricus* L. f.	花	夏、秋季花盛开时采摘,除去杂质,晾干	蒙药 2021

693 波棱瓜花

【来源】葫芦科植物波棱瓜。

【学名】

《中国植物志》	《中国高等植物》
波棱瓜 *Herpetospermum pedunculosum*(Ser.)C. B. Clarke	波棱瓜 *Herpetospermum pedunculosum*(Ser.)C. B. Clarke

【民族药标准】

名称	植物来源	药用部位	产地加工	标准
波棱瓜花	波棱瓜 *Herpetospermum pedunculosum*(Ser.) Baill.	花	6—9 月花开放时采摘,晾干	四川藏药 2014

694 山玉兰花

【来源】木兰科植物山玉兰(山木兰)。

【学名】

《中国植物志》	《中国高等植物》
山木兰 *Lirianthe delavayi*(Franchet)N. H. Xia & C. Y. Wu	山玉兰 *Magnolia delavayi* Franch.

【民族药标准】

名称	植物来源	药用部位	产地加工	标准
山玉兰花/柴增帕维	山玉兰 *Magnolia delavayi* Franch.	花及花蕾	春季采摘,除去枝梗,干燥	云南彝药Ⅱ2005

695 水朝阳花

【来源】菊科植物水朝阳旋覆花。

【学名】

《中国植物志》	《中国高等植物》
水朝阳旋覆花 *Inula helianthus-aquatilis* C. Y. Wu ex Y. Ling	水朝阳旋覆花 *Inula helianthus-aquatica* C. Y. Wu ex Y. Ling

【民族药标准】

名称	植物来源	药用部位	产地加工	标准
水朝阳花*	水朝阳旋覆花 *Inula helianthus-aquatica* C. Y. Wu ex Y. Ling	头状花序	夏、秋二季花开放时采收,除去杂质,干燥	贵州第二册 2019

【中药标准】

名称	植物来源	药用部位	产地加工	标准
水朝阳旋覆花	水朝阳旋覆花 *Inula helianthus-aquatica* C. Y. Wu ex Ling	头状花序	夏、秋二季花初开放时采摘,除去杂质,干燥	四川 2010
旋覆花	滇旋覆花 *Inula helianthus-aquatica* C. Y. Wu	花序	夏、秋季采摘刚开的花序,干燥	云南 1996

附注:＊同为中药标准收载品种。

696 小蜀季花

【来源】锦葵科植物锦葵。

【学名】

《中国植物志》	《中国高等植物》
锦葵 *Malva cathayensis* M. G. Gilbert, Y. Tang & Dorr	锦葵 *Malva sinensis* Cavan.

【民族药标准】

名称	植物来源	药用部位	产地加工	标准
小蜀季花/额莫—占巴—其其格	锦葵 *Malva sinensis* Cavan.	花	夏、秋二季花开时采摘,及时干燥	蒙药 2021

697 玉叶金花

【来源】茜草科植物玉叶金花。

【学名】

《中国植物志》	《中国高等植物》
玉叶金花 *Mussaenda pubescens* W. T. Aiton	玉叶金花 *Mussaenda pubescens* Ait. f. Hort.

【民族药标准】

名称	植物来源	药用部位	产地加工	标准
玉叶金花*	玉叶金花 *Mussaenda pubescens* Ait. f.	地上部分	夏、秋季采收,晒干	贵州第一册 2019
玉叶金花/白纸扇/茶敬醒	玉叶金花 *Mussaenda pubescens* Ait. f.	根和茎	全年均可采挖,洗净,切段,晒干	广西瑶药第一卷 2014
玉叶金花/勾北豪	玉叶金花 *Mussaenda pubescens* Ait. f.	茎和根	全年可采,洗净,切段,干燥	广西壮药第一卷 2008

【中药标准】

名称	植物来源	药用部位	产地加工	标准
玉叶金花	玉叶金花 *Mussaenda pubescens* Ait. f.	叶	夏、秋二季叶茂盛时采收,除去杂质,洗净,干燥	广东第三册 2018
玉叶金花	玉叶金花 *Mussaenda pubescens* Ait. f.	茎和根	全年可采收,洗净,切段,晒干	江西 2014
玉叶金花	玉叶金花 *Mussaenda pubescens* Ait. f.	茎和根	全年可采,洗净,切段,晒干	湖南 2009
山甘草	毛玉叶金花 *Mussaenda pubescens* Ait. f.	茎叶	全年可采收,除去杂质,及时干燥	福建 2006
玉叶金花	玉叶金花 *Mussaenda pubescens* Ait. f.	茎和根	全年可采,洗净,切段,晒干	广西 1990
玉叶金花	玉叶金花 *Mussaenda pubescens* Ait. f.	嫩枝叶	—	部颁 4 册附
山甘草	毛玉叶金花 *Mussaenda pubescens* Ait. f.	全草	—	部颁 9 册附

附注:* 同为中药标准收载品种。

698 照山白花

【来源】杜鹃花科植物照山白。

【学名】

《中国植物志》	《中国高等植物》
照山白 *Rhododendron micranthum* Turcz.	照山白 *Rhododendron micranthum* Turcz.

【民族药标准】

名称	植物来源	药用部位	产地加工	标准
照山白花/查干—哈日阿布日—其其格	照山白 *Rhododendron micranthum* Turcz.	花序	花盛开时采收,除去杂质,晒干	蒙药 2021

699 瑞香狼毒花

【来源】瑞香科植物瑞香狼毒(狼毒)。

【学名】

《中国植物志》	《中国高等植物》
狼毒 *Stellera chamaejasme* L.	狼毒 *Stellera chamaejasme* Linn.

【民族药标准】

名称	植物来源	药用部位	产地加工	标准
瑞香狼毒花/达楞—图如因—其其格	瑞香狼毒 *Stellera chamaejasme* L.	头状花序	5—8 月花初开时采收,除去苞叶、花梗等杂质,阴干	蒙药 2021

700 天山堇菜花

【来源】堇菜科植物天山堇菜(西藏堇菜)、西藏堇菜。

【学名】

《中国植物志》	《中国高等植物》
西藏堇菜 *Viola kunawarensis* Royle Illustr.	西藏堇菜 *Viola kunawarensis* Royle

【民族药标准】

名称	植物来源	药用部位	产地加工	标准
天山堇菜花	天山堇菜 *Viola tianshanica* Maxim.	花	夏季开花时采摘花,阴干或晒干	维药 1993
天山堇菜花	西藏堇菜 *Viola kunawarensis* Royle Illustr.	花	夏季开花时采摘花,阴干或晒干	新疆炮规 2020
天山堇菜	天山堇菜 *Viola tianshanica* Maxim.	花	夏季开花时采摘花,阴干或晒干	部颁维药

701 窄叶鲜卑花

【来源】蔷薇科植物窄叶鲜卑花。

【学名】

《中国植物志》	《中国高等植物》
窄叶鲜卑花 *Sibiraea angustata*（Rehd.）Hand. -Mazz.	窄叶鲜卑花 *Sibiraea angustata*（Rehd.）Hand. -Mazz.

【民族药标准】

名称	植物来源	药用部位	产地加工	标准
窄叶鲜卑花/聂赤星	窄叶鲜卑花 *Sibiraea angustata*（Rehd.）Hand. -Mazz.	叶、嫩枝	春夏采收,除去杂质,阴干	西藏公告 2022 *

　　附注：* 西藏《关于征求红糖等 38 个地方药材质量标准（草案）意见建议的公告》2022.11.29。

702 紫花黄华

【来源】豆科植物紫花黄华(紫花野决明)。

【学名】

《中国植物志》	《中国高等植物》
紫花野决明 *Thermopsis barbata* Benth.	紫花黄华 *Thermopsis barbata* Benth.

【民族药标准】

名称	植物来源	药用部位	产地加工	标准
紫花黄华/拉瓦色玛	紫花黄华 *Thermopsis barbata* Benth.	根及根茎	秋季采挖,切段,阴干	六省藏标
紫花黄华/拉瓦色玛	紫花黄华 *Thermopsis barbata* Benth.	根及根茎	秋季采挖,切段,阴干	部颁藏药
紫花黄华/拉瓦色玛	紫花黄华 *Thermopsis barbata* Benth.	根及根茎	秋季采挖,阴干	青海藏药炮规 2010

703 金耳环

【来源】马兜铃科植物金耳环。

【学名】

《中国植物志》	《中国高等植物》
金耳环 *Asarum insigne* Diels	金耳环 *Asarum insigne* Diels

【民族药标准】

名称	植物来源	药用部位	产地加工	标准
金耳环/细辛拓	金耳环 *Asarum insigne* Diels	全草	夏季或初秋采挖,除去泥沙,阴干	广西壮药第二卷 2011

【中药标准】

名称	植物来源	药用部位	产地加工	标准
金耳环	金耳环 *Asarum insigne* Diels	全草	夏季或初秋采挖,除去泥沙,阴干	广西 1990

704 金不换

【来源】防己科植物广西地不容、小花地不容、桂南地不容。

【学名】

《中国植物志》	《中国高等植物》
广西地不容 *Stephania kwangsiensis* Lo	广西地不容 *Stephania kwangsiensis* Lo
小花地不容 *Stephania micrantha* Lo et M. Yang	小花地不容 *Stephania micrantha* H. S. Lo et M. Yang(《中国药用植物志》)

《中国植物志》	《中国高等植物》
桂南地不容 *Stephania kuinanensis* Lo et M. Yang	桂南地不容 *Stephania kuinanensis* H. S. Lo et M. Yang(《中国药用植物志》)

【民族药标准】

名称	植物来源	药用部位	产地加工	标准
金不换/山乌龟/仅祛台	广西地不容 *Stephania kwangsiensis* H. S. Lo 小花地不容 *Stephania micrantha* H. S. Lo et M. Yang 桂南地不容 *Stephania kuinanensis* H. S. Lo et M. Yang	块根	全年均可采挖,洗净,切片,干燥	广西瑶药第二卷 2022
金不换/门崩茂	广西地不容 *Stephania kwangsiensis* H. S. Lo 小花地不容 *Stephania micrantha* H. S. Lo et M. Yang 桂南地不容 *Stephania kuinanensis* H. S. Lo et M. Yang	块根	全年可采,洗净,切片,干燥	广西壮药第一卷 2008
山乌龟*	黄叶地不容 *Stephania viridiflavens* H. S. Lo et M. Yang 汝兰 *Stephania sinica* Diels 血散薯 *Stephania dielsiana* Y. C. Wu 广西地不容 *Stephania kwangsiensis* H. S. Lo 等	块根	秋、冬二季采挖,除去细须,干燥	贵州 2003

【中药标准】

名称	植物来源	药用部位	产地加工	标准
金不换	广西地不容 *Stephania kwangsiensis* H. S. Lo 小花地不容 *Stephania micrantha* H. S. Lo et M. Yang 桂南地不容 *Stephania kuinanensis* H. S. Lo et M. Yang	块根	全年可采,洗净,切片,晒干	江西 2014
金不换/海南地不容	海南地不容 *Stephania hainanensis* H. S. Lo et Y. T. Soong	块根	秋、冬季采挖,除去须根,洗净,切片,晒干	海南第一册 2011
金不换	广西地不容 *Stephania kwangsiensis* H. S. Lo 小花地不容 *Stephania micrantha* H. S. Lo et M. Yang 桂南地不容 *Stephania kuinanensis* H. S. Lo et M. Yang	块根	全年可采,洗净,切片,晒干	广西第二册 1996
金不换	人中白的炮制加工品	—	—	福建炮规 2012
山乌龟	小花地不容 *Stephania micrantha* H. S. Lo et M. Yang 桂南地不容 *Stephania kuinanensis* H. S. Lo et M. Yang	块根	—	部颁 8 册附

附注:* 同为中药标准收载品种;贵州 1988 收载植物"荷包地不容 *Stephania dicentrinifera* H. S. Lo et M. Yang、地不容 *Stephania epigaea* H. S. Lo 等"。

705 大金不换

【来源】远志科植物华南远志。

【学名】

《中国植物志》	《中国高等植物》
华南远志 *Polygala chinensis* Linnaeus	华南远志 *Polygala glomerata* Lour.

【民族药标准】

名称	植物来源	药用部位	产地加工	标准
大金不换/大金牛草/懂甘烈路	华南远志 *Polygala glomerata* L.	全草	春、夏季采收,切段,晒干	广西瑶药第一卷 2014
大金不换/棵楞沤	华南远志 *Polygala chinensis* Linn.	全草	春、夏季采收,切段,晒干	广西壮药第二卷 2011

【中药标准】

名称	植物来源	药用部位	产地加工	标准
金牛草*	小花远志 *Polygala polifolia* C. Presl 华南远志 *Polygala chinensis* L.	全草	夏、秋二季采收,除去杂质,洗净,晒干,或扎成小捆晒干	湖北 2018
大金牛草/紫背金牛草	金不换 *Polygala chinensis* L.	全草	夏、秋两季采挖全株,晒干或扎成小把,晒干	上海 1994
大金不换	华南远志 *Polygala glomerata* Lour.	全草	夏、秋季采收,扎成小把,晒干	广西 1990

附注:* 前者习称"小金牛草",后者习称"大金牛草"。

706 大黄

【来源】蓼科植物掌叶大黄、唐古特大黄(鸡爪大黄)、药用大黄、鸡爪大黄。

【学名】

《中国植物志》	《中国高等植物》
掌叶大黄 *Rheum palmatum* L.	掌叶大黄 *Rheum palmatum* Linn.
唐古特大黄 *Rheum tanguticum* Maxim. ex Regel	鸡爪大黄 *Rheum tanguticum* Maxim. ex Regel
药用大黄 *Rheum officinale* Baill.	药用大黄 *Rheum officinale* Baill.

【民族药标准】

名称	植物来源	药用部位	产地加工	标准
大黄/君木扎	掌叶大黄 *Rheum palmatum* L. 唐古特大黄 *Rheum tanguticum* Maxim. ex Regel 药用大黄 *Rheum officinale* Baill.	根及根茎	秋末茎叶枯萎或次春植株发芽前采挖。除去地上部分及细根,刮去外皮,切瓣或段,绳穿成串,干燥	六省藏标
大黄	掌叶大黄 *Rheum palmatum* L. 唐古特大黄 *Rheum tanguticum* Maxim. ex Regel 药用大黄 *Rheum officinale* Baill.	根及根茎	秋末茎叶枯萎或次春植株发芽前采挖,除去地上部分及细根,刮去外皮,切瓣或段,绳穿成串,干燥	部颁藏药
大黄/给喜古讷	掌叶大黄 *Rheum palmatum* L. 唐古特大黄 *Rheum tanguticum* Maxim. ex Balf. 药用大黄 *Rheum officinale* Baill.	根及根茎	秋末茎叶枯萎或次春发芽前采挖,除去细根,刮去外皮,切瓣或段,绳穿成串干燥或直接干燥	蒙药2021
大黄/君木杂	掌叶大黄 *Rheum palmatum* L. 药用大黄 *Rheum officinale* Baill. 唐古特大黄 *Rheum tanguticum* Maxim. ex Regel 鸡爪大黄 *Rheum tanguticum* Maxim. ex Regel 等同属多种植物	根及根茎	秋季采集,洗净,切片,晒干	西藏藏药炮规2022

【中药标准】

名称	植物来源	药用部位	产地加工	标准
大黄	掌叶大黄 *Rheum palmatum* L. 唐古特大黄 *Rheum tanguticum* Maxim. ex Balf. 药用大黄 *Rheum officinale* Baill.	根和根茎	秋末茎叶枯萎或次春发芽前采挖,除去细根,刮去外皮,切瓣或段,绳穿成串干燥或直接干燥	药典2020
水根	掌叶大黄 *Rheum palmatum* L. 唐古特大黄 *Rheum tanguticum* Maxim. ex Balf.	支根	秋末茎叶枯萎或次春发芽前采挖,加工大黄时,挑选侧根、主根尾端部分,除去细根及泥土,直接干燥	甘肃2020

707　土大黄

【来源】蓼科植物尼泊尔酸模、齿果酸模、羊蹄(皱叶酸模)。

【学名】

《中国植物志》	《中国高等植物》
尼泊尔酸模 *Rumex nepalensis* Spreng.	尼泊尔酸模 *Rumex nepalensis* Spreng.
齿果酸模 *Rumex dentatus* L.	齿果酸模 *Rumex dentatus* Linn.
皱叶酸模 *Rumex crispus* L.	皱叶酸模 *Rumex crispus* Linn.

【民族药标准】

名称	植物来源	药用部位	产地加工	标准
土大黄#	尼泊尔酸模 *Rumex nepalensis* Spreng. 齿果酸模 *Rumex dentatus* Linn. 羊蹄 *Rumex crispus* Linn.	根及根茎*	春、夏二季采挖,洗净,鲜用或干燥	贵州2003

【中药标准】

名称	植物来源	药用部位	产地加工	标准
土大黄	钝叶酸模 *Rumex obtusifolius* L.	根	9—10月采挖,除去茎叶、根须及泥土,干燥	安徽2022
土大黄	巴天酸模 *Rumex patientia* L. 皱叶酸模 *Rumex crispus* L.	根	春季采挖,除去茎叶及须根,洗净,干燥,或趁鲜切厚片,晒干	河北2018
土大黄	巴天酸模 *Rumex patientia* L. 皱叶酸模 *Rumex crispus* L.	根	春季采挖,除去茎叶及须根,洗净,干燥,或趁鲜切厚片,晒干	北京1998
羊蹄	羊蹄 *Rumex japonicus* Houtt. 尼泊尔酸模 *Rumex nepalensis* Spreng.	根	秋末茎叶枯萎或次春发芽前采挖,除去须根,刮去外皮,干燥	安徽炮规2019
土大黄	巴天酸模 *Rumex patientia* L. 皱叶酸模 *Rumex crispus* L.	根	—	部颁4册附

附注:＊新鲜或干燥根及根茎;#同为中药标准收载品种。

708 小大黄

【来源】蓼科植物小大黄。

【学名】

《中国植物志》	《中国高等植物》
小大黄 *Rheum pumilum* Maxim.	小大黄 *Rheum pumilum* Maxim.

【民族药标准】

名称	植物来源	药用部位	产地加工	标准
小大黄/曲玛孜	小大黄 *Rheum pumilum* Maxim.	根和根茎	秋末采挖,洗净,阴干	青海藏药第一册 2019

709 亚大黄

【来源】蓼科植物穗序大黄、疏枝大黄、歧穗大黄(穗序大黄)、菱叶大黄、藏边大黄、小大黄。

【学名】

《中国植物志》	《中国高等植物》
穗序大黄 *Rheum spiciforme* Royle	穗序大黄 *Rheum spiciforme* Royle
疏枝大黄 *Rheum kialense* Franch.	疏枝大黄 *Rheum kialense* Franch.
菱叶大黄 *Rheum rhomboideum* A. Los.	菱叶大黄 *Rheum rhomboideum* Losinsk.
藏边大黄 *Rheum australe* D. Don	藏边大黄 *Rheum australe* D. Don(《中国生物物种名录》)
小大黄 *Rheum pumilum* Maxim.	小大黄 *Rheum pumilum* Maxim.

【民族药标准】

名称	植物来源	药用部位	产地加工	标准
亚大黄/曲什扎	穗序大黄 *Rheum spiciforme* Royle 及同属多种植物	根和根茎	于秋季挖取,洗净,切片,阴干	六省藏标
亚大黄/曲札	穗序大黄 *Rheum spiciforme* Royle 疏枝大黄 *Rheum kialense* Franch.	根和根茎	秋季挖根及根茎,除去地上部分,洗净,晒干	四川藏药 2014
亚大黄/曲札	穗序大黄 *Rheum spiciforme* Royle 歧穗大黄 *Rheum scaberrimum* Lingelsh 菱叶大黄 *Rheum rhomboideum* A. Los. 藏边大黄 *Rheum australe* D. Don. 等同属多种植物	根及根茎	秋季采集,洗净,切片,晒干	西藏藏药炮规 2022
亚大黄/曲扎	小大黄 *Rheum pumilum* Maxim.	全草	夏季采集	青海藏药炮规 2010
亚大黄/曲杂	小大黄 *Rheum pumilum* Maxim.	全草	—	部颁藏药附
亚大黄/曲杂	小大黄 *Rheum pumilum* Maxim.	全草	—	青海藏药 1992 附
曲玛孜	小大黄 *Rheum pumilum* Maxim. 西伯利亚蓼 *Polygonum sibiricum* Laxm.	全草	夏末秋初花期采收,洗净,晾干	六省藏标
小大黄/曲玛孜	小大黄 *Rheum pumilum* Maxim.	根和根茎	秋末采挖,洗净,阴干	青海藏药第一册 2019

710 苞叶大黄

【来源】蓼科植物苞叶大黄。

【学名】

《中国植物志》	《中国高等植物》
苞叶大黄 *Rheum alexandrae* Batal.	苞叶大黄 *Rheum alexandrae* Batal.

【民族药标准】

名称	植物来源	药用部位	产地加工	标准
苞叶大黄/曲玛孜	苞叶大黄 *Rheum alexandrae* Batal.	根和根茎	秋末茎叶枯萎或次春发芽前采挖,洗净,干燥或切块、片,干燥	四川藏药 2020

711 姜黄

【来源】姜科植物姜黄。

【学名】

《中国植物志》	《中国高等植物》
姜黄 *Curcuma longa* L.	姜黄 *Curcuma longa* Linn.

【民族药标准】

名称	植物来源	药用部位	产地加工	标准
姜黄/洋哇	姜黄 *Curcuma longa* L.	块茎	秋、冬二季采挖,洗净泥土,晒干	六省藏标
姜黄/沙日—嘎	姜黄 *Curcuma longa* L.	根茎	冬季茎叶枯萎时采挖,洗净,煮或蒸至透心,晒干,除去须根	蒙药 2021
姜黄/兴现	姜黄 *Curcuma longa* Linn.	根茎	冬季茎叶枯萎时采挖,洗净,煮或蒸至透心,晒干,除去须根	广西壮药第二卷 2011
姜黄/永哇	姜黄 *Curcuma longa* L.	根茎	秋、冬采挖,洗净,晒干	西藏藏药炮规 2022

【中药标准】

名称	植物来源	药用部位	产地加工	标准
姜黄	姜黄 *Curcuma longa* L.	根茎	冬季茎叶枯萎时采挖,洗净,煮或蒸至透心,晒干,除去须根	药典 2020

712 麻黄

【来源】麻黄科植物草麻黄、中麻黄、木贼麻黄。

【学名】

《中国植物志》	《中国高等植物》
草麻黄 *Ephedra sinica* Stapf	草麻黄 *Ephedra sinica* Stapf
中麻黄 *Ephedra intermedia* Schrenk ex Mey.	中麻黄 *Ephedra intermedia* Schrenk ex Mey.
木贼麻黄 *Ephedra equisetina* Bunge	木贼麻黄 *Ephedra equisetina* Bunge

【民族药标准】

名称	植物来源	药用部位	产地加工	标准
麻黄/策敦木	草麻黄 *Ephedra sinica* Stapf 中麻黄 *Ephedra intermedia* Schrenk et Mey. 木贼麻黄 *Ephedra equisetina* Bunge	草质茎	秋季割取绿色的草质茎,晒干或低温干燥	六省藏标
麻黄/哲格日根	草麻黄 *Ephedra sinica* Stapf 中麻黄 *Ephedra intermedia* Schrenk et C. A. Mey. 木贼麻黄 *Ephedra equisetina* Bge.	草质茎	秋季采割绿色的草质茎,晒干	蒙药 2021

【中药标准】

名称	植物来源	药用部位	产地加工	标准
麻黄	草麻黄 *Ephedra sinica* Stapf 中麻黄 *Ephedra intermedia* Schrenk et C. A. Mey. 木贼麻黄 *Ephedra equisetina* Bge.	草质茎	秋季采割绿色的草质茎,晒干	药典 2020

713 山麻黄

【来源】麻黄科植物丽江麻黄、匍枝丽江麻黄(丽江麻黄)。

【学名】

《中国植物志》	《中国高等植物》
丽江麻黄 *Ephedra likiangensis* Florin	丽江麻黄 *Ephedra likiangensis* Florin

【民族药标准】

名称	植物来源	药用部位	产地加工	标准
山麻黄 *	丽江麻黄 *Ephedra likiangensis* Florin	草质茎	秋季采割绿色的草质茎,干燥	贵州第二册 2019
藏麻黄	中麻黄 *Ephedra intermedia* Schrenk ex C. A. Mey. 匍枝丽江麻黄 *Ephedra likiangensis* Florin	草质茎及根	—	四川藏药制剂附

【中药标准】

名称	植物来源	药用部位	产地加工	标准
麻黄草	丽江麻黄 *Ephedra likiangensis* Florin 山岭麻黄 *Ephedra gerardiana* Wall.	草质茎	秋季采割绿色的草质茎,晒干	四川 2010
麻黄	云南麻黄 *Ephedra saxatilis* Royle var. *mairei* Florin 丽江麻黄 *Ephedra likiangensis* Florin	草质茎	秋末、冬初采收,晾干	云南 1996

附注: * 同为中药标准收载品种。

714 土麻黄

【来源】蓼科植物戟叶酸模。

【学名】

《中国植物志》	《中国高等植物》
戟叶酸模 *Rumex hastatus* D. Don	戟叶酸模 *Rumex hastatus* D. Don

【民族药标准】

名称	植物来源	药用部位	产地加工	标准
土麻黄/窝斋斋	戟叶酸模 *Rumex hastatus* D. Don	全草	春、夏季采挖,洗净,干燥	云南彝药Ⅱ2005

715 藏麻黄

【来源】麻黄科植物藏麻黄、中麻黄、匍枝丽江麻黄(丽江麻黄)、丽江麻黄。

【学名】

《中国植物志》	《中国高等植物》
藏麻黄 *Ephedra saxatilis* Royle ex Florin	藏麻黄 *Ephedra saxatilis* (Stapf) Royle ex Florin
中麻黄 *Ephedra intermedia* Schrenk ex Mey.	中麻黄 *Ephedra intermedia* Schrenk ex Mey.
丽江麻黄 *Ephedra likiangensis* Florin	丽江麻黄 *Ephedra likiangensis* Florin

【民族药标准】

名称	植物来源	药用部位	产地加工	标准
藏麻黄/扎才	藏麻黄 *Ephedra saxatilis* Royle ex Florin	草质茎及根	6—10月采集,洗净,晾干或晒干	四川藏药2014
藏麻黄	中麻黄 *Ephedra intermedia* Schrenk ex C. A. Mey. 匍枝丽江麻黄 *Ephedra likiangensis* Florin	草质茎及根	—	四川藏药制剂附
山麻黄*	丽江麻黄 *Ephedra likiangensis* Florin	草质茎	秋季采割绿色的草质茎,干燥	贵州第二册2019

【中药标准】

名称	植物来源	药用部位	产地加工	标准
麻黄草	丽江麻黄 *Ephedra likiangensis* Florin 山岭麻黄 *Ephedra gerardiana* Wall.	草质茎	秋季采割绿色的草质茎,晒干	四川2010
麻黄	云南麻黄 *Ephedra saxatilis* Royle var. *mairei* Florin 丽江麻黄 *Ephedra likiangensis* Florin	草质茎	秋末、冬初采收,晾干	云南1996

附注:*同为中药标准收载品种。

716 马蹄黄

【来源】蔷薇科植物马蹄黄。

【学名】

《中国植物志》	《中国高等植物》
马蹄黄 *Spenceria ramalana* Trimen	马蹄黄 *Spenceria ramalana* Trimen

【民族药标准】

名称	植物来源	药用部位	产地加工	标准
马蹄黄/邬坚德尔佳	马蹄黄 *Spenceria ramalana* Trimen	根	秋季采挖,除去泥沙及地上部分,晒干	四川藏药2014

717 竹节黄

【来源】爵床科植物鳄嘴花。

【学名】

《中国植物志》	《中国高等植物》
鳄嘴花 *Clinacanthus nutans* (Burm. f.) Lindau	鳄嘴花 *Clinacanthus nutans* (Burm. f.) Lindau

【民族药标准】

名称	植物来源	药用部位	产地加工	标准
竹节黄/芽帕雅约	鳄嘴花 *Clinacanthus nutans* (Burm. f.) Lindau	地上部分	夏、秋季采收,切段,干燥	云南傣药Ⅱ2005

718 肾叶山蚂蟥

【来源】豆科植物肾叶山蚂蟥。

【学名】

《中国植物志》	《中国高等植物》
肾叶山蚂蟥 *Huangtcia renifolia*（L.）H. Ohashi & K. Ohashi	肾叶山蚂蟥 *Desmodium renifolium*（Linn.）Schindl.

【民族药标准】

名称	植物来源	药用部位	产地加工	标准
肾叶山蚂蟥/哈以不列	肾叶山蚂蝗 *Desmodium renifolium*（Linn.）Schindl.	根	秋、冬季采挖，洗净，切片，干燥	云南傣药 2005

719 博落回

【来源】罂粟科植物博落回。

【学名】

《中国植物志》	《中国高等植物》
博落回 *Macleaya cordata*（Willd.）R. Br.	博落回 *Macleaya cordata*（Willd.）R. Br.

【民族药标准】

名称	植物来源	药用部位	产地加工	标准
博落回/炮筒杆/户桐管	博落回 *Macleaya cordata*（Willd.）R. Br.	全草	夏、秋季采收，除去杂质，干燥	广西瑶药第一卷 2014
博落回 *	博落回 *Macleaya cordata*（Willd.）R. Br.	全草	夏、秋二季采收，除去杂质，干燥	贵州 2003

【中药标准】

名称	植物来源	药用部位	产地加工	标准
博落回	博落回 *Macleaya cordata*（Willd.）R. Br.	全草	夏、秋二季采收，除去杂质，干燥	湖北 2018

附注：* 同为中药标准收载品种。

720 独活

【来源】伞形科植物重齿毛当归（重齿当归）。

【学名】

《中国植物志》	《中国高等植物》
重齿当归 *Angelica biserrata*（Shan et Yuan）Yuan et Shan	重齿当归 *Angelica biserrata*（Shan et Yuan）Yuan et Shan

【民族药标准】

名称	植物来源	药用部位	产地加工	标准
独活/查干—巴勒其日根	重齿毛当归 *Angelica pubescens* Maxim. f. *biserrata* Shan et Yuan	根	春初苗刚发芽或秋末茎叶枯萎时挖，除去须根和泥沙，烘至半干，堆置 2～3 天，发软后再烘至全干	蒙药 2021

【中药标准】

名称	植物来源	药用部位	产地加工	标准
独活	重齿毛当归 *Angelica pubescens* Maxim. f. *biserrata* Shan et Yuan	根	春初苗刚发芽或秋末茎叶枯萎时采挖，除去须根和泥沙，烘至半干，堆置 2～3 天，发软后再烘至全干	药典 2020

721 白亮独活

【来源】伞形科植物白亮独活。

【学名】

《中国植物志》	《中国高等植物》
白亮独活 *Heracleum candicans* Wall. ex DC.	白亮独活 *Heracleum candicans* Wall. ex DC.

【民族药标准】

名称	植物来源	药用部位	产地加工	标准
白亮独活	白亮独活 *Heracleum candicans* Wall. ex DC.	根	秋冬季采挖,除去杂质,洗净,切片,阴干或晒干	四川藏药 2014
白亮独活/珠噶	白亮独活 *Heracleum candicans* Wall. ex DC.	根	8—9 月采收,洗去泥土及杂质,晾干	西藏公告 2022 *

【中药标准】

名称	植物来源	药用部位	产地加工	标准
白云花根	白亮独活 *Heracleum candicans* Wall. ex DC.	根	秋季采挖,除去杂质,洗净,晒干	云南第七册 2005

附注:* 西藏《关于征求红糖等 38 个地方药材质量标准(草案)意见建议的公告》2022.11.29。

722 裂叶独活

【来源】伞形科植物裂叶独活(裂叶大瓣芹)。

【学名】

《中国植物志》	《中国高等植物》
裂叶大瓣芹 *Semenovia malcolmii*(Hemsl. & H. Pearson) Pimenov	裂叶独活 *Heracleum millefolium* Diels

【民族药标准】

名称	植物来源	药用部位	产地加工	标准
裂叶独活/榜波	裂叶独活 *Heracleum millefolium* Diels	全草	夏季采收,晾干	西藏公告 2022 *

附注:* 西藏《关于征求红糖等 38 个地方药材质量标准(草案)意见建议的公告》2022.11.29。

723 牛尾独活

【来源】伞形科植物短毛独活。

【学名】

《中国植物志》	《中国药用植物志》
短毛独活 *Heracleum moellendorffii* Hance	短毛独活 *Heracleum moellendorffii* Hance

【民族药标准】

名称	植物来源	药用部位	产地加工	标准
牛尾独活 *	短毛独活 *Heracleum moellendorffii* Hance	根	春初苗刚发芽或秋末茎叶枯萎时采挖,除去须根及泥沙,干燥	贵州第二册 2019

【中药标准】

名称	植物来源	药用部位	产地加工	标准
牛尾独活	短毛独活 *Heracleum moellendorffii* Hance 牛尾独活 *Heracleum hemsleyanum* Diels	根	初春苗刚发芽或秋末茎叶枯萎时采挖,除去须根及泥沙,晒干	甘肃 2020
牛尾独活	短毛独活 *Heracleum moellendorffii* Hance 渐尖叶独活 *Heracleum acuminatum* Fr. 独活 *Heracleum hemsleyanum* Diels	根及根茎	秋末茎叶开始枯萎或初春苗刚发芽时采挖,除去细须根及泥沙,干燥	四川 2010
牛尾独活	短毛独活 *Heracleum moellendorffii* Hance 渐尖叶独活 *Heracleum acuminatum* Fr. 独活 *Heracleum hemsleyanum* Diels	根及根茎	—	重庆炮规 2006

附注:* 同为中药标准收载品种。

724 新疆独活

【来源】伞形科植物短茎古当归(短茎球序当归)。

【学名】

《中国植物志》	《中国高等植物》
短茎球序当归 *Archangelica brevicaulis*(Rupr.) Rchb.	短茎古当归 *Archangelica brevicaulis*(Rupr.) Rchb.

【民族药标准】

名称	植物来源	药用部位	产地加工	标准
新疆独活	短茎古当归 *Archangelica brevicanlis*（Rupr.）Reichb.	根	九月采挖,除去泥土及残茎,洗净晒干	新疆 1987

725 羌活

【来源】伞形科植物裂叶羌活(羌活)、川羌活(宽叶羌活)。

【学名】

《中国植物志》	《中国高等植物》
羌活 *Hansenia weberbaueriana*（Fedde ex H. Wolff）Pimenov & Kljuykov	羌活 *Notopterygium incisum* Ting ex H. T. Chang
宽叶羌活 *Hansenia forbesii*（H. Boissieu）Pimenov & Kljuykov	宽叶羌活 *Notopterygium franchetii* H. de Boiss.

【民族药标准】

名称	植物来源	药用部位	产地加工	标准
羌活/智纳	裂叶羌活 *Notopterygium incisum* Ting 川羌活 *Notopterygium franchetii* Boiss.	根茎及根*	春、秋采挖,除去茎叶、须根及泥土,晒干	六省藏标

【中药标准】

名称	植物来源	药用部位	产地加工	标准
羌活	羌活 *Notopterygium incisum* Ting ex H. T. Chang 宽叶羌活 *Notopterygium franchetii* H. de Boiss.	根茎和根	春、秋二季采挖,除去须根及泥沙,晒干	药典 2020

附注:* 按形状不同分为蚕羌、条羌等。

726 新疆羌活

【来源】伞形科植物林当归。

【学名】

《中国植物志》	《中国高等植物》
林当归 *Angelica sylvestris* Linnaeus	林当归 *Angelica sylvestris* Linn.

【民族药标准】

名称	植物来源	药用部位	产地加工	标准
新疆羌活	林当归 *Angelica sylvestris* L.	根茎及根	春秋采挖,除去泥土及须根,晒干	新疆 1987

727 淫羊藿

【来源】小檗科植物淫羊藿、箭叶淫羊藿(三枝九叶草)、柔毛淫羊藿、朝鲜淫羊藿。

【学名】

《中国植物志》	《中国高等植物》
淫羊藿 *Epimedium brevicornu* Maxim.	淫羊藿 *Epimedium brevicornu* Maxim.
三枝九叶草 *Epimedium sagittatum*（Sieb. et Zucc.）Maxim.	三枝九叶草 *Epimedium sagittatum*（Sieb. et Zucc.）Maxim.
柔毛淫羊藿 *Epimedium pubescens* Maxim.	柔毛淫羊藿 *Epimedium pubescens* Maxim.
朝鲜淫羊藿 *Epimedium koreanum* Nakai	朝鲜淫羊藿 *Epimedium koreanum* Nakai

【民族药标准】

名称	植物来源	药用部位	产地加工	标准
淫羊藿/盟国羊	淫羊藿 *Epimedium brevicornu* Maxim. 箭叶淫羊藿 *Epimedium sagittatum*（Sieb. et Zucc.）Maxim. 柔毛淫羊藿 *Epimedium pubescens* Maxim. 朝鲜淫羊藿 *Epimedium koreanum* Nakai	叶	夏、秋季茎叶茂盛时采收,晒干或阴干	广西壮药第二卷 2011

【中药标准】

名称	植物来源	药用部位	产地加工	标准
淫羊藿	淫羊藿 *Epimedium brevicornu* Maxim. 箭叶淫羊藿 *Epimedium sagittatum*（Sieb. et Zucc.）Maxim. 柔毛淫羊藿 *Epimedium pubescens* Maxim. 朝鲜淫羊藿 *Epimedium koreanum* Nakai	叶	夏、秋季茎叶茂盛时采收,晒干或阴干	药典 2020

728　黔淫羊藿

【来源】小檗科植物粗毛淫羊藿、天平山淫羊藿、毡毛淫羊藿(柔毛淫羊藿)及黔岭淫羊藿。

【学名】

《中国植物志》	《中国高等植物》
粗毛淫羊藿 *Epimedium acuminatum* Franch.	粗毛淫羊藿 *Epimedium acuminatum* Franch.
天平山淫羊藿 *Epimedium myrianthum* Stearn	天平山淫羊藿 *Epimedium myrianthum* Stearn
柔毛淫羊藿 *Epimedium pubescens* Maxim.	柔毛淫羊藿 *Epimedium pubescens* Maxim.
黔岭淫羊藿 *Epimedium leptorrhizum* Stearn	黔岭淫羊藿 *Epimedium leptorrhizum* Stearn

【民族药标准】

名称	植物来源	药用部位	产地加工	标准
黔淫羊藿*	粗毛淫羊藿 *Epimedium acuminatum* Franch. 天平山淫羊藿 *Epimedium myrianthum* Stearn 毡毛淫羊藿 *Epimedium coactum* H. R. Liang et W. M. Yan 黔岭淫羊藿 *Epiedium leptorrhizum* Stearn	地上部分	夏、秋二季茎叶茂盛时采收,除去杂质,干燥	贵州第二册2019

附注:*同为中药标准收载品种;贵州1988收载"光叶淫羊藿 *Epimedium sagittatum* var. *glabratum* T.S. Ying"。

729　白及

【来源】兰科植物白及。

【学名】

《中国植物志》	《中国高等植物》
白及 *Bletilla striata*(Thunb. ex Murray)Rchb. f.	白及 *Bletilla striata*(Thunb. ex Murr.)Rchb. f.

【民族药标准】

名称	植物来源	药用部位	产地加工	标准
白及/ 胡鲁森一查赫日麻	白及 *Bletilla striata*(Thunb.)Reichb. f.	块茎	夏、秋二季采挖,除去须根,洗净,置沸水中煮或蒸至无白心,晒至半干,除去外皮,晒干	蒙药2021
白及/棵白及	白及 *Bletilla striata*(Thunb.)Reichb. f.	块茎	夏、秋二季采挖,除去须根,洗净,置沸水中煮或蒸至无白心,晒至半干,除去外皮,晒干	广西壮药第二卷2011
白及	白及 *Bletilla striata*(Thunb.)Reichb. f.	块茎	秋、夏两季采挖,除去须,洗净,置沸水中煮至无白心,晒至半干,撞去外皮,晒干	维药1993

【中药标准】

名称	植物来源	药用部位	产地加工	标准
白及	白及 *Bletilla striata*(Thunb.)Reichb. f.	块茎	夏、秋二季采挖,除去须根,洗净,置沸水中煮或蒸至无白心,晒至半干,除去外皮,晒干	药典2020

730　黔白及

【来源】兰科植物黄花白及。

【学名】

《中国植物志》	《中国高等植物》
黄花白及 *Bletilla ochracea* Schltr.	黄花白及 *Bletilla ochracea* Schltr.

【民族药标准】

名称	植物来源	药用部位	产地加工	标准
黔白及*	黄花白及 *Bletilla ochracea* Schltr.	块茎	秋末春初采挖,除去鳞叶、残茎及须根,洗净,沸水煮至透心或趁鲜切纵片,干燥	贵州2003

【中药标准】

名称	植物来源	药用部位	产地加工	标准
小白及	黄花白及 *Bletilla ochracea* Schltr.	块茎	夏、秋二季初采挖,除去鳞叶、残茎及须根,洗净,用沸水煮至无白心,晒至半干,撞去外皮,或趁鲜切纵片,干燥	甘肃2020

续表

名称	植物来源	药用部位	产地加工	标准
黄花白及	黄花白及 *Bletilla ochracea* Schltr.	块茎	秋末春初采挖,除去鳞叶、残茎及须根,洗净,用沸水煮至透心或趁鲜切纵片,干燥	四川 2010

附注:*同为中药标准收载品种。

731 中亚白及

【来源】兰科植物盔红门兰、雄红门兰、斑叶红门兰、绿花舌唇兰(二叶舌唇兰)等。

【学名】

《中国植物志》	《中华本草·维吾尔药卷》
盔红门兰 *Orchis morio* L.(《维吾尔医学》)	盔红门兰 *Orchis morio* L.
雄红门兰 *Orchis mascula* L.(《维吾尔医学》)	雄红门兰 *Orchis mascula* L.
斑叶红门兰 *Orchis maculata* L.(《维吾尔医学》)	斑叶红门兰 *Orchis maculata* L.
二叶舌唇兰 *Platanthera chlorantha* Cust. ex Rchb.	二叶舌唇兰 *Platanthera chlorantha* Custer ex Rchb. f.(《中国药用植物志》)

【民族药标准】

名称	植物来源	药用部位	产地加工	标准
中亚白及	盔红门兰 *Orchis morio* L. 雄红门兰 *Orchis mascula* L. 斑叶红门兰 *Orchis maculata* L. 绿花舌唇兰 *Orchis chlorantha* Gust. 等	块茎	夏秋采挖,除去杂质,置沸水中片刻,取出晒干	部颁维药

732 公巴嘎吉

【来源】菊科植物松潘风毛菊(狮牙草状风毛菊)、拉萨风毛菊(拉萨雪兔子)、大通风毛菊(重齿风毛菊)。

【学名】

《中国植物志》	《中国高等植物》
狮牙草状风毛菊 *Saussurea leontodontoides*(DC.) Sch. -Bip.	狮牙草状风毛菊 *Saussurea leontodontoides*(DC.) Sch. -Bip.
拉萨雪兔子 *Saussurea kingii* C. E. C. Fisch.	拉萨雪兔子 *Saussurea kingii* C. E. C. Fisch.(《中国药用植物志》)
重齿风毛菊 *Saussurea katochaete* Maxim.	重齿风毛菊 *Saussurea katochaete* Maxim.

【民族药标准】

名称	植物来源	药用部位	产地加工	标准
公巴嘎吉	松潘风毛菊 *Saussurea sungpanensis* Hand. -Mazz.	全草	夏、秋二季采挖,晾干	西藏藏药第二册 2012
公巴嘎吉	松潘风毛菊 *saussurea sungpanensis* Hand. -Mazz. 拉萨风毛菊 *Saussurea kingii* C. E. C. Fisch. 大通风毛菊 *Saussurea katochaete* Maxim	全草	—	西藏藏药第二册 2012 附

733 沙棘

【来源】胡颓子科植物沙棘。

【学名】

《中国植物志》	《中国药用植物志》
沙棘 *Hippophae rhamnoides* L.	沙棘 *Hippophae rhamnoides* L.

【民族药标准】

名称	植物来源	药用部位	产地加工	标准
沙棘/达布	沙棘 *Hippophae rhamnoides* L.	成熟果实	冬季果实冻硬时采收,除去杂质,干燥	六省藏标
沙棘/吉航	沙棘 *Hippophae rhamnoides* L.	成熟果实	秋、冬二季果实成熟或冻硬时采收,除去杂质,干燥或蒸后干燥	新疆炮规 2010
沙棘/达尔吾	沙棘 *Hippophae rhamnoides* L.	成熟果实	—	青海藏药炮规 2010
沙棘鲜果/彻其日甘内—吉米斯	沙棘 *Hippophae rhamnoides* L.	新鲜成熟果实*	秋、冬二季果实成熟或冻硬时采收	蒙药 2021

【中药标准】

名称	植物来源	药用部位	产地加工	标准
沙棘	沙棘 *Hippophae rhamnoides* L.	成熟果实	秋、冬二季果实成熟或冻硬时采收,除去杂质,干燥或蒸后干燥	药典 2020
沙棘	沙棘 *Hippophae rhamnoides* L.	新鲜成熟果实	秋、冬二季果实成熟或冻硬时采收,除去杂质,鲜用或冷冻保存	辽宁第二册 2019

附注:*蒙药 1986 收载药用部位"干燥成熟果实"。

734 大沙棘

【来源】胡颓子科植物卧龙沙棘、江孜沙棘。

【学名】

《中国植物志》	《中国药用植物志》
卧龙沙棘 *Hippophae rhamnoides* subsp. *wolongensis* Y. S. Lian et al.	卧龙沙棘 *Hippophae rhamnoides* subsp. *wolongensis* Y. S. Lian, K. Sun & X. L. Chen(《中国生物物种名录》)
江孜沙棘 *Hippophae gyantsensis*(Rousi)Y. S. Lian	江孜沙棘 *Hippophae gyantsensis*(Rousi)Y. S. Lian

【民族药标准】

名称	植物来源	药用部位	产地加工	标准
大沙棘/达哲	卧龙沙棘 *Hippophae rhamnoides* Linn. subsp. *wolongensis* Lian,K. Sun et X. L. Chen 江孜沙棘 *Hippophae gyantsensis*(Rousi)Lian	成熟果实	秋、冬季果实成熟或冻硬时采摘,除去杂质,干燥或蒸后干燥	四川藏药 2014

735 小沙棘

【来源】胡颓子科植物西藏沙棘。

【学名】

《中国植物志》	《中国高等植物》
西藏沙棘 *Hippophae tibetana* Schlechtendal	西藏沙棘 *Hippophae tibetana* Schlechtend

【民族药标准】

名称	植物来源	药用部位	产地加工	标准
藏沙棘	西藏沙棘 *Hippophae tibetana* Schlechtend	成熟果实	秋、冬二季果实成熟或冻硬时采收,除去杂质,干燥或蒸后干燥	青海藏药第一册 2019
小沙棘/萨达尔	西藏沙棘 *Hippophae tibetana* Schlecht.	成熟果实	秋、冬二季果实成熟或冻硬时采收,除去杂质,干燥或蒸后干燥	四川藏药 2014

736 防己

【来源】防己科植物粉防己。

【学名】

《中国植物志》	《中国高等植物》
粉防己 *Stephania tetrandra* S. Moore	粉防己 *Stephania tetrandra* S. Moore

【民族药标准】

名称	植物来源	药用部位	产地加工	标准
防己/防己/汪己	粉防己 *Stephania tetrandra* S. Moore	根	秋季采挖,洗净,除去粗皮,晒至半干,切段,个大者再纵切,干燥	广西瑶药第二卷 2022

【中药标准】

名称	植物来源	药用部位	产地加工	标准
防己	粉防己 *Stephania tetrandra* S. Moore	根	秋季采挖,洗净,除去粗皮,晒至半干,切段,个大者再纵切,干燥	药典 2020

737 木防己

【来源】防己科植物木防己。

【学名】

《中国植物志》	《中国高等植物》
木防己 *Cocculus orbiculatus*（L.）DC.	木防己 *Cocculus orbiculatus*（Linn.）DC.

【民族药标准】

名称	植物来源	药用部位	产地加工	标准
木防己/金锁匙/敌因丛	木防己 *Cocculus orbiculatus*（Linn.）DC.	根和茎	秋、冬季采挖，除去杂质，干燥	广西瑶药第二卷 2022
大风藤*	木防己 *Cocculus orbiculatus*（Linn.）DC.	根及茎	全年均可采挖，除去杂质，洗净，晒干	贵州第一册 2019

【中药标准】

名称	植物来源	药用部位	产地加工	标准
木防己	木防己 *Cocculus orbiculatus*（L.）DC.	根	春、秋二季采挖，以秋季采收质量较好，除去芦头，洗净，干燥	安徽 2022
木防己	木防己 *Cocculus trilobus*（Thunb.）DC.	根	全年均可采挖，除去泥沙和须根，晒干	陕西 2015
大风藤	木防己 *Cocculus orbiculatus*（Linnaeus）Candolle	根及茎	全年均可采挖，晒干	湖南 2009
木防己/水城木防己	木香马兜铃 *Aristolochia mounpinensis* Franch. 卵叶马兜铃 *Aristolochia ovatifatia* S. M. Hwang	根或藤茎	秋冬两季采收，去粗皮，切段，干燥	贵州 2003
木防己	木防己 *Cocculus orbiculatus*（L.）DC. 毛木防己 *Cocculus orbiculatus*（L.）DC. var. *mollis*（Wall. ex Hook. f. et Thoms.）Hara	根	春、秋二季采挖，以秋季采收质量较好，除去芦头，洗净，干燥	安徽炮规 2019

附注：*同为中药标准收载品种。

738 大戟

【来源】大戟科植物疣果大戟（甘青大戟）、大果大戟、大狼毒。

【学名】

《中国植物志》	《中国高等植物》
甘青大戟 *Euphorbia micractina* Boiss.	甘青大戟 *Euphorbia micractina* Boiss.
大果大戟 *Euphorbia wallichii* Hook. f.	大果大戟 *Euphorbia wallichii* Hook. f.
大狼毒 *Euphorbia jolkinii* Boiss.	大狼毒 *Euphorbia jolkinii* Boiss.

【民族药标准】

名称	植物来源	药用部位	产地加工	标准
大戟/塔奴	疣果大戟 *Euphorbia micractina* Boiss.	块根	秋季采挖，洗净，晒干	西藏藏药第一册 2012
大戟/塔奴	疣果大戟（甘青大戟）*Euphorbia micractina* Boiss. 大果大戟 *Euphorbia wallichii* Hook. f. 大狼毒 *Euphorbia nematocypha* Hand.-Mazz.	根	春、秋二季采挖*，洗净，微干，切片，晒干	西藏藏药炮规 2022

附注：*挖根时尽量避免损伤根皮，以免乳汁流失。

739 京大戟

【来源】大戟科植物大戟。

【学名】

《中国植物志》	《中国高等植物》
大戟 *Euphorbia pekinensis* Rupr.	大戟 *Euphorbia pekinensis* Rupr.

【民族药标准】

名称	植物来源	药用部位	产地加工	标准
京大戟/巴嘎—塔日奴	大戟 *Euphorbia pekinensis* Rupr.	根	秋、冬二季采挖，洗净，晒干	蒙药 2021

【中药标准】

名称	植物来源	药用部位	产地加工	标准
京大戟	大戟 *Euphorbia pekinensis* Rupr.	根	秋、冬二季采挖，洗净，晒干	药典 2020

740 大果大戟

【来源】大戟科植物大果大戟。

【学名】

《中国植物志》	《中国高等植物》
大果大戟 *Euphorbia wallichii* Hook. f.	大果大戟 *Euphorbia wallichii* Hook. f.

【民族药标准】

名称	植物来源	药用部位	产地加工	标准
大果大戟	大果大戟 *Euphorbia wallichii* Hook. f.	根	—	四川藏药制剂附

741 高山大戟

【来源】大戟科植物甘青大戟(高山大戟)、钩腺大戟、高山大戟、喜马拉雅大戟(高山大戟)。

【学名】

《中国植物志》	《中国高等植物》
高山大戟 *Euphorbia stracheyi* Boiss.	高山大戟 *Euphorbia stracheyi* Boiss.
钩腺大戟 *Euphorbia sieboldiana* Morr. et Decne.	钩腺大戟 *Euphorbia sieboldiana* Morr. et Decne.

【民族药标准】

名称	植物来源	药用部位	产地加工	标准
高山大戟/春布	甘青大戟(疣果大戟)*Euphorbia stracheyi* Boiss. 钩腺大戟 *Euphorbia sieboldiana* Morr. et Decne.	块根	秋季采挖,洗净,晒干	西藏藏药炮规 2022
高山大戟/春吾	高山大戟 *Euphorbia stracheyi* Boiss.	根皮	春、秋二季采挖,洗净,晒干	青海藏药炮规 2010
春布	高山大戟 *Euphorbia stracheyi* Boiss.	块根	秋季采挖,洗净,晾干,入药前去毒	西藏藏药第二册 2012
喜马拉雅大戟/查干—杜日吉德	喜马拉雅大戟 *Euphorbia himalayensis* Boiss.	根	春、秋二季采挖,除去泥沙及须根,洗净,晾干	蒙药 2021
喜马拉雅大戟/独其	喜马拉雅大戟 *Euphorbia himalayensis* Boiss.	根	春、秋二季挖根,除去泥沙及须根,洗净,晾干	西藏藏药第二册 2012

742 锡金大戟

【来源】大戟科植物锡金大戟(黄苞大戟)。

【学名】

《中国植物志》	《中国高等植物》
黄苞大戟 *Euphorbia sikkimensis* Boiss.	黄苞大戟 *Euphorbia sikkimensis* Boiss.

【民族药标准】

名称	植物来源	药用部位	产地加工	标准
锡金大戟/德尔许	锡金大戟 *Euphorbia sikkimensis* Boiss.	根	—	青海藏药 1992 附

743 小蜀季

【来源】锦葵科植物锦葵。

【学名】

《中国植物志》	《中国高等植物》
锦葵 *Malva cathayensis* M. G. Gilbert, Y. Tang & Dorr	锦葵 *Malva sinensis* Cavan.

【民族药标准】

名称	植物来源	药用部位	产地加工	标准
小蜀季/额莫—占巴	锦葵 *Malva sinensis* Cavan.	近成熟果实	夏、秋二季果实近成熟时采收,除去杂质,阴干	蒙药 2021

744 无茎荠

【来源】十字花科植物无茎荠(单花荠)。

【学名】

《中国植物志》	《中国高等植物》
单花荠 *Eutrema scapiflorum* (Hook. f. & Thomson) Al-Shehbaz, G. Q. Hao & J. Quan Liu	单花荠 *Pegaeophyton scapiflorum* (Hook. f. et Thoms.) Marq.

【民族药标准】

名称	植物来源	药用部位	产地加工	标准
无茎荠/索洛嘎保	无茎荠 *Pegaeophyton scapiflorum* (Hook. f. et Thoms.) Marq. et Airy-Shaw	根及根茎	秋末采挖,洗净,晒干	青海藏药 1992
高山辣根菜/无茎芥/索罗嘎布	无茎荠 *Pegaeophyton scapiflorum* (Hook. f. et Thoms.) Marq. et Shaw	根和根茎	秋季采挖,除去须根和泥沙,晒干	西藏藏药第二册 2012
高山辣根菜/索罗嘎保	无茎荠 *Pegaeophyton scapiflorum* (Hook. f. et Thoms.) Marq. et Shaw	根和根茎	秋季采挖,除去须根及泥沙,晒干	青海藏药炮规 2010

【中药标准】

名称	植物来源	药用部位	产地加工	标准
高山辣根菜	无茎荠 *Pegaeophyton scapiflorum* (Hook. f. et Thoms.) Marq. et Shaw	根和根茎	秋季采挖,除去须根和泥沙,晒干	药典 2020

745 大叶碎米荠

【来源】十字花科植物大叶碎米荠、唐古碎米荠(紫花碎米荠)。

【学名】

《中国植物志》	《中国高等植物》
大叶碎米荠 *Cardamine macrophylla* Willd.	大叶碎米荠 *Cardamine macrophylla* Willd.
紫花碎米荠 *Cardamine tangutorum* O. E. Schulz	紫花碎米荠 *Cardamine tangutorum* O. E. Schulz

【民族药标准】

名称	植物来源	药用部位	产地加工	标准
大叶碎米荠	大叶碎米荠 *Cardamine macrophylla* Willd. 唐古碎米荠 *Cardamine tangutorum* O. E. Schulz	地上部分	春、夏二季采集,洗净,晒干	四川藏药 2020

746 莲座蓟

【来源】菊科植物莲座蓟。

【学名】

《中国植物志》	《中国高等植物》
莲座蓟 *Cirsium esculentum* (Sievers) C. A. Mey.	莲座蓟 *Cirsium esculentum* (Sievers) C. A. Mey.

【民族药标准】

名称	植物来源	药用部位	产地加工	标准
莲座蓟/塔布青图—阿吉日根	莲座蓟 *Cirsium esculentum* (Sievers) C. A. Mey.	块根和根茎	秋季采挖,除去须根及杂质,阴干	部颁蒙药
莲座蓟/塔布青图—阿吉日根	莲座蓟 *Cirsium esculentum* (Sievers) C. A. Mey.	块根和根茎	秋季采挖,除去泥沙及须根,晒干	蒙药 1986

747 胜红蓟

【来源】菊科植物藿香蓟。

【学名】

《中国植物志》	《中国高等植物》
藿香蓟 *Ageratum conyzoides* L.	藿香蓟 *Ageratum conyzoides* Linn.

【民族药标准】

名称	植物来源	药用部位	产地加工	标准
胜红蓟/棵华侯	藿香蓟 *Ageratum conyzoides* L.	全草	夏、秋季可采收,洗净,干燥	广西壮药第三卷 2018
胜红蓟/特志帕	藿香蓟 *Ageratum conyzoides* L.	全草	夏、秋季采收,洗净,干燥	云南彝药 III 2005

【中药标准】

名称	植物来源	药用部位	产地加工	标准
胜红蓟	藿香蓟 *Ageratum conyzoides* Linnaeus	全草	秋季采收,除去泥土,晒干	湖南 2009
胜红蓟	胜红蓟 *Ageratum conyzoides* L.	全草	秋季采收,除去泥土,晒干	福建 2006

748 三加

【来源】五加科植物白簕。

【学名】

《中国植物志》	《中国高等植物》
白簕 *Eleutherococcus trifoliatus*（Linnaeus）S. Y. Hu	白勒 *Eleutherococcus trifoliatus*（Linn.）S. Y. Hu

【民族药标准】

名称	植物来源	药用部位	产地加工	标准
三加/九季风/坐归崩	白簕 *Eleutherococcus trifoliatus*（L.）S. Y. Hu	根及茎	全年均可采挖,除去泥沙杂质,晒干	广西瑶药第一卷 2014
三加/蹦乐	白勒 *Eleutherococcus trifoliatus*（L.）S. Y. Hu	根及茎	全年可采挖,除去泥沙杂质,干燥	广西壮药第一卷 2008

【中药标准】

名称	植物来源	药用部位	产地加工	标准
三加皮	白簕 *Acanthopanax trifoliatus*（L.）Merr.	根或根皮	秋末叶落时至次春发芽前采挖根部,干燥;或纵向剖开,剥取根皮,干燥	广东第三册 2018
三加	白勒 *Acanthopanax trifoliatus*（L.）Merr.	根及茎	全年可采挖,除去泥沙杂质,晒干	广西第二册 1996

749 刺三加

【来源】五加科植物白簕、刚毛白簕。

【学名】

《中国植物志》	《中国高等植物》
白簕 *Eleutherococcus trifoliatus*（Linnaeus）S. Y. Hu	白勒 *Eleutherococcus trifoliatus*（Linn.）S. Y. Hu
刚毛白簕 *Eleutherococcus setosus*（H. L. Li）Y. R. Ling	刚毛白簕 *Eleutherococcus setosus*（H. L. Li）Y. R. Ling（《中国药用植物志》）

【民族药标准】

名称	植物来源	药用部位	产地加工	标准
刺三加*	白簕 *Acanthopanax trifoliatus*（L.）Merr. 刚毛白簕 *Acanthopanax trifoliatus*（L.）Merr. var. *setosus* Li	根或根皮	夏、秋二季采挖,除去须根及杂质,洗净,干燥	贵州第二册 2019

附注:*同为中药标准收载品种。

750 岩五加

【来源】葡萄科植物崖爬藤。

【学名】

《中国植物志》	《中国高等植物》
崖爬藤 *Tetrastigma obtectum*（Wall.）Planch.	崖爬藤 *Tetrastigma obtectum*（Wall. ex Laws.）Planch.

【民族药标准】

名称	植物来源	药用部位	产地加工	标准
岩五加*	崖爬藤 *Tetrastigma obtectum*（Wall.）Planch.	全草	全年均可采挖,晒干	贵州第一册 2019
小红藤/放达蜱	崖爬藤 *Tetrastigma obtectum*（Wall. ex Laws.）Planch.	藤茎	全年可采,除去杂质,干燥	云南彝药 II 2005

附注:*同为中药标准收载品种。

751 螃蟹甲

【来源】唇形科植物西藏糙苏（螃蟹甲）、螃蟹甲。

【学名】

《中国植物志》	《中国高等植物》
螃蟹甲 *Phlomoides younghushandii*（Mukerjee）Kamelin & Makhm.	螃蟹甲 *Phlomis younghushandii*（Mukerj.）

【民族药标准】

名称	植物来源	药用部位	产地加工	标准
螃蟹甲/露木尔	西藏糙苏 *Phlomis younghusbandii* Mukerjee	块根	9—10 月挖取块根,洗净,晒干,或切成薄片晒干	六省藏标

名称	植物来源	药用部位	产地加工	标准
螃蟹甲/露木尔	螃蟹甲 *Phlomis younghusbandii* Mukerjee	块根	秋季挖取,洗净、切片,晒干	部颁藏药
螃蟹甲/娄木尔	螃蟹甲 *Phlomis younghusbandii* Mukerjee	块根	秋季挖取,洗净,切片,晒干	青海藏药 1992
螃蟹甲/露木尔	螃蟹甲 *Phlomis younghusbandii* Mukerjee	块根	秋季挖取,洗净,晒干	青海藏药炮规 2010

【中药标准】

名称	植物来源	药用部位	产地加工	标准
藏糙苏/螃蟹甲	藏糙苏 *Phlomis younghusbandii* Mukerjee	块根	9—10 月采挖,洗净,晒干,或切片晒干	药典 1977
螃蟹甲	螃蟹甲 *Phlomis younghusbandii* Mukerjee	块根	—	药典 2020 附

752 水指甲

【来源】千屈菜科植物圆叶节节菜。

【学名】

《中国植物志》	《中国高等植物》
圆叶节节菜 *Rotala rotundifolia*(Buch.-Ham. ex Roxb.)Koehne	圆叶节节菜 *Rotala rotundifolia*(Buch.-Ham. ex Roxb.)Koehne

【民族药标准】

名称	植物来源	药用部位	产地加工	标准
水指甲/依洛色	圆叶节节菜 *Rotala rotundifolia*(Buch.-Ham. ex Roxb.)Koehne	全草	夏、秋二季采收,除去泥沙,洗净,干燥	四川 2022

753 大叶羊蹄甲

【来源】豆科植物褐毛羊蹄甲(褐毛火索藤)。

【学名】

《中国植物志》	《中国生物物种名录》
褐毛羊蹄甲 *Bauhinia ornata* var. *kerrii*(Gagnep.)K. et S.S. Larsen	褐毛火索藤 *Phanera ornata* var. *kerrii*(Gagnep.)Bandyop.

【民族药标准】

名称	植物来源	药用部位	产地加工	标准
大叶羊蹄甲/嘿赛仗	褐毛羊蹄甲 *Bauhinia ornate* Kurz var. *kerrii*(Gagnep.)K. Larsen & S.S. Larsen	藤茎	秋、冬季采收,除去侧枝,切成厚片,干燥	云南傣药 2005

754 青刺尖

【来源】蔷薇科植物扁核木。

【学名】

《中国植物志》	《中国高等植物》
扁核木 *Prinsepia utilis* Royle	扁核木 *Prinsepia utilis* Royle

【民族药标准】

名称	植物来源	药用部位	产地加工	标准
青刺尖/尼争扭	扁核木 *Prinsepia utilis* Royle	茎	夏、秋季采收,洗净,切段,干燥	云南彝药 II 2005

755 秀巴刺兼

【来源】柏科植物高山柏、刺柏。

【学名】

《中国植物志》	《中国高等植物》
高山柏 *Juniperus squamata* Buchanan-Hamilton ex D. Don	高山柏 *Sabina squamata*(Buch.-Hamilt.)Ant.
刺柏 *Juniperus formosana* Hayata	刺柏 *Juniperus formosana* Hayata

【民族药标准】

名称	植物来源	药用部位	产地加工	标准
秀巴刺兼	高山柏 *Sabina squamata*(Buch.-Hamilt.)Antoine 刺柏 *Juniperus formosana* Hayata	枝梢及叶	夏、秋二季采集枝叶,晾干	西藏藏药第二册 2012

756　一支箭

【来源】瓶尔小草科植物心叶瓶尔小草、瓶尔小草、柄叶瓶尔小草(钝头瓶尔小草)、狭叶瓶尔小草。

【学名】

《中国植物志》	《中国高等植物》
心叶瓶尔小草 *Ophioglossum reticulatum* L.	心脏叶瓶尔小草 *Ophioglossum reticulatum* Linn.
瓶尔小草 *Ophioglossum vulgatum* L.	瓶尔小草 *Ophioglossum vulgatum* Linn.
钝头瓶尔小草 *Ophioglossum petiolatum* Hook.	钝头瓶尔小草 *Ophioglossum petiolatum* Hook.
狭叶瓶尔小草 *Ophioglossum thermale* Kom.	狭叶瓶尔小草 *Ophioglossum thermale* Kom.

【民族药标准】

名称	植物来源	药用部位	产地加工	标准
一支箭*	心叶瓶尔小草 *Ophioglossum reticulatum* L. 瓶尔小草 *Ophioglossum vulgatum* L. 柄叶瓶尔小草 *Ophioglossum petiolatum* Hook. 狭叶瓶尔小草 *Ophioglossum thermale* Kom.	全草	夏、秋二季采收,洗净,晒干	贵州 2003

【中药标准】

名称	植物来源	药用部位	产地加工	标准
一支箭	尖头瓶尔小草 *Ophioglossum pedunculosum* Desv. 狭叶瓶尔小草 *Ophioglossum thermale* Kom.	全草	春、夏季采挖带根全草,除去杂质,晒干	四川 2010
金枪草	狭叶瓶尔小草 *Ophioglossum thermale* Kom.	全草	夏、秋采挖带有孢子囊穗者,除去杂质,晒干	上海 1994

附注:*同为中药标准收载品种。

757　山姜

【来源】姜科植物山姜、华山姜。

【学名】

《中国植物志》	《中国高等植物》
山姜 *Alpinia japonica*(Thunb.)Miq.	山姜 *Alpinia japonica*(Thunb.)Miq.
华山姜 *Alpinia oblongifolia* Hayata	华山姜 *Alpinia oblongifolia* Hayata

【民族药标准】

名称	植物来源	药用部位	产地加工	标准
山姜/来角风/来各崩	山姜 *Alpinia japonica*(Thunb.)Miq. 华山姜 *Alpinia chinensis*(Retz.)Rosc.	根和茎	全年均可采收,洗净,晒干	广西瑶药第一卷 2014
山姜*	山姜 *Alpinia japonica*(Thunb.)Miq.	根茎	—	湖南炮规 2021

【中药标准】

名称	植物来源	药用部位	产地加工	标准
山姜	山姜 *Alpinia japonica*(Thunb.)Miq.	根茎	栽种 2 年后春季采挖,除去泥沙及杂质,洗净,晒干	湖北 2018
山姜	山姜 *Alpinia japonica*(Thunb.)Miq.	根及根茎	冬、春二季采挖,除去茎、叶、泥沙,洗净,晒干	江西 2014
山姜	山姜 *Alpinia japonica*(Thunberg)Miquel	根茎	夏、秋季采集,切段,晒干	湖南 2009
山姜	山姜 *Alpinia japonica*(Thunb.)Miq.	根及根茎	—	药典 2020 附
山姜	和山姜 *Alpinia japonica* Miq.	根茎	—	部颁 10 册附

附注:*【民族药名】席聋玉(土家),筛汝(苗),娘芹(侗),箭杆风(瑶)。

758　华山姜

【来源】姜科植物华山姜。

【学名】

《中国植物志》	《中国高等植物》
华山姜 *Alpinia oblongifolia* Hayata	华山姜 *Alpinia oblongifolia* Hayata

【民族药标准】

名称	植物来源	药用部位	产地加工	标准
华山姜*	华山姜 *Alpinia chinensis*(Retz.)Rosc.	全草	秋季采挖,洗净,晒干	贵州 2003

附注:*同为中药标准收载品种。

759 艳山姜

【来源】姜科植物艳山姜。

【学名】

《中国植物志》	《中国高等植物》
艳山姜 *Alpinia zerumbet*(Pers.)Burtt. et Smith	艳山姜 *Alpinia zerumbet*(Pers.)Burtt. et Smith

【民族药标准】

名称	植物来源	药用部位	产地加工	标准
香砂/艳山姜/仅松	艳山姜 *Alpinia zerumbet*(Pers.)Burtt. et Smith	果实	夏、秋季果实成熟后采摘,低温干燥	广西瑶药第二卷 2022
艳山姜#	艳山姜 *Alpinia zerumbet*(Pers.)Burtt. et Smith	果实*	秋季果实成熟时采收,鲜用或阴干	贵州第一册 2019

附注:*新鲜或者干燥果实;#同为中药标准收载品种。

760 生姜

【来源】姜科植物姜。

【学名】

《中国植物志》	《中国高等植物》
姜 *Zingiber officinale* Roscoe	姜 *Zingiber officinale* Rosc.

【民族药标准】

名称	植物来源	药用部位	产地加工	标准
生姜/兴	姜 *Zingiber officinale* Rosc.	新鲜根茎	秋、冬季采挖,除去须根和泥沙	广西壮药第二卷 2011

【中药标准】

名称	植物来源	药用部位	产地加工	标准
生姜	姜 *Zingiber officinale* Rosc.	新鲜根茎	秋、冬二季采挖,除去须根和泥沙	药典 2020

761 干姜

【来源】姜科植物姜。

【学名】

《中国植物志》	《中国高等植物》
姜 *Zingiber officinale* Roscoe	姜 *Zingiber officinale* Rosc.

【民族药标准】

名称	植物来源	药用部位	产地加工	标准
干姜/加嘎	姜 *Zingiber officinale* Rosc.	根茎	冬至前后采挖,除去须根及泥砂,晒干或低温干燥	六省藏标
干姜/宝日一嘎	姜 *Zingiber officinale* Rosc.	根茎	冬季采挖,除去须根和泥沙,晒干或低温干燥*	蒙药 2021

【中药标准】

名称	植物来源	药用部位	产地加工	标准
干姜	姜 *Zingiber officinale* Rosc.	根茎	冬季采挖,除去须根和泥沙,晒干或低温干燥*	药典 2020

附注:*趁鲜切片晒干或低温干燥者称为"干姜片"。

762 温姜

【来源】姜科植物广西姜花。

【学名】

《中国植物志》	《中国生物物种名录》
广西姜花 *Hedychium kwangsiense* T. L. Wu et S. J. Chen	广西姜花 *Hedychium kwangsiense* T. L. Wu & S. J. Chen

【民族药标准】

名称	植物来源	药用部位	产地加工	标准
温姜/楝卡扬	广西姜花 *Hedychium kwangsiense* T. L. Wu et Senjen	全株	夏、秋季采收,除去杂质,干燥	广西壮药第三卷 2018

【中药标准】

名称	植物来源	药用部位	产地加工	标准
温姜	广西姜花 *Hedychium kwangsiense* T. L. Wu et Senjen	全株	夏、秋季采收,除去杂质,干燥	广西 1990
温姜	广西姜花 *Hedychium kwangsiense* T. L. Wu et Senjen	全株	—	部颁 8 册附

763 闭鞘姜

【来源】姜科植物闭鞘姜。

【学名】

《中国植物志》	《中国高等植物》
闭鞘姜 *Hellenia speciosa*(J. Koenig)S. R. Dutta	闭鞘姜 *Costus speciosus*(Koen.)Smith

【民族药标准】

名称	植物来源	药用部位	产地加工	标准
闭鞘姜/益母姜/绵故松	闭鞘姜 *Costus speciosus*（Koen.）Smith	根茎	全年均可采挖,以秋、冬季为宜,除去须根、泥沙等杂质,鲜用或干燥;或趁鲜切片,干燥	广西瑶药第二卷 2022
闭鞘姜/恩倒/干恩	闭鞘姜 *Costus speciosus*（Koen.）Smith	根茎	秋、冬季采收,除去须根,洗净,切片,干燥	云南傣药 II 2005

【中药标准】

名称	植物来源	药用部位	产地加工	标准
闭鞘姜	闭鞘姜 *Costus speciosus*（Koening）Smith	根状茎	全年可采,以秋末为宜,洗净切片,蒸熟,晒干	海南第一册 2011

764 豆豉姜

【来源】樟科植物山鸡椒。

【学名】

《中国植物志》	《中国高等植物》
山鸡椒 *Litsea cubeba*(Lour.)Pers.	山鸡椒 *Litsea cubeba*(Lour.)Pers.

【民族药标准】

名称	植物来源	药用部位	产地加工	标准
豆豉姜/山苍子根/得穷亮	山鸡椒 *Litsea cubeba*(Lour.)Pers.	根和根茎	秋季采挖,洗净,干燥	广西瑶药第二卷 2022
豆豉姜/高京虽	山鸡椒 *Litsea cubeba*(Lour.)Pers.	根和根茎	秋季采挖,洗净,干燥	广西壮药第一卷 2008

【中药标准】

名称	植物来源	药用部位	产地加工	标准
山苍根/山鸡椒根	山鸡椒 *Litsea cubeba*(Lour.) Pers.	根	秋、冬二季挖取,洗净,晒干;或洗净,趁鲜切片,干燥 *	海南第一册 2011
山鸡椒根	山鸡椒 *Litsea cubeba*(Lour.) Pers.	根	秋、冬二季采挖洗净,干燥;或洗净,趁鲜切片,干燥 *	福建 2006
豆豉姜	山鸡椒 *Litsea cubeba*(Lour.) Pers.	根	9—10 月挖取,洗净,晒干	广东第一册 2004
豆豉姜	山鸡椒 *Litsea cubeba*(Lour.) Pers.	根和根茎	秋季采,洗净,晒干	广西第二册 1996
豆豉姜	山鸡椒 *Litsea cubeba*(Lour.) Pers.	根和根茎	—	药典 2020 附
豆豉姜	山鸡椒 *Litsea cubeba*(Lour.) Pers.	根	—	部颁 17 册附

附注: * 切 0.5~1 cm 片。

765 高良姜

【来源】姜科植物高良姜。

【学名】

《中国植物志》	《中国高等植物》
高良姜 *Alpinia officinarum* Hance	高良姜 *Alpinia officinarum* Hance

【民族药标准】

名称	植物来源	药用部位	产地加工	标准
高良姜/嘎玛儿	高良姜 *Alpinia officinarum* Hance	根茎	夏末秋初挖取生长 4~6 年的根茎,除去地上茎、须根及残留的鳞片,洗净,切段,晒干	六省藏标
高良姜/乌兰—嘎	高良姜 *Alpinia officinarum* Hance	根茎	夏末秋初采挖,除去须根和残留鳞片,洗净,切段,晒干	蒙药 2021

【中药标准】

名称	植物来源	药用部位	产地加工	标准
高良姜	高良姜 *Alpinia officinarum* Hance	根茎	夏末秋初采挖,除去须根和残留的鳞片,洗净,切段,晒干	药典 2020

766 三七姜

【来源】姜科植物姜叶三七(土田七)。

【学名】

《中国植物志》	《中国高等植物》
土田七 *Stahlianthus involucratus*(King ex Bak.) Craib ex Loesener	土田七 *Stahlianthus involucratus*(King ex Bak.) Craib

【民族药标准】

名称	植物来源	药用部位	产地加工	标准
三七姜/竹叶三七/凡切松	姜叶三七 *Stahlianthus involucratus*(King ex Bak.)Craib ex Loes.	根茎和块根	秋末冬初叶片枯黄后采挖,除去杂质,洗净,置沸水中稍烫,晒干	广西瑶药第二卷 2022
三七姜/兴三镇	姜叶三七 *Stahlianthus involucratus*(King ex Baker)Craib ex Loes.	根茎和块根	秋末冬初叶片枯黄后采挖,除去杂质,洗净,置沸水中稍烫,晒干	广西壮药第二卷 2011

【中药标准】

名称	植物来源	药用部位	产地加工	标准
三七姜	姜叶三七 *Stahlianthus involucratus*(King ex Bak.)Craib	块根、根状茎	全年可采挖,除去杂质,洗净,置沸水中稍烫,晒干	广西 1990

767 珊瑚姜

【来源】姜科植物珊瑚姜。

【学名】

《中国植物志》	《中国高等植物》
珊瑚姜 *Zingiber corallinum* Hance	珊瑚姜 *Zingiber corallinum* Hance

【民族药标准】

名称	植物来源	药用部位	产地加工	标准
珊瑚姜#	珊瑚姜 *Zingiber corallinum* Hance	根茎*	秋末采收,除去杂质,洗净,鲜用或阴干	贵州 2003

【中药标准】

名称	植物来源	药用部位	产地加工	标准
珊瑚姜	珊瑚姜 *Zingiber corallinum* Hance	根茎*	—	药典 2020 附

附注:*新鲜或干燥根茎;#同为中药标准收载品种。

768 紫色姜

【来源】姜科植物紫色姜(紫姜)、珊瑚姜。

【学名】

《中国植物志》	《中国高等植物》
紫色姜 *Zingiber montanum*(J. König)Link ex A. Dietr.	紫姜 *Zingiber purpureum* Roscoe(《中国药用植物志》)
珊瑚姜 *Zingiber corallinum* Hance	珊瑚姜 *Zingiber corallinum* Hance

【民族药标准】

名称	植物来源	药用部位	产地加工	标准
紫色姜	紫色姜 *Zingiber purpureum* Rosc. 珊瑚姜 *Zingiber corallinum* Hance	根茎	秋、冬季采收,除去须根,洗净,切片,干燥	云南傣药Ⅱ 2005

【中药标准】

名称	植物来源	药用部位	产地加工	标准
紫色姜	紫色姜 *Zingiber purpureum* Rosc.	根茎	全年可采。秋、冬季采收,除去泥土、杂质,洗净,切成厚片,晒干*	云南第一册 2005

附注: *切成厚不超过 1 cm 的片。

769 麻花艽

【来源】龙胆科植物麻花艽。

【学名】

《中国植物志》	《中国高等植物》
麻花艽 *Gentiana straminea* Maxim.	麻花艽 *Gentiana straminea* Maxim.

【民族药标准】

名称	植物来源	药用部位	产地加工	标准
麻花艽/查干—吉勒哲	麻花艽 *Gentiana straminea* Maxim.	带花地上部分	7—8 月采集,除去杂质,阴干	蒙药 2021
麻花艽/吉解嘎保	麻花艽 *Gentiana straminea* Maxim. 及同属数种植物	花	花期采集,阴干	青海藏药 1992

770 长梗秦艽

【来源】龙胆科植物长梗秦艽。

【学名】

《中国植物志》	《中国药用植物志》
长梗秦艽 *Gentiana waltonii* Burk.	长梗秦艽 *Gentiana waltonii* Burkill

【民族药标准】

名称	植物来源	药用部位	产地加工	标准
长梗秦艽/解吉那保	长梗秦艽 *Gentiana waltonii* Burk.	全草	春秋二季采收,除去杂质,晒干	西藏公告 2022*

附注: *西藏《关于征求蝇子草等 21 个地方药材质量标准(草案)意见建议的公告》2022.11.25。

771 花椒

【来源】芸香科植物青椒(青花椒)、花椒。

【学名】

《中国植物志》	《中国高等植物》
青花椒 *Zanthoxylum schinifolium* Sieb. et Zucc.	青花椒 *Zanthoxylum schinifolium* Sieb. et Zucc.
花椒 *Zanthoxylum bungeanum* Maxim.	花椒 *Zanthoxylum bungeanum* Maxim.

【民族药标准】

名称	植物来源	药用部位	产地加工	标准
花椒/叶儿马	青椒 *Zanthoxylum schinifolium* Sieb. et Zucc. 花椒 *Zanthoxylum bungeanum* Maxim.	果皮	秋季果实成熟时采收,晒干,除去种子及杂质	六省藏标
花椒/花茱	青椒 *Zanthoxylum schinifolium* Sieb. et Zucc. 花椒 *Zanthoxylum bungeanum* Maxim.	果皮	秋季采收成熟果实,晒干,除去种子和杂质	蒙药 2021

【中药标准】

名称	植物来源	药用部位	产地加工	标准
花椒	青椒 *Zanthoxylum schinifolium* Sieb. et Zucc. 花椒 *Zanthoxylum bungeanum* Maxim.	果皮	秋季采收成熟果实,晒干,除去种子和杂质	药典 2020

772 野花椒

【来源】芸香科植物竹叶花椒及野花椒。

【学名】

《中国植物志》	《中国高等植物》
竹叶花椒 *Zanthoxylum armatum* DC.	竹叶花椒 *Zanthoxylum armatum* DC.
野花椒 *Zanthoxylum simulans* Hance	野花椒 *Zanthoxylum simulans* Hance

【民族药标准】

名称	植物来源	药用部位	产地加工	标准
野花椒#	竹叶花椒 *Zanthoxylum armatum* DC. 野花椒 *Zanthoxylum simulans* Hance	成熟果实	秋季采收,除去杂质,阴干	贵州第一册 2019

【中药标准】

名称	植物来源	药用部位	产地加工	标准
竹叶花椒	竹叶花椒 *Zanthoxylum armatum* Candolle	果皮	秋季果实成熟时采收,干燥,除去种子及杂质	湖南 2009
竹叶花椒	竹叶花椒 *Zanthoxylum armatum* DC.	成熟果实	秋季采收,除去杂质,阴干	广西 1990
竹叶花椒	竹叶花椒 *Zanthoxylum armatum* DC.	成熟果实	—	部颁 8 册附
竹叶花椒/藤椒	竹叶花椒 *Zanthoxylum armatum* DC. 及栽培变种	果皮	秋季采收成熟果实,干燥,除去种子和杂质	四川局颁 2019*

附注:*四川局颁 SCYCBZ2019-001;#同为中药标准收载品种。

773 辣椒

【来源】茄科植物辣椒、小米辣(辣椒)。

【学名】

《中国植物志》	《中国高等植物》
辣椒 *Capsicum annuum* L.	辣椒 *Capsicum annuum* Linn.

【民族药标准】

名称	植物来源	药用部位	产地加工	标准
辣椒/资德日嘎	辣椒 *Capsicum annuum* L.	果实	秋季果实成熟变红时采收,晒干	部颁蒙药
辣椒/资德日嘎	辣椒 *Capsicum annuum* L. 或栽培变种	果实	夏、秋二季果皮变红色时采收,除去枝梗,晒干	蒙药 2021
辣椒#	辣椒 *Capsicum annuum* L.	果实*	夏、秋二季采收,晒干	贵州 2003
辣椒	辣椒 *Capsicum frutescens* L.	果实	7—10 月,果实成熟时采摘,干燥捣烂使用	维药 1993
小米辣/孜扎嘎	小米辣 *Capsicum frutescens* L.	果实	秋季果熟时采摘,晒干而成	六省藏标
小米辣/子扎嘎	小米辣 *Capsicum frutescens* L.	果实	秋季果熟时采收,晒干	部颁藏药
小米辣/孜扎嘎	小米辣 *Capsicum frutescens* L.	果实	采集成熟果实,晒干	青海藏药 1992
小米辣/子扎嘎	小米辣 *Capsicum frutescens* L.	果实	秋季果熟时采收,晒干	青海藏药炮规 2010

【中药标准】

名称	植物来源	药用部位	产地加工	标准
辣椒	辣椒 *Capsicum annuum* L. 或栽培变种	成熟果实	夏、秋二季果皮变红色时采收,除去枝梗,晒干	药典 2020

附注:*新鲜或干燥成熟果实;#同为中药标准收载品种。

774 白胡椒

【来源】胡椒科植物胡椒。

【学名】

《中国植物志》	《中国高等植物》
胡椒 *Piper nigrum* L.	胡椒 *Piper nigrum* Linn.

【民族药标准】

名称	植物来源	药用部位	产地加工	标准
白胡椒/查干—胡茱	胡椒 *Piper nigrum* L.	果实*	秋末至次春果实变红时采收,用水浸渍数日,擦去果肉,晒干	蒙药 2021

【中药标准】

名称	植物来源	药用部位	产地加工	标准
胡椒	胡椒 *Piper nigrum* L.	果实*	秋末至次春,果实呈暗绿色时采收,晒干,为黑椒;果实变红时采收,用水浸渍数日,擦去果肉,晒干,为白胡椒	药典 2020

附注:*干燥近成熟果实或成熟果实。

775 黑胡椒

【来源】胡椒科植物胡椒。

【学名】

《中国植物志》	《中国高等植物》
胡椒 *Piper nigrum* L.	胡椒 *Piper nigrum* Linn.

【民族药标准】

名称	植物来源	药用部位	产地加工	标准
黑胡椒/泡瓦热	胡椒 *Piper nigrum* L.	近成熟果实	春、秋季果实呈暗绿色时采摘,晒干	六省藏标
黑胡椒/哈日—胡苿	胡椒 *Piper nigrum* L.	近成熟或成熟果实	秋末至次春果实呈暗绿色时采收,晒干	蒙药 2021
黑胡椒	胡椒 *Piper nigrum* L.	近成熟果实	秋末至次春果实呈暗绿色时采收,晒干	维药 1993
黑胡椒	胡椒 *Piper nigrum* L.	近成熟果实	秋末至次春果实呈暗绿色时采收,晒干	新疆炮规 2020

【中药标准】

名称	植物来源	药用部位	产地加工	标准
胡椒	胡椒 *Piper nigrum* L.	近成熟果实或成熟果实	秋末至次春果实呈暗绿色时采收,晒干,为黑胡椒;果实变红时采收,用水浸渍数日,擦去果肉,晒干,为白胡椒	药典 2020

776 山胡椒

【来源】樟科植物山胡椒。

【学名】

《中国植物志》	《中国高等植物》
山胡椒 *Lindera glauca*(Sieb. et Zucc.)Bl.	山胡椒 *Lindera glauca*(Sieb. et Zucc.)Bl.

【民族药标准】

名称	植物来源	药用部位	产地加工	标准
山胡椒/假死风/假逮崩	山胡椒 *Lindera glauca*(Sieb. et Zucc.)Bl.	全株	秋季采收,晒干	广西瑶药第一卷 2014

777 菱角

【来源】菱科植物乌菱(欧菱、乌菱)。

【学名】

《中国植物志》	《中国高等植物》
欧菱 *Trapa natans* L.	乌菱 *Trapa bicornis* Osbeck

【民族药标准】

名称	植物来源	药用部位	产地加工	标准
菱角/图木日—章古	乌菱 *Trapa bicornis* Osbeck	成熟果实	8—9 月果实成熟时采收,干燥	部颁蒙药
菱角/图木日—章古	乌菱 *Trapa bicornis* Osbeck	成熟果实	8—9 月采收,干燥	蒙药 1986
炒菱角	乌菱 *Trapa bicornis* Osbeck	成熟果实	—	蒙药炮规 2020

【中药标准】

名称	植物来源	药用部位	产地加工	标准
菱角	菱 *Trapa bispinosa* Roxb. 细果野菱 *Trapa marimowiczii* Korsch.	果实	—	药典 2020 附

778 田皂角

【来源】豆科植物合萌。

【学名】

《中国植物志》	《中国高等植物》
合萌 *Aeschynomene indica* L.	合萌 *Aeschynomene indica* Linn.

【民族药标准】

名称	植物来源	药用部位	产地加工	标准
田皂角/灵角咪	合萌 *Aeschynomene indica* Linn.	根和茎	全年均可采挖,除去泥沙,洗净,干燥或切段,干燥	广西瑶药第二卷 2022

【中药标准】

名称	植物来源	药用部位	产地加工	标准
田皂角	田皂角 *Aeschynomene indica* L.	地上部分	夏、秋二季采收,去根,晒干	上海 1994
田皂角	合萌 *Aeschynomene indica* L.	地上部分	9—10 月采割,除去杂质,干燥	安徽炮规 2019
梗通草	田皂角 *Aeschynomene indica* L.	去外皮的主茎	—	部颁 15 册附

779 刺鸭脚

【来源】五加科植物罗伞。

【学名】

《中国植物志》	《中国高等植物》
罗伞 *Brassaiopsis glomerulata*(Bl.)Regel	罗伞 *Brassaiopsis glomerulata*(Bl.)Regel

【民族药标准】

名称	植物来源	药用部位	产地加工	标准
刺鸭脚/毫照紧	罗伞 *Brassaiopsis glomerulata*(Bl.)Regel	根及茎	全年均可采挖,洗净,干燥或切片,干燥	广西瑶药第二卷 2022

780 松节

【来源】松科植物马尾松、云南松。

【学名】

《中国植物志》	《中国高等植物》
马尾松 *Pinus massoniana* Lamb.	马尾松 *Pinus massoniana* Lamb.
云南松 *Pinus yunnanensis* Franch.	云南松 *Pinus yunnanensis* Franch.

【民族药标准】

名称	植物来源	药用部位	产地加工	标准
松节*	马尾松 *Pinus massoniana* Lamb. 云南松 *Pinus yunnanensis* Franch. 等同属近种	瘤状节	全年均可采收,锯节后干燥	贵州第一册 2019
油松节/仲象	油松 *Pinus tabuliformis* Carr. 马尾松 *Pinus massoniana* Lamb.	分枝处的木材	全年均可采收,锯取分枝处含油部分,晒干	六省藏标
油松节/松节/丛亮	油松 *Pinus tabuliformis* Carr. 马尾松 *Pinus massoniana* Lamb.	瘤状节或分枝节	全年均可采收,锯取后阴干	广西瑶药第二卷 2022
油松节/那日森—格细古	油松 *Pinus tabuliformis* Carr. 马尾松 *Pinus massoniana* Lamb.	瘤状节或分枝节	全年均可采收,锯取后阴干	蒙药 2021

【中药标准】

名称	植物来源	药用部位	产地加工	标准
油松节	油松 *Pinus tabuliformis* Carr. 马尾松 *Pinus massoniana* Lamb.	瘤状节或分枝节	全年均可采收,锯取后阴干	药典 2020

附注:* 同为中药标准收载品种。

781 油松节

【来源】松科植物油松、马尾松、云南松。

【学名】

《中国植物志》	《中国高等植物》
油松 *Pinus tabuliformis* Carrière	油松 *Pinus tabuliformis* Carr.
马尾松 *Pinus massoniana* Lamb.	马尾松 *Pinus massoniana* Lamb.

【民族药标准】

名称	植物来源	药用部位	产地加工	标准
油松节/仲象	油松 *Pinus tabuliformis* Carr. 马尾松 *Pinus massoniana* Lamb.	分枝处的木材	全年均可采收,锯取分枝处含油部分,晒干	六省藏标
油松节/松节/丛亮	油松 *Pinus tabuliformis* Carr. 马尾松 *Pinus massoniana* Lamb.	瘤状节或分枝节	全年均可采收,锯取后阴干	广西瑶药第二卷 2022
油松节/那日森—格细古	油松 *Pinus tabuliformis* Carr. 马尾松 *Pinus massoniana* Lamb.	瘤状节或分枝节	全年均可采收,锯取后阴干	蒙药 2021
松节*	马尾松 *Pinus massoniana* Lamb. 云南松 *Pinus yunnanensis* Franch. 等同属近种	瘤状节	全年均可采收,锯节后干燥	贵州第一册 2019

【中药标准】

名称	植物来源	药用部位	产地加工	标准
油松节	油松 *Pinus tabuliformis* Carr. 马尾松 *Pinus massoniana* Lamb.	瘤状节或分枝节	全年均可采收,锯取后阴干	药典 2020

附注:*同为中药标准收载品种。

782 草血竭

【来源】蓼科植物草血竭、珠芽蓼。

【学名】

《中国植物志》	《中国高等植物》
草血竭 *Bistorta paleacea*(Wall. ex Hook. f.)Yonekura et H. Ohashi	草血蓼 *Polygonum paleaceum* Wall. ex Hook. f.
珠芽蓼 *Bistorta vivipara*(L.)Gray	珠芽蓼 *Polygonum viviparum* Linn.

【民族药标准】

名称	植物来源	药用部位	产地加工	标准
草血竭/多都莫	草血竭 *Polygonum paleaceum* Wall. ex Hook. f.	根茎	秋季采挖,除去须根及杂质,干燥	云南彝药 2005
草血竭*	草血竭 *Polygonum paleaceum* Wall. ex Hook. f. 珠芽蓼 *Polygonum viviparum* L.	根茎	秋、冬二季采挖,除去细根,洗净,干燥	贵州第二册 2019
草血竭/拉刚永哇	草血竭 *Polygonum paleaceum* Wall.	根茎	—	青海藏药 1992 附

【中药标准】

名称	植物来源	药用部位	产地加工	标准
草血竭	草血竭 *Polygonum paleaceum* Wall.	根茎	秋季采挖,除去须根及泥沙,干燥	药典 1977
草血竭	草血竭 *Polygonum paleaceum* Wall.	根茎	秋季采挖根茎,去掉茎叶和须根,晒干	四川 2010
草血竭	草血竭 *Polygonum paleaceum* Wall. ex Hook. f.	根茎	秋季采挖,除去茎叶、泥沙,干燥	安徽炮规 2019

附注:*同为中药标准收载品种。

783 百样解

【来源】兰科植物竹叶兰。

【学名】

《中国植物志》	《中国高等植物》
竹叶兰 *Arundina graminifolia*(D. Don)Hochr.	竹叶兰 *Arundina graminifolia*(D. Don)Hochr.

【民族药标准】

名称	植物来源	药用部位	产地加工	标准
百样解/文尚海/文尚嗨	竹叶兰 *Arundina graminifolia*(D. Don) Hochr.	全草	全年可采挖,洗净,干燥	云南傣药 2005

784 卜芥

【来源】天南星科植物尖尾芋。

【学名】

《中国植物志》	《中国高等植物》
尖尾芋 *Alocasia cucullata*(Lour.)Schott	尖尾芋 *Alocasia cucullata*(Lour.)Schott

【民族药标准】

名称	植物来源	药用部位	产地加工	标准
卜芥/老虎芋/抖卵喉	尖尾芋 *Alocasia cucullata*（Lour.）G. Don	根茎	全年可采挖,洗净,切片,干燥	广西瑶药第二卷 2022

785 荆芥

【来源】唇形科植物荆芥(裂叶荆芥)。

【学名】

《中国植物志》	《中国高等植物》
裂叶荆芥 *Schizonepeta tenuifolia*（Benth.）Briq.	裂叶荆芥 *Nepeta tenuifolia* Benth.

【民族药标准】

名称	植物来源	药用部位	产地加工	标准
荆芥/棵荆该	荆芥 *Nepeta tenuifolia* Briq.	地上部分	夏、秋二季花开到顶、穗绿时采割,除去杂质,晒干	广西壮药第二卷 2011
荆芥	荆芥 *Schizonepeta tenuifolia* Briq.	地上部分	—	蒙药炮规 2020

【中药标准】

名称	植物来源	药用部位	产地加工	标准
荆芥	荆芥 *Schizonepeta tenuifolia* Briq.	地上部分	夏、秋二季花开到顶、穗绿时采割,除去杂质,晒干	药典 2020

786 土荆芥

【来源】藜科植物土荆芥。

【学名】

《中国植物志》	《中国高等植物》
土荆芥 *Dysphania ambrosioides*（Linnaeus）Mosyakin & Clemants	土荆芥 *Chenopodium ambrosioides* Linn.

【民族药标准】

名称	植物来源	药用部位	产地加工	标准
土荆芥/招就	土荆芥 *Chenopodium ambrosioides* Linn.	地上部分	夏、秋季果实完全成熟时采割,除去杂质,阴干	广西壮药第三卷 2018
土荆芥*	土荆芥 *Chenopodium ambrosioides* L.	地上部分	夏、秋季果实完全成熟时采割,除去杂质,阴干	贵州 2003

【中药标准】

名称	植物来源	药用部位	产地加工	标准
土荆芥	土荆芥 *Chenopodium ambrosioides* L.	带果穗的地上部分	秋初茎叶茂盛时采收,低温干燥	广东第三册 2018
土荆芥	土荆芥 *Chenopodium ambrosioides* L.	地上部分	播种当年 7—9 月花后期至果实近成熟时采割,阴干	陕西 2015
土荆芥	土荆芥 *Chenopodium ambrosioides* L.	带果穗的地上部分	夏、秋季果实成熟时,割取地上部分,除去杂质,放通风处,阴干	海南第一册 2011
土荆芥	土荆芥 *Chenopodium ambrosioides* L.	带果穗的地上部分	夏、秋季采割,除去杂质,置通风处,阴干	福建 2006
土荆芥	土荆芥 *Chenopodium ambrosioides* L.	地上部分	夏、秋季果实完全成熟时采割,除去杂质,阴干	广西 1990
土荆芥	土荆芥 *Chenopodium ambrosioides* L.	带果穗的全草	—	部颁 8 册附

附注:*同为中药标准收载品种。

787 藏荆芥

【来源】唇形科植物藏荆芥。

【学名】

《中国植物志》	《中国生物物种名录》
藏荆芥 *Nepeta hemsleyana* Oliver ex Prain	藏荆芥 *Nepeta hemsleyana* Oliv. ex Prain

【民族药标准】

名称	植物来源	药用部位	产地加工	标准
藏荆芥/萨堆那布	藏荆芥 *Nepeta angustifolia* C. Y. Wu	全草	6—8月采集全草,洗净,晾干	西藏藏药第一册2012

788 沙芥

【来源】十字花科植物沙芥、宽翅沙芥(斧翅沙芥)。

【学名】

《中国植物志》	《中国高等植物》
沙芥 *Pugionium cornutum*(Linnaeus)Gaertn.	沙芥 *Pugionium cornutum*(Linn.)Gaertn.
斧翅沙芥 *Pugionium dolabratum* Maximowicz	斧翅沙芥 *Pugionium dolabratum* Maxim.

【民族药标准】

名称	植物来源	药用部位	产地加工	标准
沙芥/额乐森—劳泵	沙芥 *Pugionium cornutum*(L.)Gaertn. 宽翅沙芥 *Pugionium dolabratum* Maxim.	根	秋季采挖,除去残基及杂质,晒干	部颁蒙药
沙芥/额乐森—劳泵	沙芥 *Pugionium cornutum*(L.)Gaertn. 宽翅沙芥 *Pugionium dolabratum* Maxim.	根	秋季采挖,除去残基及泥沙,晒干	蒙药1986
沙芥	沙芥 *Pugionium cornutum*(L.)Gaertn. 宽翅沙芥 *Pugionium dolabratum* Maxim.	根	—	蒙药炮规2020

789 糖芥

【来源】十字花科植物糖芥。

【学名】

《中国植物志》	《中国高等植物》
糖芥 *Erysimum amurense* Kitagawa	糖芥 *Erysimum amurense* Kitagawa

【民族药标准】

名称	植物来源	药用部位	产地加工	标准
糖芥/乌兰—贡陶格	糖芥 *Erysimum bungei*(Kitag.)Kitag.	地上部分	夏、秋二季花开时采割,除去枯茎叶及杂质,阴干	蒙药2021

【中药标准】

名称	植物来源	药用部位	产地加工	标准
糖芥	小花糖芥 *Erysimum cheirantnoides* L. 糖芥 *Erysimum aurantiacum* Marvim.	地上部分	5—6月割取带花的地上部分,置阴凉处风干	北京炮规1986

790 蚓果芥

【来源】十字花科植物蚓果芥。

【学名】

《中国植物志》	《中国高等植物》
蚓果芥 *Braya humilis*(C. A. Mey.)B. L. Rob.	蚓果芥 *Neotorularia humilis*(C. A. Mey.)O. E. Schulz

【民族药标准】

名称	植物来源	药用部位	产地加工	标准
蚓果芥/久拉卜	蚓果芥 *Torularia humilis*(C. A. Mey.)O. E. Schulz	全草	秋季采集全草,晾干	西藏藏药第一册2012
蚓果芥/席乌拉普	蚓果芥 *Torularia humilis*(C. A. Meyer)O. E. Schulz	全草	8—9月采集全草,除去杂质,晒干	青海藏药炮规2010
蚓果芥	蚓果芥 *Neotorularia humilis*(C. A. Meyer) Hedge & J. Léonard	全草	—	四川藏药制剂附

791 垂果大蒜芥

【来源】十字花科植物垂果大蒜芥。

【学名】

《中国植物志》	《中国高等植物》
垂果大蒜芥 *Sisymbrium heteromallum* C. A. Mey.	垂果大蒜芥 *Sisymbrium heteromallum* C. A. Mey.

【民族药标准】

名称	植物来源	药用部位	产地加工	标准
垂果大蒜芥/刚托巴	垂果大蒜芥 *Sisymbrium heteromallum* C. A. Mey.	种子	果实成熟后,采集果实,除去果皮及杂质	青海藏药 1992
糖芥子/巩托巴	垂果蒜芥 *Sisymbrium heteromallum* C. A. Mey. 高蔊菜 *Rorippa elata*(Hook. f. et Thoms.)Hand. -Mazz. 糖芥 *Erysimum bungei* Kitag.	成熟果实	—	西藏藏药炮规 2022

792 猴子背巾

【来源】黄杨科植物板凳果。

【学名】

《中国植物志》	《中国高等植物》
板凳果 *Pachysandra axillaris* Franch.	板凳果 *Pachysandra axillaris* Franch.

【民族药标准】

名称	植物来源	药用部位	产地加工	标准
猴子背巾/宝抵猛	板凳果 *Pachysandra axillaris* Franch.	全草	春、夏季采收,洗净,干燥	云南彝药 II 2005

793 郁金

【来源】姜科植物温郁金、姜黄、广西莪术、蓬莪术(莪术)。

【学名】

《中国植物志》	《中国高等植物》
温郁金 *Curcuma wenyujin* Y. H. Chen & C. Ling	温郁金 *Curcuma aromatica* cv. Wenyujin
姜黄 *Curcuma longa* L.	姜黄 *Curcuma longa* Linn.
广西莪术 *Curcuma kwangsiensis* S. G. Lee et C. F. Liang	广西莪术 *Curcuma kwangsiensis* S. G. Lee et C. F. Liang
莪术 *Curcuma phaeocaulis* Valeton	莪术 *Curcuma zedoaria*(Christm.)Rosc.

【民族药标准】

名称	植物来源	药用部位	产地加工	标准
郁金/竞闲*	温郁金 *Curcuma wenyujin* Y. H. Chen et C. Ling 姜黄 *Curcuma longa* L. 广西莪术 *Curcuma kwangsiensis* S. G. Lee et C. F. Liang 蓬莪术 *Curcuma phaeocaulis* Val.	块根	冬季茎叶枯萎后采挖,除去泥沙及细根,蒸或煮至透心,干燥	广西壮药第一卷 2008

【中药标准】

名称	植物来源	药用部位	产地加工	标准
郁金*	温郁金 *Curcuma wenyujin* Y. H. Chen et C. Ling 姜黄 *Curcuma longa* L. 广西莪术 *Curcuma kwangsiensis* S. G. Lee et C. F. Liang 蓬莪术 *Curcuma phaeocaulis* Val.	块根	冬季茎叶枯萎后采挖,除去泥沙和细根,蒸或煮至透心,干燥	药典 2020

附注：* 前两者分别习称"温郁金"和"黄丝郁金",其余按性状不同习称"桂郁金"或"绿丝郁金"。

794 百两金

【来源】紫金牛科植物百两金。

【学名】

《中国植物志》	《中国高等植物》
百两金 *Ardisia crispa*(Thunb.)A. DC.	百两金 *Ardisia crispa*(Thunb.)A. DC.

【民族药标准】

名称	植物来源	药用部位	产地加工	标准
百两金/竹叶风/老农崩	百两金 *Ardisia crispa*(Thunb.)A. DC.	全株	夏、秋季茎叶茂盛时采挖,除去泥沙,干燥	广西瑶药第一卷 2014

795 独脚金

【来源】玄参科植物独脚金。

【学名】

《中国植物志》	《中国高等植物》
独脚金 *Striga asiatica*(L.)O. Kuntze	独脚金 *Striga asiatica*(Linn.)Kuntze

【民族药标准】

名称	植物来源	药用部位	产地加工	标准
独脚金/独脚疳/独照紧	独脚金 *Striga asiatica*(L.)O. Ktze.	全草	夏、秋季采收,除去杂质,扎成小把,干燥	广西瑶药第二卷 2022

【中药标准】

名称	植物来源	药用部位	产地加工	标准
独脚金	独脚金 *Striga asiatica*(L.)O. Kuntze	全草	夏、秋二季采收,洗净,晒干	河北 2018
独脚金	独脚金 *Striga asiatica*(L.)Kuntze	全草	夏、秋二季采收,洗净,晒干	海南第一册 2011
独脚金	独脚金 *Striga asiatica*(L.)Kuntze	全草	夏、秋二季采收,洗净,晒干	广东第一册 2004
独脚金	独脚金 *Striga asiatica*(L.)O. Kuntze	全草	夏、秋季采收,除去杂质,扎成小把,干燥	广西 1990
独脚金	独脚金 *Striga asiatica*(L.)O. Ktze.	全草	—	部颁 2 册附

796 瓜子金

【来源】远志科植物瓜子金、卵叶远志(西伯利亚远志)。

【学名】

《中国植物志》	《中国高等植物》
瓜子金 *Polygala japonica* Houtt.	瓜子金 *Polygala japonica* Houtt.
西伯利亚远志 *Polygala sibirica* L.	西伯利亚远志 *Polygala sibirica* Linn.

【民族药标准】

名称	植物来源	药用部位	产地加工	标准
瓜子金/小金不换/小甘烈路	瓜子金 *Polygala japonica* Houtt.	全草	春末花开时采挖,除去泥沙,晒干	广西瑶药第一卷 2014
瓜子金*	瓜子金 *Polygala japonica* Houtt. 卵叶远志 *Polygala sibirica* Linn.	全草	春末花开时采挖,除去泥沙,晒干	贵州 2003

【中药标准】

名称	植物来源	药用部位	产地加工	标准
瓜子金	瓜子金 *Polygala japonica* Houtt.	全草	春末花开时采挖,除去泥沙,晒干	药典 2020

附注:*同为中药标准收载品种。

797 马蹄金

【来源】旋花科植物马蹄金。

【学名】

《中国植物志》	《中国高等植物》
马蹄金 *Dichondra micrantha* Urban	马蹄金 *Dichondra micrantha* Urban

【民族药标准】

名称	植物来源	药用部位	产地加工	标准
马蹄金/马蹄草/麻兑紧	马蹄金 *Dichondra micrantha* Urb.	全草	春、夏季采收,干燥	广西瑶药第二卷 2022
马蹄金*	马蹄金 *Dichondra repens* Forst.	全草#	4—6 月采收,除去泥沙,鲜用或干燥	贵州第二册 2019
马蹄金/碰浅力	马蹄金 *Dichondra micrantha* Urb.	全草	春、夏季采收,干燥	广西壮药第一卷 2008

【中药标准】

名称	植物来源	药用部位	产地加工	标准
马蹄金	马蹄金 *Dichondra repens* Forst.	全草	全年均可采收,洗净,晒干	河北 2018

续表

名称	植物来源	药用部位	产地加工	标准
荷包草	马蹄金 *Dichondra repens* Forst.	全草	春、夏二季采收,洗净,干燥	江西 2014
马蹄金	马蹄金 *Dichondra repens* Forst.	全草	全年均可采收,除去泥沙及杂质,晒干	上海 1994
马蹄金	马蹄金 *Dichondra repens* Forst.	全草	春、夏季采收,晒干	广西 1990
荷包草	马蹄金 *Dichondra repens* Forst.	全草	—	部颁 4 册附

附注:*同为中药标准收载品种;#新鲜或干燥全草。

798 毛郁金

【来源】姜科植物毛郁金(郁金)、郁金。

【学名】

《中国植物志》	《中国高等植物》
郁金 *Curcuma aromatica* Salisb.	郁金 *Curcuma aromatica* Salisb.

【民族药标准】

名称	植物来源	药用部位	产地加工	标准
毛郁金*	毛郁金 *Curcuma aromatica* Salisb.	根茎	冬季茎叶枯萎时采挖,除去杂质,洗净,干燥	贵州第一册 2019
毛郁金/棵郁金	毛郁金 *Curcuma aromatica* Salisb.	根茎	冬季茎叶枯萎后采挖,除去泥沙、须根,洗净,煮或蒸至透心,晒干或趁鲜切片,晒干	广西壮药第二卷 2011
黄莪术/晚勒/贺莫毫卵	郁金 *Curcuma aromatica* Salisb.	根茎	秋、冬季采收去须根,洗净,切片,低温干燥	云南傣药Ⅱ 2005

附注:*同为中药标准收载品种。

799 铁包金

【来源】鼠李科植物老鼠耳(铁包金)、多叶勾儿茶、光枝勾儿茶、多花勾儿茶、牯岭勾儿茶。

【学名】

《中国植物志》	《中国高等植物》
铁包金 *Berchemia lineata*(L.)DC.	铁包金 *Berchemia lineata*(Linn.)DC.
多叶勾儿茶 *Berchemia polyphylla* Wall. ex Laws.	多叶勾儿茶 *Berchemia polyphylla* Wall. ex Laws.
光枝勾儿茶 *Berchemia polyphylla* Wall. ex Laws. var. *leioclada* Hand. -Mazz.	光枝勾儿茶 *Berchemia polyphylla* var. *leioclada* Hand. -Mazz.
多花勾儿茶 *Berchemia floribunda*(Wall.)Brongn.	多花勾儿茶 *Berchemia floribunda*(Wall.)Brongn.
牯岭勾儿茶 *Berchemia kulingensis* Schneid.	牯岭勾儿茶 *Berchemia kulingensis* Schneid.

【民族药标准】

名称	植物来源	药用部位	产地加工	标准
铁包金/力表紧	老鼠耳 *Berchemia lineata*(Linn.)DC.	根	全年均可采收,除去须根,洗净,干燥,或趁鲜切片,干燥	广西瑶药第二卷 2022
铁包金*	多叶勾儿茶 *Berchemia polyphylla* Wall. ex Laws. 光枝勾儿茶 *Berchemia polyphylla* Wall. ex Laws. var. *leioclada* Hand. -Mazz. 多花勾儿茶 *Berchemia floribunda*(Wall.)Brongn. 牯岭勾儿茶 *Berchemia kulingensis* Schneid.	根或叶	全年均可采收,除去杂质,干燥	贵州第二册 2019
铁包金/勾吼耪	老鼠耳 *Berchemia lineata*(Linn.)DC.	根	全年均可采挖,除去须根,洗净,干燥,或趁鲜切片,干燥	广西壮药第二卷 2011
铁包金#	铁包金 *Berchemia lineata*(L.)DC. 光枝勾儿茶 *Berchemia polyphylla* var. *leioclada* Hand. -Mazz.	根或嫩藤茎根	—	湖南炮规 2021

【中药标准】

名称	植物来源	药用部位	产地加工	标准
光枝勾儿茶	光枝勾儿茶 *Berchemia polyphylla* Wall. var. *leioclada* Hand. -Mazz.	地上部分	夏、秋二季茎叶茂盛时采割,干燥	药典 1977

续表

名称	植物来源	药用部位	产地加工	标准
铁包金	密叶勾儿茶 *Berchemia lineata*（L.）DC	根	全年均可采挖，洗净切片，晒干	海南第一册 2011
勾儿茶	多花勾儿茶 *Berchemia floribunda*（Wallich）Brongniart	茎	夏、秋季采集，切段，晒干	湖南 2009
光枝勾儿茶	光枝勾儿茶 *Berchemia polyphylla* var. *leioclada*（Handel-Mazzetti）Handel-Mazzetti	地上部分	夏、秋两季茎叶茂盛时采割，干燥	湖南 2009
铁包金	老鼠耳 *Berchemia lineata*（L.）DC.	茎和根	全年均可采收，除去叶及嫩枝、须根，洗净，干燥，或趁鲜切片或段，干燥	广东第一册 2004
铁包金	铁包金 *Berchemia lineata*（L.）DC.	根	全年均可采挖，洗净，切段或片，晒干	上海 1994
铁包金	老鼠耳 *Berchemia lineata*（L.）DC.	根	全年均可采挖，除去须根，洗净，干燥，或趁鲜切片，干燥	广西 1990
铁包金	老鼠耳 *Berchemia lineata*（L.）DC.	根	全年均可采挖，除去杂质及须根，洗净，切片，晒干	天津炮规 2018
铁包金	老鼠耳 *Berchemia lineata*（L.）DC.	根	—	部颁 2 册附
勾儿茶	牛鼻拳 *Berchemia giraldiana* Schneid	藤茎	—	部颁 10 册附

附注：* 同为中药标准收载品种；# 【民族药名】热翁且（土家），比芙芒（苗），牙公青（侗），黄骨风（瑶）。

800 三条筋

【来源】樟科植物柴桂、斯里兰卡肉桂（锡兰肉桂）。

【学名】

《中国植物志》	《中国药用植物志》
柴桂 *Cinnamomum tamala*（Buch.-Ham.）Th.	柴桂 *Cinnamomum tamala*（Buch.-Ham.）T. Nees et Nees
锡兰肉桂 *Cinnamomum zeylanicam* Blume（《世界药用植物速查辞典》）	锡兰肉桂 *Cinnamomum zeylanicam* Bl.（《维吾尔药材真伪鉴别》）

【民族药标准】

名称	植物来源	药用部位	产地加工	标准
三条筋	柴桂 *Cinnamomum tamala*（Ham.）Nees et Eberm.	叶	夏秋季叶茂盛期采摘，晒干	维药第一册 2010
三条筋	斯里兰卡肉桂 *Cinnamomum zeylanicam* Bl.	叶	—	部颁维药附

801 毛叶三条筋

【来源】樟科植物香面叶（单花山胡椒）。

【学名】

《中国植物志》	《中国高等植物》
香面叶 *Iteadaphne caudata*（Nees）H. W. Li	单花山胡椒 *Iteadaphne caudata*（Nees）H. W. Li

【民族药标准】

名称	植物来源	药用部位	产地加工	标准
毛叶三条筋/芽三英因	香面叶 *Lindera caudata*（Nees）Hook. f.	叶	全年可采，低温干燥	云南傣药 II 2005

802 黄堇

【来源】罂粟科植物粗糙黄堇、斑花黄堇。

【学名】

《中国植物志》	《中国高等植物》
粗糙黄堇 *Corydalis scaberula* Maxim.	粗糙黄堇 *Corydalis scaberula* Maxim.
斑花黄堇 *Corydalis conspersa* Maxim.	斑花黄堇 *Corydalis conspersa* Maxim.

【民族药标准】

名称	植物来源	药用部位	产地加工	标准
黄堇/东日丝巴	粗糙黄堇 *Corydalis scaberula* Maxim.	全草	7—8 月采集，洗净泥土，晾干	部颁藏药
黄堇/东日丝巴	粗糙黄堇 *Corydalis scaberula* Maxim.	全草	7—8 月采集，洗净泥土，晾干	青海藏药炮规 2010
黄堇	斑花黄堇 *Corydalis conspersa* Maxim.	全草	—	四川藏药制剂附
粗糙黄堇/东日丝哇	粗糙黄堇 *Corydalis scaberula* Maxim.	全草	7—8 月采集，洗净泥土，晾干	青海藏药 1992

803　斑花黄堇

【来源】罂粟科植物斑花黄堇。

【学名】

《中国植物志》	《中国高等植物》
斑花黄堇 *Corydalis conspersa* Maxim.	斑花黄堇 *Corydalis conspersa* Maxim.

【民族药标准】

名称	植物来源	药用部位	产地加工	标准
斑花黄堇/东日丝巴	斑花黄堇 *Corydalis conspersa* Maxim.	全草	夏季盛花期采收,除去泥沙杂质,洗净,干燥	四川 2022
斑花黄堇/东日丝巴	斑花黄堇 *Corydalis conspersa* Maxim.	全草	夏季采收,除去杂质,阴干	西藏公告 2022#
斑花黄堇/桑格丝哇	斑花黄堇 *Corydalis conspersa* Maxim.	全草	秋季采挖,除去泥沙和杂质,晒干或阴干	青海公告 2021*

附注:*青海《关于征求斑花黄堇等 21 种藏药材质量标准(征求意见稿)意见的函》DYB63 - QHZYC001 - 2021;#西藏《关于征求红糖等 38 个地方药材质量标准(草案)意见建议的公告》2022.11.29。

804　叠裂黄堇

【来源】罂粟科植物叠裂黄堇(迭裂黄堇)。

【学名】

《中国植物志》	《中国高等植物》
叠裂黄堇 *Corydalis dasyptera* Maxim.	迭裂黄堇 *Corydalis dasyptera* Maxim.

【民族药标准】

名称	植物来源	药用部位	产地加工	标准
叠裂黄堇	叠裂黄堇 *Corydalis dasyptera* Maxim.	全草	夏、秋二季采挖,洗净,阴干或晒干	四川藏药 2020
迭裂黄堇/赛保格摘	迭裂黄堇 *Corydalis dasyptera* Maxim.	全草	7—8 月盛花季节采集全草,除净杂质,晾干	青海藏药 1992

805　矮紫堇

【来源】罂粟科植物矮紫堇(尼泊尔黄堇)、扁柄黄堇(尖突黄堇)。

【学名】

《中国植物志》	《中国高等植物》
尼泊尔黄堇 *Corydalis hendersonii* Hemsl.	尼泊尔黄堇 *Corydalis hendersonii* Hemsl.
尖突黄堇 *Corydalis mucronifera* Maxim.	尖突黄堇 *Corydalis mucronifera* Maxim.

【民族药标准】

名称	植物来源	药用部位	产地加工	标准
矮紫堇/日官孜玛	矮紫堇 *Corydalis nepalensis* Kitamura	全草	夏季连根挖起,洗净,阴干	六省藏标
矮紫堇/日官孜玛	矮紫堇 *Corydalis hendersonii* Hemsl. [*Corydalis nepalensis* Kitamura] 扁柄黄堇 *Corydalis mucronifera* Maxim.	全草	夏季连根挖起,洗净,阴干	部颁藏药
矮紫堇/日官孜玛	矮紫堇 *Corydalis hendersonii* Hemsl. 扁柄黄堇 *Corydalis mucronifera* Maxim.	全草	夏季连根挖起,洗净,阴干	青海藏药炮规 2010

806　北紫堇

【来源】罂粟科植物北紫堇。

【学名】

《中国植物志》	《中国高等植物》
北紫堇 *Corydalis sibirica*(L. f.)Pers. Syn.	北紫堇 *Corydalis sibirica*(Linn. f.)Pers. Syn.

【民族药标准】

名称	植物来源	药用部位	产地加工	标准
北紫堇	北紫堇 *Corydalis sibirica*(L. f.)Pers.	全草	—	蒙药炮规 2020

807 赛北紫堇

【来源】罂粟科植物赛北紫堇。

【学名】

《中国植物志》	《中国高等植物》
赛北紫堇 Corydalis impatiens (Pall.) Fisch.	赛北紫堇 Corydalis impatiens (Pall.) Fisch.

【民族药标准】

名称	植物来源	药用部位	产地加工	标准
赛北紫堇	赛北紫堇 Corydalis impatiens (Pall.) Fisch.	地上部分	夏、秋季采集,洗净,晒干	青海藏药第一册 2019
赛北紫堇/哇夏嘎	塞北紫堇 Corydalis impatiens (Pall.) Fisch.	全草	—	青海藏药 1992 附
巴厦嘎	塞北紫堇 Corydalis impatiens (Pall.) Fisch.	全草	夏季采集,晒干	青海藏药炮规 2010
扎桑	皱波黄堇 Corydalis crispa Prain 塞北紫堇 Corydalis impatiens (Pall.) Fisch.	全草	—	西藏藏药第二册 2012 附

【中药标准】

名称	植物来源	药用部位	产地加工	标准
塞北紫堇	塞北紫堇 Corydalis impatiens (Pall.) Fisch.	全草	夏、秋季采收,洗净,晾干	四川 2010

808 暗绿紫堇

【来源】罂粟科植物暗绿紫堇。

【学名】

《中国植物志》	《中国高等植物》
暗绿紫堇 Corydalis melanochlora Maxim.	暗绿紫堇 Corydalis melanochlora Maxim.

【民族药标准】

名称	植物来源	药用部位	产地加工	标准
暗绿紫堇	暗绿紫堇 Corydalis melanochlora Maxim.	全草	夏季花开时采收,除去泥土、杂质,晾干	四川藏药 2020

809 曲花紫堇

【来源】罂粟科植物曲花紫堇。

【学名】

《中国植物志》	《中国高等植物》
曲花紫堇 Corydalis curviflora Maxim.	曲花紫堇 Corydalis curviflora Maxim.

【民族药标准】

名称	植物来源	药用部位	产地加工	标准
曲花紫堇	曲花紫堇 Corydalis curviflora Maxim.	全草	夏季花开时采收,除去泥土杂质,晾干	四川藏药 2020

810 小黄紫堇

【来源】罂粟科植物小黄紫堇。

【学名】

《中国植物志》	《中国高等植物》
小黄紫堇 Corydalis raddeana Regel	小黄紫堇 Corydalis raddeana Regel

【民族药标准】

名称	植物来源	药用部位	产地加工	标准
小黄紫堇/沙日—浩如海—其其格 *	小黄紫堇 Corydalis raddeana Regel	全草	6—8 月采收,除去杂质,阴干	蒙药 2021

附注:*【别名】东日斯力瓦(小)。

811 飞龙掌血茎

【来源】芸香科植物飞龙掌血。

【学名】

《中国植物志》	《中国高等植物》
飞龙掌血 Toddalia asiatica (L.) Lam.	飞龙掌血 Toddalia asiatica (Linn.) Lam.

【民族药标准】

名称	植物来源	药用部位	产地加工	标准
飞龙掌血茎/奢载	飞龙掌血 *Toddalia asiatica*（L.）Lam.	茎	全年采收,干燥	云南彝药Ⅱ2005
见血飞/飞龙掌血*	飞龙掌血 *Toddalia asiatica*（L.）Lam.	根或茎或根皮	全年均可采挖。挖取根,洗净,干燥	贵州第二册2019

【中药标准】

名称	植物来源	药用部位	产地加工	标准
飞龙掌血	飞龙掌血 *Toddalia asiatica*（L.）Lam.	根及茎	全年可采,除去泥沙,切段,干燥	广西第二册1996

附注:*同为中药标准收载品种。

812 小通经

【来源】柳叶菜科植物柳叶菜。

【学名】

《中国植物志》	《中国高等植物》
柳叶菜 *Epilobium hirsutum* L.	柳叶菜 *Epilobium hirsutum* Linn.

【民族药标准】

名称	植物来源	药用部位	产地加工	标准
小通经/薇史补惹	柳叶菜 *Epilobium hirsutum* L.	全草	花果期采收,除去泥沙,洗净,干燥	四川2022

813 山牡荆

【来源】马鞭草科植物山牡荆。

【学名】

《中国植物志》	《中国高等植物》
山牡荆 *Vitex quinata*（Lour.）Will.	山牡荆 *Vitex quinata*（Lour.）Will.

【民族药标准】

名称	植物来源	药用部位	产地加工	标准
山牡荆/棵劲岜	山牡荆 *Vitex quinata*（Lour.）Will.	根和茎	全年均可采收,除去杂质,切段,晒干	广西壮药第三卷2018
山牡荆/更牡荆	山牡荆 *Vitex quinata*（Lour.）Will.	根和茎	全年均可采收,除去杂质,切段,晒干	广西瑶药第一卷2014

【中药标准】

名称	植物来源	药用部位	产地加工	标准
山牡荆	山牡荆 *Vitex quinata*（Lour.）Will.	根和心材	—	部颁17册附
山紫荆	山牡荆 *Vitex quinata*（Lour.）Will.	茎或根	—	广西1990附

814 蔓菁

【来源】十字花科植物芜菁(蔓菁)。

【学名】

《中国植物志》	《中国高等植物》
蔓菁 *Brassica rapa* L.	蔓菁 *Brassica rapa* Linn.

【民族药标准】

名称	植物来源	药用部位	产地加工	标准
蔓菁	芜菁 *Brassica rapa* L.	块根	秋季采挖,除去泥沙,洗净,切片,晾干或晒干	四川藏药2014
蔓菁/妞玛	芜菁 *Brassica rapa* L.	块根		西藏藏药第二册2012
蔓菁/妞玛	芜菁 *Brassica rapa* L.	根	秋季采收根,切片,干燥	西藏藏药炮规2022
蔓菁/妞玛	芜菁 *Brassica rapa* L.	块根	秋季采挖块根,洗净,晾干或晒干;或洗净后趁鲜切片,晾干或晒干	青海公告2021*
芜菁/恰尔娘	芜菁 *Brassica rapa* L.	根茎	—	青海藏药炮规2010

附注:*青海《关于征求斑花黄堇等21种藏药材质量标准(征求意见稿)意见的函》DYB63-QHZYC012-2021。

815 鸡眼睛

【来源】省沽油科植物野鸦椿。

【学名】

《中国植物志》	《中国药用植物志》
野鸦椿 *Euscaphis japonica*（Thunb.）Dippel	野鸦椿 *Euseaphis japonica*（Thunb.）Kanitz

【民族药标准】

名称	植物来源	药用部位	产地加工	标准
鸡眼睛/野鸭椿*	野鸦椿 *Euscaphis japonica*（Thunb.）Dippel	带花或果的枝叶	春、夏、秋三季采收,切段,鲜用或晒干	贵州第一册 2019

【中药标准】

名称	植物来源	药用部位	产地加工	标准
野鸦椿	野鸦椿 *Euscaphis japonica*（Thunberg）Kanitz	带花或果的枝叶	春、夏、秋三季采收,鲜用或晒干	湖南 2009

附注:*同为中药标准收载品种。

816 黄精

【来源】百合科植物东北黄精（黄精）、多花黄精、滇黄精、黄精（轮叶黄精、卷叶黄精）。

【学名】

《中国植物志》	《中国高等植物》
黄精 *Polygonatum sibiricum* Delar. ex Redouté	黄精 *Polygonatum sibiricum* Delar. ex Redouté
多花黄精 *Polygonatum cyrtonema* Hua	多花黄精 *Polygonatum cyrtonema* Hua
滇黄精 *Polygonatum kingianum* Coll. et Hemsl.	滇黄精 *Polygonatum kingianum* Coll. et Hemsl.
轮叶黄精 *Polygonatum verticillatum*（L.）All.	轮叶黄精 *Polygonatum verticillatum*（Linn.）All.
卷叶黄精 *Polygonatum cirrhifolium*（Wall.）Royle	卷叶黄精 *Polygonatum cirrhifolium*（Wall.）Royle

【民族药标准】

名称	植物来源	药用部位	产地加工	标准
黄精/拉尼	东北黄精 *Polygonatum sibiricum* Red. 多花黄精 *Polygonatum multiflorum* L.	根茎	春、秋二季采挖,除去须根,洗净,在沸水中余过或蒸至透心,干燥	六省藏标
黄精/查干—霍日	滇黄精 *Polygonatum kingianum* Coll. et Hemsl. 黄精 *Polygonatum sibiricum* Red. 多花黄精 *Polygonatum cyrtonema* Hua	根茎#	春、秋二季采收,除去须根,洗净,置沸水中略烫或蒸蒸至透心,干燥	蒙药 2021
黄精/京四	滇黄精 *Polygonatum kingianum* Coll. et Hemsl. 黄精 *Polygonatum sibiricum* Red. 多花黄精 *Polygonatum cyrtonema* Hua	根茎#	春、秋季采挖,除去须根,洗净,置沸水中略烫或蒸至透心,干燥	广西壮药第一卷 2008
黄精/热尼	滇黄精 *Polygonatum kingianum* Coll. et Hemsl. 黄精 *Polygonatum sibiricum* Red. 多花黄精 *Polygonatum cyrtonema* Hua 轮叶黄精 *Polygonatum verticillatum*（L.）All. 卷叶黄精 *Polygonatum cirrhifolium*（Wall.）Royle 等同属多种植物	根茎	秋末采挖,除去须根、根皮,洗净,切片	西藏藏药炮规 2022
黄精*	滇黄精 *Polygonatum kingianum* Coll. et Hemsl. 黄精 *Polygonatum sibiricum* Red. 多花黄精 *Polygonatum cyrtonema* Hua	根茎#	春、秋二季采挖,除去须根,洗净,置沸水中略烫或蒸至透心,干燥	贵州炮规第一册 2019
黄精/热尼	滇黄精 *Polygonatum kingianum* Coll. et Hemsl. 黄精 *Polygonatum sibiricum* Red. 多花黄精 *Polygonatum cyrtonema* Hua	根茎#	春、秋季采挖,除去须根,洗净,置沸水中略烫或蒸至透心,干燥	青海藏药炮规 2010

【中药标准】

名称	植物来源	药用部位	产地加工	标准
黄精	滇黄精 *Polygonatum kingianum* Coll. et Hemsl. 黄精 *Polygonatum sibiricum* Red. 多花黄精 *Polygonatum cyrtonema* Hua	根茎#	春、秋二季采挖,除去须根,洗净,置沸水中略烫或蒸至透心,干燥	药典 2020

附注:*同为中药标准收载品种;#按形状不同,习称"大黄精""鸡头黄精""姜形黄精"。

817 东风桔

【来源】芸香科植物酒饼簕。

【学名】

《中国植物志》	《中国高等植物》
酒饼簕 *Atalantia buxifolia*(Poir.) Oliv.	酒饼簕 *Atalantia buxifolia*(Poir.) Oliv.

【民族药标准】

名称	植物来源	药用部位	产地加工	标准
东风桔/棵漏挪	酒饼簕 *Atalantia buxifolia*(Poir.) Oliv.	根及茎	全年均可采收,洗净,切片,干燥	广西壮药第三卷 2018

【中药标准】

名称	植物来源	药用部位	产地加工	标准
东风桔	酒饼簕 *Atalantia buxifolia*(Poir.) Oliv.	根及茎	全年均可采收,洗净,切片,干燥	广东第三册 2018
东风橘	酒饼簕 *Atalantia buxifolia*(Poir.) Oliv.	根及茎	全年均可采收,洗净,切片,干燥	海南第一册 2011
东风桔	酒饼簕 *Severinia buxifia*(Poir.) Ten.	根及茎	全年均可采收,洗净,切片,干燥	广东第一册 2004
东风桔	东风桔 *Atalantia buxifolia*(Poir.) Oliv.	全株	—	部颁 3 册附
东风桔	酒饼簕 *Atalantia buxifolia*(Poir.) Oliv.	根	—	广西 1990 附

818 羊耳菊

【来源】菊科植物羊耳菊。

【学名】

《中国植物志》	《中国高等植物》
羊耳菊 *Duhaldea cappa*(Buchanan-Hamilton ex D. Don)Pruski & Anderberg	羊耳菊 *Inula cappa*(Buch.-Ham.)DC.

【民族药标准】

名称	植物来源	药用部位	产地加工	标准
羊耳菊/白面风/别兔崩	羊耳菊 *Inula cappa*(Buch.-Ham.)DC.	地上部分	夏、秋季采收,除去杂质,干燥	广西瑶药第一卷 2014
羊耳菊/雅粉抹	羊耳菊 *Inula cappa*(Buch.-Ham.)DC.	地上部分	夏、秋季采割,除去杂质,干燥	广西壮药第一卷 2008
羊耳菊/迟糯早维	羊耳菊 *Inula cappa*(Buch.-Ham.)DC.	全草	夏、秋二季采挖,除去杂质,干燥	云南彝药 2005
羊耳菊#	羊耳菊 *Inula cappa*(Buch.-Ham. ex D. Don)DC.	全草*	夏、秋二季采挖,除去杂质,鲜用或干燥	贵州 2003

【中药标准】

名称	植物来源	药用部位	产地加工	标准
羊耳菊	羊耳菊 *Inula cappa* DC.	全草	夏、秋二季采挖,除去泥沙,干燥	药典 1977
羊耳菊	羊耳菊 *Duhaldea chinensis* Candolle	地上部分	夏、秋季采割,除去杂质,干燥	湖南 2009
羊耳菊/白牛胆	羊耳菊 *Inula cappa*(Buch.-Ham.)DC.	全草	秋季采收,除去泥土,晒干	云南 1996
羊耳菊	羊耳菊 *Inula cappa*(Buch.-Ham.)DC.	地上部分	夏、秋季采割,除去杂质,干燥	广西 1990
羊耳菊	羊耳菊 *Inula cappa*(Buch.-Ham.)DC.	全株	—	药典 2020 附
山白芷	羊耳菊 *Inula cappa* DC.	根或全草	—	部颁 5 册附
白牛胆	羊耳菊 *Inula cappa* DC.	全草	—	部颁 9 册附

附注:*新鲜或干燥全草;#同为中药标准收载品种。

819 川西合耳菊

【来源】菊科植物川西合耳菊。

【学名】

《中国植物志》	《中国高等植物》
川西合耳菊 *Synotis solidaginea* (Hand.-Mazz.) C. Jeffrey et Y. L. Chen	川西合耳菊 *Synotis solidaginea* (Hand.-Mazz.) C. Jeffrey et Y. L. Chen

【民族药标准】

名称	植物来源	药用部位	产地加工	标准
川西合耳菊	川西合耳菊 *Synotis solidaginea* (Hand.-Mazz.) C. Jeffrey et Y. L. Chen	地上部分	夏至秋季花期采收地上部分,除去杂质,晒干	四川藏药 2020

名称	植物来源	药用部位	产地加工	标准
川西合耳菊/ 雨古星嘎布	川西合耳菊 Synotis solidaginea（Hand.-Mazz.）C. Jeffrey et Y. L. Chen	地上部分	夏季采收，除去杂质，阴干	西藏公告 2022 *

附注：＊西藏《关于征求青杠果等 14 个地方药材质量标准（草案）意见建议的公告》20221123。

820 垂头菊

【来源】菊科植物条叶垂头菊、小垂头菊（矮垂头菊）、车前状垂头菊。

【学名】

《中国植物志》	《中国高等植物》
条叶垂头菊 Cremanthodium lineare Maxim.	条叶垂头菊 Cremanthodium lineare Maxim.
矮垂头菊 Cremanthodium humile Maxim.	矮垂头菊 Cremanthodium humile Maxim.
车前状垂头菊 Cremanthodium ellisii（Hook. f.）Kitam.	车前状垂头菊 Cremanthodium ellisii（Hook. f.）Kitam.

【民族药标准】

名称	植物来源	药用部位	产地加工	标准
垂头菊/芒润色尔保	条叶垂头菊 Cremanthodium lineare Maxim. 小垂头菊 Cremanthodium humile Maxim.	花序	秋季采收，阴干	六省藏标
垂头菊/芒间色保	条叶垂头菊 Cremanthodium lineare Maxim.	花序	秋季采收，阴干	部颁藏药
垂头菊/ 布呼格日—其其格	车前状垂头菊 Cremanthodium ellisii（Hook. f.）Kitam.	全草	7—9 月采收全草，洗净，晒干	蒙药 2021
垂头菊/芒间色保	条叶垂头菊 Cremanthodium lineare Maxim.	花序	秋季采收，阴干	青海藏药炮规 2010
矮垂头菊/芒间赛保	矮垂头菊 Compositae humile Maxim.	全草	—	青海藏药 1992 附

821 紫叶垂头菊

【来源】菊科植物紫叶垂头菊。

【学名】

《中国植物志》	《中国生物物种名录》
紫叶垂头菊 Cremanthodium purpureifolium Kitam.	紫叶垂头菊 Cremanthodium purpureifolium Kitam.

【民族药标准】

名称	植物来源	药用部位	产地加工	标准
紫叶垂头菊	紫叶垂头菊 Cremanthodium purpureifolium Kitam.	全草	—	四川藏药制剂附

822 打箭菊

【来源】菊科植物打箭菊（川西小黄菊）、川西小黄菊。

【学名】

《中国植物志》	《中国高等植物》
川西小黄菊 Tanacetum tatsienense（Bureau & Franchet）K. Bremer & Humphries	川西小黄菊 Pyrethrum tatsienense（Bur. et Franch.）Ling ex Shih

【民族药标准】

名称	植物来源	药用部位	产地加工	标准
打箭菊/阿夏塞儿卷	打箭菊 Pyrethrum tatsienense（Bur. et Franch.）Ling	带花梗的花序	秋季采收，阴干	六省藏标
打箭菊/阿夏赛尔郡	川西小黄菊 Pyrethrum tatsienense（Bur. et Franch.）Ling	花序	花蕾期或花初开时采集，除去枝叶，晾干	部颁藏药
打箭菊/阿夏塞尔郡	川西小黄菊 Pyrethrum tatsienense（Bur. et Franch.）Ling	花序	花蕾期或花初开时采集，除去枝叶，晾干	青海藏药炮规 2010
川西小黄菊/ 阿夏合塞尔郡	川西小黄菊 Pyrethrum tatsienense（Bur. et Franch.）Ling	花序	花蕾期或花初开时采集，除去枝叶，晾干	青海藏药 1992

823 大丽菊

【来源】菊科植物大丽花。

【学名】

《中国植物志》	《中国高等植物》
大丽花 *Dahlia pinnata* Cav.	大丽花 *Dahlia pinnata* Cav.

【民族药标准】

名称	植物来源	药用部位	产地加工	标准
大丽菊/大里维	大丽花 *Dahlia pinnata* Cav.	块根	夏、秋季采挖,洗净,干燥	云南彝药Ⅲ2005

824 风毛菊

【来源】菊科植物长毛风毛菊、美丽风毛菊。

【学名】

《中国植物志》	《中国高等植物》
长毛风毛菊 *Saussurea hieracioides* Hook. f.	长毛风毛菊 *Saussurea hieracioides* Hook. f.
美丽风毛菊 *Saussurea pulchra* Lipsch.	美丽风毛菊 *Saussurea pulchra* Lipsch.

【民族药标准】

名称	植物来源	药用部位	产地加工	标准
风毛菊/莪吉秀	长毛风毛菊 *Saussurea hieracioides* Hook. f. 美丽风毛菊 *Saussurea superba* Anthony	地上部分	秋季采收,除去根和杂质,切段,揉搓出香气,阴干	部颁藏药
风毛菊	长毛风毛菊 *Saussurea hieracioides* Hook. f. 美丽风毛菊 *Saussurea superba* Anthony	地上部分	秋季采收,除去根和杂质,切段,揉搓出香气,阴干	青海藏药炮规 2010
长毛风毛菊/俄吉秀	长毛风毛菊 *Saussurea hieracioides* Hook. f.	全草	秋季采收,洗净,晾干水汽,切段,揉搓出香气,阴干	六省藏标

825 褐毛风毛菊

【来源】菊科植物褐毛风毛菊(异色风毛菊)、禾叶风毛菊。

【学名】

《中国植物志》	《中国高等植物》
异色风毛菊 *Saussurea brunneopilosa* Hand. -Mazz.	异色风毛菊 *Saussurea brunneopilosa* Hand. -Mazz.(《中国药用植物志》)
禾叶风毛菊 *Saussurea graminea* Dunn	禾叶风毛菊 *Saussurea graminea* Dunn

【民族药标准】

名称	植物来源	药用部位	产地加工	标准
褐毛风毛菊/杂赤巴莫卡	褐毛风毛菊 *Saussurea brunneopilosa* H. -M. 禾叶风毛菊 *Saussurea graminea* Dunn	地上部分	夏秋花期采收,洗净,稍晾,切段,揉搓出香气,阴干	部颁藏药
褐毛风毛菊/杂赤哇毛卡	褐毛风毛菊 *Saussurea brunneopilosa* H. -M.	地上部分	夏秋花期采收,洗净,稍晾,切段,揉搓出香气,阴干	青海藏药 1992
禾叶风毛菊/杂扯	禾叶风毛菊 *Saussurea graminea* Dunn	地上部分	夏秋花期采收,洗净,晾干水汽,切段,揉搓出香气,阴干	六省藏标
禾叶风毛菊/杂赤哇毛卡	禾叶风毛菊 *Saussurea graminea* Dunn	地上部分	花期采集,就近以流水洗去泥土,除去枯叶,阴干	青海藏药炮规 2010

826 驴耳风毛菊

【来源】菊科植物草地风毛菊。

【学名】

《中国植物志》	《中国高等植物》
草地风毛菊 *Saussurea amara*(L.)DC.	草地风毛菊 *Saussurea amara*(Linn.)DC.

【民族药标准】

名称	植物来源	药用部位	产地加工	标准
驴耳风毛菊/哈乐特日根	草地风毛菊 *Saussurea amara*(L.)DC.	全草	春末夏初花开前采收,除去杂质,晒干	部颁蒙药

名称	植物来源	药用部位	产地加工	标准
驴耳风毛菊/哈乐特日根	草地风毛菊 *Saussurea amara*(L.)DC.	全草	春末夏初花开前采收,除去杂质,晒干	蒙药 1986
驴耳风毛菊	草地风毛菊 *Saussurea amara*(L.)DC.	全草	—	蒙药炮规 2020

827 星状风毛菊

【来源】菊科植物星状风毛菊(星状雪兔子)。

【学名】

《中国植物志》	《中国高等植物》
星状雪兔子 *Saussurea stella* Maxim.	星状雪兔子 *Saussurea stella* Maxim.

【民族药标准】

名称	植物来源	药用部位	产地加工	标准
星状风毛菊/穷得儿木保	星状风毛菊 *Saussurea stella* Maxim.	全草	于夏、秋季采收全草,除去杂质,晾干	青海局颁 2021 *

附注:* 青海局颁 DYB63 - QHZYC021 - 2021。

828 绢毛菊

【来源】菊科植物虎克绢毛菊(皱叶绢毛苣、金沙绢毛苣)、绢毛菊(皱叶绢毛苣、金沙绢毛苣)及同属多种植物。

【学名】

《中国植物志》	《中国高等植物》
皱叶绢毛苣 *Soroseris hookeriana*(C. B. Clarke)Stebbins	金沙绢毛苣 *Soroseris gillii*(S. Moore)Stebbins

【民族药标准】

名称	植物来源	药用部位	产地加工	标准
绢毛菊/索贡	虎克绢毛菊 *Sororseris hookeriana*.(C. B. Clarke)Stebb.	全草	秋季花期采收,除净泥土,晾干	六省藏标
绢毛菊/索宫色保	绢毛菊 *Soroseris gillii*(S. Moore)Stebb. 及同属多种植物	全草	7—8 月采集,洗净泥土,晒干	部颁藏药
绢毛菊/索宫巴	绢毛菊 *Soroseris gillii*(S. Moore)Stebb. 及同属多种植物	全草	7—8 月采集,洗净泥土,晒干	青海藏药 1992
娟毛菊/索宫色保	绢毛菊 *Soroseris gillii*(S. Moore)Stebb. 及同属多种植物	全草	7—8 月采集,洗净泥土,晒干	青海藏药炮规 2010

829 六棱菊

【来源】菊科植物六棱菊。

【学名】

《中国植物志》	《中国高等植物》
六棱菊 *Laggera alata*(D. Don)Sch. -Bip. ex Oliv.	六棱菊 *Laggera alata*(D. Don)Sch. -Bip. ex Oliv.

【民族药标准】

名称	植物来源	药用部位	产地加工	标准
六棱菊/六耳棱/禄灵咪	六棱菊 *Laggera alata*(D. Don)Sch. -Bip. ex Oliv.	全草	夏末、秋季采收,洗净,晒干	广西瑶药第二卷 2022

【中药标准】

名称	植物来源	药用部位	产地加工	标准
六棱菊	六棱菊 *Laggera alata*(D. Don)Sch. -Bip. ex Oliv.	地上部分	夏、秋季采收,洗净,晒干备用	广东第二册 2011
六棱菊	六棱菊 *Laggera alata*(D. Don)Sch. -Bip. ex Oliv.	全草	夏末、秋季采收,洗净,晒干	广西 1990

830 路边菊

【来源】菊科植物马兰。

【学名】

《中国植物志》	《中国高等植物》
马兰 *Aster indicus* L.	马兰 *Kalimeris indica*(Linn.)Sch. -Bip.

【民族药标准】

名称	植物来源	药用部位	产地加工	标准
路边菊/咪情	马兰 *Kalimeris indica*(Linn.)Sch. -Bip.	全草	夏、秋季采收,洗净,晒干或鲜用	广西瑶药第二卷 2022
路边菊/棵怀航	马兰 *Kalimeris indica*(Linn.)Sch. -Bip.	全草	夏、秋采收,洗净,晒干或鲜用	广西壮药第二卷 2011
马兰草/昂若伍	马兰 *Kalimeris indica*(L.)Sch. -Bip.	全草	夏、秋季采挖,除去杂质,干燥	云南彝药Ⅲ2005
马兰草/鱼鳅串#	马兰 *Kalimeris indica*(L.)Sch. -Bip.	全草	夏、秋二季采收,除去杂质,晒干	贵州 2003
马兰草*	马兰 *Kalimeris indica*(L.)Sch. -Bip.	全草	—	湖南炮规 2021

【中药标准】

名称	植物来源	药用部位	产地加工	标准
马兰草	马兰 *Kalimeris indica*(L.)Sch. -Bip.	全草	夏、秋二季采挖,除去杂质,晒干	药典 1977
马兰草	马兰 *Kalimeris indica*(L.)Sch. -Bip.	全草	夏、秋二季采收,洗净,晒干	湖北 2018
鸡儿肠	马兰 *Kalimeris indica*(L.)Sch. -Bip.	全草	夏、秋二季采挖,除去杂质,晒干	广东第二册 2011
马兰草	马兰 *Kalimeris indica*(L.)Schulz-Bip.	全草	夏、秋季采收,除去杂质,晒干	四川 2010
马兰草	马兰 *Kalimeris indica*(Linnaeus) Schultz Bipontinus	全草	夏、秋两季采收,除去杂质,鲜用或晒干	湖南 2009
马兰草	马兰 *Kalimeris indica*(L.)Sch. -Bip.	全草	夏、秋二季采收,除去杂质,晒干	福建 2006
马兰	马兰 *Kalimeris indica*(L.)Sch. -Bip.	全草	夏、秋二季采收,除去杂质,干燥	安徽炮规 2019
马兰草	马兰 *Kalimeris indica*(L.)Sch. Bip.	全草	—	重庆炮规 2006
马兰草	马兰 *Kalimeris indica*(L.)Sch. -Bip.	全草	—	药典 2020 附

附注:*【民族药名】色克踏菊(土家),锐抢苗(苗),骂聂(侗),鸡油菜(瑶);#同为中药标准收载品种。

831 下田菊

【来源】菊科植物下田菊。

【学名】

《中国植物志》	《中国高等植物》
下田菊 *Adenostemma lavenia*(L.)O. Kuntze	下田菊 *Adenostemma lavenia*(Linn.)Kuntze

【民族药标准】

名称	植物来源	药用部位	产地加工	标准
下田菊*	下田菊 *Adenostemma lavenia*(L.)O. Kuntze	地上部分	—	湖南炮规 2021

【中药标准】

名称	植物来源	药用部位	产地加工	标准
下田菊/水兰	下田菊 *Adenostemma lavenia*(Linnaeus)O. Kuntze	地上部分	秋季采收,除去杂质,晒干	湖南 2009

附注:*【民族药名】洞苋菜(土家),兰陇(侗),汗苏麻(瑶)。

832 线叶菊

【来源】菊科植物线叶菊。

【学名】

《中国植物志》	《中国高等植物》
线叶菊 *Filifolium sibiricum*(L.)Kitam.	线叶菊 *Filifolium sibiricum*(Linn.)Kitam.

【民族药标准】

名称	植物来源	药用部位	产地加工	标准
线叶菊/朱日—额布斯	线叶菊 *Filifolium sibiricum*(L.)Kitam.	地上部分	夏、秋二季采收,除去杂质,阴干	蒙药 2021

833 洋甘菊

【来源】菊科植物洋甘菊(母菊)。

【学名】

《中国植物志》	《中国高等植物》
母菊 *Matricaria chamomilla* L.	母菊 *Matricaria recutita* Linn.

【民族药标准】

名称	植物来源	药用部位	产地加工	标准
洋甘菊	洋甘菊 *Matricaria chamomilla* L.	全草	夏秋季采收,晾干	部颁维药
洋甘菊	洋甘菊 *Matricaria chamomilla* L.	全草	—	维药 1993
洋甘菊	洋甘菊 *Matricaria chamomilla* L.	全草	夏秋季采挖,除去泥沙,晾干	新疆炮规 2020

【中药标准】

名称	植物来源	药用部位	产地加工	标准
洋甘菊	母菊 *Matricaria chamomilla* L.	头状花序	夏季花开放时采摘,阴干	黑龙江 2001
洋甘菊/母菊	母菊 *Matricaria recutita* L. [*Matricaria chamomilla* L.]	头状花序	春、夏舌状花冠平展时采收,阴干	上海 1994

834 肿柄菊

【来源】菊科植物肿柄菊。

【学名】

《中国植物志》	《中国高等植物》
肿柄菊 *Tithonia diversifolia* A. Gray.	肿柄菊 *Tithonia diversifolia* A. Gray.

【民族药标准】

名称	植物来源	药用部位	产地加工	标准
肿柄菊/库跟浮	肿柄菊 *Tithonia diversifolia*(Hemsley)A. Gray	叶	每年夏、秋季可采收,洗净,干燥	广西壮药第三卷 2018

835 金丝皇菊

【来源】菊科植物金丝皇菊(菊花)。

【学名】

《中国植物志》	《中国高等植物》
菊花 *Chrysanthemum morifolium* Ramat.	菊花 *Dendranthema morifolium*(Ramat.)Tzvel.

【民族药标准】

名称	植物来源	药用部位	产地加工	标准
金丝皇菊/沙日嘎勒—乌达巴拉	金丝皇菊 *Dendranthema morifolium*(Ramat.)Tzvel.	头状花序	9—11 月花盛开时采收,阴干	蒙药 2021

836 欧矢车菊

【来源】菊科植物欧矢车菊。

【学名】

《中华本草·维吾尔药卷》	《维吾尔医学》
欧矢车菊 *Centaurea behen* L.	欧矢车菊 *Centaurea behen* L.

【民族药标准】

名称	植物来源	药用部位	产地加工	标准
欧矢车菊	欧矢车菊 *Centaurea behen* L.	根	夏、秋二季采挖,除去地上茎,洗净,晒干	新疆炮规 2020
欧矢车菊根	欧矢车菊 *Centaurea behen* L.	根茎	—	部颁维药附

837 沙生蜡菊

【来源】菊科植物沙生蜡菊。

【学名】

《中国植物志》	《中国高等植物》
沙生蜡菊 *Helichrysum arenarium*(L.)Moench	沙生蜡菊 *Helichrysum arenarium*(Linn.)Moench

【民族药标准】

名称	植物来源	药用部位	产地加工	标准
沙生蜡菊	沙生蜡菊 *Helichrysum arenarium*（L.）Moench Meth.	全草	秋季花盛开期采挖,晒干,除去杂质	维药第一册 2010

838 细叶亚菊

【来源】菊科植物细叶亚菊。

【学名】

《中国植物志》	《中国高等植物》
细叶亚菊 *Ajania tenuifolia*（Jacq.）Tzvel.	细叶亚菊 *Ajania tenuifolia*（Jacq.）Tzvel.

【民族药标准】

名称	植物来源	药用部位	产地加工	标准
细叶亚菊	细叶亚菊 *Ajania tenuifolia*（Jacq.）Tzvel.	地上部分	8—9 月采收,除去杂质,晒干	四川藏药 2020
细叶亚菊/坎嘎	细叶亚菊 *Ajania tenuifolia*（Jacq.）Tzvel.	全草	夏季采挖,洗净泥土,晒干	青海公告 2021 *

附注:*青海《关于征求斑花黄堇等 21 种藏药材质量标准(征求意见稿)意见的函》DYB63 - QHZYC020 - 2021。

839 紫花亚菊

【来源】菊科植物紫花亚菊。

【学名】

《中国植物志》	《中国生物物种名录》
紫花亚菊 *Ajania purpurea* Shih	紫花亚菊 *Ajania purpurea* C. Shih

【民族药标准】

名称	植物来源	药用部位	产地加工	标准
紫花亚菊/坎巴阿中	紫花亚菊 *Ajania purpurea* Shih	全草或地上部分	夏、秋二季采集,除去杂质,阴干	西藏公告 2022 *
阿忠	紫花亚菊 *Ajania purpurea* Shih 石砾唐松草 *Thalictrum squamiferum* Lecoy. 垫状点地梅 *Androsace tapete* Maxim.	全草	—	四川藏药制剂附

附注:*西藏《关于征求红糖等 38 个地方药材质量标准(草案)意见建议的公告》2022.11.29。

840 高山绣线菊

【来源】蔷薇科植物高山绣线菊。

【学名】

《中国植物志》	《中国药用植物志》
高山绣线菊 *Spiraea alpina* Pall.	高山绣线菊 *Spiraea alpina* Pall.

【民族药标准】

名称	植物来源	药用部位	产地加工	标准
高山绣线菊/模协	高山绣线菊 *Spiraea alpina* Turcz.	花、叶	花期采集,晒干	部颁藏药
高山绣线菊/玛合协	高山绣线菊 *Spiraea alpina* Turcz.	花、叶	花期采集,晒干	青海藏药 1992
高山绣线菊/模协	高山绣线菊 *Spiraea alpina* Turcz.	花、叶	花期采集,晒干	青海藏药炮规 2010

841 土庄绣线菊

【来源】蔷薇科植物土庄绣线菊。

【学名】

《中国植物志》	《中国高等植物》
土庄绣线菊 *Spiraea pubescens* Turcz.	土庄绣线菊 *Spiraea pubescens* Turcz.

【民族药标准】

名称	植物来源	药用部位	产地加工	标准
土庄绣线菊/哈登—切	土庄绣线菊 *Spiraea pubescens* Turcz.	花叶及嫩枝	花期采收带花嫩枝,晒干	蒙药 2021

842 驱虫斑鸠菊

【来源】菊科植物驱虫斑鸠菊。

【学名】

《中国植物志》	《中国药用植物志》
驱虫斑鸠菊 Vernonia anthelmintica(L.)Willd.	驱虫斑鸠菊 Vernonia anthelmintica(L.)Willd.

【民族药标准】

名称	植物来源	药用部位	产地加工	标准
驱虫斑鸠菊	驱虫斑鸠菊 Vernonia anthelmintica Willd.	成熟果实	秋季采收果实,晒干	部颁维药
驱虫斑鸠菊	驱虫斑鸠菊 Vernonia anthelmintica Willd.	成熟果实	—	维药 1993
驱虫斑鸠菊	驱虫斑鸠菊 Vernonia anthelmintica(L.)Willd.	成熟种子	秋季采收果实,晒干	新疆炮规 2020

843 木橘

【来源】芸香科植物木橘(木桔)。

【学名】

《中国植物志》	《中国高等植物》
木橘 Aegle marmelos(L.)Correa	木桔 Aegle marmelos(Linn.)Correa

【民族药标准】

名称	植物来源	药用部位	产地加工	标准
木橘/比哇	木橘 Aegle marmelos(L.)Carr.	未成熟果实	春初采收,晾干	六省藏标
木橘/毕哇	木橘 Aegle marmelos(L.)Correa	未成熟果实	11—12 月采集,整个或横剖,晒干	部颁藏药
木橘/吾哇	木橘 Aegle marmelos(L.)Correa	未成熟果实	11—12 月采集,整个或横剖,晒干	青海藏药 1992
木橘/毕哇	木橘 Aegle marmelos(L.)Correa	未成熟果实	11—12 月采集,整个或横剖,晒干	青海藏药炮规 2010

844 黑果越橘

【来源】杜鹃花科植物黑果越桔(黑果越橘)。

【学名】

《中国植物志》	《中国高等植物》
黑果越橘 Vaccinium myrtillus L.	黑果越橘 Vaccinium myrtillus Linn.

【民族药标准】

名称	植物来源	药用部位	产地加工	标准
黑果越橘	黑果越桔 Vaccinium myrtillus L.	地上部分	夏、秋二季开花时采割,阴干	新疆炮规 2020

845 假蒟

【来源】胡椒科植物假蒟。

【学名】

《中国植物志》	《中国高等植物》
假蒟 Piper sarmentosum Roxb.	假蒟 Piper sarmentosum Roxb.

【民族药标准】

名称	植物来源	药用部位	产地加工	标准
假蒟/假蒌/谷捞	假蒟 Piper sarmentosum Roxb.	地上部分	全年均可采收,阴干或鲜用	广西瑶药第二卷 2022
假蒟/碰办	假蒟 Piper sarmentosum Roxb.	地上部分	全年均可采收,阴干或鲜用	广西壮药第二卷 2011

【中药标准】

名称	植物来源	药用部位	产地加工	标准
假蒟	假蒟 Piper sarmentosum Roxb.	全草	全年均可采收,洗净,晒干	海南第一册 2011
假蒟	假蒟 Piper sarmentosum Roxb.	地上部分	夏、秋季植株生长茂盛时采割,扎成小把,晒干	广西 1990
假蒟	假蒟 Piper sarmentosum Roxb.	地上部分	—	药典 2020 附

846 山蒟

【来源】胡椒科植物山蒟。

【学名】

《中国植物志》	《中国高等植物》
山蒟 *Piper hancei* Maxim.	山蒟 *Piper hancei* Maxim.

【民族药标准】

名称	植物来源	药用部位	产地加工	标准
山蒟/小肠风/小港崩	山蒟 *Piper hancei* Maxim.	全草	全年均可采收,晒干	广西瑶药第一卷 2014

【中药标准】

名称	植物来源	药用部位	产地加工	标准
石南藤/南藤	山蒟 *Piper hancei* Maxim.	带叶藤茎	秋季采割,除去根,晒干	江西 2014
山蒟	山蒟 *Piper hancei* Maxim.	藤茎	全年可采,除去叶及杂质,阴干或晒干	广西第二册 1996
南藤	山蒟 *Piper hancei* Maxim.	藤茎	—	部颁 14 册附

847 大叶蒟

【来源】胡椒科植物大叶蒟。

【学名】

《中国植物志》	《中国高等植物》
大叶蒟 *Piper laetispicum* C. DC.	大叶蒟 *Piper laetispicum* C. DC.

【民族药标准】

名称	植物来源	药用部位	产地加工	标准
大叶蒟/棵遂冗	大叶蒟 *Piper laetispicum* C. DC.	根及根茎	夏、秋季采挖,除去泥沙等杂质,通风晾干	广西壮药第一卷 2008

848 苎叶蒟

【来源】胡椒科植物苎叶蒟。

【学名】

《中国植物志》	《中国高等植物》
苎叶蒟 *Piper boehmeriifolium* (Miquel) C. de Candolle	苎叶蒟 *Piper boehmeriifolium* (Miq.) C. DC.

【民族药标准】

名称	植物来源	药用部位	产地加工	标准
苎叶蒟/大肠风/懂港崩	苎叶蒟 *Piper boehmeriifolium* (Miq.) C. DC.	全株	全年均可采收,干燥	广西瑶药第一卷 2014

【中药标准】

名称	植物来源	药用部位	产地加工	标准
黑牛膝	苎叶蒟 *Piper boehmeriifolium* (Miq.) C. DC. var. *tonkinense* C. DC.	根和根茎	冬季采挖,除净杂质,晒干	云南第一册 2005
歪叶蓝	苎叶蒟 *Piper boehmeriifolium* (Miq.) C. DC.	茎、叶	全年可采,除去杂质,阴干	云南第七册 2005

849 菊苣

【来源】菊科植物毛菊苣(腺毛菊苣)、菊苣。

【学名】

《中国植物志》	《中国高等植物》
腺毛菊苣 *Cichorium glandulosum* Boiss. et Huet.	腺毛菊苣 *Cichorium glandulosum* Boiss. et Huet.
菊苣 *Cichorium intybus* L.	菊苣 *Cichorium intybus* Linn.

【民族药标准】

名称	植物来源	药用部位	产地加工	标准
菊苣/卡森	毛菊苣 *Cichorium glandulosum* Boiss. et Huet. 菊苣 *Cichorium intybus* L.	地上部分或根	夏、秋二季采割地上部分或秋末挖根,晒干	新疆炮规 2010

【中药标准】

名称	植物来源	药用部位	产地加工	标准
菊苣	毛菊苣 *Cichorium glandulosum* Boiss. et Huet. 菊苣 *Cichorium intybus* L.	地上部分或根	夏、秋二季采割地上部分或秋末挖根,除去泥沙和杂质,晒干	药典 2020

850 烈香杜鹃

【来源】杜鹃花科植物烈香杜鹃、毛喉杜鹃、报春花状杜鹃(樱草杜鹃)、毛花杜鹃(毛喉杜鹃)。

【学名】

《中国植物志》	《中国高等植物》
烈香杜鹃 *Rhododendron anthopogonoides* Maxim.	烈香杜鹃 *Rhododendron anthopogonoides* Maxim.
毛喉杜鹃 *Rhododendron cephalanthum* Franch.	毛喉杜鹃 *Rhododendron cephalanthum* Franch.
樱草杜鹃 *Rhododendron primuliflorum*	樱草杜鹃 *Rhododendron primuliflorum* Bureau et Franch.

【民族药标准】

名称	植物来源	药用部位	产地加工	标准
烈香杜鹃/达里	烈香杜鹃 *Rhododendron anthopogonoides* Maxim. 毛喉杜鹃 *Rhododendron cephalanthum* Franch. 报春花状杜鹃 *Rhododendron primulaeflarum* Bur. et Franch.	花和叶	夏季采摘花叶,阴干	部颁藏药
烈香杜鹃/达丽	烈香杜鹃 *Rhododendron anthopogonoides* Maxim.	花和嫩叶	花盛期采集,晒干	青海藏药 1992
烈香杜鹃/达里嘎保	烈香杜鹃 *Rhododendron anthopogonoides* Maxim. 毛花杜鹃 *Rhododendron cephalanthum* Franch.	嫩枝叶及花	夏季采摘花叶,阴干	青海藏药炮规 2010
烈香杜鹃(叶)/巴鲁	烈香杜鹃 *Rhododendron anthopogonoides* Maxim. 樱草杜鹃 *Rhododendron primuliflorum* Bur. et Franch. 毛喉杜鹃 *Rhododendron cephalanthum* Franch. 报春花状杜鹃 *Rhododendron primulaeflarum* Bur. et Franch. 等同属多种植物	叶	夏季采摘叶,阴干	西藏藏药炮规 2022
达里/达里美都	毛喉杜鹃 *Rhododendron cephalanthum* Franch. 烈香杜鹃 *Rhododendron anthopogonoides* Maxim. 报春花状杜鹃 *Rhododendron primuliflorum* Bur. et Franch.	花	夏季采摘花朵,阴干	六省藏标
巴鲁炭/巴鲁奴塞	樱草杜鹃 *Rhododendron primuliflorum* Bur. et Franch. 烈香杜鹃 *Rhododendron anthopogonoides* Maxim. 毛喉杜鹃 *Rhododendron cephalanthum* Franch.	叶、嫩枝的炮制品	取原药材,置适宜的容器内,密封,闷煅至透,放凉,取出,即得	西藏公告 2022 *

附注: * 西藏《关于征求红糖等 38 个地方药材质量标准(草案)意见建议的公告》2022. 11. 29。

851 雪层杜鹃

【来源】杜鹃花科植物雪层杜鹃。

【学名】

《中国植物志》	《中国高等植物》
雪层杜鹃 *Rhododendron nivale* Hook. f.	雪层杜鹃 *Rhododendron nivale* Hook. f.

【民族药标准】

名称	植物来源	药用部位	产地加工	标准
雪层杜鹃/达里那布	雪层杜鹃 *Rhododendro nivale* Hook. f.	地上部分	春、夏初采收,晾干或烘干	西藏公告 2022 *

附注: * 西藏《关于征求蝇子草等 21 个地方药材质量标准(草案)意见建议的公告》2022. 11. 25。

852 肾蕨

【来源】骨碎补科植物肾蕨。

【学名】

《中国植物志》	《中国高等植物》
肾蕨 *Nephrolepis cordifolia* (Linnaeus) C. Presl	肾蕨 *Nephrolepis auriculata* (Linn.) Trimen

【民族药标准】

名称	植物来源	药用部位	产地加工	标准
肾蕨/天鹅抱蛋/秉改堆	肾蕨 *Nephrolepis auriculata* (Linn.) Trimen	地下块茎 *	全年可采,晒干或鲜用	广西瑶药第二卷 2022

名称	植物来源	药用部位	产地加工	标准
肾蕨/棍熔	肾蕨 *Nephrolepis auriculata*（Linn.）Trimen	地下块茎	全年均可采收,晒干或鲜用	广西壮药第二卷 2011

附注：*干燥地下块茎或新鲜地下块茎。

853 马蹄蕨

【来源】观音座莲科植物福建观音座莲。

【学名】

《中国植物志》	《中国高等植物》
福建观音座莲 *Angiopteris fokiensis* Hieron.	福建观音座莲 *Angiopteris fokiensis* Hieron.

【民族药标准】

名称	植物来源	药用部位	产地加工	标准
马蹄蕨/棍蹄马	福建观音座莲 *Angiopteris fokiensis* Hieron.	根茎	全年可采,除去杂质,干燥	广西壮药第三卷 2018

【中药标准】

名称	植物来源	药用部位	产地加工	标准
马蹄香	福建莲座蕨 *Angiopteris fokiensis* Hieron.	根状茎	—	部颁 14 册附

854 铁角蕨

【来源】铁角蕨科植物铁角蕨、倒挂铁角蕨、卵叶铁角蕨、西北铁角蕨。

【学名】

《中国植物志》	《中国高等植物》
铁角蕨 *Asplenium trichomanes* L. Sp.	铁角蕨 *Asplenium trichomanes* Linn.
倒挂铁角蕨 *Asplenium normale* Don	倒挂铁角蕨 *Asplenium normale* Don
卵叶铁角蕨 *Asplenium rutamuraria* L. Sp.	卵叶铁角蕨 *Asplenium rutamuraria* Linn. Sp.
西北铁角蕨 *Asplenium nesii* Christ	西北铁角蕨 *Asplenium nesii* Christ

【民族药标准】

名称	植物来源	药用部位	产地加工	标准
铁角蕨[#]	铁角蕨 *Asplenium trichomanes* L. 倒挂铁角蕨 *Asplenium normale* D. Don	全草	全年均可采挖,除去杂质,洗净,干燥	贵州 2003
铁角蕨[*]	卵叶铁角蕨 *Asplenium rutamuraria* L. 西北铁角蕨 *Asplenium nesii* Christ	全草	夏秋采集,除去泥沙和杂草,晒干	新疆 1987

附注：*新疆第一册 1980 收载植物"铁角蕨 *Asplenium trichomanes* L."；#同为中药标准收载品种。

855 铁线蕨

【来源】铁线蕨科植物细叶铁线蕨、铁线蕨。

【学名】

《中国植物志》	《中国高等植物》
细叶铁线蕨 *Adiantum venustum* Don	细叶铁线蕨 *Adiantum venustum* Don
铁线蕨 *Adiantum capillus-veneris* L.	铁线蕨 *Adiantum capillus-veneris* Linn.

【民族药标准】

名称	植物来源	药用部位	产地加工	标准
铁线蕨	细叶铁线蕨 *Adiantum venustum* Don. var. *venustum*	全草	夏、秋季采挖,除去杂质,晒干	维药第一册 2010
铁线蕨	铁线蕨 *Aspleniaceae capillus-veneris* L.	全草	—	部颁维药附

856 阴地蕨

【来源】阴地蕨科植物阴地蕨、薄叶阴地蕨。

【学名】

《中国植物志》	《中国高等植物》
阴地蕨 *Sceptridium ternatum*（Thunb.）Y. X. Lin	阴地蕨 *Sceptridium ternatum*（Thunb.）Y. X. Lin

《中国植物志》	《中国高等植物》
薄叶阴地蕨 Sceptridium daucifolium（Wall. ex Hook. et Grev.）Y. X. Lin	薄叶阴地蕨 Sceptridium daucifolium（Wall. ex Hook. et Grev.）Y. X. Lin

【民族药标准】

名称	植物来源	药用部位	产地加工	标准
阴地蕨/一朵云*	阴地蕨 Sceptridium ternatum（Thunb.）Lyon. 薄叶阴地蕨 Sceptridium daucifolium（Wall. ex Grev.）Lyon.	全草	冬、春二季采挖,除去杂质,干燥	贵州 2003

【中药标准】

名称	植物来源	药用部位	产地加工	标准
阴地蕨	阴地蕨 Botrychium ternatum（Thunb.）Sw.	全草	冬季至次春采挖,除去泥沙,干燥	药典 1977
阴地蕨	阴地蕨 Botrychium ternatum（Thunb.）Sw. 绒毛阴地蕨 Botychium lanuginosum Wall.	全草	夏、秋季取挖,除去杂质,晒至半干,搓直,扎成小把,再晒至全干	云南 1996
阴地蕨/小春花	阴地蕨 Botrychium ternatum（Thunb.）Sw.	全草	秋后至翌年清明前采挖,除去杂质、晒干	上海 1994
阴地蕨	阴地蕨 Botrychium ternatum（Thunberg）Sw.	全草	秋季至次春采挖,除去杂质,干燥	安徽炮规 2019
鸡尾草	阴地蕨 Botrychium ternatum（Thunb.）Sw.	全草	十月至翌年清明前采挖,洗净,晒干	天津炮规 2018

附注:*同为中药标准收载品种。

857 葛麻菌

【来源】蛇菰科植物筒鞘蛇菰、红烛蛇菰（红冬蛇菰）。

【学名】

《中国植物志》	《中国高等植物》
筒鞘蛇菰 Balanophora involucrata Hook. f.	筒鞘蛇菰 Balanophora involucrata Hook. f.
红冬蛇菰 Balanophora harlandii Hook. f.	红冬蛇菰 Balanophora harlandii Hook. f.

【民族药标准】

名称	植物来源	药用部位	产地加工	标准
葛麻菌*	筒鞘蛇菰 Balanophora involucrata Hook. f. 红烛蛇菰 Balanophora mutinoides Hayata	全草	夏、秋二季采收,除去杂质,干燥	贵州 2003

【中药标准】

名称	植物来源	药用部位	产地加工	标准
蛇菰	日本蛇菰 Balanophora japonica Makino 筒鞘蛇菰 Balanophora involucrata Hook. f.	全草	夏、秋二季采挖,洗净,晒干	湖北 2018
鹿仙草	蛇菰 Balanophora harlandii Hook. f. 筒鞘蛇菰 Balanophora involucrata Hook. f.	寄生全草	秋季采收,除净泥土,晒干	云南第一册 2005

附注:*同为中药标准收载品种。

858 多穗柯

【来源】壳斗科植物木姜叶柯。

【学名】

《中国植物志》	《中国高等植物》
木姜叶柯 Lithocarpus litseifolius（Hance）Chun	木姜叶柯 Lithocarpus litseifolius（Hance）Chun

【民族药标准】

名称	植物来源	药用部位	产地加工	标准
多穗柯/得甘锥	木姜叶柯 Lithocarpus litseifolius（Hance）Chun	叶	春、夏季采收,除去杂质,干燥	广西瑶药第二卷 2022

【中药标准】

名称	植物来源	药用部位	产地加工	标准
多穗石柯叶	多穗石柯叶 Lithocarpus litseifolius（Hance）Chun	叶	春、夏、秋季采收,晒干或低温烘干	江苏 2016

859 青稞

【来源】禾本科植物青稞。

【学名】

《中国植物志》	《中国高等植物》
青稞 *Hordeum vulgare* var. *coeleste* Linnaeus	青稞 *Hordeum vulgare* var. *nudum* Hook. f.

【民族药标准】

名称	植物来源	药用部位	产地加工	标准
青稞/呼和—阿日柏	青稞 *Hordeum vulgare* var. *coeleste* Linnaeus	成熟种仁	9月采收,晒干	蒙药 2021
青稞	青稞 *Hordeum vulgare* L. var. *nudum* Hook. f.	成熟种子	—	青海藏药第一册 2019
青稞	稞麦 *Hordeum vulgare* var. *nudum* Hook. f.	成熟种子	—	部颁藏药附
青稞	稞麦 *Hordeum vulgare* var. *nudum* Hook. f.	成熟种子	—	青海藏药 1992 附

860 羊开口

【来源】野牡丹科植物展毛野牡丹(印度野牡丹)、野牡丹。

【学名】

《中国植物志》	《中国高等植物》
印度野牡丹 *Melastoma malabathricum* Linnaeus	展毛野牡丹 *Melastoma normale* D. Don
野牡丹 *Melastoma candidum* D. Don(《中国药用植物志》)	野牡丹 *Melastoma candidum* D. Don

【民族药标准】

名称	植物来源	药用部位	产地加工	标准
羊开口/野牡丹/邕开锤	展毛野牡丹 *Melastoma normale* D. Don 野牡丹 *Melastoma candidum* L.	根及茎	秋、冬季采挖,洗净,切段,干燥	广西瑶药第一卷 2014
羊开口/稞芒难	展毛野牡丹 *Melastoma normale* D. Don	根	秋、冬季采挖,洗净,切片,干燥	广西壮药第一卷 2008

【中药标准】

名称	植物来源	药用部位	产地加工	标准
羊开口	野牡丹 *Melastoma malabathricum* Linnaeus	根	秋、冬季采挖,洗净,趁鲜切片,晒干	湖南 2009
羊开口	展毛野牡丹 *Melastoma normale* D. Don	根	秋、冬季采挖,洗净,切片,晒干	广西 1990
羊开口	展毛野牡丹 *Melastoma normale* D. Don	根	—	药典 2020 附
野牡丹	野牡丹 *Melastoma candidum* D. Don		—	药典 1977 附

861 金钮扣

【来源】菊科植物金钮扣。

【学名】

《中国植物志》	《中国高等植物》
金钮扣 *Acmella paniculata*(Wallich ex Candolle)R. K. Jansen	金钮扣 *Spilanthes paniculata* Wall. ex DC.

【民族药标准】

名称	植物来源	药用部位	产地加工	标准
金钮扣/稞奴根	金钮扣 *Spilanthes paniculata* Wall. ex DC.	全草	全年可采收,除去泥沙,干燥	广西壮药第三卷 2018

【中药标准】

名称	植物来源	药用部位	产地加工	标准
天文草	金钮扣 *Spilanthes paniculata* Wall. ex DC.	全草	全年可采收,洗净,干燥	广东第三册 2018
金钮扣	金钮扣 *Solanum torvum* Sw.	根或枝	—	部颁 14 册附

862 豆蔻

【来源】姜科植物白豆蔻、爪哇白豆蔻。

【学名】

《中国植物志》	《中国药用植物志》
白豆蔻 *Amomum kravanh* Pierre ex Gagnep.	白豆蔻 *Amomum verum* Blackw.

续表

《中国植物志》	《中国药用植物志》
爪哇白豆蔻 *Amomum compactum* Solander ex Maton	爪哇白豆蔻 *Amomum compactum* Soland. ex Maton

【民族药标准】

名称	植物来源	药用部位	产地加工	标准
豆蔻/叟买	白豆蔻 *Amomum cardamomum* L.	果实	果实近成熟期采收，除去枝梗，晒干	六省藏标
豆蔻/查干—苏格木勒*	白豆蔻 *Amomum kravanh* Pierre ex Gagnep. 爪哇白豆蔻 *Amomum compactum* Soland. ex Maton	成熟果实	—	蒙药 2021
豆蔻/拉亲达那其尼	白豆蔻 *Amomum kravanh* Pierre ex Gagnep. 爪哇白豆蔻 *Amomum compactum* Soland. ex Maton	成熟果实	—	新疆炮规 2010

【中药标准】

名称	植物来源	药用部位	产地加工	标准
豆蔻*	白豆蔻 *Amomum kravanh* Pierre ex Gagnep. 爪哇白豆蔻 *Amomum compactum* Soland. ex Maton	成熟果实	—	药典 2020

附注：*按产地不同分为"原豆蔻"和"印尼白蔻"。

863 草豆蔻

【来源】姜科植物草豆蔻(海南山姜)。

【学名】

《中国植物志》	《中国高等植物》
海南山姜 *Alpinia hainanensis* K. Schumann	草豆蔻 *Alpinia hainanensis* K. Schum.

【民族药标准】

名称	植物来源	药用部位	产地加工	标准
草豆蔻/芒卡	草豆蔻 *Alpinia hainanensis* K. Schum.	近成熟种子	夏、秋二季采收,晒至九成干,或用水略烫,晒至半干,除去果皮,取出种子团,晒干	广西壮药第二卷 2011

【中药标准】

名称	植物来源	药用部位	产地加工	标准
草豆蔻	草豆蔻 *Alpinia katsumadai* Hayata	近成熟果实	夏、秋二季采收,晒至九成干,或用水略烫,晒至半干,除去果皮,取出种子团,晒干	药典 2020

864 肉豆蔻

【来源】肉豆蔻科植物肉豆蔻。

【学名】

《中国植物志》	《中国高等植物》
肉豆蔻 *Myristica fragrans* Houtt.	肉豆蔻 *Myristica fragrans* Houtt.

【民族药标准】

名称	植物来源	药用部位	产地加工	标准
肉豆蔻/匝迪*	肉豆蔻 *Myristica fragrans* Houtt.	种仁	—	蒙药 2021
肉豆蔻	肉豆蔻 *Myristica fragrans* Houtt.	种子	—	维药 1993
面煨肉豆蔻	肉豆蔻 *Myristica fragrans* Houtt.	种仁	—	新疆炮规 2020

【中药标准】

名称	植物来源	药用部位	产地加工	标准
肉豆蔻	肉豆蔻 *Myristica fragrans* Houtt.	种仁	—	药典 2020

附注：*蒙药 1986 产地加工为"4—6 月及 11—12 月各采一次,早晨摘取成熟果实,剖开果皮,剥去假种皮,再敲脱壳状的种皮,取出种仁用石灰乳浸一天后,缓缓焙干"。

865 小豆蔻

【来源】姜科植物小豆蔻(绿豆蔻)。

【学名】

《中国植物志》	《中国民族药志要》
绿豆蔻 *Elettaria cardamomum*(L.)Maton	小豆蔻 *Elettaria cardamomum* L.

【民族药标准】

名称	植物来源	药用部位	产地加工	标准
小豆蔻	小豆蔻 *Elettaria cardamomum* White et. Maton	成熟果实	夏、秋季采收、晾干	部颁维药
小豆蔻	小豆蔻 *Elettaria cardamomum*(L.)Maton	成熟果实	夏、秋季采收,阴干	新疆炮规 2020

866 三叉苦

【来源】芸香科植物三叉苦(三桠苦)、三桠苦。

【学名】

《中国植物志》	《中国高等植物》
三桠苦 *Melicope pteleifolia*(Champion ex Bentham)T. G. Hartley	三桠苦 *Evodia lepta*(Spreng.)Merr.

【民族药标准】

名称	植物来源	药用部位	产地加工	标准
三叉苦/三叉虎/波查卵	三叉苦 *Evodia lepta*(Spreng.)Merr.	全株	全年均可采收,晒干或切片晒干	广西瑶药第一卷 2014
三叉苦*	三桠苦 *Melicope pteleifolia*(Champ. ex Benth.)T. G. Hartley	茎及带叶嫩枝	—	湖南炮规 2021
三叉苦木/楝三咖	三叉苦 *Evodia lepta*(Spreng.)Merr.	茎	全年均可采收,切块片,干燥	广西壮药第一卷 2008

【中药标准】

名称	植物来源	药用部位	产地加工	标准
三叉苦	三叉苦 *Evodia lepta*(Spreng.)Merr.	枝叶	夏、秋二季采收,晒干	药典 1977
三叉苦#	三桠苦 *Evodia lepta*(Spreng.)Merr.	茎及带叶嫩枝	全年采收,洗净,趁鲜切成段或片,干燥	广东第三册 2018
三叉苦	三叉苦 *Evodia lepta*(Spreng.)Merr.	枝叶	夏、秋二季采收,晒干	江西 2014
三叉苦	三叉苦 *Evodia lepta*(Spreng.)Merr.	带叶嫩枝	夏、秋二季采收,晒干	海南第一册 2011
三叉苦木	三叉苦 *Evodia lepta*(Spreng.)Merr.	茎	全年均可采收,切块片,晒干	广西第二册 1996
三叉苦	三叉苦 *Evodia lepta* Merr.	全株	全年可采,晒干或切片晒干	广西 1990
三叉苦	三桠苦 *Evodia lepta*(Spreng.)Merr.	叶和带叶嫩枝	夏、秋季采收,除去杂质,干燥	安徽炮规 2019
三叉苦	三叉苦 *Melicope pteleifolia*(Champ. ex Benth.)T. G. Hartlry	茎及带叶嫩枝	—	药典 2020 附
三桠苦	三叉苦 *Evodia lepta*(Spreng.)Merr.	茎枝及叶	—	上海 1994 附

附注:*【民族药名】三丫苦尔他(土家),三叉苦(瑶);#广东第一册 2004 收载植物"三叉苦 *Melicope pteleifolia*(Champ. ex Benth.)T. G. Hartley"。

867 龙葵

【来源】茄科植物龙葵。

【学名】

《中国植物志》	《中国高等植物》
龙葵 *Solanum nigrum* L.	龙葵 *Solanum nigrum* Linn.

【民族药标准】

名称	植物来源	药用部位	产地加工	标准
龙葵/碰耳甩	龙葵 *Solanum nigrum* Linn.	地上部分	夏、秋季采收,除去杂质,干燥	广西壮药第三卷 2018
龙葵▲	龙葵 *Solanum nigrum* L.	地上部分#	夏、秋二季采割,除去杂质,鲜用或晒干	贵州 2003
龙葵*	龙葵 *Solanum nigrum* L.	地上部分	—	湖南炮规 2021

【中药标准】

名称	植物来源	药用部位	产地加工	标准
龙葵	龙葵 *Solanum nigrum* L.	地上部分	夏、秋二季采割,除去杂质,干燥	药典 1977
龙葵	龙葵 *Solanum nigrum* L.	地上部分	夏、秋二季采收,除去杂质,干燥	安徽 2022
龙葵	龙葵 *Solanum nigrum* L.	地上部分	夏、秋二季采割,除去杂质,干燥	辽宁第二册 2019
龙葵	龙葵 *Solanum nigrum* L.	全草	夏、秋二季采收,除去泥沙,洗净,晒干	湖北 2018
龙葵	龙葵 *Solanum nigrum* L.	地上部分	夏、秋二季采割,除去杂质,干燥	河北 2018
龙葵	龙葵 *Solanum nigrum* L.	地上部分	夏、秋二季采收,除去杂质,干燥	陕西 2015
龙葵	龙葵 *Solanum nigrum* L.	地上部分	夏、秋二季采收,除去杂质,鲜用或晒干	四川 2010
龙葵	龙葵 *Solanum nigrum* L.	地上部分#	夏、秋二季采收,除去杂质及枯叶,晒干或鲜用	甘肃 2009
龙葵	龙葵 *Solanum nigrum* Linnaeus	地上部分	夏、秋两季采割,除去杂质,晒干	湖南 2009
龙葵	龙葵 *Solanum nigrum* L.	地上部分	夏、秋二季采割,除去杂质,干燥	山东 2002
龙葵	龙葵 *Solanum nigrum* L.	地上部分	夏、秋二季采收,除去根及杂质,晒干	北京 1998
龙葵	龙葵 *Solanum nigrum* L.	地上部分	夏、秋季采挖,除去杂质,晒干或切段,晒干	上海 1994
龙葵	龙葵 *Solanum nigrum* L.	地上部分	夏秋二季来割,除去杂质,干燥	河南 1991
龙葵	龙葵 *Solanum nigrum* L.	地上部分	夏、秋二季采收,除去杂质,干燥	山西 1987
龙葵	龙葵 *Solanum nigrum* L.	全草	夏、秋二季采收,除去杂质,干燥	安徽炮规 2019
龙葵	龙葵 *Solanum nigrum* L.	地上部分	夏、秋二季采割,除去杂质,干燥	天津炮规 2018
龙葵	龙葵 *Solanum nigrum* L.	地上部分	—	药典 2020 附

附注:*【民族药名】怕书古叶(土家),芮细查棍(苗),野辣子(瑶);#新鲜或干燥地上部分;▲同为中药标准收载品种。

868 少花龙葵

【来源】茄科植物少花龙葵。

【学名】

《中国植物志》	《中国高等植物》
少花龙葵 *Solanum americanum* Miller	少花龙葵 *Solanum americanum* Mill.

【民族药标准】

名称	植物来源	药用部位	产地加工	标准
少花龙葵/姆纠截	少花龙葵 *Solanum americanum* Mill.	全草	全年可采挖,洗净,干燥	云南彝药Ⅱ 2005

869 红天葵

【来源】秋海棠科植物紫背天葵。

【学名】

《中国植物志》	《中国高等植物》
紫背天葵 *Begonia fimbristipula* Hance	紫背秋海棠 *Begonia fimbristipula* Hance

【民族药标准】

名称	植物来源	药用部位	产地加工	标准
红天葵/红天葵草/庭葵诺	紫背天葵 *Begonia fimbristipula* Hance	叶	夏、秋季采收,洗净晒干	广西瑶药第二卷 2022

【中药标准】

名称	植物来源	药用部位	产地加工	标准
红天葵	紫背天葵 *Begonia fimbristipula* Hance	叶	夏、秋季采,洗净晒干	广西 1990

870 青天葵

【来源】兰科植物毛唇芋兰。

【学名】

《中国植物志》	《中国高等植物》
毛唇芋兰 *Nervilia fordii*(Hance)Schltr.	毛唇芋兰 *Nervilia fordii*(Hance)Schltr.

【民族药标准】

名称	植物来源	药用部位	产地加工	标准
青天葵/棵盟朵	毛唇芋兰 *Nervilia fordii*（Hance）Schltr.	地上部分	夏、秋二季采挖,洗净,晒干	广西壮药第二卷 2011

【中药标准】

名称	植物来源	药用部位	产地加工	标准
青天葵	毛唇芋兰 *Nervilia plicata*（Andr.）Schltr.	全草	夏、秋两季采挖,洗净,晒干;或洗净后,除去须根,晒至半干时将叶片包裹球茎,搓成球状,反复搓晒至干	海南第一册 2011
青天葵	毛唇芋兰 *Nervilia plicata*（Andr.）Schltr.	全草	夏、秋两季采挖,洗净,晒干;或洗净后,除去须根,晒至半干时将叶片包裹球茎,搓成球状,反复搓晒至干	广东第一册 2004
青天葵	毛唇芋兰 *Nervilia fordii*（Hance）Schltr.	块茎或全草	全年可采收,除去杂质,干燥	安徽炮规 2019

871 黄蜀葵

【来源】锦葵科植物黄蜀葵。

【学名】

《中国植物志》	《中国高等植物》
黄蜀葵 *Abelmoschus manihot*（L.）Medicus	黄蜀葵 *Abelmoschus manihot*（Linn.）Medicus

【民族药标准】

名称	植物来源	药用部位	产地加工	标准
黄蜀葵/汪蜀咪	黄蜀葵 *Abelmoschus manihot*（Linn.）Medicus	全株	夏、秋季采收,除去杂质,洗净,干燥	广西瑶药第二卷 2022

872 斯拉

【来源】菊科植物川木香。

【学名】

《中国植物志》	《中国高等植物》
川木香 *Dolomiaea souliei*（Franch.）Shih	川木香 *Dolomiaea souliei*（Franch.）Shih

【民族药标准】

名称	植物来源	药用部位	产地加工	标准
斯拉	川木香 *Dolomiaea souliei*（Franch.）Shih	带部分根头的胶状物	秋季采收根上的油头,除去杂质,晾干	西藏公告 2022*

附注：*西藏《关于征求蝇子草等 21 个地方药材质量标准(草案)意见建议的公告》2022.11.25。

873 香青兰

【来源】唇形科植物香青兰。

【学名】

《中国植物志》	《中国高等植物》
香青兰 *Dracocephalum moldavica* L.	香青兰 *Dracocephalum moldavica* Linn.

【民族药标准】

名称	植物来源	药用部位	产地加工	标准
香青兰	香青兰 *Dracocephalum moldavica* L.	地上部分	夏季盛花期采割,除去杂质,晒干	部颁维药
香青兰/毕日阳古	香青兰 *Dracocephalum moldavica* L.	地上部分	6—8 月割取带花地上部分,阴干	蒙药 2021
香青兰	香青兰 *Dracocephalum moldavica* L.	全草	于夏季盛花期采割除去杂草和杂质,晒干	维药 1993
香青兰	香青兰 *Dracocephalum moldavica* L.	地上部分	夏季盛花期采割植株,阴干	新疆炮规 2020
花香青兰/毕日阳古	香青兰 *Dracocephalum moldavica* L.	带花地上部分	夏季盛花期采割,在含苞待放时采摘,除去杂质,阴干	蒙药 2021

【中药标准】

名称	植物来源	药用部位	产地加工	标准
香青兰	香青兰 *Dracocephalum moldavica* L.	地上部分	夏季花盛开时采割,阴干	药典 1977

874 岩青兰

【来源】唇形科植物毛建草。

【学名】

《中国植物志》	《中国高等植物》
毛建草 *Dracocephalum rupestre* Hance	毛建草 *Dracocephalum rupestre* Hance

【民族药标准】

名称	植物来源	药用部位	产地加工	标准
岩青兰/哈登—毕日阳古	毛建草 *Dracocephalum rupestre* Hance	地上部分	夏、秋二季采收,晒干	蒙药 2021

【中药标准】

名称	植物来源	药用部位	产地加工	标准
岩青兰	岩青兰 *Dracocephalum rupestre* Hance	地上部分	夏季茎叶茂盛时采割,除去杂质,干燥	山东 2022

875 甘青青兰

【来源】唇形科植物甘青青兰、甘青青蓝(甘青青兰)。

【学名】

《中国植物志》	《中国高等植物》
甘青青兰 *Dracocephalum tanguticum* Maxim.	甘青青兰 *Dracocephalum tanguticum* Maxim.

【民族药标准】

名称	植物来源	药用部位	产地加工	标准
甘青青兰/知杨故	甘青青兰 *Dracocephalum tanguticum* Maxim.	地上部分	幼苗期或花初开时分别采收,除去杂质,阴干	部颁藏药
甘青青兰	甘青青兰 *Dracocephalum tanguticum* Maxim.	地上部分	花初开时采收,除去杂质,干燥	四川藏药 2020
甘青青兰/志杨故	甘青青兰 *Dracocephalum tanguticum* Maxim.	地上部分	幼苗期或花初开时分别采收,除去杂质,阴干	青海藏药 1992
甘青青兰/知杨故	甘青青兰 *Dracocephalum tanguticum* Maxim.	地上部分	花初开时分别采收,除去杂质,阴干	青海藏药炮规 2010
甘青青蓝/知羊故	甘青青蓝 *Dracocephalum tanguticum* Maxim.	地上部分	幼苗期或花初开时分别采收,除去杂质,阴干	六省藏标

【中药标准】

名称	植物来源	药用部位	产地加工	标准
甘青青兰	甘青青兰 *Dracocephalum tanguticum* Maxim.	地上部分	幼苗期或花初开时采收,除去杂质,阴干	药典 1977
甘青青兰	甘青青兰 *Dracocephalum tanguticum* Maxim.	地上部分	—	药典 2020 附

876 异叶青兰

【来源】唇形科植物异叶青兰(白花枝子花)。

【学名】

《中国植物志》	《中国高等植物》
白花枝子花 *Dracocephalum heterophyllum* Benth.	白花枝子花 *Dracocephalum heterophyllum* Benth.

【民族药标准】

名称	植物来源	药用部位	产地加工	标准
异叶青兰/吉孜青保	异叶青兰 *Dracocephalum heterophyllum* Benth.	地上部分	6—7 月花开时采收,除去杂质,晾干	部颁藏药
异叶青兰/居孜青保	异叶青兰 *Dracocephalum heterophyllum* Benth.	地上部分	6—7 月花开时采收,除去杂质,晾干	青海藏药 1992
异叶青兰	异叶青兰 *Dracocephalum heterophyllum* Benth.	地上部分	7—8 月花盛开时割取,除去杂质,阴干	新疆 1987
异叶青兰/吉孜青布	异叶青兰 *Dracocephalum heterophyllum* Benth.	地上部分	6—7 月花开时采收,除去杂质,晾干	青海藏药炮规 2010

877 铃兰

【来源】百合科植物铃兰。

【学名】

《中国植物志》	《中国高等植物》
铃兰 *Convallaria majalis* L.	铃兰 *Convallaria majalis* Linn.

【民族药标准】

名称	植物来源	药用部位	产地加工	标准
铃兰*	铃兰 *Convallaria majalis* L.	全草	5—7月采收,除去杂质,晒干	吉林局颁 2022#

【中药标准】

名称	植物来源	药用部位	产地加工	标准
铃兰	铃兰 *Convallaria keiskei* Miq.	全草	夏季采收,除去泥土,晒到八成干,捆成小把,晒干	北京炮规 1986
铃兰	—	全草	—	辽宁炮规 1975

附注:*朝鲜族习用药材,有毒;#吉林局颁 DBY－22－JLYC－001－2022。

878 柳兰

【来源】柳叶菜科植物柳兰。

【学名】

《中国植物志》	《中国高等植物》
柳兰 *Chamerion angustifolium*(Linnaeus)Holub	柳兰 *Epilobium angustifolium* Linn.

【民族药标准】

名称	植物来源	药用部位	产地加工	标准
柳兰/恰班曲孜	柳兰 *Epilobium angustifolium* L.	全草	夏、秋两季采挖,洗净,阴干	青海公告 2021*

附注:*青海《关于征求斑花黄堇等21种藏药材质量标准(征求意见稿)意见的函》DYB63－QHZYC010－2021。

879 佩兰

【来源】菊科植物佩兰。

【学名】

《中国植物志》	《中国高等植物》
佩兰 *Eupatorium fortunei* Turcz.	佩兰 *Eupatorium fortunei* Turcz.

【民族药标准】

名称	植物来源	药用部位	产地加工	标准
佩兰/棵培兰	佩兰 *Eupatorium fortunei* Turcz.	地上部分	夏、秋二季分两次采割,除去杂质,晒干	广西壮药第二卷 2011

【中药标准】

名称	植物来源	药用部位	产地加工	标准
佩兰	佩兰 *Eupatorium fortunei* Turcz.	地上部分	夏、秋二季分两次采割,除去杂质,晒干	药典 2020

880 球兰

【来源】萝藦科植物球兰。

【学名】

《中国植物志》	《中国高等植物》
球兰 *Hoya carnosa*(L. f.)R. Br.	球兰 *Hoya carnosa*(Linn. f.)R. Br.

【民族药标准】

名称	植物来源	药用部位	产地加工	标准
球兰/大白背风/懂别背崩	球兰 *Hoya carnosa*(L. f.)R. Br.	地上部分	全年均可采收,除去杂质,晒干	广西瑶药第一卷 2014

881 泽兰

【来源】唇形科植物毛叶地瓜儿苗[地笋(硬毛变种)、硬毛地笋]。

【学名】

《中国植物志》	《中国高等植物》
地笋(硬毛变种)*Lycopus lucidus* Turcz. var. *hirtus* Regel	硬毛地笋 *Lycopus lucidus* Turcz. var. *hirtus* Regel

【民族药标准】

名称	植物来源	药用部位	产地加工	标准
泽兰/旗兰	毛叶地瓜儿苗 *Lycopus lucidus* Turcz. var. *hirtus* Regel	地上部分	夏、秋季茎叶茂盛时采割,晒干	广西壮药第二卷2011

【中药标准】

名称	植物来源	药用部位	产地加工	标准
泽兰	毛叶地瓜儿苗 *Lycopus lucidus* Turcz. var. *hirtus* Regel	地上部分	夏、秋二季茎叶茂盛时采割,晒干	药典2020

882 珠兰

【来源】金粟兰科植物珠兰(金粟兰)。

【学名】

《中国植物志》	《中国高等植物》
金粟兰 *Chloranthus spicatus*(Thunb.)Makino	金粟兰 *Chloranthus spicatus*(Thunb.)Makino

【民族药标准】

名称	植物来源	药用部位	产地加工	标准
珠兰/妹滇	珠兰 *Chloranthus spicatus*(Thunb.)Makino	全株	全年可采,洗净,切段,干燥	云南傣药Ⅱ2005

883 石吊兰

【来源】苦苣苔科植物吊石苣苔。

【学名】

《中国植物志》	《中国高等植物》
吊石苣苔 *Lysionotus pauciflorus* Maxim.	吊石苣苔 *Lysionotus pauciflorus* Maxim.

【民族药标准】

名称	植物来源	药用部位	产地加工	标准
石吊兰/岩豇豆*	吊石苣苔 *Lysionotus pauciflorus* Maxim.	地上部分	夏、秋二季叶茂盛时采割,除去杂质,迅速干燥	贵州2003

【中药标准】

名称	植物来源	药用部位	产地加工	标准
石吊兰	吊石苣苔 *Lysionotus pauciflorus* Maxim.	地上部分	夏、秋二季叶茂盛时采割,除去杂质,晒干	药典2020

附注:＊同为中药标准收载品种。

884 鸡拉木兰

【来源】豆科植物蒙自木蓝。

【学名】

《中国植物志》	《中国药用植物志》
蒙自木蓝 *Indigofera mengtzeana* Craib	蒙自木蓝 *Indigofera mengtzeana* Craib

【民族药标准】

名称	植物来源	药用部位	产地加工	标准
鸡拉木兰/格都嘎多	蒙自木蓝 *Indigofera mengtzeana* Craib	根	夏、秋季采挖,洗净,干燥	云南彝药Ⅲ2005

885 东北岩高兰

【来源】岩高兰科东北岩高兰。

【学名】

《中国植物志》	《中国高等植物》
东北岩高兰 *Empetrum nigrum* subsp. *asiaticum*（Nakai）Kuvaev	东北岩高兰 *Empetrum nigrum* Linn. var. *japonicum* K. Koch

【民族药标准】

名称	植物来源	药用部位	产地加工	标准
东北岩高兰/哈日—阿日查	东北岩高兰 *Empetrum nigrum* L. var. *japonicum* K. Koch	枝梢和叶	多在夏、秋二季采收,阴干	蒙药 2021

886 广东石豆兰

【来源】兰科植物广东石豆兰。

【学名】

《中国植物志》	《中国高等植物》
广东石豆兰 *Bulbophyllum kwangtungense* Schltr.	广东石豆兰 *Bulbophyllum kwangtungense* Schltr.

【民族药标准】

名称	植物来源	药用部位	产地加工	标准
广东石豆兰/扁虾	广东石豆兰 *Bulbophyllum kwangtungense* Schltr.	全草	全年均可采收,洗净,干燥	广西瑶药第二卷 2022

887 宽叶红门兰

【来源】兰科植物宽叶红门兰(掌裂兰)。

【学名】

《中国植物志》	《中国高等植物》
掌裂兰 *Dactylorhiza hatagirea*（D. Don）Soó	宽叶红门兰 *Orchis latifolia* Linn.

【民族药标准】

名称	植物来源	药用部位	产地加工	标准
宽叶红门兰/乌日根—胡哈—查赫日麻	宽叶红门兰 *Orchis latifolia* L.	全草	9—10 月采收,除去泥沙,晒干	蒙药 2021

888 绞股蓝

【来源】葫芦科植物绞股蓝。

【学名】

《中国植物志》	《中国高等植物》
绞股蓝 *Gynostemma pentaphyllum*（Thunb.）Makino	绞股蓝 *Gynostemma pentaphyllum*（Thunb.）Makino

【民族药标准】

名称	植物来源	药用部位	产地加工	标准
绞股蓝/棵镇楣	绞股蓝 *Gynostemma pentaphyllum*（Thunb.）Makino	全草	夏、秋季采收,除去杂质,洗净,扎成小把,晒干	广西壮药第三卷 2018
绞股蓝/盘王茶/舍挪胆	绞股蓝 *Gynostemma pentaphyllum*（Thunb.）Makino	全草	夏、秋季采收,除去杂质,洗净,晒干	广西瑶药第一卷 2014
绞股蓝 #	绞股蓝 *Gynostemma pentaphyllum*（Thunb.）Makino	地上部分	秋季花期采集地上部分,晒干	贵州 2003
绞股蓝 *	绞股蓝 *Gynostemma pentaphyllum*（Thunb.）Makino	地上部分	—	湖南炮规 2021

【中药标准】

名称	植物来源	药用部位	产地加工	标准
绞股蓝	绞股蓝 *Gynostemma pentaphyllum*（Thunb.）Makino	地上部分	夏、秋季花期采集地上部分,晒干	山东 2022
绞股蓝	绞股蓝 *Gynostemma pentaphyllum*（Thunb.）Makino	地上部分	夏、秋二季枝叶茂盛时,采割地上部分,除去杂草,洗净,干燥,即得	河北 2018
绞股蓝	绞股蓝 *Gynostemma pentaphyllum*（Thunb.）Makino	全草	夏、秋二季采收,除去杂质,洗净,扎成小把,晒干	湖北 2018

名称	植物来源	药用部位	产地加工	标准
绞股蓝	绞股蓝 *Gynostemma pentaphyllum*（Thunb.）Makino	地上部分	秋季采挖,除去杂质,干燥,即得	山西第一册 2017
绞股蓝	绞股蓝 *Gynostemma pentaphyllum*（Thunb.）Makino	全草	秋季采收,除去杂质,干燥	江西 2014
绞股蓝	绞股蓝 *Gynostemma pentaphyllum*（Thunb.）Makino	全草	夏、秋二季采收,除去杂质,洗净,扎成小把,晒干	四川 2010
绞股蓝	绞股蓝 *Gynostemma pentaphyllum*（Thunberg）Makino	地上部分	夏、秋季枝叶茂盛时,采割地上部分,除去杂草,洗净,干燥,即得	湖南 2009
绞股蓝	绞股蓝 *Gynostemma pentaphyllum*（Thunb.）Makino	地上部分	夏、秋枝叶茂盛时,采割地上部分,除去杂草,洗净,干燥,即得	福建 2006
绞股蓝	绞股蓝 *Gynostemma pentaphyllum*（Thunb.）Makino	全草	夏、秋二季采收.除去杂质,洗净,扎成小把,晒干	广西第二册 1996
绞股蓝	绞股蓝 *Gynostemma pentaphyllum*（Thunb.）Makino 长梗绞股蓝 *Gynostemma longipes* C. Y. Wu ex C. Y. Wu et S. K. Chen	地上部分	秋季采收,除去杂质,晒干	北京炮规 2023
绞股蓝	绞股蓝 *Gynostemma pentaphyllum*（Thunb.）Makino	全草	秋季花期采收,干燥	安徽炮规 2019
绞股蓝	绞股蓝 *Gynostemma pentaphyllum*（Thunb.）Makino	地上部分	夏、秋二季采收,干燥	天津炮规 2018
绞股蓝	绞股蓝 *Gynostemma pentaphyllum*（Thunb.）Mak.	地上部分	—	药典 2010 附

附注:*【民族药名】玉那月他叶米(土家),教穴我罢(侗),绞股蓝(瑶);#同为中药标准收载品种。

889 金果榄

【来源】防己科植物青牛胆、金果榄(青牛胆)。

【学名】

《中国植物志》	《中国高等植物》
青牛胆 *Tinospora sagittata*(Oliv.)Gagnep.	青牛胆 *Tinospora sagittata*(Oliv.)Gagnep.

【民族药标准】

名称	植物来源	药用部位	产地加工	标准
金果榄/青牛胆/敌胆台	青牛胆 *Tinospora sagittata*(Oliv.) Gagnep. 金果榄 *Tinospora capillipes* Gagnep.	块根	秋、冬季采挖,除去须根,洗净,晒干	广西瑶药第二卷 2022
金果榄/尽榄	青牛胆 *Tinospora sagittata*(Oliv.) Gagnep. 金果榄 *Tinospora capillipes* Gagnep.	块根	秋、冬季采挖,除去须根,洗净,干燥	广西壮药第一卷 2008

【中药标准】

名称	植物来源	药用部位	产地加工	标准
金果榄	青牛胆 *Tinospora sagittata*(Oliv.)Gagnep. 金果榄 *Tinospora capillipes* Gagnep.	块根	秋、冬二季采挖,除去须根,洗净,晒干	药典 2020

890 半截烂

【来源】天南星科植物雪里见(奇异南星)。

【学名】

《中国植物志》	《中国高等植物》
奇异南星 *Arisaema decipiens* Schott	雪里见 *Arisaema rhizomatum* C. E. C. Fischer

【民族药标准】

名称	植物来源	药用部位	产地加工	标准
半截烂*	雪里见 *Arisaema decipiens* Schott	根茎	初春采挖,除去须根,干燥	贵州第二册 2019

【中药标准】

名称	植物来源	药用部位	产地加工	标准
雪里见	雪里见 *Arisaema rhizomatum* C. E. C. Fischer.	根茎	夏、秋二季采挖,除去残茎、须根和泥沙等杂质,洗净,干燥	湖北 2018

附注:*同为中药标准收载品种。

891 槟榔

【来源】棕榈科植物槟榔。

【学名】

《中国植物志》	《中国高等植物》
槟榔 *Areca catechu* L.	槟榔 *Areca catechu* Linn.

【民族药标准】

名称	植物来源	药用部位	产地加工	标准
槟榔/果玉	槟榔 *Areca catechu* L.	种子	春末至秋初采收成熟果实,用水煮后低温干燥,除去果皮	六省藏标
槟榔/高优	槟榔 *Areca catechu* L.	种子	春末至秋初采收成熟果实,用水煮后,干燥,除去果皮,取出种子,干燥	蒙药 2021
槟榔/芒兵郎	槟榔 *Areca catechu* L.	种子	春末至秋初采收成熟果实,用水煮后,干燥,除去果皮,取出种子,干燥	广西壮药第一卷 2008
槟榔/果玉	槟榔 *Areca catechu* L.	种子	春末至秋初采收成熟果实,用水煮后,干燥,除去果皮,取出种子,干燥	西藏藏药炮规 2022
槟榔/福排力	槟榔 *Areca catechu* L.	成熟种子*	—	新疆炮规 2010

【中药标准】

名称	植物来源	药用部位	产地加工	标准
槟榔	槟榔 *Areca catechu* L.	种子	春末至秋初采收成熟果实,用水煮后,干燥,除去果皮,取出种子,干燥	药典 2020

附注:* 进口商品分为槟榔粒和槟榔瓣。

892 马槟榔

【来源】白花菜科植物马槟榔。

【学名】

《中国植物志》	《中国高等植物》
马槟榔 *Capparis masaikai* Lévl.	马槟榔 *Capparis masaikai* Lévl.

【民族药标准】

名称	植物来源	药用部位	产地加工	标准
马槟榔/兵郎忍	马槟榔 *Capparis masaikai* Lévl.	种子	冬季采收成熟果实,除去果壳及果肉,收集种子,干燥	广西壮药第三卷 2018

【中药标准】

名称	植物来源	药用部位	产地加工	标准
马槟榔	马槟榔 *Capparis masaikai* Lévl.	种子	冬季采收成熟果实,除去果壳及果肉,收集种子,干燥	药典 1977
马槟榔	马槟榔 *Capparis masaikai* Lévl.	种子	冬季采收成熟果实,除去果壳及果肉,收集种子,干燥	部颁中药材
马槟榔	马槟榔 *Capparis masaikai* Lévl.	种子	果实成熟时采收,取出种子,干燥	云南第七册 2005
马槟榔	马槟榔 *Capparis masaikai* Lévl.	种子	冬季采收成熟果实,除去果肉,收集种子,干燥	贵州 2003
马槟榔	马槟榔 *Capparis masaikai* Lévl.	种子	冬季采收成熟果实,除去果壳及果肉,收集种子,干燥	四川增补 1992
马槟榔	马槟榔 *Capparis masaikai* Lévl.	种子	除去果皮及果肉,收集种子,干燥	天津炮规 2018
马槟榔	马槟榔 *Capparis masaikai* Lévl.	成熟种子	—	重庆炮规 2006
马槟榔	马槟榔 *Capparis masaikai* Lévl.	种子	—	药典 2020 附

893 山槟榔

【来源】唇形科植物鸡脚参。

【学名】

《中国植物志》	《中国高等植物》
鸡脚参 *Orthosiphon wulfenioides* (Diels) Hand. -Mazz.	鸡脚参 *Orthosiphon wulfenioides* (Diels) Hand. -Mazz.

【民族药标准】

名称	植物来源	药用部位	产地加工	标准
山槟榔/米铺鲁	鸡脚参 *Orthosiphon wulfenioides* (Diels) Hand. -Mazz.	根	夏、秋季采挖,洗净,干燥	云南彝药 2005

894 薯莨

【来源】薯蓣科植物薯莨。

【学名】

《中国植物志》	《中国高等植物》
薯莨 *Dioscorea cirrhosa* Lour.	薯莨 *Dioscorea cirrhosa* Lour.

【民族药标准】

名称	植物来源	药用部位	产地加工	标准
薯莨/红孩儿/仅羊	薯莨 *Dioscorea cirrhosa* Lour.	块茎	多于夏、秋季采挖,洗净,切片,干燥	广西瑶药第二卷 2022
薯莨#	薯莨 *Dioscorea cirrhosa* Lour.	块茎	夏、秋二季采挖,洗净,干燥;或趁鲜切片、块,干燥	贵州第二册 2019
红药子*	薯莨 *Dioscorea cirrhosa* Lour.	块茎	—	湖南炮规 2021

【中药标准】

名称	植物来源	药用部位	产地加工	标准
薯莨	薯莨 *Dioscorea cirrhosa* Lour.	块茎	多于夏、秋二季采挖,洗净,切片,干燥	药典 1977
薯莨	薯莨 *Dioscorea cirrhosa* Lour.	块茎	夏、秋二季采挖,洗净,切片,干燥	河北 2018
薯莨	薯莨 *Dioscorea cirrhosa* Lour.	块茎	夏、秋二季采挖,洗净,干燥	湖北 2018
薯莨	薯莨 *Dioscorea cirrhosa* Lour.	块茎	多于夏、秋二季采挖,洗净,切片,干燥	江西 2014
薯莨	薯莨 *Dioscorea cirrhosa* Lour.	块茎	夏、秋二季采挖,洗净,晒干或切片晒干	四川 2010
红药子/薯莨	薯莨 *Dioscorea cirrhosa* Loureiro	块茎	夏、秋两季采挖,洗净,切片,干燥	湖南 2009
薯莨	薯莨 *Dioscorea cirrhosa* Lour.	块茎	秋、冬季采挖,除去杂质,切片,晒干	云南第七册 2005
红孩儿/薯莨	薯莨 *Dioscorea cirrhosa* Lour.	块茎	夏、秋二季采挖,洗净,切片晒干	上海 1994
薯莨	薯莨 *Dioscorea cirrhosa* Lour.	块茎	夏、秋季采挖,除去泥土,洗净,切片,晒干	天津炮规 2018

附注:*【民族药名】戊灭阿沙(土家),比苡(苗),娘闹(侗),朱砂莲(瑶);#同为中药标准收载品种。

895 南蛇簕

【来源】豆科植物喙荚云实(喙荚鹰叶刺)、南蛇簕(喙荚鹰叶刺)。

【学名】

《中国植物志》	《中国高等植物》
喙荚鹰叶刺 *Guilandina minax* (Hance) G. P. Lewis	喙荚云实 *Caesalpinia minax* Hance

【民族药标准】

名称	植物来源	药用部位	产地加工	标准
南蛇簕/南蛇风/南囊崩	喙荚云实 *Caesalpinia minax* Hance	茎	全年均可采收,切段,晒干	广西瑶药第一卷 2014
南蛇簕/勾温秒	南蛇簕 *Caesalpinia minax* Hance	茎	全年均可采收,切片,晒干	广西壮药第二卷 2011

896 罗勒

【来源】唇形科植物罗勒。

【学名】

《中国植物志》	《中国高等植物》
罗勒 *Ocimum basilicum* L.	罗勒 *Ocimum basilicum* Linn.

【民族药标准】

名称	植物来源	药用部位	产地加工	标准
罗勒	罗勒 *Ocimum basilicum* L.	地上部分	夏季或花期割下植株,阴干或晒干	维药 1993
罗勒	罗勒 *Ocimum basilicum* L.	地上部分	夏季或花期采割植株,阴干或晒干	新疆炮规 2020

【中药标准】

名称	植物来源	药用部位	产地加工	标准
罗勒	罗勒 *Ocimum basilicum* L.	地上部分	秋季开花时采割,除去杂质,阴干	部颁中药材
九层塔	罗勒 *Ocimum basilicum* L.	地上部分	开花或结果时采割,除去杂质,阴干	广东第三册 2018
九层塔	罗勒 *Ocimum basilicum* L.	全草	夏、秋季采收,除去细根和杂质,洗净,晒干	广西 1990
罗勒	罗勒 *Ocimum basilicum* L.	地上部分	—	山东炮规 2022

名称	植物来源	药用部位	产地加工	标准
罗勒	罗勒 *Ocimum basilicum* L.	全草	夏、秋二季开花时采收,除去杂质,阴干;或鲜用	安徽炮规 2019
罗勒	罗勒 *Ocimum basilicum* L.	地上部分	—	重庆炮规 2006

897 毛罗勒

【来源】唇形科植物毛罗勒(疏柔毛罗勒)、疏柔毛罗勒。

【学名】

《中国植物志》	《中国高等植物》
疏柔毛罗勒 *Ocimum basilicum* var. *pilosum*(Willd.) Benth.	疏柔毛罗勒 *Ocimum basilicum* var. *pilosum*(Willd.) Benth.

【民族药标准】

名称	植物来源	药用部位	产地加工	标准
毛罗勒	毛罗勒 *Ocimum basilicnm* L. var. (Willd.) Benth.	地上部分	—	部颁维药附
毛罗勒	疏柔毛罗勒 *Ocimum basilicum* var. *pilosum*(Willd.)Benth.	地上部分	8—9 月采割地上部分,除去泥土,阴干	新疆炮规 2020

【中药标准】

名称	植物来源	药用部位	产地加工	标准
九层塔	罗勒 *Ocimum basilicum* L. var. *pilosum*(Willd.)Benth.	全草	—	部颁 9 册附
光明草	毛罗勒 *Ocimum basilicum* L. var. *pilosum*(Willd.)Benth.	全草	—	上海 1994 附

898 扁蕾

【来源】龙胆科植物扁蕾。

【学名】

《中国植物志》	《中国高等植物》
扁蕾 *Gentianopsis barbata*(Froel.)Ma	扁蕾 *Gentianopsis barbata*(Froel.)Ma

【民族药标准】

名称	植物来源	药用部位	产地加工	标准
扁蕾/哈日—特木日—地格达	扁蕾 *Gentianopsis barbata*(Froel.)Ma	全草	夏、秋花期时采收,除去杂质,阴干	部颁蒙药
扁蕾/哈日—特木日—地格达	扁蕾 *Gentianopsis barbata*(Froel.)Ma	全草	夏、秋花开时采收,除去杂质,晒干	蒙药 1986
扁蕾	扁蕾 *Gentianopsis barbata*(Froel.)Ma	全草	—	蒙药炮规 2020

899 湿生萹蕾

【来源】龙胆科植物湿生萹蕾。

【学名】

《中国植物志》	《中国高等植物》
湿生扁蕾 *Gentianopsis paludosa*(Hook. f.)Ma	湿生扁蕾 *Gentianopsis paludosa*(Hook. f.)Ma

【民族药标准】

名称	植物来源	药用部位	产地加工	标准
湿生萹蕾/加蒂那布	湿生萹蕾 *Gentianopsis paludosa*(Mun.)Ma	全草	花盛期采集,除去杂质,晾干	部颁藏药
湿生萹蕾/吉合斗 *	湿生萹蕾 *Gentianopsis paludosa*(Mun.)Ma	全草	花盛期采集,除去杂质,晾干	青海藏药 1992
湿生萹蕾/加蒂那布	湿生萹蕾 *Gentianopsis paludosa*(Munro)Ma	全草	花盛期采集,除去杂质,晾干	青海藏药炮规 2010

附注:＊青海 1986 又名"沼生萹蓄/机后斗"。

900 木棉花蕾

【来源】木棉科植物木棉花(木棉)。

【学名】

《中国植物志》	《中国高等植物》
木棉 *Bombax ceiba* Linnaeus	木棉 *Bombax malabaricum* DC.

【民族药标准】

名称	植物来源	药用部位	产地加工	标准
木棉花蕾/纳嘎格萨	木棉花 Gossampinus malabarica（DC.）Merr.	花蕾	2—4 月花开时采收,干燥而成	六省藏标
木棉花/毛敦—胡泵音—其其格	木棉 Gossampinus malabarica（DC.）Merr.	花和花蕾	春季花开前、后采收,干燥	蒙药 1986

901 三棱

【来源】黑三棱科植物黑三棱。

【学名】

《中国植物志》	《中国高等植物》
黑三棱 Sparganium stoloniferum（Graebn.）Buch.-Ham. ex Juz.	黑三棱 Sparganium stoloniferum（Graebn.）Buch.-Ham. ex Juz.

【民族药标准】

名称	植物来源	药用部位	产地加工	标准
三棱	黑三棱 Sparganium stoloniferum Buch.-Ham.	块茎	—	蒙药炮规 2020
三棱	黑三棱 Sparganium stoloniferum Buch.-Ham.	块茎	—	青海藏药炮规 2010

【中药标准】

名称	植物来源	药用部位	产地加工	标准
三棱	黑三棱 Sparganium stoloniferum Buch.-Ham.	块茎	冬季至次年春采挖,洗净,削去外皮	药典 2020

902 梨

【来源】蔷薇科植物白梨、沙梨、秋子梨。

【学名】

《中国植物志》	《中国高等植物》
白梨 Pyrus bretschneideri Rehd.	白梨 Pyrus bretschneideri Rehd.
沙梨 Pyrus pyrifolia（Burm. f.）Nakai	沙梨 Pyrus pyrifolia（Burm. f.）Nakai
秋子梨 Pyrus ussuriensis Maxim.	秋子梨 Pyrus ussuriensis Maxim.

【民族药标准】

名称	植物来源	药用部位	产地加工	标准
梨#	白梨 Pyrus bretschneideri Rehd. 沙梨 Pyrus pyrifolia（Burm. f.）Nakai 秋子梨 Pyrus ussuriensis Maxim.	果实*	秋季采摘,鲜用,或切片干燥	贵州 2003

【中药标准】

名称	植物来源	药用部位	产地加工	标准
莱阳梨	白梨 Pyrus bretschneideri Rehd. 及栽培变种	新鲜果实	秋季果实成熟时采收	山东 2022
梨	白梨 Pyrus bretschneideri Rehd. 沙梨 Pyrus pyrifolia（Burm. f.）Nakai 秋子梨 Pyrus ussuriensis Maxim.	新鲜果实	秋季果实成熟时采收,鲜用	湖北 2018

附注:*新鲜或干燥果实;#同为中药标准收载品种。

903 刺梨

【来源】蔷薇科植物缫丝花。

【学名】

《中国植物志》	《中国高等植物》
缫丝花 Rosa roxburghii Tratt.	缫丝花 Rosa roxburghii Tratt.

【民族药标准】

名称	植物来源	药用部位	产地加工	标准
刺梨#	缫丝花 Rosa roxburghii Tratt.	果实	8—10 月采收,鲜用或干燥	贵州第二册 2019

【中药标准】

名称	植物来源	药用部位	产地加工	标准
刺梨	缫丝花 *Rosa roxburghii* Tratt.	果实	秋、冬季采果实,晒干	安徽 2022
刺梨果	缫丝花 *Rosa roxburghii* Tratt.	成熟果实*	—	重庆炮规 2006

附注:*新鲜或干燥成熟果实;#同为中药标准收载品种。

904 沙梨

【来源】蔷薇科植物沙梨。

【学名】

《中国植物志》	《中国高等植物》
沙梨 *Pyrus pyrifolia*(Burm. f.)Nakai	沙梨 *Pyrus pyrifolia*(Burm. f.)Nakai

【民族药标准】

名称	植物来源	药用部位	产地加工	标准
沙梨/芒垒	沙梨 *Pyrus pyrifolia*(Burm. f.)Nakai 及栽培种	果实*	夏、秋季果实成熟时采收,鲜用或切片干燥	广西壮药第三卷 2018

【中药标准】

名称	植物来源	药用部位	产地加工	标准
梨	白梨 *Pyrus bretschneideri* Rehd. 沙梨 *Pyrus pyrifolia*(Burm. f.)Nakai 秋子梨 *Pyrus ussuriensis* Maxim.	新鲜果实	秋季果实成熟时采收,鲜用	湖北 2018
秋梨	白梨 *Pyrus bretschneideri* Rehder 沙梨 *Pyrus pyrifolia*(N. L. Burman)Nakai 及栽培品种	近成熟或成熟果实	秋季采收	湖南 2009

附注:*新鲜或干燥成熟果实。

905 棠梨

【来源】蔷薇科植物川梨。

【学名】

《中国植物志》	《中国高等植物》
川梨 *Pyrus pashia* Buch.-Ham. ex D. Don	川梨 *Pyrus pashia* Buch.-Ham. ex D. Don

【民族药标准】

名称	植物来源	药用部位	产地加工	标准
棠梨/斯达拉曲	川梨 *Pyrus pashia* Buch.-Ham. ex D. Don	果实	秋季果实成熟时采收,除去杂质及果梗,干燥	四川 2022

906 藜

【来源】藜科植物藜(白藜)。

【学名】

《中国植物志》	《中国高等植物》
藜 *Chenopodium album* L.	白藜 *Chenopodium album* Linn.

【民族药标准】

名称	植物来源	药用部位	产地加工	标准
藜/诺益勒	藜 *Chenopodium album* L.	全草	果期采收,除去杂质,晒干	蒙药 2021

【中药标准】

名称	植物来源	药用部位	产地加工	标准
灰藋草	藜 *Chenopodium album* L.	地上部分	夏、秋季植物茂盛时采割,晒干	上海 1994

907 蒺藜

【来源】蒺藜科植物蒺藜。

【学名】

《中国植物志》	《中国高等植物》
蒺藜 *Tribulus terrestris* Linnaeus	蒺藜 *Tribulus terrestris* Linn.

【民族药标准】

名称	植物来源	药用部位	产地加工	标准
蒺藜/刺蒺藜/色麻	蒺藜 *Tribulus terrestris* L.	果实	秋季果实成熟时采收,除去杂质,晒干	六省藏标
蒺藜/亚曼—章古	蒺藜 *Tribulus terrestris* L.	果实	秋季果实成熟时采割植株,晒干,打下果实,除去杂质	蒙药 2021
蒺藜/色麻	蒺藜 *Tribulus terrestris* L.	成熟果实	秋季采集、晾干	西藏藏药炮规 2022
蒺藜*	蒺藜 *Tribulus terrestris* L.	果实	秋季果实成熟时采割植株,晒干,打下果实,除去杂质	贵州炮规第一册 2019
蒺藜/赛玛	蒺藜 *Tribulus terrestris* L.	果实	秋季果实成熟时采集,晾干	青海藏药炮规 2010
蒺藜/欧胡日提坎	蒺藜 *Tribulus terrestris* L.	果实	秋季果实成熟时采割植株,打下果实,晒干	新疆炮规 2010

【中药标准】

名称	植物来源	药用部位	产地加工	标准
蒺藜	蒺藜 *Tribulus terrestris* L.	果实	秋季果实成熟时采割植株,晒干,打下果实,除去杂质	药典 2020

附注:*同为中药标准收载品种。

908 欧李

【来源】蔷薇科植物欧李(欧洲李)、洋李(欧洲李)、欧洲李。

【学名】

《中国植物志》	《中国高等植物》
欧洲李 *Prunus domestica* L.	欧洲李 *Prunus domestica* Linn.

【民族药标准】

名称	植物来源	药用部位	产地加工	标准
欧李	欧李 *Prunus domestica* L.	近成熟果实	果实近成熟时采摘,晒干	部颁维药
洋李	洋李 *Prunus domestica* L.	近成熟果实	—	维药 1993
欧洲李	欧洲李 *Prunus domestica* L.	果实	果实近成熟时采摘,洗净,晒干	新疆炮规 2020

909 小叶鼠李

【来源】鼠李科植物小叶鼠李及同属多种植物,无患子科植物文冠果。

【学名】

《中国植物志》	《中国高等植物》
小叶鼠李 *Rhamnus parvifolia* Bunge	小叶鼠李 *Rhamnus parvifolia* Bunge
文冠果 *Xanthoceras sorbifolium* Bunge	文冠果 *Xanthoceras sorbifolia* Bunge

【民族药标准】

名称	植物来源	药用部位	产地加工	标准
小叶鼠李/桑当	小叶鼠李 *Rhamnus parvifolia* Bunge 及同属多种植物 文冠果 *Xanthoceras sorbifolia* Bunge	茎干	夏季砍取茎干,除去枝叶,晒干	青海藏药 1992

【中药标准】

名称	植物来源	药用部位	产地加工	标准
文冠木	文冠果 *Xanthoceras sorbifolia* Bge.	茎干或枝条的木部	春、夏二季采收,除去树皮,截段,或再劈成块,干燥	药典 1977

910 新疆酸李

【来源】蔷薇科植物中亚李(樱桃李)、樱桃李。

【学名】

《中国植物志》	《中国药用植物志》
樱桃李 *Prunus cerasifera* Ehrhart	樱桃李 *Prunus cerasifera* Ehrh.

【民族药标准】

名称	植物来源	药用部位	产地加工	标准
新疆酸李	中亚李 *Prunus sogdiana* Vass.	成熟或近熟果实	8—9月果实成熟时采集,阴干后闷至紫黑色	部颁维药
新疆酸李	樱桃李 *Prunus cerasifera* Ehrhart	成熟或近熟果实	8—9月果实成熟时采集,洗净,阴干后闷至紫黑色	新疆炮规2020

911 九牛力

【来源】菝葜科植物华肖菝葜。

【学名】

《中国植物志》	《中国高等植物》
华肖菝葜 *Smilax chinensis*(F. T. Wang)P. Li & C. X. Fu	华肖菝葜 *Heterosmilax chinensis* F. T. Wang

【民族药标准】

名称	植物来源	药用部位	产地加工	标准
九牛力/勾量怀	华肖菝葜 *Heterosmilax chinensis* Wang	根状茎	夏、秋季采挖,除去须根,洗净,干燥;或趁鲜切片,干燥	广西壮药第三卷2018

【中药标准】

名称	植物来源	药用部位	产地加工	标准
九牛力	华肖菝葜 *Heterosmilax chinensis* Wang	根状茎	夏、秋季采挖,除去须根,洗净,干燥,或趁鲜切片,干燥	广西1990
九牛力	华肖菝葜 *Heterosmilax chinensis* Wang	根状茎	—	部颁8册附

912 牛大力

【来源】豆科植物美丽崖豆藤(南海藤)。

【学名】

《中国植物志》	《中国高等植物》
南海藤 *Nanhaia speciosa*(Champ. ex Benth.)J. Compton & Schrire	美丽崖豆藤 *Millettia speciosa* Champ.

【民族药标准】

名称	植物来源	药用部位	产地加工	标准
牛大力/山莲藕/昂噶台	美丽崖豆藤 *Millettia speciosa* Champ.	块根	全年均可采挖,晒干	广西瑶药第二卷2022
牛大力/勾两抹	美丽崖豆藤 *Millettia speciosa* Champ.	块根	全年可采,晒干	广西壮药第一卷2008

【中药标准】

名称	植物来源	药用部位	产地加工	标准
牛大力	美丽崖豆藤 *Millettia speciosa* Champ.	根	全年均可采挖,除去芦头及须根,晒干	山西第一册2017
牛大力	美丽崖豆藤 *Millettia speciosa* Champ.	根	全年均可采挖,洗净,晒干	江西2014
牛大力	美丽崖豆藤 *Millettia speciosa* Champ.	根	全年均可采挖,洗净,除去芦头及须根,切厚片,晒干	海南第一册2011
牛大力	美丽崖豆藤 *Millettia speciosa* Champ.	根	全年均可采挖,洗净,除去芦头及须根,切厚片,晒干	广东第一册2004
牛大力	美丽崖豆藤 *Millettia speciosa* Champ.	根	秋季采挖,挖取根部,洗净泥土,晒干或趁鲜切厚片,晒干	北京1998
牛大力	美丽崖豆藤 *Millettia speciosa* Champ.	块根	全年可采,晒干	广西1990
牛大力	牛大力 *Millettia speciosa* Champ.	根	—	药典1977附
牛大力	美丽崖豆藤(牛大力藤)*Millettia speciosa* Champ.	块根	—	部颁3册附
牛大力	牛大力藤(美丽崖豆藤)*Millettia speciosa* Champ.	根	—	上海1994附

913 鱼屋利

【来源】毛茛科植物钝齿铁线莲。

【学名】

《中国植物志》	《中国高等植物》
钝齿铁线莲 *Clematis apiifolia* var. *argentilucida*（H. Léveillé & Vaniot）W. T. Wang	钝齿铁线莲 *Clematis apiifolia* var. *argentilucida*（Lévl. et Van.）W. T. Wang

【民族药标准】

名称	植物来源	药用部位	产地加工	标准
鱼屋利/依抗齐	钝齿铁线莲 *Clematis apiifolia* DC. var. *obtusidentata* Rehd. et Wils.	地上部分	秋季采收,除去杂质,干燥	云南彝药 2005

【中药标准】

名称	植物来源	药用部位	产地加工	标准
山木通	钝齿铁线莲 *Clematis apiifolia* var. *argentilucida*（H. Léveillé & Vaniot）W. T. Wang	藤茎	秋末冬初采割,除去细枝及叶,洗净,干燥	湖南 2009
川木通	南铁线莲 *Clematis meyeniana* Walp. 钝齿铁线莲 *Clematis apiifolia* DC. var. *obtusidentata* Rehd. et Wils. 扬子铁线莲 *Clematis ganpiniana*（Lévl. et Vant.）Tamura	藤茎	春、秋季采收,除去粗皮,晒干	广西 1990
山木通	钝齿铁线莲 *Clematis obtusidentata*（Rehd. et Wils.）H. Eichler	藤茎	—	部颁 1 册附

914 薜荔

【来源】桑科植物薜荔。

【学名】

《中国植物志》	《中国高等植物》
薜荔 *Ficus pumila* L.	薜荔 *Ficus pumila* Linn.

【民族药标准】

名称	植物来源	药用部位	产地加工	标准
薜荔/薜荔果/芒不	薜荔 *Ficus pumila* L.	花序托	秋季花序托变淡黄色时采摘,投入沸水约 1 分钟取出,纵剖成 2~4 片,除净花序托内的瘦果,干燥	广西壮药第一卷 2008

【中药标准】

名称	植物来源	药用部位	产地加工	标准
薜荔果	薜荔 *Ficus pumila* L.	花序托	秋季花序托变淡黄色时采摘,剪去果柄,投入沸水约 1 分钟取出,纵剖成 2~4 片,干燥	河北 2018
奶母果	薜荔 *Ficus pumila* Linn.	成熟雄性隐花果	秋季雄性隐花果成熟时采收,除去果柄及杂质,以沸水浸泡约 1 分钟,取出,晒干	湖北 2018
广东王不留行	薜荔 *Ficus pumila* L.	隐头花序托	秋季采收,摘取近成熟的隐头花序托,稍烫,纵切成 2~4 瓣,除去瘦果,晒干	广东第三册 2018
木馒头	薜荔 *Ficus pumila* L.	隐花果	秋季果实近成熟时采收,稍烫、干燥	江苏 2016
薜荔果	薜荔 *Ficus pumila* L.	成熟隐花果	秋季成熟时采收,剪去柄,干燥	江西 2014
广东王不留行	薜荔 *Ficus pumila* L.	隐头花序托	秋季采收,摘取近成熟的隐头花序托,稍烫,纵切成 2~4 瓣,除去瘦果,晒干	海南第一册 2011
薜荔果/鬼馒头	薜荔 *Ficus pumila* L.	花序托	秋季采收将成熟的花序托,去柄,晒干	上海 1994
王不留行	薜荔 *Ficus pumila* L.	花序托	秋季花序托变淡黄色时采摘,投入沸水约 1 分钟取出,纵剖成 2~4 片,除净花序托内的瘦果,晒干	广西 1990
木馒头	薜荔 *Ficus pumila* L.	成熟隐花果	秋季果实将熟时采收,剪去果柄,投入沸水中稍烫,干燥;或鲜用	安徽炮规 2019
广东王不留行	薜荔 *Ficus pumila* L.	隐头花序托	—	药典 2020 附
薜荔	薜荔 *Ficus pumila* L.	果壳	—	部颁 5 册附

915 臭茉莉

【来源】马鞭草科植物臭茉莉。

【学名】

《中国植物志》	《中国高等植物》
臭茉莉 *Clerodendrum chinense* var. *simplex*（Moldenke）S. L. Chen	臭茉莉 *Clerodendrum chinense* var. *simplex*（Moldenke）S. L. Chen

【民族药标准】

名称	植物来源	药用部位	产地加工	标准
臭茉莉/过墙风/过景崩	臭茉莉 *Clerodendrum philippinum* Schauer var. *simplex* Moldenke	全草	全年均可采收,洗净,切片,晒干或鲜用	广西瑶药第一卷 2014

【中药标准】

名称	植物来源	药用部位	产地加工	标准
臭茉莉	臭茉莉 *Clerodendrum chinensis* var. *simplex* (Modenke) S. L. Chen	茎或根	全年均可采收,除去叶及嫩枝,洗净,趁鲜时切片或段,干燥	广东第一册 2004
臭茉莉	臭茉莉 *Clerodendrum fragrans* (Vent.) Willd.	茎或根	全年均可采收,除去叶及嫩枝,洗净,趁鲜时切片或段,干燥	海南第一册 2011
臭屎茉莉	臭茉莉 *Clerodendrum fragrans* Vent.	根或枝叶	—	部颁 2 册附

916 喜马拉雅紫茉莉

【来源】紫茉莉科植物喜马拉雅紫茉莉(山紫茉莉)、中华山紫茉莉。

【学名】

《中国植物志》	《中国生物物种名录》
山紫茉莉 *Oxybaphus himalaicus* Edgew.	山紫茉莉 *Oxybaphus himalaicus* Edgew.
中华山紫茉莉 *Oxybaphus himalaicus* var. *chinensis* (Heim.) D. Q. Lu	中华山紫茉莉 *Oxybaphus himalaicus* Edgew. var. *chinensis* (Heim.) D. Q. Lu

【民族药标准】

名称	植物来源	药用部位	产地加工	标准
喜马拉雅紫茉莉/巴朱	喜马拉雅紫茉莉 *Mirabilis himalaica* (Edgew.) Heim.	根	秋季采挖,刮去外皮,切片,晒干	部颁藏药
喜马拉雅紫茉莉/哇志	喜马拉雅紫茉莉 *Mirabilis himalaica* (Edgew.) Heimerl	根	秋末采集,洗净,刮净外皮,晒干	青海藏药 1992
喜马拉雅紫茉莉/巴朱	喜马拉雅紫茉莉 *Oxybaphus himalaica* Edgew.	根	秋季采挖,刮去外皮,晒干	青海藏药炮规 2010
喜马拉雅紫茉莉	中华山紫茉莉 *Oxybaphus himalaicus* var. *chinensis* (Heim.) D. Q. Lu	根	—	四川藏药制剂附
喜马拉雅紫茉莉/巴株	山紫茉莉 *Oxybaphus himalaicus* Edgew.	根	秋季采挖,洗净,切片,晒干	西藏藏药炮规 2022
巴朱	喜马拉雅紫茉莉 *Mirabilis himalaica* (Edgew.) Heim.	根	秋季采挖,刮去外皮,切片,晒干	六省藏标
紫茉莉	喜马拉雅紫茉莉 *Mirabilis himalaica* Heim.	根	—	蒙药炮规 2020

917 洪连

【来源】玄参科植物洪连(兔耳草)。

【学名】

《中国植物志》	《中国民族药志要》
兔耳草 *Lagotis glauca* Gaertn.	兔耳草 *Lagotis glauca* Gaertn.

【民族药标准】

名称	植物来源	药用部位	产地加工	标准
洪连	洪连 *Lagotis glauca* Gaertn.	全草	夏秋花期连根采挖,除去杂质,洗净,阴干	六省藏标

【中药标准】

名称	植物来源	药用部位	产地加工	标准
洪连	短筒兔耳草 *Lagotis brevituba* Maxim.	全草	夏、秋二季花开时采收,除去杂质,洗净,阴干	药典 2020
洪连	革叶兔耳草 *Lagotis alutacea* W. W. Smith 全缘兔耳草 *Lagotis integra* W. W. Smith	全草	夏、秋季花期采挖,洗净,阴干	云南 1996

918 黄连

【来源】毛茛科植物黄连、三角叶黄连、云连(云南黄连)。

【学名】

《中国植物志》	《中国高等植物》
黄连 *Coptis chinensis* Franch.	黄连 *Coptis chinensis* Franch.

《中国植物志》	《中国高等植物》
三角叶黄连 *Coptis deltoidea* C. Y. Cheng et Hsiao	三角叶黄连 *Coptis deltoidea* C. Y. Cheng & P. G. Xiao(《中国生物物种名录》)
云南黄连 *Coptis teeta* Wall.	云南黄连 *Coptis teeta* Wall.

【民族药标准】

名称	植物来源	药用部位	产地加工	标准
黄连/沙日—温都斯*	黄连 *Coptis chinensis* Franch. 三角叶黄连 *Coptis deltoidea* C. Y. Cheng et Hsiao 云连 *Coptis teeta* Wall.	根茎	秋季采挖,除去须根及泥沙,干燥,撞去残留须根	蒙药 2021
黄连	黄连 *Coptis chinensis* Franch.	根茎	秋季采挖,除去须根及泥沙,干燥,撞去残留须根	维药 1993

【中药标准】

名称	植物来源	药用部位	产地加工	标准
黄连*	黄连 *Coptis chinensis* Franch. 三角叶黄连 *Coptis deltoidea* C. Y. Cheng et Hsiao 云连 *Coptis teeta* Wall.	根茎	秋季采挖,除去须根和泥沙,干燥,撞去残留须根	药典 2020

附注:*以上三种分别习称"味连""雅连""云连"。

919 胡黄连

【来源】玄参科植物胡黄连、西藏胡黄连(胡黄连)。

【学名】

《中国植物志》	《中国高等植物》
胡黄连 *Neopicrorhiza scrophulariiflora*(Pennell) D. Y. Hong	胡黄连 *Neopicrorhiza scrophulariiflora*(Pennell) D. Y. Hong

【民族药标准】

名称	植物来源	药用部位	产地加工	标准
胡黄连/宝日—黄连	胡黄连 *Picrorhiza scrophulariiflora* Pennell	根茎	秋季采挖,除去须根和泥沙,晒干	蒙药 2021
胡黄连	胡黄连 *Picrorhiza kurroa* Royle ex Benth. 西藏胡黄连 *Picrorhiza scrophulariiflora* Pennell	根茎	秋季采挖,除去须根及泥沙,晒干	维药 1993

【中药标准】

名称	植物来源	药用部位	产地加工	标准
胡黄连	胡黄连 *Picrorhiza scrophulariiflora* Pennell	根茎	秋季采挖,除去须根和泥沙,晒干	药典 2020

920 水黄连

【来源】龙胆科植物川东獐牙菜。

【学名】

《中国植物志》	《中国高等植物》
川东獐牙菜 *Swertia davidii* Franch.	川东獐牙菜 *Swertia davidii* Franch.

【民族药标准】

名称	植物来源	药用部位	产地加工	标准
水黄连#	川东獐牙菜 *Swertia davidii* Franch.	全草*	夏、秋季采收,洗净,干燥或鲜用	贵州第二册 2019

【中药标准】

名称	植物来源	药用部位	产地加工	标准
鱼胆草	川东獐牙菜 *Swertia davidii* Franch.	全草	夏、秋二季花开时采收,除去杂质,干燥	安徽 2022
水黄连	川东獐牙菜 *Swertia davidii* Franch.	全草	夏、秋二季花开时采收,除去杂质,干燥	湖北 2018
鱼胆草	鱼胆草 *Swertia davidii* Franch.	全草	夏、秋季采收,除去杂质,晒干	四川 2010
鱼胆草	川东獐牙菜 *Swertia davidii* Franchet	全草	夏、秋季花开时采收,除去杂质,干燥	湖南 2009
鱼胆草	鱼胆草 *Swertia davidii* Franch.	全草	—	重庆炮规 2006

附注:*新鲜或干燥全草;#同为中药标准收载品种。

921 岩黄连

【来源】罂粟科植物石生黄堇。

【学名】

《中国植物志》	《中国高等植物》
石生黄堇 *Corydalis saxicola* Bunting	石生黄堇 *Corydalis saxicola* Bunting

【民族药标准】

名称	植物来源	药用部位	产地加工	标准
岩黄连/土黄连/卞汪琳	石生黄堇 *Corydalis saxicola* Bunting	全草	秋后采挖,除去泥沙,切段,干燥	广西瑶药第二卷 2022
岩黄连*	石生黄堇 *Corydalis saxicola* Bunting	全草	秋季采挖,除去泥沙,切段,晒干	贵州第一册 2019
岩黄连/捂敛	石生黄堇 *Corydalis saxicola* Bunting	全草	秋后采挖,除去泥沙,切段,干燥	广西壮药第一卷 2008

【中药标准】

名称	植物来源	药用部位	产地加工	标准
岩黄连	石生黄堇 *Corydalis saxicola* Bunting	全草	秋后采挖,除去泥沙,切段,晒干	广西 1990

附注:*同为中药标准收载品种。

922 马尾黄连

【来源】毛茛科植物多叶唐松草。

【学名】

《中国植物志》	《中国高等植物》
多叶唐松草 *Thalictrum foliolosum* DC.	多叶唐松草 *Thalictrum foliolosum* DC.

【民族药标准】

名称	植物来源	药用部位	产地加工	标准
马尾黄连/姆前考	多叶唐松草 *Thalictrum foliolosum* DC.	根及根茎	秋后或春初采收,除去杂质,搓去外皮,干燥	云南彝药 2005
马尾连/连亮马	金丝马尾连 *Thalictrum glandulosissimum*(Finet et Gagn.)W. T. Wang et S. H. Wang 高原唐松草 *Thalictrum cultratum* Wall. 多叶唐松草 *Thalictrum foliolosum* DC. 唐松草 *Thalictrum aquilegiifolium* Linn. var. *sibiricum* Regel et Tiling	根及根茎	春、秋季采挖,除去泥土,剪去茎苗,晒干	广西壮药第三卷 2018
唐松草	多叶唐松草 *Thalictrum foliolosum* DC.	根及根茎	—	四川藏药制剂附

923 马尾连

【来源】毛茛科植物金丝马尾连、高原唐松草、多叶唐松草、唐松草、东亚唐松草、星毛唐松草、偏翅唐松草。

【学名】

《中国植物志》	《中国高等植物》
金丝马尾连 *Thalictrum glandulosissimum*(Finet et Gagnep.)W. T. Wang et S. H. Wang	金丝马尾连 *Thalictrum glandulosissimum*(Finet et Gagnep.)W. T. Wang et S. H. Wang(《中国药用植物志》)
高原唐松草 *Thalictrum cultratum* Wall.	高原唐松草 *Thalictrum cultratum* Wall.
多叶唐松草 *Thalictrum foliolosum* DC.	多叶唐松草 *Thalictrum foliolosum* DC.
唐松草 *Thalictrum aquilegiifolium* var. *sibiricum* Linnaeus	唐松草 *Thalictrum aquilegiifolium* Linn. var. *sibiricum* Regel et Tiling
东亚唐松草 *Thalictrum minus* var. *hypoleucum*(Sieb. et Zucc.)Miq.	东亚唐松草 *Thalictrum minus* Linn. var. *hypoleucum*(Sieb. et Zucc.)Miq.
星毛唐松草 *Thalictrum cirrhosum* Lévl.	星毛唐松草 *Thalictrum cirrhosum* Lévl.
偏翅唐松草 *Thalictrum delavayi* Franch.	偏翅唐松草 *Thalictrum delavayi* Franch.

【民族药标准】

名称	植物来源	药用部位	产地加工	标准
马尾连/连亮马	金丝马尾连 *Thalictrum glandulosissimuim*(Finet et Gagn.)W. T. Wang et S. H. Wang 高原唐松草 *Thalictrum cultratum* Wall. 多叶唐松草 *Thalictrum foliolosum* DC. 唐松草 *Thalictrum aquilegiifolium* Linn. var. *sibiricum* Regel et Tiling	根及根茎	春、秋季采挖,除去泥土,剪去茎苗,晒干	广西壮药第三卷 2018

续表

名称	植物来源	药用部位	产地加工	标准
马尾连#	东亚唐松草 *Thalictrum minus* L. var. *hypoleucum*(Sieb. et Zucc.)Miq. 星毛唐松草 *Thalictrum cirrhosum* Lévl. 偏翅唐松草 *Thalictrum delavayi* Franch.	根及根茎	秋、冬二季采挖,除去茎叶及泥沙,晒至半干后,搓去外皮,干燥	贵州 2003
高原唐松草	高原唐松草 *Thalictrum cultratum* Wall.	根及根茎	夏、秋二季采挖,除去茎叶及泥沙,洗净,阴干或晒干	四川藏药 2014

【中药标准】

名称	植物来源	药用部位	产地加工	标准
马尾连	金丝马尾连 *Thalictrum glandulosissimum*(Finet et Gagnep.)W. T. Wang et S. H. Wang [*Thalictrum foetidum* L. var. *glandulosissimum* Finet et Gagnep.] 高原唐松草 *Thalictrum cultratum* Wall. [*Thalictrum deciternatum* Boiv.] 多叶唐松草 *Thalictrum foliolosum* DC. 唐松草 *Thalictrum aquilegiifolium* L. var. *sibiricum* Regel et Tiling	根及根茎	春、秋二季采挖,除去泥土,剪去茎苗,晒干	山东 2022
马尾连	贝加尔唐松草 *Thalictrum baicalense* Turcz.	根及根茎	春、秋二季采挖,除去地上茎叶及泥土,晒干	甘肃 2020
马尾连	金丝马尾连 *Thalictrum glandulosissimum*(Fin. et Gagn.)W. T. Wang et S. H. Wang 多叶唐松草 *Thalictrum foliolosum* DC.	根及根茎	春、秋二季采挖,除去泥土,剪去茎苗,晒干	河北 2018
马尾连*	金丝马尾连 *Thalictrum glanduiosisinum*(Fin. et Gagn.)W. T. Wang et S. H. Wang 星毛唐松草 *Thalictrum cirrhosum* Lévl.	根及根茎	秋、冬二季采挖,除去茎叶及泥沙,晒至八成干后,搓去外皮,干燥	四川 2010
马尾连	金丝马尾连 *Thalictrum glandulosissimum*(Fin. et Gagn.)W. T. Wang et S. H. Wang 高原唐松草 *Thalictrum cultratum* Wall. 多叶唐松草 *Thalictrum foliolosum* DC.	根及根茎	秋、冬二季采挖,除去茎叶及杂质,晒干	北京 1998
马尾连	金丝马尾连 *Thalictrum glandulosissimum*(Fin. et Gagnep.)W. T. Wang et S. H. Wang	根及根茎	秋、冬季采挖,除去地上茎叶,晒至八成干后,搓去外皮再干燥	云南 1996
马尾连	金丝马尾连 *Thalictrum glandulosissimum*(Fin. et Gagn.)W. T. Wang et S. H. Wang 高原唐松草 *Thalictrum cultratum* Wall. 多叶唐松草 *Thalictrum foliolosum* DC. 箭头唐松草 *Thalictrum simplex* L. var. *brevips* Hara 贝加尔唐松草 *Thalictrum baicalense* Turcz.	根及根茎	秋季或次年春采挖,除去杂质及泥沙,洗净,晒干	天津炮规 2018
马尾连*	金丝马尾连 *Thalictrum glandulosissmum*(Fin. et Gagn.)W. T. Wang et S. H. Wang 星毛唐松草 *Thalictrum cirrhosum* Lévl.	根及根茎	—	重庆炮规 2006
马尾连	金丝马尾连 *Thalictrum glandulosissimum*(Fin. et Gagn.)W. T. Wang et S. H. Wang 高原唐松草 *Thalictrum cultratum* Wall. 多叶唐松草 *Thalictrum foliolosum* DC. 唐松草 *Thalictrum aquilegiifolium* L. var. *sibiricum* Regel et Tiling	根及根茎	—	药典 2020 附

附注:*前者习称"金丝马尾连",后者习称"淡黄色马尾连";#同为中药标准收载品种。

924 昂天莲

【来源】梧桐科植物昂天莲。

【学名】

《中国植物志》	《中国高等植物》
昂天莲 *Abroma augustum*(L.)L. f.	昂天莲 *Abroma augustum*(Linn.)Linn. f.

【民族药标准】

名称	植物来源	药用部位	产地加工	标准
昂天莲/莲邓扪	昂天莲 *Ambroma augusta*(L.)L. f.	根	秋、冬季采收,洗净,切段,干燥	广西壮药第三卷 2018

925　八角莲

【来源】小檗科植物八角莲、川八角莲。

【学名】

《中国植物志》	《中国高等植物》
八角莲 *Dysosma versipellis*（Hance）M. Cheng ex Ying	八角莲 *Dysosma versipellis*（Hance）M. H. Cheng ex Ying
川八角莲 *Dysosma delavayi*（Franch.）Hu	川八角莲 *Dysosma veitchii*（Hemsl. et Wils.）Fu ex Ying

【民族药标准】

名称	植物来源	药用部位	产地加工	标准
八角莲/八角莲盘/卞果廉	八角莲 *Dysosma versipellis*（Hance）M. Cheng ex Ying	根状茎	秋、冬季采挖，洗净，晒干	广西瑶药第二卷 2022
八角莲/莲边抗	八角莲 *Dysosma versipellis*（Hance）M. Cheng ex Ying	根状茎	秋、冬季采挖，洗净，干燥	广西壮药第一卷 2008
八角莲*	八角莲 *Dysosma versipellis*（Hance）M. Cheng ex Ying 川八角莲 *Dysosma delavayi*（Franch.）Hu	根茎及根	全年均可采挖，除去杂质，洗净，晒干或烘干	贵州 2003

【中药标准】

名称	植物来源	药用部位	产地加工	标准
八角莲	八角莲 *Dysosma versipellis*（Hance）M. Cheng ex Ying	根茎	秋、冬二季采挖，洗净泥沙，晒干	河北 2018
八角莲	八角莲 *Dysosma versipellis*（Hance）M. Cheng ex Ying	根茎	全年均可采挖，秋末为佳，除去茎叶、须根，洗净泥沙，晒干或烘干	湖北 2018
八角莲	八角莲 *Dysosma versipellis*（Hance）M. Cheng	根状茎	秋、冬季采挖，洗净，晒干	浙江第一册 2017
八角莲	六角莲 *Dysosma pleiantha*（Hance）Woods.	根及根茎	秋、冬采挖，洗净泥沙，晒干或鲜用	江苏 2016
八角莲	八角莲 *Dysosma versipellis*（Hance）M. Cheng ex Ying 六角莲 *Dysosma pleiantha*（Hance）Woods.	根及根茎	春、秋二季采挖，洗净，干燥	江西 2014
八角莲	八角莲 *Dysosma versipellis*（Hance）M. Cheng ex T. S. Ying	根茎	秋、冬季采挖，洗净，晒干	湖南 2009
八角莲	八角莲 *Dysosma versipellis*（Hance）M. Cheng ex Ying	根茎	秋、冬季采挖，洗净，晒干	云南第一册 2005
八角莲	八角莲 *Dysosma versipellis*（Hance）M. Cheng 或同属多种植物	根茎	春、秋季采挖，去净泥土，晒干	上海 1994
八角莲	八角莲 *Dysosma versipellis*（Hance）M. Cheng	根状茎	秋、冬季采挖，洗净，晒干	广西 1990
八角莲	八角莲 *Dysosma versipellis*（Hance）M. Cheng ex Ying 六角莲 *Dysosma pleiantha*（Hance）Woodson 川八角莲 *Dysosma veitchii*（Hemsl. et Wils.）Fu ex Ying	根及根茎	秋、冬二季采挖，洗净泥土，干燥；或趁鲜切厚片，干燥	安徽炮规 2019
八角莲	八角莲 *Dysosma pleiantha*（Hance）Woods.	根茎	—	部颁 15 册附

附注：*同为中药标准收载品种。

926　大半边莲

【来源】秋海棠科植物粗喙秋海棠、裂叶秋海棠、掌裂叶秋海棠。

【学名】

《中国植物志》	《中国高等植物》
粗喙秋海棠 *Begonia longifolia* Blume	粗喙秋海棠 *Begonia crassirostris* Irmsch.
裂叶秋海棠 *Begonia palmata* D. Don	裂叶秋海棠 *Begonia palmata* D. Don
掌裂叶秋海棠 *Begonia pedatifida* Lévl.	掌裂叶秋海棠 *Begonia pedatifida* Lévl.

【民族药标准】

名称	植物来源	药用部位	产地加工	标准
大半边莲/棵莲因	粗喙秋海棠 *Begonia longifolia* Blume 裂叶秋海棠 *Begonia palmata* D. Don 掌裂叶秋海棠 *Begonia pedatifida* H. Lévl.	根状茎	全年均可采收，挖取根状茎，除去须根，洗净，干燥	广西壮药第二卷 2011
红孩儿#	裂叶秋海棠 *Begonia palmata* D. Don 盾叶秋海棠 *Begonia cavaleriei* Lévl.	根茎*	夏、秋二季采收，除去泥沙，洗净，鲜用或晒干	贵州 2003

【中药标准】

名称	植物来源	药用部位	产地加工	标准
水八角	掌裂叶秋海棠 *Begonia pedatifida* Lévl.	根茎	秋季采挖,除去须根和泥沙,晒干	湖北 2018
大半边莲	粗喙秋海棠 *Begonia crassirostris* Irmsch. 裂叶秋海棠 *Begonia palmata* D. Don 掌裂叶秋海棠 *Begonia pedatifida* Lévl.	根状茎	全年可采,挖取根状茎,除去须根,洗净,干燥	广西 1990
大半边莲	粗喙秋海棠 *Begonia crassirostris* Irmsch. 裂叶秋海棠 *Begonia palmata* D. Don 掌裂叶秋海棠 *Begonia pedatifida* Lévl.	根茎	—	药典 2020 附

附注:＊新鲜或干燥根茎;#同为中药标准收载品种。

927 半枝莲

【来源】唇形科植物半枝莲。

【学名】

《中国植物志》	《中国高等植物》
半枝莲 *Scutellaria barbata* D. Don	半枝莲 *Scutellaria barbata* D. Don

【民族药标准】

名称	植物来源	药用部位	产地加工	标准
半枝莲/扁条林	半枝莲 *Scutellaria barbata* D. Don	全草	夏、秋季茎叶茂盛时采挖,洗净,晒干	广西瑶药第一卷 2014
半枝莲/那松虽	半枝莲 *Scutellaria barbata* D. Don	全草	夏、秋二季茎叶茂盛时采挖,洗净,晒干	广西壮药第二卷 2011

【中药标准】

名称	植物来源	药用部位	产地加工	标准
半枝莲	半枝莲 *Scutellaria barbata* D. Don	全草	夏、秋二季茎叶茂盛时采挖,洗净,晒干	药典 2020

928 穿心莲

【来源】爵床科植物穿心莲。

【学名】

《中国植物志》	《中国高等植物》
穿心莲 *Andrographis paniculata*（Burm. f.）Nees	穿心莲 *Andrographis paniculata*（Burm. f.）Nees

【民族药标准】

名称	植物来源	药用部位	产地加工	标准
穿心莲/牙粉敛	穿心莲 *Andrographis paniculata*（Burm. f.）Nees	地上部分	秋初茎叶茂盛时采割,干燥	广西壮药第一卷 2008

【中药标准】

名称	植物来源	药用部位	产地加工	标准
穿心莲	穿心莲 *Andrographis paniculate*（Burm. f.）Nees	地上部分	秋初茎叶茂盛时采割,晒干	药典 2020

929 金线莲

【来源】兰科植物金线兰。

【学名】

《中国植物志》	《中国高等植物》
金线兰 *Anoectochilus roxburghii*（Wall.）Lindl.	金线兰 *Anoectochilus roxburghii*（Wall.）Lindl.

【民族药标准】

名称	植物来源	药用部位	产地加工	标准
金线莲/兰盟画	金线兰 *Anoectochilus roxburghii*（Wall.）Lindl.	全草	夏、秋季采收,干燥	广西壮药第三卷 2018

【中药标准】

名称	植物来源	药用部位	产地加工	标准
金线风/金线兰	花叶开唇兰 *Anoectochilus roxburghii*（Wall.）Lindl.	全草	夏、秋季茎叶茂盛时采收,除去杂质,晒干	广东第三册 2018

名称	植物来源	药用部位	产地加工	标准
金线莲	花叶开唇兰 *Anoectochilus roxburghii*（Wall.）Lindl.	全草*	夏、秋季茎叶茂盛时采收,除去杂质,鲜用或晒干	福建 2006
金线莲	花叶开唇兰 *Anoectochilus roxburghii*（Wall.）Lindl.	全草	夏、秋季茎叶茂盛时采收,除去杂质,干燥	安徽炮规 2019

附注：*新鲜或干燥全草。

930　长花铁线莲

【来源】毛茛科植物绣球藤、长花铁线莲。

【学名】

《中国植物志》	《中国高等植物》
绣球藤 *Clematis montana* Buch. -Ham. ex DC.	绣球藤 *Clematis montana* Buch. -Ham. ex DC.
长花铁线莲 *Clematis rehderiana* Craib	长花铁线莲 *Clematis rehderiana* Craib

【民族药标准】

名称	植物来源	药用部位	产地加工	标准
长花铁线莲/叶芒嘎保	绣球藤 *Clematis montana* Buch. -Ham. ex DC.长花铁线莲 *Clematis rehderiana* Craib 等同属多种植物	茎枝	7—8 月采收茎枝,晒干	西藏藏药炮规 2022
长花铁线莲	长花铁线莲 *Clematis rehderiana* Craib	带叶及花果的二年生枝条	—	四川藏药制剂附

931　大瓣铁线莲

【来源】毛茛科植物大瓣铁线莲(长瓣铁线莲)。

【学名】

《中国植物志》	《中国高等植物》
长瓣铁线莲 *Clematis macropetala* Ledeb.	长瓣铁线莲 *Clematis macropetala* Ledeb.

【民族药标准】

名称	植物来源	药用部位	产地加工	标准
大瓣铁线莲/哈尔—特木日—奥日秧古	大瓣铁线莲 *Clematis macropetala* Ledeb.	地上部分	夏、秋二季采收,除去杂质和泥土,切段晒干	蒙药 2021

932　短尾铁线莲

【来源】毛茛科植物短尾铁线莲及同属数种植物。

【学名】

《中国植物志》	《中国高等植物》
短尾铁线莲 *Clematis brevicaudata* DC.	短尾铁线莲 *Clematis brevicaudata* DC.

【民族药标准】

名称	植物来源	药用部位	产地加工	标准
短尾铁线莲/叶芒嘎保	短尾铁线莲 *Clematis brevicaudata* DC. 及同属数种植物	幼嫩枝条	8—9 月花果期采取地上部分,晒干	青海藏药 1992

933　黄花铁线莲

【来源】毛茛科植物黄花铁线莲。

【学名】

《中国植物志》	《中国高等植物》
黄花铁线莲 *Clematis intricata* Bunge	黄花铁线莲 *Clematis intricata* Bunge

【民族药标准】

名称	植物来源	药用部位	产地加工	标准
黄花铁线莲/阿拉格—特木日—奥日秧古	黄花铁线莲 *Clematis intricata* Bunge	全草	夏、秋二季采割,除去杂质,干燥	蒙药 2021

【中药标准】

名称	植物来源	药用部位	产地加工	标准
铁线透骨草	黄花铁线莲 *Clematis intricata* Bunge	地上部分	夏季花盛开时采割,除去隔年老茎及杂质,捆成小把,晒干	北京 1998
透骨草	黄花铁线莲 *Clematis intricata* Bunge	全草	夏季采收,拣净杂质,晒干	广西第二册 1996
透骨草	黄花铁线莲 *Clematis intricata* Bge.	地上部分	夏季采收,除去杂质,晒干	天津炮规 2018
透骨草	黄花铁线莲 *Clematis intricata* Bge.	全草	—	部颁 1 册附

934 细叶铁线莲

【来源】毛茛科植物芹叶铁线莲。

【学名】

《中国植物志》	《中国高等植物》
芹叶铁线莲 *Clematis aethusifolia* Turcz.	芹叶铁线莲 *Clematis aethusifolia* Turcz.

【民族药标准】

名称	植物来源	药用部位	产地加工	标准
细叶铁线莲/特木日—敖日秧古	芹叶铁线莲 *Clematis aethusifolia* Turcz.	带花叶枝条	夏季花盛开时采收,晒干或切段晒干	部颁蒙药
细叶铁线莲/特木日—敖日秧古	芹叶铁线莲 *Clematis aethusifolia* Turcz.	带花叶枝条	夏季花盛开时采收,晒干或切断晒干	蒙药 1986
铁线莲	芹叶铁线莲 *Clematis aethusifolia* Turcz.	地上部分	—	蒙药炮规 2020

【中药标准】

名称	植物来源	药用部位	产地加工	标准
铁线透骨草*	黄花铁线莲 *Clematis intricata* Bunge 芹叶铁线莲 *Clematis aethusaefolia* Turcz.	全草	夏、秋间采割,去净杂草,晒干	内蒙古 1988

附注:*内蒙古 2021 仅收载"黄花铁线莲 *Clematis intricata* Bunge"。

935 西藏铁线莲

【来源】毛茛科植物西藏铁线莲(厚萼中印铁线莲)。

【学名】

《中国植物志》	《中国高等植物》
西藏铁线莲 *Clematis tenuifolia* Royle	厚萼中印铁线莲 *Clematis tibetana* Kuntze var. *vernayi* (C. E. C. Fisch.) W. T. Wang

【民族药标准】

名称	植物来源	药用部位	产地加工	标准
西藏铁线莲炭/依蒙那布怒色	西藏铁线莲 *Clematis tenuifolia* Royle	炮制品	—	西藏公告 2022*

附注:*西藏《关于征求红糖等 38 个地方药材质量标准(草案)意见建议的公告》2022.11.29;#取原药材,除净杂质,切成小段,置密闭容器,焖煅成炭,放冷,取出备用。

936 唐古特铁线莲

【来源】毛茛科植物唐古特铁线莲(甘青铁线莲)。

【学名】

《中国植物志》	《中国高等植物》
甘青铁线莲 *Clematis tangutica* (Maxim.) Korsh.	甘青铁线莲 *Clematis tangutica* (Maxim.) Korsh.

【民族药标准】

名称	植物来源	药用部位	产地加工	标准
唐古特铁线莲/叶芒那布	唐古特铁线莲 *Clematis tangutica* (Maxim.) Korsh.	茎枝	7—8 月花果期采集地上部分,晒干	部颁藏药
唐古特铁线莲/叶芒那保	唐古特铁线莲 *Clematis tangutica* (Maxim.) Korsh.	茎枝	7—8 月花果期采集地上部分,晒干	青海藏药 1992
唐古特铁线莲/叶芒那保	唐古特铁线莲 *Clematis tangutica* (Maxim.) Korsh.	茎枝	7—8 月花果期采集地上部分,晒干	青海藏药炮规 2010

937 苦石莲

【来源】豆科植物喙荚云实(喙荚鹰叶刺)。

【学名】

《中国植物志》	《中国高等植物》
喙荚鹰叶刺 *Guilandina minax*(Hance)G. P. Lewis	喙荚云实 *Caesalpinia minax* Hance

【民族药标准】

名称	植物来源	药用部位	产地加工	标准
苦石莲/ 绰鲁乐格—乌热	喙荚云实 *Caesalpinia minax* Hance	种子	秋季种子成熟时采收,除去杂质,晒干	部颁蒙药
石莲子/苦石莲/ 绰鲁乐格—乌热	喙荚云实(南蛇勒)*Caesalpinia minax* Hance	种子	秋季种子成熟时采收,除去杂质	蒙药 1986
苦石莲	喙荚云实 *Caesalpinia minax* Hance	成熟种子	—	蒙药炮规 2020

【中药标准】

名称	植物来源	药用部位	产地加工	标准
苦石莲	喙荚云实(南蛇勒)*Caesalpinia minax* Hance	种子	8—9 月采成熟果实,取出种子,晒干	内蒙古 2021
苦石莲	喙荚云实 *Caesalpinia minax* Hance	种子	秋季采收成熟果实,剥取种子,晒干	湖北 2018
苦石莲	喙荚云实 *Caesalpinia minax* Hance	成熟种子	秋季采收,晒干	贵州 2003
苦石莲	喙荚云实 *Caesalpinia minax* Hance	成熟种子	秋季采收,晒干	北京 1998
苦石莲子	南蛇簕 *Caesalpinia minax* Hance	种子	秋、冬季种子成熟时采集。收取种子,晒干	上海 1994
苦石莲	喙荚云实 *Caesalpinia minax* Hance	种子	秋季种子成熟时采收,干燥	四川增补 1992
苦石莲	南蛇簕 *Caesalpinia minax* Hance	种子	秋季采收成熟果实,取出种子,晒干	广西 1990
苦石莲	喙荚云实 *Caesalpinia minax* Hance	种子	果实成熟时采收果实,打取种子,干燥	甘肃炮规 2022
苦石莲	喙荚云实 *Caesalpinia minax* Hance	种子	8—9 月果实成熟尚未开裂时采收,干燥,打下种子,除去杂质,再干燥	安徽炮规 2019
苦石莲子	喙荚云实 *Caesalpinia minax* Hance	种子	8—9 月采集成熟果实,取出种子,晒干	天津炮规 2018
苦石莲	喙荚云实 *Caesalpinia minax* Hance	成熟种子	—	重庆炮规 2006
苦石莲	喙荚云实 *Caesalpinia minax* Hance	种子	—	部颁 2 册附
苦石莲	喙荚云实 *Caesalpinia minax* Hance	成熟种子	—	山东 2002 附

938 老蛇莲

【来源】百合科植物开口箭。

【学名】

《中国植物志》	《中国高等植物》
开口箭 *Rohdea chinensis*(Baker)N. Tanaka	开口箭 *Tupistra chinensis* Baker

【民族药标准】

名称	植物来源	药用部位	产地加工	标准
开口箭/过节风/ 过牙崩	开口箭 *Tupistra chinensis* Baker	根茎	全年均可采收,干燥或鲜用	广西瑶药第一卷 2014
老蛇莲/棵於捆	开口箭 *Tupistra chinensis*(Baker)Tamura et al.	根茎	全年均可采收,除去叶及须根,洗净,干燥	广西壮药第一卷 2008
心不干/自直多	开口箭 *Tupistra chinensis* Baker	根茎	秋季采挖,去须根,洗净,干燥	云南彝药 2005

【中药标准】

名称	植物来源	药用部位	产地加工	标准
开口箭	开口箭 *Tupistra chinensis* Baker 筒花开口箭 *Tupistra delavayi* Franch 疏花开口箭 *Tupistra sparsifiora* S. C. Chen. et Y. T. Ma.	根茎	秋、冬二季采挖,除去须根,洗净,干燥	湖北 2018
竹根七	开口箭 *Tupistra chinensis* Baker	根茎	7—9 月采挖,除去地上部分、根须及泥土,洗净,晒干	陕西 2015

续表

名称	植物来源	药用部位	产地加工	标准
茨七/刺七	开口箭 *Tupistra chinensis* Baker	根茎	秋季采挖,洗净,除去须根及粗皮,置沸水中余或蒸透心,干燥	四川 1987
茨七	开口箭 *Tupistra chinensis* Baker	根茎	—	重庆炮规 2006

939 墨旱莲

【来源】菊科植物鳢肠。

【学名】

《中国植物志》	《中国高等植物》
鳢肠 *Eclipta prostrata*(L.)L.	鳢肠 *Eclipta prostrata*(Linn.)Linn.

【民族药标准】

名称	植物来源	药用部位	产地加工	标准
墨旱莲/黑么草	鳢肠 *Eclipta prostrata* Linn.	地上部分	花开时采割,晒干	广西壮药第二卷 2011

【中药标准】

名称	植物来源	药用部位	产地加工	标准
墨旱莲	鳢肠 *Eclipta prostrata* L.	地上部分	花开时采割,晒干	药典 2020

940 七叶莲

【来源】五加科植物鹅掌藤、密脉鹅掌柴、短序鹅掌柴。

【学名】

《中国植物志》	《中国高等植物》
鹅掌藤 *Schefflera arboricola* Hay.	鹅掌藤 *Schefflera arboricola*(Hayata)
密脉鹅掌柴 *Schefflera elliptica*(Blume)Harms	密脉鹅掌柴 *Schefflera elliptica*(Bl.)Harms
短序鹅掌柴 *Heptapleurum bodinieri* H. Lévl.	短序鹅掌柴 *Heptapleurum bodinieri* H. Lévl.(《中国药用植物志》)

【民族药标准】

名称	植物来源	药用部位	产地加工	标准
七叶莲[#]	鹅掌藤 *Schefflera arboricola* Hay. 密脉鹅掌柴 *Schefflera venulosa*(Wight et Arn.)Harms 短序鹅掌柴 *Schefflera bodinieri*(Lévl.)Rehd.	茎叶[*]	全年均可采收,洗净,鲜用或干燥	贵州第二册 2019
七叶莲茎叶/厦纹帕	密脉鹅掌柴 *Schefflera venulosa*(Wight et Arn.)Harms	茎、叶	秋末、冬初采集,干燥	云南彝药 2005

【中药标准】

名称	植物来源	药用部位	产地加工	标准
七叶莲	鹅掌藤 *Schefflera arboricola* Hay.	茎叶	全年均可采收,洗净,切段,晒干	河北 2018
鹅掌藤	鹅掌藤 *Schefflera arboricola* Hay.	茎及叶	全年可采,除去杂质,洗净,切段,干燥	广东第三册 2018
七叶莲	密脉鹅掌柴 *Schefflera venulosa*(Wight et Arn.)Harms	根及茎枝	全年可采收,切段,晒干或鲜用	江西 2014
七叶莲	密脉鹅掌柴 *Schefflera elliptica*(Blume)Harms	茎	秋末、冬初采集,干燥	湖南 2009
七叶莲	鹅掌藤 *Schefflera arboricola* Hayata	根或茎叶	—	部颁 5 册附
七叶莲	鹅掌藤 *Schefflera arboricola* Hayata 密脉鹅掌柴 *Schefflera venulosa* Wight et Arn.	茎叶	—	部颁 9 册附

附注:* 新鲜或干燥茎叶;#同为中药标准收载品种。

941 小叶莲

【来源】小檗科植物鬼臼(桃儿七)、西藏鬼臼(桃儿七)、桃儿七。

【学名】

《中国植物志》	《中国高等植物》
桃儿七 *Sinopodophyllum hexandrum*(Royle)Ying	桃儿七 *Sinopodophyllum hexandrum*(Royle)Ying

【民族药标准】

名称	植物来源	药用部位	产地加工	标准
小叶莲/奥勒莫色	鬼臼 Podophyllum emodi Wall. var. chinensis Sprag. 西藏鬼臼 Podophyllum emodi Wall.	果实	秋季果实成熟时采收，除去杂质，干燥	六省藏标
小叶莲/奥木塞	桃儿七 Sinopodophyllum hexandrum（Wall. ex Royle）Ying	成熟果实	秋季采集，晒干	青海藏药炮规2010
鬼臼/维母斯	桃儿七 Sinopodophyllum hexandrum（Royle）Ying	果实	秋季果实成熟时采摘，除去杂质，干燥	西藏藏药第一册2012
鬼臼	桃儿七 Sinopodophyllum emodi（Wall. ex Royle）Ying	成熟果实	—	部颁藏药附

【中药标准】

名称	植物来源	药用部位	产地加工	标准
小叶莲	桃儿七 Sinopodophyllum hexandrum （Royle）Ying	果实	秋季果实成熟时采摘，除去杂质，干燥	药典2020

942 紫金莲

【来源】白花丹科植物岷江蓝雪花、小蓝雪花。

【学名】

《中国植物志》	《中国高等植物》
岷江蓝雪花 Ceratostigma willmottianum Stapf	岷江蓝雪花 Ceratostigma willmottianum Stapf
小蓝雪花 Ceratostigma minus Stapf ex Prain	小蓝雪花 Ceratostigma minus Stapf ex Prain

【民族药标准】

名称	植物来源	药用部位	产地加工	标准
紫金莲/果衣此	岷江蓝雪花 Ceratostigma willmottianum Stapf 小蓝雪花 Ceratostigma minus Stapf ex Prain	根	全年可采收，除尽泥土，阴干	四川2022
紫金莲*	岷江蓝雪花 Ceratostigma willmottianum Stapf	根	秋季采挖，除去杂质，洗净，干燥	贵州第二册2019

附注：＊同为中药标准收载品种。

943 苞叶雪莲

【来源】菊科植物苞叶雪莲。

【学名】

《中国植物志》	《中国高等植物》
苞叶雪莲 Saussurea obvallata（DC.）Edgew.	苞叶雪莲 Saussurea obvallata（DC.）Edgew.

【民族药标准】

名称	植物来源	药用部位	产地加工	标准
苞叶雪莲/煞杜果古	苞叶雪莲 Saussurea obvallata（DC.）Sch.-Bip.	地上部分	秋季花期采收，切段、晒干	部颁藏药
苞叶雪莲/煞杜果古	苞叶雪莲 Saussurea obvallata（DC.）Sch.-Bip.	地上部分	秋季花期采收，切段、晒干	青海藏药炮规2010
苞叶雪莲	苞叶雪莲 Saussurea obvallata（DC.）Sch.-Bip.	地上部分	—	蒙药炮规2020

944 观音座莲

【来源】莲座蕨科植物披针观音座莲。

【学名】

《中国植物志》	《中国药用植物志》
披针观音座莲 Angiopteris caudatiformis Hieron.	披针观音座莲 Angiopteris caudatiformis Hieron.

【民族药标准】

名称	植物来源	药用部位	产地加工	标准
观音座莲/故季马	披针观音座莲 Angiopteris caudatiformis Hieron.	根茎及叶柄残基	秋、冬季采收，除去杂质，洗净，切片，干燥	云南傣药Ⅱ2005

945　黄花倒水莲

【来源】远志科植物黄花倒水莲。

【学名】

《中国植物志》	《中国高等植物》
黄花倒水莲 *Polygala fallax* Hemsl.	黄花倒水莲 *Polygala fallax* Hemsl.

【民族药标准】

名称	植物来源	药用部位	产地加工	标准
黄花倒水莲/棵华现	黄花倒水莲 *Polygala fallax* Hemsl.	根	全年可采挖,洗净,除去须根,晒干	广西壮药第三卷 2018
黄花倒水莲/黄花参/结端傍	黄花倒水莲 *Polygala fallax* Hemsl.	根	全年均可采挖,洗净,除去须根,晒干	广西瑶药第一卷 2014

【中药标准】

名称	植物来源	药用部位	产地加工	标准
黄花倒水莲	黄花倒水莲 *Polygala fallax* Hemsl.	根	全年可采挖,洗净,除去须根,干燥;或除去须根,洗净,趁鲜切块片或段,干燥	广东第三册 2018
黄花倒水莲	黄花倒水莲 *Polygala fallax* Hemsley	根	全年均可采挖,洗净,干燥	湖南 2009
黄花倒水莲	黄花倒水莲 *Polygala fallax* Hemsl.	根	全年可采挖,洗净,除去须根,晒干	广西第二册 1996

946　飞廉

【来源】菊科植物飞廉(丝毛飞廉、节毛飞廉)、节毛飞廉(丝毛飞廉)。

【学名】

《中国植物志》	《中国高等植物》
丝毛飞廉 *Carduus crispus* L.	节毛飞廉 *Carduus acanthoides* Linn.

【民族药标准】

名称	植物来源	药用部位	产地加工	标准
飞廉/江才尔那布	飞廉 *Carduus crispus* L.	地上部分	花期采集,洗净泥土,晒干	部颁藏药
飞廉/江才尔	飞廉 *Carduus crispus* L.	全草	花期采集,洗净泥土,晒干	青海藏药 1992
飞廉/江才尔那保	飞廉 *Carduus crispus* L.	地上部分	花期采集,洗净泥土,晒干	青海藏药炮规 2010
蒙飞廉/哈日—朝宁—乌日格斯	节毛飞廉 *Carduus crispus* L.	地上部分	夏初采割,除去杂质,晒干	蒙药 2021

【中药标准】

名称	植物来源	药用部位	产地加工	标准
飞廉/草大蓟	丝毛飞廉 *Carduus crispus* L.	地上部分	夏、秋二季采割地上部分,除去杂质,晒干	陕西 2015
飞廉	丝毛飞廉 *Carduus crispus* L.	全草	夏、秋二季花盛开时采割地上部分,除去杂质,晒干	安徽炮规 2019
飞廉	飞廉 *Carduus crispus* L.	地上部分	—	上海 1994 附

947　救兵粮

【来源】蔷薇科植物火棘。

【学名】

《中国植物志》	《中国高等植物》
火棘 *Pyracantha fortuneana*(Maxim.)Li	火棘 *Pyracantha fortuneana*(Maxim.)Li

【民族药标准】

名称	植物来源	药用部位	产地加工	标准
救兵粮	火棘 *Pyracantha fortuneana*(Maxim.)Li	果实	秋季果实成熟时采收,除去杂质,干燥	四川 2022

948　救军粮

【来源】蔷薇科植物窄叶火棘。

【学名】

《中国植物志》	《中国高等植物》
窄叶火棘 *Pyracantha angustifolia*(Franch.)Schneid.	窄叶火棘 *Pyracantha angustifolia*(Franch.)Schneid.

【民族药标准】

名称	植物来源	药用部位	产地加工	标准
救军粮/扫特	窄叶火棘 *Pyracantha angustifolia*（Franch.）C. K. Schneid.	叶及果实	秋季采集，干燥	云南彝药Ⅱ 2005

949 辣蓼

【来源】蓼科植物水辣蓼（水蓼）、旱辣蓼（伏毛蓼）、水蓼、软水蓼（伏毛蓼）。

【学名】

《中国植物志》	《中国高等植物》
水蓼 *Persicaria hydropiper*（L.）Spach	水蓼 *Polygonum hydropiper* Linn.
伏毛蓼 *Persicaria pubescens*（Blume）H. Hara	伏毛蓼 *Polygonum pubescens* Bl.

【民族药标准】

名称	植物来源	药用部位	产地加工	标准
辣蓼/唻撩	水辣蓼 *Polygonum hydropiper* Linn. 旱辣蓼 *Polygonum pubescens* Blume	全草	夏、秋季花开时采收，除去杂质，晒干	广西瑶药第二卷 2022
辣蓼/楳菲	水辣蓼 *Polygonum hydropiper* Linn. 旱辣蓼 *Polygonum pubescens* Blume	全草	夏、秋二季花开时采挖，除去杂质，晒干	广西壮药第二卷 2011
辣蓼▲	水蓼 *Polygonum hydropiper* L. 软水蓼 *Polygonum hydropiper* L. var. *flaccidum*（Meisn.）Steward	全草*	夏、秋二季花开时采挖，除去杂质，鲜用或干燥	贵州 2003

【中药标准】

名称	植物来源	药用部位	产地加工	标准
辣蓼	水辣蓼 *Polygonum hydropiper* L. 旱辣蓼 *Polygonum flaccidum* Meisn.	全草	夏、秋二季花开时采挖，除去杂质，晒干	药典 1977
辣蓼	辣蓼 *Polygonum hydropiper* L.	全草	夏、秋二季花开时采收，除去杂质，干燥	安徽 2022
辣蓼	辣蓼 *Polygonum hydropiper* L.	地上部分#	夏季花开时采割，除去杂质，晒干或鲜用	甘肃 2020
辣蓼	水蓼（水辣蓼）*Polygonum hydropiper* L. 伏毛蓼（旱辣蓼）*Polygonum flaccidum* Meisn.	全草	夏、秋二季花开时采挖，除去杂质，晒干	辽宁第二册 2019
辣蓼	水蓼 *Polygonum hydropiper* L.	地上部分	夏、秋二季开花时采收，除去杂质，晒干	陕西 2015
辣蓼	水蓼 *Polygonum hydropiper* L. 旱辣蓼 *Polygonum flaccidum* Meisn.	全草	夏、秋二季花开时采收，除去杂质，晒干	江西 2014
辣蓼	水辣蓼 *Polygonum hydropiper* L. 旱辣蓼 *Polygonum flaccidum* Meisn.	全草	夏、秋二季花开时采挖，除去杂质，晒干	海南第一册 2011
蓼子草	水辣蓼 *Polygonum hydropiper* L. 旱辣蓼 *Polygonum flaccidum* Meisn.	全草*	夏、秋二季花开时采挖，除去杂质，鲜用或晒干	四川 2010
辣蓼	水蓼 *Polygonum hydropiper* L.	全草	夏秋两季开花时采挖，去除杂质，晒干	湖北 2009
辣蓼	伏毛蓼 *Polygonum pubescens* Blume	全草	夏、秋两季采收，除去杂质，洗净，干燥	湖南 2009
辣蓼	水蓼 *Polygonum hydropiper* L. 软叶水蓼 *Polygonum hydropiper* L. var. *flaccidum*（Meisn.）Stew.	全草	夏、秋二季花开时采收，除去杂质，晒干	福建 2006
辣蓼	水蓼 *Polygonum hydropiper* L.	全草	夏、秋二季花开时采挖，除去杂质，晒干	山东 2002
辣蓼	水蓼 *Polygonum hydropiper* L.	全草	夏、秋二季采收，洗净，晒干	北京 1998
辣蓼	水蓼 *Polygonum hydropiper* L.	地上部分	夏、秋二季采割，晒干或鲜用	上海 1994
辣蓼	水蓼 *Polygonum hydropiper* L.	全草	夏、秋二季采收，洗净，晾干	天津炮规 2018
蓼子草	水辣蓼 *Polygonum hydropiper* L. 旱辣蓼 *Polygonum flaccidum* Meisn.	全草*	—	重庆炮规 2006
鲜辣蓼	绵毛酸模叶蓼 *Polygonum lapathifolium* L. var. *salicifolium* Sibth. 桃叶蓼 *Polygonum persicaria* L. 水蓼 *Polygonum hydropiper* L.	去掉粗茎的嫩枝叶	—	山西 1987 附

附注：* 新鲜或干燥全草；干燥地上部分或鲜品；# 干燥地上部分或鲜品；▲ 同为中药标准收载品种。

950 叉分蓼

【来源】蓼科植物叉分蓼。

【学名】

《中国植物志》	《中国药用植物志》
叉分蓼 *Koenigia divaricata*（L.）T. M. Schust. & Reveal	叉分蓼 *Polygonum divaricatum* L.

【民族药标准】

名称	植物来源	药用部位	产地加工	标准
叉分蓼/希莫勒德格	叉分蓼 *Polygonum divaricatum* L.	地上部分	夏、秋二季茎叶茂盛时采割，除去杂质，干燥	蒙药 2021
叉分蓼	叉分蓼 *Polygonum divaricatum* L.	根	秋季采挖，除去杂质，洗净，晒干	四川藏药 2014
叉分蓼	叉分蓼 *Polygonum divaricatum* L.	地上部分	—	部颁藏药附
叉分蓼/尼阿洛	叉分蓼 *Polygonum divaricatum* L.	地上部分	—	青海藏药 1992 附
叉分蓼/尼阿洛	叉分蓼 *Polygonum divaricatum* L.	根	9—10 月采花挖根部，洗净，切片，晒干	西藏局颁 2004 *
逆落	叉分蓼 *Polygonum divaricatum* L. 叉枝蓼 *Polygonum tortuosum* D. Don	根	秋季采挖，洗净，切片，晾干	西藏藏药第一册 2012

【中药标准】

名称	植物来源	药用部位	产地加工	标准
酸不溜根	叉分蓼 *Polygonum divaricatum* L.	根	秋季采挖，除去泥土及残留根状茎，晒干或烘干	吉林第二册 2019

附注：* 西藏局颁 XZ－BC－00015－2004。

951 长梗蓼

【来源】蓼科植物长梗蓼（长梗拳参）。

【学名】

《中国植物志》	《中国生物物种名录》
长梗拳参 *Polygonum griffithii* J. D. Hooker	长梗蓼 *Bistorta griffithii*（Hook. f.）Grierson

【民族药标准】

名称	植物来源	药用部位	产地加工	标准
长梗蓼/力嘎都曼巴	长梗蓼 *Polygonum calostachyum* Diels	根茎	洗净泥沙，除去杂质，晾干	西藏公告 2022 *

附注：* 西藏《关于征求红糖等 38 个地方药材质量标准（草案）意见建议的公告》2022.11.29。

952 木藤蓼

【来源】蓼科植物木藤蓼。

【学名】

《中国植物志》	《中国药用植物志》
木藤蓼 *Fallopia aubertii*（L. Henry）Holub	木藤蓼 *Polygonum aubertii* L. Henry

【民族药标准】

名称	植物来源	药用部位	产地加工	标准
木藤蓼/勒哲漫巴	木藤蓼 *Fallopia aubertii* L. Henry Holub	藤茎	春、秋二季采割，茎枝，除去残叶，去皮，切断，晾干	青海公告 2021 *

【中药标准】

名称	植物来源	药用部位	产地加工	标准
木藤蓼	木藤蓼 *Polygonum aubertii* Henry	茎	—	药典 2020 附

附注：* 青海《关于征求斑花黄堇等 21 种藏药材质量标准（征求意见稿）意见的函》DYB63－QHZYC015－2021。

953 头花蓼

【来源】蓼科植物头花蓼。

【学名】

《中国植物志》	《中国高等植物》
头花蓼 *Persicaria capitata*(Buch.-Ham. ex D. Don)H. Gross	头花蓼 *Polygonum capitatum* Buch.-Ham. ex D. Don

【民族药标准】

名称	植物来源	药用部位	产地加工	标准
头花蓼/石莽草/朴恭乓咪	头花蓼 *Polygonum capitatum* Buch. Ham. ex D. Don	全草	全年均可采收,干燥	广西瑶药第二卷 2022
头花蓼/四季红*	头花蓼 *Polygonum capitatum* Buch.-Ham. ex D. Don	全草或地上部分	春、夏、秋三季采收,鲜用或晾干	贵州第一册 2019

【中药标准】

名称	植物来源	药用部位	产地加工	标准
头花蓼	头花蓼 *Polygonum capitatum* Buchanan.-Hamilton ex D. Don	全草或地上部分	春、夏、秋三季采收,鲜用或晾干	湖南 2009
头花蓼	头花蓼 *Polygonum capitatum* Buch.-Ham. ex D. Don	全草或地上部分	—	药典 2020 附
头花蓼	头花蓼 *Polygonum capitatum* D. Don	全草	—	部颁 12 册附

附注:*同为中药标准收载品种。

954 圆穗蓼

【来源】蓼科植物圆穗蓼。

【学名】

《中国植物志》	《中国高等植物》
圆穗蓼 *Bistorta macrophylla*(D. Don)Sojak	圆穗蓼 *Polygonum macrophyllum* D. Don

【民族药标准】

名称	植物来源	药用部位	产地加工	标准
圆穗蓼	圆穗蓼 *Polygonum macrophyllum* D. Don	地上部分	6—9月花盛期采集,除去枯叶及叶柄残基,晒干	四川藏药 2020
圆穗蓼/拉岗	圆穗蓼 *Polygonum sphaerostachyum* Meissn	根	春秋季采挖,除去须根、根皮,洗净	西藏藏药炮规 2022

955 珠芽蓼

【来源】蓼科植物珠芽蓼。

【学名】

《中国植物志》	《中国高等植物》
珠芽蓼 *Bistorta vivipara*(L.)Gray	珠芽蓼 *Polygonum viviparum* Linn.

【民族药标准】

名称	植物来源	药用部位	产地加工	标准
珠芽蓼/然布	珠芽蓼 *Polygonum viviparum* L.	根茎	秋季采挖,除去茎叶、细根、泥沙,晒干	部颁藏药
珠芽蓼/然吾	珠芽蓼 *Polygonum viviparum* L.	根茎	秋季采挖,除去根须粗皮,切碎晾干	青海藏药 1992
珠芽蓼/然布	珠芽蓼 *Polygonum viviparum* L.	根茎	秋季采挖,除去茎叶、细根、泥沙,晒干	青海藏药炮规 2010
珠芽蓼/然布	珠芽蓼 *Polygonum viviparum* L.	果实	秋季果实成熟时摘取果实,除去杂质,干燥	西藏公告 2022 *
草血竭#	草血竭 *Polygonum paleaceum* Wall. ex Hook. f. 珠芽蓼 *Polygonum viviparum* L.	根茎	秋、冬二季采挖,除去细根,洗净,干燥	贵州第二册 2019

【中药标准】

名称	植物来源	药用部位	产地加工	标准
草河车	珠芽蓼 *Polygonum viviparum* L. 圆穗蓼 *Polygonum macrophyllum* D. Don	根茎	初春发芽或秋季茎叶枯萎时采挖,洗净泥沙,除去须根,晒干	甘肃 2020

名称	植物来源	药用部位	产地加工	标准
红三七	珠芽蓼 *Polygonum viviparum* L.	根茎	秋季采挖,除去须根、泥沙及腐朽变黑者,晒干	宁夏 2018
草河车	珠芽蓼 *Polygonum viviparum* L. 圆穗蓼 *Polygonum macrophyllum* D. Don	根茎	初春发芽或秋季茎叶枯萎时采挖,洗净泥沙,除去须根,晒干	江西 2014

附注:＊西藏《关于征求红糖等 38 个地方药材质量标准(草案)意见建议的公告》2022.11.29;#同为中药标准收载品种。

956 竹节蓼

【来源】蓼科植物竹节蓼。

【学名】

《中国植物志》	《中国生物物种名录》
竹节蓼 *Muehlenbeckia platyclada*(F. Müell. ex Hook.) Meisn.	竹节蓼 *Muehlenbeckia platyclada*(F. Müell. ex Hook.) Meisn.

【民族药标准】

名称	植物来源	药用部位	产地加工	标准
竹节蓼/楝近福	竹节蓼 *Homalocladium platycladum*(F. Müell. ex Hook.) L. H. Bailey	地上部分	全年可采收,除去杂质,干燥	广西壮药第三卷 2018

957 中华山蓼

【来源】蓼科植物中华山蓼。

【学名】

《中国植物志》	《中国生物物种名录》
中华山蓼 *Oxyria sinensis* Hemsl.	中华山蓼 *Oxyria sinensis* Hemsl.

【民族药标准】

名称	植物来源	药用部位	产地加工	标准
中华山蓼	中华山蓼 *Oxyria sinensis* Hemsl.	全草	花期前采收,除去泥沙及须根,干燥	四川 2022

958 小不出林

【来源】紫金牛科植物小紫金牛。

【学名】

《中国植物志》	《中国高等植物》
小紫金牛 *Ardisia chinensis* Benth.	小紫金牛 *Ardisia chinensis* Benth.

【民族药标准】

名称	植物来源	药用部位	产地加工	标准
小不出林/小紫金牛/扁对亮端	小紫金牛 *Ardisia chinensis* Benth.	全株	全年均可采收,洗净,干燥	广西瑶药第二卷 2022

959 云威灵

【来源】菊科植物显脉旋覆花(显脉羊耳菊)。

【学名】

《中国植物志》	《中国高等植物》
显脉羊耳菊 *Duhaldea nervosa*(Wallich ex Candolle) Anderberg	显脉旋覆花 *Inula nervosa* Wall. ex Hook. f.

【民族药标准】

名称	植物来源	药用部位	产地加工	标准
云威灵/醒期诗	显脉旋覆花 *Inula nervosa* Wall. ex Hook. f.	根及根茎	秋季采挖,洗净,干燥	云南彝药Ⅲ 2005
黑根/细那基	显脉旋覆花 *Inula nervosa* Wall.	根及根茎	秋、冬二季采挖,除去泥沙,干燥	四川 2022

【中药标准】

名称	植物来源	药用部位	产地加工	标准
云威灵	显脉旋覆花 Duhaldea nervosa (Wallich ex Candolle) A. Anderberg	根及根茎	秋季采挖,洗净,切段,晒干	湖南 2009
云威灵	显脉旋覆花 Inula nervosa Wall. ex DC.	根及根茎	秋季采挖,洗去泥沙,晒干	云南 1996

960 土茯苓

【来源】百合科植物光叶菝葜(土茯苓)。

【学名】

《中国植物志》	《中国高等植物》
土茯苓 Smilax glabra Roxb.	土茯苓 Smilax glabra Roxb.

【民族药标准】

名称	植物来源	药用部位	产地加工	标准
土茯苓/陶丕郎	光叶菝葜 Smilax glabra Roxb.	根茎	夏、秋二季采挖,除去须根,洗净,干燥;或趁鲜切成薄片,干燥	蒙药 2021
土茯苓/勾浪蒿	光叶菝葜 Smilax glabra Roxb.	根茎	夏、秋季采挖,除去须根,洗净,干燥;或趁鲜切成薄片,干燥	广西壮药第一卷 2008

【中药标准】

名称	植物来源	药用部位	产地加工	标准
土茯苓	光叶菝葜 Smilax glabra Roxb.	根茎	夏、秋二季采挖,除去须根,洗净,干燥;或趁鲜切成薄片,干燥	药典 2020

961 白土茯苓

【来源】百合科植物短柱肖菝葜、华肖菝葜。

【学名】

《中国植物志》	《中国高等植物》
短柱肖菝葜 Smilax septemnervia (F. T. Wang & Tang) P. Li & C. X. Fu	短柱肖菝葜 Heterosmilax yunnanensis Gagnep.
华肖菝葜 Smilax chinensis (F. T. Wang) P. Li & C. X. Fu	华肖菝葜 Heterosmilax chinensis F. T. Wang

【民族药标准】

名称	植物来源	药用部位	产地加工	标准
白土茯苓*	短柱肖菝葜 Heterosmilax yunnanensis Gagnep. 华肖菝葜 Heterosmilax chinensis Wang	块茎	秋、冬二季采挖,除去须根,洗净,干燥或趁鲜切成片,干燥	贵州第一册 2019
土太片/门底麻	合丝肖菝葜 Heterosmilax gaudichaudiana Kunth Maxim. 短柱肖菝葜 Heterosmilax yunnanensis Gagnep.	根状茎	全年均可采收,去掉残茎及须根,洗净,刨成薄片,熏硫黄,晒干	广西壮药第二卷 2011

【中药标准】

名称	植物来源	药用部位	产地加工	标准
白土苓	短柱肖菝葜 Heterosmilax yunnanensis Gagnep.	块茎	秋季、冬季采挖,除去须根及泥沙	山西第一册 2017
白土苓	短柱肖菝葜 Heterosmilax yunnanensis Gagnep. 华肖菝葜 Heterosmilax chinensis Wang	根茎	秋、冬二季采挖,除去须根及泥沙,洗净,趁鲜切片,干燥	四川 2010
白土苓	肖菝葜 Heterosmilax japonica Kunth 云南肖菝葜 Heterosmilax yunnanensis Gagnepain	根茎	夏、秋两季采挖,除去须根及泥沙,洗净,干燥;或趁鲜切片,干燥	湖南 2009
九牛力	华肖菝葜 Heterosmilax chinensis Wang	根状茎	夏、秋季采挖,除去须根,洗净,干燥,或趁鲜切片,干燥	广西 1990
白土苓	短柱肖菝葜 Heterosmilax yunnanensis Gagnep. 华肖菝葜 Heterosmilax chinensis Wang	块茎	—	重庆炮规 2006
白土苓	短柱肖菝葜 Heterosmilax yunnanensis Gagneb. 华肖菝葜 Heterosmilax chinensis Wang	块茎	—	部颁 14 册附
九牛力	华肖菝葜 Heterosmilax chinensis Wang	根状茎	—	部颁 8 册附

附注:* 同为中药标准收载品种。

962 大狗响铃

【来源】豆科植物大猪屎豆。

【学名】

《中国植物志》	《中国高等植物》
大猪屎豆 *Crotalaria assamica* Benth.	大猪屎豆 *Crotalaria assamica* Benth.

【民族药标准】

名称	植物来源	药用部位	产地加工	标准
大狗响铃/换汗喃	大猪屎豆 *Crotalaria assamica* Benth.	去皮根及茎木	夏、秋季采收,除去根皮及茎皮,切片,干燥	云南傣药 II 2005

963 百合马兜铃

【来源】百合科植物淡黄花百合、大百合、荞麦叶大百合。

【学名】

《中国植物志》	《中国高等植物》
淡黄花百合 *Lilium sulphureum* Baker apud Hook. f.	淡黄花百合 *Lilium sulphureum* Baker apud Hook. f.
大百合 *Cardiocrinum giganteum*(Wall.)Makino	大百合 *Cardiocrinum giganteum* (Wall.) Makino var. *yunnanense* (Leichtlin ex Elwes)Stearn
荞麦叶大百合 *Cardiocrinum cathayanum*(Wilson)Stearn	荞麦叶大百合 *Cardiocrinum cathayanum*(Wils.) Stearn

【民族药标准】

名称	植物来源	药用部位	产地加工	标准
百合马兜铃 *	淡黄花百合 *Lilium sulphureum* Baker apud Hook. f. 大百合 *Cardiocrinum giganteum*(Wall.)Makino 荞麦叶大百合 *Cardiocrinum cathayanum*(Wils.) Stearn	成熟果实	秋季果实由绿色变黄色时采收,干燥	贵州第二册 2019

附注:＊同为中药标准收载品种。

964 木香马兜铃

【来源】马兜铃科植物木香马兜铃(宝兴关木通、宝兴马兜铃)、藏马兜铃(西藏马兜铃)、藏木通(西藏马兜铃)、穆坪马兜铃(西藏马兜铃)、西藏马兜铃。

【学名】

《中国植物志》	《中国高等植物》
宝兴关木通 *Isotrema moupinense*(Franch.)X. X. Zhu、S. Liao & J. S. Ma	宝兴马兜铃 *Aristolochia moupinensis* Franch.
西藏马兜铃 *Aristolochia griffithii* Hook. f. et Thoms. ex Duchartre	西藏马兜铃 *Aristolochia griffithii* Hook. f. et Thoms. ex Duch.

【民族药标准】

名称	植物来源	药用部位	产地加工	标准
木香马兜铃/哇力嘎	木香马兜铃 *Aristolochia moupinensis* Franch.	茎及根茎	秋季采挖,剖开,切段,晒干	六省藏标
木香马兜铃	藏马兜铃 *Aristolochia griffithii* Thoms. ex Duchartre 木香马兜铃 *Arisolochia moupinensis* Franch.	根	—	部颁藏药附
木香马兜铃/哇来嘎	藏木通 *Arisolocnia griffithii* Thoms. ex Duchartre 穆坪马兜铃 *Aristolochia griffithii* Hook. f. et Thoms ex Duchartre	根	—	青海藏药 1992 附
巴力嘎	西藏马兜铃 *Aristolochia griffithii* Hook. f. et Thoms ex Duchartre	茎	春、秋二季采集,除去杂质,晾干	西藏公告 2022 *

【中药标准】

名称	植物来源	药用部位	产地加工	标准
木防己/水城木防己	木香马兜铃 *Aristolochia mounpinensis* Franch. 卵叶马兜铃 *Aristolochia ovatifatia* S. M. Hwang	根或藤茎	秋、冬二季采收,去粗皮,切段,干燥	贵州 2003
淮通	穆坪马兜铃 *Aristolochia moupinensis* Franch.	藤茎	春、秋二季采割,除去细枝,不切或趁鲜切厚片,干燥	四川 1987

附注:＊西藏《关于征求红糖等 38 个地方药材质量标准(草案)意见建议的公告》2022.11.29。

965 石榴

【来源】石榴科植物石榴、安石榴(石榴)。

【学名】

《中国植物志》	《中国高等植物》
石榴 *Punica granatum* L.	石榴 *Punica granatum* Linn.

【民族药标准】

名称	植物来源	药用部位	产地加工	标准
石榴	石榴 *Punica granatum* L.	果实	秋季果实成熟,果皮发红或变黄后采摘	部颁维药
石榴/阿纳日	石榴 *Punica granatum* L.	果实	果实成熟时采收,剖开,晒干或低温烘干	蒙药 2021
酸石榴	石榴 *Punica granatum* L.	具酸味的果实	秋季果实成熟时采收,鲜用	维药第一册 2010
石榴/赛志	安石榴 *Punica granatum* L.	种子	秋季果实成熟后除去果皮,晒干	青海藏药 1992
石榴	石榴 *Punica granatum* L.	果实	秋季果实成熟,果皮发红或变黄后采摘	新疆炮规 2020

966 杠柳

【来源】萝藦科植物杠柳。

【学名】

《中国植物志》	《中国高等植物》
杠柳 *Periploca sepium* Bunge	杠柳 *Periploca sepium* Bunge

【民族药标准】

名称	植物来源	药用部位	产地加工	标准
杠柳/亚曼一额布日	杠柳 *Periploca sepium* Bge.	带叶枝条	夏、秋二季采收,除去杂质,切断,晒干	蒙药 2021

967 青钱柳

【来源】胡桃科植物青钱柳。

【学名】

《中国植物志》	《中国高等植物》
青钱柳 *Cyclocarya paliurus*(Batal.)Iljinsk.	青钱柳 *Cyclocarya paliurus*(Batal.)Iljinsk.

【民族药标准】

名称	植物来源	药用部位	产地加工	标准
青钱柳/金钱柳/董进亮	青钱柳 *Cyclocarya paliurus*(Batal.)Iljinsk.	叶	夏、秋季采收,干燥	广西瑶药第二卷 2022
青钱柳 *	青钱柳 *Cyclocarya paliurus*(Batal.)Iljinsk.	叶	春、夏季采收,除去杂质,晒干	贵州第一册 2019

【中药标准】

名称	植物来源	药用部位	产地加工	标准
青钱柳	青钱柳 *Cyclocarya paliurus*(Batal.)Iljinsk.	小叶	春、夏季采收,洗净,干燥#	安徽 2022
青钱柳叶	青钱柳 *Cyclocarya paliurus*(Batal.)Iljinsk.	小叶	春、夏二季采收,洗净,干燥	河北 2018

附注:* 同为中药标准收载品种;# 安徽炮规 2019 收载"鲜用或干燥"。

968 山生柳

【来源】杨柳科植物山生柳。

【学名】

《中国植物志》	《中国高等植物》
山生柳 *Salix oritrepha* Schneid.	山生柳 *Salix oritrepha* Schneid.

【民族药标准】

名称	植物来源	药用部位	产地加工	标准
山生柳/郎马兴	山生柳 *Salix oritrepha* Schneid.	树皮	春、秋二季采剥,晒干	西藏藏药第二册 2012

【中药标准】

名称	植物来源	药用部位	产地加工	标准
山生柳	山生柳 *Salix oritrepha* Schneid.	茎皮	春、秋两季采集,取其皮,洗净,干燥	四川 2010

969 西河柳

【来源】柽柳科植物柽柳。

【学名】

《中国植物志》	《中国高等植物》
柽柳 *Tamarix chinensis* Lour.	柽柳 *Tamarix chinensis* Lour.

【民族药标准】

名称	植物来源	药用部位	产地加工	标准
西河柳/苏亥*	柽柳 *Tamarix chinensis* Lour.	嫩枝叶	夏季花未开时采收,阴干	蒙药 2021

【中药标准】

名称	植物来源	药用部位	产地加工	标准
西河柳	柽柳 *Tamarix chinensis* Lour.	细嫩枝叶	夏季花未开时采收,阴干	药典 2020
三春柳	柽柳 *Tamarix chinensis* Lour.	细嫩枝叶	—	贵州 2003 附

附注:* 蒙药 1986 收载名称为"山川柳/苏亥"。

970 草龙

【来源】柳叶菜科植物草龙。

【学名】

《中国植物志》	《中国高等植物》
草龙 *Ludwigia hyssopifolia*(G. Don)Exell.	草龙 *Ludwigia hyssopifolia*(G. Don)Exell.

【民族药标准】

名称	植物来源	药用部位	产地加工	标准
草龙/恭咪	草龙 *Ludwigia hyssopifolia*(G. Don)Exell.	全草	春、夏季可采收,洗净,干燥	广西瑶药第二卷 2022
草龙/呱夹	草龙 *Ludwigia hyssopifolia*(G. Don)Exell.	全草	春、夏季可采收,洗净,干燥	广西壮药第三卷 2018

971 过岗龙

【来源】豆科植物榼藤(榼藤子)。

【学名】

《中国植物志》	《中国高等植物》
榼藤 *Entada phaseoloides*(L.)Merr.	榼藤子 *Entada phaseoloides*(Linn.)Merr.

【民族药标准】

名称	植物来源	药用部位	产地加工	标准
过岗龙	榼藤 *Entada phaseoloides*(L.)Merr.	藤茎	全年均可采收,洗净,切片,蒸后晒干	药典 1977
过岗龙/扭骨风/扭进崩	榼藤 *Entada phaseoloides*(Linn.)Merr.	藤茎	全年均可采收,洗净,切片,晒干	广西瑶药第一卷 2014
过岗龙/勾拢	榼藤 *Entada phaseoloides*(Linn.)Merr.	藤茎	全年均可采收,洗净,切片,蒸后晒干	广西壮药第二卷 2011
过岗龙/嘿麻巴/嘿领娘	榼藤 *Entada phaseoloides*(L.)Merr.	藤茎	秋、冬季采收,切片,干燥	云南傣药Ⅱ 2005

【中药标准】

名称	植物来源	药用部位	产地加工	标准
过岗龙	榼藤 *Entada phaseoloides*(L.)Merr.	藤茎	全年均可采收,洗净,切厚片,干燥	广东第三册 2018
过岗龙	榼藤子 *Entada phaseoloides*(Linn.)Merr.	藤茎	全年均可采收,洗净,切片,蒸后晒干	海南第一册 2011
过岗龙	榼藤 *Entada phaseoloides*(Linnaeus)Merrill	藤茎	全年均可采收,洗净,切厚片,晒干	湖南 2009

名称	植物来源	药用部位	产地加工	标准
过岗龙/过江龙	榼藤 *Entada phaseoloides*（L.）Merr.	藤茎	—	药典 2020 附
过岗龙	榼藤 *Entada phaseoloides*（L.）Merr. 龙须藤 *Bauhinia championii*（Benth.）Benth	藤茎	—	部颁 5 册附
过江龙	榼藤子 *Entada phaseoloides*（L.）Merr.	茎	—	上海 1994 附

972 九节龙

【来源】紫金牛科植物九节龙。

【学名】

《中国植物志》	《中国高等植物》
九节龙 *Ardisia pusilla* A. DC.	九节龙 *Ardisia pusilla* A. DC.

【民族药标准】

名称	植物来源	药用部位	产地加工	标准
九节龙/巴托咪	九节龙 *Ardisia pusilla* A. DC.	全株	全年可采收,洗净,干燥	广西瑶药第二卷 2022

【中药标准】

名称	植物来源	药用部位	产地加工	标准
九节龙	九节龙 *Ardisia pusilla* A. DC.	全株	全年可采收,除去杂质,干燥即得	四川 2010

973 三爪龙

【来源】桑科植物粗叶榕。

【学名】

《中国植物志》	《中国高等植物》
粗叶榕 *Ficus hirta* Vahl	粗叶榕 *Ficus hirta* Vahl

【民族药标准】

名称	植物来源	药用部位	产地加工	标准
三爪龙/棵西思	粗叶榕 *Ficus hirta* Vahl	茎叶	全年均可采收,除去杂质,洗净,切段,干燥	广西壮药第三卷 2018

【中药标准】

名称	植物来源	药用部位	产地加工	标准
三爪龙	粗叶榕 *Ficus simplicissima* Lour.	地上部分	—	部颁 8 册附

974 五爪龙

【来源】桑科植物琴叶榕。

【学名】

《中国植物志》	《中国高等植物》
琴叶榕 *Ficus pandurata* Hance	琴叶榕 *Ficus pandurata* Hance

【民族药标准】

名称	植物来源	药用部位	产地加工	标准
五爪龙/华拉巴	琴叶榕 *Ficus pandurata* Hance	全株	全年均可采收,除去杂质,干燥	广西壮药第三卷 2018

【中药标准】

名称	植物来源	药用部位	产地加工	标准
五爪龙	琴叶榕 *Ficus pandurata* Hance	地上部分	—	部颁 8 册附

975 紫金龙

【来源】毛茛科植物深裂黄草乌(西南乌头、黄草乌)。

【学名】

《中国植物志》	《中国高等植物》
西南乌头 *Aconitum episcopale* Léveillé	黄草乌 *Aconitum vilmorinianum* Kom.

【民族药标准】

名称	植物来源	药用部位	产地加工	标准
紫金龙 *	深裂黄草乌 *Aconitum vilmorinianum* Kom var. *altifidum* W. T. Wang	块根	秋、冬二季采收,除去杂质,干燥	贵州第二册 2019

【中药标准】

名称	植物来源	药用部位	产地加工	标准
紫金龙	紫金龙 *Dactylicapnos scandens*(D. Don)Hutchins.	根	秋季采挖,除去杂质,晒干	药典 1977
紫金龙	紫金龙 *Dactylicapnos scandens*(D. Don)Hutch.	根	秋季采挖,除去杂质,晒干	云南第七册 2005

附注:* 同为中药标准收载品种。

976 八爪金龙

【来源】紫金牛科植物百两金、红凉伞。

【学名】

《中国植物志》	《中国高等植物》
百两金 *Ardisia crispa*(Thunb.)A. DC.	百两金 *Ardisia crispa*(Thunb.)A. DC.
红凉伞 *Ardisia crenata* Sims var. *bicolor*(Walker) C. Y. Wu et C. Chen	红凉伞 *Ardisia crenata* var. *bicolor*(Walk.)C. Y. Wu et C. Chen

【民族药标准】

名称	植物来源	药用部位	产地加工	标准
八爪金龙 *	百两金 *Ardisia crispa*(Thunb.)A. DC. 红凉伞 *Ardisia crenata* Sims var. *bicolor*(Walker) C. Y. Wu et C. Chen	根及根茎	秋、冬二季采挖,除去泥沙,晒干	贵州第一册 2019

【中药标准】

名称	植物来源	药用部位	产地加工	标准
朱砂根	朱砂根 *Ardisia crenata* Sims 红凉伞 *Ardisia crenata* Sims var. *bicolor*(Walker) C. Y. Wu et C. Chen	根	秋、冬二季采挖,洗净,干燥	安徽炮规 2019

附注:* 同为中药标准收载品种。

977 五爪金龙

【来源】旋花科植物五爪金龙,葡萄科植物毛狭叶崖爬藤。

【学名】

《中国植物志》	《中国药用植物志》
五爪金龙 *Ipomoea cairica*(L.)Sweet	五爪金龙 *Ipomoea cairica*(L.)Sweet
毛狭叶崖爬藤 *Tetrastigma serrulatum* var. *puberulum*(W. T. Wang et Z. Y. Cao)C. L. Li	毛狭叶崖爬藤 *Tetrastigma serrulatum* var. *puberulum*(W. T. Wang & Z. Y. Cao)C. L. Li(《中国生物物种名录》)

【民族药标准】

名称	植物来源	药用部位	产地加工	标准
五爪金龙/巴虾笼	五爪金龙 *Ipomoea cairica*(L.)Sw.	地上部分	全年均可采收,除去杂质,干燥	广西瑶药第二卷 2022
五爪金龙/窝达赊鲁	毛狭叶崖爬藤 *Tetrastigma serrulatum*(Roxb.)Planch. var. *puberulum* C. L. Li	全株	全年可采,干燥	云南彝药 2005

978 白花灯笼

【来源】马鞭草科植物白花灯笼。

【学名】

《中国植物志》	《中国高等植物》
白花灯笼 *Clerodendrum fortunatum* L.	白花灯笼 *Clerodendrum fortunatum* Linn.

【民族药标准】

名称	植物来源	药用部位	产地加工	标准
白花灯笼/噶歹当	白花灯笼 *Clerodendrum fortunatum* L.	地上部分	夏、秋季采收,洗净,干燥或切段,干燥	广西瑶药第二卷 2022

【中药标准】

名称	植物来源	药用部位	产地加工	标准
白花灯笼	白花灯笼 *Clerodendrum fortunatum* L.	根或全株	全年可采收,割取地上部分、晒干;或以根入药,洗净,切段,晒干	广东第二册 2011

979 瓜蒌

【来源】葫芦科植物栝楼、双边栝楼(中华栝楼)。

【学名】

《中国植物志》	《中国高等植物》
栝楼 *Trichosanthes kirilowii* Maxim.	栝楼 *Trichosanthes kirilowii* Maxim.
中华栝楼 *Trichosanthes rosthornii* Harms	中华栝楼 *Trichosanthes rosthornii* Harms

【民族药标准】

名称	植物来源	药用部位	产地加工	标准
瓜蒌/冷蛮仿	栝楼 *Trichosanthes kirilowii* Maxim. 双边栝楼 *Trichosanthes rosthornii* Harms	果实	秋季果实成熟时,连果梗剪下,置通风处阴干	广西壮药第二卷 2011

【中药标准】

名称	植物来源	药用部位	产地加工	标准
瓜蒌	栝楼 *Trichosanthes kirilowii* Maxim. 双边栝楼 *Trichosanthes rosthornii* Harms	果实	秋季果实成熟时,连果梗剪下,置通风处阴干	药典 2020

980 重楼

【来源】百合科植物云南重楼(滇重楼)、七叶一枝花(华重楼)。

【学名】

《中国植物志》	《中国高等植物》
滇重楼 *Paris polyphylla* var. *yunnanensis*(Franch.) Hand. -Mzt.	滇重楼 *Paris polyphylla* var. *yunnanensis*(Franch.) Hand. -Mazz.
华重楼 *Paris polyphylla* var *chinensis*(Franch.) Hara	华重楼 *Paris polyphylla* var *chinensis*(Franch.) Hara

【民族药标准】

名称	植物来源	药用部位	产地加工	标准
重楼/七仔莲/舍这林	云南重楼 *Paris polyphylla* Smith var. *yunnanensis*(Franch.) Hand. -Mazz. 华重楼(七叶一枝花)*Paris polyphylla* Smith var. *chinensis*(Franch.) Hara	根茎	秋季采挖,除去须根,洗净,晒干	广西瑶药第一卷 2014
重楼/棵重楼	云南重楼 *Paris polyphylla* Smith var. *yunnanensis*(Franch.) Hand. -Mazz. 七叶一枝花 *Paris polyphylla* Smith var. *chinensis*(Franch.) Hara	根茎	秋季采挖,除去须根,洗净,晒干	广西壮药第二卷 2011

【中药标准】

名称	植物来源	药用部位	产地加工	标准
重楼	云南重楼 *Paris polyphylla* Smith var. *yunnanensis*(Franch.) Hand. -Mazz. 七叶一枝花 *Paris polyphylla* Smith var. *chinensis*(Franch.) Hara	根茎	秋季采挖,除去须根,洗净,晒干	药典 2020

981 黑籽重楼

【来源】百合科植物黑籽重楼。

【学名】

《中国植物志》	《中国高等植物》
黑籽重楼 *Paris thibetica* Franchet	黑籽重楼 *Paris thibetica* Franch.

【民族药标准】

名称	植物来源	药用部位	产地加工	标准
黑籽重楼	黑籽重楼 *Paris thibetica* Franch.	根茎	秋季采挖,除去杂质、须根,晒干	四川藏药 2014

982　球药隔重楼

【来源】百合科植物球药隔重楼。

【学名】

《中国植物志》	《中国高等植物》
球药隔重楼 *Paris fargesii* Franch.	球药隔重楼 *Paris fargesii* Franch.

【民族药标准】

名称	植物来源	药用部位	产地加工	标准
球药隔重楼	球药隔重楼 *Paris fargesii* Franch.	根茎	秋季采挖,除去泥土及须根,洗净,晒干	四川藏药 2014

983　九层楼

【来源】马鞭草科植物兰香草。

【学名】

《中国植物志》	《中国高等植物》
兰香草 *Caryopteris incana*(Thunb. ex Houtt.) Miq.	兰香草 *Caryopteris incana*(Thunb. ex Houtt.) Miq.

【民族药标准】

名称	植物来源	药用部位	产地加工	标准
九层楼/山薄荷/紧诺茶	兰香草 *Caryopteris incana*(Thunb.) Miq.	全株	夏、秋季采收,去除杂质,阴干	广西瑶药第二卷 2022

【中药标准】

名称	植物来源	药用部位	产地加工	标准
兰香草	兰香草 *Caryopteris incana*(Thunb.) Miq.	全草	夏、秋二季采收,除去杂质,干燥	安徽 2022
兰香草	兰香草 *Caryopteris incana*(Thunb. ex Houtt.) Miq.	全草	夏、秋两季采收,除去杂质,阴干	江苏 2016
白香草	兰香草 *Caryopteris incana*(Thunb.) Miq.	全草	夏、秋二季采收,除去杂质,阴干	江西 2014
独角球	兰香草 *Caryopteris incana*(Thunb.) Miq.	全草	夏、秋二季采收,阴干,或切段、阴干	广东第二册 2011
独脚球	兰香草 *Caryopteris incana*(Thunb.) Miq.	全草或根	—	部颁 14 册附
兰香草	兰香草 *Caryopteris incana*(Thunb.) Miq.	全草	—	上海 1994 附

984　大芦

【来源】禾本科植物卡开芦。

【学名】

《中国植物志》	《中国高等植物》
卡开芦 *Phragmites karka*(Retz.) Trin.	卡开芦 *Phragmites karka*(Retz.) Trin. ex Steud.

【民族药标准】

名称	植物来源	药用部位	产地加工	标准
大芦/棵呙洪	卡开芦 *Phragmites karka*(Retz.) Trin.	根状茎	全年均可采收,洗净,干燥	广西壮药第三卷 2018

【中药标准】

名称	植物来源	药用部位	产地加工	标准
大芦	卡开芦 *Phragmites karka*(Retz.) Trin.	根状茎	全年均可采挖,洗净,晒干	广西 1990
大芦	大芦 *Phragmites karka*(Retz.) Trin.	全草	—	部颁 8 册附

985　葫芦

【来源】葫芦科植物瓢葫芦(瓠瓜)、葫芦。

【学名】

《中国植物志》	《中国高等植物》
瓠瓜 *Lagenaria siceraria*(Molina) Standl. var. *depressa*(Ser.) Hara	瓠瓜 *Lagenaria siceraria* var. *depressa*(Ser.) Hara
葫芦 *Lagenaria siceraria*(Molina) Standl.	葫芦 *Lagenaria siceraria*(Molina) Standl.

【民族药标准】

名称	植物来源	药用部位	产地加工	标准
葫芦/嘎贝	瓢葫芦 Lagenaria siceraria (Molina) Standl. var. depressa (Ser.) Hara	果皮	秋季采收成熟果实,除去瓤子,晒干	六省藏标
葫芦/嘎贝	葫芦 Lagenaria siceraria (Molina) Standl.	成熟果实	—	西藏藏药炮规2022

【中药标准】

名称	植物来源	药用部位	产地加工	标准
葫芦	瓢葫芦 Lagenaria siceraria (Molina) Standl. var. depressa (Ser.) Hara	果皮	秋季采收成熟果实,除去果瓤及种子,晒干	药典1977
抽葫芦	瓢葫芦 Lagenaria siceraria (Molina) Standl. var. depressa (Ser.) Hara	近成熟果皮	秋季果实近成熟时采摘,除去果瓤及种子,晒干	河北2018
葫芦	瓢葫芦 Lagenaria siceraria (Molina) Standl. var. depressa (Ser.) Hara	果皮	秋季果实成熟时采收,除去果瓤及种子,晒干	河北2018
葫芦瓢	葫芦 Lagenaria siceraria (Molina) Standl.	果皮	秋末冬初采收老熟果实,切开,除去瓤心种子,晒干	湖北2018
葫芦壳	葫芦 Lagenaria siceraria (Molina) Standl. 瓠瓜(变种) Lagenaria siceraria (Molina) Standl. var. depressa (Ser.) Hara	果皮	秋季采收成熟果实,干燥,敲碎,除去种子	浙江第一册2017
葫芦瓢	葫芦 Lagenaria siceraria (Molina) Standl.	果皮	秋季采摘成熟果实,除去果瓤及种子,晒干;或收取旧果皮,洗净,干燥	江苏2016
葫芦瓢	葫芦 Lagenaria siceraria (Molina) Standley 及栽培变种	果皮	秋季采摘成熟果实,除去果瓤及种子,晒干	湖南2009
葫芦/抽葫芦	瓠瓜 Lagenaria siceraria (Molina) Standl. var. depressa (Ser.) Hara	果皮	秋季采收成熟果实,除去果瓤及种子,晒干	山东2002
抽葫芦	瓢葫芦 Lagenaria siceraria (Molina) Standl. var. depressa (Ser.) Hara 小葫芦 Lagenaria siceraria (Molina) Standl. var. microcarpa (Naud.) Hara	近成熟果实的果皮	秋季采摘,除去果瓤及种子,晒干	北京1998
葫芦壳	瓠瓜 Lagenaria siceraria (Molina) Standl. var. depressa (Ser.) Hara	果皮	秋季采收成熟果实,除去果瓤及种子,晒干	上海1994
陈葫芦瓢	葫芦 Lagenaria siceraria (Molina) Standl. 瓠瓜 Lagenaria siceraria (Molina) Standl. var. depressa (Ser.) Hara 小葫芦 Lagenaria siceraria (Molina) Standl. var. microcarpa (Naud.) Hara	果实或果壳	葫芦、瓠瓜秋末冬初采收老熟果实,切开,除去瓤心种子,打碎,晒干*	安徽炮规2019
抽葫芦	葫芦 Lagenaria siceraria (Molina) Standl. var. depressa (Ser.) Hara	果皮	秋末采收成熟或近成熟果实,晒干	天津炮规2018

附注:*小葫芦秋季采摘外壳呈黄色的老熟果实,用瓷片刮去外层薄皮后晒干。

986 金线吊葫芦

【来源】葡萄科植物三叶崖爬藤。

【学名】

《中国植物志》	《中国高等植物》
三叶崖爬藤 Tetrastigma hemsleyanum Diels et Gilg	三叶崖爬藤 Tetrastigma hemsleyanum Diels et Gilg

【民族药标准】

名称	植物来源	药用部位	产地加工	标准
金线吊葫芦/三叶青/紧信丢哈楼	三叶崖爬藤 Tetrastigma hemsleyanum Diels et Gilg	块根	秋季采收,洗净,干燥	广西瑶药第二卷2022
三叶青*	三叶崖爬藤 Tetrastigma hemsleyanum Diels et Gilg	块根	—	湖南炮规2021

【中药标准】

名称	植物来源	药用部位	产地加工	标准
三叶青	三叶崖爬藤 Tetrastigma hemsleyanum Diels et Gilg	块根#	全年均可采挖。鲜用者,除去泥土、须根等杂质;干用者,洗净,干燥	浙江第一册2017

附注:*【民族药名】阿尔(土家),破石珠(瑶);#新鲜或干燥块根。

987 藜芦

【来源】百合科植物藜芦、黑紫藜芦（牯岭藜芦）、蒙自藜芦、狭叶藜芦。

【学名】

《中国植物志》	《中国高等植物》
藜芦 *Veratrum nigrum* L.	藜芦 *Veratrum nigrum* Linn.
牯岭藜芦 *Veratrum schindleri*（Baker）Loes. f.	牯岭藜芦 *Veratrum schindleri* Loes. f.
蒙自藜芦 *Veratrum mengtzeanum* Loes. f.	蒙自藜芦 *Veratrum mengtzeanum* Loes. f.
狭叶藜芦 *Veratrum stenophyllum* Diels	狭叶藜芦 *Veratrum stenophyllum* Diels

【民族药标准】

名称	植物来源	药用部位	产地加工	标准
藜芦/阿格西日嘎	藜芦 *Veratrum nigrum* L.	根及根茎	秋季茎叶枯萎时采挖，洗净，晾干	蒙药 2021
藜芦#	藜芦 *Veratrum nigrum* L. 黑紫藜芦 *Veratrum japonicum*（Baker）Loes. f. 蒙自藜芦 *Veratrum mengtzeanum* Loes. f. 狭叶藜芦 *Veratrum stenophyllum* Diels	根或根茎	秋季采挖，洗净，干燥	贵州第二册 2019
黑紫藜芦/棵闷额	黑紫藜芦 *Veratrum japonicum*（Baker）Loes. f.	带鳞茎或鳞茎盘的根	秋季或夏季开花前采挖，除去杂质，洗净，干燥	广西壮药第三卷 2018

【中药标准】

名称	植物来源	药用部位	产地加工	标准
藜芦	藜芦 *Veratrum nigrum* L.	根及根茎	春季采挖，除去苗叶，泥沙，晒干	山东 2022
藜芦	藜芦 *Veratrum nigrum* L.	根及根茎	5—6 月未抽花茎时采挖，除去地上部分，洗净，晒干或用开水浸烫后晒干	辽宁第二册 2019
藜芦	藜芦 *Veratrum nigrum* L.	根及根茎	春季采挖，除去苗叶，泥沙，晒干	宁夏 2018
藜芦	藜芦 *Veratrum nigrum* L. 毛叶藜芦 *Veratrum grandiflorum*（Maxim.）Loes. f.	根及根茎	初夏花未开时采挖，除去苗叶，泥沙，洗净，干燥	湖北 2018
藜芦	藜芦 *Veratrum nigrum* L. 黑紫藜芦 *Veratrum japonicum*（Baker）Loes. f. 牯岭藜芦 *Veratrum schindleri* Loes. f.	带鳞茎或鳞茎盘的根	秋季或夏季开花前采挖，除去杂质，洗净，干燥	江西 2014
藜芦	藜芦 *Veratrum nigrum* Linnaeus	根及根茎	春季采挖，除去苗叶，泥沙，晒干	湖南 2009
披麻草	蒙自藜芦 *Veratrum mengtzeanum* Loes. f.	根	秋、冬两季采挖，除去根茎及泥沙，干燥	福建 2006
藜芦	藜芦 *Veratrum nigrum* L. 毛叶藜芦 *Veratrum puberulum* Loes. f.	根及根茎	秋季采挖，除去泥沙及杂质，干燥	四川 2010
披麻草	蒙自藜芦 *Veratrum mengtzeanum* Loes. f. 狭叶藜芦 *Veratrum stenophyllum* Diels 毛叶藜芦 *Veratrum grandiflorum*（Maxim）Loes. f. 大理藜芦 *Veratrum taliense* Loes. f.	根及根茎	秋冬季采挖，除去杂质，晒干	云南 1996
藜芦	藜芦 *Veratrum nigrum* L.	根及根茎	春夏间未抽花茎时采挖，除去泥土及苗叶，晒干*	山西 1987
藜芦	藜芦 *Veratrum nigrum* L.	根及根茎	夏花未开时采挖，除去杂质，洗净，晒干	北京炮规 2023
藜芦	藜芦 *Veratrum nigrum* L. 牯岭藜芦 *Veratrum schindleri* Loes. f. 毛穗藜芦 *Veratrum maackii* Regel 兴安藜芦 *Veratrum dahuricum*（Turcz.）Loes. f. 毛叶藜芦 *Veratrum grandiflorum*（Maxim.）Loes. f.	根及根茎	5—6 月，花未抽茎时采挖，除去地上部分，洗净，干燥；或用开水烫后干燥	安徽炮规 2019
藜芦	藜芦 *Veratrum nigrum* L.	全草	5—6 月未抽花茎前采收，除去杂质，晒干	天津炮规 2018
藜芦	藜芦 *Veratrum nigrum* L.	根茎及根	—	重庆炮规 2006
藜芦	藜芦 *Veratrum nigrum* L.	根	—	部颁 14 册附
披麻草	狭叶藜芦 *Veratrum stenophyllum* Diels 大理藜芦 *Veratrum taliense* Loes. f.	根茎	—	部颁 17 册附
黑紫藜芦	黑紫藜芦 *Veratrum japonicum*（Baker）Loes. f.	根和根茎	—	部颁 17 册附

附注：*自根以上 5~10 cm 处切断；#同为中药标准收载品种。

988 黑紫藜芦

【来源】百合科植物黑紫藜芦(牯岭藜芦)。

【学名】

《中国植物志》	《中国高等植物》
牯岭藜芦 Veratrum schindleri (Baker) Loes. f.	牯岭藜芦 Veratrum schindleri Loes. f.

【民族药标准】

名称	植物来源	药用部位	产地加工	标准
黑紫藜芦/棵呙额	黑紫藜芦 Veratrum japonicum (Baker) Loes. f.	带鳞茎或鳞茎盘的根	秋季或夏季开花前采挖,除去杂质,洗净,干燥	广西壮药第三卷 2018
藜芦*	藜芦 Veratrum nigrum L. 黑紫藜芦 Veratrum japonicum (Baker) Loes. f. 蒙自藜芦 Veratrum mengtzeanum Loes. f. 狭叶藜芦 Veratrum stenophyllum Diels	根或根茎	秋季采挖,洗净,干燥	贵州第二册 2019

【中药标准】

名称	植物来源	药用部位	产地加工	标准
藜芦	藜芦 Veratrum nigrum L. 黑紫藜芦 Veratrum japonicum (Baker) Loes. f. 牯岭藜芦 Veratrum schindleri Loes. f.	带鳞茎或鳞茎盘的根	秋季或夏季开花前采挖,除去杂质,洗净,干燥	江西 2014
黑紫藜芦	黑紫藜芦 Veratrum japonicum (Baker) Loes. f.	根和根茎	—	部颁 17 册附

附注:*同为中药标准收载品种。

989 女金芦

【来源】水龙骨科植物紫柄假瘤蕨。

【学名】

《中国植物志》	《中国高等植物》
紫柄假瘤蕨 Selliguea crenatopinnata (C. B. Clarke) S. G. Lu	紫柄假瘤蕨 Phymatopteris crenatopinnata (C. B. Clarke) Pic. Serm.

【民族药标准】

名称	植物来源	药用部位	产地加工	标准
女金芦/乃奢德	紫柄假瘤蕨 Phymatopteris crenatopinnata (Clarke) Pic. Serm.	全草	全年可采,洗净,干燥	云南彝药Ⅲ 2005

990 商陆

【来源】商陆科植物商陆、垂序商陆。

【学名】

《中国植物志》	《中国高等植物》
商陆 Phytolacca acinosa Roxb. 垂序商陆 Phytolacca americana L.	商陆 Phytolacca acinosa Roxb. 垂序商陆 Phytolacca americana Linn.

【民族药标准】

名称	植物来源	药用部位	产地加工	标准
商陆/沙日-额莫	商陆 Phytolacca acinosa Roxb. 垂序商陆 Phytolacca americana L.	根	秋季至次春采挖,除去须根和泥沙,切成块或片,晒干或阴干	蒙药 2021
商陆/冷朋岜	商陆 Phytolacca acinosa Roxb. 垂序商陆 Phytolacca americana Linn.	根	秋季至次春采挖,除去须根和泥沙,切成块或片,晒干或阴干	广西壮药第二卷 2011

【中药标准】

名称	植物来源	药用部位	产地加工	标准
商陆	商陆 Phytolacca acinosa Roxb. 垂序商陆 Phytolacca americana L.	根	秋季至次春采挖,除去须根和泥沙,切成块或片,晒干或阴干	药典 2020

991 松萝

【来源】松萝科植物松萝（环裂松萝）、环裂丝萝（环裂松萝）。

【学名】

《中国地衣植物图鉴》	《中外药用孢子植物资源志要》
环裂松萝 *Usnea diffracta* Vain.	环裂松萝 *Usnea diffracta* Vain.

【民族药标准】

名称	植物来源	药用部位	产地加工	标准
松萝	松萝 *Usnea diffracta* Vain.	全草	夏、秋二季采集，晒干	部颁维药
松萝	松萝 *Usnea diffracta* Vain.	叶状体	常于夏、秋采集，晒干	维药 1993
松萝	环裂丝萝 *Dolichousnea difracta*（Vain.）Articus	地衣体	夏、秋二季采集，晒干	新疆炮规 2020

【中药标准】

名称	植物来源	药用部位	产地加工	标准
松萝	松萝 *Usnea diffracta* Vain. 长松萝 *Usnea longissima* Ach.	叶状体	春、秋二季采收，除去杂质，洗净，晒干	湖北 2018
松萝/云雾草	长松萝 *Usnea longissima* Ach.	地衣体	春、秋二季采收，除去杂质，干燥	陕西 2015
老君须	环裂松萝 *Usnea diffracta* Vain.	地衣体	全年可采，干燥	湖南 2009
松萝	节松萝 *Usnea diffracta* Vain.	全株	全年可采，干燥	贵州 2003
老君须	节松萝 *Usnea diffracta* Vain.	全体	全年可采，干燥	山东 2002
松萝/老君须	松萝 *Usnea longissima* Ach. 环裂松萝 *Usnea diffracta* Vain.	地衣体	春、秋季采收，除去杂质，干燥	上海 1994
松萝	节松萝 *Usnea diffracta* Vain.	地衣体（叶状体）	全年均可采收，除去杂质，晒干	吉林 1977
松萝	长松萝 *Usnea longissima* Ach. 环裂松萝 *Usnea diffracta* Vain.	丝状体	—	山东炮规 2022
松萝	环裂松萝 *Usnea diffracta* Vain. 长松萝 *Usnea longissima* Ach.	地衣体	全年可采收，除去杂质，干燥	安徽炮规 2019
松萝	节松萝 *Usnea diffracta* Vain. 长松萝 *Usnea longissima* Ach.	地衣体	全年采收，除去杂质，干燥	天津炮规 2018
松萝	环裂松萝 *Usnea diffracta* Vain. 长松萝 *Usnea longissima* Ach.	地衣体	—	重庆炮规 2006

992 长松萝

【来源】松萝科植物长松萝及同属多种植物。

【学名】

《中国药用植物》	《中国地衣植物图鉴》
长松萝 *Usnea longissima* Ach.	长松萝 *Usnea longissima* Ach.

【民族药标准】

名称	植物来源	药用部位	产地加工	标准
长松萝/塞贵门巴	长松萝 *Usnea longissima* Ach. 及同属多种植物	地衣体	夏、秋二季采集，除去杂质，晾干	西藏藏药第二册 2012
蒙松萝	长松萝 *Usnea longissima* Ach. 节松萝 *Usnea diffracta* Vain.	全草	—	蒙药炮规 2020

【中药标准】

名称	植物来源	药用部位	产地加工	标准
松萝	松萝 *Usnea diffracta* Vain. 长松萝 *Usnea longissima* Ach.	叶状体	春、秋二季采收，除去杂质，洗净，晒干	湖北 2018
松萝/云雾草	长松萝 *Usnea longissima* Ach.	地衣体	春、秋二季采收，除去杂质，干燥	陕西 2015
长松萝	长松萝 *Usnea longissima* Ach.	地衣体	全年采收，除去杂质，干燥	四川 2010
松萝/老君须	松萝 *Usnea longissima* Ach. 环裂松萝 *Usnea diffracta* Vain.	地衣体	春、秋季采收，除去杂质，干燥	上海 1994
松萝	环裂松萝 *Usnea diffracta* Vain. 长松萝 *Usnea longissima* Ach.	地衣体	全年可采收，除去杂质，干燥	安徽炮规 2019
松萝	节松萝 *Usnea diffracta* Vain. 长松萝 *Usnea longissima* Ach.	地衣体	全年采收，除去杂质，干燥	天津炮规 2018

名称	植物来源	药用部位	产地加工	标准
松萝	环裂松萝 Usnea diffracta Vain. 长松萝 Usnea longissima Ach.	地衣体	—	重庆炮规 2006

993 蒙松萝

【来源】松萝科植物长松萝、节松萝（环裂松萝）。

【学名】

《中国药用植物志》	《中国地衣植物图鉴》
长松萝 Usnea longissima Ach.	长松萝 Usnea longissima Ach.
环裂松萝 Usnea diffracta Vain.（《中外药用孢子植物资源志要》）	环裂松萝 Usnea diffracta Vain.

【民族药标准】

名称	植物来源	药用部位	产地加工	标准
蒙松萝/ 阿拉坦—乌塔斯—额布斯	长松萝 Usnea longissima Ach. 节松萝 Usnea diffracta Vain.	全草	春、秋季采收，阴干	蒙药 2021

994 尼阿洛

【来源】蓼科植物叉枝蓼。

【学名】

《中国植物志》	《中国生物物种名录》
叉枝蓼 Koenigia tortuosa（D. Don）T. M. Schust. & Reveal	叉枝蓼 Koenigia tortuosa（D. Don）T. M. Schust. & Reveal

【民族药标准】

名称	植物来源	药用部位	产地加工	标准
尼阿洛	叉枝蓼 Polygonum tortuosum D. Don	根	—	四川藏药制剂附
逆落	叉分蓼 Polygonum divaricatum L. 叉枝蓼 Polygonum tortuosum D. Don	根	秋季采挖，洗净，切片，晾干	西藏藏药第一册 2012

995 逆落

【来源】蓼科植物叉分蓼、叉枝蓼。

【学名】

《中国植物志》	《中国药用植物志》
叉分蓼 Koenigia divaricata（L.）T. M. Schust. & Reveal.	叉分蓼 Polygonum divaricatum L.
叉枝蓼 Koenigia tortuosa（D. Don）T. M. Schust. & Reveal	叉枝蓼 Koenigia tortuosa（D. Don）T. M. Schust. & Reveal（《中国生物物种名录》）

【民族药标准】

名称	植物来源	药用部位	产地加工	标准
逆落	叉分蓼 Polygonum divaricatum L. 叉枝蓼 Polygonum tortuosum D. Don	根	秋季采挖，洗净，切片，晾干	西藏藏药第一册 2012
叉分蓼	叉分蓼 Polygonum divaricatum L.	根	秋季采挖，除去杂质，洗净，晒干	四川藏药 2014
叉分蓼/尼阿洛	叉分蓼 Polygonum divaricatum L.	根	9—10 月采花挖根部。洗净，切片，晒干	西藏局颁 2004 *

【中药标准】

名称	植物来源	药用部位	产地加工	标准
酸不溜根	叉分蓼 Polygonum divaricatum L.	根	秋季采挖，除去泥土及残留根状茎,晒干或烘干	吉林第二册 2019

附注：* 西藏局颁 XZ－BC－00015－2004。

996 豆瓣绿

【来源】胡椒科植物豆瓣绿。

【学名】

《中国植物志》	《中国高等植物》
豆瓣绿 Peperomia tetraphylla（Forst. f.）Hooker et Arnott	豆瓣绿 Peperomia tetraphylla（Forst. f.）Hook. et Arn.

【民族药标准】

名称	植物来源	药用部位	产地加工	标准
豆瓣绿/果久鲁	豆瓣绿 *Peperomia tetraphylla* (Forst. f.) Hook. et Arn.	全草	秋、冬二季采收,除去杂质,洗净,干燥	四川 2022

997 艾麻

【来源】荨麻科植物艾麻。

【学名】

《中国植物志》	《中国高等植物》
艾麻 *Laportea cuspidata* (Wedd.) Friis	艾麻 *Laportea cuspidata* (Wedd.) Friis

【民族药标准】

名称	植物来源	药用部位	产地加工	标准
艾麻	艾麻 *Laportea cuspidata* (Wedd.) Friis	全草	夏、秋二季采收,洗净,干燥	四川 2022

998 荨麻

【来源】荨麻科植物宽叶荨麻、裂叶荨麻(荨麻)、异株荨麻、西藏荨麻(异株荨麻)、麻叶荨麻。

【学名】

《中国植物志》	《中国高等植物》
宽叶荨麻 *Urtica laetevirens* Maxim.	宽叶荨麻 *Urtica laetevirens* Maxim.
荨麻 *Urtica fissa* E. Pritz.	荨麻 *Urtica fissa* E. Pritz.
异株荨麻 *Urtica dioica* L.	西藏荨麻 *Urtica tibetica* W. T. Wang
麻叶荨麻 *Urtica cannabina* L.	麻叶荨麻 *Urtica cannabina* Linn.

【民族药标准】

名称	植物来源	药用部位	产地加工	标准
荨麻/沙针木	宽叶荨麻 *Urtica laetevirens* Maxim. 裂叶荨麻 *Urtica fissa* Pritz.	地上部分	秋季采收,去根,洗净,晾干水汽,切段,用木棒敲打,微出香气,阴干	六省藏标
荨麻/萨真	宽叶荨麻 *Urtica laetevirens* Maxim. 裂叶荨麻 *Urtica fissa* Pritz.	地上部分	秋季采收,去根,洗净,晾干水汽,切段,用木棒敲打,微出香气,阴干	部颁藏药
荨麻/洒布	西藏荨麻 *Urtica tibetica* W. T. Wang 宽叶荨麻 *Urtica laetevirens* Maxim.	地上部分	春季采收,去根洗净,晾干	西藏藏药第二册 2012
荨麻	麻叶荨麻 *Urtica cannabina* L. 异株荨麻 *Urtica dioica* L.	地上部分	夏、秋季枝叶茂盛时采收,除去杂质,阴干	维药第一册 2010
荨麻/萨真	宽叶荨麻 *Urtica laetevirens* Maxim. 裂叶荨麻 *Urtica fissa* Pritz.	地上部分	秋季采收,去根,洗净,晾干水汽	青海藏药炮规 2010
荨麻	麻叶荨麻 *Urtica cannabina* L.	全草	—	部颁维药附
蒙荨麻/哈辣盖	麻叶荨麻 *Urtica cannabina* L.	地上部分	夏、秋季采割地上部分,晒干	蒙药 2021
宽叶荨麻/萨真木	宽叶荨麻 *Urtica laetevirens* Maxim. 及同属多种植物	地上部分	秋季采收,去根,洗净,稍晾,切段,用木棒敲打,微出香气,阴干	青海藏药 1992

999 升麻

【来源】毛茛科植物大三叶升麻、兴安升麻、升麻。

【学名】

《中国植物志》	《中国高等植物》
大三叶升麻 *Actaea heracleifolia* (Kom.) J. Compton	大三叶升麻 *Cimicifuga heracleifolia* Kom.
兴安升麻 *Actaea dahurica* Turcz. ex Fisch. et C. A. Mey.	兴安升麻 *Cimicifuga dahurica* (Turcz.) Maxim.
升麻 *Actaea cimicifuga* L.	升麻 *Cimicifuga foetida* Linn. var. *mairei* (Lévl.) W. T. Wang et Zh.

【民族药标准】

名称	植物来源	药用部位	产地加工	标准
升麻	大三叶升麻 *Cimicifuga heracleifolia* Kom. 兴安升麻 *Cimicifuga dahurica* (Turcz.) Maxim. 升麻 *Cimicifuga foetida* L.	根茎	—	蒙药炮规 2020

【中药标准】

名称	植物来源	药用部位	产地加工	标准
升麻	大三叶升麻 *Cimicifuga heracleifolia* Kom. 兴安升麻 *Cimicifuga dahurica*(Turcz.)Maxim. 升麻 *Cimicifuga foetida* L.	根茎	秋季采挖,除去泥沙,晒至须根干时,燎去或除去须根,晒干	药典 2020

1000 红升麻

【来源】虎耳草科植物落新妇、大落新妇。

【学名】

《中国植物志》	《中国高等植物》
落新妇 *Astilbe chinensis*(Maxim.)Franch. et Savat.	落新妇 *Astilbe chinensis*(Maxim.)Franch. et Savat.
大落新妇 *Astilbe grandis* Stapf ex Wils.	大落新妇 *Astilbe grandis* Stapf ex Wils.

【民族药标准】

名称	植物来源	药用部位	产地加工	标准
红升麻/落新妇#	落新妇 *Astilbe chinensis*(Maxim.)Franch. et Sav. 大落新妇 *Astilbe grandis* Stapf ex Wils.	根茎	夏、秋二季采挖,除去泥沙、须根及鳞毛等,干燥	贵州 2003
落新妇*	落新妇 *Astilbe chinensis*(Maxim.)Franch. et Savat. 大落新妇 *Astilbe grandis* Stapf ex Wils.	根茎	—	湖南炮规 2021

【中药标准】

名称	植物来源	药用部位	产地加工	标准
落新妇	落新妇 *Astilbe chinensis*(Maxim.)Franch. et Sav.	根茎	夏秋季采挖,除去须根、鳞片、绒毛,洗净,晒干	辽宁第二册 2019
落新妇	落新妇 *Astilbe chinensis*(Maxim.)Franch. et Sav.	根茎	夏、秋二两季采挖,除去泥土、须根、鳞片和绒毛,晒干	河北 2018
落新妇	落新妇 *Astilbe chinensis*(Maxim.)Franch. et Savat.	根茎	夏、秋二季采挖,除去泥土、须根、鳞片和绒毛,晒干	湖北 2018
落新妇	落新妇 *Astilbe chinensis*(Maxim.)Franch. et Sav. 大落新妇 *Astilbe grandis* Stapf ex Wils.	根茎	夏、秋二季采挖,除去泥沙、须根及鳞毛等,干燥	江西 2014
落新妇	落新妇 *Astilbe chinensis*(Maximowicz)Franchet & Savatier 大落新妇 *Astilbe grandis* Stapf ex E. H. Wilson	根茎	夏、秋两季采挖,除去泥沙、须根及鳞毛等,干燥	湖南 2009
红升麻	落新妇 *Astilbe chinensis*(Maxim.)Franch. et Sav. 大落新妇 *Astilbe grandis* Stapf ex Wils.	根茎	秋季采挖根茎,洗净,干燥	安徽炮规 2019

附注:*【民族药名】利泽苦(土家);#同为中药标准收载品种。

1001 火升麻

【来源】菊科植物华泽兰(多须公)。

【学名】

《中国植物志》	《中国高等植物》
多须公 *Eupatorium chinense* L.	多须公 *Eupatorium chinense* Linn.

【民族药标准】

名称	植物来源	药用部位	产地加工	标准
火升麻/恩乃诗	华泽兰 *Eupatorium chinense* Linn.	全草	夏、秋季采收,除去杂质,干燥	云南彝药 2005

【中药标准】

名称	植物来源	药用部位	产地加工	标准
华佩兰	华佩兰 *Eupatorium chinense* L.	全草	夏季采收,除去杂质,晒干	江西 2014

1002 天麻

【来源】兰科植物天麻。

【学名】

《中国植物志》	《中国高等植物》
天麻 *Gastrodia elata* Bl.	天麻 *Gastrodia elata* Bl.

【民族药标准】

名称	植物来源	药用部位	产地加工	标准
天麻 *	天麻 *Gastrodia elata* Bl.	块茎	—	湖南炮规 2021

【中药标准】

名称	植物来源	药用部位	产地加工	标准
天麻	天麻 *Gastrodia elata* Bl.	块茎	立冬后至次年清明前采挖,立即洗净,蒸透,敞开低温干燥	药典 2020

附注:*【民族药名】墨泽库(土家),洋芋务(苗),赤箭(瑶)。

1003　羊角天麻

【来源】槭树科植物羊角天麻。

【学名】

《中国植物志》	《中国高等植物》
羊角天麻 *Dobinea delavayi*(Baill.)Baill.	羊角天麻 *Dobinea delavayi*(Baill.)Baill.

【民族药标准】

名称	植物来源	药用部位	产地加工	标准
羊角天麻/苗笛哩	羊角天麻 *Dobinea delavayi*(Baill.)Baill.	根	春、冬二季采挖,洗净,干燥	云南彝药 2005

1004　紫麻

【来源】葡萄科植物异叶蛇葡萄、三裂蛇葡萄。

【学名】

《中国植物志》	《中国高等植物》
异叶蛇葡萄 *Ampelopsis glandulosa* var. *heterophylla*(Thunberg)Momiyama	异叶蛇葡萄 *Ampelopsis heterophylla*(Thunb.)Sieb. et Zucc.
三裂蛇葡萄 *Ampelopsis delavayana* Planch.	三裂蛇葡萄 *Ampelopsis delavayana* Planch.

【民族药标准】

名称	植物来源	药用部位	产地加工	标准
紫麻 *	异叶蛇葡萄 *Ampelopsis heterophylla* (Thunb.)Sieb. & Zucc. 三裂蛇葡萄 *Ampelopsis delavayana* Planch.	根	秋季采挖,除去杂质,洗净,切片或段,干燥	贵州第二册 2019
玉葡萄根/万初牛	三裂蛇葡萄 *Ampelopsis delavayana* (Franch.)Planch.	根	秋季采挖,除去杂质,干燥	云南彝药 2005

【中药标准】

名称	植物来源	药用部位	产地加工	标准
玉葡萄根	玉葡萄 *Ampelopsis delavayana*(Franch.) Planch.	根	秋季采挖,除去泥沙,晒干	药典 1977
玉葡萄根	玉葡萄 *Ampelopsis delavayana*(Franch.) Planch.	根	秋季采挖,除去泥土,晒干	云南 1996

附注:*同为中药标准收载品种。

1005　白芝麻

【来源】胡麻科植物脂麻(芝麻)、芝麻。

【学名】

《中国植物志》	《中国高等植物》
芝麻 *Sesamum indicum* L.	芝麻 *Sesamum indicum* Linn.

【民族药标准】

名称	植物来源	药用部位	产地加工	标准
白芝麻/查干—混吉德	脂麻 *Sesamum indicum* L.	白色种子	秋季果实成熟时采割植株,晒干,打下种子,除去杂质,再晒干	蒙药 2021
白芝麻/滴嘎	芝麻 *Sesamum indicum* L.	种子	8—9 月采集成熟果实,打下种子,除去杂质,晒干	西藏藏药第一册 2012

1006　黑芝麻

【来源】胡麻科植物脂麻(芝麻)、芝麻。

【学名】

《中国植物志》	《中国高等植物》
芝麻 *Sesamum indicum* L.	芝麻 *Sesamum indicum* Linn.

【民族药标准】

名称	植物来源	药用部位	产地加工	标准
黑芝麻/得勒纳	芝麻 *Sesamum indicum* L.	种子	秋季果实成熟时采收,除去杂质,晒干	六省藏标
黑芝麻/哈日—混吉德	脂麻 *Sesamum indicum* L.	黑色种子	秋季果实成熟时采割植株,晒干,打下种子,除去杂质,再晒干	蒙药2021
黑芝麻	脂麻 *Sesamum indicum* L.	种子	秋季果近熟时未开裂前,割取地上部分,待干后用棍打下种子,去掉杂质	维药1993
黑芝麻/卡拉昆株特	脂麻 *Sesamum indicum* L.	种子	秋季果实成熟时采割植株,晒干,打下种子,除去杂质,再晒干	新疆炮规2010

【中药标准】

名称	植物来源	药用部位	产地加工	标准
黑芝麻	脂麻 *Sesamum indicum* L.	种子	秋季果实成熟时采割植株,晒干,打下种子,除去杂质,再晒干	药典2020

1007　山芝麻

【来源】梧桐科植物山芝麻。

【学名】

《中国植物志》	《中国高等植物》
山芝麻 *Helicteres angustifolia* L.	山芝麻 *Helicteres angustifolia* Linn.

【民族药标准】

名称	植物来源	药用部位	产地加工	标准
山芝麻/野芝麻/嘻撒	山芝麻 *Helicteres angustifolia* L.	根或全株	夏、秋季采挖,除去泥沙,洗净,切段,干燥	广西瑶药第二卷2022
山芝麻/冷喇邑	山芝麻 *Helicteres angustifolia* L.	根或全株	夏、秋季采挖,除去泥沙,洗净,切段,干燥	广西壮药第一卷2008

【中药标准】

名称	植物来源	药用部位	产地加工	标准
山芝麻	山芝麻 *Helicteres angustifolia* L.	根	夏、秋二季采挖,除去须根,洗净,截段,晒干	药典1977
山芝麻	山芝麻 *Helicteres angustifolia* L.	根	全年均可采挖,除去杂质,洗净,干燥;或者洗净,趁鲜切段,干燥	广东第三册2018
山芝麻	山芝麻 *Helicteres angustifolia* L.	根	全年均可采挖,除去杂质,洗净,切段,晒干	海南第一册2011
山芝麻	山芝麻 *Helicteres angustifolia* Linnaeus	根或全株	全年均可采挖,除去杂质,洗净,切段,晒干	湖南2009
山芝麻	山芝麻 *Helicteres angustifolia* L.	带根或全株	6月前采挖,除去泥上及杂质,切段,晒干	河南1993
山芝麻	山芝麻 *Helicteres angustifolia* L.	根或全株	夏、秋季采挖,除去泥沙,洗净,切段,晒干	广西1990
山芝麻	山芝麻 *Helicteres angustifolia* L.	根或全草	—	部颁5册附
山芝麻	山芝麻 *Helicteres angustifolia* L.	根或全株	—	山东2002附

1008　红禾麻

【来源】荨麻科植物珠芽艾麻、大蝎子草。

【学名】

《中国植物志》	《中国高等植物》
珠芽艾麻 *Laportea bulbifera* (Sieb. et Zucc.) Wedd.	珠芽艾麻 *Laportea bulbifera* (Sieb. et Zucc.) Wedd.
大蝎子草 *Girardinia diversifolia* (Link) Friis	大蝎子草 *Girardinia diversifolia* (Link) Friis

【民族药标准】

名称	植物来源	药用部位	产地加工	标准
红禾麻/红活麻#	珠芽艾麻 *Laportea bulbifera*（Sieb. et Zucc.）Wedd. 大蝎子草 *Girardinia diversifolia*（Link）Friis	全草*	春、夏、秋三季采收，除去泥沙，趁鲜切段，鲜用或干燥	贵州第二册 2019
野绿麻/刺手风/拨播崩	珠芽艾麻 *Laportea bulbifera*（Sieb. et Zucc.）Wedd.	全草	全年均可采收，晒干	广西瑶药第一卷 2014

【中药标准】

名称	植物来源	药用部位	产地加工	标准
红活麻	珠芽艾麻 *Laportea bulbifera*（Sieb. et Zucc.）Wedd.	根及根茎	夏、秋二季采挖，除去地上茎基、须根及杂质，洗净，晒干	湖北 2018

附注：*新鲜或干燥全草；#同为中药标准收载品种。

1009　山黄麻

【来源】榆科植物山黄麻。

【学名】

《中国植物志》	《中国高等植物》
山黄麻 *Trema tomentosa*（Roxb.）Hara	山黄麻 *Trema tomentosa*（Roxb.）Hara

【民族药标准】

名称	植物来源	药用部位	产地加工	标准
山黄麻/棵耐邑	山黄麻 *Trema tomentosa*（Roxb.）Hara	全株	全年均可采收，洗净，切段，干燥	广西壮药第三卷 2018

1010　野绿麻

【来源】荨麻科植物珠芽艾麻。

【学名】

《中国植物志》	《中国高等植物》
珠芽艾麻 *Laportea bulbifera*（Sieb. et Zucc.）Wedd.	珠芽艾麻 *Laportea bulbifera*（Sieb. et Zucc.）Wedd.

【民族药标准】

名称	植物来源	药用部位	产地加工	标准
野绿麻/刺手风/拨播崩	珠芽艾麻 *Laportea bulbifera*（Sieb. et Zucc.）Wedd.	全草	全年均可采收，晒干	广西瑶药第一卷 2014
红禾麻/红活麻#	珠芽艾麻 *Laportea bulbifera*（Sieb. et Zucc.）Wedd. 大蝎子草 *Girardinia diversifolia*（Link）Friis	全草*	春、夏、秋三季采收，除去泥沙，趁鲜切段，鲜用或干燥	贵州第二册 2019

附注：*新鲜或干燥全草；#同为中药标准收载品种。

1011　欧绵马

【来源】鳞毛蕨科植物欧绵马（欧洲鳞毛蕨）、欧洲鳞毛蕨。

【学名】

《中国植物志》	《中国高等植物》
欧洲鳞毛蕨 *Dryopteris filix-mas*（L.）Schott	欧洲鳞毛蕨 *Dryopteris filix-mas*（Linn.）Schott

【民族药标准】

名称	植物来源	药用部位	产地加工	标准
欧绵马	欧绵马 *Dryopteris filix-mas*（L.）Schott	根茎及叶柄残基	秋季采挖，除去杂质，晒干	部颁维药
欧绵马	欧洲鳞毛蕨 *Dryopteris filix-mas*（L.）Schott	根茎及叶柄基部	秋季采挖，削去叶柄，须根，除去泥沙，干燥	新疆 1987
欧绵马	欧洲鳞毛蕨 *Dryopteris filix-mas*（L.）Schott	根茎及叶柄残基	秋季采挖，晒干	新疆炮规 2020

1012 榜玛

【来源】毛茛科植物美丽乌头。

【学名】

《中国植物志》	《中国高等植物》
美丽乌头 Aconitum pulchellum Hand.-Mazz.	美丽乌头 Aconitum pulchellum Hand.-Mazz.

【民族药标准】

名称	植物来源	药用部位	产地加工	标准
榜玛/美丽乌头	美丽乌头 Aconitum pulchellum Hand.-Mazz.	块根	8—9月采挖,洗净,晾干	西藏藏药第一册 2012

1013 旁玛

【来源】忍冬科植物越桔忍冬(越橘叶忍冬)、越桔叶忍冬、小叶忍冬。

【学名】

《中国植物志》	《中国高等植物》
越橘叶忍冬 Lonicera angustifolia var. myrtillus (J. D. Hooker & Thomson) Q. E. Yang	越桔叶忍冬 Lonicera myrtillus Hook. f. et Thoms.
小叶忍冬 Lonicera microphylla Willd. ex Roem. et Schult.	小叶忍冬 Lonicera microphylla Willd. ex Roem. et Schult.

【民族药标准】

名称	植物来源	药用部位	产地加工	标准
旁玛	越桔忍冬 Lonicera myrtillus Hook. f. et Thoms. 小叶忍冬 Lonicera microphylla Willd. ex Roem et Schult.	果实	秋季果实成熟时采果,晾干	西藏藏药第二册 2012

1014 渣玛

【来源】豆科植物云南锦鸡儿、二色锦鸡儿、川西锦鸡儿。

【学名】

《中国植物志》	《中国高等植物》
云南锦鸡儿 Caragana franchetiana Kom.	云南锦鸡儿 Caragana franchetiana Kom.
二色锦鸡儿 Caragana bicolor Kom.	二色锦鸡儿 Caragana bicolor Kom.
川西锦鸡儿 Caragana erinacea Kom.	川西锦鸡儿 Caragana erinacea Kom.

【民族药标准】

名称	植物来源	药用部位	产地加工	标准
渣玛	云南锦鸡儿 Caragana franchetiana Kom.	茎枝内皮	春季采集茎枝,去外皮,晾干	西藏藏药第二册 2012
渣玛	二色锦鸡儿 Caragana bicolor Kom. 川西锦鸡儿 Caragana erinacea Kom.	根	—	四川藏药制剂附
川西锦鸡儿/渣玛	川西锦鸡儿 Caragana erinacea Kom.	根	秋季采挖,除去须根和泥沙,去皮,洗净,干燥	四川 2022

1015 山苦荬

【来源】菊科植物山苦荬(中华苦荬菜)、中华小苦荬(中华苦荬菜)。

【学名】

《中国植物志》	《中国高等植物》
中华苦荬菜 Ixeris chinensis (Thunb.) Nakai	中华小苦荬 Ixeridium chinense (Thunb.) Tzvel.

【民族药标准】

名称	植物来源	药用部位	产地加工	标准
山苦荬/杂赤曼巴	山苦荬 Ixeris chinensis (Thunb.) Nakai	全草	花期采集,就近以流水洗去泥土,除去枯叶,阴干	部颁藏药
山苦荬/苏斯—额布斯	山苦荬 Ixeris chinensis (Thunb.) Nakai	全草	夏、秋二季花刚开时采收,除去杂质,晒干	蒙药 2021
山苦荬/杂赤	山苦荬 Ixeris chinensis (Thunb.) Nakai 及同属数种植物	全草	花期采集,就近以流水洗去泥土,除去枯叶,阴干	青海藏药 1992

名称	植物来源	药用部位	产地加工	标准
山苦荬/杂赤	山苦荬 Ixeridium gramineum（Fisch.）Tzvel.	全草	花期采集,就近以流水洗去泥土,除去枯叶,阴干	青海藏药炮规 2010
苦荬菜/匝赤	细叶苦荬 Ixeris gracilis DC. 山苦荬 Ixeris chinensis（Thunb.）Nakai	全草	于秋季采集全草,洗净,阴干	六省藏标
小苦荬/山苦荬/咪因端	中华小苦荬 Ixeris chinensis（Thunb.）Nakai.	全草	夏、秋季采收,除去泥沙,干燥	广西瑶药第二卷 2022

【中药标准】

名称	植物来源	药用部位	产地加工	标准
苦菜/北败酱草	苦菜 Ixers chinensis（Thunb.）Nakai	全草	春、夏之间采挖,除去泥土,晒干	山东 2022
菊败酱	苦菜 Ixeris chinensis（Thunb.）Nakai	全草	开花时采挖,晒干	辽宁第一册 2009
北败酱	变色苦菜 Ixeris vesicolor DC. 中华苦菜 Ixeris chinensis（Thunb.）Nakai	全草	5—6 月采收,除净杂质,晒干	吉林 1977
苦菜	苦菜 Ixeris chinensis（Thunb.）Nakai	全草	—	药典 2020 附

1016 水苦荬

【来源】玄参科植物北水苦荬。

【学名】

《中国植物志》	《中国高等植物》
北水苦荬 Veronica anagallis-aquatica Linnaeus	北水苦荬 Veronica anagallis-aquatica Linn.

【民族药标准】

名称	植物来源	药用部位	产地加工	标准
水苦荬/查干—楚麻孜	北水苦荬 Veronica anagallis-aquatica L.	地上部分	夏季花开时采收,除去根及杂质,晒干	部颁蒙药
水苦荬/查干—初麻孜	北水苦荬 Veronica anagallis-aquatica L.	地上部分	夏季花开时采收,除去根等杂质,晒干	蒙药 1986
水苦荬	北水苦荬 Veronica anagallis-aquatica L.	地上部分	—	蒙药炮规 2020

【中药标准】

名称	植物来源	药用部位	产地加工	标准
水苦荬	水苦荬 Veronica undulata Wall.	带虫瘿的地上部分	5—6 月采割带虫瘿的地上部分,除去杂质,晒干	上海 1994

1017 大麦

【来源】禾本科植物大麦。

【学名】

《中国植物志》	《中国高等植物》
大麦 Hordeum vulgare L.	大麦 Hordeum vulgare Linn.

【民族药标准】

名称	植物来源	药用部位	产地加工	标准
大麦	大麦 Hordeum vulgare L.	果实	夏季果实成熟时,割取地上部分,晒干,打下颖果,除去杂质	部颁维药
大麦	大麦 Hordeum vulgare L.	果实	夏季果实成熟时,割取地上部分,晒干,打下果实,除去杂质	维药 1993
大麦	大麦 Hordeum vulgare L.	果实	夏季果实成熟时,割取地上部分,晒干,打下果实,除去果壳	新疆炮规 2020

【中药标准】

名称	植物来源	药用部位	产地加工	标准
大麦	大麦 Hordeum vulgare L.	果实	—	药典 2020 附
大麦	大麦 Hordeum vulgare L.	成熟果实	—	山西 1987 附

1018 小麦

【来源】禾本科植物小麦（普通小麦）。

【学名】

《中国植物志》	《中国高等植物》
小麦 *Triticum aestivum* L.	普通小麦 *Triticum aestivum* Linn.

【民族药标准】

名称	植物来源	药用部位	产地加工	标准
小麦	小麦 *Triticum aestivum* L.	种子	—	部颁藏药附
小麦/卓	小麦 *Triticum aestivum* L.	种子	—	青海藏药 1992 附

【中药标准】

名称	植物来源	药用部位	产地加工	标准
小麦	小麦 *Triticum aestivum* L.	果实	夏季果实成熟时采收,选取颗粒饱满者,除去杂质,干燥	山东 2022
小麦	小麦 *Triticum aestivum* L.	果实	夏季果实成熟时采收,除去杂质,晒干	宁夏 2018
小麦	小麦 *Triticum aestivum* L.	颖果	夏、秋二季果实成熟时采收,除去杂质,晒干	湖北 2018
小麦	小麦 *Triticum aestivum* L.	果实	夏季果实成熟时采收,除去杂质,晒干	广东第二册 2011
小麦	小麦 *Triticum aestivum* Linnaeus	果实	夏季果实成熟时采收,除去杂质,干燥	湖南 2009
小麦	小麦 *Triticum aestivum* L.	成熟果实	—	药典 2020 附

1019 荞麦

【来源】蓼科植物荞麦。

【学名】

《中国植物志》	《中国高等植物》
荞麦 *Fagopyrum esculentum* Moench	荞麦 *Fagopyrum esculentum* Moench

【民族药标准】

名称	植物来源	药用部位	产地加工	标准
荞麦*	荞麦 *Fagopyrum esculentum* Moench	果实	秋季果实成熟时收割,打下果实,晒干	吉林局颁 2022#

【中药标准】

名称	植物来源	药用部位	产地加工	标准
荞麦	荞麦 *Fagopyrum esculentum* Moench	果实	霜降前后果实成熟时收割,打下果实,晒干	山东 2022
荞麦	荞麦 *Fagopyrum esculentum* Moench	果实	霜降前后果实成熟时收割,打下果实,晒干	河北 2018
荞麦	荞麦 *Fagopyrum esculentum* Moench	种子	秋季种子成熟时收割,打下种子,晒干	上海 1994
荞麦	荞麦 *Fagopyrum esculentum* Moench	果实	秋季采收,干燥	浙江炮规 2015
荞麦	荞麦 *Fagopyrum esculentum* Moench	种子	秋季霜降前后种子成熟时采收,除去杂质晒干	福建炮规 2012
荞麦	荞麦 *Fagopyrum esculentum* Moench	种子	—	部颁 9 册附

附注:*朝鲜族习用药材;#吉林局颁 DBY-22-JLYC-002-2022。

1020 金荞麦

【来源】蓼科植物金荞麦。

【学名】

《中国植物志》	《中国高等植物》
金荞麦 *Fagopyrum dibotrys*(D. Don)Hara	金荞麦 *Fagopyrum dibotrys*(D. Don)Hara

【民族药标准】

名称	植物来源	药用部位	产地加工	标准
金荞麦/野荞麦/嘻求灭	金荞麦 *Fagopyrum dibotrys*(D. Don) Hara	根茎	冬季采挖,除去茎和须根,洗净,晒干	广西瑶药第二卷 2022

【中药标准】

名称	植物来源	药用部位	产地加工	标准
金荞麦	金荞麦 *Fagopyrum dibotrys*（D. Don）Hara	根茎	冬季采挖,除去茎和须根,洗净,晒干	药典 2020

1021 瞿麦

【来源】石竹科植物瞿麦、石竹。

【学名】

《中国植物志》	《中国高等植物》
瞿麦 *Dianthus superbus* L.	瞿麦 *Dianthus superbus* Linn.
石竹 *Dianthus chinensis* L.	石竹 *Dianthus chinensis* Linn.

【民族药标准】

名称	植物来源	药用部位	产地加工	标准
瞿麦/高优—巴沙嘎	瞿麦 *Dianthus superbus* L. 石竹 *Dianthus chinensis* L.	地上部分	夏、秋季花果期采割,除去杂质,干燥	蒙药 2021

【中药标准】

名称	植物来源	药用部位	产地加工	标准
瞿麦	瞿麦 *Dianthus superbus* L. 石竹 *Dianthus chinensis* L.	地上部分	夏、秋二季花果期采割,除去杂质,干燥	药典 2020

1022 苏麦

【来源】姜科植物西藏大豆蔻（西藏豆蔻）。

【学名】

《中国植物志》	《中国高等植物》
西藏豆蔻 *Amomum tibeticum*（T. L. Wu & S. J. Chen）X. E. Ye, L. Bai & N. H. Xia	西藏大豆蔻 *Hornstedtia tibetica* T. L. Wu et Senjen

【民族药标准】

名称	植物来源	药用部位	产地加工	标准
苏麦	西藏大豆蔻 *Hornstedtia tibetica* T. L. Wu et S. J. Chen	成熟果实	—	四川藏药制剂附

1023 狗筋蔓

【来源】石竹科植物狗筋蔓。

【学名】

《中国植物志》	《中国高等植物》
狗筋蔓 *Silene baccifera*（Linnaeus）Roth	狗筋蔓 *Cucubalus baccifer* Linn.

【民族药标准】

名称	植物来源	药用部位	产地加工	标准
狗筋蔓*	狗筋蔓 *Cucubalus baccifer* L.	全草	秋季采挖,除去泥沙洗净,晒干	贵州第一册 2019

附注：* 同为中药标准收载品种。

1024 常春卫矛

【来源】卫矛科植物常春卫矛（扶芳藤）、爬行卫矛（扶芳藤）。

【学名】

《中国植物志》	《中国高等植物》
扶芳藤 *Euonymus fortunei*（Turcz.）Hand. -Mazz.	扶芳藤 *Euonymus fortunei*（Turcz.）Hand. -Mazz.

【民族药标准】

名称	植物来源	药用部位	产地加工	标准
常春卫矛/勾咬	常春卫矛 *Euonymus hederaceus* Champ. ex Benth.	地上部分	全年均可采收,干燥	广西壮药第三卷 2018
扶芳藤/爬洛没	爬行卫矛 *Euonymus fortunei*（Turcz.）Hand. Mazz. 冬青卫矛 *Euonymus japonicus* L. 无柄卫矛 *Euonymus subsessilis* Sprague	地上部分	全年均可采收,干燥	广西瑶药第二卷 2022

续表

名称	植物来源	药用部位	产地加工	标准
扶芳藤/勾咬	爬行卫矛 *Euonymus fortunei*（Turcz.）Hand. Mazz. 冬青卫矛 *Euonymus japonicus* L. 无柄卫矛 *Euonymus subsessilis* Sprague	地上部分	全年均可采收,干燥	广西壮药第一卷 2008

【中药标准】

名称	植物来源	药用部位	产地加工	标准
扶芳藤	扶芳藤 *Euonymus fortune*（Turcz.）Hand. -Mazz.	带叶茎枝	全年均可采收,洗净,干燥	浙江第一册 2017
扶芳藤	爬行卫矛 *Euonymus fortunei*（Turcz.）Hand. -Mazz.	地上部分	全年均可采收,晒干	广东第一册 2004
扶芳藤	爬行卫矛 *Euonymus fortunei*（Turcz.）Hand. -Mazz. 冬青卫矛 *Euonymus japonicus* L. 无柄卫矛 *Euonymus subsessilis* Sprague	地上部分	全年均可采收,晒干	广西第二册 1996
扶芳藤	爬行卫矛 *Euonymus fortunei*（Turcz.）Hand. -Mazz. 冬青卫矛 *Euonymus japonicus* L. 无柄卫矛 *Euonymus subsessilis* Sprague	地上部分	—	药典 2020 附

1025 仙茅

【来源】石蒜科植物仙茅。

【学名】

《中国植物志》	《中国高等植物》
仙茅 *Curculigo orchioides* Gaertn.	仙茅 *Curculigo orchioides* Gaertn.

【民族药标准】

名称	植物来源	药用部位	产地加工	标准
仙茅/棵哈仙	仙茅 *Curculigo orchioides* Gaertn.	根茎	秋、冬二季采挖,除去根头和须根,洗净,干燥	广西壮药第二卷 2011

【中药标准】

名称	植物来源	药用部位	产地加工	标准
仙茅	仙茅 *Curculigo orchioides* Gaertn.	根茎	秋、冬二季采挖,除去根头和须根,洗净,干燥	药典 2020

1026 香茅

【来源】禾本科植物青香茅、香茅(柠檬草)、橘草及同属数种植物。

【学名】

《中国植物志》	《中国高等植物》
青香茅 *Cymbopogon mekongensis* A. Camus	青香茅 *Cymbopogon caesius*（Nees ex Hook. et Arn.）Stapf
柠檬草 *Cymbopogon citratus*（DC.）Stapf	柠檬草 *Cymbopogon citratus*（DC. ex Nees）Stapf
橘草 *Cymbopogon goeringii*（Steud.）A. Camus	橘草 *Cymbopogon goeringii*（Steud.）A. Camus

【民族药标准】

名称	植物来源	药用部位	产地加工	标准
香茅	青香茅 *Cymbopogon caesius*（Nees）Stapf 及同属数种植物	茎叶	秋季采割,洗净,晒干	部颁维药
香茅/棵查哈	香茅 *Cymbopogon citratus*（DC.）Stapf	全草	全年均可采收,除去杂质,阴干	广西壮药第二卷 2011
香茅	青香茅 *Cymbopogon mekongensis* A. Camus 及同属数种植物	茎叶	秋季采割,阴干	新疆炮规 2020
青香矛	橘草 *Cymbopogon goeringii*（Steud.）A. Camus	全草	—	部颁维药附

【中药标准】

名称	植物来源	药用部位	产地加工	标准
香茅草	香茅 *Cymbopogon citratus*（DC.）Stapf	地上部分	全年可采收,洗净,鲜用或晒干	广东第二册 2011
香茅	香茅 *Cymbopogon citratus*（DC.）Stapf	全草	—	部颁 9 册附

1027 花锚

【来源】龙胆科植物椭圆叶花锚(卵萼花锚)。

【学名】

《中国植物志》	《中国高等植物》
卵萼花锚 *Halenia elliptica* D. Don	椭圆叶花锚 *Halenia elliptica* D. Don

【民族药标准】

名称	植物来源	药用部位	产地加工	标准
花锚/甲地然果	椭圆叶花锚 *Halenia elliptica* D. Don	地上部分	秋季花期采收,洗净,晾干水汽,切段,揉搓出香气,阴干	六省藏标
花锚/甲地然果	椭圆叶花锚 *Halenia elliptica* D. Don	地上部分	秋季花期采收,洗净,晾干水汽,切段,揉搓出香气,阴干	部颁藏药
花锚/甲地然果	椭圆叶花锚 *Halenia elliptica* D. Don	地上部分	秋季花期采收,洗净,晾干水汽	青海藏药炮规 2010
黑及草*	椭圆叶花锚 *Halenia elliptica* D. Don	全草	夏、秋二季花期采收,除去杂质,干燥	贵州第二册 2019
椭叶花锚/吉合斗拉果玛	椭圆叶花锚 *Halenia elliptica* D. Don	地上部分	秋季花期采收除去枯叶、泥土,揉搓出香气,切段,阴干	青海藏药 1992

【中药标准】

名称	植物来源	药用部位	产地加工	标准
花锚草	椭圆叶花锚 *Halenia elliptica* D. Don	全草	—	部颁 12 册附

附注:*同为中药标准收载品种。

1028 蒙花锚

【来源】龙胆科植物花锚。

【学名】

《中国植物志》	《中国高等植物》
花锚 *Halenia corniculata*(L.)Cornaz	花锚 *Halenia corniculata*(Linn.)Cornaz

【民族药标准】

名称	植物来源	药用部位	产地加工	标准
蒙花锚/希依日—地格达	花锚 *Halenia siberica* Borkh.	全草	夏、秋二季花开期采收,除去杂质,阴干	部颁蒙药
蒙花锚	花锚 *Halenia siberica* Borkh.	全草	—	蒙药炮规 2020
花锚/希依日—地格达	花锚 *Halenia siberica* Borkh.	全草	夏、秋二季花开期采挖,除去杂质,阴干	蒙药 1986

1029 黄刺玫

【来源】蔷薇科植物黄刺玫。

【学名】

《中国植物志》	《中国高等植物》
黄刺玫 *Rosa xanthina* Lindl.	黄刺玫 *Rosa xanthina* Lindl.

【民族药标准】

名称	植物来源	药用部位	产地加工	标准
黄刺玫/沙日—扎木日	黄刺玫 *Rosa xanthina* Lindl.	花蕾	春末夏初花将开放时分批采摘,及时低温干燥	蒙药 2021

1030 草莓

【来源】蔷薇科植物草莓(黄毛草莓)、东方草莓及同属多种植物。

【学名】

《中国植物志》	《中国高等植物》
黄毛草莓 *Fragaria nilgerrensis* Schlecht. ex Gay	黄毛草莓 *Fragaria nilgerrensis* Schlecht. ex Gay

续表

《中国植物志》	《中国高等植物》
东方草莓 *Fragaria orientalis* Lozinsk.	东方草莓 *Fragaria orientalis* Lozinsk.

【民族药标准】

名称	植物来源	药用部位	产地加工	标准
草莓/孜孜洒曾	草莓 *Fragaria nilgerrensis* Schtr. 及同属多种植物	全草	夏季花期采收,除净泥土,晾干	六省藏标
草莓/志达萨增	东方草莓 *Fragaria orientalis* Lozinsk. 及同属多种植物	全草	花期采收,除去杂质及根须,晾干	部颁藏药
草莓/古哲乐吉根纳	东方草莓 *Fragaria orientalis* Duch.	全草	夏、秋二季采收,除去杂质,洗净泥土,晒干	蒙药 2021
草莓/孜孜萨增	东方草莓 *Fragaria orientalis* Lozinsk. 及同属多种植物	全草	花期采收,除去杂质及根须,晾干	青海藏药 1992
志达萨增	东方草莓 *Fragaria orientalis* Lozinsk. 及同属多种植物	全草	—	药典 2020 附

1031 川莓

【来源】蔷薇科植物川莓。

【学名】

《中国植物志》	《中国高等植物》
川莓 *Rubus setchuenensis* Bureau et Franch.	川莓 *Rubus setchuenensis* Bureau et Franch.

【民族药标准】

名称	植物来源	药用部位	产地加工	标准
川莓*	川莓 *Rubus setchuenensis* Bur. et Franch.	叶	夏季采收,除去杂质,干燥	贵州 2003

附注:* 同为中药标准收载品种。

1032 岗梅

【来源】冬青科植物岗梅(秤星树)。

【学名】

《中国植物志》	《中国高等植物》
秤星树 *Ilex asprella* (Hook. et Arn.) Champ. ex Benth.	秤星树 *Ilex asprella* (Hook. et Arn.) Champ. ex Benth.

【民族药标准】

名称	植物来源	药用部位	产地加工	标准
岗梅/百解木/别解亮	岗梅 *Ilex asprella* (Hook. et Arn.) Champ. ex Benth.	根	全年均可采挖,洗净,切段,干燥	广西瑶药第一卷 2014
岗梅/楞曾	岗梅 *Ilex asprella* (Hook. et Arn.) Champ. ex Benth.	根	全年均可采挖,洗净,切片、段或劈成小块,干燥	广西壮药第一卷 2008

【中药标准】

名称	植物来源	药用部位	产地加工	标准
岗梅	岗梅 *Ilex asprella* (Hook. et Arn.) Champ. ex Benth.	根	全年均可采挖,洗净,切片、段或劈成小块,晒干	药典 1977
岗梅	梅叶冬青 *Ilex asprella* (Hook. f. et Arn.) Champ. ex Benth.	根及茎*	全年可采挖,除去嫩枝及叶,洗净,趁鲜时切或劈成片、块或段,干燥	安徽 2022
岗梅	梅叶冬青 *Ilex asprella* (Hook. et Arn.) Champ. ex Benth.	根及茎	全年均可采收,除去嫩枝及叶,洗净,趁鲜时切或劈成片、块或段,晒干	海南第一册 2011
岗梅	秤星树 *Ilex asprella* (Hooker et Arnott) Champion ex Bentham	根及茎	全年均可采收,除去嫩枝及叶,洗净,趁鲜时切或劈成片、块或段,晒干	湖南 2009
岗梅	梅叶冬青 *Ilex asprella* (Hook. et Arn.) Champ. ex Benth.	根及茎	全年均可采收,除去嫩枝及叶,洗净,趁鲜时切或劈成片、块或段,晒干	广东第一册 2004

名称	植物来源	药用部位	产地加工	标准
岗梅根	岗梅 *Ilex asprella* Champ. ex Benth.	根	四季均可采挖,洗净,切片、晒干	贵州 2003
岗梅	岗梅 *Ilex asprella*(Hook. et Arn.) Champ. ex Benth.	根	—	药典 2020 附
岗梅	梅叶冬青 *Ilex asprella*(Hook. et Arn.) Champ. ex Benth.	根	—	部颁 5 册附
岗梅	梅叶冬青 *Ilex asprella*(Hook. et Arn.) Champ. ex Benth.	根	—	山东 2002 附

附注:* 安徽炮规 2019 收载"岗梅根"药用部位"根"。

1033 茅莓

【来源】蔷薇科植物茅莓。

【学名】

《中国植物志》	《中国高等植物》
茅莓 *Rubus parvifolius* L.	茅莓 *Rubus parvifolius* Linn.

【民族药标准】

名称	植物来源	药用部位	产地加工	标准
茅莓/拦路蛇/拦搞紧	茅莓 *Rubus parvifolius* L.	地上部分	春、夏季花开时采割,除去杂质,晒干	广西瑶药第二卷 2022
茅莓/芒东	茅莓 *Rubus parvifolius* L.	地上部分	春、夏季花开时采割,除去杂质,干燥	广西壮药第一卷 2008

【中药标准】

名称	植物来源	药用部位	产地加工	标准
茅莓	茅莓 *Rubus parvifolius* L.	地上部分	春、夏二季花开时采割,除去杂质,晒干	药典 1977
茅莓	茅莓 *Rubus parvifolius* L.	地上部分	春、夏两季花开时采割,除去杂质,晒干	辽宁第一册 2009
茅莓	茅莓 *Rubus parvifolius* L.	地上部分	春、夏二季花开时采割,除去杂质晒干或鲜用	贵州 2003
天青地白草	茅莓 *Rubus parvifolius* L.	地上部分	春、夏二季花开时采割,晒干	上海 1994

1034 木莓

【来源】蔷薇科植物山莓。

【学名】

《中国植物志》	《中国高等植物》
山莓 *Rubus corchorifolius* L. f.	山莓 *Rubus corchorifolius* Linn. f.

【民族药标准】

名称	植物来源	药用部位	产地加工	标准
木莓*	山莓 *Rubus corchorifolius* L. f.	叶	夏、秋二季采收,晒干	贵州 2003

附注:*同为中药标准收载品种。

1035 山莓

【来源】蔷薇科植物山莓。

【学名】

《中国植物志》	《中国高等植物》
山莓 *Rubus corchorifolius* L. f.	山莓 *Rubus corchorifolius* Linn. f.

【民族药标准】

名称	植物来源	药用部位	产地加工	标准
山莓*	山莓 *Rubus corchorifolius* L. f.	果实	—	湖南炮规 2021

【中药标准】

名称	植物来源	药用部位	产地加工	标准
覆盆子/山莓	山莓 *Rubus corchorifolius* Linnaeus f.	果实	夏初,果实由绿变黄时采摘,除去梗、叶,置沸水中略烫,取出,干燥,或鲜用	湖南 2009

附注:*【民族药名】比构嘎欧(苗)。

1036　蛇莓

【来源】蔷薇科植物蛇莓。

【学名】

《中国植物志》	《中国高等植物》
蛇莓 *Duchesnea indica*(Andr.) Focke	蛇莓 *Duchesnea indica*(Andr.) Focke

【民族药标准】

名称	植物来源	药用部位	产地加工	标准
蛇莓*	蛇莓 *Duchesnea indica*(Andr.) Focke	全草	花期前后采收,洗净,晒干	贵州第一册 2019
蛇莓/奢扪诗	蛇莓 *Duchesnea indica*(Andr.) Focke	全草	夏、秋季采收,洗净,干燥	云南彝药Ⅱ 2005

【中药标准】

名称	植物来源	药用部位	产地加工	标准
蛇莓	蛇莓 *Duchesnea indica*(Andr.) Focke	全草	花期前后采收,洗净,干燥	安徽 2022
蛇莓	蛇莓 *Duchesnea indica*(Andr.) Focke	全草	花期前后采收,洗净,晒干	山东 2022
蛇莓	蛇莓 *Duchesnea indica*(Andr.) Focke	全草	花期前后采收,洗净,鲜或晒干	甘肃 2020
蛇莓	蛇莓 *Duchesnea indica*(Andr.) Focke	全草	夏、秋二季采挖,除去杂质,洗净,晒干	辽宁第二册 2019
蛇莓	蛇莓 *Duchesnea indica*(Andr.) Focke	全草	6—9月采收,晒干或鲜用	宁夏 2018
蛇莓	蛇莓 *Duchesnea indica*(Andr.) Focke	全草	夏、秋二季采收,除去杂质,干燥	湖北 2018
蛇莓	蛇莓 *Duchesnea indica*(Andrews) Focke	全草	花期前后采收,洗净,鲜用或晒干	湖南 2009
蛇莓	蛇莓 *Duchesnea indica*(Andr.) Focke	地上部分	夏、秋二季采收,晒干	北京 1998
蛇莓	蛇莓 *Duchesnea indica*(Andr.) Focke	全草	夏季,茎叶茂盛时采挖,晒干	上海 1994
蛇莓	蛇莓 *Duchesnea indica*(Andr.) Focke	全草	夏季采收,除去杂质,干燥	天津炮规 2018
蛇莓	蛇莓 *Duchesnea indica*(Andr.) Focke	全草	夏、秋二季采收,洗净,晒干	药典 2020 附

附注:＊同为中药标准收载品种。

1037　酸梅

【来源】蔷薇科植物黑刺李。

【学名】

《中国植物志》	《中国药用植物志》
黑刺李 *Prunus spinosa* L.	黑刺李 *Prunus spinosa* L.

【民族药标准】

名称	植物来源	药用部位	产地加工	标准
酸梅	黑刺李 *Prunus spinosa* L.	成熟或近熟果实	8—9月果实成熟时采集,低温干燥后闷至紫黑色	维药 1993
酸梅	黑刺李 *Prunus spinosa* L.	成熟或近熟果实	8—9月果实成熟时采集	新疆炮规 2020

1038　草玉梅

【来源】毛茛科植物草玉梅及同属多种植物。

【学名】

《中国植物志》	《中国高等植物》
草玉梅 *Anemone rivularis* Buch. -Ham.	草玉梅 *Anemone rivularis* Buch. -Ham. ex DC.

【民族药标准】

名称	植物来源	药用部位	产地加工	标准
草玉梅/苏嘎	草玉梅 *Anemone rivularis* Buch. -Ham. ex DC. 及同属多种植物	果实	秋后采集成熟果实,拣净杂质,晒干	部颁藏药
草玉梅*	虎掌草 *Anemone rivularis* Bueh. -Ham. ex DC.	根	秋季采挖,除去杂质,晒干	贵州 2003
草玉梅/苏嘎	草玉梅 *Anemone rivularis* Buch. -Ham. ex DC. 及同属多种植物	果实	秋后采集成熟果实,拣净杂质,晒干	青海藏药 1992
草玉梅/苏嘎	草玉梅 *Anemone rivularis* Buch. -Ham. ex DC. 及同属多种植物	果实	秋后采集成熟果实,拣净杂质,晒干	青海藏药炮规 2010
虎掌草子/速噶	虎掌草 *Anemone rivularis* Buch. -Ham. 钝裂银莲花 *Anemone obtusiloba* D. Don	成熟瘦果	秋季果期采收,晒干	六省藏标

附注:＊同为中药标准收载品种。

1039　小花草玉梅

【来源】毛茛科小花草玉梅。

【学名】

《中国植物志》	《中国高等植物》
小花草玉梅 *Anemone rivularis* var. *flore-minore* Maxim.	小花草玉梅 *Anemone rivularis* var. *flore-minore* Maxim.

【民族药标准】

名称	植物来源	药用部位	产地加工	标准
小花草玉梅/ 那木根—宝根—查干—其其格*	小花草玉梅 *Anemone rivularis* Buch. Ham. ex DC. var. *flore-minore* Maxim.	带花全草	夏秋季采挖,除去茎叶,洗净泥土,晒干	蒙药 2021

附注:*蒙药炮规 2020 收载名称为"银莲花"。

1040　点地梅

【来源】报春花科植物石莲叶点地梅。

【学名】

《中国植物志》	《中国高等植物》
石莲叶点地梅 *Androsace integra*(Maxim.)Hand.-Mazz.	石莲叶点地梅 *Androsace integra*(Maxim.)Hand.-Mazz.

【民族药标准】

名称	植物来源	药用部位	产地加工	标准
点地梅/嘎蒂木布	石莲叶点地梅 *Androsace integra*（Maxim.）Hand.-Mazz.	花	4—6 月采集,晒干	部颁藏药
点地梅/嘎斗那保	石莲叶点地梅 *Androsace integra*（Maxim.）Hand.-Mazz. 及同属数种植物	花	4—6 月采集,晒干	青海藏药 1992
点地梅/嘎斗那尔保	石莲叶点地梅 *Androsace integra*（Maxim.）Hand.-Mazz.	花	4—6 月采集,晒干	青海藏药炮规 2010

【中药标准】

名称	植物来源	药用部位	产地加工	标准
点地梅/喉咙草	点地梅 *Androsace umbellate*（Lour.）Merr.	全草*	春末夏初采收全草,除去杂质,晒干或鲜用	上海 1994

附注:*干燥或新鲜全草。

1041　北点地梅

【来源】报春花科植物北点地梅。

【学名】

《中国植物志》	《中国高等植物》
北点地梅 *Androsace septentrionalis* L.	北点地梅 *Androsace septentrionalis* Linn.

【民族药标准】

名称	植物来源	药用部位	产地加工	标准
北点地梅/塔林—达楞—套布其	北点地梅 *Androsace septentrionalis* L.	全草	7—9 月采收,晒干	蒙药 2021

1042　东北点地梅

【来源】报春花科植物东北点地梅。

【学名】

《中国植物志》	《中国高等植物》
东北点地梅 *Androsace filiformis* Retz.	东北点地梅 *Androsace filiformis* Retz.

【民族药标准】

名称	植物来源	药用部位	产地加工	标准
东北点地梅/达楞—套布其	东北点地梅 *Androsace filiformis* Retz.	全草	夏季采收,除去杂质,阴干	蒙药 2021

1043 羽叶点地梅

【来源】报春花科植物羽叶点地梅,罂粟科植物扁柄黄堇(尖突黄堇)。

【学名】

《中国植物志》	《中国高等植物》
羽叶点地梅 *Pomatosace filicula* Maxim.	羽叶点地梅 *Pomatosace filicula* Maxim.
尖突黄堇 *Corydalis mucronifera* Maxim.	尖突黄堇 *Corydalis mucronifera* Maxim.

【民族药标准】

名称	植物来源	药用部位	产地加工	标准
羽叶点地梅/热衮巴	羽叶点地梅 *Pomatosace filicula* Maxim. 扁柄黄堇 *Corydalis mucronifera* Maxim.	全草	花盛期采集全草,洗净根部泥土,晾干	青海藏药1992

1044 金露梅

【来源】蔷薇科植物金露梅。

【学名】

《中国植物志》	《中国高等植物》
金露梅 *Dasiphora fruticosa*(L.) Rydb.	金露梅 *Potentilla fruticosa* Linn.

【民族药标准】

名称	植物来源	药用部位	产地加工	标准
金露梅/阿拉坦—乌日阿拉格	金露梅 *Potentilla fruticosa* L.	带花茎枝	夏秋季采收,除去杂质,晒干	蒙药2021

1045 银露梅

【来源】蔷薇科植物银露梅。

【学名】

《中国植物志》	《中国高等植物》
银露梅 *Dasiphora glabra*(G. Lodd.) Soják	银露梅 *Potentilla glabra* Lodd.

【民族药标准】

名称	植物来源	药用部位	产地加工	标准
银露梅/孟根—乌日拉格	银露梅 *Potentilla glabra* Lodd.	茎枝	夏、秋季采收,除去杂质,晒干	蒙药2021

1046 金丝梅

【来源】滕黄科植物贵州金丝桃、金丝梅。

【学名】

《中国植物志》	《中国高等植物》
贵州金丝桃 *Hypericum kouytchense* Lévl.	贵州金丝桃 *Hypericum kouytchense* H. Lévl.(《中国药用植物志》)
金丝梅 *Hypericum patulum* Thunb. ex Murray	金丝梅 *Hypericum patulum* Thunb. ex Murray

【民族药标准】

名称	植物来源	药用部位	产地加工	标准
金丝梅/大过路黄*	贵州金丝桃 *Hypericum kouytchense* Lévl. 金丝梅 *Hypericum patulum* Thunb. ex Murray	新鲜成熟果实	夏、秋两季采收	贵州第一册2019

附注:*同为中药标准收载品种。

1047 山刺莓

【来源】蔷薇科植物悬钩子蔷薇。

【学名】

《中国植物志》	《中国高等植物》
悬钩子蔷薇 *Rosa rubus* Lévl. et Vant.	悬钩子蔷薇 *Rosa rubus* Lévl. et Vant.

【民族药标准】

名称	植物来源	药用部位	产地加工	标准
悬钩子蔷薇*	悬钩子蔷薇 *Rosa rubus* Lévl. et Vant.	叶	夏季采收,晒干	贵州 2003

附注:*同为中药标准收载品种。

1048　水杨梅

【来源】茜草科植物细叶水团花。

【学名】

《中国植物志》	《中国高等植物》
细叶水团花 *Adina rubella* Hance	细叶水团花 *Adina rubella* Hance

【民族药标准】

名称	植物来源	药用部位	产地加工	标准
水杨梅/棵染拔	细叶水团花 *Adina rubella* Hance	带花的果序	9—11 月果实未完全成熟时采收,除去枝叶及杂质,干燥	广西壮药第三卷 2018
水杨梅*	细叶水团花 *Adina rubella* Hance	近成熟果序	—	湖南炮规 2021

【中药标准】

名称	植物来源	药用部位	产地加工	标准
水杨梅	水杨梅 *Adina rubella* Hance	带花的果序	9—11 月果实未完全成熟时采摘,除去枝叶及杂质,干燥	药典 1977
水杨梅	细叶水团花 *Adina rubella* Hance	带花果序	9—11 月果实未完全成熟时采摘,除去枝叶及杂质,干燥	湖南 2009
水杨梅	水杨梅 *Adina rubella* Hance	根	全年均可采挖,除去泥沙及须根,洗净,趁鲜时切片或段,晒干	广东第一册 2004
水杨梅	水杨梅 *Geum aleppicum* Jacq.	地上部分	夏季采收,除去杂质,切段,晒干	北京 1998

附注:*【民族药名】那丘索(土家),嫩美梅(侗),水杨梅(瑶)。

1049　乌蔹莓

【来源】葡萄科植物乌蔹莓。

【学名】

《中国植物志》	《中国高等植物》
乌蔹莓 *Causonis japonica*(Thunb.)Raf.	乌蔹莓 *Cayratia japonica*(Thunb.)Gagnep.

【民族药标准】

名称	植物来源	药用部位	产地加工	标准
乌蔹莓*	乌蔹莓 *Cayratia japonica*(Thunb.)Gagnep.	全草	夏、秋二季采收,除去杂质,洗净,干燥	贵州第二册 2019
母猪藤/俭没	乌蔹莓 *Cayratia japonica*(Thunb.)Gagnep.	全株	春至秋季采收,除去杂质,干燥	云南傣药 Ⅱ 2005

【中药标准】

名称	植物来源	药用部位	产地加工	标准
乌蔹莓	乌蔹莓 *Cayratia japonica*(Thunb.)Gagnep.	地上部分	夏、秋二季采收,除去杂质,干燥	安徽 2022
乌蔹莓	乌蔹莓 *Cayratia japonica*(Thunb.)Gagnep.	全草	夏、秋二季采收,除去杂质,洗净,晒干	湖北 2018
乌蔹莓	乌蔹莓 *Cayratia japonica*(Thunb.)Gagn.	带叶茎藤	夏、秋二季采割,晒干	上海 1994
乌蔹莓	乌蔹莓 *Cayratia japonica*(Thunb.)Gagnep.	全草	夏、秋二季采收,除去杂质,干燥;或鲜用	安徽炮规 2019

附注:*同为中药标准收载品种。

1050　大米

【来源】禾本科植物稻。

【学名】

《中国植物志》	《中国高等植物》
稻 *Oryza sativa* L.	稻 *Oryza sativa* Linn.

【民族药标准】

名称	植物来源	药用部位	产地加工	标准
炒粳米	稻 *Oryza sativa* L.	种仁加工品	—	蒙药炮规 2020
炒大米	稻 *Oryza sativa* L.	种子加工品	—	部颁藏药附
炒大米/摘叶	稻 *Oryza sativa* L.	种子加工品	—	青海藏药 1992 附

【中药标准】

名称	植物来源	药用部位	产地加工	标准
粳米	稻(粳稻)*Oryza sativa* L.	种仁*	秋季颖果成熟时,采收,脱下果实,除去果壳及种皮,筛去米糠	山东 2022
粳米	稻 *Oryza sativa* L.	种子	秋季采收,将全株割下,打下果实,除去果壳及种皮,筛去米糠	北京炮规 2023
粳米	稻 *Oryza sativa* L.	种子	秋季采收,将全株割下,打下果实,除去果壳及种皮,筛去米糠	天津炮规 2018
粳米	稻 *Oryza sativa* L.	种子	—	药典 2020 附

附注:*去壳的种仁。

1051 达米

【来源】毛茛科植物花葶驴蹄草(花莛驴蹄草)。

【学名】

《中国植物志》	《中国高等植物》
花莛驴蹄草 *Caltha scaposa* Hook. f. et Thoms.	花葶驴蹄草 *Caltha scaposa* Hook. f. et Thoms.

【民族药标准】

名称	植物来源	药用部位	产地加工	标准
达米	花葶驴蹄草 *Caltha scaposa* Hook. f. et Thoms.	全草	夏季采集全草,晾干	西藏藏药第二册 2012

1052 千颗米

【来源】蔷薇科植物粉花绣线菊。

【学名】

《中国植物志》	《中国高等植物》
粉花绣线菊 *Spiraea japonica* L. f.	粉花绣线菊 *Spiraea japonica* Linn. f.

【民族药标准】

名称	植物来源	药用部位	产地加工	标准
千颗米/偶柴图	粉花绣线菊 *Spiraea japonica* L. f.	全株	全年可采,但以夏秋季花叶茂盛时采收为佳,除去杂质,干燥	云南彝药Ⅲ2005

【中药标准】

名称	植物来源	药用部位	产地加工	标准
绣线菊	粉花绣线菊 *Spiraea japonica* L. f. 光叶绣线菊 *Spiraea japonica* L. f. var. *fortunei* (Planchon) Rehd.	地上部分	春、夏二季采收,晒干或鲜用	贵州 2003

1053 三升米

【来源】虎耳草科植物细枝茶藨子。

【学名】

《中国植物志》	《中国高等植物》
细枝茶藨子 *Ribes tenue* Jancz.	细枝茶藨子 *Ribes tenue* Jancz.

【民族药标准】

名称	植物来源	药用部位	产地加工	标准
三升米	细枝茶藨子 *Ribes tenue* Jancz.	枝叶	枝叶茂盛时采收,干燥	四川 2022

1054　榜那幼苗

【来源】毛茛科植物工布乌头、江孜乌头。

【学名】

《中国植物志》	《中国高等植物》
工布乌头 *Aconitum kongboense* Lauener	工布乌头 *Aconitum kongboense* Lauener
江孜乌头 *Aconitum ludlowii* Exell	江孜乌头 *Aconitum ludlowii* Exell(《中国药用植物志》)

【民族药标准】

名称	植物来源	药用部位	产地加工	标准
榜那幼苗	工布乌头 *Aconitum kongboense* Lauener 江孜乌头 *Aconitum ludlowii* Exell	幼苗	—	四川藏药制剂附

1055　铁棒锤幼苗

【来源】毛茛科植物伏毛铁棒锤、铁棒锤。

【学名】

《中国植物志》	《中国高等植物》
伏毛铁棒锤 *Aconitum flavum* Hand.-Mazz.	伏毛铁棒锤 *Aconitum flavum* Hand.-Mazz.
铁棒锤 *Aconitum pendulum* Busch	铁棒锤 *Aconitum pendulum* Busch

【民族药标准】

名称	植物来源	药用部位	产地加工	标准
铁棒锤幼苗/增巴	伏毛铁棒锤 *Aconitum flavum* Hand.-Mazz. 铁棒锤 *Aconitum pendulum* Busch	幼苗	春夏之交采集幼苗,洗净泥沙,晾干	部颁藏药
铁棒锤幼苗/增巴	伏毛铁棒锤 *Aconitum flavum* Hand.-Mazz. 铁棒锤 *Aconitum pendulum* Busch	幼苗	春夏之交采集幼苗,洗净泥沙,晾干	青海藏药 1992
铁棒锤幼苗/增巴	伏毛铁棒锤 *Aconitum flavum* Hand.-Mazz. 铁棒锤 *Aconitium pendulum* Busch	幼苗	春夏之交采集幼苗,洗净泥沙,晾干	青海藏药炮规 2010

1056　牻牛儿苗

【来源】牻牛儿苗科植物牻牛儿苗。

【学名】

《中国植物志》	《中国高等植物》
牻牛儿苗 *Erodium stephanianum* Willd.	牻牛儿苗 *Erodium stephanianum* Willd.

【民族药标准】

名称	植物来源	药用部位	产地加工	标准
牻牛儿苗/蔓韭海	牻牛儿苗 *Erodium stephanianum* Willd.	地上部分	夏、秋二季果实近成熟时采割,除去杂质,通风处阴干	蒙药 2021

【中药标准】

名称	植物来源	药用部位	产地加工	标准
老鹳草*	牻牛儿苗 *Erodium stephanianum* Willd. 老鹳草 *Geranium wilfordii* Maxim. 野老鹳草 *Geranium carolinianum* L.	地上部分	夏、秋二季果实近成熟时采割,捆成把,晒干	药典 2020

附注:＊前者习称"长嘴老鹳草",后两者习称"短嘴老鹳草"。

1057　水葫芦苗

【来源】毛茛科水葫芦苗(碱毛茛)、三裂碱毛茛。

【学名】

《中国植物志》	《中国高等植物》
水葫芦苗 *Halerpestes cymbalaria*(Pursh)Green	水葫芦苗 *Halerpestes sarmentosa*(Adams)Kom.
三裂碱毛茛 *Halerpestes tricuspis*(Maxim.)Hand.-Mazz.	三裂碱毛茛 *Halerpestes tricuspis*(Maxim.)Hand.-Mazz.

【民族药标准】

名称	植物来源	药用部位	产地加工	标准
水葫芦苗/曲如白拉	水葫芦苗(碱毛茛)*Halerpestes cymbalaria*(Pursh)Green 三裂碱毛茛 *Halerpestes tricuspis*(Maxim.)Hand.-Mazz.	全草	夏季采收,除去杂质,干燥	西藏公告 2022*

附注:*西藏《关于征求红糖等 38 个地方药材质量标准(草案)意见建议的公告》2022.11.29。

1058 野西瓜苗

【来源】锦葵科植物野西瓜苗。

【学名】

《中国植物志》	《中国高等植物》
野西瓜苗 *Hibiscus trionum* L.	野西瓜苗 *Hibiscus trionum* Linn.

【民族药标准】

名称	植物来源	药用部位	产地加工	标准
野西瓜苗	野西瓜苗 *Hibiscus trionum* L.	全草	夏、秋二季采收,除去杂质,洗净,干燥	四川 2022

1059 菥蓂

【来源】十字花科植物菥蓂。

【学名】

《中国植物志》	《中国高等植物》
菥蓂 *Thlaspi arvense* L.	菥蓂 *Thlaspi arvense* Linn.

【民族药标准】

名称	植物来源	药用部位	产地加工	标准
菥蓂/棵习明	菥蓂 *Thlaspi arvense* Linn.	地上部分	夏季果实成熟时采割,除去杂质,干燥	广西壮药第二卷 2011

【中药标准】

名称	植物来源	药用部位	产地加工	标准
菥蓂	菥蓂 *Thlaspi arvense* L.	全草	5—6 月果实成熟时采收,晒干	湖北 2009
菥蓂/苏败酱	菥蓂 *Thlaspi arvense* Linnaeus	地上部分	夏季果实成熟时采割,晒干	湖南 2009
菥蓂/苏败酱/败酱	菥蓂 *Thlaspi arvense* L.	地上部分	夏季果实成熟时采割,晒干	上海 1994
菥蓂/苏败酱	菥蓂 *Thlaspi arvense* L.	地上部分	5—6 月果实成熟时采收,晒干	河南 1991

1060 酸模

【来源】蓼科植物尼泊尔酸模、毛脉酸模、皱叶酸模、巴天酸模。

【学名】

《中国植物志》	《中国高等植物》
尼泊尔酸模 *Rumex nepalensis* Spreng.	尼泊尔酸模 *Rumex nepalensis* Spreng.
毛脉酸模 *Rumex gmelinii* Turcz. ex Ledeb.	毛脉酸模 *Rumex gmelinii* Turcz. ex Ledeb.
皱叶酸模 *Rumex crispus* L.	皱叶酸模 *Rumex crispus* Linn.
巴天酸模 *Rumex patientia* L.	巴天酸模 *Rumex patientia* Linn.

【民族药标准】

名称	植物来源	药用部位	产地加工	标准
酸模/肖芒	尼泊尔酸模 *Rumex nepalensis* Spreng.	根	秋末采挖,除去须根,洗净,晒干	部颁藏药
酸模/肖芒	尼泊尔酸模 *Rumex nepalensis* Spreng.	根	秋末采挖,除去须根,洗净,晒干	青海藏药 1992
酸模/肖芒	尼泊尔酸模 *Rumex nepalensis* Spreng.	根	秋末采挖,除去须根,洗净,晒干	青海藏药炮规 2010
酸模/霍日根—其和	毛脉酸模 *Rumex acetosa* L. 皱叶酸模 *Rumex crispus* L. 巴天酸模 *Rumex patientia* L.	根	春、秋二季采挖,除去须根、泥沙杂质,晒干	蒙药 1986

【中药标准】

名称	植物来源	药用部位	产地加工	标准
酸模根	酸模 *Rumex acetosa* L.	根及根茎	夏、秋二季采收,除去泥沙,洗净,晒干	湖北 2018

名称	植物来源	药用部位	产地加工	标准
酸模	酸模 *Rumex acetosa* L.	根及根茎	夏、秋季采收，晒干	上海 1994
牛西西	巴天酸模 *Rumex patientia* L.	根	春、秋季采挖，洗净，干燥，或切片后晒干	天津炮规 2018
酸模	酸模 *Rumex acetosa* L.	根	—	部颁 8 册附

1061　蒙酸模

【来源】蓼科植物毛脉酸模、皱叶酸模、巴天酸模。

【学名】

《中国植物志》	《中国高等植物》
毛脉酸模 *Rumex gmelinii* Turcz. ex Ledeb.	毛脉酸模 *Rumex gmelinii* Turcz. ex Ledeb.
皱叶酸模 *Rumex crispus* L.	皱叶酸模 *Rumex crispus* Linn.
巴天酸模 *Rumex patientia* L.	巴天酸模 *Rumex patientia* Linn.

【民族药标准】

名称	植物来源	药用部位	产地加工	标准
蒙酸模/霍日根—其和	毛脉酸模 *Rumex acetosa* L. 皱叶酸模 *Rumex crispus* L. 巴天酸模 *Rumex patientia* L.	根	春、秋二季采挖，除去须根及杂质，晒干	部颁蒙药
酸模/霍日根—其和	毛脉酸模 *Rumex acetosa* L. 皱叶酸模 *Rumex crispus* L. 巴天酸模 *Rumex patientia* L.	根	春、秋二季采挖，除去须根、泥沙杂质，晒干	蒙药 1986
蒙酸模	毛脉酸模 *Rumex acetosa* L. 皱叶酸模 *Rumex crispus* L. 巴天酸模 *Rumex patientia* L.	根	—	蒙药炮规 2020

【中药标准】

名称	植物来源	药用部位	产地加工	标准
牛西西	巴天酸模 *Rumex patientia* L.	根	春、秋季采挖，洗净，干燥，或切片后晒干	天津炮规 2018

1062　知母

【来源】百合科植物知母。

【学名】

《中国植物志》	《中国高等植物》
知母 *Anemarrhena asphodeloides* Bunge	知母 *Anemarrhena asphodeloides* Bunge

【民族药标准】

名称	植物来源	药用部位	产地加工	标准
知母#	知母 *Anemarrhena asphodeloides* Bge.	根茎	春、秋二季采挖，除去须根和泥沙，晒干*；或除去外皮，晒干	贵州 2003

【中药标准】

名称	植物来源	药用部位	产地加工	标准
知母	知母 *Anemarrhena asphodeloides* Bge.	根茎	春、秋二季采挖，除去须根和泥沙，晒干*；或除去外皮，晒干	药典 2020

附注：*习称"毛知母"；#同为中药标准收载品种。

1063　土知母

【来源】鸢尾科植物鸢尾。

【学名】

《中国植物志》	《中国高等植物》
鸢尾 *Iris tectorum* Maxim.	鸢尾 *Iris tectorum* Maxim.

【民族药标准】

名称	植物来源	药用部位	产地加工	标准
土知母/川射干 *	鸢尾 *Iris tectorum* Maxim.	根茎	秋冬季采挖,除去须根及叶片,沸水燀过,晒干	贵州 2003

【中药标准】

名称	植物来源	药用部位	产地加工	标准
川射干	鸢尾 *Iris tectorum* Maxim.	根茎	全年均可采挖,除去须根及泥沙,干燥	药典 2020
铁扁担	蝴蝶花 *Iris japonica* Thunb. 鸢尾 *Iris tectorum* Maxim.	带叶根茎#	花后夏秋二季采挖,放置阴凉通风处或阴干	上海 1994
川射干/鸢尾	鸢尾 *Iris tectorum* Maxim.	根茎	春、秋二季采挖,除去杂质,晒至半干,用火烧去须根(随时翻动,以免烧焦外皮),除去灰渣,再晒干	四川 1987

附注:*同为中药标准收载品种;#新鲜或半干燥带叶根茎。

1064 川贝母

【来源】百合科植物川贝母、暗紫贝母、甘肃贝母、梭砂贝母、太白贝母、瓦布贝母。

【学名】

《中国植物志》	《中国高等植物》
川贝母 *Fritillaria cirrhosa* D. Don	川贝母 *Fritillaria cirrhosa* D. Don
暗紫贝母 *Fritillaria unibracteata* Hsiao et K. C. Hsia	暗紫贝母 *Fritillaria unibracteata* Hsiao et K. C. Hsia
甘肃贝母 *Fritillaria przewalskii* Maxim.	甘肃贝母 *Fritillaria przewalskii* Maxim. ex Batal.
梭砂贝母 *Fritillaria delavayi* Franch.	梭砂贝母 *Fritillaria delavayi* Franch.
太白贝母 *Fritillaria taipaiensis* P. Y. Li	太白贝母 *Fritillaria taipaiensis* P. Y. Li

【民族药标准】

名称	植物来源	药用部位	产地加工	标准
川贝母/吉吉格—诺格图如—额布斯 *	川贝母 *Fritillaria cirrhosa* D. Don 暗紫贝母 *Fritillaria unibracteata* Hsiao et K. C. Hsia 甘肃贝母 *Fritillaria przewalskii* Maxim. 梭砂贝母 *Fritillaria delavayi* Franch. 太白贝母 *Fritillaria taipaiensis* P. Y. Li 瓦布贝母 *Fritillaria unibracteata* Hsiao et K. C. Hsia var. *wabuensis*(S. Y. Tang et S. C. Yue)Z. D. Liu, S. Wang et S. C. Chen	鳞茎	夏秋二季或积雪融化后采挖,除去须根、粗皮及泥沙,晒干或低温干燥	蒙药 2021

【中药标准】

名称	植物来源	药用部位	产地加工	标准
川贝母 *	川贝母 *Fritillaria cirrhosa* D. Don 暗紫贝母 *Fritillaria unibracteata* Hsiao et K. C. Hsia 甘肃贝母 *Fritillaria przewalskii* Maxim. 梭砂贝母 *Fritillaria delavayi* Franch. 太白贝母 *Fritillaria taipaiensis* P. Y. Li 瓦布贝母 *Fritillaria unibracteata* Hsiao et K. C. Hsia var. *wabuensis*(S. Y. Tang et S. C. Yue)Z. D. Liu, S. Wang et S. C. Chen	鳞茎	夏、秋二季或积雪融化后采挖,除去须根、粗皮及泥沙,晒干或低温干燥	药典 2020

附注:*按性状不同分别习称"松贝""青贝""炉贝"和"栽培品"。

1065 平贝母

【来源】百合科植物平贝母。

【学名】

《中国植物志》	《中国高等植物》
平贝母 *Fritillaria ussuriensis* Maxim.	平贝母 *Fritillaria ussuriensis* Maxim.

【民族药标准】

名称	植物来源	药用部位	产地加工	标准
平贝母	平贝母 *Fritillaria ussuriensis* Maxim.	鳞茎	—	蒙药炮规 2020

【中药标准】

名称	植物来源	药用部位	产地加工	标准
平贝母	平贝母 *Fritillaria ussuriensis* Maxim.	鳞茎	春季采挖,除去外皮、须根及泥沙,晒干或低温干燥	药典 2020

1066 浙贝母

【来源】百合科植物浙贝母。

【学名】

《中国植物志》	《中国高等植物》
浙贝母 *Fritillaria thunbergii* Miq.	浙贝母 *Fritillaria thunbergii* Miq.

【民族药标准】

名称	植物来源	药用部位	产地加工	标准
浙贝母	浙贝母 *Fritillaria thunbergii* Miq.	鳞茎	—	蒙药炮规 2020

【中药标准】

名称	植物来源	药用部位	产地加工	标准
浙贝母	浙贝母 *Fritillaria thunbergii* Miq.	鳞茎	初夏植株枯萎时采挖,洗净*。分别撞擦,除去外皮,拌以煅过的贝壳粉,吸去擦出的浆汁,干燥;或取鳞茎,大小分开,洗净,除去芯芽,趁鲜切成厚片,洗净,干燥#	药典 2020

附注:* 大小分开,大者除去芯芽,习称"大贝";小者不去芯芽,习称"珠贝";# 习称"浙贝片"。

1067 火炭母

【来源】蓼科植物火炭母、粗毛火炭母(硬毛火炭母)。

【学名】

《中国植物志》	《中国高等植物》
火炭母 *Persicaria chinensis*(L.)H. Gross	火炭母 *Polygonum chinense* Linn.
硬毛火炭母 *Persicaria chinensis* var. *hispida*(Hook. f.)Kantachot	硬毛火炭母 *Polygonum chinense* var. *hispidum* Hook. f.

【民族药标准】

名称	植物来源	药用部位	产地加工	标准
火炭母/独探咪	火炭母 *Polygonum chinense* L. 粗毛火炭母 *Polygonum chinense* L. var. *hispidum* Hook. f.	全草	夏、秋季采挖,除去泥沙,晒干	广西瑶药第一卷 2014
火炭母/勾莓	火炭母 *Polygonum chinense* L. 粗毛火炭母 *Polygonum chinense* L. var. *hispidum* Hook. f.	全草	夏、秋季采挖,除去泥沙,干燥	广西壮药第一卷 2008

【中药标准】

名称	植物来源	药用部位	产地加工	标准
火炭母	火炭母 *Polygoum chinense* L. 粗毛火炭母 *Polygonum chinense* L. var. *hispidum* Hook. f.	全草	夏、秋二季采挖,除去泥沙,晒干	药典 1977
火炭母	火炭母 *Polygonum chinense* L. 硬毛火炭母 *Polygonum chinense* L. var. *hispidum* Hook. f.	全草	夏、秋二季采收,除去泥沙,干燥,或除去泥沙,洗净,切段,干燥	广东第三册 2018
火炭母	火炭母 *Polygonum chinense* L.	全草	夏、秋二季采收,除去泥沙,干燥	湖北 2018
火炭母	火炭母 *Polygonum chinense* L.	全草	夏、秋季采挖,除去泥沙,晒干	海南第一册 2011
火炭母	火炭母 *Polygonum chinense* L. 硬毛火炭母 *Polygonum chinense* L. var. *hispidum* Hook. f.	全草	夏、秋二季采挖,除去泥沙,晒干	贵州 2003

1068 苦木

【来源】苦木科植物苦木(苦树)。

【学名】

《中国植物志》	《中国高等植物》
苦木 *Picrasma quassioides*(D. Don)Benn.	苦树 *Picrasma quassioides*(D. Don)Benn.

【民族药标准】

名称	植物来源	药用部位	产地加工	标准
苦木/熊胆木/杰档亮	苦木 *Picrasma quassioides*(D. Don) Benn.	枝和叶	夏、秋季采收,干燥	广西瑶药第二卷 2022
苦木/棵榧含	苦木 *Picrasma quassioides*(D. Don) Benn.	枝及叶	夏、秋季采收,干燥	广西壮药第一卷 2008

【中药标准】

名称	植物来源	药用部位	产地加工	标准
苦木	苦木 *Picrasma quassioides*(D. Don)Benn.	枝和叶	夏、秋二季采收,干燥	药典 2020

1069 塞木

【来源】豆科植物松潘黄芪(松潘黄耆、多枝黄耆)。

【学名】

《中国植物志》	《中国高等植物》
松潘黄耆 *Astragalus sungpanensis* Pet. -Stib.	多枝黄耆 *Astragalus polycladus* Bur. et Franch.

【民族药标准】

名称	植物来源	药用部位	产地加工	标准
塞木	松潘黄芪 *Astragalus sungpanensis* Pet. Stib.	全草	夏、秋二季采集全草,除去残枝和杂草,晾干	西藏藏药第二册 2012

1070 杉木

【来源】杉科植物杉木。

【学名】

《中国植物志》	《中国高等植物》
杉木 *Cunninghamia lanceolata*(Lamb.)Hook.	杉木 *Cunninghamia lanceolata*(Lamb.)Hook.

【民族药标准】

名称	植物来源	药用部位	产地加工	标准
杉木/杉树/残亮诺	杉木 *Cunninghamia lanceolata*(Lamb.) Hook.	茎枝	全年均可采收,切段,干燥	广西瑶药第二卷 2022

1071 楤木

【来源】五加科植物楤木(黄毛楤木)。

【学名】

《中国植物志》	《中国高等植物》
黄毛楤木 *Aralia chinensis* L.	楤木 *Aralia chinensis* Linn.

【民族药标准】

名称	植物来源	药用部位	产地加工	标准
楤木/鲁纳其	楤木 *Aralia chinensis* L.	茎	全年可采,切断,干燥	云南彝药Ⅲ2005
楤木[#]	楤木 *Aralia chinensis* L.	茎皮或根皮	全年均可采剥,晒干	贵州 2003
楤木[*]	楤木 *Aralia chinensis* L.	根和茎	—	湖南炮规 2021

【中药标准】

名称	植物来源	药用部位	产地加工	标准
楤木	楤木 *Aralia chinensis* L. 棘茎楤木 *Aralia echinocaulis* Hand. -Mazz.	茎	夏、秋二季采收,干燥;或趁鲜切片,干燥	安徽 2022
刺老包	楤木 *Aralia chinensis* L.	根皮	全年均可采挖,除去泥沙,剥取根皮,晒干	湖北 2018
飞天蜈蚣/楤木	楤木 *Aralia chinensis* L.	根皮	春、夏二季采挖,剥取根皮,除去杂质,干燥	陕西 2015

续表

名称	植物来源	药用部位	产地加工	标准
葱木	楤木 *Aralia chinensis* L.	根或根皮	秋、冬二季采挖,洗去泥沙,晒干	江西 2014
楤木	黄毛楤木 *Araliu elata*(Miquel) Seemann	根或根皮	9—10 月挖根或剥取根皮,除去泥沙,干燥	湖南 2009
楤木	楤木 *Aralia chinensis* L.	根和茎	秋、冬两季采挖,洗去泥沙,晒干	云南 1996
鸟不宿	楤木 *Aralia chinensis* L.	茎	全年均可采收,去叶,晒干或截段晒干	上海 1994

附注:*【民族药名】坐苦卡(土家),杜充宝(苗),美高九亚(侗),鸟不站(瑶);#同为中药标准收载品种。

1072 苏木

【来源】豆科植物苏木。

【学名】

《中国植物志》	《中国高等植物》
苏木 *Caesalpinia sappan* L.	苏木 *Caesalpinia sappan* Linn.

【民族药标准】

名称	植物来源	药用部位	产地加工	标准
苏木/熟亮	苏木 *Caesalpinia sappan* L.	心材	多于秋季采伐,除去白色边材,干燥	广西瑶药第二卷 2022
苏木/苏门一毛都	苏木 *Caesalpinia sappan* L.	心材	多于秋季采伐,除去白色边材,干燥	蒙药 2021
苏木/棵苏木	苏木 *Caesalpinia sappan* Linn.	心材	多于秋季采伐,除去白色边材,干燥	广西壮药第二卷 2011
苏木	苏木 *Caesalpinia sappan* L.	心材	—	部颁蒙药附

【中药标准】

名称	植物来源	药用部位	产地加工	标准
苏木	苏木 *Caesalpinia sappan* L.	心材	多于秋季采伐,除去白色边材,干燥	药典 2020

1073 白饭木

【来源】猕猴桃科植物水东哥。

【学名】

《中国植物志》	《中国高等植物》
水东哥 *Saurauia tristyla* DC.	水东哥 *Saurauia tristyla* DC.

【民族药标准】

名称	植物来源	药用部位	产地加工	标准
白饭木/白饭树/别扁亮	水东哥 *Saurauia tristyla* DC.	根和茎	全年均可采收,除去泥沙和叶,洗净,干燥	广西瑶药第二卷 2022

1074 粗叶木

【来源】茜草科植物睫毛粗叶木(睫毛虎克粗叶木)。

【学名】

《中国植物志》	《中国生物物种名录》
睫毛虎克粗叶木 *Lasianthus hookeri* var. *dunnianus* (H. Léveillé) H. Zhu	睫毛虎克粗叶木 *Lasianthus hookeri* var. *dunnianus* (H. Lév.) Hua Zhu

【民族药标准】

名称	植物来源	药用部位	产地加工	标准
粗叶木/扁少火	睫毛粗叶木 *Lasianthus hookeri* C. B. Clarke ex Hook. f. var. *dunniana*(Lévl.) H. Zhu	茎	秋、冬季采伐,切片,干燥	云南傣药 2005

1075 膏桐木

【来源】大戟科植物麻风树(麻疯树)。

【学名】

《中国植物志》	《中国高等植物》
麻风树 *Jatropha curcas* L.	麻疯树 *Jatropha curcas* Linn.

【民族药标准】

名称	植物来源	药用部位	产地加工	标准
膏桐木/埋烘罕	麻风树 *Jatropha curcas* L.	去皮茎木	秋、冬季采收,去皮,切为块片,干燥	云南傣药 II 2005

1076 功劳木

【来源】小檗科植物阔叶十大功劳、细叶十大功劳(十大功劳)。

【学名】

《中国植物志》	《中国高等植物》
阔叶十大功劳 *Mahonia bealei*(Fort.)Carr.	阔叶十大功劳 *Mahonia bealei*(Fort.)Carr.
十大功劳 *Mahonia fortunei*(Lindl.)Fedde	十大功劳 *Mahonia fortunei*(Lindl.)Fedde

【民族药标准】

名称	植物来源	药用部位	产地加工	标准
功劳木/十大功劳/汪林紧	阔叶十大功劳 *Mahonia bealei*(Fort.)Carr. 细叶十大功劳 *Mahonia fortunei*(Lindl.)Fedde	茎	全年均可采收,切块片,干燥	广西瑶药第二卷 2022
功劳木/美黄连	阔叶十大功劳 *Mahonia bealei*(Fort.)Carr. 细叶十大功劳 *Mahonia fortunei*(Lindl.)Fedde	茎	全年均可采收,切块片,干燥	广西壮药第二卷 2011

【中药标准】

名称	植物来源	药用部位	产地加工	标准
功劳木	阔叶十大功劳 *Mahonia bealei*(Fort.)Carr. 细叶十大功劳 *Mahonia fortunei*(Lindl.)Fedde	茎	全年均可采收,切块片,干燥	药典 2020
十大功劳根	阔叶十大功劳 *Mahonia bealei*(Fort.)Carr. 细叶十大功劳 *Mahonia fortunei*(Lindl.)Fedde	根	全年均可采挖,洗净泥土,除去须根,切段,干燥	安徽 2022
功劳木	台湾十大功劳 *Mahonia japonica*(Thunberg)Candolle	茎及根	全年均可采挖,切块片,干燥	湖南 2009
功劳木	阔叶十大功劳 *Mahonia bealei*(Fort.)Carr. 华南十大功劳 *Mahonia japonica*(Thunb.)DC. 十大功劳 *Mahonia fortunei*(Lindl.)Fedde	茎	秋、冬二季采收,切片,干燥	贵州 1988

1077 十大功劳木

【来源】小檗科植物长柱十大功劳、小果十大功劳、安平十大功劳(安坪十大功劳)、宽苞十大功劳。

【学名】

《中国植物志》	《中国高等植物》
长柱十大功劳 *Mahonia duclouxiana* Gagnep.	长柱十大功劳 *Mahonia duclouxiana* Gagnep.
小果十大功劳 *Mahonia bodinieri* Gagnep.	小果十大功劳 *Mahonia bodinieri* Gagnep.
安坪十大功劳 *Mahonia eurybracteata* subsp. *ganpinensis*(Lévl.)Ying et Boufford	安坪十大功劳 *Mahonia eurybracteata* subsp. *ganpinensis*(Lévl.)Ying et Boufford
宽苞十大功劳 *Mahonia eurybracteata* Fedde	宽苞十大功劳 *Mahonia eurybracteata* Fedde

【民族药标准】

名称	植物来源	药用部位	产地加工	标准
十大功劳木 *	长柱十大功劳 *Mahonia duclouxiana* Gagnep. 小果十大功劳 *Mahonia bodinieri* Gagnep. 安平十大功劳 *Mahonia ganpinensie*(Lévl.)Fedde 宽苞十大功劳 *Mahonia eurybracteata* Fedde	茎	全年均可采收,切块片,干燥	贵州 2003

附注:* 同为中药标准收载品种。

1078 红瑞木

【来源】山茱萸科植物红瑞木。

【学名】

《中国植物志》	《中国高等植物》
红瑞木 *Cornus alba* Linnaeus	红瑞木 *Cornus alba* Linn.

【民族药标准】

名称	植物来源	药用部位	产地加工	标准
红瑞木/乌兰—塔日尼	红瑞木 *Swida alba* Opiz	带叶枝条	夏秋二季采收,除去杂质,切断,晒干	蒙药 2021

1079 接骨木

【来源】忍冬科植物接骨木、毛接骨木(西伯利亚接骨木)。

【学名】

《中国植物志》	《中国高等植物》
接骨木 *Sambucus williamsii* Hance	接骨木 *Sambucus williamsii* Hance
西伯利亚接骨木 *Sambucus sibirica* Nakai	毛接骨木 *Sambucus williamsii* var. *miquelii*(Nakai)Y. C. Tang

【民族药标准】

名称	植物来源	药用部位	产地加工	标准
接骨木/宝根—宝勒岱	接骨木 *Sambucus williamsii* Hance 毛接骨木 *Sambucus siebodiana*(Miq.) Blume ex Graebner var. *miquelii*(Nakai)Hara	茎枝	夏、秋二季采收,除去杂质,阴干	部颁蒙药
接骨木#	接骨木 *Sambucus williamsii* Hance	茎枝*	全年均可采收,趁鲜切段,干燥或鲜用	贵州第二册 2019
续骨木/恩赞锡	接骨木 *Sambucus williamsii* Hance	茎和叶	全年可采,干燥	云南彝药 2005
接骨木/宝根—宝勒岱	毛接骨木 *Sambucus siebodiana*(Miq.) Blume ex Graebner var. *miquelii*(Nakai)Hara 接骨木 *Sambucus williamsii* Hance	茎枝	夏、秋二季采收,除去外皮及软心,阴干	蒙药 1986

【中药标准】

名称	植物来源	药用部位	产地加工	标准
接骨木▲	接骨木 *Sambucus williamsii* Hance	茎枝	夏、秋二季采收,截取茎枝,干燥	安徽 2022
接骨木	接骨木 *Sambucus williamsii* Hance	茎枝	全年可采	内蒙古 2021
接骨木	接骨木 *Sambucus williamsii* Hance	茎枝	全年均可采收,晒干	甘肃 2020
接骨木	接骨木 *Sambucus racemosa* L.	带叶茎枝或茎枝	—	辽宁第二册 2019
接骨木	接骨木 *Sambucus williamsii* Hance	茎枝	夏、秋二季采收,除去杂质,晒干	湖北 2018
接骨木	接骨木 *Sambucus williamsii* Hance	带叶茎枝	全年均可采收,除去杂质,晒干	江西 2014
接骨木	接骨木 *Sambucus williamsii* Hance	茎叶	全年可采收,干燥	湖南 2009
接骨木	接骨木 *Sambucus williamsii* Hance	带叶茎枝、根或根皮	—	黑龙江 2001
扦扦活	接骨木 *Sambucus williamsii* Hance	带叶茎枝	秋季采割当年生茎枝,晒干或切短段后晒干	上海 1994
接骨木	接骨木 *Sambucus racemosa* L.	茎枝	—	山东炮规 2022
接骨木	接骨木 *Sambucus racemosa* L.	茎枝	—	重庆炮规 2006
接骨木	接骨木 *Sambucus racemosa* L.	带叶茎枝	—	药典 2020 附
接骨木	接骨木 *Sambucus williamsii* Hance	茎枝	—	部颁 5 册附
接骨木	接骨木 *Sambucus williamsii* Hance	带叶茎枝	—	山东 2002 附

附注:*干燥或新鲜茎枝;#同为中药标准收载品种;▲安徽炮规 2019 收载植物"接骨木 *Sambucus williamsii* Hance 和毛接骨木 *Sambucus williamsii* Hance var. *miquelii*(Nakai)Y. C. Tang"。

1080 续骨木

【来源】忍冬科植物接骨木。

【学名】

《中国植物志》	《中国高等植物》
接骨木 *Sambucus williamsii* Hance	接骨木 *Sambucus williamsii* Hance

【民族药标准】

名称	植物来源	药用部位	产地加工	标准
续骨木/恩赞锡	接骨木 *Sambucus williamsii* Hance	茎和叶	全年可采,干燥	云南彝药 2005
接骨木/宝根—宝勒岱	接骨木 *Sambucus williamsii* Hance 毛接骨木 *Sambucus siebodiana*(Miq.) Blume ex Graebner var. *miquelii*(Nakai)Hara	茎枝	夏、秋二季采收,除去杂质,阴干	部颁蒙药

名称	植物来源	药用部位	产地加工	标准
接骨木#	接骨木 *Sambucus williamsii* Hance	茎枝*	全年均可采收,趁鲜切段,干燥或鲜用	贵州第二册 2019
接骨木/宝根—宝勒岱	毛接骨木 *Sambucus siebodiana*(Miq.)Blume ex Graebner var. *miquelii*(Nakai)Hara 接骨木 *Sambucus williamsii* Hance	茎枝	夏、秋二季采收,除去外皮及软心,阴干	蒙药 1986

附注:＊干燥或新鲜茎枝;#同为中药标准收载品种。

1081 九节木

【来源】茜草科植物九节。

【学名】

《中国植物志》	《中国高等植物》
九节 *Psychotria asiatica* Wall.	九节 *Psychotria rubra*(Lour.)Poir.

【民族药标准】

名称	植物来源	药用部位	产地加工	标准
九节木/棵安沙	九节 *Psychotria rubra*(Lour.)Poir.	地上部分	全年均可采收,除去杂质,洗净,切段,干燥	广西壮药第三卷 2018

【中药标准】

名称	植物来源	药用部位	产地加工	标准
山大颜	九节木 *Psychotria asiatica* L.	叶及嫩枝	全年均可采收,晒干	广东第一册 2004
山大颜	九节木 *Psychotria rubra*(Lour.)Poir.	叶及嫩枝	全年均可采收,晒干	海南第一册 2011

1082 萝芙木

【来源】夹竹桃科植物萝芙木。

【学名】

《中国植物志》	《中国高等植物》
萝芙木 *Rauvolfia verticillata*(Lour.)Baill.	萝芙木 *Rauvolfia verticillata*(Lour.)Baill.

【民族药标准】

名称	植物来源	药用部位	产地加工	标准
萝芙木/美老崩	萝芙木 *Rauvolfia verticillata*(Lour.)Baill.	全株	全年均可采收,除去泥沙,干燥	广西壮药第一卷 2008

【中药标准】

名称	植物来源	药用部位	产地加工	标准
萝芙木	萝芙木 *Rauvolfia verticillata*(Lour.)Baill. 云南萝芙木 *Rauvolfia yunnanensis* Tsiang	根和茎	全年均可采收,除去枝、叶,干燥	广西第二册 1996

1083 美登木

【来源】卫矛科植物滇南美登木、美登木。

【学名】

《中国植物志》	《中国高等植物》
滇南美登木 *Gymnosporia austroyunnanensis*(S. J. Pei & Y. H. Li)M. P. Simmons	滇南美登木 *Maytenus austroyunnanensis* S. J. Pei et Y. H. Li
美登木 *Gymnosporia acuminata* Hook. f.	美登木 *Maytenus hookeri* Loes.

【民族药标准】

名称	植物来源	药用部位	产地加工	标准
美登木/埋叮囊	滇南美登木 *Maytenus austroyunnanensis* S. J. Pei et Y. H. Li 美登木 *Maytenus hookeri* Loes.	茎、叶	全年可采,切段,干燥	云南傣药 II 2005

1084　牛奶木

【来源】桑科植物对叶榕。

【学名】

《中国植物志》	《中国高等植物》
对叶榕 *Ficus hispida* L. f.	对叶榕 *Ficus hispida* Linn. f.

【民族药标准】

名称	植物来源	药用部位	产地加工	标准
牛奶木/牛奶樟/董昂弱亮	对叶榕 *Ficus hispida* Linn.	根及茎	全年均可采挖,除去泥沙,切段,干燥	广西瑶药第二卷 2022
牛奶木/牛奶樟/美得	对叶榕 *Ficus hispida* Linn.	根及茎	全年可采挖,除去泥沙,切段,干燥	广西壮药第一卷 2008

1085　沙塘木

【来源】芸香科植物山油柑。

【学名】

《中国植物志》	《中国高等植物》
山油柑 *Acronychia pedunculata*(L.)Miq.	山油柑 *Acronychia pedunculata*(Linn.)Miq.

【民族药标准】

名称	植物来源	药用部位	产地加工	标准
沙塘木*	山油柑 *Acronychia pedunculata*(L.)Miq.	茎枝及叶	全年均可采收,扎把,切段,干燥	贵州第二册 2019

附注:*同为中药标准收载品种。

1086　铁力木

【来源】藤黄科植物铁力木,樟科植物香胶木(绒毛润楠)。

【学名】

《中国植物志》	《中国高等植物》
铁力木 *Mesua ferrea* L.	铁力木 *Mesua ferrea* Linn.
绒毛润楠 *Machilus velutina* Champ. ex Benth.	绒毛润楠 *Machilus velutina* Champ. ex Benth.

【民族药标准】

名称	植物来源	药用部位	产地加工	标准
铁力木	铁力木 *Mesua ferrea* L.	花蕾	开花前采收,阴干	新疆炮规 2020
铁力木	香胶木 *Machilus velutina* Champ. ex Benth.	花	—	部颁维药附

1087　通脱木

【来源】五加科植物通脱木。

【学名】

《中国植物志》	《中国高等植物》
通脱木 *Tetrapanax papyrifer*(Hook.)K. Koch	通脱木 *Tetrapanax papyrifer*(Hook.)K. Koch

【民族药标准】

名称	植物来源	药用部位	产地加工	标准
通脱木/鹞鹰风/懂杠崩	通脱木 *Tetrapanax papyrifer*(Hook.) K. Koch	根和茎枝	全年均可采收,晒干	广西瑶药第一卷 2014

1088　文冠木

【来源】无患子科植物文冠果、文冠木(文冠果)。

【学名】

《中国植物志》	《中国高等植物》
文冠果 *Xanthoceras sorbifolium* Bunge	文冠果 *Xanthoceras sorbifolia* Bunge

【民族药标准】

名称	植物来源	药用部位	产地加工	标准
文冠木/生等	文冠果 *Xanthoceras sorbifolia* Bunge	茎干或枝条的木部	春、夏二季采收,除去树皮,干燥	六省藏标

续表

名称	植物来源	药用部位	产地加工	标准
文冠木/赞旦生等	文冠木 *Xanthoceras sorbifolia* Bunge	茎干	夏季砍取茎干,除去枝叶,晒干	部颁藏药
文冠木/僧登	文冠果 *Xanthoceras sorbifolia* Bunge	木材或茎枝	春、夏季采集茎干、茎枝,剥去外皮,切段阴干;或取鲜枝,切碎,熬膏	蒙药 2021
文冠木/赞旦生等	文冠果 *Xanthoceras sorbifolia* Bunge	茎干	夏季砍取茎干,除去枝叶,晒干	青海藏药炮规 2010
小叶鼠李	小叶鼠李 *Rhamnus parvifolia* Bunge 及同属多种植物 文冠果 *Xanthoceras sorbifolia* Bunge	茎干	夏季砍取茎干,除去枝叶,晒干	青海藏药 1992

【中药标准】

名称	植物来源	药用部位	产地加工	标准
文冠木	文冠果 *Xanthoceras sorbifolia* Bge.	茎干或枝条的木部	春、夏二季采收,除去树皮,截段,或再劈成块,干燥	药典 1977

1089 盐肤木

【来源】漆树科植物盐肤木。

【学名】

《中国植物志》	《中国高等植物》
盐麸木 *Rhus chinensis* Mill.	盐麸木 *Rhus chinensis* Mill.

【民族药标准】

名称	植物来源	药用部位	产地加工	标准
盐肤木/皮亮	盐肤木 *Rhus chinensis* Mill.	全株	夏、秋季采收,洗净,干燥	广西瑶药第二卷 2022
盐肤木*	盐肤木 *Rhus chinensis* Mill.	带叶茎枝	—	湖南炮规 2021

【中药标准】

名称	植物来源	药用部位	产地加工	标准
盐肤木	盐肤木 *Rhus chinensis* Mill.	茎及枝	全年可采收,锯段,切块片,鲜用或干燥	福建 2006
盐肤木	盐肤木 *Rhus chinensis* Mill.	根及茎	全年均可采挖,除去泥沙,切段或块片,晒干	广东第一册 2004
盐肤木	盐肤木 *Rhus chinensis* Mill.	茎枝	—	上海 1994 附

附注:*【民族药名】美彦(侗),抱木老(瑶)。

1090 悬钩木

【来源】蔷薇科植物椭圆悬钩子、黑腺美饰悬钩子、粉枝莓、青海悬钩子、多腺悬钩子、石生悬钩子。

【学名】

《中国植物志》	《中国高等植物》
椭圆悬钩子 *Rubus ellipticus* Smith	椭圆悬钩子 *Rubus ellipticus* Smith
黑腺美饰悬钩子 *Rubus subornatus* var. *melanadenus* Focke	黑腺美饰悬钩子 *Rubus subornatus* var. *melanadenus* Focke(《西藏植物志》)
粉枝莓 *Rubus biflorus* Buch. -Ham. ex Smith	粉枝莓 *Rubus biflorus* Buch. -Ham. ex Smith
青海悬钩子 *Rubus kokoricus* Hao.(《藏医学》)	青海悬钩木 *Rubus kokoricus* Hao.(《中华藏本草》)
多腺悬钩子 *Rubus phoenicolasius* Maxim.	多腺悬钩子 *Rubus phoenicolasius* Maxim.
石生悬钩子 *Rubus saxatilis* L.	石生悬钩子 *Rubus saxatilis* Linn.

【民族药标准】

名称	植物来源	药用部位	产地加工	标准
悬钩木	黑腺美饰悬钩子 *Rubus subornatus* var. *melanadenus* Focke	茎枝	采集后,剖开,去皮,干燥	四川藏药 2020
悬钩木/甘扎嘎日	粉枝莓 *Rubus biflorus* Buch. -Ham. ex Smith	去皮去髓茎枝	夏、秋二季采集茎枝,去皮去髓,晾干	西藏藏药第二册 2012
悬钩木/甘扎嘎日	椭圆悬钩子 *Rubus ellipticus* Smith 粉枝莓 *Rubus biflorus* Buch. -Ham. ex Smith 等同属多种植物	茎枝	春秋采集茎枝	西藏藏药炮规 2022
悬钩木/甘扎嘎日	粉枝梅 *Rubus biflorus* Buch. -Ham. ex Smith	茎	夏季采集	青海藏药炮规 2010

续表

名称	植物来源	药用部位	产地加工	标准
悬钩木	粉枝莓 *Rubus biflorus* Buch. -Ham. ex Smith 青海悬钩子 *Rubus kokoricus* Hao.	去皮及髓的茎部	—	部颁藏药附
悬钩木	粉枝莓 *Rubus biflorus* Buch. -Ham. ex Smith 多腺悬钩子 *Rubus phoenicolasius* Maxim. 石生悬钩子 *Rubus saxatilis* L.	去皮去髓茎枝	—	西藏藏药第二册 2012 附
悬钩木/堪扎嘎日	石生悬钩子 *Rubus saxatilis* L. 粉刺莓 *Rubus biflorus* Buch. -Ham. 青海悬钩子 *Rubus kokoricus* Hao. 等	去皮及髓的茎部	秋季割取枝条,刮去外皮,去掉髓部,阴干	六省藏标

1091 悬钩子木

【来源】蔷薇科植物库页悬钩子。

【学名】

《中国植物志》	《中国高等植物》
库页悬钩子 *Rubus sachalinensis* Lévl.	库页悬钩子 *Rubus sachalinensis* Lévl.

【民族药标准】

名称	植物来源	药用部位	产地加工	标准
悬钩子木/ 博格日乐吉根	库页悬钩子 *Rubus sachalinensis* Léveillé	茎枝	夏、秋二季采收,除去杂质,干燥	部颁蒙药
悬钩子木/ 博格日乐吉根	库叶悬钩子 *Rubus sachalinensis* Léveillé	茎枝	夏、秋二季采收,除去外皮,干燥	蒙药 1986
悬钩子	库页悬钩子 *Rubus sachalinensis* Léveillé	茎枝	—	蒙药炮规 2020

【中药标准】

名称	植物来源	药用部位	产地加工	标准
悬钩子木	库叶悬钩子 *Rubus sachalinensis* Léveillé	茎枝	—	药典 2020 附

1092 椒目

【来源】芸香科植物花椒、青椒(青花椒)、竹叶花椒。

【学名】

《中国植物志》	《中国高等植物》
花椒 *Zanthoxylum bungeanum* Maxim.	花椒 *Zanthoxylum bungeanum* Maxim.
青花椒 *Zanthoxylum schinifolium* Sieb. et Zucc.	青花椒 *Zanthoxylum schinifolium* Sieb. et Zucc.
竹叶花椒 *Zanthoxylum armatum* DC.	竹叶花椒 *Zanthoxylum armatum* DC.

【民族药标准】

名称	植物来源	药用部位	产地加工	标准
椒目#	花椒 *Zanthoxylum bungeanum* Maxim. 青椒 *Zanthoxylum schinifolium* Sieb. et Zucc. 竹叶花椒 *Zanthoxylum armatum* DC. Prodr.	种子	立秋前后果熟时采收,除去果壳及杂质,干燥	贵州第一册 2019

【中药标准】

名称	植物来源	药用部位	产地加工	标准
椒目	花椒 *Zanthoxylum bungeanum* Maxim. 青椒 *Zanthoxylum schinifolium* Sieb. et Zucc.	种子	秋季果实成熟时采收,晒干或阴干,除去果皮、果柄及杂质	山东 2022
椒目	花椒 *Zanthoxylum bungeanum* Maxim.	种子	立秋前后采收成熟果实,除去果壳及杂质,干燥	甘肃 2020
椒目	花椒 *Zanthoxylum bungeanum* Maxim. 青椒 *Zanthoxylum schinifolium* Sieb. et Zucc.	种子	立秋前后果熟时采收,除去果壳及杂质,干燥	辽宁第二册 2019
花椒目	青椒 *Zanthoxylum schinifolium* Sieb. et Zucc. 花椒 *Zanthoxylum bungeanum* Maxim.	种子	秋季果实成熟时采收,除去果皮和杂质,干燥	湖北 2018
椒目	花椒 *Zanthoxylum bungeanum* Maxim.	种子	秋季果实成熟时采收,晒干,除去果皮、果柄及杂质	陕西 2015

名称	植物来源	药用部位	产地加工	标准
椒目	花椒 *Zanthoxylum bungeanum* Maxim.	种子	立秋前后果熟时采收,除去果壳及杂质,干燥	四川 2010
椒目	花椒 *Zanthoxylum bungeanum* Maximowicz 青花椒 *Zanthoxylum schinifolium* Siebold & Zuccarini	种子	秋季果实成熟时采收,晒干,除去果皮及杂质	湖南 2009
花椒目	花椒 *Zanthoxylum bungeanum* Maxim. 青椒 *Zanthoxylum schinifolium* Sieb. et Zucc.	种子	秋季果成熟时采收,晒干	上海 1994
椒目	花椒 *Zanthoxylum bungeanum* Maxim.	种子	秋季果熟时采下果实,刚到果实开裂,打下种子,除去果壳及杂质	河南 1993
椒目	花椒 *Zanthoxylum bungeanum* Maxim.	种子	立秋前后果熟时采收,除去果壳及杂质,干燥	贵州 1988
椒目	花椒 *Zanthoxylum bungeanum* Maxim.	种子	秋季果实成熟时采摘。晒干,筛出种子,除去杂质	山西 1987
椒目	花椒 *Zanthoxylum bungeanum* Maxim. 青椒 *Zanthoxylum schinifolium* Sieb. et Zucc.	种子	秋季采收成熟果实,晒干,取出种子	北京炮规 2023
椒目	花椒 *Zanthoxylum bungeanum* Maxim. 青椒 *Zanthoxylum schinifolium* Sieb. et Zucc.	种子	秋季果实成熟时采收,干燥,除去果皮、杂质	安徽炮规 2019
椒目*	青椒 *Zanthoxylum schinifolium* Sieb. et Zucc. 花椒 *Zanthoxylum bungeanum* Maxim.	种子	秋季采收成熟果实,晒干,除去果皮及果柄	天津炮规 2018
椒目	花椒 *Zanthoxylum bungeanum* Maxim.	种子	—	重庆炮规 2006
椒目	花椒 *Zanthoxylum bungeanum* Maxim. 青椒 *Zanthoxylum schinifolium* Sieb. et Zucc.	种子	—	药典 2020 附

附注:*药材分别称"青椒目""花椒目";#同为中药标准收载品种。

1093 榜那

【来源】毛茛科植物工布乌头、铁棒锤、伏毛铁棒锤、江孜乌头等同属多种植物。

【学名】

《中国植物志》	《中国高等植物》
工布乌头 *Aconitum kongboense* Lauener	工布乌头 *Aconitum kongboense* Lauener
铁棒锤 *Aconitum pendulum* Busch	铁棒锤 *Aconitum pendulum* Busch
伏毛铁棒锤 *Aconitum flavum* Hand.-Mazz.	伏毛铁棒锤 *Aconitum flavum* Hand.-Mazz.
江孜乌头 *Aconitum ludlowii* Exell	江孜乌头 *Aconitum ludlowii* Exell(《中国药用植物志》)

【民族药标准】

名称	植物来源	药用部位	产地加工	标准
榜那/榜阿那布	工布乌头 *Aconitum kongboense* Lauener	块根	秋季采挖,除去杂质,晾干	西藏藏药第二册 2012
榜那	铁棒锤 *Aconitum pendulum* Busch 伏毛铁棒锤 *Aconitum flavum* Hand.-Mazz. 江孜乌头 *Aconitum ludlowii* Exell 工布乌头 *Aconitum kongboense* Lauener 等同属多种植物	根	秋末挖根,除去须根及泥沙,晒干	西藏藏药炮规 2022
榜那	工布乌头 *Aconitum kongboense* Lauener 江孜乌头 *Aconitum ludlowii* Exell	块根	—	四川藏药制剂附

1094 呜不那

【来源】萝藦科植物朱砂藤。

【学名】

《中国植物志》	《中国高等植物》
朱砂藤 *Cynanchum officinale*(Hemsl.)Tsiang et Tsiang et Zhang	朱砂藤 *Cynanchum officinale*(Hemsl.)Tsiang et Zhang

【民族药标准】

名称	植物来源	药用部位	产地加工	标准
呜不那	朱砂藤 *Cynanchum officinale*（Hemsl.）Tsiang et Zhang	根	秋、冬二季采收,除去地上部分,洗净,截断,干燥	四川 2022

1095 婆婆纳

【来源】玄参科植物长果婆婆纳。

【学名】

《中国植物志》	《中国高等植物》
长果婆婆纳 *Veronica ciliata* Fisch.	长果婆婆纳 *Veronica ciliata* Fisch.

【民族药标准】

名称	植物来源	药用部位	产地加工	标准
婆婆纳/冬那端赤	长果婆婆纳 *Veronica ciliata* Fisch.	全草	7—9 月采集全草,洗净,晒干	部颁藏药
长果婆婆纳/冬纳冬扯	长果婆婆纳 *Veronica ciliata* Fisch.	全草	夏末花果期采收,除去杂质,晾干	六省藏标
董那童赤	长果婆婆纳 *Veronica ciliata* Fisch. 长果婆婆纳拉萨亚种 *Veronica ciliara* Fisch. subsp. *cephaloides*（Pennell）Hong	全草	秋季采集全草,晾干	西藏藏药第一册 2012

1096 爬地牛奶

【来源】桑科植物地果。

【学名】

《中国植物志》	《中国高等植物》
地果 *Ficus tikoua* Bur.	地果 *Ficus tikoua* Bur.

【民族药标准】

名称	植物来源	药用部位	产地加工	标准
爬地牛奶/爬树昂弱	地果 *Ficus tikoua* Bur.	藤茎	夏、秋季采收,除去杂质,干燥	广西瑶药第二卷 2022

【中药标准】

名称	植物来源	药用部位	产地加工	标准
地枇杷/地瓜/地果	地果 *Ficus tikoua* Bur.	地上部分	全年均可采收,除去杂质,晒干	湖北 2018

1097 山柰

【来源】姜科植物山柰。

【学名】

《中国植物志》	《中国高等植物》
山柰 *Kaempferia galanga* L.	山柰 *Kaempferia galanga* Linn.

【民族药标准】

名称	植物来源	药用部位	产地加工	标准
山柰/查干—嘎	山柰 *Kaempferia galanga* L.	根茎	冬季采挖,洗净,除去须根,切片,晒干	蒙药 2021

【中药标准】

名称	植物来源	药用部位	产地加工	标准
山柰	山柰 *Kaempferia galanga* L.	根茎	冬季采挖,洗净,除去须根,切片,晒干	药典 2020

1098 豆拟

【来源】鼠李科植物云南勾儿茶。

【学名】

《中国植物志》	《中国高等植物》
云南勾儿茶 *Berchemia yunnanensis* Franch.	云南勾儿茶 *Berchemia yunnanensis* Franch.

【民族药标准】

名称	植物来源	药用部位	产地加工	标准
豆拟	云南勾儿茶 *Berchemia yunnanensis* Franch.	叶	全年均可采收,除去茎枝和杂质,干燥	四川 2022

1099 红背娘

【来源】大戟科植物红背山麻杆(红背山麻杆)。

【学名】

《中国植物志》	《中国高等植物》
红背山麻秆 *Alchornea trewioides*(Benth.)Müell. Arg.	红背山麻秆 *Alchornea trewioides*(Benth.)Müell. Arg.

【民族药标准】

名称	植物来源	药用部位	产地加工	标准
红背娘/棵堂宁	红背山麻秆 *Alchornea trewioides*(Benth.)Müell. Arg.	全株	全年均可采收,除去杂质,干燥	广西壮药第三卷 2018

1100 地菍

【来源】野牡丹科植物地菍(地稔)。

【学名】

《中国植物志》	《中国高等植物》
地稔 *Melastoma dodecandrum* Lour.	地稔 *Melastoma dodecandrum* Lour.

【民族药标准】

名称	植物来源	药用部位	产地加工	标准
地菍/铺地菍/翁闲	地菍 *Melastoma dodecandrum* Lour.	全草	夏、秋季采收,洗净,干燥	广西瑶药第二卷 2022
地菍/棵滚	地菍 *Melastoma dodecandrum* Lour.	全草	夏、秋季采收,洗净,干燥	广西壮药第三卷 2018
地稔#	地菍 *Melastoma dodecandrum* Lour.	全株*	全年均可采挖,除去泥沙,鲜用或干燥	贵州第二册 2019

【中药标准】

名称	植物来源	药用部位	产地加工	标准
地稔	地稔 *Melastoma dodecandrum* Lour.	全草	5—6 月采收,洗净,晒干	江西 2014
地稔	地稔 *Melastoma dodecandrum* Lour.	全草	全年均可采收,洗净,晒干	海南第一册 2011
地菍/地稔	地菍 *Melastoma dodecandrum* Loureiro	全草	全年均可采收,洗净,晒干	湖南 2009
地稔	地稔 *Melastoma dodecandrum* Lour.	全草	全年均可采收,洗净,晒干	广东第一册 2004
地稔	地稔 *Melastoma dodecandrum* Lour.	全草	—	药典 2020 附
地稔	地稔 *Melastoma dodecandrum* Lour.	全草*	—	部颁 9 册附

附注:* 新鲜或干燥全草;# 同为中药标准收载品种。

1101 半架牛

【来源】萝藦科植物古钩藤。

【学名】

《中国植物志》	《中国药用植物志》
古钩藤 *Cryptolepis buchananii* Roem. et Schult.	古钩藤 *Cryptolepis buchananii* Schult.

【民族药标准】

名称	植物来源	药用部位	产地加工	标准
半架牛/尼其牛	古钩藤 *Cryptolepis buchananii* Roem. et Schult.	根	全年采挖,洗净,干燥	云南彝药Ⅱ 2005

1102 熏倒牛

【来源】牻牛儿苗科植物熏倒牛。

【学名】

《中国植物志》	《中国高等植物》
熏倒牛 *Biebersteinia heterostemon* Maxim.	熏倒牛 *Biebersteinia heterostemon* Maxim.

【民族药标准】

名称	植物来源	药用部位	产地加工	标准
熏倒牛/芒间那保	熏倒牛 *Biebersteinia heterostemon* Maxim.	地上部分	夏秋采收,洗净,切段,阴干	青海藏药 1992
熏倒牛	熏倒牛 *Biebersteinia heterostemon* Maxim.	地上部分	—	部颁藏药附

【中药标准】

名称	植物来源	药用部位	产地加工	标准
熏倒牛	熏倒牛 *Biebersteinia heterostemon* Maxim.	地上部分	夏、秋花盛开时,割取地上部分,晾干	青海 1976

1103 夜香牛

【来源】菊科植物夜香牛。

【学名】

《中国植物志》	《中国高等植物》
夜香牛 *Cyanthillium cinereum*(L.)H. Rob.	夜香牛 *Vernonia cinerea*(Linn.)Less.

【民族药标准】

名称	植物来源	药用部位	产地加工	标准
夜香牛/党关咪	夜香牛 *Vernonia cinerea*(L.)Less.	全草	夏、秋季采收,除去杂质,干燥	广西瑶药第二卷 2022
夜香牛/涯拂浪	夜香牛 *Vernonia cinerea*(L.)Less.	全草	夏、秋季采收,除去杂质,干燥	广西壮药第三卷 2018

【中药标准】

名称	植物来源	药用部位	产地加工	标准
夜香牛	夜香牛 *Vernonia cinerea*(L.)Less.	全草	夏、秋二季采收,除去泥沙,晒干	广东第二册 2011
夜香牛	夜香牛 *Vernonia cinerea*(L.)Less.	全草	—	部颁 12 册附

1104 入地金牛

【来源】芸香科植物毛叶两面针。

【学名】

《中国植物志》	《中国高等植物》
毛叶两面针 *Zanthoxylum nitidum* var. *tomentosum* Huang	毛叶两面针 *Zanthoxylum nitidum* var. *tomentosum* Huang

【民族药标准】

名称	植物来源	药用部位	产地加工	标准
入地金牛/入山虎/别更懂卯	毛叶两面针 *Zanthoxylum nitidum*(Roxb.)DC. var. *tomentosum* Huang	根和茎	全年均可采收,切段,晒干	广西瑶药第一卷 2014

1105 刘寄奴

【来源】菊科植物奇蒿。

【学名】

《中国植物志》	《中国高等植物》
奇蒿 *Artemisia anomala* S. Moore	奇蒿 *Artemisia anomala* S. Moore

【民族药标准】

名称	植物来源	药用部位	产地加工	标准
刘寄奴/埃丁聘	奇蒿 *Artemisia anomala* S. Moore	地上部分	夏、秋季开花时采割,除去杂质,晒干	广西壮药第二卷 2011

【中药标准】

名称	植物来源	药用部位	产地加工	标准
刘寄奴	奇蒿 *Artemisia anomala* S. Moore	地上部分	开花时采收,除去杂质,晒干	江苏 2016
刘寄奴	奇蒿 *Artemisia anomala* S. Moore	地上部分	夏、秋二季花开时采收,除去杂质,晒干	江西 2014
刘寄奴	奇蒿 *Artemisia anomala* S. Moore	全草	夏末开花时采收,晒干	福建 2006
刘寄奴	奇蒿 *Artemisia anomala* S. Moore 白苞蒿 *Artemisia lactiflora* Wall. ex DC.	地上部分	夏、秋开花时采割,除去杂质,晒干	广西 1990
刘寄奴	奇蒿 *Artemisia anomala* S. Moore	带花全草	秋季开花时采收全草,除去杂质,干燥	安徽炮规 2019

名称	植物来源	药用部位	产地加工	标准
刘寄奴	奇蒿 *Artemisia anomala* S. Moore 白苞蒿 *Artemisia lactiflora* Wall. ex DC.	地上部分	—	重庆炮规2006
刘寄奴	奇蒿 *Artemisia anomala* S. Moore 白苞蒿 *Artemisia actiflora* Wall. ex DC.	地上部分	—	药典2020附
南刘寄奴	奇蒿 *Artemisia anomala* S. Moore	全草	—	部颁2册附

1106 北刘寄奴

【来源】玄参科植物阴行草。

【学名】

《中国植物志》	《中国药用植物志》
阴行草 *Siphonostegia chinensis* Benth.	阴行草 *Siphonostegia chinensis* Benth.

【民族药标准】

名称	植物来源	药用部位	产地加工	标准
北刘寄奴/土茵陈/莹闲咪	阴行草 *Siphonostegia chinensis* Benth.	全草	秋季采收,除去杂质,晒干	广西瑶药第二卷2022

【中药标准】

名称	植物来源	药用部位	产地加工	标准
北刘寄奴	阴行草 *Siphonostegia chinensis* Benth.	全草	秋季采收,除去杂质,晒干	药典2020

1107 九龙盘

【来源】百合科植物四川蜘蛛抱蛋、蓼科植物金线草。

【学名】

《中国植物志》	《中国高等植物》
四川蜘蛛抱蛋 *Aspidistra sichuanensis* K. Y. Lang & Z. Y. Zhu	四川蜘蛛抱蛋 *Aspidistra sichuanensis* K. Y. Lang et Z. Y. Zhu
金线草 *Persicaria filiformis*（Thunb.）Nakai	金线草 *Antenoron filiforme*（Thunb.）Rob. et Vaut.

【民族药标准】

名称	植物来源	药用部位	产地加工	标准
九龙盘*	四川蜘蛛抱蛋 *Aspiditra sichuanensis* K. Y. Lang & Z. Y. Zhu	根茎	全年均可采,除去须根及叶,洗净,切片干燥	贵州第二册2019
九龙盘/慢惊风/慢惊崩	金线草 *Antenoron filiforme*（Thunb.）Rob. et Vaut.	全草	夏、秋季采收,晒干或鲜用	广西瑶药第一卷2014
九龙盘/棵社慢	金线草 *Antenoron filiforme*（Thunb.）Rob. et Vaut.	全草	夏、秋二季采收,晒干或鲜用	广西壮药第二卷2011

附注：* 同为中药标准收载品种。

1108 紫背金盘

【来源】唇形科植物紫背金盘。

【学名】

《中国植物志》	《中国高等植物》
紫背金盘 *Ajuga nipponensis* Makino	紫背金盘 *Ajuga nipponensis* Makino

【民族药标准】

名称	植物来源	药用部位	产地加工	标准
紫背金盘	紫背金盘 *Ajuga nipponensis* Makino	全草	春、夏二季采收,除去泥沙,洗净,干燥	四川2022

1109 扁叶珊瑚盘

【来源】苦苣苔科植物卷丝苣苔、石花(珊瑚苣苔)、卷丝苦苣苔(卷丝苣苔)。

【学名】

《中国植物志》	《中国高等植物》
卷丝苣苔 *Corallodiscus kingianus*（Craib）Burtt	卷丝苣苔 *Corallodiscus kingianus*（Craib）Burtt
珊瑚苣苔 *Corallodiscus lanuginosus*（Wallich ex R. Brown）B. L. Burtt	珊瑚苣苔 *Corallodiscus lanuginosus*（Wall. ex Br.）Burtt

【民族药标准】

名称	植物来源	药用部位	产地加工	标准
扁叶珊瑚盘	卷丝苣苔 *Corallodiscus kingianus*(Craib) Burtt	全草	7—8 月采集,洗净泥土,晒干	青海藏药第一册 2019
扁叶珊瑚盘/ 志甲哈吾*	石花 *Corallodiscus flabellatus*(Franch.) Burtt 及同属数种植物	全草	6—7 月采集,洗净泥土,晒干	青海藏药 1992
苦苣苔/查架哈吾	卷丝苦苣苔 *Corallodiscus kingianus* (Craib) Burtt	全草	花期采集全草,除去须根残叶,晾干	西藏藏药第一册 2012
石莲花	西藏珊瑚苣苔 *Corallodiscus lanuginosus* (Wallich ex R. Brown) B. L. Burtt 卷丝苣苔 *Corallodiscus kingianus*(Craib) Burtt	全草	—	四川藏药制剂附

附注:＊青海藏药炮规 2010 收载名称为"石莲花/扎甲哈吾"。

1110 瘤果紫玉盘

【来源】番荔枝科植物瘤果紫玉盘(贵州紫玉盘)。

【学名】

《中国植物志》	《中国高等植物》
瘤果紫玉盘 *Uvaria kweichowensis* P. T. Li	贵州紫玉盘 *Uvaria kweichowensis* P. T. Li

【民族药标准】

名称	植物来源	药用部位	产地加工	标准
瘤果紫玉盘/紫玉盘/ 昂不诺没	瘤果紫玉盘 *Uvaria kweichowensis* P. T. Li	茎和叶	全年均可采收,除去杂质,干燥	广西瑶药第二卷 2022
瘤果紫玉盘/勾香突	瘤果紫玉盘 *Uvaria kweichowensis* P. T. Li	茎叶	全年均可采收,除去杂质,干燥	广西壮药第三卷 2018

1111 大红袍

【来源】豆科植物毛芫子梢(毛笼子梢)。

【学名】

《中国植物志》	《中国高等植物》
毛笼子梢 *Campylotropis hirtella*(Franch.)Schindl.	毛笼子梢 *Campylotropis hirtella*(Franch.)Schindl.

【民族药标准】

名称	植物来源	药用部位	产地加工	标准
大红袍/醒争生	毛芫子梢 *Campylotropis hirtella*(Franch.) Schindl.	根	秋、冬季采挖,洗净,干燥	云南彝药Ⅲ 2005

【中药标准】

名称	植物来源	药用部位	产地加工	标准
大红袍	毛杭子梢 *Campylotropis hirtella*(Franch.) Schindl.	根	秋、冬二季采挖,除去泥沙,晒干	药典 1977
大红袍	毛杭子梢 *Campylotropis hirtella*(Franch.) Schindl.	根	秋、冬二季采挖,除去泥沙,晒干	江西 2014
大红袍	毛杭子梢 *Campylotropis hirtella*(Franchet) Schindler	根	秋、冬两季采挖,除去泥沙,晒干	湖南 2009
大红袍/锈钉根	毛杭子梢 *Campylotropis hirtella*(Franch.) Schindl.	根	秋、冬季采挖,除去泥土,晒干	云南 1996
大红袍	毛杭子梢 *Campylotropis hirtella*(Franch.) Schindl.	根	—	药典 2020 附

1112 大乌泡

【来源】蔷薇科植物大乌泡。

【学名】

《中国植物志》	《中国高等植物》
大乌泡 *Rubus pluribracteatus* L. T. Lu & Boufford	大乌泡 *Rubus multibracteatus* Lévl. et Vant.

【民族药标准】

名称	植物来源	药用部位	产地加工	标准
大乌泡*	大乌泡 *Rubus multibracteatus* Lévl. et Vant.	叶	夏、秋二季采收,洗净,干燥	贵州第二册 2019

附注:＊同为中药标准收载品种。

1113 地乌泡

【来源】蔷薇科植物灰毛泡(灰毛藨)。

【学名】

《中国植物志》	《中国高等植物》
灰毛藨 *Rubus irenaeus* Focke	灰毛泡 *Rubus irenaeus* Focke

【民族药标准】

名称	植物来源	药用部位	产地加工	标准
地乌泡 *	灰毛泡 *Rubus irenaeus* Focke	全株	全年均可采集,干燥	贵州第二册 2019

附注:* 同为中药标准收载品种。

1114 马尿泡

【来源】茄科植物马尿泡(马尿脬)、茄参。

【学名】

《中国植物志》	《中国高等植物》
马尿脬 *Przewalskia tangutica* Maxim.	马尿泡 *Przewalskia tangutica* Maxim.
茄参 *Mandragora caulescens* C. B. Clarke	茄参 *Mandragora caulescens* C. B. Clarke

【民族药标准】

名称	植物来源	药用部位	产地加工	标准
马尿泡/唐冲嘎保	马尿泡 *Przewalskia shebbearei* (C. E. Hischer) Kuang.	根	秋末果熟后采挖、除去地上部分,洗净,干燥	六省藏标
马尿泡/唐冲嘎保	马尿泡 *Przewalskia tangutica* Maxim.	根	秋末果熟后采挖、除去地上部分,洗净,干燥	部颁藏药
马尿泡/唐春嘎保	马尿泡 *Przewalskia tangutica* Maxim.	根	秋末果熟后采挖、除去地上部分,洗净,干燥	青海藏药 1992
马尿泡/汤冲嘎宝	马尿泡 *Przewalskia tangutica* Maxim. 青海茄参 *Mandragora caulescens* C. B. Clarke	根、叶、种子	夏季采集叶子,绿豆或洗净,干燥;秋末果熟后采集种子,干燥;秋末采挖根及根茎,切片,干燥	西藏藏药炮规 2022
马尿泡/唐冲嘎保	马尿泡 *Przewalskia tangutica* Maxim.	根和种子	秋末果熟后采挖,除去地上部分,洗净,采集种子,干燥	青海藏药炮规 2010
马尿泡/唐冲嘎布	马尿泡 *Przewalskia tangutica* Maxim.	种子	秋天采收,除去杂质,干燥	西藏公告 2022 *

【中药标准】

名称	植物来源	药用部位	产地加工	标准
马尿泡	马尿泡 *Przewalskia tangutica* Maxim.	根	秋末果实成熟后采挖,洗净,干燥	药典 1977

附注:* 西藏《关于征求红糖等 38 个地方药材质量标准(草案)意见建议的公告》2022.11.29。

1115 三角泡

【来源】无患子科植物倒地铃。

【学名】

《中国植物志》	《中国高等植物》
倒地铃 *Cardiospermum halicacabum* L.	倒地铃 *Cardiospermum halicacabum* Linn.

【民族药标准】

名称	植物来源	药用部位	产地加工	标准
三角泡/稞灯笼	倒地铃 *Cardiospermum halicacabum* Linn.	全草	夏、秋季采收,除去杂质,晒干或鲜用	广西壮药第二卷 2011

1116 三月泡

【来源】蔷薇科植物山莓。

【学名】

《中国植物志》	《中国高等植物》
山莓 *Rubus corchorifolius* L. f.	山莓 *Rubus corchorifolius* Linn. f.

【民族药标准】

名称	植物来源	药用部位	产地加工	标准
三月泡*	山莓 Rubus corchorifolius L. f.	根	秋季采挖,除去须根,洗净,趁鲜切段,干燥	贵州第二册 2019

附注:*同为中药标准收载品种,贵州 2003 收载药用部位"根皮"。

1117　五月泡

【来源】蔷薇科属植物蔷薇莓(空心藨、空心泡)。

【学名】

《中国植物志》	《中国高等植物》
空心藨 Rubus rosifolius Smith	空心泡 Rubus rosaefolius Smith

【民族药标准】

名称	植物来源	药用部位	产地加工	标准
五月泡/棵东门	蔷薇莓 Rubus rosaefolius Smith	根及根茎	全年均可采收,除去杂质,洗净,干燥	广西壮药第三卷 2018

1118　沙蓬

【来源】藜科植物沙蓬。

【学名】

《中国植物志》	《中国高等植物》
沙蓬 Agriophyllum squarrosum(L.)Moq.	沙蓬 Agriophyllum squarrosum(Linn.)Moq.

【民族药标准】

名称	植物来源	药用部位	产地加工	标准
沙蓬/楚力赫日	沙蓬 Agriophyllum squarrosum（L.）Moq.	地上部分	夏、秋二季茎叶茂盛、花未开或初开时采割,除去杂质及老茎,晒干,或切段晒干	蒙药 2021

1119　陈皮

【来源】芸香科植物橘(柑橘、柑桔)及栽培变种。

【学名】

《中国植物志》	《中国高等植物》
柑橘 Citrus reticulata Blanco	柑桔 Citrus reticulata Blanco

【民族药标准】

名称	植物来源	药用部位	产地加工	标准
陈皮/能柑*	橘 Citrus reticulata Blanco 及栽培变种	果皮	采摘成熟果实,剥取果皮,晒干,或低温干燥	广西壮药第二卷 2011
陈皮	桔 Citrus reticulata Blanco 及栽培变种	果皮	果实成熟后,剥取果皮,晒干或低温干燥	维药 1993

【中药标准】

名称	植物来源	药用部位	产地加工	标准
陈皮*	橘 Citrus reticulata Blanco 及栽培变种	果皮	采摘成熟果实,剥取果皮,晒干或低温干燥	药典 2020

附注:*药材分为"陈皮"和"广陈皮"。

1120　臭皮

【来源】海桐花科植物短萼海桐。

【学名】

《中国植物志》	《中国高等植物》
短萼海桐 Pittosporum brevicalyx(Oliv.)Gagnep.	短萼海桐 Pittosporum brevicalyx(Oliv.)Gagnep.

【民族药标准】

名称	植物来源	药用部位	产地加工	标准
臭皮/浪莫争	短萼海桐 Pittosporum brevicalyx(Oliv.)Gagnep.	树皮	全年可采,干燥	云南彝药Ⅱ2005

1121 秦皮

【来源】木樨科植物苦枥白蜡树（花曲柳）、白蜡树、宿柱白蜡树（宿柱梣）。

【学名】

《中国植物志》	《中国高等植物》
花曲柳 *Fraxinus chinensis* subsp. *rhynchophylla*（Hance）E. Murray	花曲柳 *Fraxinus rhynchophylla* Hance
白蜡树 *Fraxinus chinensis* Roxb.	白蜡树 *Fraxinus chinensis* Roxb.
宿柱梣 *Fraxinus stylosa* Lingelsheim	宿柱梣 *Fraxinus stylosa* Lingelsh.（《中国药用植物志》）

【民族药标准】

名称	植物来源	药用部位	产地加工	标准
秦皮/达布桑	苦枥白蜡树 *Fraxinus rhynchophylla* Hance 白蜡树 *Fraxinus chinensis* Roxb. 宿柱白蜡树 *Fraxinus stylosa* Lingelsh.	树皮	春、秋二季剥取枝皮或干皮，晒干	六省藏标

【中药标准】

名称	植物来源	药用部位	产地加工	标准
秦皮	苦枥白蜡树 *Fraxinus rhynchophylla* Hance 白蜡树 *Fraxinus chinensis* Roxb. 尖叶白蜡树 *Fraxinus szaboana* Lingelsh. 宿柱白蜡树 *Fraxinus stylosa* Lingelsh.	枝皮或干皮	春、秋二季剥取，晒干	药典 2020

1122 白桦皮

【来源】桦木科植物白桦。

【学名】

《中国植物志》	《中国高等植物》
白桦 *Betula platyphylla* Suk.	白桦 *Betula pendula* Roth.

【民族药标准】

名称	植物来源	药用部位	产地加工	标准
白桦皮/查干—胡斯	白桦 *Betula platyphylla* Suk.	树皮	春、夏、秋季剥取，晒干	蒙药 2021

【中药标准】

名称	植物来源	药用部位	产地加工	标准
桦树皮	白桦 *Betula platyphylla* Suk.	树皮 *	春、夏、秋季剥取，除去杂质，晒干	吉林第二册 2019

附注：* 柔软树皮。

1123 大腹皮

【来源】棕榈科植物槟榔。

【学名】

《中国植物志》	《中国高等植物》
槟榔 *Areca catechu* L.	槟榔 *Areca catechu* Linn.

【民族药标准】

名称	植物来源	药用部位	产地加工	标准
大腹皮 ▲	槟榔 *Areca catechu* L.	果皮	冬季至次春采收未成熟的果实，煮后干燥，纵剖两瓣，剥取果皮 *；春末至秋初采收成熟果实，煮后干燥，剥取果皮，打松，晒干 #	贵州炮规第一册 2019

附注：* 习称"大腹皮"；# 习称"大腹毛"；▲ 同为中药标准收载品种。

1124 地枫皮

【来源】木兰科植物地枫皮。

【学名】

《中国植物志》	《中国高等植物》
地枫皮 *Illicium difengpi* B. N. Chang et al.	地枫皮 *Illicium difengpi* K. I. B. et K. I. M. ex B. N. Chang

【民族药标准】

名称	植物来源	药用部位	产地加工	标准
地枫皮/芒抗岜	地枫皮 *Illicium difengpi* K. I. B. et K. I. M.	树皮	春、秋季剥取,干燥	广西壮药第一卷 2008

【中药标准】

名称	植物来源	药用部位	产地加工	标准
地枫皮	地枫皮 *Illicium difengpi* K. I. B. et K. I. M.	树皮	春、秋二季剥取,晒干或低温干燥	药典 2020

1125 幌伞枫皮

【来源】五加科植物幌伞枫。

【学名】

《中国植物志》	《中国高等植物》
幌伞枫 *Heteropanax fragrans*(Roxb.)Seem.	幌伞枫 *Heteropanax fragrans*(D. Don)Seem.

【民族药标准】

名称	植物来源	药用部位	产地加工	标准
幌伞枫皮/雅当老	幌伞枫 *Heteropanax fragrans*(Roxb. ex DC.)Seem.	茎皮	全年均可采收,剥取树皮,除去杂质,晒干	广西壮药第二卷 2011

1126 苦树皮

【来源】苦木科植物苦木。

【学名】

《中国植物志》	《中国高等植物》
苦木 *Picrasma quassioides*(D. Don)Benn.	苦树 *Picrasma quassioides*(D. Don)Benn.

【民族药标准】

名称	植物来源	药用部位	产地加工	标准
苦树皮 *	苦木 *Picrasma quassioides*(D. Don)Benn.	树皮或茎木	全年均可采收,折断茎木或剥取树皮,晒干	贵州 2003

附注:*同为中药标准收载品种。

1127 白花树皮

【来源】豆科植物白花洋紫荆(白花宫粉羊蹄甲)。

【学名】

《中国植物志》	《中国生物物种名录》
白花宫粉羊蹄甲 *Bauhinia variegata* var. *candida*(Roxb.)Voigt	白花宫粉羊蹄甲 *Bauhinia variegata* var. *candida*(Roxb.)Voigt

【民族药标准】

名称	植物来源	药用部位	产地加工	标准
白花树皮/楠秀	白花洋紫荆 *Bauhinia variegata* Linn. var. *candida*(Roxb.)Voigt	树皮	秋、冬季剥取树皮,切块片,干燥	云南傣药 2005

1128 木棉树皮

【来源】木棉科植物木棉。

【学名】

《中国植物志》	《中国高等植物》
木棉 *Bombax ceiba* Linnaeus	木棉 *Bombax malabaricum* DC.

【民族药标准】

名称	植物来源	药用部位	产地加工	标准
木棉树皮/楠牛/冒埋留	木棉 *Bombax malabaricum* DC.	树皮	全年可采,刮去粗皮,切片,干燥	云南傣药 2005

【中药标准】

名称	植物来源	药用部位	产地加工	标准
广海桐皮/广东海桐皮	木棉 *Bombax ceiba* L.	树皮	全年可采集,剥取树皮,或除去钉刺,晒干	广东第二册 2011
木棉皮/海桐皮	木棉 *Gossampinus malabarica*(DC.)Merr.	树皮	全年均可采,剥取树皮,晒干	海南第一册 2011
木棉皮	木棉 *Bombax ceiba* L.	树皮	全年可采,晒干	广西 1990

1129 栘桃树皮

【来源】蔷薇科植物云南栘桃。

【学名】

《中国植物志》	《中国高等植物》
云南栘桃 *Docynia delavayi*(Franch.)Schneid.	云南栘桃 *Docynia delavayi*(Wall.)Dcne.

【民族药标准】

名称	植物来源	药用部位	产地加工	标准
栘桃树皮/楠果缅/浪盾芒项细	云南栘桃 *Docynia delavayi*(Franch.)Schneid.	树皮	初春剥取树皮,切片,干燥	云南傣药 2005

1130 嘎哩啰树皮

【来源】漆树科植物槟榔青。

【学名】

《中国植物志》	《中国高等植物》
槟榔青 *Spondias pinnata*(L. f.)Kurz	槟榔青 *Spondias pinnata*(Linn. f.)Kurz

【民族药标准】

名称	植物来源	药用部位	产地加工	标准
嘎哩啰树皮/楠过	槟榔青 *Spondias pinnata*(Linn. f.)Kurz	树皮	秋、冬季剥取树皮,切片,干燥	云南傣药 2005

1131 鸡蛋花树皮

【来源】夹竹桃科植物鸡蛋花。

【学名】

《中国植物志》	《中国高等植物》
鸡蛋花 *Plumeria rubra* L.	鸡蛋花 *Plumeria rubra* Linn.

【民族药标准】

名称	植物来源	药用部位	产地加工	标准
鸡蛋花树皮/楠章巴蝶/莫展拜	鸡蛋花 *Plumeria rubra* L.	枝皮	全年可采,切段,干燥	云南傣药 II 2005

1132 木蝴蝶树皮

【来源】紫葳科植物木蝴蝶。

【学名】

《中国植物志》	《中国高等植物》
木蝴蝶 *Oroxylum indicum*(L.)Bentham ex Kurz	木蝴蝶 *Oroxylum indicum*(L.)Kurz

【民族药标准】

名称	植物来源	药用部位	产地加工	标准
木蝴蝶树皮/楠楞嘎	木蝴蝶 *Oroxylum indicum*(Linn.)Vent.	树皮	秋、冬季剥取树皮,切块片,干燥	云南傣药 2005

【中药标准】

名称	植物来源	药用部位	产地加工	标准
木蝴蝶皮	木蝴蝶 *Oroxylum indicum*(L.)Vent.	树皮	秋、冬二季剥取树皮,晒干	贵州 2003

1133 纤穗柳树皮

【来源】杨柳科植物四籽柳（四子柳）。

【学名】

《中国植物志》	《中国高等植物》
四子柳 *Salix tetrasperma* Roxb.	四子柳 *Salix tetrasperma* Roxb.

【民族药标准】

名称	植物来源	药用部位	产地加工	标准
纤穗柳树皮/楠孩嫩	四籽柳 *Salix tetrasperma* Roxb.	树皮	秋、冬季剥取树皮，切粗丝，干燥	云南傣药 2005

1134 余甘子树皮

【来源】大戟科植物余甘子。

【学名】

《中国植物志》	《中国高等植物》
余甘子 *Phyllanthus emblica* L.	余甘子 *Phyllanthus emblica* Linn.

【民族药标准】

名称	植物来源	药用部位	产地加工	标准
余甘子树皮/楠夯板	余甘子 *Phyllanthus emblica* Linn.	树皮	秋、冬季剥取树皮，切丝，干燥	云南傣药 2005

【中药标准】

名称	植物来源	药用部位	产地加工	标准
广东紫荆皮	余甘子 *Phyllanthus emblica* L.	树皮	全年均可采集，剥取树皮，除去泥沙及杂质，洗净，切片或段，干燥	广东第三册 2018
紫荆皮	余甘子 *Phyllanthus emblica* L.	树皮	全年可采，剥取树皮，晒干	北京 1998

1135 木槿皮

【来源】锦葵科植物木槿。

【学名】

《中国植物志》	《中国高等植物》
木槿 *Hibiscus syriacus* L.	木槿 *Hibiscus syriacus* Linn.

【民族药标准】

名称	植物来源	药用部位	产地加工	标准
木槿皮/亮唻得	木槿 *Hibiscus syriacus* L.	树皮	春、夏季剥取，晒干	广西瑶药第二卷 2022

【中药标准】

名称	植物来源	药用部位	产地加工	标准
木槿皮/川槿皮	木槿 *Hibiscus syriacus* L.	树皮	春、季二夏剥取，晒干	部颁中药材
木槿皮	木槿 *Hibiscus syriacus* L.	树皮*	春、夏二季剥取，干燥	安徽 2022
木槿皮	木槿 *Hibiscus syriacus* L.	树皮	春、夏二季采收，晒干	河北 2018
木槿皮/川槿皮	木槿 *Hibiscus syriacus* L.	树皮	4—6 月剥取，晒干	江苏 1989
木槿皮/川槿皮	木槿 *Hibiscus syriacus* L.	茎皮和根皮	春、夏砍伐茎枝，剥皮，晒干；秋季挖根，剥皮晒干	内蒙古 1988
木槿皮	木槿 *Hibiscus syriacus* L. 白花重瓣木槿 *Hibiscus syriacus* L. f. *albusplenus* Loudon 白花单瓣木槿 *Hibiscus syriacus* L. f. *totus-albus* T. Moore 紫花重瓣木槿 *Hibiscus syriacus* L. f. *violaceus* Gagnep. f. 长苞木槿 *Hibiscus syriacus* L. var.*longibracteatus* S. Y. Hu	根皮及茎皮	春、夏二季剥取，晒干	四川 1987
木槿皮	木槿 *Hibiscus syriacus* L.	树皮	春、夏二季剥取，晒干	北京炮规 2023
木槿皮	木槿 *Hibiscus syriacus* L.	茎皮或根皮	—	山东炮规 2022
木槿皮	木槿 *Hibiscus syriacus* L.	树皮	春、夏二季采剥，干燥	天津炮规 2018
木槿皮	木槿 *Hibiscus syriacus* L.	根皮及茎皮	—	重庆炮规 2006

附注：* 安徽炮规 2019 收载药用部位"茎皮或根皮"。

1136 土槿皮

【来源】桃金娘科植物水翁(水翁蒲桃)。

【学名】

《中国植物志》	《中国高等植物》
水翁蒲桃 *Syzygium nervosum* Candolle	水翁 *Cleistocalyx operculatus*(Roxb.)Merr. et Perry

【民族药标准】

名称	植物来源	药用部位	产地加工	标准
土槿皮/美拉喃	水翁 *Cleistocalyx operculatus*（Roxb.） Merr. et Perry	树皮	夏、秋季采收,晒干	广西壮药第三卷 2018

【中药标准】

名称	植物来源	药用部位	产地加工	标准
土槿皮/广土槿皮	水翁 *Cleistocalyx operculatus*（Roxb.）Merr. et Perry	树皮	夏、秋采收,晒干	广东第二册 2011
土槿皮	水翁 *Cleistocalyx operculatus*（Roxb.）Merr. et Perry	树皮	—	药典 2020 附
土槿皮	水翁 *Cleistocalyx operculatus*（Roxb.）Merr. et Perry	树皮	—	部颁 17 册附

1137 木莲皮

【来源】木兰科植物桂南木莲、木莲。

【学名】

《中国植物志》	《中国高等植物》
桂南木莲 *Manglietia conifera* Dandy	桂南木莲 *Manglietia chingii* Dandy
木莲 *Manglietia fordiana* Oliv.	木莲 *Manglietia fordiana* Oliv.

【民族药标准】

名称	植物来源	药用部位	产地加工	标准
木莲皮/柴厚朴#	桂南木莲 *Manglietia chingii* Dandy	树皮	夏初剥取树皮、发汗至内表面呈棕褐色或黄褐色时,取出,蒸透,干燥*	贵州第二册 2019
木莲皮/楠母贝	木莲 *Manglietia fordiana* Oliv.	树皮	秋、冬季采收,除去杂质,切片,干燥	云南傣药Ⅱ 2005

附注：*根皮或枝皮直接干燥;#同为中药标准收载品种。

1138 坡柳皮

【来源】杨柳科植物坡柳。

【学名】

《中国植物志》	《中国高等植物》
坡柳 *Salix myrtillacea* Anderss.	坡柳 *Salix myrtillacea* Anderss.

【民族药标准】

名称	植物来源	药用部位	产地加工	标准
坡柳皮	坡柳 *Salix myrtillacea* Anderss.	茎皮	春、秋二季剥取,干燥	四川 2022

1139 千层皮

【来源】桑科植物构棘。

【学名】

《中国植物志》	《中国高等植物》
构棘 *Maclura cochinchinensis*（Loureiro）Corner	构棘 *Cudrania cochinchinensis*（Lour.）Kudo et Masam.

【民族药标准】

名称	植物来源	药用部位	产地加工	标准
千层皮/锅滇	构棘 *Maclura cochinchinensis*（Lour.）Corner	根及茎	秋、冬季采收,洗净,除去茎刺,切块片,干燥	云南傣药Ⅱ 2005
穿破石#	柘树 *Maclura tricuspidata*（Carr.）Bur. 构棘 *Maclura cochinchinensis*（Lour.）Corner	根*	全年均可采挖,削去支根,洗净,鲜用或切断、切片晒干	贵州第一册 2019

【中药标准】

名称	植物来源	药用部位	产地加工	标准
穿破石	构棘 *Cudrania cochinchinensis*（Lour.）Kudo et Masam. 柘树 *Cudrania tricuspidata*（Carr.）Bur.	根	全年均可采挖,除去须根,洗净,切片或段,晒干	药典 1977
穿破石	构棘 *Cudrania cochinchinensis*（Lour.）Kudo et Masam. 柘树 *Cudrania tricuspidata*（Carr.）Bur. ex Lavallée	根	全年均可采挖,除去须根及泥沙,洗净,晒干	湖北 2018
穿破石	构棘 *Cudrania cochinchinensis*（Lour.）Kudo et Masam.	根	全年均可采挖,除去须根,洗净,切片或段,晒干	海南第一册 2011
穿破石	构棘 *Maclura cochinchinensis*（Loureiro）Corner 柘 *Maclura tricuspidata* Carrière	根	全年均可采挖,除去须根,洗净,切片或段,晒干	湖南 2009
穿破石	构棘 *Cudrania cochinchinensis*（Lour.）Kudo et Masam.	根	全年均可采挖,除去须根,洗净,切片或段,晒干	上海 1994
穿破石	构棘 *Cudrania cochinchinensis*（Lour.）Kudo et Masam. 柘树 *Cudrania tricuspidata*（Carr.）Bur.	根	—	药典 2020 附
穿破石	构棘 *Cudrania cochinchinensis*（Lour.）Kudo et Masam.	根	—	部颁 5 册附

附注：＊新鲜或干燥根；#同为中药标准收载品种。

1140 薔薇皮

【来源】薔薇科植物悬钩子薔薇、钝叶薔薇。

【学名】

《中国植物志》	《中国高等植物》
悬钩子薔薇 *Rosa rubus* Lévl. et Vant.	悬钩子薔薇 *Rosa rubus* Lévl. et Vant.
钝叶薔薇 *Rosa sertata* Rolfe	钝叶薔薇 *Rosa sertata* Rolfe

【民族药标准】

名称	植物来源	药用部位	产地加工	标准
薔薇皮	悬钩子薔薇 *Rosa rubus* Lévl. et Vant. 钝叶薔薇 *Rosa sertata* Rolfe	皮	—	四川藏药制剂附

1141 紫薇皮

【来源】千屈菜科植物紫薇。

【学名】

《中国植物志》	《中国高等植物》
紫薇 *Lagerstroemia indica* L.	紫薇 *Lagerstroemia indica* Linn.

【民族药标准】

名称	植物来源	药用部位	产地加工	标准
紫薇皮＊	紫薇 *Lagerstroemia indica* L.	树皮	夏、秋二季老树干皮脱落时收集,干燥	贵州第一册 2019

【中药标准】

名称	植物来源	药用部位	产地加工	标准
紫薇皮	紫薇 *Lagerstroemia indica* L.	树皮	夏、秋二季老树干皮脱落时采收,干燥	四川 2010
紫荆皮	紫薇 *Lagerstroemia indica* L.	树皮	—	重庆炮规 2006
紫荆皮	紫薇 *Lagerstroemia indica* L.	树皮	—	药典 2020 附

附注：＊同为中药标准收载品种。

1142 桑白皮

【来源】桑科植物桑。

【学名】

《中国植物志》	《中国高等植物》
桑 *Morus alba* L.	桑 *Morus alba* Linn.

【民族药标准】

名称	植物来源	药用部位	产地加工	标准
桑白皮/欧吉买依力提孜破斯提	桑 *Morus alba* L.	根皮	秋末叶落时至次春发芽前采挖根部,刮去黄棕色粗皮,纵向剖开,剥取根皮,晒干	新疆炮规 2010

【中药标准】

名称	植物来源	药用部位	产地加工	标准
桑白皮	桑 *Morus alba* L.	根皮	秋末叶落时至次春发芽前采挖根部,刮去黄棕色粗皮,纵向剖开,剥取根皮,晒干	药典 2020

1143 石榴皮

【来源】石榴科植物石榴。

【学名】

《中国植物志》	《中国高等植物》
石榴 *Punica granatum* L.	石榴 *Punica granatum* Linn.

【民族药标准】

名称	植物来源	药用部位	产地加工	标准
石榴皮	石榴 *Punica granatum* L.	果皮	秋季果实成熟后顶端开裂时采摘,除去种子及隔瓤、切瓣、晒干	新疆 1987
石榴皮/阿那尔破斯提	石榴 *Punica granatum* L.	果皮	秋季果实成熟后收集果皮,晒干	新疆炮规 2010

【中药标准】

名称	植物来源	药用部位	产地加工	标准
石榴皮	石榴 *Punica granatum* L.	果皮	秋季果实成熟后收集果皮,晒干	药典 2020

1144 石梓皮

【来源】马鞭草科植物云南石梓。

【学名】

《中国植物志》	《中国高等植物》
云南石梓 *Gmelina arborea* Roxb.	云南石梓 *Gmelina arborea* Roxb.

【民族药标准】

名称	植物来源	药用部位	产地加工	标准
石梓皮/楠说	云南石梓 *Gmelina arborea* Roxb.	树皮	秋、冬季剥取树皮,切粗丝,干燥	云南傣药 2005

1145 香椿皮

【来源】楝科植物香椿。

【学名】

《中国植物志》	《中国高等植物》
香椿 *Toona sinensis*(A. Juss.)Roem.	香椿 *Toona sinensis*(A. Juss.)Roem.

【民族药标准】

名称	植物来源	药用部位	产地加工	标准
香椿皮 *	香椿 *Toona sinensis*(A. Juss.)Roem.	树皮	初夏剥取,除去粗皮、杂质,晒干	贵州 2003

【中药标准】

名称	植物来源	药用部位	产地加工	标准
香椿皮	香椿 *Toona sinensis*(A. Jussieu)M. Roemer	干皮或枝皮	夏季剥取,干燥	湖南 2009

附注:* 同为中药标准收载品种。

1146 小檗皮

【来源】小檗科植物直穗小檗、小檗(欧洲小檗、刺檗)、甘肃小檗、鲜黄小檗、西北小檗(匙叶小檗)、刺红珠、川滇小檗、小檗(黄芦木)。

【学名】

《中国植物志》	《中国高等植物》
直穗小檗 *Berberis dasystachya* Maxim.	直穗小檗 *Berberis dasystachya* Maxim.
欧洲小檗 *Berberis vulgaris* L.	刺檗 *Berberis vulgaris* L.（《青海互助中藏药彩图简志》）
甘肃小檗 *Berberis kansuensis* Schneid.	甘肃小檗 *Berberis kansuensis* Schneid.
鲜黄小檗 *Berberis diaphana* Maxim.	鲜黄小檗 *Berberis diaphana* Maxim.
匙叶小檗 *Berberis vernae* Schneid.	匙叶小檗 *Berberis vernae* Schneid.
刺红珠 *Berberis dictyophylla* Franch.	刺红珠 *Berberis dictyophylla* Franch.
川滇小檗 *Berberis jamesiana* Forrest et W. W. Smith	川滇小檗 *Berberis jamesiana* Forrest et W. W. Smith
黄芦木 *Berberis amurensis* Rupr.	黄芦木 *Berberis amurensis* Rupr.

【民族药标准】

名称	植物来源	药用部位	产地加工	标准
小檗皮/给尔驯	直穗小檗 *Berberis dasystachya* Maxim. 小檗 *Berberis vulgaris* L. 等	茎或根的内皮	春末夏初砍取地上部分或挖出根,刮去外面栓皮,抽出木心,得根或茎之内皮,晒干	六省藏标
小檗皮	甘肃小檗 *Berberis kansuensis* Schneid. 鲜黄小檗 *Berberis diaphana* Maxim. 西北小檗（匙叶小檗）*Berberis vernae* Schneid. 刺红珠 *Berberis dictyophylla* Franch.	茎皮或根皮	春末夏初砍取地上部分或挖出根,刮去栓皮,除出木心,晒干	四川藏药 2020
小檗皮/杰兴	甘肃小檗 *Berberis kansuensis* Schneid.	皮	5—6 月采集茎枝,取皮,晾干	青海藏药 1992
小檗皮/杰星	甘肃小檗 *Berberis kansuensis* Schneid.	树皮	夏季剥取树皮后,除去粗皮,晒干	青海藏药炮规 2010
小檗皮	甘肃小檗 *Berberis kansuensis* Schneid. 及同属多种植物	皮	—	部颁藏药附
小檗皮/杰荀	刺红珠 *Berberis dictyophylla* Franch. 川滇小檗 *Berberis jamesiana* Forrest et W. W. Smith 小檗 *Berberis amurensis* Rupr.	内皮	春秋二季剥取,除去杂质,干燥	西藏公告 2022 *

【中药标准】

名称	植物来源	药用部位	产地加工	标准
三颗针皮	甘肃小檗 *Berberis kansuensis* Schneid. 拟豪猪刺 *Berberis soulieana* Schneid. 堆花小檗 *Berberis aggregata* Schneid. 匙叶小檗 *Berberis vernae* Schneid. 小檗 *Berberis amurensis* Rupr.	茎皮和根皮	春、秋二季剥取,刮去粗皮及钉刺,晒干	甘肃 2020
小檗皮	黄芦木 *Berberis amurensis* Rupr. 等同属多种植物	茎皮或根皮	剥取皮部,除去栓皮、杂质及泥土,干燥	宁夏 1993
三颗针	直穗小檗 *Berberis dasystachya* Maxim. 甘肃小檗 *Berberis kansuensis* Schneid. 等同属多种植物	根皮和茎皮	秋季或次春采挖,除去泥沙及须根,晒干或切段	青海 1976

附注:* 西藏《关于征求蝇子草等 21 个地方药材质量标准（草案）意见建议的公告》2022. 11. 25。

1147 阴香皮

【来源】樟科植物阴香。

【学名】

《中国植物志》	《中国高等植物》
阴香 *Cinnamomum burmanni*（Nees & T. Nees）Blume	阴香 *Cinnamomum burmanni*（C. G. et Th. Nees）Bl.

【民族药标准】

名称	植物来源	药用部位	产地加工	标准
阴香皮/美中吞	阴香 *Cinnamomum burmanni*（Nees et T. Nees）Bl.	树皮	全年均可采剥,阴干	广西壮药第二卷 2011

【中药标准】

名称	植物来源	药用部位	产地加工	标准
土肉桂	阴香 *Cinnamomum burmanni*（Nees et T. Nees）Blume	树皮	春、夏二季采收;剥取树干皮,阴干	广东第三册 2018

名称	植物来源	药用部位	产地加工	标准
山肉桂/阴桂	阴香 *Cinnamomum burmanni* Bl.	树皮	夏、秋季剥取树皮,阴干	海南第一册 2011
桂皮	阴香 *Cinnamomum burmanni*(C. G. et Th. Nees)Bl. 天竺桂 *Cinnamomum japonicum* Sieb. 香桂 *Cinnamomum subavenium* Miq. 华南桂 *Cinnamomum austrosinense* H. T. Chang	树皮	冬季剥取树皮,阴干	北京 1998
阴香根	阴香 *Cinnamomum burmanni*(C. G. et Th. Nees)Bl.	根	全年可采挖,除去泥沙,切段、阴干	广西第二册 1996
桂皮	阴香 *Cinnamomum burmanni*(Nees)Bl. 秦氏桂 *Cinnamomum chingii* Metcalf 川桂 *Cinnamomum wilsonii* Gamble	树皮	冬季剥取树皮,阴干	内蒙古 1988
桂皮	天竺桂 *Cinnamomum japonicum* Sieb. 阴香 *Cinnamomum burmanni*(C. G et Th. Nees)Bl. 川桂 *Cinnamomum wilsonii* Gamble	树皮	春、冬二季剥取,阴干	安徽炮规 2019
桂皮	阴香 *Cinnamomum burmanni*(C. G. et Th. Nees)Bl. 天竺桂 *Cinnamomum japonicum* Sieb. 细叶香桂 *Cinnamomun chingii* Metcaf. 川桂 *Cinnamomum wilsonii* Gamble	树皮	—	天津炮规 2018

1148 云实皮

【来源】豆科植物云实。

【学名】

《中国植物志》	《中国高等植物》
云实 *Biancaea decapetala*(Roth)O. Deg.	云实 *Caesalpinia decapetala*(Roth)Alston

【民族药标准】

名称	植物来源	药用部位	产地加工	标准
云实皮/阎王刺*	云实 *Caesalpinia decapetala*(Roth)Alston	带芦头的根或根皮	全年采挖,除去泥沙,切片或剥取根皮,干燥	贵州第二册 2019

【中药标准】

名称	植物来源	药用部位	产地加工	标准
云实皮/倒挂牛	云实 *Gaesalpinia sepiaria* Roxb.	根皮	秋末或春初采挖根部,除去泥沙,剥取根皮,晒干	药典 1977

附注:* 同为中药标准收载品种。

1149 茴香根皮

【来源】伞形科植物茴香。

【学名】

《中国植物志》	《中国高等植物》
茴香 *Foeniculum vulgare* Mill.	茴香 *Foeniculum vulgare* Mill.

【民族药标准】

名称	植物来源	药用部位	产地加工	标准
茴香根皮	茴香 *Foeniculum vulgare* Mill.	根皮	夏秋采挖,剥取根皮,晒干	部颁维药
茴香根皮	茴香 *Foeniculum vulgare* Mill.	根皮	夏秋采挖,剥取根皮,晒干	新疆炮规 2020
小茴香根皮	茴香 *Foeniculum vulgare* Mill.	根皮	夏秋采挖,剥取根皮,晒干	维药 1993

1150 刺山柑根皮

【来源】山柑科植物刺山柑。

【学名】

《中国植物志》	《中国高等植物》
刺山柑 *Capparis spinosa* L. ;K. C. Kuan	刺山柑 *Capparis spinosa* Linn.

【民族药标准】

名称	植物来源	药用部位	产地加工	标准
刺山柑根皮	刺山柑 *Capparis spinosa* L.	根皮	春、秋二季采挖根部,洗净,剥取根皮,晒干	部颁维药
刺山柑根皮	刺山柑 *Capparis spinosa* L.	根皮	春、秋二季采挖根部,洗净,剥取根皮,晒干	维药 1993
刺山柑根皮	刺山柑 *Capparis spinosa* L.	根皮	春、秋二季采挖根部,剥取根皮,晒干	新疆炮规 2020

1151 水冬瓜根皮

【来源】山茱萸科植物有齿鞘柄木。

【学名】

《中国植物志》	《中国高等植物》
有齿鞘柄木 *Torricellia angulata* var. *intermedia*（Harms）Hu	有齿鞘柄木 *Torricellia angulata* var. *intermedia*（Harms ex Diels）Hu

【民族药标准】

名称	植物来源	药用部位	产地加工	标准
水冬瓜根皮*	有齿鞘柄木 *Torricellia angulata* Oliv. var. *intermedia*（Harms）Hu	根皮	冬季挖取,剥皮,洗净,晒干	贵州 2003

附注：*同为中药标准收载品种。

1152 山合欢皮

【来源】豆科植物山合欢(山槐)。

【学名】

《中国植物志》	《中国高等植物》
山槐 *Albizia kalkora*（Roxb.）Prain	山槐 *Albizia kalkora*（Roxb.）Prain

【民族药标准】

名称	植物来源	药用部位	产地加工	标准
山合欢皮*	山合欢 *Albizia kalkora*（Roxb.）Prain	树皮	夏季剥取,干燥	贵州第一册 2019

【中药标准】

名称	植物来源	药用部位	产地加工	标准
山合欢皮	山合欢 *Albizia kalkora*（Roxb.）Prain	树皮	夏、秋二季剥取,晒干	四川 2010
合欢皮	山合欢 *Albizia kalkora*（Roxb.）Prain	树皮	夏、秋二季剥取树皮,晒干	河南 1991
山合欢皮	山合欢 *Albizia kalkora*（Roxb.）Prain	树皮	—	重庆炮规 2006

附注：*同为中药标准收载品种。

1153 四方木皮

【来源】豆科植物中国无忧花。

【学名】

《中国植物志》	《中国高等植物》
中国无忧花 *Saraca dives* Pierre	中国无忧花 *Saraca dives* Pierre

【民族药标准】

名称	植物来源	药用部位	产地加工	标准
四方木皮/美狼马	中国无忧花 *Saraca dives* Pierre	树皮	夏、秋季剥取,干燥	广西壮药第一卷 2008

【中药标准】

名称	植物来源	药用部位	产地加工	标准
四方木皮	中国无忧花 *Saraca dives* Pierre	树皮	夏、秋季剥取,晒干	广西 1990
四方木皮	中国无忧花 *Saraca dives* Pierre	树皮	—	部颁 8 册附

1154 鸭脚木皮

【来源】五加科植物鹅掌柴。

【学名】

《中国植物志》	《中国高等植物》
鹅掌柴 *Heptapleurum heptaphyllum*（L.）Y. F. Deng	鹅掌柴 *Schefflera heptaphylla*（Linn.）D. G. Frodin

【民族药标准】

名称	植物来源	药用部位	产地加工	标准
鸭脚木皮/鸭脚风/安灶崩	鹅掌柴 *Schefflera heptaphylla*(Linn.) Frodin	树皮及根皮	全年均可采剥，干燥	广西瑶药第一卷 2014
鸭脚木皮/能榧丁聘	鹅掌柴 *Schefflera heptaphylla*(Linn.) Frodin	树皮及根皮	全年均可采剥，干燥	广西壮药第二卷 2011

【中药标准】

名称	植物来源	药用部位	产地加工	标准
鸭脚木皮	鹅掌柴 *Schefflera octophylla*(Lour.) Harms	树皮及根皮	全年可采，剥取树皮或根皮，晒干	海南第一册 2011
鸭脚木皮	鹅掌柴 *Schefflera octophylla*(Lour.) Harms	树皮及根皮	全年可采剥，干燥	广西 1990
鸭脚木皮	鹅掌柴 *Schefflera octophylla*(Lour.) Harms	树皮	—	部颁 11 册附
鸭脚木	鹅掌柴 *Schefflera octophylla*(Lour.) Harms	树皮	—	部颁 14 册附

1155 野夜蒿皮

【来源】豆科植物毛叶合欢。

【学名】

《中国植物志》	《中国高等植物》
毛叶合欢 *Albizia mollis*(Wall.) Boiv.	毛叶合欢 *Albizia mollis*(Wall.) Boiv.

【民族药标准】

名称	植物来源	药用部位	产地加工	标准
野夜蒿皮/阿可维其	毛叶合欢 *Albizia mollis*(Wall.) Boiv.	茎皮	全年可采，干燥	云南彝药Ⅲ2005

1156 小叶臭黄皮

【来源】芸香科植物假黄皮。

【学名】

《中国植物志》	《中国高等植物》
假黄皮 *Clausena excavata* Burm. f.	假黄皮 *Clausena excavata* Burm. f.

【民族药标准】

名称	植物来源	药用部位	产地加工	标准
小叶臭黄皮/摆撇反囡	假黄皮 *Clausena excavata* Burm. f.	叶	6—10 月采收，切段，干燥	云南傣药Ⅱ2005

1157 土太片

【来源】百合科植物合丝肖菝葜、短柱肖菝葜。

【学名】

《中国植物志》	《中国高等植物》
合丝肖菝葜 *Smilax gaudichaudiana* Kunth	合丝肖菝葜 *Heterosmilax* var. *gaudichaudiana* (Kunth) F. T. Wang et T. Wang
短柱肖菝葜 *Smilax septemnervia*(F. T. Wang & Tang) P. Li & C. X. Fu	短柱肖菝葜 *Heterosmilax yunnanensis* Gagnep.

【民族药标准】

名称	植物来源	药用部位	产地加工	标准
土太片/门底麻	合丝肖菝葜 *Heterosmilax gaudichaudiana* Kunth Maxim. 短柱肖菝葜 *Heterosmilax yunnanensis* Gagnep.	根状茎	全年均可采收，去掉残茎及须根，洗净，刨成薄片，熏硫黄，晒干	广西壮药第二卷 2011
白土茯苓*	短柱肖菝葜 *Heterosmilax yunnanensis* Gagnep. 华肖菝葜 *Heterosmilax chinensis* Wang	块茎	秋、冬二季采挖，除去须根，洗净，干燥或趁鲜切成片，干燥	贵州第一册 2019

【中药标准】

名称	植物来源	药用部位	产地加工	标准
白土苓	短柱肖菝葜 *Heterosmilax yunnanensis* Gagnep.	块茎	秋季、冬季采挖，除去须根及泥沙	山西第一册 2017
白土苓	短柱肖菝葜 *Heterosmilax yunnanensis* Gagnep. 华肖菝葜 *Heterosmilax chinensis* Wang	根茎	秋、冬二季采挖，除去须根及泥沙，洗净，趁鲜切片，干燥	四川 2010
白土苓	肖菝葜 *Heterosmilax japonica* Kunth 云南肖菝葜 *Heterosmilax yunnanensis* Gagnepain	根茎	夏、秋两季采挖，除去须根及泥沙，洗净，干燥；或趁鲜切片，干燥	湖南 2009

续表

名称	植物来源	药用部位	产地加工	标准
土太片	合丝肖菝葜 *Heterosmilax japonica* var. *gaudichaudiana*(Kunth)Wang et Tang 短柱肖拔葜 *Heterosmilax yunnanensis* Gagnep.	根状茎	全年可采,去掉残茎及须根,洗净,刨成薄片,熏硫黄,晒干	广西 1990
白土苓	短柱肖菝葜 *Heterosmilax yunnanensis* Gagnep. 华肖菝葜 *Heterosmilax chinensis* Wang	块茎	—	重庆炮规 2006
白土苓	短柱肖菝葜 *Heterosmilax yunnancnsis* Gagnep. 华肖菝葜 *Heterosmilax chinensis* Wang	块茎	—	部颁 14 册附

附注: * 同为中药标准收载品种。

1158 三开瓢

【来源】西番莲科植物三开瓢。

【学名】

《中国植物志》	《中国生物物种名录》
三开瓢 *Adenia cardiophylla*(Mast.)Engl.	三开瓢 *Adenia cardiophylla*(Mast.)Engl.

【民族药标准】

名称	植物来源	药用部位	产地加工	标准
三开瓢/嘿蒿婎	三开瓢 *Adenia cardiophylla*(Mast.)Engl.	藤茎	秋、冬季采收,切片,干燥	云南傣药 II 2005

1159 大浮萍

【来源】天南星科植物大藻。

【学名】

《中国植物志》	《中国高等植物》
大藻 *Pistia stratiotes* L.	大藻 *Pistia stratiotes* Linn.

【民族药标准】

名称	植物来源	药用部位	产地加工	标准
大浮萍/漂洪	大藻 *Pistia stratiotes* Linn.	全草	夏季采收,除去须根,晒干	广西壮药第二卷 2011

【中药标准】

名称	植物来源	药用部位	产地加工	标准
大浮萍	大藻 *Pistia stratiotes* L.	全草	夏季采收,除去须根,晒干	广西 1990

1160 金钱蒲

【来源】天南星科植物金钱蒲。

【学名】

《中国植物志》	《中国高等植物》
金钱蒲 *Acorus gramineus* Soland.	金钱蒲 *Acorus gramineus* Soland.

【民族药标准】

名称	植物来源	药用部位	产地加工	标准
金钱蒲/木吉	金钱蒲 *Acorus gramineus* Soland.	全草	全年可采,除去杂质,洗净,阴干	四川 2022

【中药标准】

名称	植物来源	药用部位	产地加工	标准
鲜石菖蒲	金钱蒲 *Acorus gramineus* Soland.	新鲜带叶根茎 *	随用随采,除去杂质,洗净	上海 1994

附注: * 大田栽培后的新鲜带叶根茎。

1161 石菖蒲

【来源】天南星科植物石菖蒲(金钱蒲)。

【学名】

《中国植物志》	《中国高等植物》
金钱蒲 *Acorus gramineus* Soland.	石菖蒲 *Acorus tatarinowii* Schott

【民族药标准】

名称	植物来源	药用部位	产地加工	标准
石菖蒲/西斗尕保	石菖蒲 *Acorus gramineus* Soland.	根茎	秋、冬两季采挖,除去叶、须根及泥土,晒干	六省藏标
石菖蒲/哈日—乌莫黑—哲格斯	石菖蒲 *Acorus tatarinowii* Schott	根茎	秋、冬二季采挖,除去须根和泥沙,晒干	蒙药 2021
石菖蒲/棵息忍	石菖蒲 *Acorus tatarinowii* Schott	根茎	秋、冬二季采挖,除去须根和泥沙,晒干	广西壮药第二卷 2011

【中药标准】

名称	植物来源	药用部位	产地加工	标准
石菖蒲	石菖蒲 *Acorus tatarinowii* Schott	根茎	秋、冬二季采挖,除去须根和泥沙,晒干	药典 2020
鲜石菖蒲	金钱蒲 *Acorus gramineus* Soland.	新鲜带叶根茎*	随用随采,除去杂质,洗净	上海 1994

附注:*大田栽培后的新鲜带叶根茎。

1162 藏菖蒲

【来源】天南星科植物藏菖蒲(菖蒲)、水菖蒲(菖蒲)、菖蒲及同属多种植物。

【学名】

《中国植物志》	《中国高等植物》
菖蒲 *Acorus calamus* L.	菖蒲 *Acorus calamus* Linn.

【民族药标准】

名称	植物来源	药用部位	产地加工	标准
藏菖蒲/秀达那保	藏菖蒲 *Acorus calamus* L.	根茎	秋季挖取,除去茎叶及颏根,洗净,晒干	六省藏标
藏菖蒲/许达那保	藏菖蒲 *Acorus calamus* L. 及同属多种植物	根茎	秋季采挖,除去茎叶及须根,洗净,晒干	部颁藏药
藏菖蒲/许达那保	藏菖蒲 *Acorus calamus* L. 及同属多种植物	根茎	秋季采挖,除去茎叶及须根,洗净,晒干	青海藏药 1992
水菖蒲/查干—乌莫黑—哲格斯	水菖蒲 *Acorus calamus* L.	根茎	秋季采挖根茎,除去茎叶及须根,洗净,干燥	蒙药 2021
水菖蒲#	菖蒲 *Acorus calamus* L.	根茎*	全年均可采挖,洗净泥沙,除去须根及叶,鲜用或干燥	贵州第二册 2019
水菖蒲/棵菖蒲	菖蒲 *Acorus calamus* Linn.	根茎	夏、秋季采收,除去茎叶及细根,洗净,晒干	广西壮药第三卷 2018
水菖蒲	水菖蒲 *Acorus calamus* L.	根茎	春秋采挖,去净须根,洗净,晒干	新疆 1987

【中药标准】

名称	植物来源	药用部位	产地加工	标准
藏菖蒲	藏菖蒲 *Acorus calamus* L.	根茎	秋、冬二季采挖,除去须根和泥沙,晒干	药典 2020
水菖蒲	水菖蒲 *Acorus calamus* L.	根茎	春季采挖,除去茎叶须根,洗净晒干	内蒙古 2021
水菖蒲	菖蒲 *Acorus calamus* L.	根茎	秋季采挖,除去须根及泥沙,洗净,干燥	湖北 2018
水菖蒲	菖蒲 *Acorus calamus* L.	根茎	秋季采挖根茎,除去茎叶、须根及纤维状叶鞘,洗净,干燥	宁夏 2018
水菖蒲	水菖蒲 *Acorus calamus* Linnaeus	根茎	夏、秋二季采挖,除去茎叶及细根,洗净,晒干	黑龙江 2001
水菖蒲	水菖蒲 *Acorus calamus* L.	根茎	夏、秋二季采挖,除去茎叶及细根,洗净,晒干	北京 1998
白菖蒲	水菖蒲 *Acorus calamus* L.	根茎	全年采挖,除去叶及须根,洗净,晒干或切厚片,晒干	上海 1994
水菖蒲	水菖蒲 *Acorus calamus* L.	根茎	秋季采挖,除去茎叶及细根,洗净,晒干	河南 1991
菖蒲	菖蒲 *Acorus calamus* L.	根茎	秋、冬二季采挖,除去茎叶、须根及泥沙,晒干	四川 1987
水菖蒲	水菖蒲 *Acorus calamus* L.	根茎	秋季采挖,除去杂质,洗净,干燥	辽宁 1980
水菖蒲	水菖蒲 *Acorus calamus* L.	根茎	秋季采挖,除去须状根,洗净泥土,晒干	吉林 1977
水菖蒲	菖蒲 *Acorus calamus* L.	根茎	春、秋二季采挖根茎,除去茎叶、细根,洗净,晒干或低温干燥	安徽炮规 2019
水菖蒲	水菖蒲 *Acorus calamus* L.	根茎	—	部颁 2 册附

附注:*新鲜或干燥根茎;#同为中药标准收载品种。

1163 厚朴

【来源】木兰科植物厚朴、凹叶厚朴(厚朴亚种)。

【学名】

《中国植物志》	《中国高等植物》
厚朴 *Houpoea officinalis*(Rehder & E. H. Wilson) N. H. Xia & C. Y. Wu	厚朴 *Magnolia officinalis* Rehd. et Wils.
凹叶厚朴(厚朴亚种)*Houpoea officinalis* subsp. *biloba*(Rehd. et Wils.)Law	凹叶厚朴 *Magnolia officinalis* subsp. *biloba*(Rehd. et Wils.)Law

【民族药标准】

名称	植物来源	药用部位	产地加工	标准
厚朴/棵厚朴	厚朴 *Magnolia officinalis* Rehd. et Wils. 凹叶厚朴 *Magnolia officinalis* Rehd. et Wils. var. *biloba* Rehd. et Wils.	干皮、根皮及枝皮	4—6月剥取,根皮及枝皮直接阴干;干皮置沸水中微煮后,堆置阴湿处,"发汗"至内表面变紫褐色或棕褐色时,蒸软,取出,卷成筒状,干燥	广西壮药第二卷 2011

【中药标准】

名称	植物来源	药用部位	产地加工	标准
厚朴	厚朴 *Magnolia officinalis* Rehd. et Wils. 凹叶厚朴 *Magnolia officinalis* Rehd. et Wils. var. *biloba* Rehd. et Wils.	干皮、根皮及枝皮	4—6月剥取,根皮和枝皮直接阴干;干皮置沸水中微煮后,堆置阴湿处,"发汗"至内表面变紫褐色或棕褐色时,蒸软,取出,卷成筒状,干燥	药典 2020

1164 三七

【来源】五加科植物三七。

【学名】

《中国植物志》	《中国高等植物》
三七 *Panax notoginseng*(Burkill)F. H. Chen ex C. Y. Wu & K. M. Feng	三七 *Panax notoginseng*(Burkill)F. H. Chen ex C. Chow et W. G. Huang

【民族药标准】

名称	植物来源	药用部位	产地加工	标准
三七/刚奴日一额布斯	三七 *Panax notoginseng*(Burk.)F. H. Chen	根和根茎*	秋季花开前采挖,洗净,分开主根、支根及根茎,干燥	蒙药 2021
三七/棵点镇	三七 *Panax notoginseng*(Burk.)F. H. Chen	根及根茎*	秋季花开前采挖,洗净,分开主根、支根及根茎,干燥	广西壮药第一卷 2008
三七	三七 *Panax notoginseng*(Burk.)F. H. Chen ex C. Chow	根	秋季采挖,除去泥土及须根残茎,晒干	维药 1993

【中药标准】

名称	植物来源	药用部位	产地加工	标准
三七	三七 *Panax notoginseng*(Burk.)F. H. Chen	根和根茎*	秋季花开前采挖,洗净,分开主根、支根及根茎,干燥	药典 2020

附注:*支根习称"筋条",根茎习称"剪口"。

1165 菊三七

【来源】菊科植物菊三七、菊叶三七(菊三七)。

【学名】

《中国植物志》	《中国高等植物》
菊三七 *Gynura japonica*(Thunb.)Juel.	菊三七 *Gynura japonica*(Thunb.)Juel.

【民族药标准】

名称	植物来源	药用部位	产地加工	标准
菊三七/笨陶绝	菊三七 *Gynura japonica*(Thunb.)Juel.	块根	秋季茎叶枯萎时采挖,除去须根及杂质,干燥	云南彝药 2005

续表

名称	植物来源	药用部位	产地加工	标准
血三七*	菊叶三七 *Gynura japonica*（Thunb.）Juel.	根茎#	夏、秋二季采挖,除去杂质,洗净,鲜用或干燥	贵州 2003

【中药标准】

名称	植物来源	药用部位	产地加工	标准
菊三七	菊三七 *Gynura segetum*（Lour.）Merr.	根茎	秋季茎叶枯萎时采挖,除去泥沙及须根,干燥	部颁中药材
菊叶三七	菊三七 *Gynura japonica*（Thunb.）Juel.	块根	秋、冬二季采挖,除去茎叶、须根及泥土,洗净,干燥;或趁鲜切厚片	安徽 2022
菊三七	菊三七 *Gynura segetum*（Lour.）Merr.	块根	秋季采挖,洗净泥土,切块,晒干	辽宁 1987
菊三七	菊三七 *Gynura segetum*（Lour.）Merr.	根茎	秋季茎叶枯萎时采挖,除去泥沙及须根,干燥	甘肃炮规 2022
菊三七	菊叶三七 *Gynura segetum*（Lour.）Merr.	根茎#	—	山东炮规 2022
菊三七	三七草 *Gynura segetum*（Lour.）Merr.	根	—	部颁 3 册附
菊叶三七	菊叶三七 *Gynura segetum*（Lour.）Merr.	根	—	部颁 15 册附

附注:*同为中药标准收载品种;#新鲜或干燥根茎。

1166 水三七

【来源】蒟蒻薯科植物裂果薯。

【学名】

《中国植物志》	《中国高等植物》
裂果薯 *Schizocapsa plantaginea* Hance	裂果薯 *Schizocapsa plantaginea* Hance

【民族药标准】

名称	植物来源	药用部位	产地加工	标准
水三七▲	裂果薯 *Schizocapsa plantaginea* Hance	块茎#	春、夏二季采挖,洗净,干燥或鲜用	贵州第二册 2019
水田七/温点切	裂果薯 *Schizocapsa plantaginea* Hance	根茎	春、夏季采挖,晒干或鲜用	广西瑶药第一卷 2014
水田七/老朋忍	裂果薯 *Schizocapsa plantaginea* Hance	根茎	秋季采挖,晒干或鲜用	广西壮药第二卷 2011
水田七*	裂果薯 *Schizocapsa plantaginea* Hance	块茎	—	湖南炮规 2021

【中药标准】

名称	植物来源	药用部位	产地加工	标准
水田七	裂果薯 *Schizocapsa plantaginea* Hance	块茎	春夏季挖块茎,干燥	湖南 2009
水田七	蒟蒻薯（裂果薯）*Tacca plantaginea*（Hance）Prenth.	块茎	—	部颁 17 册附

附注:*【民族药名】骂朗介冷（侗）,水虾公（瑶）;#新鲜或干燥块茎;▲同为中药标准收载品种。

1167 藤三七

【来源】落葵科植物落葵薯。

【学名】

《中国植物志》	《中国高等植物》
落葵薯 *Anredera cordifolia*（Tenore）Steenis	落葵薯 *Anredera cordifolia*（Tenore）Steenis

【民族药标准】

名称	植物来源	药用部位	产地加工	标准
藤三七/牛古斯钮	落葵薯 *Anredera cordifolia*（Tenore）Steenis	珠芽*	珠芽形成后采摘,除去杂质,干燥	四川 2022

附注:*藤上的瘤块状珠芽。

1168 血三七

【来源】菊科植物菊叶三七（菊三七）。

【学名】

《中国植物志》	《中国高等植物》
菊三七 *Gynura japonica*（Thunb.）Juel.	菊三七 *Gynura japonica*（Thunb.）Juel.

【民族药标准】

名称	植物来源	药用部位	产地加工	标准
血三七[#]	菊叶三七 *Gynura japonica*(Thunb.) Juel.	根茎[*]	夏、秋二季采挖,除去杂质,洗净,鲜用或干燥	贵州 2003

【中药标准】

名称	植物来源	药用部位	产地加工	标准
血三七	中华抱茎蓼 *Polygonum amplexicaule* D. Don var. *sinense* Forb. et Hemsl. ex Stew. 抱茎蓼 *Polygonum amplexicaule* D. Don	根茎	秋季采挖,除去须根及泥沙,晒干	湖北 2018

附注:＊新鲜或干燥根茎;#同为中药标准收载品种。

1169　白背三七

【来源】菊科植物白子菜。

【学名】

《中国植物志》	《中国高等植物》
白子菜 *Gynura divaricata*(L.) DC.	白子菜 *Gynura divaricata*(Linn.) DC.

【民族药标准】

名称	植物来源	药用部位	产地加工	标准
白背三七/别最倸	白子菜 *Gynura divaricata*(L.) DC.	地上部分	全年可采,除去泥沙,洗净,干燥	广西瑶药第二卷 2022

【中药标准】

名称	植物来源	药用部位	产地加工	标准
白子草	白子菜 *Gynura divaricata*(L.) DC.	叶	全年均可采收 晾干或晒干	福建 2006

1170　凤尾七

【来源】景天科植物小丛红景天。

【学名】

《中国植物志》	《中国高等植物》
小丛红景天 *Rhodiola dumulosa*(Franch.)S. H. Fu	小丛红景天 *Rhodiola dumulosa*(Franch.)S. H. Fu

【民族药标准】

名称	植物来源	药用部位	产地加工	标准
凤尾七	小丛红景天 *Rhodiola dumulosa*(Franch.) S. H. Fu	根和根茎	夏、秋二季采挖,除去杂质,洗净,干燥	四川 2022

【中药标准】

名称	植物来源	药用部位	产地加工	标准
凤尾七	小丛红景天 *Rhodiola dumulosa*(Franch.)S. H. Fu	全草	夏季采挖,除去杂质,晒干	陕西 2015
狭叶红景天	狭叶红景天 *Rhodiola kirilowii*(Regel)Maxim. 四裂红景天 *Rhodiola quadrifida*(Pall.)Fisch. et Mey. 小丛红景天 *Rhodiola dumulosa*(Franch.)S. H. Fu	根及根茎	秋季采挖,洗净泥土,除去残叶、须根及粗皮,晒干	甘肃 2009
凤凰草根	小丛红景天 *Rhodiola dumulosa*(Franch.)S. H. Fu	根	—	上海 1994 附

1171　蚂蟥七

【来源】苦苣苔科植物蚂蝗七。

【学名】

《中国植物志》	《中国高等植物》
蚂蟥七 *Primulina fimbrisepala*(Hand.-Mazz.) Yin Z. Wang	蚂蟥七 *Chirita fimbrisepala* Hand.-Mazz.

【民族药标准】

名称	植物来源	药用部位	产地加工	标准
蚂蟥七/麻洪切	蚂蝗七 *Chirita fimbrisepala* Hand.-Mazz.	根茎	全年可采,洗净,干燥	广西瑶药第二卷 2022

1172 偏头七

【来源】百合科植物鹿药、管花鹿药。

【学名】

《中国植物志》	《中国高等植物》
鹿药 *Maianthemum japonicum*（A. Gray）LaFrankie	鹿药 *Smilacina japonica* A. Gray
管花鹿药 *Maianthemum henryi*（Baker）LaFrankie	管花鹿药 *Smilacina henryi*（Baker）F. T. Wang et T. Tang

【民族药标准】

名称	植物来源	药用部位	产地加工	标准
偏头七	鹿药 *Maianthemum japonicum* A. Gray 管花鹿药 *Maianthemum henryi*（Baker）Wang et Tang	根及根茎	春、秋二季采挖，除去杂质，洗净，干燥	四川 2022

【中药标准】

名称	植物来源	药用部位	产地加工	标准
偏头七	鹿药 *Smilacina japonica* A. Gray	根及根茎	春、秋二季采挖，除去地上部分，洗净，晒干	陕西 2015

1173 五转七

【来源】忍冬科植物穿心莛子藨。

【学名】

《中国植物志》	《中国高等植物》
穿心莛子藨 *Triosteum himalayanum* Wall.	穿心莛子藨 *Triosteum himalayanum* Wall. ex Roxb.

【民族药标准】

名称	植物来源	药用部位	产地加工	标准
五转七	穿心莛子藨 *Triosteum himalayanum* Wall.	全草	夏、秋二季采挖，除去杂质，洗净，干燥	四川 2022

1174 竹根七

【来源】百合科植物深裂竹根七、竹根七。

【学名】

《中国植物志》	《中国高等植物》
深裂竹根七 *Disporopsis pernyi*（Hua）Diels	深裂竹根七 *Disporopsis pernyi*（Hua）Diels
竹根七 *Disporopsis fuscopicta* Hance	竹根七 *Disporopsis fuscopicta* Hance

【民族药标准】

名称	植物来源	药用部位	产地加工	标准
竹根七/大玉竹 *	深裂竹根七 *Disporopsis pernyi*（Hua）Diels 竹根七 *Disporopsis fuscopicta* Hance	根茎	秋季采挖，除去须根，洗净，晒至柔软后，反复揉搓，晾晒至无硬心，晒干；或蒸透后揉至半透明，晒干	贵州 2003

附注：* 同为中药标准收载品种。

1175 泽漆

【来源】大戟科植物泽漆。

【学名】

《中国植物志》	《中国高等植物》
泽漆 *Euphorbia helioscopia* L.	泽漆 *Euphorbia helioscopia* Linn.

【民族药标准】

名称	植物来源	药用部位	产地加工	标准
泽漆 *	泽漆 *Euphorbia helioscopia* L.	全草	4—5 月开花时采收，除去泥沙，干燥	贵州第二册 2019

【中药标准】

名称	植物来源	药用部位	产地加工	标准
泽漆	泽漆 *Euphorbia helioscopia* L.	全草	4—5 月采收，晒干	山东 2022

续表

名称	植物来源	药用部位	产地加工	标准
泽漆	泽漆 *Euphorbia helioscopia* L.	全草	4—5 月采收,晒干	河北 2018
泽漆	泽漆 *Euphorbia helioscopia* L.	全草	4—5 月份开花时采收,除去泥沙,晒干	江苏 2016
泽漆	泽漆 *Euphorbia helioscopia* L.	全草	夏季采收,除去杂质,晒干	上海 1994
泽漆	泽漆 *Euphorbia helioscopia* L.	地上部分	春末、夏初开花时采割地上部分,除去杂质,晒干	河南 1993
泽漆	泽漆 *Euphorbia helioscopia* L.	全草	夏、秋季采收,除去泥土杂质,晒干	青海 1986
泽漆	泽漆 *Euphorbia helioscopia* L.	地上部分	春、夏二季采收,除去杂质,晒干	北京炮规 2023
泽漆	泽漆 *Euphorbia helioscopia* L.	全草	4—5 月开花时采收,除去杂质、根及泥沙,干燥	安徽炮规 2019

附注:＊同为中药标准收载品种。

1176 土黄芪

【来源】锦葵科植物野葵。

【学名】

《中国植物志》	《中国高等植物》
野葵 *Malva verticillata* L.	野葵 *Malva verticillata* Linn.

【民族药标准】

名称	植物来源	药用部位	产地加工	标准
土黄芪/拉纪宗维	野葵 *Malva verticillata* Linn.	根	夏、秋季采挖,洗净,干燥	云南彝药Ⅱ2005

1177 白花黄芪

【来源】豆科植物白花黄芪(乳白黄芪、乳白黄耆)。

【学名】

《中国植物志》	《中国高等植物》
乳白黄芪 *Astragalus galactites* Pall.	乳白黄耆 *Astragalus galactites* Pall.

【民族药标准】

名称	植物来源	药用部位	产地加工	标准
白花黄芪/查干—混其日	白花黄芪 *Astragalus galactites* Pall.	全草	5—6 月花期采收,除去杂质,晒干	蒙药 2021

1178 青海黄芪

【来源】豆科植物多花黄芪(多花黄耆)、唐谷耳黄芪(东俄洛黄芪、东俄洛黄耆)、甘青黄芪(蒺藜叶蔓黄芪、蒺藜黄耆)、青海黄芪(蒺藜叶蔓黄芪、蒺藜黄耆)、直立黄芪(斜茎黄芪、斜茎黄耆)、金翼黄芪(金翼黄耆)、马河山黄芪(马衔山黄芪、马衔山黄耆)。

【学名】

《中国植物志》	《中国高等植物》
多花黄芪 *Astragalus floridulus* Podlech	多花黄耆 *Astragalus floridus* Benth. ex Bunge
东俄洛黄芪 *Astragalus tongolensis* Ulbr.	东俄洛黄耆 *Astragalus tongolensis* Ulbr.
蒺藜叶蔓黄芪 *Phyllolobium tribulifolium*(Benth. ex Bunge)M. L. Zhang et Podlech	蒺藜黄耆 *Phyllolobium tribulifolium* Del.
斜茎黄芪 *Astragalus laxmannii* Jacquin	斜茎黄耆 *Astragalus adsurgens* Pall.
金翼黄芪 *Astragalus chrysopterus* Bunge	金翼黄耆 *Astragalus chrysopterus* Bunge
马衔山黄芪 *Astragalus mahoschanicus* Hand. -Mazz.	马衔山黄耆 *Astragalus mahoschanicus* Hand. -Mazz.

【民族药标准】

名称	植物来源	药用部位	产地加工	标准
青海黄芪/赛完	多花黄芪 *Astragalus floridus* Benth. 东俄洛黄芪(唐谷耳黄芪)*Astragalus tongolensis* Ulbr. 甘青黄芪 *Astragalus tanguticus* Batalin 直立黄芪 *Astragalus adsurgens* Pall. 金翼黄芪 *Astragalus chrysopterus* Bunge 马河山黄芪 *Astragalus mahoschanicus* Hand. -Mazz.	根	春、秋二季采挖,除去须根和根头,晒干	青海藏药第一册 2019
唐古特黄芪	青海黄芪 *Astragalus tanguticus* Batalin	根	6—8 月采挖,洗净,晒干	四川藏药 2014

【中药标准】

名称	植物来源	药用部位	产地加工	标准
川黄芪*	梭果黄芪 *Astragalus ernestii* Comb. 多花黄芪 *Astragalus floridus* Benth. 金翼黄芪 *Astragalus chrysopterus* Bge.	根	春、秋二季采挖,除去须根及根头,晒干	四川 2010
川黄芪	梭果黄芪 *Astragalus ernestii* Comb. 多花黄芪 *Astragalus floridus* Benth. 金翼黄芪 *Astragalus chrysopterus* Bge. 中华岩黄芪 *Hedysarum chinensis*(Fedtsch.) Hand.-Mazz.	根	—	重庆炮规 2006

附注: * 四川 1987 收载植物"中华岩黄芪 *Hedysarum chinensis*(Fedtsch.)Hand.-Mazz."。

1179 唐古特黄芪

【来源】豆科植物青海黄芪(蒺藜叶蔓黄芪、蒺藜黄耆)。

【学名】

《中国植物志》	《中国高等植物》
蒺藜叶蔓黄芪 *Phyllolobium tribulifolium*(Benth. ex Bunge)M. L. Zhang et Podlech	蒺藜黄耆 *Phyllolobium tribulifolium* Del.

【民族药标准】

名称	植物来源	药用部位	产地加工	标准
唐古特黄芪	青海黄芪 *Astragalus tanguticus* Batalin	根	6—8 月采挖。洗净,晒干	四川藏药 2014

1180 锡金岩黄芪

【来源】豆科植物锡金岩黄芪。

【学名】

《中国植物志》	《中国高等植物》
锡金岩黄芪 *Hedysarum sikkimense* Benth. ex Baker	锡金岩黄芪 *Hedysarum sikkimense* Benth. ex Baker

【民族药标准】

名称	植物来源	药用部位	产地加工	标准
锡金岩黄芪	锡金岩黄芪 *Hedysarum sikkimense* Benth. et Baker	根	7—8 月采收。采挖后洗净,晒干	四川藏药 2014

1181 半边旗

【来源】凤尾蕨科植物半边旗。

【学名】

《中国植物志》	《中国高等植物》
半边旗 *Pteris semipinnata* L.	半边旗 *Pteris semipinnata* Linn.

【民族药标准】

名称	植物来源	药用部位	产地加工	标准
半边旗/棍断	半边旗 *Pteris semipinnata* Linn.	全草	全年均可采收,除去杂质,晒干	广西壮药第二卷 2011

【中药标准】

名称	植物来源	药用部位	产地加工	标准
半边旗	半边旗 *Pleris semipinnata* L.	全草	全年可采,除去杂质,晒干	广东第二册 2011
半边旗	半边旗 *Pteris semipinnata* L.	带根全草	—	部颁 1 册附

1182 鸟不企

【来源】五加科植物黄毛楤木(台湾毛楤木)。

【学名】

《中国植物志》	《中国高等植物》
台湾毛楤木 *Aralia decaisneana* Hance	黄毛楤木 *Aralia decaisneana* Hance

【民族药标准】

名称	植物来源	药用部位	产地加工	标准
鸟不企/动哈	黄毛楤木 *Aralia decaisneana* Hance	根	秋后采收,除去杂质,洗净,切片,晒干	部颁蒙药

【中药标准】

名称	植物来源	药用部位	产地加工	标准
鹰不扑	虎刺楤木 *Aralia armata*(Wall.)Seem. 黄毛楤木 *Aralia decaisneana* Hance	根	全年可采挖,洗净泥沙,干燥	广西 1990
鹰不扑	虎刺楤木 *Aralia armata*(Wall.)Seem. 黄毛楤木 *Aralia decaisneana* Hance	根	—	药典 2020 附

1183 黑果枸杞

【来源】茄科植物黑果枸杞。

【学名】

《中国植物志》	《中国高等植物》
黑果枸杞 *Lycium ruthenicum* Murray	黑果枸杞 *Lycium ruthenicum* Murr.

【民族药标准】

名称	植物来源	药用部位	产地加工	标准
黑果枸杞	黑果枸杞 *Lycium ruthenicum* Murr.	成熟果实	6—9 月采摘,除去杂质,烘干或晒干	青海藏药第一册 2019

【中药标准】

名称	植物来源	药用部位	产地加工	标准
黑果枸杞	黑果枸杞 *Lycium ruthenicum* Murr.	成熟果实	夏、秋二季果实呈紫黑色时采收,热风烘干,或晒干,除去果梗	甘肃 2020
黑果枸杞	黑果枸杞 *Lycium ruthenicum* Murr.	成熟果实	夏、秋二季采收,除去枝梗及杂质,烘干或晒干	湖北 2018

1184 菝葜

【来源】百合科植物菝葜。

【学名】

《中国植物志》	《中国高等植物》
菝葜 *Smilax china* L.	菝葜 *Smilax china* Linn.

【民族药标准】

名称	植物来源	药用部位	产地加工	标准
菝葜	菝葜 *Smilax china* L.	根茎	夏、秋二季采挖,除去根须,洗净,干燥,或趁鲜切片,干燥	部颁维药
菝葜/金刚兜/仅羊关	菝葜 *Smilax china* L.	根茎	秋末至翌年春采挖,除去须根,洗净,晒干或趁鲜切片,干燥	广西瑶药第二卷 2022
菝葜	菝葜 *Smilax china* L.	根茎	夏秋两季采挖,除去须根,洗净,趁鲜切片,干燥	维药 1993
菝葜/确比其尼	菝葜 *Smilax china* L.	根茎	夏、秋二季采挖,干燥	新疆炮规 2010
红土茯苓*	菝葜 *Smilax china* L.	根茎	夏、秋二季采挖,除去须根,洗净,个小、均匀的,晒干;个大、均匀的,趁鲜切成片,干燥	贵州第二册 2019
金刚刺/勾金刚	菝葜 *Smilax china* Linn.	根状茎	秋、冬季采挖,除去须根,洗净,切片,晒干	广西壮药第二卷 2011

【中药标准】

名称	植物来源	药用部位	产地加工	标准
菝葜	菝葜 *Smilax china* L.	根茎	秋末至次年春采挖,除去须根,洗净,晒干或趁鲜切片,干燥	药典 2020

附注:*同为中药标准收载品种。

1185 大理白前

【来源】萝藦科植物大理白前。

【学名】

《中国植物志》	《中国高等植物》
大理白前 *Vincetoxicum forrestii*(Schltr.)C. Y. Wu et D. Z. Li	大理白前 *Cynanchum forrestii* Schltr.

【民族药标准】

名称	植物来源	药用部位	产地加工	标准
大理白前	大理白前 *Cynanchum forrestii* Schltr.	全草	7—8 月采挖,洗净,晒干	四川藏药 2020

1186 扭连钱

【来源】唇形科植物扭连钱。

【学名】

《中国植物志》	《中国高等植物》
扭连钱 *Marmoritis complanata*（Dunn）A. L. Budantzev	扭连钱 *Marmoritis complanata*（Dunn）A. L. Budantzev

【民族药标准】

名称	植物来源	药用部位	产地加工	标准
扭连钱/粘度瓦	扭连钱 *Marmoritis complanatum*（Dunn） A. L. Budantzev	全草	夏季采集,阴干	西藏公告 2022 *

附注: *西藏《关于征求红糖等 38 个地方药材质量标准(草案)意见建议的公告》2022.11.29。

1187 破铜钱

【来源】牻牛儿苗科植物东亚老鹳草(中日老鹳草)。

【学名】

《中国植物志》	《中国生物物种名录》
中日老鹳草 *Geranium thunbergii* Siebold ex Lindley & Paxton	中日老鹳草 *Geranium thunbergii* Siebold ex Lindl. & Paxton

【民族药标准】

名称	植物来源	药用部位	产地加工	标准
破铜钱/老鹳草 *	东亚老鹳草 *Geranium nepalense* Sweet var. *thubergii*（Sieb. et Zucc.）Kudo	全草	夏、秋二季果实近成熟时采收,干燥	贵州 2003

附注: *同为中药标准收载品种。

1188 连翘

【来源】木樨科植物连翘。

【学名】

《中国植物志》	《中国高等植物》
连翘 *Forsythia suspensa*（Thunb.）Vahl	连翘 *Forsythia suspensa*（Thunb.）Vahl

【民族药标准】

名称	植物来源	药用部位	产地加工	标准
连翘/扫龙嘎—吉木斯	连翘 *Forsythia suspensa*（Thunb.）Vahl	果实	秋季果实初熟尚带绿色时采收,除去杂质,蒸熟,晒干;果实熟透时采收,晒干,除去杂质 *	蒙药 2021

【中药标准】

名称	植物来源	药用部位	产地加工	标准
连翘	连翘 *Forsythia suspensa*（Thunb.）Vahl	果实	秋季果实初熟尚带绿色时采收,除去杂质,蒸熟,晒干,或果实熟透时采收,晒干,除去杂质 *	药典 2020

附注: *秋季果实初熟尚带绿色时采收,除去杂质,蒸熟,晒干,习称"青翘";果实熟透时采收,晒干,除去杂质,习称"老翘"。

1189 海南茄

【来源】茄科植物海南茄。

【学名】

《中国植物志》	《中国高等植物》
海南茄 *Solanum procumbens* Loureiro	海南茄 *Solanum procumbens* Lour.

【民族药标准】

名称	植物来源	药用部位	产地加工	标准
海南茄/葛划	海南茄 *Solanum procumbens* Lour.	全株	全年可采收,除去杂质,洗净,干燥	广西壮药第三卷 2018

1190 迷果芹

【来源】伞形科植物迷果芹。

【学名】

《中国植物志》	《中国高等植物》
迷果芹 *Sphallerocarpus gracilis*（Bess.）K. -Pol.	迷果芹 *Sphallerocarpus gracilis*（Bess. ex Trevir.）K. -Pol.

【民族药标准】

名称	植物来源	药用部位	产地加工	标准
迷果芹*	迷果芹 *Sphallerocarpus gracilis*（Bess.）K.-Pol.	根	秋季采集,晒干	青海藏药第一册2019
西藏棱子芹	西藏棱子芹 *Pleurospermum tibetanicum*（Turcz.）Schischk. 迷果芹 *Sphallerocarpus gracilis*（Bess.）K.-Pol.	根	—	部颁藏药附

附注:*青海藏药炮规2010收载名称"迷果芹/甲哇"。

1191 香旱芹

【来源】伞形科植物香旱芹(孜然芹)。

【学名】

《中国植物志》	《中国高等植物》
孜然芹 *Cuminum cyminum* L.	孜然芹 *Cuminum cyminum* Linn.

【民族药标准】

名称	植物来源	药用部位	产地加工	标准
香旱芹/斯拉嘎保	香旱芹 *Cuminum cyminum* L.	果实	夏末秋初果实成熟时采收,晒干	六省藏标
香旱芹/斯热嘎布	香旱芹 *Cuminum cyminum* L.	果实	夏末秋初果实成熟时采收,晒干	部颁藏药
香旱芹/斯拉嘎保	香旱芹 *Cuminum cyminum* L.	果实	夏末秋初果实成熟时采收,晒干	青海藏药1992
香旱芹	孜然芹 *Cuminum cyminum* L.	果实	夏末秋初果实成熟时采收,晒干	蒙药炮规2020
香旱芹/斯热嘎保	香旱芹 *Cuminum cyminum* L.	果实	夏末秋初果实成熟时采收,晒干	青海藏药炮规2010
孜然	孜然芹 *Cuminum cyminum* L.	成熟果实	—	部颁维药
孜然	孜然芹 *Cuminum cyminum* L.	果实	6—7月份果实成熟时,割下地上部分晒干,打下果实,除净杂质	维药1993
孜然	孜然芹 *Cuminum cyminum* L.	果实	夏、秋季果实成熟时,割取地上部分,晒干,打下果实	新疆炮规2020

【中药标准】

名称	植物来源	药用部位	产地加工	标准
孜然	孜然芹 *Cuminum cyminum* L.	果实	5月果实成熟时采收植株,干燥,打下果实,除去杂质	安徽炮规2019
香旱芹	香旱芹 *Cuminum cyminum* L.	成熟果实	—	药典2020附

1192 舟瓣芹

【来源】伞形科植物舟瓣芹、紫茎小芹。

【学名】

《中国植物志》	《中国高等植物》
舟瓣芹 *Sinolimprichtia alpina* Wolff	舟瓣芹 *Sinolimprichtia alpina* H. Wolff
紫茎小芹 *Sinocarum coloratum*（Diels）Wolff	紫茎小芹 *Sinocarum coloratum*（Diels）H. Wolff ex Shan et Pu

【民族药标准】

名称	植物来源	药用部位	产地加工	标准
舟瓣芹	舟瓣芹 *Sinolimprichtia alpina* Wolff 紫茎小芹 *Sinocarum coloratum*（Diels）Wolff	根	—	四川藏药制剂附

1193 西藏凹乳芹

【来源】伞形科植物西藏凹乳芹、独角当归(西藏凹乳芹)、刺果峨参等多种同科植物。

【学名】

《中国植物志》	《中国高等植物》
西藏凹乳芹 *Vicatia thibetica* de Boiss.	西藏凹乳芹 *Vicatia thibetica* H. de Boiss.
刺果峨参 *Anthriscus nemorosa*（M. Bieb.）Spreng.	刺果峨参 *Anthriscus nemorosa*（M. Bieb.）Spreng.

【民族药标准】

名称	植物来源	药用部位	产地加工	标准
西藏凹乳芹/加哇	西藏凹乳芹 *Vicatia thibetica* de Boiss.	根	秋末采收,除去须根及杂质,洗净,干燥	四川2022

续表

名称	植物来源	药用部位	产地加工	标准
西藏凹乳芹/加瓦	西藏凹乳芹(独角当归)*Angelica thibetica* de Boiss. 刺果峨参 *Anthriscus nemorosa* 等多种同科植物	根	—	西藏藏药炮规 2022
西藏凹乳芹	西藏凹乳芹 *Vicatia thibetica* de Boiss.	根	—	四川藏药制剂附
西藏凹乳芹/佳哇	西藏凹乳芹 *Vicatia thibetica* de Boiss.	根	8—9 月采挖根部,洗净,晒干或蒸煮晒干	西藏公告 2022 *

附注: * 西藏《关于征求红糖等 38 个地方药材质量标准(草案)意见建议的公告》2022.11.29。

1194 西藏棱子芹

【来源】伞形科植物西藏棱子芹、迷果芹。

【学名】

《中国植物志》	《中国高等植物》
西藏棱子芹 *Pleurospermum hookeri* var. *thomsonii* C. B. Clarke	西藏棱子芹 *Pleurospermum hookeri* C. B. Clarke var. *thomsonii* C. B. Clarke
迷果芹 *Sphallerocarpus gracilis*(Bess.) K. -Pol.	迷果芹 *Sphallerocarpus gracilis*(Bess. ex Trevir.) K. -Pol.

【民族药标准】

名称	植物来源	药用部位	产地加工	标准
西藏棱子芹/加瓦	西藏棱子芹 *Pleurospermum hookeri* C. B. Clarke var. *thomsonii* C. B. Clarke	根	秋季采挖,洗净,晾干	西藏藏药第一册 2012
西藏棱子芹	西藏棱子芹 *Pleurospermum tibetanicum*(Turcz.)Schischk. 迷果芹 *Sphallerocarpus gracillis*(Bess)K. -Pol.	根	—	部颁藏药附

【中药标准】

名称	植物来源	药用部位	产地加工	标准
西藏棱子芹	西藏棱子芹 *Pleurospermum hookeri* C. B. Clarke var. *thomsonii* C. B. Clarke	根	夏、秋季采挖,除去茎叶、泥土,晒干	四川 2010

1195 黄芩

【来源】唇形科植物黄芩。

【学名】

《中国植物志》	《中国高等植物》
黄芩 *Scutellaria baicalensis* Georgi	黄芩 *Scutellaria baicalensis* Georgi

【民族药标准】

名称	植物来源	药用部位	产地加工	标准
黄芩/混芩 *	黄芩 *Scutellaria baicalensis* Georgi	根	春、秋二季采挖,除去须根及泥沙,晒后撞去粗皮,晒干	蒙药 2021

【中药标准】

名称	植物来源	药用部位	产地加工	标准
黄芩	黄芩 *Scutellaria baicalensis* Georgi	根	春、秋二季采挖,除去须根和泥沙,晒后撞去粗皮,晒干	药典 2020

附注: * 蒙药 1986 收载植物"黄芩 *Scutellaria baicalensis* Georgi 和粘毛黄芩 *Scutellaria viscidula* Bge. "。

1196 并头黄芩

【来源】唇形科植物并头黄芩。

【学名】

《中国植物志》	《中国高等植物》
并头黄芩 *Scutellaria scordifolia* Fisch. ex Schrank	并头黄芩 *Scutellaria scordifolia* Fisch. ex Schrank

【民族药标准】

名称	植物来源	药用部位	产地加工	标准
并头黄芩/好斯—其其格图—洪芩	并头黄芩 *Scutellaria scordifolia* Fisch. ex Schrank	全草	夏季花盛开时采收,除去杂质,阴干	部颁蒙药

名称	植物来源	药用部位	产地加工	标准
并头黄芩/ 好斯—其其格图—洪芩	并头黄芩 *Scutellaria scordifolia* Fisch. ex Schrank	全草	夏季花盛开时采挖,除去杂质,阴干	蒙药 1986

1197 西南黄芩

【来源】唇形科植物西南黄芩(滇黄芩)。

【学名】

《中国植物志》	《中国高等植物》
滇黄芩 *Scutellaria amoena* C. H. Wright	滇黄芩 *Scutellaria amoena* C. H. Wright

【民族药标准】

名称	植物来源	药用部位	产地加工	标准
西南黄芩/条芩*	西南黄芩 *Scutellaria amoena* C. H. Wright	根	冬、春二季采挖,除去茎叶、须根,干燥	贵州 2003

【中药标准】

名称	植物来源	药用部位	产地加工	标准
川黄芩	滇黄芩 *Scutellaria amoena* C. H. Wright 连翘叶黄芩 *Scutellaria hypericifolia* Lévl. 韧黄芩展毛变种 *Scutellaria tenax* W. W. Smith var. *patentipilosa*(Hand. -Mazz.)C. Y. Wu	根	春,秋二季采挖,除去须根及泥沙,晒后撞去粗皮,及时晒干	四川 2010
滇黄芩	滇黄芩 *Scutellaria amoena* C. H. Wright	根	秋、冬季采挖,除去茎叶、须根,干燥	云南第七册 2005
川黄芩	滇黄芩 *Scutellaria amoena* C. H. Wright 连翘叶黄芩 *Scutellaria hypericifolia* Lévl. 展毛韧黄芩 *Scutellaria tenax* W. W. Smith var. *patentipilosa*(Hand. -Mazz.)C. Y. Wu	根	—	重庆炮规 2006

附注:*同为中药标准收载品种。

1198 粘毛黄芩

【来源】唇形科植物粘毛黄芩(黏毛黄芩)。

【学名】

《中国植物志》	《中国高等植物》
黏毛黄芩 *Scutellaria viscidula* Bunge	粘毛黄芩 *Scutellaria viscidula* Bunge

【民族药标准】

名称	植物来源	药用部位	产地加工	标准
粘毛黄芩/沙日—黄芩*	粘毛黄芩 *Scutellaria viscidula* Bunge	根	夏、秋季采挖,除去残茎,洗净泥土,晒干	蒙药 2021

【中药标准】

名称	植物来源	药用部位	产地加工	标准
粘毛黄芩	粘毛黄芩 *Scutellaria viscidula* Bge.	根	春、秋二季采挖,除去杂质,洗净,晒干	内蒙古 2021
黄花黄芩	黄花黄芩 *Scutellaria viscidula* Bunge	根	春、秋季采挖,除去残茎及泥土,晒干	吉林 1977

附注:*蒙药 1986 收载名称为"黄芩/洪钦"。

1199 见血青

【来源】兰科植物见血青。

【学名】

《中国植物志》	《中国高等植物》
见血青 *Liparis nervosa*(Thunb. ex A. Murray)Lindl.	见血青 *Liparis nervosa*(Thunb. ex A. Murray)Lindl.

【民族药标准】

名称	植物来源	药用部位	产地加工	标准
见血清*	见血青 *Liparis nervosa*(Thunb. ex A. Murray)Lindl.	全草	夏、秋采收,除去杂质,晒干	贵州第一册 2019

【中药标准】

名称	植物来源	药用部位	产地加工	标准
见血清	脉羊耳兰 *Liparis nervosa*（Thunb.）Lindl.	全草	夏、秋二季采收,除去杂质,晒干	四川 2010

附注：＊同为中药标准收载品种。

1200 路边青

【来源】马鞭草科植物大青。

【学名】

《中国植物志》	《中国高等植物》
大青 *Clerodendrum cyrtophyllum* Turcz.	大青 *Clerodendrum cyrtophyllum* Turcz.

【民族药标准】

名称	植物来源	药用部位	产地加工	标准
路边青/棵胎晴	大青 *Clerodendrum cyrtophyllum* Turcz.	全株	夏、秋季采收,洗净,晒干	广西壮药第二卷 2011

【中药标准】

名称	植物来源	药用部位	产地加工	标准
路边青	大青 *Clerodendrum cyrtophyllum* Turcz.	地上部分	夏、秋二季采收,晒干	广东第三册 2018
路边青/大青根	大青 *Clerodendrum cyrtophyllum* Turcz.	全株	夏、秋季采收,洗净,晒干	海南第一册 2011
路边青	大青 *Clerodendrum cyrtophyllum* Turczaninow	全株	夏、秋季采收,洗净,晒干	湖南 2009
路边青	大青 *Clerodendrum cyrtophyllum* Turcz.	全株	夏、秋季采,洗净,晒干	广西 1990

1201 毛冬青

【来源】冬青科植物毛冬青。

【学名】

《中国植物志》	《中国高等植物》
毛冬青 *Ilex pubescens* Hook. et Arn.	毛冬青 *Ilex pubescens* Hook. et Arn.

【民族药标准】

名称	植物来源	药用部位	产地加工	标准
毛冬青/雅火冬	毛冬青 *Ilex pubescens* Hook. et Arn.	根	全年均可采挖,洗净,切成块片,晒干	广西壮药第二卷 2011

【中药标准】

名称	植物来源	药用部位	产地加工	标准
毛冬青	毛冬青 *Ilex pubescens* Hook. et Arn.	根	全年均可采挖,洗净,砍成块片,晒干	药典 1977
毛冬青	毛冬青 *Ilex pubescens* Hook. et Arn.	根	夏、秋二季采收,切片,晒干	河北 2018
毛冬青	毛冬青 *Ilex pubescens* Hook. et Arn.	根	全年均可采挖,除去泥沙,洗净,晒干	湖北 2018
毛冬青	毛冬青 *Ilex pubescens* Hook. et Arn.	根及茎＊	全年均可采挖,洗净,砍成块或片,晒干	江西 2014
毛冬青	毛冬青 *Ilex pubescens* Hook. et Arn.	根及茎	全年均可采挖,洗净,砍成块或片,晒干	广东第二册 2011
毛冬青	毛冬青 *Ilex pubescens* Hooker & Arnott	根	夏、秋季可采挖,洗净,砍成块片,晒干	湖南 2009
毛冬青	毛冬青 *Ilex pubescens* Hook. et Arn.	根	全年均可采挖,洗净,砍成块片,晒干	北京 1998
毛冬青	毛冬青 *Ilex pubescens* Hook. et Arn.	根	夏、秋季采后,切片,晒干	上海 1994
毛冬青	毛冬青 *Ilex pubescens* Hook. et Arn.	根	全年均可采挖,洗净,砍成块片,晒干	内蒙古 1988
毛冬青	毛冬青 *Ilex* Turcz.	根	夏、秋二季采挖,洗净,干燥;或切厚片,干燥	安徽炮规 2019
毛冬青	毛冬青 *Ilex pubescens* Hook. et Arn.	根	—	药典 2020 附
毛冬青	毛冬青 *Ilex pubescens* Hook. et Arn.	根	—	山东 2002 附

附注：＊直径 1 cm 以上的茎。

1202 三叶青

【来源】葡萄科植物三叶崖爬藤。

【学名】

《中国植物志》	《中国高等植物》
三叶崖爬藤 *Tetrastigma hemsleyanum* Diels et Gilg	三叶崖爬藤 *Tetrastigma hemsleyanum* Diels et Gilg

【民族药标准】

名称	植物来源	药用部位	产地加工	标准
三叶青/勾骼碎	三叶崖爬藤 *Tetrastigma hemsleyanum* Diels et Gilg	全草	全年采收,洗净泥沙,块根切片,茎叶切段,干燥	广西壮药第三卷 2018
三叶青*	三叶崖爬藤 *Tetrastigma hemsleyanum* Diels et Gilg	块根	—	湖南炮规 2021

【中药标准】

名称	植物来源	药用部位	产地加工	标准
三叶青	三叶崖爬藤 *Tetrastigma hemsleyanum* Diels et Gilg	块根#	全年均可采挖,鲜用者,除去泥土、须根等杂质;干用者,洗净,干燥	浙江第一册 2017
三叶青	三叶崖爬藤 *Tetrastigma hemsleyanum* Diels & Gilg	全草	全年采收,洗净泥沙,块根切片,茎叶切段,干燥	湖南 2009

附注:*【民族药名】阿尔(土家),破石珠(瑶);#新鲜或干燥块根。

1203　乳白香青

【来源】菊科植物乳白香青。

【学名】

《中国植物志》	《中国高等植物》
乳白香青 *Anaphalis lactea* Maxim.	乳白香青 *Anaphalis lactea* Maxim.

【民族药标准】

名称	植物来源	药用部位	产地加工	标准
乳白香青/甘旦巴扎	乳白香青 *Anaphalis lactea* Maxim.	花序	花盛期采集,晒干	部颁藏药
乳白香青/甘达巴扎	乳白香青 *Anaphalis lactea* Maxim.	花序	花盛期采集,晒干	青海藏药 1992
乳白香青/甘旦巴扎	乳白香青 *Anaphalis lactea* Maxim.	花序	花盛期采集,晒干	青海藏药炮规 2010

1204　锐欧清

【来源】罂粟科植物血水草。

【学名】

《中国植物志》	《中国高等植物》
血水草 *Eomecon chionantha* Hance	血水草 *Eomecon chionantha* Hance

【民族药标准】

名称	植物来源	药用部位	产地加工	标准
锐欧清	血水草 *Eomecon chionantha* Hance	全草	秋季采收,除去杂质,洗净,干燥	四川 2022

1205　野火球

【来源】豆科植物野火球。

【学名】

《中国植物志》	《中国高等植物》
野火球 *Trifolium lupinaster* L.	野火球 *Trifolium lupinaster* Linn.

【民族药标准】

名称	植物来源	药用部位	产地加工	标准
野火球/赫格仁—浩尚古日	野火球 *Trifolium lupinaster* L.	全草	夏、秋二季花开放时采收,除去杂质,晒干	蒙药 2021

1206　展毛翠雀

【来源】毛茛科植物展毛翠雀(展毛翠雀花)及同属数种植物。

【学名】

《中国植物志》	《中国高等植物》
展毛翠雀花(变种) *Delphinium kamaonense* var. *glabrescens* (W. T. Wang) W. T. Wang	展毛翠雀花 *Delphinium kamaonense* Huth var. *glabrescens* (W. T. Wang) W. T. Wang

【民族药标准】

名称	植物来源	药用部位	产地加工	标准
展毛翠雀/夏刚巴	展毛翠雀 Delphinium kamaonense Huth var. glabrescens (W. T. Wang) W. T. Wang 及同属数种植物	地上部分	6—8 月采集,晾干	部颁藏药
展毛翠雀/夏刚巴	展毛翠雀 Delphinium kamaonense Huth var. glabrescens (W. T. Wang) W. T. Wang	地上部分	6—8 月采集,晾干	青海藏药 1992
展毛翠雀/夏刚巴	展毛翠雀 Delphinium kamaonense Huth var. glabrescens (W. T. Wang) W. T. Wang 及同属数种植物	地上部分	6—8 月采集,晾干	青海藏药炮规 2010

1207 孜然

【来源】伞形科植物孜然芹。

【学名】

《中国植物志》	《中国高等植物》
孜然芹 Cuminum cyminum L.	孜然芹 Cuminum cyminum Linn.

【民族药标准】

名称	植物来源	药用部位	产地加工	标准
孜然	孜然芹 Cuminum cyminum L.	果实	夏秋果实成熟时,割取地上部分,晒干,打下果实	新疆炮规 2020
孜然	孜然芹 Cuminum cyminum L.	成熟果实	—	部颁维药附
孜然	孜然芹 Cuminum cyminum L.	果实	夏秋果实成熟时采割植株,打下果实,筛去泥土,除去杂质,晒干	新疆局颁 2020 *
香旱芹	孜然芹 Cuminum cyminum L.	果实	6—7 月份果实成熟时,割下地上部分晒干,打下果实,除净杂质	维药 1993
香旱芹	孜然芹 Cuminum cyminum L.	成熟果实	—	蒙药炮规 2020

附注:* 新疆局颁 2020YC－0010。

【中药标准】

名称	植物来源	药用部位	产地加工	标准
孜然	孜然芹 Cuminum cyminum L.	果实	5 月果实成熟时采收植株,干燥,打下果实,除去杂质	安徽炮规 2019

1208 日热

【来源】槲蕨科植物秦岭槲蕨(中华槲蕨)、石莲姜槲蕨、川滇槲蕨。

【学名】

《中国植物志》	《中国高等植物》
秦岭槲蕨 Drynaria baronii Diels	中华槲蕨 Drynaria sinica Diels
石莲姜槲蕨 Drynaria propinqua (Wall. ex Mett.) J. Sm. ex Bedd.	石莲姜槲蕨 Drynaria propinqua (Wall. ex Mett.) J. Sm.
川滇槲蕨 Drynaria delavayi Christ	川滇槲蕨 Drynaria delavayi Christ

【民族药标准】

名称	植物来源	药用部位	产地加工	标准
日热	秦岭槲蕨 Drynaria sinica Diels 石莲姜槲蕨 Drynaria propinqua (Wall. ex Mett.) J. Sm. ex Bedd. 川滇槲蕨 Drynaria delavayi Christ	根茎	全年均可采挖,除去泥沙,干燥,或再燎去茸毛(鳞片)	西藏公告 2022 *

【中药标准】

名称	植物来源	药用部位	产地加工	标准
毛姜	中华槲蕨 Drynaria baronii (Christ.) Diels	根茎#	全年均可采挖,鲜用者去净泥土,除去茸毛(鳞片);干用者去净泥土,除去杂质,晒干,燎去茸毛	甘肃炮规 2022

附注:* 西藏《关于征求红糖等 38 个地方药材质量标准(草案)意见建议的公告》2022.11.25;# 干燥根茎或鲜品。

1209 蕤仁

【来源】蔷薇科植物蕤核、齿叶扁核木（齿叶蕤核）。

【学名】

《中国植物志》	《中国高等植物》
蕤核 *Prinsepia uniflora* Batal.	蕤核 *Prinsepia uniflora* Batal.
齿叶蕤核 *Prinsepia uniflora* var. *serrata* Rehd.	齿叶扁核木 *Prinsepia uniflora* var. *serrata* Rehd.

【民族药标准】

名称	植物来源	药用部位	产地加工	标准
蕤仁*	蕤核 *Prinsepia uniflora* Batal. 齿叶扁核木 *Prinsepia uniflora* Batal. var. *serrata* Rehd.	果核	夏、秋季采摘成熟果实,除去果肉,洗净,晒干	贵州炮规第一册2019

【中药标准】

名称	植物来源	药用部位	产地加工	标准
蕤仁	蕤核 *Prinsepia uniflora* Batal. 齿叶扁核木 *Prinsepia uniflora* Batal. var. *serrata* Rehd.	果核	夏、秋间采摘成熟果实,除去果肉,洗净,晒干	药典2020

附注:*同为中药标准收载品种。

1210 砂仁

【来源】姜科植物阳春砂（砂仁）、绿壳砂（缩砂密）、海南砂（海南砂仁）。

【学名】

《中国植物志》	《中国高等植物》
砂仁 *Amomum villosum* Lour.	砂仁 *Amomum villosum* Lour.
缩砂密 *Amomum villosum* var. *xanthioides* (Wall. ex Bak.) T. L. Wu & S. J. Chen	缩砂密 *Amomum villosum* var. *xanthioides* (Wall. ex Baker) T. L. Wu & S. J. Chen(《中国生物物种名录》)
海南砂仁 *Amomum longiligulare* T. L. Wu	海南砂仁 *Amomulm longiligulare* T. L. Wu(《中国药用植物志》)

【民族药标准】

名称	植物来源	药用部位	产地加工	标准
砂仁/棵砂仁	阳春砂 *Amomum villosum* Lour. 绿壳砂 *Amomum villosum* Lour. var. *xanthioides* T. L. Wu et Senjen 海南砂 *Amomum longiligulare* T. L. Wu	果实	夏、秋二季果实成熟时采收,晒干或低温干燥	广西壮药第二卷2011
砂仁	阳春砂 *Amomum villosum* Lour. 绿壳砂 *Amomum villosum* Lour. var. *xanthioides* T. L. Wu et Senjen 海南砂 *Amomum longiligulare* T. L. Wu	成熟果实	—	蒙药炮规2020

【中药标准】

名称	植物来源	药用部位	产地加工	标准
砂仁	阳春砂 *Amomum villosum* Lour. 绿壳砂 *Amomum villosum* Lour. var. *xanthioides* T. L. Wu et Senjen 海南砂 *Amomum longiligulare* T. L. Wu	果实	夏、秋二季果实成熟时采收,晒干或低温干燥	药典2020

1211 桃仁

【来源】蔷薇科植物桃、山桃。

【学名】

《中国植物志》	《中国高等植物》
桃 *Prunus persica* L.	桃 *Amygdalus persica* Linn.
山桃 *Prunus davidiana* (Carrière) Franch.	山桃 *Amygdalus davidiana* (Carr.) C. de Vos ex Henry

【民族药标准】

名称	植物来源	药用部位	产地加工	标准
桃仁/堪布肉夏	桃 *Prunus persica* (L.) Batsch 山桃 *Prunus davidiana* (Carr.) Franch.	种子	夏、秋二季果实成熟时收集果核,除去核壳,取出种子,晒干	六省藏标

名称	植物来源	药用部位	产地加工	标准
桃仁/沙皮托力麦核子	桃 *Prunus persica*（L.）Batsch 山桃 *Prunus davidiana*（Carr.）Franch.	种子	果实成熟后采收，除去果肉及核壳，取出种子，晒干	新疆炮规 2010

【中药标准】

名称	植物来源	药用部位	产地加工	标准
桃仁	桃 *Prunus persica*（L.）Batsch 山桃 *Prunus davidiana*（Carr.）Franch.	种子	果实成熟后采收，除去果肉和核壳，取出种子，晒干	药典 2020

1212 核桃仁

【来源】胡桃科植物胡桃。

【学名】

《中国植物志》	《中国高等植物》
胡桃 *Juglans regia* L.	胡桃 *Juglans regia* Linn.

【民族药标准】

名称	植物来源	药用部位	产地加工	标准
核桃仁/胡西根—楚莫	胡桃 *Juglans regia* L.	种子	秋季果实成熟时采收，除去肉质果皮，晒干，再除去核壳和木质隔膜	蒙药 2021
核桃仁/洋哈克麦核子	胡桃 *Juglans regia* L.	种子	秋季果实成熟时采收，除去肉质果皮，晒干	新疆炮规 2010
胡桃仁/核桃仁/达嘎	胡桃 *Juglans regia* L.	种仁	秋季果实成熟后采集，除去肉质果皮，晒干，破核，取出种仁	六省藏标
胡桃仁	胡桃 *Juglans regia* L.	成熟种子	秋季采摘，除去青皮，晒干	维药 1993

【中药标准】

名称	植物来源	药用部位	产地加工	标准
核桃仁	胡桃 *Juglans regia* L.	种子	秋季果实成熟时采收，除去肉质果皮，晒干，再除去核壳和木质隔膜	药典 2020

1213 光核桃仁

【来源】蔷薇科植物光核桃。

【学名】

《中国植物志》	《中国高等植物》
光核桃 *Prunus mira*（Koehne）Yü et Lu	光核桃 *Amygdalus mira*（Koehne）Yü et Lu

【民族药标准】

名称	植物来源	药用部位	产地加工	标准
光核桃仁	光核桃 *Amygdalus mira*（Koehne）Yü et Lu	种子	果实成熟后采收，除去果肉和核壳，取出种子，晒干	四川藏药 2020

【中药标准】

名称	植物来源	药用部位	产地加工	标准
光桃仁	光核桃 *Prunus persica*（L.）Batsch	种子	果实成熟后采收，除去果肉及核壳，取出种子，晒干	四川 2010

1214 火麻仁

【来源】桑科植物大麻。

【学名】

《中国植物志》	《中国高等植物》
大麻 *Cannabis sativa* L.	大麻 *Cannabis sativa* Linn.

【民族药标准】

名称	植物来源	药用部位	产地加工	标准
火麻仁/奥鲁森—乌日	大麻 *Cannabis sativa* L.	果实	秋季果实成熟时采收，除去杂质，晒干	蒙药 2021
火麻仁/冷啦卖	大麻 *Cannabis sativa* Linn.	种子	秋季果实成熟时采收，除去杂质，晒干	广西壮药第二卷 2011

【中药标准】

名称	植物来源	药用部位	产地加工	标准
火麻仁	大麻 *Cannabis sativa* L.	果实	秋季果实成熟时采收,除去杂质,晒干	药典 2020

1215 苦杏仁

【来源】蔷薇科植物山杏(野杏)、西伯利亚杏(山杏)、东北杏、杏。

【学名】

《中国植物志》	《中国高等植物》
野杏 *Prunus armeniaca* var. *ansu* Maxim.	野杏 *Armeniaca vulgaris* var. *ansu*(Maxim.)Yu et C. L. Li
山杏 *Prunus sibirica* L.	山杏 *Armeniaca sibirica*(Linn.)Lam.
东北杏 *Prunus mandshurica*(Maxim.)Koehne	东北杏 *Armeniaca mandshurica*(Maxim.)Skv.
杏 *Prunus armeniaca* L.	杏 *Armeniaca vulgaris* Lam.

【民族药标准】

名称	植物来源	药用部位	产地加工	标准
苦杏仁/ 桂勒森—楚莫	山杏 *Prunus armeniaca* L. var. *ansu* Maxim. 西伯利亚杏 *Prunus sibirica* L. 东北杏 *Prunus mandshurica*(Maxim.)Koehne 杏 *Prunus armeniaca* L.	种子	夏季采收成熟果实,除去果肉和核壳,取出种子,晒干	蒙药 2021
苦杏仁/ 阿其克吾里克麦核子	山杏 *Prunus armeniaca* L. var. *ansu* Maxim. 西伯利亚杏 *Prunus sibirica* L. 东北杏 *Prunus mandshurica*(Maxim.)Koehne 杏 *Prunus armeniaca* L.	种子	夏季采收成熟果实,除去果肉及核壳,取出种子,晒干	新疆炮规 2010

【中药标准】

名称	植物来源	药用部位	产地加工	标准
苦杏仁	山杏 *Prunus armeniaca* L. var. *ansu* Maxim. 西伯利亚杏 *Prunus sibirica* L. 东北杏 *Prunus mandshurica*(Maxim.)Koehne 杏 *Prunus armeniaca* L.	种子	夏季采收成熟果实,除去果肉和核壳,取出种子,晒干	药典 2020

1216 山枝仁

【来源】海桐花科植物海金子。

【学名】

《中国植物志》	《中国高等植物》
海金子 *Pittosporum illicioides* Mak.	海金子 *Pittosporum illicioides* Mak.

【民族药标准】

名称	植物来源	药用部位	产地加工	标准
山枝仁*	海金子 *Pittosporum illicioides* Mak.	种子	秋季种子成熟时采收,置阳光下让其自然炸裂,除去果壳和杂质,晒干	贵州第一册 2019

【中药标准】

名称	植物来源	药用部位	产地加工	标准
山枝仁	海金子 *Pittosporum illicioides* Mak. 皱叶海桐 *Pittosporum crispulum* Gagnep.	种子	秋后果实成熟时采收,除去果壳及杂质,干燥	四川 2010
山枝仁	海金子 *Pittosporum illicioides* Mak. 皱叶海桐 *Pittosporum crispulum* Gagnep.	种子	—	重庆炮规 2006

附注:* 同为中药标准收载品种。

1217 酸枣仁

【来源】鼠李科植物酸枣。

【学名】

《中国植物志》	《中国高等植物》
酸枣 *Ziziphus jujuba* var. *spinosa*(Bunge)Hu ex H. F. Chow	酸枣 *Ziziphus jujuba* var. *spinosa*(Bunge)Hu ex H. F. Chow

【民族药标准】

名称	植物来源	药用部位	产地加工	标准
酸枣仁	酸枣 *Ziziphus jujuba* Mill. var. *spinosa*（Bunge）Hu ex H. F. Chow	成熟种子	—	维药 1993

【中药标准】

名称	植物来源	药用部位	产地加工	标准
酸枣仁	酸枣 *Ziziphus jujuba* Mill. var. *spinosa*（Bunge）Hu ex H. F. Chow	种子	秋末冬初采收成熟果实，除去果肉和核壳，收集种子，晒干	药典 2020

1218 薏苡仁

【来源】禾本科植物薏苡（薏米）。

【学名】

《中国植物志》	《中国高等植物》
薏米 *Coix lacryma-jobi* var. *ma-yuen*（Romanet du Caillaud）Stapf	薏米 *Coix chinensis* Tod.

【民族药标准】

名称	植物来源	药用部位	产地加工	标准
薏苡仁/吼茸	薏苡 *Coix lacryma-jobi* L. var. *mayuen*（Roman.）Stapf	种仁	秋季果实成熟时采割植株，干燥，打下果实，再干燥，除去外壳、黄褐色种皮及杂质，收集种仁	广西壮药第一卷 2008

【中药标准】

名称	植物来源	药用部位	产地加工	标准
薏苡仁	薏米 *Coix lacryma-jobi* L. var. *mayuen*（Roman.）Stapf	种仁	秋季果实成熟时采割植株，晒干，打下果实，再晒干，除去外壳、黄褐色种皮和杂质，收集种仁	药典 2020

1219 白皮松子仁

【来源】松科植物西藏白皮松（喜马拉雅白皮松）。

【学名】

《中国植物志》	《中国高等植物》
西藏白皮松 *Pinus gerardiana* Wall.	喜马拉雅白皮松 *Pinus gerardiana* Wall. ex D. Don

【民族药标准】

名称	植物来源	药用部位	产地加工	标准
白皮松子仁	西藏白皮松 *Pinus gerardiana* Wall.	种仁	果实成熟后采收，晒干，打下种子，除去种皮，收集种仁	新疆炮规 2020

1220 草苁蓉

【来源】列当科植物草苁蓉。

【学名】

《中国植物志》	《中国高等植物》
草苁蓉 *Boschniakia rossica*（Chamisso et Schlechtendal）B. Fedtschenko	草苁蓉 *Boschniakia rossica*（Cham. et Schlecht.）Fedtsch.

【民族药标准】

名称	植物来源	药用部位	产地加工	标准
草苁蓉/宝日—高要	草苁蓉 *Boschniakia rossica*（Cham. et Schlecht.）Fedtsch.	全草	4—7 月采收，除去泥沙，晒干	蒙药 2021

【中药标准】

名称	植物来源	药用部位	产地加工	标准
草苁蓉	草苁蓉 *Boschniakia rossica*（Cham. et Schlecht.）Fedtsch.	全草	7—8 月采挖，除去杂质，阴干或晒干	吉林第一册 2019
草苁蓉	草苁蓉 *Boschniakia rossica*（Cham. et Schlecht.）Fedtsch.	地上部分	秋季采割，干燥	甘肃炮规 2022
草苁蓉	草苁蓉 *Boschniakia rossica*（Cham. et Schlecht.）Fedtsch.	地上部分	春季采割，干燥	安徽炮规 2019

1221 肉苁蓉

【来源】列当科植物肉苁蓉、管花肉苁蓉。

【学名】

《中国植物志》	《中国高等植物》
肉苁蓉 *Cistanche deserticola* Ma	肉苁蓉 *Cistanche deserticola* Ma
管花肉苁蓉 *Cistanche tubulosa* Wight	管花肉苁蓉 *Cistanche tubulosa*（Schenk）Wight

【民族药标准】

名称	植物来源	药用部位	产地加工	标准
肉苁蓉/查干—高要	肉苁蓉 *Cistanche deserticola* Y. C. Ma	带鳞叶的肉质茎	春季苗刚出土时或秋季冻土之前采挖,除去茎尖,切段,晒干	蒙药2021
肉苁蓉/头西干扎地克	肉苁蓉 *Cistanche deserticola* Y. C. Ma 管花肉苁蓉 *Cistanche tubulosa*（Schenk）Wight	带鳞叶的肉质茎	多于春季苗未出土或刚出土时采挖,除去花序,晒干	新疆炮规2010

【中药标准】

名称	植物来源	药用部位	产地加工	标准
肉苁蓉	肉苁蓉 *Cistanche deserticola* Y. C. Ma 管花肉苁蓉 *Cistanche tubulosa*（Schenk）Wight	带鳞叶的肉质茎	春季苗刚出土时或秋季冻土之前采挖,除去茎尖。切段,晒干	药典2020

1222 定心榕

【来源】豆科植物大猪屎豆。

【学名】

《中国植物志》	《中国高等植物》
大猪屎豆 *Crotalaria assamica* Benth.	大猪屎豆 *Crotalaria assamica* Benth.

【民族药标准】

名称	植物来源	药用部位	产地加工	标准
定心榕/猪屎豆/董改得	大猪屎豆 *Crotalaria assamica* Benth.	全株	夏、秋季采收,除去杂质,洗净,干燥	广西瑶药第二卷2022

1223 黄毛榕

【来源】桑科植物黄毛榕。

【学名】

《中国植物志》	《中国高等植物》
黄毛榕 *Ficus esquiroliana* Lévl.	黄毛榕 *Ficus esquiroliana* Lévl.

【民族药标准】

名称	植物来源	药用部位	产地加工	标准
黄毛榕/黄毛榕/董昂弱	黄毛榕 *Ficus esquiroliana* Lévl.	根	全年均可采挖,洗净,干燥或切片,干燥	广西瑶药第二卷2022

1224 龙眼肉

【来源】无患子科植物龙眼。

【学名】

《中国植物志》	《中国高等植物》
龙眼 *Dimocarpus longan* Lour.	龙眼 *Dimocarpus longan* Lour.

【民族药标准】

名称	植物来源	药用部位	产地加工	标准
龙眼肉/诺芒俺	龙眼 *Dimocarpus longan* Lour.	假种皮	夏、秋二季采收成熟果实,干燥,除去壳、核,晒至干爽不黏	广西壮药第二卷2011

【中药标准】

名称	植物来源	药用部位	产地加工	标准
龙眼肉	龙眼 *Dimocarpus longan* Lour.	假种皮	夏、秋二季采收成熟果实,干燥,除去壳、核,晒至干爽不黏	药典 2020

1225 竹茹

【来源】禾本科植物青秆竹(青竿竹)、大头典竹、淡竹(毛金竹)。

【学名】

《中国植物志》	《中国高等植物》
青竿竹 *Bambusa tuldoides* Munro	青秆竹 *Bambusa tuldoides* Munro
大头典竹 *Bambusa beecheyana* var. *pubescens* (P. F. Li) W. C. Lin	大头典竹 *Dendrocalamopsis beecheyana* (Munro) Keng f. var. *pubescens* (P. F. Li) Keng f. (《中国药用植物志》)
毛金竹 *Phyllostachys nigra* (Lodd.) Munro var. *henonis* (Mitford) Stapf ex Rendle	毛金竹 *Phyllostachys nigra* var. *henonis* (Mitf.) Stapf ex Rendle

【民族药标准】

名称	植物来源	药用部位	产地加工	标准
竹茹/淡竹茹/劳丹囊	青秆竹 *Bambusa tuldoides* Munro 大头典竹 *Sinocalamus beecheyanus* (Munro) McClure var. *pubescens* P. F. Li 淡竹 *Phyllostachys nigra* (Lodd.) Munro var. *henonis* (Mitf.) Stapf ex Rendle	茎秆的干燥中间层	全年均可采制,取新鲜茎,除去外皮,将稍带绿色的中间层刮成丝条,或削成薄片,捆扎成束,阴干*	广西瑶药第二卷 2022

【中药标准】

名称	植物来源	药用部位	产地加工	标准
竹茹	青秆竹 *Bambusa tuldoides* Munro 大头典竹 *Sinocalamus beecheyanus* (Munro) McClure var. *pubescens* P. F. Li 淡竹 *Phyllostachys nigra* (Lodd.) Munro var. *henonis* (Mitf.) Stapf ex Rendle	茎秆的干燥中间层	全年均可采制,取新鲜茎,除去外皮,将稍带绿色的中间层刮成丝条,或削成薄片,捆扎成束,阴干*	药典 2020

附注:*前者称"散竹茹",后者称"齐竹茹"。

1226 海州香薷

【来源】唇形科植物海州香薷。

【学名】

《中国植物志》	《中国高等植物》
海州香薷 *Elsholtzia splendens* Nakai ex F. Maekawa	海州香薷 *Elsholtzia splendens* Nakai ex F. Maek.

【民族药标准】

名称	植物来源	药用部位	产地加工	标准
海州香薷/沙日—吉如格	海州香薷 *Elsholtzia splendens* Nakai ex F. Maekawa	地上部分	夏秋季开花结果时割取地上部分,除去杂质,晒干	蒙药 2021

1227 黄花香薷

【来源】唇形科植物黄花香薷(吴黄木)、毛穗香薷。

【学名】

《中国植物志》	《中国高等植物》
吴黄木 *Vuhuangia flava* (Benth.) Molinari, Solomon Raju & Mayta	黄花香薷 *Elsholtzia flava* (Benth.) Benth.
毛穗香薷 *Elsholtzia eriostachya* (Benth.) Benth.	毛穗香薷 *Elsholtzia eriostachya* (Benth.) Benth. (《中国药用植物志》)

【民族药标准】

名称	植物来源	药用部位	产地加工	标准
黄花香薷/齐如色布	黄花香薷 *Elsholtzia flava* (Benth.) Benth. 毛穗香薷 *Elsholtzia eriostachya* (Benth.) Benth.	地上部分	花期采集地上部分,晾干	西藏藏药第二册 2012

1228 密花香薷

【来源】唇形科植物密花香薷。

【学名】

《中国植物志》	《中国高等植物》
密花香薷 *Elsholtzia densa* Benth.	密花香薷 *Elsholtzia densa* Benth.

【民族药标准】

名称	植物来源	药用部位	产地加工	标准
密花香薷	密花香薷 *Elsholtzia densa* Benth.	地上部分	6—7月割取地上部分,洗净,晾干	四川藏药 2014
密花香薷 *	密花香薷 *Elsholtzia densa* Benth.	地上部分	夏秋初花时采割,晒干	新疆 1987

附注:*新疆第一册 1980 收载名称"萼果香薷"。

1229 木棉花蕊

【来源】木棉科植物木棉。

【学名】

《中国植物志》	《中国高等植物》
木棉 *Bombax ceiba* Linnaeus	木棉 *Bombax malabaricum* DC.

【民族药标准】

名称	植物来源	药用部位	产地加工	标准
木棉花蕊/毛敦—胡泵根—陶日朝格	木棉 *Bombax malabaricum* DC.	花蕊	春季花盛开时采收,除去杂质,晒干或烘干	蒙药 2021

1230 石龙芮

【来源】毛茛科植物石龙芮。

【学名】

《中国植物志》	《中国高等植物》
石龙芮 *Ranunculus sceleratus* L.	石龙芮 *Ranunculus sceleratus* Linn.

【民族药标准】

名称	植物来源	药用部位	产地加工	标准
石龙芮/乌日乐和格—其其格	石龙芮 *Ranunculus sceleratus* L.	全草	夏季开花时采收,除去泥土,晒干	蒙药 2021

【中药标准】

名称	植物来源	药用部位	产地加工	标准
水芹/石龙芮	水芹 *Oenanthe javanica*(Bl.)DC.	茎枝	夏、秋季采收,除去须根和叶,切段,晒干	上海 1994

1231 嘎若

【来源】百合科植物平伐重楼。

【学名】

《中国植物志》	《中国高等植物》
平伐重楼 *Paris vaniotii* H. Lévl.	平伐重楼 *Paris vaniotii* H. Lévl.

【民族药标准】

名称	植物来源	药用部位	产地加工	标准
嘎若	平伐重楼 *Paris vaniotii* H. Léveillé	根茎	秋季采挖,除去泥沙及须根,洗净,干燥	四川 2022

1232 水罗伞

【来源】豆科植物干花豆。

【学名】

《中国植物志》	《中国高等植物》
干花豆 *Fordia cauliflora* Hemsl.	干花豆 *Fordia cauliflora* Hemsl.

【民族药标准】

名称	植物来源	药用部位	产地加工	标准
水罗伞/人薯/绵台	干花豆 *Fordia cauliflora* Hemsl.	块根	全年可采挖,除去须根,洗净,切片,晒干	广西瑶药第二卷 2022
水罗伞/棵亮忍	干花豆 *Fordia cauliflora* Hemsl.	块根	全年可采挖,除去须根,洗净,切片,晒干	广西壮药第二卷 2011

1233 小罗伞

【来源】紫金牛科植物小罗伞(山血丹)。

【学名】

《中国植物志》	《中国高等植物》
山血丹 *Ardisia lindleyana* D. Dietrich	山血丹 *Ardisia punctata* Lindl.

【民族药标准】

名称	植物来源	药用部位	产地加工	标准
小罗伞*	小罗伞 *Ardisia punctata* Lindl.	根或全株	全年均可采挖,洗净,鲜用或干燥	贵州第一册 2019

【中药标准】

名称	植物来源	药用部位	产地加工	标准
小罗伞	小罗伞 *Ardisia punctata* Lindl.	根	全年均可采挖,除去泥沙,洗净,干燥	广东第二册 2011

附注:*同为中药标准收载品种。

1234 玉郎伞

【来源】豆科植物疏叶崖豆。

【学名】

《中国植物志》	《中国高等植物》
疏叶崖豆 *Millettia pulchra* var. *laxior*(Dunn)Z. Wei	疏叶崖豆 *Millettia pulchra* var. *laxior*(Dunn)Z. Wei

【民族药标准】

名称	植物来源	药用部位	产地加工	标准
玉郎伞/玉郎薯/玉郎犯	疏叶崖豆 *Millettia pulchra*(Benth.) Kurz var. *laxior*(Dunn)Z. Wei	块根	秋、冬季采挖,除去须根,洗净,切片,干燥	广西瑶药第二卷 2022
玉郎伞/捧吞	疏叶崖豆 *Millettia pulchra*(Benth.) Kurz var. *laxior*(Dunn)Z. Wei	块根	秋、冬季采挖,除去须根,洗净,切片,干燥	广西壮药第一卷 2008

【中药标准】

名称	植物来源	药用部位	产地加工	标准
玉郎伞	疏叶崖豆 *Millettia pulchra* Kurz var. *laxior*(Dunn)Z. Wei	块根	秋、冬季采挖,除去须根,洗净,切片,晒干	广西 1990
大罗伞/玉郎伞	疏叶崖豆 *Millettia pulchra* Kurz var. *laxior*(Dunn)Z. Wei	块根	—	药典 2020 附
玉郎伞	疏叶崖豆藤 *Millettia pulchra* Kurz var. *laxior*(Dunn)Z. Wei	块根	—	部颁 8 册附

1235 追风伞

【来源】报春花科植物狭叶落地梅、落地梅。

【学名】

《中国植物志》	《中国高等植物》
狭叶落地梅 *Lysimachia paridiformis* var. *stenophylla* Franch.	狭叶落地梅 *Lysimachia paridiformis* var. *stenophylla* Franch.
落地梅 *Lysimachia paridiformis* Franch.	落地梅 *Lysimachia paridiformis* Franch.

【民族药标准】

名称	植物来源	药用部位	产地加工	标准
追风伞*	狭叶落地梅 *Lysimachia paridiformis* Franch. var. *stenophylla* Franch. 落地梅 *Lysimachia paridiformis* Franch.	全草	秋季采收,晒干	贵州 2003

【中药标准】

名称	植物来源	药用部位	产地加工	标准
红四块瓦	落地梅 *Lysimachia paridiformis* Franch.	全草	秋季采收,除去杂质,晒干	湖北 2018

附注:＊同为中药标准收载品种。

1236 赤胫散

【来源】蓼科植物赤胫散。

【学名】

《中国植物志》	《中国高等植物》
赤胫散 *Persicaria runcinata* var. *sinensis*(Hemsl.) Bo Li	赤胫散 *Polygonum runcinatum* var. *sinense* Hemsl.

【民族药标准】

名称	植物来源	药用部位	产地加工	标准
赤胫散＊	赤胫散 *Polygonum runcinatum* Buch.-Ham. ex D. Don var. *sinense* Hemsl.	全草	初夏或秋季采挖,除去泥沙,干燥	贵州第二册 2019

【中药标准】

名称	植物来源	药用部位	产地加工	标准
化血丹	赤胫散 *Polygonum runcinatum* Buch.-Ham. ex D. Don var. *sinense* Hemsl.	根茎	秋、冬季采挖,除去根及地上部分,洗净,切段,晒干	福建 2006

附注:＊同为中药标准收载品种。

1237 理肺散

【来源】茄科植物旋花茄。

【学名】

《中国植物志》	《中国高等植物》
旋花茄 *Solanum spirale* Roxburgh	旋花茄 *Solanum spirale* Roxb.

【民族药标准】

名称	植物来源	药用部位	产地加工	标准
理肺散/洪来奢	旋花茄 *Solanum spirale* Roxb.	果实	秋季采摘,干燥	云南彝药Ⅲ2005

1238 小发散

【来源】清风藤科植物簇花清风藤。

【学名】

《中国植物志》	《中国高等植物》
簇花清风藤 *Sabia fasciculata* Lecomte ex L. Chen	簇花清风藤 *Sabia fasciculata* Lecomte ex L. Chen

【民族药标准】

名称	植物来源	药用部位	产地加工	标准
小发散/小散骨风/小暂进崩	簇花清风藤 *Sabia fasciculata* Lecomte ex L. Chen	藤茎	全年均可采收,洗净,切段,晒干	广西瑶药第一卷 2014

1239 扎桑

【来源】罂粟科植物皱波黄堇、塞北紫堇(赛北紫堇)。

【学名】

《中国植物志》	《中国高等植物》
皱波黄堇 *Corydalis crispa* Prain	皱波黄堇 *Corydalis crispa* Prain
赛北紫堇 *Corydalis impatiens*(Pall.) Fisch.	塞北紫堇 *Corydalis impatiens*(Pall.) Fisch.

【民族药标准】

名称	植物来源	药用部位	产地加工	标准
扎桑	皱波黄堇 *Corydalis crispa* Prain	全草	春、夏二季采集全草,晾干	西藏藏药第二册 2012
扎桑	皱波黄堇 *Corydalis crispa* Prain 塞北紫堇 *Corydalis impatiens*(Pall.) Fisch.	全草	—	西藏藏药第二册 2012 附

1240 野马桑

【来源】马桑科植物马桑。

【学名】

《中国植物志》	《中国高等植物》
马桑 *Coriaria nepalensis* Wall.	马桑 *Coriaria nepalensis* Wall.

【民族药标准】

名称	植物来源	药用部位	产地加工	标准
野马桑/枝锡	马桑 *Coriaria nepalensis* Wallich	茎、叶	夏、秋季采集,干燥	云南彝药Ⅱ2005

1241 海金沙

【来源】海金沙科植物海金沙。

【学名】

《中国植物志》	《中国高等植物》
海金沙 *Lygodium japonicum*(Thunb.)Sw.	海金沙 *Lygodium japonicum*(Thunb.)Sw.

【民族药标准】

名称	植物来源	药用部位	产地加工	标准
海金沙/阿拉坦—额勒斯	海金沙 *Lygodium japonicum*(Thunb.)Sw.	成熟孢子	秋季孢子未脱落时采割藤叶,晒干,搓揉或打下孢子,除去藤叶	蒙药2021
海金沙/溶随滇	海金沙 *Lygodium japonicum*(Thunb.)Sw.	成熟孢子	秋季孢子未脱落时采割藤叶,晒干,搓揉或打下孢子,除去藤叶	广西壮药第二卷2011
海金沙/色吉其玛	海金沙 *Lygodium japonicum*(Thunb.)Sw.	成熟孢子	秋季孢子未脱落时采割藤叶,晒干,搓揉或打下孢子,除去藤叶	西藏藏药炮规2022

【中药标准】

名称	植物来源	药用部位	产地加工	标准
海金沙	海金沙 *Lygodium japonicum*(Thunb.)Sw.	成熟孢子	秋季孢子未脱落时采割藤叶,晒干,搓揉或打下孢子,除去藤叶	药典2020

1242 常山

【来源】虎耳草科植物常山。

【学名】

《中国植物志》	《中国高等植物》
常山 *Dichroa febrifuga* Lour.	常山 *Dichroa febrifuga* Lour.

【民族药标准】

名称	植物来源	药用部位	产地加工	标准
常山/入骨风/别进崩	常山 *Dichroa febrifuga* Lour.	根	秋季采挖,除去须根,洗净,晒干	广西瑶药第一卷2014

【中药标准】

名称	植物来源	药用部位	产地加工	标准
常山	常山 *Dichroa febrifuga* Lour.	根	秋季采挖,除去须根,洗净,晒干	药典2020

1243 红豆杉

【来源】红豆杉科植物喜马拉雅红豆杉(西藏红豆杉)。

【学名】

《中国植物志》	《中国高等植物》
西藏红豆杉 *Taxus wallichiana* Zucc.	喜马拉雅红豆杉 *Taxus fuana* Nan Li et R. Mill

【民族药标准】

名称	植物来源	药用部位	产地加工	标准
红豆杉	喜马拉雅红豆杉 *Taxus wallichiana* Zucc.	枝及叶	夏秋采摘,晒干	部颁维药
红豆杉/再尔乃比	喜马拉雅红豆杉 *Taxus wallichiana* Zucc.	细枝及叶	夏秋采摘,晒干	新疆炮规2010

【中药标准】

名称	植物来源	药用部位	产地加工	标准
红豆杉	南方红豆杉 *Taxus chinensis*（Pilger）Rehd. var. *mairei*（Lemée et Lévl.）Cheng et L. Fu 栽培品	带叶枝条	秋、冬二季剪取带叶枝条,去除杂质,洗净,于通风处晾干	江西 2014

1244　龙骨马尾杉

【来源】石杉科植物龙骨马尾杉。

【学名】

《中国植物志》	《中国高等植物》
龙骨马尾杉 *Phlegmariurus carinatus*（Desv.）Ching	龙骨马尾杉 *Phlegmariurus carinatus*（Desv.）Ching

【民族药标准】

名称	植物来源	药用部位	产地加工	标准
龙骨马尾杉/棵抠笼	龙骨马尾杉 *Phlegmariurus carinatus*（Desv.）Ching	全草	夏、秋季采收,去净泥土、杂质,干燥	广西壮药第三卷 2018

1245　赤芍

【来源】毛茛科植物芍药、川赤芍（川芍药）、杂芍药（块根芍药）。

【学名】

《中国植物志》	《中国高等植物》
芍药 *Paeonia lactiflora* Pall.	芍药 *Paeonia lactiflora* Pall.
川赤芍 *Paeonia anomala* subsp. *veitchii*（Lynch）D. Y. Hong & K. Y. Pan	川芍药 *Paeonia veitchii* Lynch
块根芍药 *Paeonia intermedia* C. A. Meyer	块根芍药 *Paeonia hybrida* Pall.

【民族药标准】

名称	植物来源	药用部位	产地加工	标准
赤芍	杂芍药 *Paeonia hybrida* Pall.	块根	—	维药 1993
赤芍	芍药 *Paeonia lactiflora* Pall. 川赤芍 *Paeonia veitchii* Lynch	根	—	蒙药炮规 2020
赤芍	芍药 *Paeonia lactiflora* Pall. 川赤芍 *Paeonia veitchii* Lynch	根	春、秋二季采挖,晒干	新疆炮规 2020

【中药标准】

名称	植物来源	药用部位	产地加工	标准
赤芍	芍药 *Paeonia lactiflora* Pall. 川赤芍 *Paeonia veitchii* Lynch	根	春、秋二季采挖,除去根茎、须根及泥沙,晒干	药典 2020

1246　新疆赤芍

【来源】毛茛科植物新疆芍药、新疆芍药（窄叶芍药）、狭叶芍药。

【学名】

《中国植物志》	《中国药用植物志》
新疆芍药 *Paeonia sinjiangensis* K. Y. Pan	新疆芍药 *Paeonia sinjiangensis* K. Y. Pan（《新疆植物志》）
窄叶芍药 *Paeonia anomala* L.	窄叶芍药 *Paeonia anomala* L.
狭叶芍药 *Paeonia hybrida* Pall.（《维吾尔药材真伪鉴别》）	狭叶芍药 *Paeonia hybrida* Pall.（《新疆植物志》）

【民族药标准】

名称	植物来源	药用部位	产地加工	标准
新疆赤芍	新疆芍药 *Paeonia sinjiangensis* K. Y. Pan	根	秋季采挖,除去泥沙,晒干	维药第一册 2010
新疆芍药	新疆芍药 *Paeonia anomala* L. 狭叶芍药 *Paeonia hybrida* Pall.	块根	—	部颁维药附

1247　黑面神

【来源】大戟科植物黑面神。

【学名】

《中国植物志》	《中国高等植物》
黑面神 *Breynia fruticosa*(L.)Hook. f.	黑面神 *Breynia fruticosa*(Linn.)Hook. f.

【民族药标准】

名称	植物来源	药用部位	产地加工	标准
黑面神/哈帕弯藤	黑面神 *Breynia fruticosa*(L.)Hook. f.	根	夏、秋季采收,洗净,切段,干燥	云南傣药Ⅱ2005

【中药标准】

名称	植物来源	药用部位	产地加工	标准
黑面神	黑面神 *Breynia fruticosa*(L.)Hook. f.	茎或嫩枝	夏、秋二季采收,洗净,茎切片或嫩枝切段,干燥	广东第三册2018

1248　桑椹

【来源】桑科植物桑。

【学名】

《中国植物志》	《中国高等植物》
桑 *Morus alba* L.	桑 *Morus alba* Linn.

【民族药标准】

名称	植物来源	药用部位	产地加工	标准
桑椹/冷娘依	桑 *Morus alba* Linn.	果穗	4—6月果实变红时采收,晒干,或略蒸后晒干	广西壮药第二卷2011
桑椹/欧吉买	桑 *Morus alba* L.	果穗	4—6月果实变红时采收,晒干,或略蒸后晒干	新疆炮规2010

【中药标准】

名称	植物来源	药用部位	产地加工	标准
桑椹	桑 *Morus alba* L.	果穗	4—6月果实变红时采收,晒干,或略蒸后晒干	药典2020

1249　白桑椹

【来源】桑科植物白桑(桑)、桑。

【学名】

《中国植物志》	《中国高等植物》
桑 *Morus alba* L.	桑 *Morus alba* Linn.

【民族药标准】

名称	植物来源	药用部位	产地加工	标准
白桑椹	白桑 *Morus alba* L.	果穗	4—6月果实成熟时采收,晒干,或略蒸后晒干	维药1993
白桑椹	桑 *Morus alba* L.	果穗	果实近成熟时采收,晒干,或略蒸后晒干	新疆炮规2020

1250　刺参

【来源】川续断科植物白花刺参(白花刺续断)、圆萼刺参、青海刺参。

【学名】

《中国植物志》	《中国高等植物》
白花刺续断 *Acanthocalyx alba*(Hand.-Mazz.)M. Connon	白花刺参 *Morina nepalensis* var. *alba*(Hand.-Mazz.)
圆萼刺参 *Morina chinensis*(Bat.)Diels	圆萼刺参 *Morina chinensis*(Batal. ex Diels)
青海刺参 *Morina kokonorica* Hao	青海刺参 *Morina kokonorica* Hao

【民族药标准】

名称	植物来源	药用部位	产地加工	标准
刺参/江才嘎保	白花刺参 *Morina alba* Hand.-Mazz. 圆萼刺参 *Morina chinensis*(Bat.)Diels 青海刺参 *Morina kokonorica* Hao	地上部分	花盛期采集,洗净阴干	部颁藏药

名称	植物来源	药用部位	产地加工	标准
刺参/江才嘎保	白花刺参 *Morina alba* Hand.-Mazz. 圆萼刺参 *Morina chinensis*(Bat.)Diels 青海刺参 *Morina kokonorica* Hao	地上部分	花盛期采集,洗净阴干	青海藏药炮规 2010

【中药标准】

名称	植物来源	药用部位	产地加工	标准
刺参	细叶刺参 *Morina delavayi* Franch. 刺参 *Morina bulleyana* Forr. et Diels	根	秋季采挖,除去外皮,晒干	云南 1996

1251 丹参

【来源】唇形科植物丹参。

【学名】

《中国植物志》	《中国高等植物》
丹参 *Salvia miltiorrhiza* Bunge	丹参 *Salvia miltiorrhiza* Bunge

【民族药标准】

名称	植物来源	药用部位	产地加工	标准
丹参/乌兰—温都斯	丹参 *Salvia miltiorrhiza* Bge.	根和根茎	春、秋二季采挖,除去泥沙,干燥	蒙药 2021

【中药标准】

名称	植物来源	药用部位	产地加工	标准
丹参	丹参 *Salvia miltiorrhiza* Bge.	根和根茎	春、秋二季采挖,除去泥沙,干燥	药典 2020

1252 滇丹参

【来源】唇形科植物云南鼠尾草。

【学名】

《中国植物志》	《中国高等植物》
云南鼠尾草 *Salvia yunnanensis* C. H. Wright	云南鼠尾草 *Salvia yunnanensis* C. H. Wright

【民族药标准】

名称	植物来源	药用部位	产地加工	标准
滇丹参/丹参*	云南鼠尾草 *Salvia yunnanensis* C. H. Wright.	根及根茎	春、秋二季采挖,除去杂质,干燥	贵州第二册 2019

【中药标准】

名称	植物来源	药用部位	产地加工	标准
滇丹参/紫丹参	滇丹参 *Salvia yunnanensis* C. H. Wright	根	夏、秋二季采挖,除去杂质,干燥	江西 2014
紫丹参	滇丹参 *Salvia yunnanensis* C. H. Wright	根	秋季采挖,除去须根,干燥	云南 1996
紫丹参/滇丹参	滇丹参 *Salvia yunnanensis* C. H. Wright	根	—	部颁 17 册附

附注:* 同为中药标准收载品种。

1253 藏丹参

【来源】唇形科植物绒毛鼠尾草(栗色鼠尾草)。

【学名】

《中国植物志》	《中国高等植物》
栗色鼠尾草 *Salvia castanea* Diels	栗色鼠尾草 *Salvia castanea* Diels

【民族药标准】

名称	植物来源	药用部位	产地加工	标准
藏丹参/吉孜木布	绒毛鼠尾草 *Salvia castanea* Diels f. *tomenttosa* Stib.	根及根茎	秋季采挖,除去泥沙,晾干	西藏藏药第一册 2012

1254 高原丹参

【来源】唇形科植物甘西鼠尾草。

【学名】

《中国植物志》	《中国高等植物》
甘西鼠尾草 *Salvia przewalskii* Maxim.	甘西鼠尾草 *Salvia przewalskii* Maxim.

【民族药标准】

名称	植物来源	药用部位	产地加工	标准
高原丹参	甘西鼠尾草 *Salvia przewalskii* Maxim.	根	春、秋两季采挖,除去泥沙,干燥	青海藏药第一册 2019

【中药标准】

名称	植物来源	药用部位	产地加工	标准
紫丹参	甘西鼠尾草 *Salvia przewalskii* Maxim. 褐毛甘西鼠尾草 *Salvia przewalskii* Maxim. var. *mandarinorum*(Diels)Stib.	根	春、秋二季采挖,除去地上残茎、枯叶,洗净泥沙,干燥	甘肃 2020

1255 党参

【来源】桔梗科植物党参、素花党参、川党参。

【学名】

《中国植物志》	《中国高等植物》
党参 *Codonopsis pilosula*(Franch.)Nannf.	党参 *Codonopsis pilosula*(Franch.)Nannf.
素花党参 *Codonopsis pilosula*(Franch.)Nannf. var. *modesta*(Nannf.)L. T. Shen	素花党参 *Codonopsis pilosula* var. *modesta*(Nannf.)L. T. Shen
川党参 *Codonopsis pilosula* subsp. *tangshen*(Oliver)D. Y. Hong	川党参 *Codonopsis tangshen*(Oliv.)

【民族药标准】

名称	植物来源	药用部位	产地加工	标准
党参/笋—奥日浩代	党参 *Codonopsis pilosula*(Franch.)Nannf. 素花党参 *Codonopsis pilosula* Nannf. var. *modesta*(Nannf.)L. T. Shen 川党参 *Codonopsis tangshen* Oliv.	根	秋季采挖,洗净,晒干	蒙药 2021

【中药标准】

名称	植物来源	药用部位	产地加工	标准
党参*	党参 *Codonopsis pilosula*(Franch.)Nannf. 素花党参 *Codonopsis pilosula* Nannf. var. *modesta*(Nannf.)L. T. Shen 川党参 *Codonopsis tangshen* Oliv.	根	秋季采挖,洗净,晒干	药典 2020

附注:* 四川 1987 收载植物"管花党参 *Codonopsis tubulosa* Kom. 和球花党参 *Codonopsis subglobosa* W. W. Sm."。

1256 土党参

【来源】桔梗科植物大花金钱豹(金钱豹亚种、金钱豹)、金钱豹(金钱豹亚种)、土党参(金钱豹、大花金钱豹)。

【学名】

《中国植物志》	《中国高等植物》
金钱豹亚种 *Campanumoea javanica* Bl. subsp. *japonica*(Makino)Hong	金钱豹 *Campanumoea javanica* subsp. *japonica*(Makino)D. Y. Hong
金钱豹 *Campanumoea javanica* Bl.	大花金钱豹 *Campanumoea javanica* Bl.

【民族药标准】

名称	植物来源	药用部位	产地加工	标准
土党参/野党参/介弱台	大花金钱豹 *Campanumoea javanica* Bl. subsp. *javanica* 金钱豹 *Campanumoea javanica* Bl. subsp. *japonica*(Makino)Hong	根	秋季采挖,洗净,干燥	广西瑶药第二卷 2022
土党参/柴党参*	土党参 *Campanumoea javanica* Bl. 金钱豹 *Campanumoea javanica* Bl. subsp. *japonica*(Makino)Hong	根	秋、冬二季采挖,除去须根,晒至半干,洗净,晒干	贵州 2003

【中药标准】

名称	植物来源	药用部位	产地加工	标准
土党参	土党参 *Campanumoea javanica* Bl. 小花土党参 *Campanumoea javanica* Bl. var. *japonica* Makino	根	秋、冬二季采挖,除去须根,晒至半干,洗净,晒干	药典 1977
白云参	大花金钱豹 *Campanumoea javanica* Bl.	根	秋、冬二季采挖,除去杂质,洗净,干燥	江西 2014
土党参/柴党参	土党参 *Campanumoea javanica* Bl. 小花土党参 *Campanumoea javanica* Bl. var. *japonica* Makino	根	秋、冬二季采挖,除去须根,晒至半干,洗净,晒干	贵州 1988

附注:＊同为中药标准收载品种。

1257 藏党参

【来源】桔梗科植物长花党参(唐松草党参)、灰毛党参、唐松草党参、脉花党参、臭党参、绿花党参。

【学名】

《中国植物志》	《中国高等植物》
唐松草党参 *Codonopsis thalictrifolia* Wall.	唐松草党参 *Codonopsis thalictrifolia* Wall.
灰毛党参 *Codonopsis canescens* Nannf.	灰毛党参 *Codonopsis canescens* Nannf.
脉花党参 *Codonopsis foetens* subsp. *nervosa*(Chipp.)D. Y. Hong	脉花党参 *Codonopsis nervosa* Nannf.
臭党参 *Codonopsis foetens* Hook. f. et Thoms.	臭党参 *Codonopsis foetens* Hook. f. & Thomson(《中国生物物种名录》)
绿花党参 *Codonopsis viridiflora* Maxim.	绿花党参 *Codonopsis viridiflora* Maxim.

【民族药标准】

名称	植物来源	药用部位	产地加工	标准
藏党参/陆堆多吉	长花党参 *Codonopsis mollis* Chipp. 等	全草	7—9月采集,除尽杂质泥沙,切段,晒干	六省藏标
藏党参/鲁堆多吉	长花党参 *Codonopsis mollis* Chipp.	全草	7—9月采集,除尽杂质泥沙,切段,晒干	部颁藏药
藏党参/鲁堆多吉	长花党参 *Codonopsis mollis* Chipp. 灰毛党参 *Codonopsis canescens* Nannf.	全草	7—9月采集,除尽杂质泥沙,切段,晒干	青海藏药炮规 2010
藏党参	唐松草党参 *Codonopsis thalictrifolia* Wall. 脉花党参 *Codonopsis foetens* subsp. *nervosa*(Chipp.)D. Y. Hong 臭党参 *Codonopsis foetens* Hook. f. et Thoms. 绿花党参 *Codonopsis viridiflora* Maxim.	全草	—	四川藏药制剂附
灰毛党参	灰毛党参 *Codonopsis canescens* Nannf.	地上部分	夏、秋二季茎、叶茂盛时采收,除去杂质,阴干	四川藏药 2020

1258 灰毛党参

【来源】桔梗科植物灰毛党参。

【学名】

《中国植物志》	《中国高等植物》
灰毛党参 *Codonopsis canescens* Nannf.	灰毛党参 *Codonopsis canescens* Nannf.

【民族药标准】

名称	植物来源	药用部位	产地加工	标准
灰毛党参	灰毛党参 *Codonopsis canescens* Nannf.	地上部分	夏、秋二季茎、叶茂盛时采收,除去杂质,阴干	四川藏药 2020
藏党参/鲁堆多吉	长花党参 *Codonopsis mollis* Chipp. 灰毛党参 *Codonopsis canescens* Nannf.	全草	7—9月采集,除尽杂质泥沙,切段,晒干	青海藏药炮规 2010

1259 脉花党参

【来源】桔梗科植物脉花党参。

【学名】

《中国植物志》	《中国高等植物》
脉花党参 *Codonopsis foetens* subsp. *nervosa*(Chipp.)D. Y. Hong	脉花党参 *Codonopsis nervosa* Nannf.

【民族药标准】

名称	植物来源	药用部位	产地加工	标准
脉花党参/鲁堆多吉那保	脉花党参 *Codonopsis nervosa*（Chipp.）Nannf.	地上部分	夏季茎、叶茂盛时采收，除去杂质，干燥	四川 2022
藏党参	唐松草党参 *Codonopsis thalictrifolia* Wall. 脉花党参 *Codonopsis foetens* subsp. *nervosa*（Chipp.）D. Y. Hong 臭党参 *Codonopsis foetens* Hook. f. et Thoms. 绿花党参 *Codonopsis viridiflora* Maxim.	全草	—	四川藏药制剂附

1260 新疆党参

【来源】桔梗科植物新疆党参。

【学名】

《中国植物志》	《中国高等植物》
新疆党参 *Codonopsis clematidea*（Schrenk）C. B. Cl.	新疆党参 *Codonopsis clematidea*（Schrenk）Clarke

【民族药标准】

名称	植物来源	药用部位	产地加工	标准
新疆党参	新疆党参 *Codonopsis clematidea*（Schrenk）Clarke Beauv.	根	夏、秋两季采收，洗净，晒干	维药第一册 2010

1261 苦参

【来源】豆科植物苦参。

【学名】

《中国植物志》	《中国高等植物》
苦参 *Sophora flavescens* Ait.	苦参 *Sophora flavescens* Ait.

【民族药标准】

名称	植物来源	药用部位	产地加工	标准
苦参/道古勒—额布斯	苦参 *Sophora flavescens* Ait.	根	春、秋二季采挖，除去根头和小支根，洗净，干燥，或趁鲜切片，干燥	蒙药 2021

【中药标准】

名称	植物来源	药用部位	产地加工	标准
苦参	苦参 *Sophora flavescens* Ait.	根	春、秋二季采挖，除去根头和小支根，洗净，干燥，或趁鲜切片，干燥	药典 2020

1262 藤苦参

【来源】萝摩科植物暗消藤（马连鞍）、马连鞍（马连鞍）。

【学名】

《中国植物志》	《中国高等植物》
马连鞍 *Streptocaulon juventas*（Lour.）Merr.	马连鞍 *Streptocaulon juventas*（Lour.）Merr.

【民族药标准】

名称	植物来源	药用部位	产地加工	标准
藤苦参/哈新哈布	暗消藤 *Streptocaulon juventas*（Lour.）Merr.	根	秋、冬季采挖，洗净，切片，干燥	云南傣药 2005
古羊藤/勾咔	马连鞍 *Streptocaulon juventas*（Lour.）Merr.	根	全年可采，切片，干燥	广西壮药第一卷 2008

【中药标准】

名称	植物来源	药用部位	产地加工	标准
古羊藤	马连鞍 *Streptocaulon griffithii* Hook. f.	根	全年均可采收，切片，鲜用或晒干	贵州 2003
古羊藤	马连鞍 *Streptocaulon griffithii* Hook. f.	根	全年可采，切片，晒干	广西 1990
藤苦参	马连鞍 *Streptocaulon griffithii* Hook. f.	根	—	药典 2020 附

1263　绵参

【来源】唇形科植物绵参、西藏扭连钱（圆叶扭连钱）。

【学名】

《中国植物志》	《中国高等植物》
绵参 *Eriophyton wallichii* Benth.	绵参 *Eriophyton wallichii* Benth.
圆叶扭连钱 *Marmoritis rotundifolia* Bentham	圆叶扭连钱 *Marmoritis rotundifolia* Benth.（《中国药用植物志》）

【民族药标准】

名称	植物来源	药用部位	产地加工	标准
绵参/榜餐布如	绵参 *Eriophyton wallichii* Benth.	全草	花盛期采集,去净泥土,晒干	部颁藏药
绵参/榜餐布日	绵参 *Eriophyton wallichii* Benth.	全草	花盛期采集,去净泥土,晒干	青海藏药 1992
绵参/榜餐布如	绵参 *Eriophyton wallichii* Benth.	全草	花盛期采集,去净泥土,晒干	青海藏药炮规 2010
榜参布柔	绵毛参 *Eriophyton wallichii* Benth. 西藏扭连钱 *Phyllophyton tibeticum*（Jacq.）C. Y. Wu.	全草	秋季花期采收,阴干	六省藏标

1264　泡参

【来源】桔梗科植物无柄沙参、杏叶沙参、丝裂沙参、中华沙参。

【学名】

《中国植物志》	《中国高等植物》
无柄沙参 *Adenophora stricta* subsp. *sessilifolia* Hong	无柄沙参 *Adenophora stricta* subsp. *sessilifolia* D. Y. Hong
杏叶沙参 *Adenophora petiolata* subsp. *hunanensis*（Nannfeldt）D. Y. Hong & S. Ge	杏叶沙参 *Adenophora hunanensis* Nannf.
丝裂沙参 *Adenophora capillaris* Hemsl.	丝裂沙参 *Adenophora capillaris* Hemsl.
中华沙参 *Adenophora sinensis* A. DC.	中华沙参 *Adenophora sinensis* DC.

【民族药标准】

名称	植物来源	药用部位	产地加工	标准
泡参/南沙参*	无柄沙参 *Adenophora stricta* Miq. subsp. *sessilifolia* Hong 杏叶沙参 *Adenophora hunanensis* Nannf. 丝裂沙参 *Adenophora capillaris* Hemsl. 中华沙参 *Adenophora sinensis* A. DC.	根	春、秋二季采挖,除去须根,洗后趁鲜刮去粗皮,洗净,干燥	贵州 2003

【中药标准】

名称	植物来源	药用部位	产地加工	标准
南沙参	轮叶沙参 *Adenophora tetraphylla*（Thunb.）Fisch. 沙参 *Adenophora stricta* Miq.	根	春、秋二季采挖,除去须根,洗后趁鲜刮去粗皮,洗净,干燥	药典 2020
泡沙参	泡沙参 *Adenophora potaninii* Korsh. 无柄沙参 *Adenophora stricta* Miq. subsp. *sessilifolia* Hang.	根	春、秋二季采挖,除去须根,洗净,干燥	甘肃 2020

附注：*同为中药标准收载品种。

1265　拳参

【来源】蓼科植物拳参、亮果蓼（椭圆叶蓼）。

【学名】

《中国植物志》	《中国高等植物》
拳参 *Bistorta officinalis* Raf.	拳参 *Polygonum bistorta* Linn.
椭圆叶蓼 *Bistorta elliptica*（Willd. ex Spreng.）V. V. Petrovsky, D. F. Murray & Elven	椭圆叶蓼 *Polygonum ellipticum* Willd. ex Spreng.（《中国药用植物志》）

【民族药标准】

名称	植物来源	药用部位	产地加工	标准
拳参/莫和日	拳参 *Polygonum bistorta* L.	根茎	春初发芽时或秋季茎叶将枯萎时采挖,除去泥沙,晒干,去须根	蒙药 2021

续表

名称	植物来源	药用部位	产地加工	标准
拳参	拳参 *Polygonum bistorta* L.	根茎	初春发芽时或秋季茎叶将枯萎时采挖,除去泥沙,晒干,去须根	维药 1993
拳参	亮果蓼 *Polygonum nitens*(Fisch. et Mey.)V. Petr. ex Kom.	根茎	春秋采挖,去净泥土及须根,晒干	新疆 1987

【中药标准】

名称	植物来源	药用部位	产地加工	标准
拳参	拳参 *Polygonum bistorta* L.	根茎	春初发芽时或秋季茎叶将枯萎时采挖,除去泥沙,晒干,去须根	药典 2020

1266 人参

【来源】五加科植物人参。

【学名】

《中国植物志》	《中国高等植物》
人参 *Panax ginseng* C. A. Meyer	人参 *Panax ginseng* C. A. Mey.

【民族药标准】

名称	植物来源	药用部位	产地加工	标准
人参/奥日浩代*	人参 *Panax ginseng* C. A. Mey.	根和根茎	多于秋季采挖,洗净后晒干或烘干	蒙药 2021

【中药标准】

名称	植物来源	药用部位	产地加工	标准
人参*	人参 *Panax ginseng* C. A. Mey.	根和根茎	多于秋季采挖,洗净经晒干或烘干	药典 2020

附注:*栽培的俗称"园参";播种在山林野生状态下自然生长的称"林下山参",习称"籽海"。

1267 土人参

【来源】马齿苋科植物土人参。

【学名】

《中国植物志》	《中国高等植物》
土人参 *Talinum paniculatum*(Jacq.)Gaertn.	土人参 *Talinum paniculatum*(Jacq.)Gaertn. Fruct. et Sem.

【民族药标准】

名称	植物来源	药用部位	产地加工	标准
土人参/搞色	土人参 *Talinum paniculatum*(Jacq.)Gaertn.	根及根茎	秋、冬季采挖,洗净,干燥	云南彝药Ⅲ 2005

【中药标准】

名称	植物来源	药用部位	产地加工	标准
土人参	土人参 *Talinum paniculatum*(Jacq.)Gaertn.	根	8—9 月采挖,除去茎叶、须根,洗净,干燥;或刮去外皮,蒸熟干燥	安徽 2022
土人参	土人参 *Talinum paniculatum*(Jacq.)Gaertn.	根	秋季采挖,洗净,晒干或烘干	贵州 2003

1268 血人参

【来源】豆科植物茸毛木蓝。

【学名】

《中国植物志》	《中国高等植物》
茸毛木蓝 *Indigofera stachyodes* Lindl.	茸毛木蓝 *Indigofera stachyodes* Lindl.

【民族药标准】

名称	植物来源	药用部位	产地加工	标准
血人参*	茸毛木蓝 *Indigofera stachyodes* Lindl.	根	全年均可采挖,除去泥沙,干燥	贵州第二册 2019

附注:*同为中药标准收载品种。

1269　手参

【来源】兰科植物手掌参(手参)、手参、手参兰(手参)、西南手参。

【学名】

《中国植物志》	《中国高等植物》
手参 *Gymnadenia conopsea*(L.)R. Br.	手参 *Gymnadenia conopsea*(Linn.)R. Br
西南手参 *Gymnadenia orchidis* Lindl.	西南手参 *Gymnadenia orchidis* Lindl.

【民族药标准】

名称	植物来源	药用部位	产地加工	标准
手掌参/旺拉	手掌参 *Gymnadenia conopsea* R. Br.	块茎	夏季采收,除去须根及泥沙,晒干	六省藏标
手参/旺拉	手参 *Gymnadenia conopsea*(L.)R. Br.	块茎	秋末采挖,洗净泥土,晒干	部颁藏药
手参/额日和滕奈—嘎日*	手掌参 *Gymnadenia conopsea*(L.)R. Br.	块茎	夏、秋二季采挖,洗净泥土,晒干	蒙药 2021
手掌参/旺拉	手参 *Gymnadenia conopsea*(L.)R. Br.	块茎	秋末采挖,洗净泥土,晒干	青海藏药 1992
手参/旺拉	手参兰 *Gymnadenia conopsea* R. Br.	块根	秋季采挖,洗净,晒干	云南 1974
手参/忘保拉巴	手参 *Gymnadenia conopsea*(L.)R. Br. 西南手参 *Gymnadenia orchidis* Lindl.	块茎	秋末采挖,洗净去毒,晒干	西藏藏药炮规 2022
手参/旺拉	手参 *Gymnadenia conopsea*(L.)R. Br.	块茎	秋末采挖,洗净泥土,晒干	青海藏药炮规 2010

【中药标准】

名称	植物来源	药用部位	产地加工	标准
手参	手参 *Gymnadenia conopsea*(L.)R. Br.	块茎	夏、秋二季采收,除去须根及泥沙,晒干;置沸水中烫或煮至内无白心,晒干	药典 1977
手掌参	手参 *Gymnadenia conopsea*(L.)R. Br. 粗脉手参 *Gymnadenia crassinervis* Finet	块茎	春、秋二季采挖,除去茎叶及须根,洗净,用沸水烫后干燥	安徽 2022
手参	手参 *Gymnadenia conopsea*(L.)R. Br.	块茎	秋季采挖,除去茎叶及须根,洗净,放入开水锅内煮至无白心为度,捞出晒干	湖北 2018
手参	手参 *Gymnadenia conopsea*(L.)R. Br.	块茎	夏、秋二季采收,除去须根及泥沙,晒干或置沸水中略烫煮至内无白心,晒干	甘肃 2009
手掌参	手掌参 *Gymnadenia conopsea*(L.)R. Br.	块根	—	黑龙江 2001
佛手参	手参 *Gymnadenia conopsea* R. Brown	块茎	夏、秋二季采挖,除去须根及泥沙,置沸水中烫或煮至内无白心,晒干	北京 1998
手参	西南手参 *Gymnadenia orchidis* Lindl. 手参 *Gymnadenia conopsea*(L.)R. Br.	块茎	夏、秋二季花谢之前采收,除去须根及泥沙,晒干或置沸水中烫或煮至内无白心,晒干	四川 1987
手参	手参 *Gymnadenia conopsea* R. Br.	块茎	夏、秋二季采收,除去须根及泥沙,置沸水中烫或煮至内无白心,晒干	山西 1987
手参	手参 *Gymnadenia conopsea* R. Br.	块茎	夏、秋二季采挖,除去须根及泥沙,晒干;置沸水中烫或煮至内无白心,晒干	天津炮规 2018
手参	西南手参 *Gymnadenia orchidis* Lindl. 手参 *Gymnadenia conopsea*(L.)R. Br.	块茎	—	重庆炮规 2006
手参	手参 *Gymnadenia conopsea*(L.)R. Br.	块茎	—	药典 2020 附

附注:* 蒙药习用名称"手掌参"。

1270　西南手参

【来源】兰科植物西南手参。

【学名】

《中国植物志》	《中国高等植物》
西南手参 *Gymnadenia orchidis* Lindl.	西南手参 *Gymnadenia orchidis* Lindl.

【民族药标准】

名称	植物来源	药用部位	产地加工	标准
西南手参	西南手参 *Gymnadenia orchidis* Lindl.	块茎	秋末采挖,洗净泥土,晒干	青海藏药第一册 2019

【中药标准】

名称	植物来源	药用部位	产地加工	标准
西南手参	西南手参 *Gymnadenia orchidis* Lindl.	块茎	夏、秋二季采挖,除去须根及泥沙,置沸水中烫或煮至内无白心,晒干	四川 2010
西南手参	西南手参 *Gymnadenia orchidis* Lindl.	块茎	夏、秋二季采挖,除去须根及泥沙,置沸水中烫或煮至内无白心,干燥	重庆局颁 2022 *

附注:* 重庆局颁 DB50/YC094 - 2022。

1271 双参

【来源】川续断科植物双参。

【学名】

《中国植物志》	《中国高等植物》
双参 *Triplostegia glandulifera* Wall. ex DC.	双参 *Triplostegia glandulifera* Wall. ex DC.

【民族药标准】

名称	植物来源	药用部位	产地加工	标准
双参/则色	双参 *Triplostegia glandulifera* Wall. ex DC.	块根	秋季采挖,洗净,干燥	云南彝药 2005

1272 岩参

【来源】菊科植物岩参(头嘴菊)。

【学名】

《中国植物志》	《中国高等植物》
头嘴菊 *Melanoseris macrorhiza*(Royle)N. Kilian	头嘴菊 *Cephalorrhynchus macrorhizus*(Royle)Tsuil

【民族药标准】

名称	植物来源	药用部位	产地加工	标准
岩参/扎赤确	岩参 *Cicerbita macrorhiza*(Royle)Beauv.	全草	秋季采收、洗净、晒干	部颁藏药
岩参/杂赤确	岩参 *Cicerbita macrorhiza*(Royle)Beauv.	全草	秋季采收,洗净,晒干	青海藏药炮规 2010

1273 百尾参

【来源】百合科植物万寿竹、宝铎草(少花万寿竹)。

【学名】

《中国植物志》	《中国高等植物》
万寿竹 *Disporum cantoniense*(Lour.)Merr.	万寿竹 *Disporum cantoniense*(Lour.)Merr.
少花万寿竹 *Disporum uniflorum* Baker ex S. Moore	少花万寿竹 *Disporum uniflorum* Baker

【民族药标准】

名称	植物来源	药用部位	产地加工	标准
百尾参 *	万寿竹 *Disporum cantoniense*(Lour.)Merr. 宝铎草 *Disporum sessile*(Thunb.)D. Don	根及根茎	夏、秋二季采挖,除去杂质,洗净,蒸熟,干燥	贵州 2003
万寿竹/抗奢莫	万寿竹 *Disporum cantoniense*(Lour.)Merr.	根及根茎	夏、秋二季采挖,洗净,干燥	云南彝药 2005

【中药标准】

名称	植物来源	药用部位	产地加工	标准
白龙须	长蕊万寿竹 *Disporum bodinieri*(Lévl. et Vaniot.)Wang et Y. C. Tang 万寿竹 *Disporum cantoniense*(Lour.)Merr.	根及根茎	夏、秋二季采收,除去茎叶,洗净,晒干	湖北 2018

附注:* 同为中药标准收载品种。

1274 北沙参

【来源】伞形科植物珊瑚菜。

【学名】

《中国植物志》	《中国高等植物》
珊瑚菜 *Glehnia littoralis* Fr. Schmidt ex Miq.	珊瑚菜 *Glehnia littoralis* Fr. Schmidt et Miq.

【民族药标准】

名称	植物来源	药用部位	产地加工	标准
北沙参/查干—扫日劳	珊瑚菜 *Glehnia littoralis* Fr. Schmidt ex Miq.	根	夏、秋二季采挖,除去须根,洗净,稍晾,置沸水中烫后,除去外皮,干燥;或洗净直接干燥	蒙药2021

【中药标准】

名称	植物来源	药用部位	产地加工	标准
北沙参	珊瑚菜 *Glehnia littoralis* Fr. Schmidt ex Miq.	根	夏、秋二季采挖,除去须根,洗净,稍晾,置沸水中烫后,除去外皮,干燥,或洗净直接干燥	药典2020

1275 鸡蛋参

【来源】桔梗科植物鸡蛋参(辐冠参)。

【学名】

《中国植物志》	《中国高等植物》
辐冠参 *Pseudocodon convolvulaceus*(Kurz)D. Y. Hong & H. Sun	鸡蛋参 *Codonopsis convolvulacea* Kurz

【民族药标准】

名称	植物来源	药用部位	产地加工	标准
鸡蛋参/尼哇	鸡蛋参 *Codonopsis convolvulacea* Kurz	地下块茎	秋季挖取块茎洗净泥土,晒干	部颁藏药
鸡蛋参/尼哇	鸡蛋参 *Codonopsis convolvulacea* Kurz	地下块茎	秋季挖取块茎洗净泥土,晒干	青海藏药炮规2010

1276 薄叶鸡蛋参

【来源】桔梗科植物薄叶鸡蛋参。

【学名】

《中国植物志》	《中国高等植物》
薄叶鸡蛋参 *Codonopsis convolvulacea* subsp. *vinciflora*(Komarov)D. Y. Hong	薄叶鸡蛋参 *Codonopsis convolvulacea* var. *vinciflora*(Kom.)L. T. Shen

【民族药标准】

名称	植物来源	药用部位	产地加工	标准
薄叶鸡蛋参	薄叶鸡蛋参 *Codonopsis convolvulacea* subsp. *vinciflora*(Komarov)D. Y. Hong	块根	秋季采挖,洗净,晒干	四川藏药2020

1277 苦玄参

【来源】玄参科植物苦玄参。

【学名】

《中国植物志》	《中国高等植物》
苦玄参 *Picria felterrae* Lour.	苦玄参 *Picria felterrae* Lour.

【民族药标准】

名称	植物来源	药用部位	产地加工	标准
苦玄参/棵兜	苦玄参 *Picria felterrae* Lour.	全草	秋季采收,除去杂质,干燥	广西壮药第一卷2008

【中药标准】

名称	植物来源	药用部位	产地加工	标准
苦玄参	苦玄参 *Picria felterrae* Lour.	全草	秋季采收,除去杂质,晒干	药典2020

1278 砾玄参

【来源】玄参科植物砾玄参。

【学名】

《中国植物志》	《中国高等植物》
砾玄参 *Scrophularia incisa* Weinm.	砾玄参 *Scrophularia incisa* Weinm.

【民族药标准】

名称	植物来源	药用部位	产地加工	标准
砾玄参/海仁—哈日—奥日浩代	砾玄参 *Scrophularia incisa* Weinm.	全草	夏季采收,洗净泥沙,晒干	蒙药 2021

1279　土玄参

【来源】紫草科植物琉璃草。

【学名】

《中国植物志》	《中国高等植物》
琉璃草 *Cynoglossum furcatum* Wallich	琉璃草 *Cynoglossum furcatum* Wall.

【民族药标准】

名称	植物来源	药用部位	产地加工	标准
土玄参/期喜景	琉璃草 *Cynoglossum furcatum* Wallich	根	冬季采挖,洗净,干燥	云南彝药Ⅱ 2005

1280　蓝花参

【来源】桔梗科植物蓝花参。

【学名】

《中国植物志》	《中国高等植物》
蓝花参 *Wahlenbergia marginata*(Thunb.)A. DC.	蓝花参 *Wahlenbergia marginata*(Thunb.)DC.

【民族药标准】

名称	植物来源	药用部位	产地加工	标准
蓝花参/卓夺色	蓝花参 *Wahlenbergia marginata*(Thunb.)A. DC.	全草	夏、秋季采收,除去杂质,干燥	云南彝药Ⅲ 2005
蓝花参*	蓝花参 *Wahlenbergia marginata*(Thunb.)A. DC.	全草	夏、秋二季采挖,除去杂质,晒干	贵州 2003

【中药标准】

名称	植物来源	药用部位	产地加工	标准
蓝花参	蓝花参 *Wahlenbergia marginata*(Thunb.)A. DC.	全草	夏、秋二季采挖,除去杂质,晒干	药典 1977
蓝花参	蓝花参 *Wahlenbergia marginata*(Thunb.)A. DC.	全草	夏、秋两季采收,除去杂质,晒干	福建 2006
蓝花参	蓝花参 *Wahlenbergia marginata*(Thunb.)A. DC.	全草	花期采挖,鲜用或晒干	云南 1996

附注:*同为中药标准收载品种。

1281　盘龙参

【来源】兰科植物绶草。

【学名】

《中国植物志》	《中国高等植物》
绶草 *Spiranthes sinensis*(Pers.)Ames	绶草 *Spiranthes sinensis*(Pers.)Ames

【民族药标准】

名称	植物来源	药用部位	产地加工	标准
盘龙参*	绶草 *Spiranthes sinensis*(Pers.)Ames	全草	夏、秋二季采收,趁鲜洗净,根用开水烫透,干燥	贵州第二册 2019
盘龙参/哈参	绶草 *Spiranthes sinensis*(Pers.)Ames	全草	夏、秋季采收,除去杂质,干燥	广西壮药第一卷 2008
盘龙参/万卓色	绶草(盘龙参)*Spiranthes sinensis*(Pers.)Ames	全草	全年可采,洗净,干燥	云南彝药Ⅲ 2005

【中药标准】

名称	植物来源	药用部位	产地加工	标准
盘龙参	绶草 *Spiranthes sinensis*(Pers.)Ames	全草	夏、秋二季采收,除去泥沙,洗净,晒干	湖北 2018
盘龙参	绶草 *Spiranthes sinensis*(Pers.)Ames	全草	夏、秋二季采收,除去杂质,干燥	安徽炮规 2019

附注:*同为中药标准收载品种。

1282　青羊参

【来源】萝藦科植物青羊参。

【学名】

《中国植物志》	《中国高等植物》
青羊参 Cynanchum otophyllum Schneid.	青羊参 Cynanchum otophyllum Schneid.

【民族药标准】

名称	植物来源	药用部位	产地加工	标准
青羊参/期夺齐	青羊参 Cynanchum otophyllum Schneid.	根	夏、秋季采挖,洗净,干燥	云南彝药Ⅱ2005

【中药标准】

名称	植物来源	药用部位	产地加工	标准
青羊参/青阳参	青羊参 Cynanchum otophyllum Schneid.	根	夏、秋二季采挖,除去杂质,晒干	江西 2014
青羊参/青阳参	青羊参 Cynanchum otophyllum C. K. Schneider	根	夏、秋季采挖,除去杂质,晒干	湖南 2009
青阳参	青羊参 Cynanchum otophyllum Schneid.	根	夏、秋季采挖,除去杂质,刮去粗皮,晒干	云南 1996
青阳参	青阳参 Cynanchum otophyllum Schneid.	根	—	部颁 12 册附

1283　象牙参

【来源】姜科植物藏象牙参、高山象牙参。

【学名】

《中国植物志》	《中国高等植物》
藏象牙参 Roscoea tibetica Bat.	藏象牙参 Roscoea tibetica Bat.
高山象牙参 Roscoea alpina Royle	高山象牙参 Roscoea alpina Royle

【民族药标准】

名称	植物来源	药用部位	产地加工	标准
象牙参/瓦洛补	藏象牙参 Roscoea tibetica Bat. 高山象牙参 Roscoea alpina Royle	全草	夏、秋二季采挖,除去杂质,洗净,干燥	四川 2022

1284　小红参

【来源】茜草科植物紫参、小红参(紫参)。

【学名】

《中国植物志》	《中国高等植物》
紫参 Rubia yunnanensis Diels	紫参 Rubia yunnanensis Diels

【民族药标准】

名称	植物来源	药用部位	产地加工	标准
小红参/乃佐色	紫参 Rubia yunnanensis Diels	根及根茎	秋季采挖,除去杂质,干燥	云南彝药 2005
小红参*	小红参 Rubia yunnanensis Diels	根及根茎	秋季采挖,除去须根,晒干	贵州 2003

【中药标准】

名称	植物来源	药用部位	产地加工	标准
小红参	小红参 Rubia yunnanensis (Franch.) Diels	根及根茎	秋季采挖,除去泥沙,晒干	药典 1977
小红参	紫参 Rubia yunnanensis Diels	根及根茎	秋季采挖,除去须根,晒干	湖南 2009

附注:*同为中药标准收载品种。

1285　五指山参

【来源】锦葵科植物箭叶秋葵。

【学名】

《中国植物志》	《中国高等植物》
箭叶秋葵 Abelmoschus sagittifolius (Kurz) Merr.	箭叶秋葵 Abelmoschus sagittifolius (Kurz) Merr.

【民族药标准】

名称	植物来源	药用部位	产地加工	标准
五指山参/巴最仅台	箭叶秋葵 *Abelmoschus sagittifolius*（Kurz）Merr.	根	秋、冬季采挖,洗净,干燥,或趁鲜切片,干燥	广西瑶药第二卷 2022

1286 芜菁还阳参

【来源】菊科植物芜菁还阳参。

【学名】

《中国植物志》	《中国高等植物》
芜菁还阳参 *Crepis napifera*（Franch.）Babcock	芜菁还阳参 *Crepis napifera*（Franch.）Babcock

【民族药标准】

名称	植物来源	药用部位	产地加工	标准
芜菁还阳参/拔矣诗	芜菁还阳参 *Crepis napifera*（Franch.）Babcock	根	秋季采挖,洗净,干燥	云南彝药Ⅲ 2005

【中药标准】

名称	植物来源	药用部位	产地加工	标准
芜菁还阳参	芜菁还阳参 *Crepis napifera*（Franch.）Babc.	根	秋末采挖,除去泥土,晒干	云南 1996

1287 九月生

【来源】马兜铃科植物广西朱砂莲(背蛇生)。

【学名】

《中国植物志》	《中国高等植物》
背蛇生 *Aristolochia tuberosa* C. F. Liang et S. M. Hwang	背蛇生 *Aristolochia tuberosa* C. F. Liang et S. M. Hwang

【民族药标准】

名称	植物来源	药用部位	产地加工	标准
九月生/朱砂莲*	广西朱砂莲 *Aristolochia tuberosa* C. F. Liang et S. M. Hwang	块根	春初新芽发出前或秋后茎叶枯萎时采挖,洗净,蒸至透心,干燥	贵州 2003

【中药标准】

名称	植物来源	药用部位	产地加工	标准
朱砂莲	朱砂莲 *Aristolochia tuberosa* C. F. Liang et S. M. Hwang	块根	春初新苗发出前或秋后地上茎叶干枯时采挖,去掉残茎及须根,洗净,蒸透心后,切片,晒干	广西 1990

附注:*同为中药标准收载品种。

1288 槲寄生

【来源】桑寄生科植物槲寄生。

【学名】

《中国植物志》	《中国高等植物》
槲寄生 *Viscum coloratum*（Kom.）Nakai	槲寄生 *Viscum coloratum*（Kom.）Nakai

【民族药标准】

名称	植物来源	药用部位	产地加工	标准
槲寄生/毛敦—索克苏日	槲寄生 *Viscum coloratum*（Komar.）Nakai	带叶茎枝	冬季至次春采割,除去粗茎,切段,干燥,或蒸后干燥	蒙药 2021

【中药标准】

名称	植物来源	药用部位	产地加工	标准
槲寄生	槲寄生 *Viscum coloratum*（Komar.）Nakai	带叶茎枝	冬季至次春采割,除去粗茎,切段,干燥,或蒸后干燥	药典 2020

1289　桑寄生

【来源】桑寄生科植物桑寄生(广寄生)。

【学名】

《中国植物志》	《中国高等植物》
广寄生 *Taxillus chinensis*(DC.)Danser	广寄生 *Taxillus chinensis*(DC.)Danser

【民族药标准】

名称	植物来源	药用部位	产地加工	标准
桑寄生/桑寄生/亮变	桑寄生 *Taxillus chinensis*(DC.)Danser	带叶茎枝	冬季至翌年春采割,除去粗茎,切段,干燥,或蒸后干燥	广西瑶药第二卷 2022
桑寄生/楳想	桑寄生 *Taxillus chinensis*(DC.)Danser	带叶茎枝	冬季至次春采割,除去粗茎,切段,干燥,或蒸后干燥	广西壮药第二卷 2011
桑树寄生/桑上寄生/双亮变	桑寄生 * *Taxillus chinensis*(DC.)Danser	带叶茎枝	冬季至次春采割,除去粗茎,切段,干燥,或蒸后干燥	广西瑶药第二卷 2022

【中药标准】

名称	植物来源	药用部位	产地加工	标准
桑寄生	桑寄生 *Taxillus chinensis*(DC.)Danser	带叶茎枝	冬季至次春采割,除去粗茎,切段,干燥,或蒸后干燥	药典 2020

附注:＊寄生在桑科植物桑 *Morus alba* L. 上的桑寄生科植物桑寄生 *Taxillus chinensis*(DC.)Danser。

1290　贵州桑寄生

【来源】桑寄生科植物桑寄生(川桑寄生)、红花寄生、西南寄生(柳叶寄生、柳叶钝果寄生)。

【学名】

《中国植物志》	《中国高等植物》
川桑寄生 *Taxillus sutchuenensis*(Lecomte)Danser	桑寄生 *Taxillus sutchuenensis*(Lecomte)Danser
红花寄生 *Scurrula parasitica* L.	红花寄生 *Scurrula parasitica* Linn.
柳叶寄生 *Phyllodesmis delavayi* Tieghem	柳叶钝果寄生 *Taxillus delavayi*(Van Tiegh.)Danser

【民族药标准】

名称	植物来源	药用部位	产地加工	标准
贵州桑寄生 *	桑寄生 *Taxillus sutchuenensis*(Lecomte)Danser 红花寄生 *Scurrula parasitica* L. 西南寄生 *Taxillus delavayi*(Van Tiegh.)Danser	带叶茎枝	全年均可采收,洗净,干燥	贵州第二册 2019

【中药标准】

名称	植物来源	药用部位	产地加工	标准
寄生	四川寄生 *Taxillus sutchuenensis*(Lecomte)Danser var. *sutchuenensis* 灰毛寄生 *Taxillus sutchuenensis*(Lecomte)Danser var. *duclouxii*(Lecomte)H. S. Kiu. 毛叶寄生 *Taxillus nigrans*(Hance)Danser	带叶茎枝	冬季至次春采割,除去粗茎,切断,干燥	四川 2010

附注:＊同为中药标准收载品种。

1291　穿破石

【来源】桑科植物构棘、柘树(柘)。

【学名】

《中国植物志》	《中国高等植物》
构棘 *Maclura cochinchinensis*(Loureiro)Corner	构棘 *Cudrania cochinchinensis*(Lour.)Kudo et Masam.
柘 *Maclura tricuspidata* Carrière	柘 *Cudrania tricuspidata*(Carr.)Bur. ex Lavallée

【民族药标准】

名称	植物来源	药用部位	产地加工	标准
穿破石/凡志谨	构棘 *Cudrania cochinchinensis*(Lour.)Kudo et Masam. 柘树 *Cudrania tricuspidata*(Carr.)Bur.	根	全年均可采挖,除去须根,洗净,切片或段,晒干	广西瑶药第二卷 2022

名称	植物来源	药用部位	产地加工	标准
穿破石#	柘树 *Maclura tricuspidata*（Carr.）Bur. 构棘 *Maclura cochinchinensis*（Lour.）Corner	根*	全年均可采挖，削去支根，洗净，鲜用或切断、切片晒干	贵州第一册 2019
穿破石/棵温戏	构棘 *Cudrania cochinchinensis*（Lour.）Kudo. et Masam. 柘树 *Cudrania tricuspidata*（Carr.）Bur.	根茎	全年均可采挖，除去须根，洗净，切片或段，晒干	广西壮药第三卷 2018

【中药标准】

名称	植物来源	药用部位	产地加工	标准
穿破石	构棘 *Cudrania cochinchinensis*（Lour.）Kudo et Masam. 柘树 *Cudrania tricuspidata*（Carr.）Bur.	根	全年均可采挖，除去须根，洗净，切片或段，晒干	药典 1977
穿破石	构棘 *Cudrania cochinchinensis*（Lour.）Kudo et Masam. 柘树 *Cudrania tricuspidata*（Carr.）Bur. ex Lavallée	根	全年均可采挖，除去须根及泥沙，洗净，晒干	湖北 2018
穿破石	柘树 *Cudrania tricuspidata*（Carr.）Bur.	根	春、秋二季采挖，除去须根，洗净，切片或段，晒干	陕西 2015
黄龙蜕皮	构棘 *Cudrania cochinchinensis*（Lour.）Kudo et Masam. 柘树 *Cudrania tricuspidata*（Carr.）Bur.	根	全年均可采挖，除去须根，洗净，切片或段，晒干	江西 2014
柘木	柘树 *Cudrania tricuspidata*（Carr.）Bureau ex Lavallée	根及茎枝	全年均可采挖，除去须根，洗净，切片或段，晒	广东第二册 2011
穿破石	构棘 *Cudrania cochinchinensis*（Lour.）Kudo et Masam.	根	全年均可采挖，除去须根，洗净，切片或段，晒干	海南 2011
穿破石	构棘 *Maclura cochinchinensis*（Loureiro）Corner 柘 *Maclura tricuspidata* Carrière	根	全年均可采挖，除去须根，洗净，切片或段，晒干	湖南 2009
柘树根	柘树 *Cudrania tricuspidata*（Carr.）Bur.	根	全年可挖，除净泥土，晒干	云南 1996
穿破石	构棘 *Cudrania cochinchinensis*（Lour.）Kudo et Masam.	根	全年均可采挖，除去须根，洗净，切片或段，晒干	上海 1994
穿破石	构棘 *Cudrania cochinchinensis*（Lour.）Kudo et Masam.	根和根茎	全年可采，挖出根后，削去支根，洗净，截段晒干，或开片晒干	上海炮规 2018
穿破石	构棘 *Maclura cochinchinensis* Corner 柘 *Maclura tricuspidata* Carrière	根	—	宁夏炮规 2017
穿破石	葨芝 *Cudrania cochinchinensis*（Lour.）Kudo et Masam. 柘 *Cudrania tricuspidata*（Carr.）Bur.	根	全年均可采挖，除去须根，洗净，干燥；或趁鲜切成厚片，干燥	浙江炮规 2015
穿破石	构棘 *Maclura cochinchinensis*（Lour.）Kudo et Masam. 柘 *Maclura tricuspidata*（Carr.）Bur. ex Lavallée	根	全年均可采挖，除去须根，洗净，晒干	福建炮规 2012
穿破石	构棘 *Cudrania cochinchinensis*（Lour.）Kudo et Masam. 柘树 *Cudrania tricuspidata*（Carr.）Bur.	根	—	广西炮规 2007
穿破石	构棘（小柘树）*Cudrania cochinchinensis*（Lour.）Kudo et Masam. 柘树 *Cudrania tricuspidata*（Carr.）Bur.	根	全年均可采挖，除去须根，洗净，切片或段，晒干	河南炮规 2005
穿破石	构棘 *Cudrania cochinchinensis*（Lour.）Kudo et Masam.	根	全年均可采挖，除去须根，洗净，切片或段，晒干	河北炮规 2003
柘木	柘树 *Cudrania tricuspidata*（Carr.）Bur.	根及茎枝	—	药典 2020 附
柘木	柘树 *Cudrania tricuspidata*（Carr.）Bur.	根及茎枝	—	部颁 17 册
柘树/柘木	柘树 *Cudrania tricuspidata*（Carr.）Bur.	根及茎枝	—	上海 1994 附

附注：* 新鲜或干燥根；# 同为中药标准收载品种。

1292 芡实

【来源】睡莲科植物芡（芡实）。

【学名】

《中国植物志》	《中国高等植物》
芡 *Euryale ferox* Salisb. ex DC.	芡实 *Euryale ferox* Salisb. ex Konig & Sims

【民族药标准】

名称	植物来源	药用部位	产地加工	标准
芡实/嘎然匝	芡 *Euryale ferox* Salisb.	种仁	秋末冬初采收成熟果实，除去果皮，取出种子，洗净，再除去硬壳(外种皮)，晒干	蒙药 2021

【中药标准】

名称	植物来源	药用部位	产地加工	标准
芡实	芡 *Euryale ferox* Salisb.	种仁	秋末冬初采收成熟果实,除去果皮,取出种子,洗净,再除去硬壳(外种皮),晒干	药典 2020

1293 小檗实

【来源】小檗科植物黑果小檗。

【学名】

《中国植物志》	《中国高等植物》
黑果小檗 *Berberis atrocarpa* Schneid.	黑果小檗 *Berberis atrocarpa* Schneid.

【民族药标准】

名称	植物来源	药用部位	产地加工	标准
小檗实	黑果小檗 *Berberis heteropoda* Schrenk	果实	秋季采摘	维药 1993

1294 含羞云实

【来源】豆科植物含羞云实。

【学名】

《中国植物志》	《中国药用植物志》
含羞云实 *Hultholia mimosoides*(Lam.)Gagnon & G. P. Lewis	含羞云实 *Caesalpinia mimosoides* Lam.

【民族药标准】

名称	植物来源	药用部位	产地加工	标准
含羞云实/芽旧压	含羞云实 *Caesalpinia mimosoides* Lam.	根	夏、秋季采收,洗净,切段,干燥	云南傣药 2005

1295 大托叶云实

【来源】豆科植物大托叶云实(南天藤、华南云实)。

【学名】

《中国植物志》	《中国高等植物》
南天藤 *Caesalpinia crista* L.	华南云实 *Caesalpinia crista* Linn.

【民族药标准】

名称	植物来源	药用部位	产地加工	标准
大托叶云实/江木寨	大托叶云实 *Caesalpinia crista* L.	种子	冬春间果实成熟时采收,干燥	六省藏标
大托叶云实/甲木哲	大托叶云实 *Caesalpinia crista* L.	种子	果实成熟时采收	部颁藏药
大托叶云实/桌楞一乌日	大托叶云实 *Caesalpinia crista* L.	种子	冬、春季果实成熟时采收,剥取种子,晒干	蒙药 2021
大托叶云实/甲木摘	大托叶云实 *Caesalpinia crista* L.	种子	冬春果实成熟时采收,干燥	青海藏药 1992
大托叶云实/甲木哲	大托叶云实 *Caesalpinia crista* L.	种子	果实成熟时采收	西藏藏药炮规 2022
大托叶云实/甲木哲	大托叶云实 *Caesalpinia crista* L.	种子	果实成熟时采收	青海藏药炮规 2010

1296 印度防己实

【来源】防己科植物印度防己。

【学名】

《中国植物志》	《维吾尔药志》
印度防己 *Anamirta cocculus*(L.)Wight & Arn.	印度防己 *Anamirta cocculus* Wight et Arnnott

【民族药标准】

名称	植物来源	药用部位	产地加工	标准
毒鱼防己实	印度防己 *Anamirta cocculus*(L.)Wight et Arnnott	果实	—	维药 1993
印度防己实	印度防己 *Anamirta cocculus*(L.)Wight et Arnnott	果实	果实成熟时采摘,洗净,晒干	新疆炮规 2020

1297　包尔胡特果实

【来源】鼠李科植物新疆鼠李。

【学名】

《中国植物志》	《中国生物物种名录》
新疆鼠李 *Rhamnus songorica* Gontsch.	新疆鼠李 *Rhamnus songorica* Gontsch.

【民族药标准】

名称	植物来源	药用部位	产地加工	标准
包尔胡特果实	新疆鼠李 *Rhamnus songorica* Gontsch.	果实	秋季果实成熟后采收,洗净,阴干	新疆炮规 2020
包尔胡特果实*	新疆鼠李 *Rhamnus songorica* G.	果实	秋季果实成熟后采收,洗净,去除杂质,阴干	新疆局颁 2020#

附注:*哈萨克族民间药材;#新疆局颁 2020YC－0002。

1298　杰巴曲士

【来源】豆科植物喜马拉雅米口袋(高山豆)、蓝花米口袋(蓝花高山豆)、云南米口袋(云南高山豆)、亚东米口袋(亚东高山豆)。

【学名】

《中国植物志》	《中国高等植物》
高山豆 *Tibetia himalaica* (Baker)Tsui	高山豆 *Tibetia himalaica* (Baker)Tsui
蓝花高山豆 *Tibetia yunnanensis* var. *coelestis* (Diels) X. Y. Zhu	蓝花高山豆 *Tibetia coelestis* (Diels)Tsui
云南高山豆 *Tibetia yunnanensis* (Franch.) Tsui	云南高山豆 *Tibetia yunnanensis* (Franch.) Tsui
亚东高山豆 *Tibetia yadongensis* Tsui	亚东高山豆 *Tibetia yadongensis* H. P. Tsui(《中国生物物种名录》)

【民族药标准】

名称	植物来源	药用部位	产地加工	标准
杰巴曲士	喜马拉雅米口袋 *Gueldenstaedtia himalaica* Baker	全草	夏、秋二季采集全草,晾干	西藏藏药第二册 2012
杰巴曲士	喜马拉雅米口袋 *Gueldenstaedtia himalaica* Baker 蓝花米口袋 *Gueldenstaedtia coelestes* (Diels) Simpson 云南米口袋 *Gueldenstaedtia yunnanensis* Franch. 亚东米口袋 *Gueldenstaedtia yadongensis* H. P. Tsui	全草	—	西藏藏药第二册 2012 附

1299　佛手

【来源】芸香科植物佛手。

【学名】

《中国植物志》	《中国高等植物》
佛手 *Citrus medica* 'Fingered'	佛手 *Citrus medica* var. *sarcodactylis* (Nooten)Swingle

【民族药标准】

名称	植物来源	药用部位	产地加工	标准
佛手/芒佛手	佛手 *Citrus medica* Linn. var. *sarcodactylis* Swingle	果实	秋季果实尚未变黄或变黄时采收,纵切成薄片,晒干或低温干燥	广西壮药第二卷 2011

【中药标准】

名称	植物来源	药用部位	产地加工	标准
佛手	佛手 *Citrus medica* L. var. *sarcodactylis* Swingle	果实	秋季果实尚未变黄或变黄时采收,纵切成薄片,晒干或低温干燥	药典 2020

1300　马铃薯

【来源】茄科植物马铃薯(阳芋)。

【学名】

《中国植物志》	《中国高等植物》
马铃薯 *Solanum tuberosum* L.	阳芋 *Solanum tuberosum* Linn.

【民族药标准】

名称	植物来源	药用部位	产地加工	标准
马铃薯/土木苏 *	马铃薯 Solanum tuberosum L.	块茎	秋季采收,洗净切片,晒干	蒙药 2021

附注:＊蒙药习用名称"土豆"。

1301 构树

【来源】桑科植物构树(构)。

【学名】

《中国植物志》	《中国高等植物》
构 Broussonetia papyrifera(L.)L'Hér. ex Vent.	构树 Broussonetia papyrifera(Linn.)L'Hért. ex Vent.

【民族药标准】

名称	植物来源	药用部位	产地加工	标准
构树/砂纸树/煞扁亮	构树 Broussonetia papyrifera(L.)L'Hér. ex Vent.	枝叶	夏、秋季采收,切长段,干燥	广西瑶药第二卷 2022

1302 白饭树

【来源】大戟科植物白饭树。

【学名】

《中国植物志》	《中国高等植物》
白饭树 Fueggea virosa(Roxb. ex Willd.)Voigt	白饭树 Flueggea virosa(Roxb. ex Willd.)Voigt

【民族药标准】

名称	植物来源	药用部位	产地加工	标准
白饭树/棵拉拔	白饭树 Flueggea virosa(Roxb. ex Willd.)Voigt	全株	全年均可采收,洗净,干燥	广西壮药第三卷 2018

【中药标准】

名称	植物来源	药用部位	产地加工	标准
白饭树	白饭树 Flueggea virosa(Roxb. ex Willd.)Voigt	枝叶	夏、秋二季采收,洗净,切段,干燥	广东第三册 2018

1303 灯台树

【来源】夹竹桃科植物糖胶树。

【学名】

《中国植物志》	《中国高等植物》
糖胶树 Alstonia scholaris(Linn.)R. Br.	糖胶树 Alstonia scholaris(Linn.)R. Br.

【民族药标准】

名称	植物来源	药用部位	产地加工	标准
灯台树/埋丁别/埋当丁别	糖胶树 Alstonia scholaris(Linn.)R. Br.	茎木	秋、冬季采伐,削去皮部,切片,干燥	云南傣药 2005

1304 风箱树

【来源】茜草科植物风箱树。

【学名】

《中国植物志》	《中国高等植物》
风箱树 Cephalanthus tetrandrus(Roxb.)Ridsd. et Barkdh. f.	风箱树 Cephalanthus tetrandrus(Roxb.)Ridsd. et Bakh. f.

【民族药标准】

名称	植物来源	药用部位	产地加工	标准
风箱树/水浸风/温浸崩	风箱树 Cephalanthus tetrandrus(Roxb.)Ridsd. et Bakh. f.	根和藤茎	全年均可采收,洗净,切片,晒干	广西瑶药第一卷 2014

【中药标准】

名称	植物来源	药用部位	产地加工	标准
水高丽	细叶水团花 Adina rubella Hance 风箱树 Cephalanthus tetrandrus(Roxb.)Ridsd. et Bakh. f.	根及茎	全年均可采挖,洗净,趁鲜切片,晒干,或直接晒干	湖南 2009

1305 黑心树

【来源】豆科植物铁刀木。

【学名】

《中国植物志》	《中国高等植物》
铁刀木 Senna siamea（Lamarck）H. S. Irwin & Barneby	铁刀木 Cassia siamea Lam.

【民族药标准】

名称	植物来源	药用部位	产地加工	标准
黑心树/更习列	铁刀木 Cassia siamea Lam.	黑褐色心材	全年可采伐,除去黄白色边材,切片,干燥	云南傣药 2005

1306 猴子树

【来源】金缕梅科植物大果马蹄荷。

【学名】

《中国植物志》	《中国高等植物》
大果马蹄荷 Exbucklandia tonkinensis（Lec.）Steenis	大果马蹄荷 Exbucklandia tonkinensis（Lecomte）Steenis

【民族药标准】

名称	植物来源	药用部位	产地加工	标准
猴子树/阿糯锡	大果马蹄荷 Exbucklandia tonkinensis（Lecomte）Steenis	幼枝及叶	全年可采,干燥	云南彝药 II 2005

1307 腊肠树

【来源】豆科植物腊肠树。

【学名】

《中国植物志》	《中国高等植物》
腊肠树 Cassia fistula Linn.	腊肠树 Cassia fistula Linn.

【民族药标准】

名称	植物来源	药用部位	产地加工	标准
腊肠树/更拢良	腊肠树 Cassia fistula Linn.	褐色心材	秋、冬季采收,除去边材,切片,干燥	云南傣药 2005

1308 麻风树

【来源】大戟科植物麻风树。

【学名】

《中国植物志》	《中国高等植物》
麻风树 Jatropha curcas L.	麻疯树 Jatropha curcas Linn.

【民族药标准】

名称	植物来源	药用部位	产地加工	标准
麻风树/楛汤登	麻风树 Jatropha curcas L.	树皮	全年均可采收,切段,干燥	广西壮药第三卷 2018

【中药标准】

名称	植物来源	药用部位	产地加工	标准
膏桐	膏桐 Jatropha curcas L.	根皮及茎皮	秋末冬初采集,除去杂质,晒干	云南第一册 2005

1309 人字树

【来源】山龙眼科植物疟腮树。

【学名】

《中国植物志》	《中国高等植物》
疟腮树 Heliciopsis terminalis（Kurz）Sleum.	疟腮树 Heliciopsis terminalis（Kurz）Sleum.

【民族药标准】

名称	植物来源	药用部位	产地加工	标准
人字树/么滚	疟腮树 Heliciopsis terminalis（Kurz）Sleum.	去皮茎木	秋、冬季采收,去皮,切片,干燥	云南傣药 II 2005

1310 大罗伞树

【来源】紫金牛科植物海南罗伞树(罗伞树)。

【学名】

《中国植物志》	《中国高等植物》
罗伞树 *Ardisia quinquegona* Blume	罗伞树 *Ardisia quinquegona* Bl.

【民族药标准】

名称	植物来源	药用部位	产地加工	标准
大罗伞树/棵刚亮	海南罗伞树 *Ardisia quinquegona* Blume	地上部分	全年均可采收,除去杂质,洗净,切段,干燥	广西壮药第三卷 2018

1311 翻白叶树

【来源】梧桐科植物翻白叶树。

【学名】

《中国植物志》	《中国高等植物》
翻白叶树 *Pterospermum heterophyllum* Hance	翻白叶树 *Pterospermum heterophyllum* Hance

【民族药标准】

名称	植物来源	药用部位	产地加工	标准
翻白叶树/半边风/扁面崩	翻白叶树 *Pterospermum heterophyllum* Hance	全株	全年均可采收,干燥	广西瑶药第一卷 2014

1312 灰灰叶树

【来源】忍冬科植物水红木。

【学名】

《中国植物志》	《中国高等植物》
水红木 *Viburnum cylindricum* Buch. -Ham. ex D. Don	水红木 *Viburnum cylindricum* Buch. -Ham. ex D. Don

【民族药标准】

名称	植物来源	药用部位	产地加工	标准
灰灰叶树/埋过干呆/牙贺巴浪	水红木 *Viburnum cylindricum* Buch. -Ham. ex D. Don	去皮茎木	秋、冬季采伐,除去树皮,切片,干燥	云南傣药 2005

1313 剑叶龙血树

【来源】百合科植物剑叶龙血树(柬埔寨龙血树)。

【学名】

《中国植物志》	《中国高等植物》
剑叶龙血树 *Dracaena cochinchinensis*(Lour.)S. C. Chen	柬埔寨龙血树 *Dracaena cambodiana* Pierre ex Gagnep.

【民族药标准】

名称	植物来源	药用部位	产地加工	标准
剑叶龙血树/榧勒垄	剑叶龙血树 *Dracaena cochinchinensis*(Lour.)S. C. Chen	含脂木材	全年均可采收,割取含树脂的木材,阴干	广西壮药第一卷 2008

1314 卡麻孜日尤司

【来源】菊科植物苦蒿(顶羽菊)。

【学名】

《中国植物志》	《中国高等植物》
顶羽菊 *Rhaponticum repens*(Linnaeus)Hidalgo	顶羽菊 *Acroptilon repens*(Linn.)DC.

【民族药标准】

名称	植物来源	药用部位	产地加工	标准
卡麻孜日尤司	苦蒿 *Acroptilon repens*(L.)DC.	果实	—	部颁维药附
苦蒿子	顶羽菊 *Acroptilon repens*(L.)DC.	果实	果实成熟时采收,除去杂质,晒干	部颁维药
苦蒿子	顶羽菊 *Acroptilon repens*(L.)DC.	果实	果实成熟时采收,去净杂质,晒干	维药 1993

续表

名称	植物来源	药用部位	产地加工	标准
苦蒿子	顶羽菊 *Rhaponticum repens*(L.)Hidalgo	果实	果实成熟时采收,晒干	新疆炮规 2020

1315 哈排斯

【来源】龙胆科植物楔湾缺秦艽。

【学名】

《中国植物志》	《中国生物物种名录》
楔湾缺秦艽 *Gentiana olivieri* Grisebach	楔湾缺秦艽 *Gentiana olivieri* Griseb.

【民族药标准】

名称	植物来源	药用部位	产地加工	标准
哈排斯	楔湾缺秦艽 *Gentiana olivieri* Grisebach	地上部分	夏季开花期采割植株,晒干	新疆炮规 2020

1316 甘松

【来源】败酱科植物甘松、匙叶甘松(甘松)、毛甘松(甘松)。

【学名】

《中国植物志》	《中国高等植物》
甘松 *Nardostachys jatamansi*(D. Don)DC.	甘松 *Nardostachys jatamansi*(D. Don)DC.

【民族药标准】

名称	植物来源	药用部位	产地加工	标准
甘松/榜贝	甘松 *Nardostachys chinensis* Batal. 匙叶甘松 *Nardostachys jatamansi* DC.	根及根茎	春、秋二季采挖,除去泥沙,晒干	六省藏标
甘松/乌奴日图—呼吉*	甘松 *Nardostachys jatamansi* DC.	根及根茎	春、秋二季采挖,除去泥沙和杂质,晒干或阴干	蒙药 2021
毛甘松	毛甘松 *Nardostachys chinensis* Batal.	根及根茎	—	部颁维药附

【中药标准】

名称	植物来源	药用部位	产地加工	标准
甘松	甘松 *Nardostachys jatamansi* DC.	根及根茎	春、秋二季采挖,除去泥沙和杂质,晒干或阴干	药典 2020

附注:* 蒙药 1986 收载植物"甘松 *Nardostachys chinensis* Batal. 和匙叶甘松 *Nardostachys jatamansi* DC. "。

1317 岗松

【来源】桃金娘科植物岗松。

【学名】

《中国植物志》	《中国高等植物》
岗松 *Baeckea frutescens* L.	岗松 *Baeckea frutescens* Linn.

【民族药标准】

名称	植物来源	药用部位	产地加工	标准
岗松/扫地松/朴捞总	岗松 *Baeckea frutescens* L.	带有花、果的叶	夏季花开时将叶及花、果捋下,阴干	广西瑶药第一卷 2014
岗松/牙皂笨	岗松 *Baeckea frutescens* L.	带有花、果的叶	夏季花开时将叶及花、果捋下,阴干	广西壮药第一卷 2008

【中药标准】

名称	植物来源	药用部位	产地加工	标准
岗松	岗松 *Baeckea frutescens* L.	带有花果的叶	夏季花开时将叶及花、果捋下,阴干	药典 1977

1318 石松

【来源】石松科植物藤石松、笔直石松。

【学名】

《中国植物志》	《中国高等植物》
藤石松 *Lycopodiastrum casuarinoides*(Spring)Holub ex Dixit	藤石松 *Lycopodiastrum casuarinoides*(Spring)Holub ex Dixit

续表

《中国植物志》	《中国高等植物》
笔直石松 *Dendrolycopodium verticale*（Li Bing Zhang）Li Bing Zhang & X. M. Zhou	笔直石松 *Lycopodium obscurum* f. *strictum*（Milde）Nakai ex Hara

【民族药标准】

名称	植物来源	药用部位	产地加工	标准
石松*	藤石松 *Lycopodiastrum casuarinoides*（Spring）Holub 笔直石松 *Lycopodium obscurum* L. *form. strictum*（Milde）Nakai ex Hara	全草	夏、秋二季采收，除去杂质，干燥	贵州 2003
舒筋草/浸骨风/浸进崩	藤石松 *Lycopodiastrum casuarinoides*（Spring）Holub ex Dixit	地上部分	全年均可采收，除去杂质，晒干	广西瑶药第一卷 2014

【中药标准】

名称	植物来源	药用部位	产地加工	标准
舒筋草	藤石松 *Lycopodiastrum casuarinoides*（Spring）Holub	地上部分	夏、秋二季采收，除去杂质，干燥	四川 2010
石松	石松 *Lycopodium japonicum* Thunb.	全草	夏季采收，晒干	福建 2006
舒筋草	藤子石松 *Lycopodiastrum casuarinoides*（Spring）Holub	地上部分	全年可采收，除去杂质，晒干	广西第二册 1996
舒筋草	藤石松 *Lycopodium casuarinoides*（Spring）Holub	地上部分	—	重庆炮规 2006

附注：* 同为中药标准收载品种。

1319　糙苏

【来源】唇形科植物块根糙苏。

【学名】

《中国植物志》	《中国高等植物》
块根糙苏 *Phlomoides tuberosa*（L.）Moench	块根糙苏 *Phlomis tuberosa* Linn.

【民族药标准】

名称	植物来源	药用部位	产地加工	标准
糙苏/渥古乐金—图来	块根糙苏 *Phlomis tuberosa* L.	块根	秋季采挖，除去须根及杂质，晒干或切片晒干	部颁蒙药
糙苏/渥古乐金—图来	块根糙苏 *Phlomis tuberosa* L.	块根	秋季采挖，除去残根及泥沙，晒干或切片晒干	蒙药 1986
糙苏	块根糙苏 *Phlomis tuberosa* L.	块根	—	蒙药炮规 2020

【中药标准】

名称	植物来源	药用部位	产地加工	标准
糙苏	糙苏 *Phlomis umbrosa* Turcz.	地上部分	7—8月花开时采割，除去杂质，晒干	药典 1977
糙苏	糙苏 *Phlomis umbrosa* Turcz.	根	秋季采挖，除去杂质，晒干	湖北 2018
糙苏	糙苏 *Phlomis umbrosa* Turcz.	地上部分	7—8月开花时采割，除去杂质，晒干	河南 1993
块根糙苏	块根糙苏 *Phlomis kawaguchii* Murata	块根	—	药典 2020 附

1320　山罂粟

【来源】罂粟科植物野罂粟。

【学名】

《中国植物志》	《中国高等植物》
野罂粟 *Papaver nudicaule* L.	野罂粟 *Papaver nudicaule* Linn.

【民族药标准】

名称	植物来源	药用部位	产地加工	标准
山罂粟/美朵赛庆	野罂粟 *Papaver nudicaule* L. var. *chinense*（Regel）Fedde	全草	夏、秋二季采集全草，晾干	西藏藏药第二册 2012

【中药标准】

名称	植物来源	药用部位	产地加工	标准
山罂粟	山罂粟 *Papaver nudicaule* L. subsp. *rubro-aurantiacum* (DC.) Fedde var. *chinense* (Regel) Fedde	成熟果实	夏、秋二季采摘,除去杂质,晒干	山西 1987
野罂粟	野罂粟 *Papaver nudicaule* L.	成熟果实	—	北京 1998 附

1321 大蒜

【来源】百合科植物大蒜(蒜)、蒜。

【学名】

《中国植物志》	《中国高等植物》
蒜 *Allium sativum* L.	蒜 *Allium sativum* Linn.

【民族药标准】

名称	植物来源	药用部位	产地加工	标准
大蒜/果巴	大蒜 *Allium sativum* L.	鳞茎	夏季采收,除去泥沙,通风晾晒或烘烤至外皮干燥	六省藏标
大蒜/赛日木斯各	蒜 *Allium sativum* L.	鳞茎	夏季采收,除去外皮,晒干	部颁蒙药
大蒜干/赛日木斯格	大蒜 *Allium sativum* L.	鳞茎	夏季叶枯时采挖,除去须根和泥沙,通风晾晒至干燥,除去外皮和皮膜	蒙药 2021
大蒜#	大蒜 *Allium sativum* L.	鳞茎	夏季采收,除去泥沙,通风晾晒至外皮干燥	贵州 2003
大蒜炭/果太	蒜 *Allium sativum* L.	鳞茎	夏季叶枯时采挖,除去须根和泥沙,通风晾晒至外皮干燥	西藏藏药炮规 2022
大蒜炭/果太	蒜 *Allium sativum* L.	鳞茎	地上部分枯萎后采挖,洗净,晒干	青海藏药炮规 2010
大蒜炭	蒜 *Allium sativum* L.	鳞茎	煅烧成灰	部颁藏药附
大蒜炭/果塔	蒜 *Allium sativum* L.	鳞茎	煅烧成灰	青海藏药 1992 附
独蒜/果巴齐郭	蒜 *Allium sativum* L.	鳞茎	夏季叶枯时采挖,除去须根和泥沙,通风晾晒至外皮干燥	西藏公告 2022*

【中药标准】

名称	植物来源	药用部位	产地加工	标准
大蒜	大蒜 *Allium sativum* L.	鳞茎	夏季叶枯时采挖,除去须根和泥沙,通风晾晒至外皮干燥	药典 2015
大蒜	大蒜 *Allium sativum* L.	鳞茎	夏季采收,除去泥沙,通风晾晒至外皮干燥	山东 2002
大蒜	蒜 *Allium sativum* L.	鳞茎	夏季采收,将全株拔起,除去泥土,编成辫状,晾晒至膜质外皮干燥	北京 1998
大蒜	大蒜 *Allium sativum* L.	鳞茎	夏季采收,除去泥沙,通风晾晒至外皮干燥	河南 1993
大蒜	大蒜 *Allium sativum* L.	鳞茎	夏季叶枯时采挖,除去须根和泥沙,通风晾晒至外皮干燥	安徽炮规 2019
陈大蒜	大蒜 *Allium sativum* L.	鳞茎	—	上海 1994 附

附注:*西藏《关于征求蝇子草等21个地方药材质量标准(草案)意见建议的公告》2022.11.25;#同为中药标准收载品种。

1322 老鸦蒜

【来源】石蒜科植物石蒜。

【学名】

《中国植物志》	《中国高等植物》
石蒜 *Lycoris radiata* (L'Hér.) Herb.	石蒜 *Lycoris radiata* (L'Hér.) Herb.

【民族药标准】

名称	植物来源	药用部位	产地加工	标准
老鸦蒜/阿金栽	石蒜 *Lycoris radiata* (L'Hér.) Herb.	鳞茎	秋、冬季采挖,除去须根,洗净,干燥	云南彝药Ⅲ2005

【中药标准】

名称	植物来源	药用部位	产地加工	标准
石蒜	石蒜 *Lycoris radiata* (L'Hérit.) Herb.	鳞茎	夏、秋二季采挖,除去须根,洗净,干燥;或鲜用	安徽炮规 2019

1323 小红蒜

【来源】鸢尾科植物红葱。

【学名】

《中国植物志》	《中国高等植物》
红葱 *Eleutherine plicata* Herb.	红葱 *Eleutherine plicata* Herb.

【民族药标准】

名称	植物来源	药用部位	产地加工	标准
小红蒜/贺波亮/万娘	红葱 *Eleutherine plicata* Herb.	鳞茎	8—11 月采挖,除去须根,洗净,切片,干燥	云南傣药 2005

1324 天胡荽

【来源】伞形科植物天胡荽、破铜钱。

【学名】

《中国植物志》	《中国高等植物》
天胡荽 *Hydrocotyle sibthorpioides* Lam.	天胡荽 *Hydrocotyle sibthorpioides* Lam.
破铜钱 *Hydrocotyle sibthorpioides* Lam. var. *batrachium*(Hance)Hand. -Mazz. ex Shan	破铜钱 *Hydrocotyle sibthorpioides* var. *batrachium*(Hance)Hand. -Mazz. ex Shan

【民族药标准】

名称	植物来源	药用部位	产地加工	标准
天胡荽/满天星/法端	天胡荽 *Hydrocotyle sibthorpioides* Lam. 破铜钱 *Hydrocotyle sibthorpioides* Lam. var. *batrachium*(Hance)Hand. -Mazz.	全草	全年均可采收,除去杂质,干燥	广西瑶药第二卷 2022
天胡荽/雅挠内	天胡荽 *Hydrocotyle sibthorpioides* Lam. 破铜钱 *Hydrocotyle sibthorpioides* Lam. var. *batrachium*(Hance)Hand. -Mazz.	全草	全年可采收,除去杂质,干燥	广西壮药第一卷 2008
天胡荽▲	天胡荽 *Hydrocotyle sibthorpioides* Lam.	全草	全年均可采收,除去杂质,晒干	贵州 2003
满天星*	天胡荽 *Hydrocotyle sibthorpioides* Lam.	全草	—	湖南炮规 2021

【中药标准】

名称	植物来源	药用部位	产地加工	标准
天胡荽	天胡荽 *Hydrocotyle sibthorpioides* Lam. 破铜钱 *Hydrocotyle sibthorpioides* Lam. var. *batrachium*(Hance)Hand. -Mazz. ex Shan	全草	夏、秋二季采收,除去杂质,干燥	安徽 2022
天胡荽	天胡荽 *Hydrocotyle sibthorpioides* Lam.	全草	夏、秋二季采收,除去杂质,洗净,晒干	湖北 2018
小金钱草/江西金钱草	白毛天胡荽 *Hydrocotyle sibthorpioides* Lam. var. *batrachium*(Hance)Hand. -Mazz. 天胡荽 *Hydrocotyle sibthorpioides* Lam.	全草	春、夏二季采收,除去杂质,晒干	江西 2014
满天星/天胡荽	天胡荽 *Hydrocotyle sibthorpioides* Lamarck	全草	夏、秋两季采收,洗净,鲜用或晒干	湖南 2009
天胡荽	天胡荽 *Hydrocotyle sibthorpioides* Lam.	全草	夏、秋二季采收,洗净、晒干	福建 2006
天胡荽	天胡荽 *Hydrocotyle sibthorpioides* Lam.	全草	夏秋季采收,除去杂质,阴干	云南 1996
天胡荽	天胡荽 *Hydrocotyle sibthorpioides* Lam.	全草#	夏、秋间采收,晒干或鲜用	上海 1994
天胡荽	天胡荽 *Hydrocotyle sibthorpioides* Lam. 破铜钱 *Hydrocotyle sibthorpioides* Lam. var. *batrachium*(Hance)Hand. -Mazz.	全草	全年可采收,除去杂质,晒干	广西 1990
天胡荽	天胡荽 *Hydrocotyle sibthorpioides* Lam.	全草	—	山东 2002 附

附注:*【民族药名】墨那大思布利席克查(土家),芮巴介(苗),铜辰巴细(侗),天胡荽(瑶);#干燥或新鲜全草;▲同为中药标准收载品种。

1325 芫荽

【来源】伞形科植物芫荽。

【学名】

《中国植物志》	《中国高等植物》
芫荽 *Coriandrum sativum* L.	芫荽 *Coriandrum sativum* Linn.

【民族药标准】

名称	植物来源	药用部位	产地加工	标准
芫荽/吾苏	芫荽 *Coriandrum sativum* L.	全草	夏末秋初采收,晾干	六省藏标
芫荽/莪斯	芫荽 *Coriandrum sativum* L.	成熟果实	—	青海藏药 1992
芫荽 *	芫荽 *Coriandrum sativum* L.	全草	—	湖南炮规 2021

【中药标准】

名称	植物来源	药用部位	产地加工	标准
芫荽菜	芫荽 *Coriandrum sativum* L.	地上部分	春、秋二季采收,除去须根及杂质,干燥	湖北 2018
芫荽	芫荽 *Coriandrum sativum* L.	全草	春、夏二季开花前采收,除去泥沙,晒干	江西 2014
芫荽草	芫荽 *Coriandrum sativum* L.	地上部分	白露季节采收,晒干	上海 1994
胡荽	芫荽 *Coriandrum sativum* L.	全草	开花前采收,除去杂质,干燥	安徽炮规 2019

附注:*【民族药名】香哈车(土家),骂记(侗),芫荽(瑶)。

1326 少花延胡索

【来源】罂粟科植物少花延胡索。

【学名】

《中国植物志》	《中国药用植物志》
少花延胡索 *Corydalis pauciflora*(Steph.)Pers.	少花延胡索 *Corydalis pauciflora*(Stephan ex Willd.)Pers.

【民族药标准】

名称	植物来源	药用部位	产地加工	标准
少花延胡索/莪代哇	少花延胡索 *Corydalis alpestris* C. A. Mey.	全草	花期盛开季节采集全草,洗净泥土,晾干	青海藏药 1992
少花延胡索	少花延胡索 *Corydalis alpestris* C. A. Mey. 及同属多种植物	全草	—	部颁藏药附

1327 金铁锁

【来源】石竹科植物金铁锁。

【学名】

《中国植物志》	《中国高等植物》
金铁锁 *Psammosilene tunicoides* W. C. Wu et C. Y. Wu	金铁锁 *Psammosilene tunicoides* W. C. Wu et C. Y. Wu

【民族药标准】

名称	植物来源	药用部位	产地加工	标准
金铁锁/赊贤卓	金铁锁 *Psammosilene tunicoides* W. C. Wu et C. Y. Wu	根	秋季采挖,除去杂质和外皮,干燥	云南彝药 2005

【中药标准】

名称	植物来源	药用部位	产地加工	标准
金铁锁	金铁锁 *Psammosilene tunicoides* W. C. Wu et C. Y. Wu	根	秋季采挖,除去外皮和杂质,晒干	药典 2020
金丝矮陀陀	金铁锁 *Psammosilene tunicoides* W. C. Wu et C. Y. Wu	根	—	部颁 14 册附

1328 纳塔

【来源】茄科植物烟草。

【学名】

《中国植物志》	《中国高等植物》
烟草 *Nicotiana tabacum* L.	烟草 *Nicotiana tabacum* Linn.

【民族药标准】

名称	植物来源	药用部位	产地加工	标准
纳塔	烟草 *Nicotiana tabacum* L.	叶	—	四川藏药制剂附 *
烟叶/躲搭	烟草 *Nicotiana tabacum* L.	叶子	夏季采集,自然干或烘干	西藏公告2022 #

附注:＊四川藏药制剂附 YC/T147－2010;#西藏《关于征求蝇子草等21个地方药材质量标准(草案)意见建议的公告》2022.11.25。

1329 小马胎

【来源】紫金牛科植物灰色紫金牛。

【学名】

《中国植物志》	《中国药用植物志》
灰色紫金牛 *Ardisia fordii* Hemsl.	灰色紫金牛 *Ardisia fordii* Hemsl.

【民族药标准】

名称	植物来源	药用部位	产地加工	标准
小马胎/麻胎端	灰色紫金牛 *Ardisia fordii* Hemsl.	全草	全年均可采收,洗净,干燥	广西瑶药第二卷2022

1330 走马胎

【来源】紫金牛科植物走马胎。

【学名】

《中国植物志》	《中国高等植物》
走马胎 *Ardisia gigantifolia* Stapf	走马胎 *Ardisia gigantifolia* Stapf

【民族药标准】

名称	植物来源	药用部位	产地加工	标准
走马胎/血风/藏崩	走马胎 *Ardisia gigantifolia* Stapf	根及根茎	全年均可采挖,洗净,除去须根,干燥	广西瑶药第一卷2014
走马胎/棵封勒	走马胎 *Ardisia gigantifolia* Stapf	根及根茎	全年可采,洗净,除去须根,干燥	广西壮药第一卷2008

【中药标准】

名称	植物来源	药用部位	产地加工	标准
走马胎	走马胎 *Ardisia gigantifolia* Stapf	根及根茎	全年可采,挖取根及根茎部,除去泥土及须根,洗净,晒干	海南第一册2011
走马胎	走马胎 *Ardisia gigantifolia* Stapf	根	全年可采收,挖取根部,除去泥土及须根,洗净,晒干	广东第一册2004
走马胎	走马胎 *Ardisia gigantifolia* Stapf	根及根茎	全年可采,洗净,除去须根,晒干	广西1990
走马胎	走马胎 *Ardisia gigantifolia* Stapf	根	—	部颁2册附

1331 藤黄檀

【来源】豆科植物藤黄檀。

【学名】

《中国植物志》	《中国高等植物》
藤黄檀 *Dalbergia hancei* Benth.	藤黄檀 *Dalbergia hancei* Benth.

【民族药标准】

名称	植物来源	药用部位	产地加工	标准
藤黄檀/痛必灵	藤黄檀 *Dalbergia hancei* Benth.	根	夏、秋二季采挖,除去泥沙,切片,晒干	广西壮药第二卷2011

1332 樟木秋海棠

【来源】秋海棠科植物樟木秋海棠、糙叶秋海棠。

【学名】

《中国植物志》	《中国高等植物》
樟木秋海棠 *Begonia picta* J. E. Smith	樟木秋海棠 *Begonia picta* J. E. Smith
糙叶秋海棠 *Begonia asperifolia* Irmsch.	糙叶秋海棠 *Begonia asperifolia* Irmsch.

【民族药标准】

名称	植物来源	药用部位	产地加工	标准
樟木秋海棠/苏米玛布	樟木秋海棠 *Begonia picta* J. E. Smith 糙叶秋海棠 *Begonia asperifolia* Irmsch.	根状茎	秋季采挖,洗净泥沙,晾干	西藏公告 2022 *

附注:＊西藏《关于征求蝇子草等 21 个地方药材质量标准(草案)意见建议的公告》2022.11.25。

1333 核桃

【来源】胡桃科植物胡桃。

【学名】

《中国植物志》	《中国高等植物》
胡桃 *Juglans regia* L.	胡桃 *Juglans regia* Linn.

【民族药标准】

名称	植物来源	药用部位	产地加工	标准
核桃/横头	胡桃 *Juglans regia* L.	核果	秋季果实成熟时采收,除去肉质果皮,干燥	广西壮药第一卷 2008
核桃/霍西嘎	胡桃 *Juglans regia* L.	果实	秋季采收成熟果实,除去肉质果皮,晒干	蒙药 1986

1334 奶桃

【来源】棕榈科植物椰子。

【学名】

《中国植物志》	《中国高等植物》
椰子 *Cocos nucifera* L.	椰子 *Cocos nucifera* Linn.

【民族药标准】

名称	植物来源	药用部位	产地加工	标准
奶桃	椰子 *Cocos nucifera* L.	胚乳	果实成熟时采摘,剖开果壳,取出种子,除去果肉内的浆汁,微晾晒	部颁维药
奶桃	椰子 *Cocos nucifera* L.	胚乳	果实成熟时采摘,剖开果壳,取出种子,除去果肉内的浆汁,微晾晒	新疆炮规 2020

1335 蒲桃

【来源】桃金娘科植物海南蒲桃(乌墨)。

【学名】

《中国植物志》	《中国高等植物》
乌墨 *Syzygium cumini*(L.)Skeels	乌墨 *Syzygium cumini*(Linn.)Skeels

【民族药标准】

名称	植物来源	药用部位	产地加工	标准
蒲桃/萨哲	海南蒲桃 *Syzygium cumini*(L.)Skeels	果实	秋季采集,除去枝叶,晾干	部颁藏药
蒲桃/哈图—乌日 *	海南蒲桃 *Syzygium hainanense* Chang et Miau	果实	果实成熟时采收,除去杂质,晒干	蒙药 2021
蒲桃/萨摘	海南蒲桃 *Syzygium cumini*(L.)Skeels	果实	秋季采集,除去枝叶,晾干	青海藏药 1992
蒲桃/萨哲	海南浦桃 *Syzygium cumini*(L.)Skeels	果实	秋季采集,晾干	青海藏药炮规 2010

【中药标准】

名称	植物来源	药用部位	产地加工	标准
蒲桃	蒲桃 *Syzygium jambos*(L.)Alston	茎	全年均可采收,砍取后切成片状或块状,干燥	海南第一册 2011
蒲桃	蒲桃 *Syzygium jambos*(L.)Alston	茎	全年均可采收,砍取后切成片块,洗净,干燥	广东第一册 2004
蒲桃	蒲桃 *Syzygium jambos*(L.)Alston	根	—	部颁 2 册附

附注:＊蒙药习用名称"蒲桃种子""海南蒲桃"。

1336 猕猴桃

【来源】猕猴桃科植物猕猴桃(中华猕猴桃)。

【学名】

《中国植物志》	《中国高等植物》
中华猕猴桃 *Actinidia chinensis* Planch.	中华猕猴桃 *Actinidia chinensis* Planch.

【民族药标准】

名称	植物来源	药用部位	产地加工	标准
猕猴桃*	猕猴桃 *Actinidia chinensis* Planch.	成熟果实	秋季采收,除去杂质,干燥	贵州 2003

【中药标准】

名称	植物来源	药用部位	产地加工	标准
猕猴桃	中华猕猴桃 *Actinidia chinensis* Planch. 毛花猕猴桃 *Actinidia eriantha* Benth.	新鲜成熟果实	—	部颁 9 册附

附注:*同为中药标准收载品种。

1337 石上仙桃

【来源】兰科植物石仙桃。

【学名】

《中国植物志》	《中国高等植物》
石仙桃 *Pholidota chinensis* Lindl.	石仙桃 *Pholidota chinensis* Lindl.

【民族药标准】

名称	植物来源	药用部位	产地加工	标准
石上仙桃/逻迟猛	石仙桃 *Pholidota chinensis* Lindl.	假鳞茎	全年可采,洗净,干燥	云南彝药Ⅱ2005

【中药标准】

名称	植物来源	药用部位	产地加工	标准
石仙桃	石仙桃 *Pholidota chinensis* Lindl.	全草或假鳞茎	全年均可采挖,除去沙泥杂质,洗净,置沸水中略烫,晒干	广东第三册 2018
石仙桃	石仙桃 *Pholidota chinensis* Lindl.	全草	全年可采,拔取全株,洗净,用热水烫后,晒干	海南第一册 2011
石仙桃	石仙桃 *Pholidota chinensis* Lindl.	全草*	—	福建 2006
石仙桃	石仙桃 *Pholidota chinensis* Lindl.	全草	全年均可采挖,除去沙泥杂质,洗净,鲜用或置沸水中略烫后,晒干	广东第一册 2004
石仙桃	细叶石仙桃 *Pholidota cantonensis* Rolfe 石仙桃 *Pholidota chinensis* Lindl.	全草	全年可采,鲜用或用开水烫后晒干	上海 1994
石仙桃	石仙桃 *Pholidota chinensis* Lindl.	新鲜全草	—	部颁 9 册附

附注:*新鲜或干燥全草。

1338 五指毛桃

【来源】桑科植物粗叶榕。

【学名】

《中国植物志》	《中国高等植物》
粗叶榕 *Ficus hirta* Vahl	粗叶榕 *Ficus hirta* Vahl

【民族药标准】

名称	植物来源	药用部位	产地加工	标准
五指毛桃/五爪风/巴扭崩	粗叶榕 *Ficus hirta* Vahl	根	全年均可采挖,洗净,切段,晒干	广西瑶药第一卷 2014
五指毛桃/棵西思	粗叶榕 *Ficus hirta* Vahl	根	全年均可采挖,除去泥沙,洗净,再除去细根,趁鲜时切成短段或块片,晒干	广西壮药第二卷 2011

【中药标准】

名称	植物来源	药用部位	产地加工	标准
五指毛桃	粗叶榕 *Ficus hirta* Vahl	根	全年均可采挖,除去泥沙,洗净,再除去细根,趁鲜时切成短段或块片,晒干	海南第一册 2011
五指毛桃	粗叶榕 *Ficus hirta* Vahl	根	全年均可采挖,除去细根、泥沙,洗净,趁鲜切段或块片,晒干	湖南 2009
五指毛桃	粗叶榕 *Ficus hirta* Vahl	根	全年均可采挖,除去泥沙,洗净,再除去细根,趁鲜时切成短段或块片,晒干	广东第一册 2004

续表

名称	植物来源	药用部位	产地加工	标准
五指毛桃	粗叶榕 *Ficus hirta* Vahl	根	全年均可采挖,除去须根,洗净,晒干;或切段或块片,晒干	北京炮规 2023
五指毛桃	五指毛桃 *Ficus simplicissima* Lour. 粗叶榕 *Ficus hirta* Vahl	全草 根	全年均可采挖,除去须根,洗净,切片,晒干	药典 2020 附
五指毛桃	粗叶榕 *Ficus simplicissima* Lour.	根	—	部颁 5 册附
三爪龙	粗叶榕 *Ficus simplicissima* Lour.	地上部分	—	部颁 8 册附

1339 长柱金丝桃

【来源】藤黄科植物长柱金丝桃。

【学名】

《中国植物志》	《中国高等植物》
长柱金丝桃 *Hypericum longistylum* Oliv.	长柱金丝桃 *Hypericum longistylum* Oliv.

【民族药标准】

名称	植物来源	药用部位	产地加工	标准
长柱金丝桃/ 陶如格—阿可拉坦—其克楚亥	长柱金丝桃 *Hypericum longistylum* Oliv.	地上部分	夏、秋二季花开放时采收,除去杂质,洗净泥土,晒干	蒙药 2021

1340 贯叶金丝桃

【来源】藤黄科植物贯叶金丝桃(贯叶连翘)、贯叶连翘。

【学名】

《中国植物志》	《中国高等植物》
贯叶连翘 *Hypericum perforatum* L.	贯叶连翘 *Hypericum perforatum* Linn.

【民族药标准】

名称	植物来源	药用部位	产地加工	标准
贯叶金丝桃	贯叶金丝桃 *Hypericum perforatum* L.	全草	夏季花盛开时,割取地上部分,晾干,切段,除去杂质	部颁维药
贯叶金丝桃/ 欧帕日混	贯叶金丝桃 *Hypericum perforatum* L.	地上部分	夏、秋二季开花时采割,阴干或低温烘干	新疆炮规 2010
贯叶连翘#	贯叶连翘 *Hypericum perforatum* L.	全草*	夏、秋二季采收,鲜用或晒干	贵州 2003

【中药标准】

名称	植物来源	药用部位	产地加工	标准
贯叶金丝桃	贯叶金丝桃 *Hypericum perforatum* L.	地上部分	夏、秋二季开花时采割,阴干或低温烘干	药典 2020

附注:* 新鲜或干燥全草;# 同为中药标准收载品种。

1341 美丽金丝桃

【来源】金丝桃科植物美丽金丝桃。

【学名】

《中国植物志》	《中国高等植物》
美丽金丝桃 *Hypericum bellum* Li	美丽金丝桃 *Hypericum bellum* Li

【民族药标准】

名称	植物来源	药用部位	产地加工	标准
美丽金丝桃/恰响旺久	美丽金丝桃 *Hypericum bellum* Li	带花叶嫩枝	春季采收,除去杂质,干燥	西藏公告 2022*

附注:* 西藏《关于征求青杠果等 14 个地方药材质量标准(草案)意见建议的公告》20221123。

1342 红花夹竹桃

【来源】夹竹桃科植物红花夹竹桃(夹竹桃)。

【学名】

《中国植物志》	《中国高等植物》
夹竹桃 *Nerium oleander* L.	夹竹桃 *Nerium oleander* Linn.

【民族药标准】

名称	植物来源	药用部位	产地加工	标准
红花夹竹桃/劳诺亮	红花夹竹桃 *Nerium indicum* Mill.	全株	全年均可采收,洗净,干燥	广西瑶药第二卷 2022

1343 葡萄

【来源】葡萄科植物葡萄。

【学名】

《中国植物志》	《中国高等植物》
葡萄 *Vitis vinifera* L.	葡萄 *Vitis vinifera* Linn.

【民族药标准】

名称	植物来源	药用部位	产地加工	标准
葡萄/更真木	葡萄 *Vitis vinifera* L.	果实	果实成熟时采摘,除去杂质,阴干	青海藏药 1992
葡萄	葡萄 *Vitis vinifera* L.	成熟果实	—	部颁藏药附
葡萄干/衮仲	葡萄 *Vitis vinifera* L.	果实	秋季果实成熟时采收、阴干	西藏局颁 2022*

【中药标准】

名称	植物来源	药用部位	产地加工	标准
葡萄干	葡萄 *Vitis vinifera* L.	果实	秋季果实成熟时采收,干燥	甘肃炮规 2022

附注:*西藏局颁 XZ－BC－006－2022。

1344 白葡萄

【来源】葡萄科植物葡萄。

【学名】

《中国植物志》	《中国高等植物》
葡萄 *Vitis vinifera* L.	葡萄 *Vitis vinifera* Linn.

【民族药标准】

名称	植物来源	药用部位	产地加工	标准
白葡萄/查干—乌珠莫	葡萄 *Vitis vinifera* L.	果实	夏末秋初果实成熟时采收,阴干	部颁蒙药
白葡萄/查干—乌珠莫	葡萄 *Vitis vinifera* L.	果实	夏末秋初采收白葡萄的成熟果实,阴干	蒙药 1986
白葡萄	葡萄 *Vitis vinifera* L.	成熟果实	—	蒙药炮规 2020

【中药标准】

名称	植物来源	药用部位	产地加工	标准
白葡萄干	葡萄 *Vitis vinifera* L.	果实	—	药典 2020 附
白葡萄干	葡萄 *Vitis vinifera* L.	果实	—	山西 1987 附

1345 琐琐葡萄

【来源】葡萄科植物葡萄、琐琐葡萄(葡萄)。

【学名】

《中国植物志》	《中国高等植物》
葡萄 *Vitis vinifera* L.	葡萄 *Vitis vinifera* Linn.

【民族药标准】

名称	植物来源	药用部位	产地加工	标准
琐琐葡萄	葡萄 *Vitis vinifera* L.	果实	秋季果实成熟时,剪下果序,阴干	部颁维药
琐琐葡萄	葡萄* *Vitis vinifera* L.	果实	秋季果实成熟时剪下果序,在阴干房中阴干	维药 1993
琐琐葡萄	葡萄 *Vitis vinifera* L.	果实	秋季果实成熟时,剪下果序,阴干	新疆炮规 2020
琐琐葡萄	琐琐葡萄 *Vitis vinifera* L.	成熟果实	—	部颁蒙药附

附注:*无核红葡萄琐琐葡萄品系。

1346 显齿蛇葡萄

【来源】葡萄科植物显齿蛇葡萄(大齿牛果藤)。

【学名】

《中国植物志》	《中国高等植物》
大齿牛果藤 *Nekemias grossedentata*(Hand.-Mazz.) J. Wen & Z. L. Nie	显齿蛇葡萄 *Ampelopsis grossedentata*(Hand.-Mazz.)W. T. Wang

【民族药标准】

名称	植物来源	药用部位	产地加工	标准
显齿蛇葡萄*	显齿蛇葡萄 *Ampelopsis grossedentata*(Hand.-Mazz.)W. T. Wang	嫩枝叶	—	湖南炮规 2021

【中药标准】

名称	植物来源	药用部位	产地加工	标准
显齿蛇葡萄	显齿蛇葡萄 *Ampelopsis grossedentata*(Handel-Mazzetti)W. T. Wang	嫩枝叶	6月采摘,晒干或烘干	湖南 2009
显齿蛇葡萄	显齿蛇葡萄 *Ampelopsis grossedentata*(Hand.-Mazz.)W. T. Wang	新鲜嫩枝叶	春至初夏采摘,洗净,立即加工成小饼状块,干燥	福建 2006
藤茶	显齿蛇葡萄 *Ampelopsis grossedentata*(Handel-Mazzetti)W. T. Wang	茎叶	春季至秋季未结果前采收,除去杂质,摊晾、杀青、揉捻、干燥或经渥堆后干燥	湖北局颁 2022#

附注:*【民族药名】窝泽胖思(土家),教学桃(侗),白霜藤茶(瑶);#湖北局颁鄂 YC - 20220001。

1347 钩藤

【来源】茜草科植物钩藤、大叶钩藤、毛钩藤、华钩藤、无柄果钩藤(白钩藤)。

【学名】

《中国植物志》	《中国高等植物》
钩藤 *Uncaria rhynchophylla*(Miq.)Miq. ex Havil.	钩藤 *Uncaria rhynchophylla*(Miq.)Miq. ex Havil.
大叶钩藤 *Uncaria macrophylla* Wall.	大叶钩藤 *Uncaria macrophylla* Wall.
毛钩藤 *Uncaria hirsuta* Havil.	毛钩藤 *Uncaria hirsuta* Havil.
华钩藤 *Uncaria sinensis*(Oliv.)Havil.	华钩藤 *Uncaria sinensis*(Oliv.)Havil.
白钩藤 *Uncaria sessilifructus* Roxb.	白钩藤 *Uncaria sessilifructus* Roxb.

【民族药标准】

名称	植物来源	药用部位	产地加工	标准
钩藤/鹰爪风/懂杠扭崩	钩藤 *Uncaria rhynchophylla*(Miq.)Miq. ex Havil. 大叶钩藤 *Uncaria macrophylla* Wall. 毛钩藤 *Uncaria hirsuta* Havil. 华钩藤 *Uncaria sinensis*(Oliv.)Havil. 无柄果钩藤 *Uncaria sessilifructus* Roxb.	带钩茎枝	秋、冬季采收,去叶,切段,晒干	广西瑶药第一卷 2014
钩藤/勾刮欧	钩藤 *Uncaria rhynchophylla*(Miq.)Jacks. 大叶钩藤 *Uncaria macrophylla* Wall. 毛钩藤 *Uncaria hirsuta* Havil. 华钩藤 *Uncaria sinensis*(Oliv.)Havil. 无柄果钩藤 *Uncaria sessilifructus* Roxb.	带钩茎枝	秋、冬季采收,去叶,切段,干燥	广西壮药第一卷 2008
钩藤	钩藤 *Uncaria rhynchophylla*(Miq.)Miq. ex Havil. 大叶钩藤 *Uncaria macrophylla* Wall. 毛钩藤 *Uncaria hirsuta* Havil. 华钩藤 *Uncaria sinensis*(Oliv.)Havil. 无柄果钩藤 *Uncaria sessilifructus* Roxb.	带钩茎枝	—	蒙药炮规 2020
钩藤/穹代尔	钩藤 *Uncaria rhynchophylla*(Miq.)Miq. ex Havil.	带钩茎枝	秋、冬二季采收,去叶,切段,晒干	西藏公告 2022*
白钩藤/怀兔王	白钩藤 *Uncaria sessilifructus* Roxb.	藤茎	秋、冬季采收,除去侧枝,切片,干燥	云南傣药 2005

【中药标准】

名称	植物来源	药用部位	产地加工	标准
钩藤	钩藤 *Uncaria rhynchophylla*(Miq.)Miq. ex Havil. 大叶钩藤 *Uncaria macrophylla* Wall. 毛钩藤 *Uncaria hirsuta* Havil. 华钩藤 *Uncaria sinensis*(Oliv.)Havil. 无柄果钩藤 *Uncaria sessilifructus* Roxb.	带钩茎枝	秋、冬二季采收,去叶,切段,晒干	药典2020

附注:＊西藏《关于征求红糖等38个地方药材质量标准(草案)意见建议的公告》2022.11.29。

1348 广钩藤

【来源】茜草科植物攀茎钩藤、侯钩藤。

【学名】

《中国植物志》	《中国高等植物》
攀茎钩藤 *Uncaria scandens*(Smith)Hutchins.	攀茎钩藤 *Uncaria scandens*(Smith)Hutchins.
侯钩藤 *Uncaria rhynchophylloides* How	侯钩藤 *Uncaria rhynchophylloides* How

【民族药标准】

名称	植物来源	药用部位	产地加工	标准
广钩藤/扣温钩	攀茎钩藤 *Uncaria scandens*(Smith)Hutchins. 侯钩藤 *Uncaria rhynchophylloides* F. C. How	带钩茎枝	全年均可采收,去叶,切段,晒干	广西壮药第二卷2011

1349 黄藤

【来源】防己科植物黄藤(天仙藤)。

【学名】

《中国植物志》	《中国高等植物》
天仙藤 *Fibraurea recisa* Pierre	天仙藤 *Fibraurea recisa* Pierre

【民族药标准】

名称	植物来源	药用部位	产地加工	标准
黄藤/勾现	黄藤 *Fribraurea recisa* Pierre	藤茎	秋、冬季二采收,切段,晒干	广西壮药第二卷2011

【中药标准】

名称	植物来源	药用部位	产地加工	标准
黄藤	黄藤 *Fibraurea recisa* Pierre	藤茎	秋、冬二季采收,切段,晒干	药典2020
黄藤	天仙藤 *Fibraurea recisa* Pierre	根	秋、冬季采挖,除去地上茎及须根,洗净,切成长段,干燥	广东第一册2004

1350 苦藤

【来源】萝藦科植物南山藤。

【学名】

《中国植物志》	《中国高等植物》
南山藤 *Dregea volubilis*(L. f.)Benth. ex Hook. f.	南山藤 *Dregea volubilis*(Linn. f.)Benth. ex Hook. f.

【民族药标准】

名称	植物来源	药用部位	产地加工	标准
苦藤/嘿吻牧/芽节	南山藤 *Dregea volubilis*(L. f.)Benth. ex Hook. f.	藤茎	秋、冬季采收,切片,干燥	云南傣药Ⅱ2005

1351 辣藤

【来源】胡椒科植物黄花胡椒。

【学名】

《中国植物志》	《中国药用植物志》
黄花胡椒 *Piper flaviflorum* C. DC.	黄花胡椒 *Piper flaviflorum* C. DC.

【民族药标准】

名称	植物来源	药用部位	产地加工	标准
辣藤/沙干	黄花胡椒 Piper flaviflorum C. DC.	藤茎	秋、冬季采收,切片,低温干燥	云南傣药 2005

1352 青藤

【来源】茶茱萸科植物大心翼果(心翼果)。

【学名】

《中国植物志》	《中国高等植物》
心翼果 Cardiopteris quinqueloba(Hasskarl)Hasskarl	大心翼果 Cardiopteris platycarpa Gagnep.

【民族药标准】

名称	植物来源	药用部位	产地加工	标准
青藤/勾容抢	大心翼果 Peripterygium platycarpum(Gagn.)Sleum.	地上部分	夏、秋季采收,切段,晒干	广西壮药第三卷 2018

【中药标准】

名称	植物来源	药用部位	产地加工	标准
青藤	大心翼果 Peripterygium platycarpum(Gagn.)Sleum.	地上部分	夏、秋季采收、切段、晒干	广西 1990
青藤	大心翼果 Peripterygium platycarpum(Gagn.)Sleum.	地上部分	—	部颁 8 册附

1353 三叶青藤

【来源】莲叶桐科植物红花青藤。

【学名】

《中国植物志》	《中国高等植物》
红花青藤 Illigera rhodantha Hance	红花青藤 Illigera rhodantha Hance

【民族药标准】

名称	植物来源	药用部位	产地加工	标准
三叶青藤/勾三伯	红花青藤 Illigera rhodantha Hance	地上部分	夏、秋季采收,除去杂质,切段,干燥	广西壮药第一卷 2008

【中药标准】

名称	植物来源	药用部位	产地加工	标准
三叶青藤	红花青藤 Illigera rhodantha Hance	地上部分	夏、秋季采收,除去杂质,切段,晒干	广西 1990
三叶青藤	红花青藤 Illigera rhodantha Hance	地上部分	—	部颁 8 册附

1354 薜荔藤

【来源】桑科植物薜荔。

【学名】

《中国植物志》	《中国高等植物》
薜荔 Ficus pumila L.	薜荔 Ficus pumila Linn.

【民族药标准】

名称	植物来源	药用部位	产地加工	标准
薜荔藤/追骨风/准进崩	薜荔 Ficus pumila Linn.	带叶茎枝	秋末、冬初采收,干燥	广西瑶药第一卷 2014
薜荔藤 *	薜荔 Ficus pumila L.	带叶藤茎	—	湖南炮规 2021

【中药标准】

名称	植物来源	药用部位	产地加工	标准
薜荔	薜荔 Ficus pumila L.	带叶不育幼枝	夏、秋二季采收,除去气生根,干燥	江西 2014
薜荔	薜荔 Ficus pumila L.	茎	全年可采收,晒干	海南第一册 2011
络石藤/薜荔藤	薜荔 Ficus pumila Linnaeus	带叶茎枝	秋末、冬初叶未脱落前采收,干燥	湖南 2009

附注:*【民族药名】教蓄惊(侗),追骨风(瑶)。

1355 扁担藤

【来源】葡萄科植物扁担藤、十字崖爬藤。

【学名】

《中国植物志》	《中国高等植物》
扁担藤 *Tetrastigma planicaule*(Hook.)Gagnep.	扁担藤 *Tetrastigma planicaule*(Hook.)Gagnep.
十字崖爬藤 *Tetrastigma cruciatum* Craib et Gagnep.	十字崖爬藤 *Tetrastigma cruciatum* Craib & Gagnep.(《中国生物物种名录》)

【民族药标准】

名称	植物来源	药用部位	产地加工	标准
扁担藤/扁骨风/北进崩	扁担藤 *Tetrastigma planicaule*(Hook. f.)Gagnep.	藤茎	秋、冬季采收,洗净,切片,晒干	广西瑶药第一卷2014
扁担藤/勾盘	扁担藤 *Tetrastigma planicaule*(Hook. f.)Gagnep.	藤茎	秋、冬季采收,洗净,切片,晒干	广西壮药第二卷2011
扁担藤/嘿扁	十字崖爬藤 *Tetrastigma cruciatum* Craib et Gagnep.	藤茎	秋、冬季采收,除去枝叶,切片,干燥	云南傣药Ⅱ2005

1356 蝉翼藤

【来源】远志科植物蝉翼藤。

【学名】

《中国植物志》	《中国高等植物》
蝉翼藤 *Securidaca inappendiculata* Hassk.	蝉翼藤 *Securidaca inappendiculata* Hassk.

【民族药标准】

名称	植物来源	药用部位	产地加工	标准
蝉翼藤/中腊安	蝉翼藤 *Securidaca inappendiculata* Hassk.	藤茎	秋、冬季采收,除去杂质,切片,干燥	云南傣药Ⅱ2005

1357 臭尿藤

【来源】豆科植物网络崖豆藤(网络夏藤)。

【学名】

《中国植物志》	《中国高等植物》
网络夏藤 *Wisteriopsis reticulata*(Benth.)J. Compton & Schrire	网络崖豆藤 *Millettia reticulata* Benth.

【民族药标准】

名称	植物来源	药用部位	产地加工	标准
臭尿藤/韦醉没	网络崖豆藤 *Millettia reticulata* Benth.	根	全年均可采挖,除去泥沙,洗净,干燥或趁鲜切段,干燥	广西瑶药第二卷2022

1358 穿心藤

【来源】天南星科植物穿心藤(穿心连)。

【学名】

《中国植物志》	《中国高等植物》
穿心藤 *Amydrium hainanense*(Ting et Wu ex H. Li et al.)H. Li	穿心连 *Amydrium hainanense*(Ting et Wu ex H. Li et al.)H. Li

【民族药标准】

名称	植物来源	药用部位	产地加工	标准
穿心藤/穿心风/存心崩	穿心藤 *Amydrium hainanense*(Ting et Wu ex H. Li et al.)H. Li	全株	全年均可采收,晒干	广西瑶药第一卷2014

1359 大血藤

【来源】木通科植物大血藤。

【学名】

《中国植物志》	《中国高等植物》
大血藤 *Sargentodoxa cuneata*(Oliv.)Rehd. et Wils.	大血藤 *Sargentodoxa cuneata*(Oliv.)Rehd. et Wils.

【民族药标准】

名称	植物来源	药用部位	产地加工	标准
大血藤/槟榔钻/绑龙准	大血藤 *Sargentodoxa cuneata*（Oliv.）Rehd. et Wils.	藤茎	秋、冬季采收,除去侧枝,切段,干燥	广西瑶药第一卷2014
大血藤/勾丙喇	大血藤 *Sargentodoxa cuneata*（Oliv.）Rehd. et Wils.	藤茎	秋、冬季采收,除去侧枝,截段,干燥	广西壮药第一卷2008

【中药标准】

名称	植物来源	药用部位	产地加工	标准
大血藤	大血藤 *Sargentodoxa cuneata*（Oliv.）Rehd. et Wils.	藤茎	秋、冬二季采收,除去侧枝,截段,干燥	药典2020

1360 黑血藤

【来源】豆科植物大果油麻藤。

【学名】

《中国植物志》	《中国高等植物》
大果油麻藤 *Mucuna macrocarpa* Wall.	大果油麻藤 *Mucuna macrocarpa* Wall.

【民族药标准】

名称	植物来源	药用部位	产地加工	标准
黑血藤/鸭仔风/安瑞崩	大果油麻藤 *Mucuna macrocarpa* Wall.	藤茎	全年均可采收,除去枝叶,切片,干燥	广西瑶药第一卷2014
老鸦花藤/嘿亮龙	大果油麻藤 *Mucuna macrocarpa* Wall.	藤茎	秋、冬季采收,切片,干燥	云南傣药Ⅱ2005

【中药标准】

名称	植物来源	药用部位	产地加工	标准
黑血藤	大果油麻藤 *Mucuna macrocarpa* Wall.	藤茎	全年可采收,除去枝叶和根,洗净,趁鲜切片,干燥	广东第三册2018

1361 鸡血藤

【来源】豆科植物密花豆。

【学名】

《中国植物志》	《中国高等植物》
密花豆 *Spatholobus suberectus* Dunn	密花豆 *Spatholobus suberectus* Dunn

【民族药标准】

名称	植物来源	药用部位	产地加工	标准
鸡血藤/九层风/坐掌崩	密花豆 *Spatholobus suberectus* Dunn	藤茎	秋、冬季采收,除去枝叶,切片,晒干	广西瑶药第一卷2014
鸡血藤/勾勒给	密花豆 *Spatholobus suberectus* Dunn	藤茎	秋、冬二季采收,除去枝叶,切片,晒干	广西壮药第二卷2011

【中药标准】

名称	植物来源	药用部位	产地加工	标准
鸡血藤	密花豆 *Spatholobus suberectus* Dunn	藤茎	秋、冬二季采收,除去枝叶,切片,晒干	药典2020

1362 山鸡血藤

【来源】豆科植物香花崖豆藤（香花鸡血藤）。

【学名】

《中国植物志》	《中国高等植物》
香花鸡血藤 *Callerya dielsiana*（Harms）P. K. Loc ex Z. Wei & Pedley	香花崖豆藤 *Millettia dielsiana* Harms

【民族药标准】

名称	植物来源	药用部位	产地加工	标准
山鸡血藤/瓦斯你牛古	香花崖豆藤 *Millettia dielsiana* Harms	藤茎	秋、冬二季割取藤茎,切段,干燥	四川2022

【中药标准】

名称	植物来源	药用部位	产地加工	标准
岩豆藤	香花崖豆藤 *Millettia dielsiana* Harms	藤茎	秋、冬二季采收,除去枝叶,切段,晒干	湖北 2018
山鸡血藤	香花崖豆藤 *Millettia dielsiana* Harms	藤茎	秋、冬二季割取藤茎,趁鲜切片,干燥	四川 2010
血风藤	香花崖豆藤(原变种)*Callerya dielsiana* var. *dielsiana* Harms	藤茎	秋、冬两季采收,除去枝叶,切片,干燥	湖南 2009
血风根	香花崖豆藤 *Millettia dielsiana* Harms ex Diels	藤茎	—	部颁 12 册附
山鸡血藤	香花崖豆藤 *Millettia dielsiana* Harms	藤茎	秋、冬二季割取藤茎,趁鲜切片,干燥	重庆局颁 2022 *

附注:* 重庆局颁 DB50/YC075－2022。

1363 胖血藤

【来源】蓼科植物毛血藤(牛皮消蓼)。

【学名】

《中国植物志》	《中国生物物种名录》
牛皮消蓼 *Fallopia cynanchoides*(Hemsl.)Harald.	牛皮消蓼 *Fallopia cynanchoides*(Hemsl.)Haraldson

【民族药标准】

名称	植物来源	药用部位	产地加工	标准
胖血藤 *	毛血藤 *Polygonum cynanchoides* Hemsl.	根	夏、秋二季采挖,去除杂质,洗净,干燥	贵州第二册 2019

附注:* 同为中药标准收载品种。

1364 小血藤

【来源】木兰科植物铁箍散,茜草科植物金剑草、大叶茜草、钩毛茜草。

【学名】

《中国植物志》	《中国高等植物》
铁箍散 *Schisandra propinqua* subsp. *sinensis*(Oliver)R. M. K. Saunders	铁箍散 *Schisandra propinqua* var. *sinensis* Oliv.
金剑草 *Rubia alata* Roxb.	金剑草 *Rubia alata* Roxb.
大叶茜草 *Rubia schumanniana* Pritzel	大叶茜草 *Rubia schumanniana* Pritz.
钩毛茜草 *Rubia oncotricha* Handel-Mazzetti	钩毛茜草 *Rubia oncotricha* Hand. -Mazz.

【民族药标准】

名称	植物来源	药用部位	产地加工	标准
小血藤/氏洛	铁箍散 *Schisandra propinqua* var. *sinensis* Oliv.	带叶藤茎	10—11 月采收,截断,干燥	四川 2022
小血藤 *	金剑草 *Rubia alata* Roxb. 大叶茜草 *Rubia schumanniana* Pritzel 钩毛茜草 *Rubia oncotricha* Hand. -Mazz.	根及根茎	春、秋二季采挖,除去泥沙,干燥	贵州第一册 2019

【中药标准】

名称	植物来源	药用部位	产地加工	标准
小茜草	金剑草 *Rubia alata* Roxb. 卵叶茜草 *Rubia ovatifolia* Z. R. Zhang	根及根茎	春、秋二季采挖,除去泥沙,干燥	甘肃 2020
大叶茜草	大叶茜草 *Rubia schumanniana* Pritz.	根茎	春、秋二季采挖,除去须根及泥沙,干燥	四川 2010
大叶茜草	大叶茜草 *Rubia schumanniana* Pritz.	根茎	—	重庆炮规 2006

附注:* 同为中药标准收载品种。

1365 止血藤

【来源】豆科植物单耳密花豆。

【学名】

《中国植物志》	《中国生物物种名录》
单耳密花豆 *Spatholobus uniauritus* Wei	单耳密花豆 *Spatholobus uniauritus* C. F. Wei

【民族药标准】

名称	植物来源	药用部位	产地加工	标准
止血藤/嘿亮浪	单耳密花豆 *Spatholobus uniauritus* Wei	藤茎	秋、冬季采收,切片,干燥	云南傣药Ⅱ2005

1366 五香血藤

【来源】木兰科植物南五味子。

【学名】

《中国植物志》	《中国高等植物》
南五味子 *Kadsura longipedunculata* Finet et Gagnep.	南五味子 *Kadsura longipedunculata* Finet et Gagnep.

【民族药标准】

名称	植物来源	药用部位	产地加工	标准
五香血藤/俄培牛	南五味子 *Kadsura longipedunculata* Finet et Gagnep.	藤茎	全年可采,干燥	云南彝药Ⅱ2005

【中药标准】

名称	植物来源	药用部位	产地加工	标准
五香血藤	长梗南五味子 *Kadsura longipedunculata* Finet et Gagnep.	根	全年均可采挖,去残基、细根及泥土,晒干	贵州2003

1367 当归藤

【来源】紫金牛科植物当归藤。

【学名】

《中国植物志》	《中国高等植物》
当归藤 *Embelia parviflora* Wall. ex A. DC.	当归藤 *Embelia parviflora* Wall. ex A. DC.

【民族药标准】

名称	植物来源	药用部位	产地加工	标准
当归藤/藤当归/当归美	当归藤 *Embelia parviflora* Wall. ex A. DC.	地上部分	全年均可采收,切段,晒干	广西瑶药第一卷2014
当归藤/勾当归	当归藤 *Embelia parviflora* Wall. ex A. DC.	地上部分	全年可采,切段,干燥	广西壮药第一卷2008

【中药标准】

名称	植物来源	药用部位	产地加工	标准
当归藤	当归藤 *Embelia parviflora* Wall.	地上部分	全年可采,切段,晒干	广西1990
当归藤	当归藤 *Embelia parviflora* Wall.	根或藤	—	部颁8册附

1368 地瓜藤

【来源】桑科植物地果。

【学名】

《中国植物志》	《中国高等植物》
地果 *Ficus tikoua* Bur.	地果 *Ficus tikoua* Bur.

【民族药标准】

名称	植物来源	药用部位	产地加工	标准
地瓜藤#	地果 *Ficus tikoua* Bur.	地上部分*	秋季采收,除去杂质,趁鲜切段,鲜用或晒干	贵州第一册2019

【中药标准】

名称	植物来源	药用部位	产地加工	标准
地板藤	地果 *Ficus tikoua* Bureau	藤茎	夏、秋季采收,除去杂质,洗净,切段,干燥	湖南2009
地瓜藤	藤榕 *Ficus hederacea* Roxb.	全草	—	部颁8册附

附注:*新鲜或干燥地上部分;#同为中药标准收载品种。

1369 野木瓜藤

【来源】木通科植物钝药野木瓜(倒卵叶野木瓜)、黄蜡果(西南野木瓜)。

【学名】

《中国植物志》	《中国高等植物》
倒卵叶野木瓜 *Stauntonia obovata* Hemsley	钝药野木瓜 *Stauntonia obovata* Hemsl.
西南野木瓜 *Stauntonia cavalerieana* Gagnep.	西南野木瓜 *Stauntonia cavalerieana* Gagnep.

【民族药标准】

名称	植物来源	药用部位	产地加工	标准
野木瓜藤*	钝药野木瓜 *Stauntonia leucantha* Diels ex Y. C. Wu 黄蜡果 *Stauntonia brachyanthera* Hand. -Mazz.	带叶茎枝	全年均可采割,扎把或切段,干燥	贵州第二册 2019

【中药标准】

名称	植物来源	药用部位	产地加工	标准
黄果七叶莲	黄蜡果 *Stauntonia brachyanthera* Handel-Mazzetti	藤茎	秋季采收,除去细枝,截段,干燥	湖南 2009

　　附注:* 同为中药标准收载品种,贵州 2003 收载植物"五指那藤 *Stauntonia obovatifoliola* Hayata subsp. *intermedia*(Y. C. Wu)T. Chen"。

1370 丁公藤

【来源】旋花科植物丁公藤、光叶丁公藤。

【学名】

《中国植物志》	《中国高等植物》
丁公藤 *Erycibe obtusifolia* Benth.	丁公藤 *Erycibe obtusifolia* Benth.
光叶丁公藤 *Erycibe schmidtii* Craib	光叶丁公藤 *Erycibe schmidtii* Craib

【民族药标准】

名称	植物来源	药用部位	产地加工	标准
丁公藤/勾来	丁公藤 *Erycibe obtusifolia* Benth. 光叶丁公藤 *Erycibe schmidtii* Craib	藤茎	全年均可采收,切段或片,干燥	广西壮药第一卷 2008

【中药标准】

名称	植物来源	药用部位	产地加工	标准
丁公藤	丁公藤 *Erycibe obtusifolia* Benth. 光叶丁公藤 *Erycibe schmidtii* Craib	藤茎	全年均可采收,切段或片,晒干	药典 2020

1371 雷公藤

【来源】卫矛科植物雷公藤。

【学名】

《中国植物志》	《中国高等植物》
雷公藤 *Tripterygium wilfordii* Hook. f.	雷公藤 *Tripterygium wilfordii* Hook. f.

【民族药标准】

名称	植物来源	药用部位	产地加工	标准
雷公藤*	雷公藤 *Tripterygium wilfordii* Hook. f.	根和根茎	—	湖南炮规 2021

【中药标准】

名称	植物来源	药用部位	产地加工	标准
雷公藤	雷公藤 *Tripterygium wilfordii* Hook. f.	根的木质部	夏、秋二季采挖,撞去外皮,干燥,或趁鲜切片,干燥	安徽 2022
雷公藤	雷公藤 *Tripterygium wilfordii* Hook. f.	根	秋季挖取根部,除去泥沙,除尽根皮,晒干	山东 2022
雷公藤	雷公藤 *Tripterygium wilfordii* Hook. f.	根的木质部	秋、冬二季挖出根,去皮晒干	河北 2018
雷公藤	雷公藤 *Tripterygium wilfordii* Hook. f.	根	夏、秋二季采挖,除去泥沙及杂质,干燥	湖北 2018

名称	植物来源	药用部位	产地加工	标准
火把花根	昆明山海棠 *Tripterygium hypoglaucum*（Lév.）Hutch.	去掉根皮的根	秋、冬二季采挖,去除杂质,刮去根皮,晒干	四川 2010
昆明山海棠	昆明山海棠 *Tripterygium hypoglaucum*（Lév.）Hutch.	根	全年可采挖,洗净,干燥或切片,晒干	湖南 2009
雷公藤	雷公藤 *Tripterygium wilfordii* J. D. Hooker	根及根茎	秋末冬初或春初采挖,除去杂质,切段,干燥#	湖南 2009
雷公藤	雷公藤 *Tripterygium wilfordii* Hook. f.	根皮	春、秋二季采挖根部,剥取根皮,晒干	福建 2006
昆明山海棠	昆明山海棠 *Tripterygium hypoglaucum*（Lév.）Hutch.	根	全年可采挖,洗净,干燥或切片,晒干	广东第一册 2004
昆明山海棠	昆明山海棠 *Tripterygium hypoglaucum*（Lév.）Hutch.	根	全年可采挖,除去杂质,干燥;或趁鲜切片,干燥	广西第二册 1996
火把花根	火把花 *Tripterygium hypoglaucum*（Lév.）Hutch.	根	秋、冬季采挖,除去泥土,晒干	云南 1996
昆明山海棠	昆明山海棠 *Tripterygium hypoglaucum*（Lév.）Hutch.	根	秋、冬二季采挖,除去杂质,晒干	上海 1994
雷公藤	雷公藤 *Tripterygium wilfordii* Hook. f.	根及根茎	春、夏二季采挖,除去杂质,洗净,切段,晒干	甘肃炮规 2022
雷公藤	雷公藤 *Tripterygium wilfordii* Hook. f.	根	春、秋二季采挖,除去杂质,洗净,晒干	天津炮规 2018
昆明山海棠	昆明山海棠 *Tripterygium hypoglaucum*（Lév.）Hutch.	根	—	药典 2020 附
昆明山海棠	昆明山海棠 *Tripterygium hypoglaucum*（Lév.）Hutch.	根	—	部颁 4 册附

附注:*【民族药名】榄比嘎务(苗),黄藤根(瑶);#或除去外皮(包括形成层以外部分),切断,干燥。

1372 鹅绒藤

【来源】萝摩科植物鹅绒藤。

【学名】

《中国植物志》	《中国高等植物》
鹅绒藤 *Cynanchum chinense* R. Br.	鹅绒藤 *Cynanchum chinense* R. Br.

【民族药标准】

名称	植物来源	药用部位	产地加工	标准
鹅绒藤/吉乐图—特莫根—呼呼	鹅绒藤 *Cynanchum chinense* R. Br.	地上部分	夏、秋季采收,除去杂质,干燥	蒙药 2021

【中药标准】

名称	植物来源	药用部位	产地加工	标准
活络草	鹅绒藤 *Cynanchum chinense* R. Br.	地上部分	—	部颁 6 册附

1373 发痧藤

【来源】菊科植物毒根斑鸠菊。

【学名】

《中国植物志》	《中国高等植物》
毒根斑鸠菊 *Vernonia cumingiana* Benth.	毒根斑鸠菊 *Vernonia cumingiana* Benth.

【民族药标准】

名称	植物来源	药用部位	产地加工	标准
发痧藤/朴痧没	毒根斑鸠菊 *Vernonia cumingiana* Benth.	根	全年均可采挖,除去杂质,干燥	广西瑶药第二卷 2022

【中药标准】

名称	植物来源	药用部位	产地加工	标准
过山龙	毒根斑鸠菊 *Vernonia andersonii* C.B. Clarke	藤茎或根	全年可采,洗净切片,晒干	海南第一册 2011

1374 扶芳藤

【来源】卫矛科植物爬行卫矛(扶芳藤)、冬青卫矛、无柄卫矛(棘刺卫矛)、常春卫矛(扶芳藤)。

【学名】

《中国植物志》	《中国高等植物》
扶芳藤 *Euonymus fortunei*(Turcz.) Hand. -Mazz.	扶芳藤 *Euonymus fortunei*(Turcz.) Hand. -Mazz.
冬青卫矛 *Euonymus japonicus* Thunb.	冬青卫矛 *Euonymus japonicus* Thunb.
棘刺卫矛 *Euonymus echinatus* Wall.	棘刺卫矛 *Euonymus echinatus* Wall.(《中国药用植物志》)

【民族药标准】

名称	植物来源	药用部位	产地加工	标准
扶芳藤/爬洛没	爬行卫矛 *Euonymus fortunei*(Turcz.) Hand. -Mazz. 冬青卫矛 *Euonymus japonicus* L. 无柄卫矛 *Euonymus subsessilis* Sprague	地上部分	全年均可采收,干燥	广西瑶药第二卷 2022
扶芳藤/勾咬	爬行卫矛 *Euonymus fortunei*(Turcz.) Hand. -Mazz. 冬青卫矛 *Euonymus japonicus* L. 无柄卫矛 *Euonymus subsessilis* Sprague	地上部分	全年均可采收,干燥	广西壮药第一卷 2008
常春卫矛/勾咬	常春卫矛 *Euonymus hederaceus* Champ. ex Benth.	地上部分	全年均可采收,干燥	广西壮药第三卷 2018

【中药标准】

名称	植物来源	药用部位	产地加工	标准
扶芳藤	扶芳藤 *Euonymus fortunei*(Turcz.) Hand. -Mazz.	带叶茎枝	全年均可采收,洗净,干燥	浙江第一册 2017
扶芳藤	爬行卫矛 *Euonymus fortunei*(Turcz.) Hand. -Mazz.	地上部分	全年均可采收,晒干	广东第一册 2004
扶芳藤	爬行卫矛 *Euonymus fortunei*(Turcz.) Hand. -Mazz. 冬青卫矛 *Euonymus japonicus* L. 无柄卫矛 *Euonymus subsessilis* Sprague	地上部分	全年均可采收,晒干	广西第二册 1996
扶芳藤	爬行卫矛 *Euonymus fortunei*(Turcz.) Hand. -Mazz. 冬青卫矛 *Euonymus japonicus* L. 无柄卫矛 *Euonymus subsessilis* Sprague	地上部分	—	药典 2020 附

1375 盒果藤

【来源】旋花科植物盒果藤。

【学名】

《中国植物志》	《中国高等植物》
盒果藤 *Operculina turpethum*(L.) S. Manso	盒果藤 *Operculina turpethum*(Linn.) S. Manso

【民族药标准】

名称	植物来源	药用部位	产地加工	标准
盒果藤/勾门夹	盒果藤 *Operculina turpethum*(Linn.) S. Manso	地上部分	全年均可采收,洗净,干燥	广西壮药第三卷 2018

1376 毛翼核果藤

【来源】鼠李科植物毛果翼核果。

【学名】

《中国植物志》	《中国高等植物》
毛果翼核果 *Ventilago calyculata* Tulasne	毛果翼核果 *Ventilago calyculata* Tulasne

【民族药标准】

名称	植物来源	药用部位	产地加工	标准
毛翼核果藤/嘿介	毛果翼核果 *Ventilago calyculata* Tul.	藤茎	秋、冬季采收,切片,干燥	云南傣药 2005

1377 黑风藤

【来源】清风藤科植物柠檬清风藤、多花瓜馥木(黑风藤)。

【学名】

《中国植物志》	《中国高等植物》
柠檬清风藤 *Sabia limoniacea* Wall. ex Hook. f. et Thoms.	柠檬清风藤 *Sabia limoniacea* Wall.(《中国药用植物志》)

续表

《中国植物志》	《中国高等植物》
黑风藤 Fissistigma polyanthum(Hook. f. et Thoms.) Merr.	多花瓜馥木 Fissistigma polyanthum(Hook. f. et Thoms.)Merr.

【民族药标准】

名称	植物来源	药用部位	产地加工	标准
黑风藤/黑钻/解准	柠檬清风藤 Sabia limoniacea Wall.	藤茎	全年均可采收,洗净,切段,晒干	广西瑶药第一卷 2014
黑风藤/勾诀灵	多花瓜馥木 Fissistigma polyanthum (Hook. f. et Thoms.) Merr.	藤茎	全年均可采割,切片,干燥	广西壮药第一卷 2008

【中药标准】

名称	植物来源	药用部位	产地加工	标准
黑风藤	多花瓜馥木 Fissistigma polyanthum(Hook. f. et Thoms.)Merr.	藤茎	全年均可采割,切片,晒干	药典 1977

1378　血风藤

【来源】鼠李科植物翼核果。

【学名】

《中国植物志》	《中国高等植物》
翼核果 Ventilago leiocarpa Benth.	翼核果 Ventilago leiocarpa Benth.

【民族药标准】

名称	植物来源	药用部位	产地加工	标准
血风藤/紫九牛/嘴坐翁	翼核果 Ventilago leiocarpa Benth.	根和根茎	全年均可采收,洗净,切片或段,晒干	广西瑶药第一卷 2014
血风藤/勾勒容	翼核果 Ventilago leiocarpa Benth.	根和根茎	全年均可采收,洗净,切片或段,晒干	广西壮药第二卷 2011

【中药标准】

名称	植物来源	药用部位	产地加工	标准
血风藤	翼核果 Ventilago leiocarpa Benth.	茎	全年可采,洗净,切片,晒干	广东第二册 2011
乌多年	翼核果 Ventilago leiocarpa Bentham	茎	全年可采,洗净,趁鲜切段,干燥	湖南 2009
翼核果根	翼核果 Ventilago leiocarpa Benth.	根	全年均可采挖,除去泥土,洗净,切片或段,晒干	广东第一册 2004
红穿破石	翼核果 Ventilago leiocarpa Benth.	根和老茎	全年可采,除去须根及枝叶,洗净,切段,晒干	广西 1990
血风藤	翼核果 Ventilago leiocarpa Benth.	根和茎	—	部颁 5 册附

1379　广西海风藤

【来源】木兰科植物异型南五味子(异形南五味子)。

【学名】

《中国植物志》	《中国高等植物》
异形南五味子 Kadsura heteroclita(Roxb.)Craib	异形南五味子 Kadsura heteroclita(Roxb.)Craib

【民族药标准】

名称	植物来源	药用部位	产地加工	标准
广西海风藤/大红钻/懂红准	异形南五味子 Kadsura heteroclita(Roxb.)Craib	藤茎	全年均可采收,除去枝叶,切片,干燥	广西瑶药第一卷 2014
广西海风藤/海风藤/勾断	异型南五味子 Kadsura heteroclita(Roxb.)Craib	藤茎	全年可采收,除去枝叶,趁鲜切片,干燥	广西壮药第一卷 2008

【中药标准】

名称	植物来源	药用部位	产地加工	标准
海南海风藤	异型南五味子 Kadsura heteroclita(Roxb.)Craib	藤茎	全年可采,割取老藤茎,刮去栓皮,截成长段,晒干	海南第一册 2011
广东海风藤	异型南五味子 Kadsura heteroclita(Roxb.)Craib	藤茎	全年可采,砍取较老藤茎,刮去栓皮,截成长段,晒干	广东第一册 2004

名称	植物来源	药用部位	产地加工	标准
海风藤	异型南五味子 *Kadsura heteroclita*（Roxb.）Craib	藤茎	全年可采收,除去枝叶,趁鲜切片,干燥	广西 1990
广西海风藤	异型南五味子 *Kadsura heteroclita*（Roxb.）Craib	藤茎	—	药典 2020 附
异型南五味子	异型南五味子 *Kadsura heteroclita*（Roxb.）Craib	根、根皮与藤茎	—	部颁 10 册附

1380 小花青风藤

【来源】清风藤科植物小花清风藤。

【学名】

《中国植物志》	《中国高等植物》
小花清风藤 *Sabia parviflora* Wall. ex Roxb.	小花清风藤 *Sabia parviflora* Wall. ex Roxb.

【民族药标准】

名称	植物来源	药用部位	产地加工	标准
小花青风藤 *	小花清风藤 *Sabia parviflora* Wall. ex Roxb.	茎和叶	夏、秋季采收,洗净,鲜用或晒干	贵州 2003

【中药标准】

名称	植物来源	药用部位	产地加工	标准
小花青风藤	小花清风藤 *Sabia parviflora* Wall. ex Roxb.	藤茎	春、夏二季花期采收,晒干	湖北 2018

附注:*同为中药标准收载品种。

1381 黑骨藤

【来源】萝藦科植物黑龙骨。

【学名】

《中国植物志》	《中国高等植物》
黑龙骨 *Periploca forrestii* Schltr.	黑龙骨 *Periploca forrestii* Schltr.

【民族药标准】

名称	植物来源	药用部位	产地加工	标准
黑骨藤/滇杠柳 *	黑龙骨 *Periploca forrestii* Schltr.	全株 #	秋、冬二季采挖,切段,干燥	贵州第二册 2019

附注:*同为中药标准收载品种;#贵州 2003 收载药用部位"根或全株"。

1382 黄鳝藤

【来源】鼠李科植物多花勾儿茶。

【学名】

《中国植物志》	《中国高等植物》
多花勾儿茶 *Berchemia floribunda*（Wall.）Brongn.	多花勾儿茶 *Berchemia floribunda*（Wall.）Brongn.

【民族药标准】

名称	植物来源	药用部位	产地加工	标准
黄鳝藤/黄骨风/往进崩	多花勾儿茶 *Berchemia floribunda*（Wall.）Brongn.	全株	全年均可采收,除去杂质,洗净,晒干	广西瑶药第一卷 2014

【中药标准】

名称	植物来源	药用部位	产地加工	标准
黄鳝藤	多花勾儿茶 *Berchemia floribunda* Brongn.	全株	—	药典 2020

1383 鸡矢藤

【来源】茜草科植物鸡矢藤(鸡屎藤)。

【学名】

《中国植物志》	《中国高等植物》
鸡屎藤 *Paederia foetida* L.	鸡矢藤 *Paederia scandens*（Lour.）Merr.

【民族药标准】

名称	植物来源	药用部位	产地加工	标准
鸡矢藤/勾邓骂	鸡矢藤 *Paederia scandens*(Lour.)Merr.	地上部分	夏、秋季采割,阴干	广西壮药第一卷 2008
鸡矢藤 #	鸡矢藤 *Paederia scandens*(Lour.)Merr.	地上部分	夏、秋二季采割,阴干	贵州 2003
鸡矢藤 *	鸡矢藤 *Paederia scandens*(Lour.)Merr.	地上部分	—	湖南炮规 2021

【中药标准】

名称	植物来源	药用部位	产地加工	标准
鸡矢藤	鸡矢藤 *Paederia scandens*(Lour.)Merr.	地上部分	夏、秋二季采割,阴干	药典 1977
鸡屎藤	鸡矢藤 *Paederia scandens*(Lour.)Merr.	地上部分 ▲	夏、秋二季采收,除去杂质,干燥	安徽 2022
鸡矢藤	鸡矢藤 *Paederia scandens*(Lour.)Merr.	地上部分	夏、秋二季采割,除去杂质,阴干	湖北 2018
鸡矢藤	鸡矢藤 *Paederia scandens*(Lour.)Merr.	地上部分	夏、秋二季采割,趁鲜切段,阴干	广东第三册 2018
鸡矢藤	鸡矢藤 *Paederia scandens*(Lour.)Merr.	地上部分	夏、秋二季采割,阴干	河北 2018
鸡矢藤	鸡矢藤 *Paederia scandens*(Lour.)Merr.	地上部分	夏、秋二季采割,阴干	江西 2014
鸡矢藤	鸡矢藤 *Paederia scandens*(Lour.)Merr.	地上部分	夏、秋季采收全草,晒干	海南第一册 2011
鸡矢藤	鸡矢藤 *Paederia scandens*(Lour.)Merr. 毛鸡矢藤 *Paederia scandens*(Lour.)Merr. var. *tomentosa*(Bl.)Hand.-Mazz.	地上部分	夏、秋二季采割,阴干	四川 2010
鸡矢藤	鸡矢藤 *Paederia scandens*(Lour.)Merr.	地上部分	夏、秋两季采割,阴干	湖南 2009
鸡矢藤	鸡矢藤 *Paederia scandens*(Lour.)Merr.	地上部分	夏、秋二季采割,阴干	福建 2006
鸡矢藤/鸡屎藤	鸡矢藤 *Paederia scandens*(Lour.)Merr.	地上部分	夏、秋季采收,除去杂质,晒干	上海 1994
鸡矢藤	鸡矢藤 *Paederia scandens*(Lour.)Merr.	地上部分	夏、秋两季采割,阴干	河南 1993
鸡矢藤	鸡矢藤 *Paederia scandens*(Lour.)Merr.	地上部分	夏、秋两季采割,低温干燥或阴干	北京炮规 2023
鸡屎藤	鸡屎藤 *Paederia scandens*(Lour.)Merr.	地上部分	夏、秋二季采收,晒干	甘肃炮规 2022
鸡矢藤	鸡矢藤 *Paederia scandens*(Lour.)Merr.	地上部分	—	山东炮规 2022
鸡矢藤	鸡矢藤 *Paederia scandens*(Lour.)Merr.	地上部分	—	药典 2020 附

附注:*【民族药名】日阿色二拉(土家),那嘎布久(苗),教款(侗),鸡屎藤(瑶);#同为中药标准收载品种;▲安徽炮规 2019 收载药用部位"全草"。

1384 金沙藤

【来源】海金沙科植物海金沙、小叶海金沙、曲轴海金沙。

【学名】

《中国植物志》	《中国高等植物》
海金沙 *Lygodium japonicum*(Thunb.)Sw.	海金沙 *Lygodium japonicum*(Thunb.)Sw.
小叶海金沙 *Lygodium microphyllum*(Cavanilles)R. Brown	小叶海金沙 *Lygodium scandens*(Linn.)Sw.
曲轴海金沙 *Lygodium flexuosum*(L.)Sw.	曲轴海金沙 *Lygodium flexuosum*(Linn.)Sw.

【民族药标准】

名称	植物来源	药用部位	产地加工	标准
金沙藤/溶随滇	海金沙 *Lygodium japonicum*(Thunb.)Sw. 小叶海金沙 *Lygodium microphyllum*(Cav.)R. Br. 曲轴海金沙 *Lygodium flexuosum*(L.)Sw.	地上部分	夏、秋季采收,除去杂质,晒干	广西壮药第三卷 2018
金沙藤/紧歪龙	海金沙 *Lygodium japonicum*(Thunb.)Sw. 小叶海金沙 *Lygodium scandens*(L.)Sw. 曲轴海金沙 *Lygodium flexuosum*(L.)Sw.	地上部分	夏、秋季采收,除去杂质,晒干	广西瑶药第一卷 2014
海金沙藤 *	海金沙 *Lygodium japonicum*(Thunb.)Sw.	地上部分	—	湖南炮规 2021
海金沙草 #	海金沙 *Lygodium japonicum*(Thunb.)Sw.	藤叶	秋季藤叶茂盛时采割,干燥	贵州第一册 2019

【中药标准】

名称	植物来源	药用部位	产地加工	标准
海金沙草	海金沙 *Lygodium japonicum*（Thunb.）Sw.	地上部分	夏、秋二季采割,除去杂质,干燥 ▲	安徽 2022
洗肝草	海金沙 *Lygodium japonicum*（Thunb.）Sw.	地上部分	夏、秋二季采割,除去杂质,晒干	湖北 2018
海金沙藤	海金沙 *Lygodium japonicum*（Thunb.）Sw.	地上部分	夏、秋二季采割,除去杂质,晒干	江西 2014
海金沙草/金沙藤	海金沙 *Lygodium japonicum*（Thunb.）Sw. 小叶海金沙 *Lygodium microphyllum*（Cav.）R. Br.	地上部分	秋季孢子未脱落时采收,除去杂质,晒干	广东第二册 2011
海金沙藤	海金沙 *Lygodium japonicum*（Thunb.）Sw.	地上部分	夏、秋季孢子未成熟时采收,除去杂质,晒干	海南第一册 2011
海金沙藤	海金沙 *Lygodium japonicum*（Thunb.）Sw.	地上部分	夏、秋二季采割,除去杂质,晒干	四川 2010
海金沙藤	海金沙 *Lygodium japonicum*（Thunb.）Sweet 狭叶海金沙 *Lygodium microstachyum* Desv.	地上部分	秋季孢子未成熟时采收,除去杂质,鲜用或干燥	湖南 2009
海金沙藤	海金沙 *Lygodium japonicum*（Thunb.）Sw. 狭叶海金沙 *Lygodium microstachyum* Desv.	地上部分	秋季孢子未成熟时采收,除去杂质,晒干	福建 2006
海金沙藤	海金沙 *Lygodium japonicum*（Thunb.）Sw.	带羽片的叶轴	夏、秋季采收,干燥	上海 1994
金沙藤	海金沙 *Lygodium japonicum*（Thunb.）Sw. 小叶海金沙 *Lygodium microphyllum*（Cavanilles）R. Brown 曲轴海金沙 *Lygodium flexuosum*（L.）Sw.	地上部分	秋季孢子未成熟时采收,除去杂质,晒干	广西 1990
金沙藤	海金沙 *Lygodium japonicum*（Thunb.）Sw. 小叶海金沙 *Lygodium microphyllum*（Cav.）R. Br. 曲轴海金沙 *Lygodium flexuosum*（L.）Sw.	地上部分	—	药典 2020 附
海金沙藤	海金沙 *Lygodium japonicum*（Thunb.）Sw.	地上部分	—	药典 2020 附
金沙藤	海金沙 *Lygodium japonicum*（Thunb.）Sw.	全草	—	部颁 10 册附
海金沙草	海金沙 *Lygodium japonicum*（Thunb.）Sw.	全草	—	山东 2002 附

附注:*【民族药名】铺土统(土家),芮亚玉(苗),教恩刮(侗),铁线草(瑶);#同为中药标准收载品种;▲安徽炮规 2019 收载产地加工"打下孢子(海金沙)"。

1385　九龙藤

【来源】豆科植物龙须藤。

【学名】

《中国植物志》	《中国高等植物》
龙须藤 *Phanera championii* Benth.	龙须藤 *Bauhinia championii*（Benth.）Benth.

【民族药标准】

名称	植物来源	药用部位	产地加工	标准
九龙藤 #	龙须藤 *Bauhinia championii*（Benth.）Benth.	藤茎 *	全年均可采收,除去杂质,鲜用或晒干	贵州第一册 2019
九龙藤/九龙钻/坐龙准	龙须藤 *Bauhinia championii*（Benth.）Benth.	藤茎	全年均可采收,除去枝叶,切片,晒干	广西瑶药第一卷 2014
九龙藤/勾燕	龙须藤 *Bauhinia championii*（Benth.）Benth.	藤茎	全年均可采收,除去枝叶,切片,干燥	广西壮药第一卷 2008
五花木通/赤毕纽古	龙须藤 *Bauhinia championii*（Benth.）Benth.	藤茎	秋、冬二季采收,除去枝叶,切段,干燥	四川 2022

【中药标准】

名称	植物来源	药用部位	产地加工	标准
龙须藤/圆过岗龙	龙须藤 *Bauhinia championii*（Benth.）Benth.	藤茎	全年可采收。割取藤茎,趁鲜切片,晒干	广东第二册 2011
九龙藤	龙须藤 *Bauhinia championii*（Benth.）Benth.	藤茎	全年均可采收,除去枝叶,切片,晒干	广西第二册 1996
过岗龙	榼藤 *Entada phaseoloides*（L.）Merr. 龙须藤 *Bauhinia championii*（Benth.）Benth.	藤茎	—	部颁 5 册附

附注:*新鲜或干燥藤茎;#同为中药标准收载品种。

1386 宽筋藤

【来源】防己科植物宽筋藤(中华青牛胆)、心叶宽筋藤、中华青牛胆。

【学名】

《中国植物志》	《中国高等植物》
中华青牛胆 *Tinospora sinensis*(Lour.)Merr.	中华青牛胆 *Tinospora sinensis*(Lour.)Merr.
心叶宽筋藤 *Tinospora cordifolia* Miers(《中国民族药志》)	心叶宽筋藤 *Tinospora cordifolia* Miers(《藏药志》)

【民族药标准】

名称	植物来源	药用部位	产地加工	标准
宽筋藤/勒哲	宽筋藤 *Tinospora sinensis*(Lour.)Merr.	茎	秋季采收,剖开,切段,晒干	六省藏标
宽筋藤/勒哲	心叶宽筋藤 *Tinospora cordifolia*(Willd.)Miers 宽筋藤 *Tinospora sinensis*(Lour.)Merr.	茎	全年可采,砍取地上部分,除去嫩枝及叶,切段,晒干	部颁藏药
宽筋藤/青九牛/青坐翁	中华青牛胆 *Tinospora sinensis*(Lour.)Merr.	藤茎	全年均可采收,切段或厚片,干燥	广西瑶药第一卷 2014
宽筋藤/勾丛	中华青牛胆 *Tinospora sinensis*(Lour.)Merr.	藤茎	全年可采,切段或厚片,干燥	广西壮药第一卷 2008
宽筋藤/雷摘	心叶宽筋藤 *Tinospora cordifolia*(Willd.)Miers 宽筋藤 *Tinospora sinensis*(Willd.)Merr.	茎	全年可采,砍取地上部分,除去嫩枝及叶,切段,晒干	青海藏药 1992
宽筋藤/勒哲	中华青牛胆 *Tinospora sinensis*(Lour.)Merr. 心叶宽筋藤 *Tinospora cordifolia* Miers	茎藤	全年可采、砍取地上部分、除去嫩枝及叶、晒干	西藏藏药炮规 2022
宽筋藤/勒哲	中华青牛胆 *Tinospora sinensis*(Lour.)Merr.	茎	全年可采,砍取地上部分,除去嫩枝及叶,晒干	青海藏药炮规 2010

【中药标准】

名称	植物来源	药用部位	产地加工	标准
宽筋藤	中华青牛胆 *Tinospora sinensis*(Lour.)Merr.	藤茎	全年可采收,切成段或厚片,晒干	海南第一册 2011
宽筋藤	中华青牛胆 *Tinospora sinensis*(Loureiro)Merrill	藤茎	全年均可采收,切成段或厚片,晒干	湖南 2009
宽筋藤	中华青牛胆 *Tinospora sinensis*(Lour.)Merr.	藤茎	全年可采收,切成段或厚片,晒干	广东第一册 2004
宽筋藤	中华青牛胆 *Tinospora sinensis*(Lour.)Merr.	藤茎	全年可采,切段或厚片,晒干	广西 1990
宽筋藤	中华青牛胆 *Tinospora sinensis*(Lour.)Merr.	藤茎	全年均可采收,除去老茎及叶,切段或趁鲜切厚片,晒干	北京炮规 2023
宽筋藤	中华青牛胆 *Tinospora sinensis*(Lour.)Merr.	藤茎	采割后洗净,切片	天津炮规 2018
宽筋藤	宽筋藤 *Tinospora sinensis*(Lour.)Merr. 心叶宽筋藤 *Tinospora cordifolia*(Willd.)Miers	茎	—	药典 2020 附
宽筋藤	中华青牛胆 *Tinospora sinensis*(Lour.)Merr.	藤茎	—	部颁 3 册附
宽筋藤	宽筋藤 *Tinospora sinensis*(Lour.)Merr.	茎藤	—	上海 1994 附

1387 六方藤

【来源】葡萄科植物翅茎白粉藤。

【学名】

《中国植物志》	《中国高等植物》
翅茎白粉藤 *Cissus hexangularis* Thorel ex Planch.	翅茎白粉藤 *Cissus hexangularis* Thorel ex Planch.

【民族药标准】

名称	植物来源	药用部位	产地加工	标准
六方藤/六方钻/落帮准	翅茎白粉藤 *Cissus hexangularis* Thorel ex Planch.	藤茎	秋季采收,切段,晒干	广西瑶药第一卷 2014
六方藤/勾弄林	翅茎白粉藤 *Cissus hexangularis* Thorel ex Planch.	藤茎	秋季采收,切段,晒干	广西壮药第二卷 2011

1388 四方藤

【来源】葡萄科植物翼茎白粉藤。

【学名】

《中国植物志》	《中国高等植物》
翼茎白粉藤 *Cissus pteroclada* Hayata	翼茎白粉藤 *Cissus pteroclada* Hayata

【民族药标准】

名称	植物来源	药用部位	产地加工	标准
四方藤/四方钻/肥帮准	翼茎白粉藤 Cissus pteroclada Hayata	藤茎	全年均可采收,切段,晒干	广西瑶药第一卷 2014
四方藤/勾绥林	翼茎白粉藤 Cissus pteroclada Hayata	藤茎	全年均可采收,切段,晒干	广西壮药第二卷 2011

【中药标准】

名称	植物来源	药用部位	产地加工	标准
四方藤	四方藤 Cissus pteroclada Hayata	藤茎	秋季采割,截段,干燥	药典 1977

1389 芦山藤

【来源】菊科植物岩穴藤菊。

【学名】

《中国植物志》	《中国高等植物》
岩穴藤菊 Cissampelopsis spelaeicola（Vant.）C. Jeffrey et Y. L. Chen	岩穴藤菊 Cissampelopsis spelaeicola（Vant.）C. Jeffrey et Y. L. Chen

【民族药标准】

名称	植物来源	药用部位	产地加工	标准
芦山藤/糯米风/巴布崩	岩穴藤菊 Cissampelopsis spelaeicola（Vant.）C. Jeffrey et Y. L. Chen	地上部分	秋季采收,晒干	广西瑶药第一卷 2014

1390 络石藤

【来源】夹竹桃科植物络石。

【学名】

《中国植物志》	《中国高等植物》
络石 Trachelospermum jasminoides（Lindl.）Lem.	络石 Trachelospermum jasminoides（Lindl.）Lem.

【民族药标准】

名称	植物来源	药用部位	产地加工	标准
络石藤/爬墙风/把警崩	络石 Trachelospermum jasminoides（Lindl.）Lem.	带叶藤茎	冬季至次年春季采收,除去杂质,晒干	广西瑶药第一卷 2014

【中药标准】

名称	植物来源	药用部位	产地加工	标准
络石藤	络石 Trachelospermum jasminoides（Lindl.）Lem.	带叶藤茎	冬季至次春采割,除去杂质,晒干	药典 2020
络石藤/薜荔藤	薜荔 Ficus pumila Linnaeus	带叶茎枝	秋末、冬初叶未脱落前采收,干燥	湖南 2009

1391 买麻藤

【来源】买麻藤科植物小叶买麻藤、垂子买麻藤、买麻藤。

【学名】

《中国植物志》	《中国高等植物》
小叶买麻藤 Gnetum parvifolium（Warb.）C. Y. Cheng ex Chun	小叶买麻藤 Gnetum parvifolium（Warb.）C. Y. Cheng ex Chun
垂子买麻藤 Gnetum pendulum C. Y. Cheng	垂子买麻藤 Gnetum pendulum C. Y. Cheng
买麻藤 Gnetum montanum Markgr.	买麻藤 Gnetum montanum Markgr.

【民族药标准】

名称	植物来源	药用部位	产地加工	标准
买麻藤/麻骨风[#]	小叶买麻藤 Gnetum parvifolium（Warb.）C. Y. Cheng ex Chun 垂子买麻藤 Gnetum pendulum C. Y. Cheng	茎叶或根[*]	全年均可采收,趁鲜切段,鲜用或干燥	贵州第二册 2019
买麻藤/麻骨钻/马进准	买麻藤 Gnetum montanum Markgr.	藤茎	全年均可采收,切段,晒干	广西瑶药第一卷 2014
小叶买麻藤/麻骨风/麻进崩	小叶买麻藤 Gnetum parvifolium（Warb.）C. Y. Cheng ex Chun	藤茎	全年均可采收,切段,晒干或鲜用	广西瑶药第一卷 2014

【中药标准】

名称	植物来源	药用部位	产地加工	标准
买麻藤	买麻藤 *Gnetum montanum* Markgr.	藤茎	全年可采,除去枝叶,切片,晒干	福建 2006
买麻藤	买麻藤 *Gnetum montanum* Markgr. 小叶买麻藤 *Gnetum parvifolium*(Warb.)C. Y. Cheng	藤茎	全年可采,切段,晒干	广西第二册 1996
买麻藤	买麻藤 *Gnetum montanum* Markgr. 小叶买麻藤 *Gnetum parvifolium*(Warb.)C. Y. Cheng ex Chun	藤茎	—	药典 2020 附
买麻藤	小叶买麻藤 *Gnetum parvifolium*(Warb.)C. Y. Cheng 买麻藤 *Gnetum montanum* Markgr.	茎	—	部颁 2 册附

附注:*新鲜或干燥茎叶或根;#同为中药标准收载品种。

1392 小叶买麻藤

【来源】买麻藤科植物小叶买麻藤。

【学名】

《中国植物志》	《中国高等植物》
小叶买麻藤 *Gnetum parvifolium*(Warb.)C. Y. Cheng ex Chun	小叶买麻藤 *Gnetum parvifolium*(Warb.)C. Y. Cheng ex Chun

【民族药标准】

名称	植物来源	药用部位	产地加工	标准
小叶买麻藤/ 麻骨风/麻进崩	小叶买麻藤 *Gnetum parvifolium*(Warb.)C. Y. Cheng ex Chun	藤茎	全年均可采收,切段,晒干或鲜用	广西瑶药第一卷 2014
买麻藤/麻骨风#	小叶买麻藤 *Gnetum parvifolium*(Warb.)C. Y. Cheng ex Chun 垂子买麻藤 *Gnetum pendulum* C. Y. Cheng	茎叶或根*	全年均可采收,趁鲜切段,鲜用或干燥	贵州第二册 2019

【中药标准】

名称	植物来源	药用部位	产地加工	标准
买麻藤	买麻藤 *Gnetum montanum* Markgr. 小叶买麻藤 *Gnetum parvifolium*(Warb.)C. Y. Cheng	藤茎	全年可采,切段,晒干	广西第二册 1996
买麻藤	买麻藤 *Gnetum montanum* Markgr. 小叶买麻藤 *Gnetum parvifolium*(Warb.)C. Y. Cheng ex Chun	藤茎	—	药典 2020 附
买麻藤	小叶买麻藤 *Gnetum parvifolium*(Warb.)C. Y. Cheng 买麻藤 *Gnetum montanum* Markgr.	茎	—	部颁 2 册附

附注:*新鲜或干燥茎叶或根;#同为中药标准收载品种。

1393 白花油麻藤

【来源】豆科植物白花油麻藤。

【学名】

《中国植物志》	《中国高等植物》
白花油麻藤 *Mucuna birdwoodiana* Tutch.	白花油麻藤 *Mucuna birdwoodiana* Tutch.

【民族药标准】

名称	植物来源	药用部位	产地加工	标准
白花油麻藤/拉果肖夏	白花油麻藤 *Mucuna birdwoodiana* Tutcher	种子	秋季采集果实,取出种子,晒干	部颁藏药
白花油麻藤/达果肖夏	白花油麻藤 *Mucuna birdwoodiana* Tutcher	种子	秋季采集果实,取出种子,晒干	青海藏药 1992
白花油麻藤/拉果肖夏	白花油麻藤 *Mucuna birdwoodiana* Tutcher	种子	秋季采集果实,取出种子,晒干	青海藏药炮规 2010

【中药标准】

名称	植物来源	药用部位	产地加工	标准
鸡血藤/白花油麻藤	白花油麻藤 *Mucuna birdwoodiana* Tutch.	藤茎	秋、冬两季采收,除去枝叶,切片,干燥	湖南 2009

1394 万筋藤

【来源】兰科植物三褶虾脊兰。

【学名】

《中国植物志》	《中国高等植物》
三褶虾脊兰 *Calanthe triplicata*(Willem.)Ames	三褶虾脊兰 *Calanthe triplicata*(Willem.)Ames

【民族药标准】

名称	植物来源	药用部位	产地加工	标准
万筋藤/勾散浮	三褶虾脊兰 *Calanthe triplicata*(Willemet) Ames	全株	夏、秋季采收,洗净,晒干	广西壮药第三卷 2018

【中药标准】

名称	植物来源	药用部位	产地加工	标准
万筋藤	三褶虾脊兰 *Calanthe triplicata*(Willemet) Ames	全株	夏、秋季采收,洗净,晒干	广西 1990
万筋藤	三褶虾脊兰 *Calanthe triplicata*(Willemet) Ames	全株	—	部颁 8 册附

1395　面根藤

【来源】旋花科植物打碗花。

【学名】

《中国植物志》	《中国高等植物》
打碗花 *Calystegia hederacea* Wall.	打碗花 *Calystegia hederacea* Wall. ex Roxb.

【民族药标准】

名称	植物来源	药用部位	产地加工	标准
面根藤	打碗花 *Calystegia hederacea* Wall.	全草	夏、秋二季采收,除去杂质,洗净,干燥	四川 2022

1396　无根藤

【来源】樟科植物无根藤。

【学名】

《中国植物志》	《中国高等植物》
无根藤 *Cassytha filiformis* L.	无根藤 *Cassytha filiformis* Linn.

【民族药标准】

名称	植物来源	药用部位	产地加工	标准
无根藤/法夹	无根藤 *Cassytha filiformis* Linn.	全草	全年均可采收,除去杂质,干燥	广西壮药第二卷 2011

【中药标准】

名称	植物来源	药用部位	产地加工	标准
无根藤	无根藤 *Cassytha filiformis* L.	全草	全年可采,除去杂质,干燥	广西第二册 1996

1397　牛白藤

【来源】茜草科植物牛白藤。

【学名】

《中国植物志》	《中国高等植物》
牛白藤 *Hedyotis hedyotidea*(DC.) Merr.	牛白藤 *Hedyotis hedyotidea*(DC.) Merr.

【民族药标准】

名称	植物来源	药用部位	产地加工	标准
牛白藤/鸡肠风/结岗崩	牛白藤 *Hedyotis hedyotidea*(DC.) Merr.	全草	夏、秋季采收,切段,干燥	广西瑶药第一卷 2014
牛白藤/勾抹告	牛白藤 *Hedyotis hedyotidea*(DC.) Merr.	全草	夏、秋季采收,切片,干燥	广西壮药第一卷 2008
牛白藤*	牛白藤 *Hedyotis hedyotidea*(DC.) Merr.	藤茎#	—	湖南炮规 2021

【中药标准】

名称	植物来源	药用部位	产地加工	标准
牛白藤	牛白藤 *Hedyotis hedyotidea*(DC.) Merr.	藤茎	全年可采,洗净,切片或段,晒干	湖南 2009
牛白藤	牛白藤 *Hedyotis hedyotidea*(DC.) Merr.	藤茎	全年可采,洗净,切成片或段,晒干	广东第一册 2004
牛白藤	牛白藤 *Hedyotis hedyotidea* DC.	全草	夏、秋季采收,切片,干燥	广西 1990
牛白藤	牛白藤 *Hedyotis hedyotidea* DC.	全草	—	药典 2020 附
牛白藤	牛白藤 *Hedyotis hedyotidea* DC.	根及茎	—	部颁 3 册附

附注:*【民族药名】鸡肠风(瑶);#干燥藤茎或新鲜藤茎。

1398 葡萄藤

【来源】葡萄科植物葡萄。

【学名】

《中国植物志》	《中国高等植物》
葡萄 *Vitis vinifera* L.	葡萄 *Vitis vinifera* Linn.

【民族药标准】

名称	植物来源	药用部位	产地加工	标准
葡萄藤	葡萄 *Vitis vinifera* L.	藤茎	—	部颁维药附

1399 青蛇藤

【来源】萝藦科植物青蛇藤。

【学名】

《中国植物志》	《中国高等植物》
青蛇藤 *Periploca calophylla*(Wight)Falc.	青蛇藤 *Periploca calophylla*(Wight)Falc.

【民族药标准】

名称	植物来源	药用部位	产地加工	标准
青蛇藤/恩纳牛	青蛇藤 *Periploca calophylla*(Wight)Falc.	茎、叶	全年可采,除去杂质,干燥	云南彝药Ⅱ 2005

【中药标准】

名称	植物来源	药用部位	产地加工	标准
铁乌帚	青蛇藤 *Periploca calophylla*(Wight)Falc.	藤茎	秋季采收,除去叶片和杂质,切段,干燥	湖北 2018

1400 清香藤

【来源】木樨科植物清香藤。

【学名】

《中国植物志》	《中国高等植物》
清香藤 *Jasminum lanceolaria* Roxburgh	清香藤 *Jasminum lanceolarium* Roxb.

【民族药标准】

名称	植物来源	药用部位	产地加工	标准
清香藤/破骨风/排进崩	清香藤 *Jasminum lanceolarium* Roxb.	全株	全年均可采收,除去杂质,晒干	广西瑶药第一卷 2014
清香藤 *	清香藤 *Jasminum lanceolarium* Roxb.	藤茎	—	湖南炮规 2021

【中药标准】

名称	植物来源	药用部位	产地加工	标准
清香藤	清香藤 *Jasminum lanceolaria* Roxburgh	藤茎	秋、冬两季采收,除去细枝及叶,切段,晒干	湖南 2009

　　附注:*【民族药名】鲁嘎皮二拉(土家),咪芮民花(苗),教困(侗),破骨风(瑶)。

1401 雀梅藤

【来源】鼠李科植物毛叶雀梅藤、雀梅藤。

【学名】

《中国植物志》	《中国高等植物》
毛叶雀梅藤 *Sageretia thea* var. *tomentosa*(Schneid.)Y. L. Chen et P. K.	毛叶雀梅藤 *Sageretia thea* var. *tomentosa*(C. K. Schneid.)Y. L. Chen & P. K. Chou(《中国生物物种名录》)
雀梅藤 *Sageretia thea*(Osbeck)Johnst.	雀梅藤 *Sageretia thea*(Osbeck)Johnst.

【民族药标准】

名称	植物来源	药用部位	产地加工	标准
雀梅藤/倒丁风/打拱崩	毛叶雀梅藤 *Sageretia thea*(Osbeck)Johnst. var. *tomentosa*(Schneid.)Y. L. Chen et P. K. Chou 雀梅藤 *Sageretia thea*(Osbeck)Johnst.	地上部分	全年均可采收,洗净,干燥	广西瑶药第一卷 2014

【中药标准】

名称	植物来源	药用部位	产地加工	标准
雀梅藤	雀梅藤 *Sageretia thea*（Osbeck）Johnst.	根及茎	全年可采,洗净干燥;或趁鲜时切厚片,干燥	浙江第一册 2017
雀梅藤根	雀梅藤 *Sageretia theazans*（C.）Brongn	地下根	—	部颁 11 册附

1402 石南藤

【来源】胡椒科植物石南藤（毛山蒟）、山蒟、毛蒟。

【学名】

《中国植物志》	《中国高等植物》
石南藤 *Piper wallichii*（Miq.）Hand.-Mazz.	毛山蒟 *Piper wallichii*（Miq.）Hand.-Mazz.
山蒟 *Piper hancei* Maxim.	山蒟 *Piper hancei* Maxim.
毛蒟 *Piper hongkongense* C. de Candolle	毛蒟 *Piper hongkongense* C. DC.

【民族药标准】

名称	植物来源	药用部位	产地加工	标准
石南藤*	石南藤 *Piper wallichii*（Miq.）Hand.-Mazz. 山蒟 *Piper hancei* Maxim.	带叶藤茎	夏、秋两季采收,除去杂质,鲜用或干燥	贵州第二册 2019
石南藤/丢柄美	石南藤 *Piper wallichii*（Miq.）Hand.-Mazz. 毛蒟 *Piper puberulum*（Benth.）Maxim.	带叶茎枝	夏、秋季采收,晒干	广西瑶药第一卷 2014

【中药标准】

名称	植物来源	药用部位	产地加工	标准
石楠藤	石楠 *Photinia serrulata* Lindl.	藤茎	夏、秋季采收,干燥	山东 2022
石楠藤	石南藤 *Piper wallichii*（Miq.）Hand.-Mazz.	带叶茎枝	秋季割取带叶茎枝,晒干	内蒙古 2021
石南藤	石南藤 *Piper wallichii*（Miq.）Hand.-Mazz.	带叶藤茎	全年均可采挖,或于夏秋季采集茎、叶,除去杂质,干燥	湖北 2018
石南藤/南藤	山蒟 *Piper hancei* Maxim.	带叶藤茎	秋季采割,除去根,晒干	江西 2014
石南藤	石南藤 *Piper wallichii*（Miq.）Hand.-Mazz.	全草	夏、秋二季采收,除去泥沙,扎把,阴干	四川 2010
石南藤	毛蒟 *Piper puberulum*（Benth.）Maxim.	地上部分	全年可采,除去杂质,洗净,干燥,扎成把	湖南 2009
石南藤	石南藤 *Piper wallichii*（Miq.）Hand.-Mazz. 毛蒟 *Piper puberulum*（Benth.）Maxim.	带叶茎枝	夏、秋季采收,晒干	广西 1990
石南藤/石楠藤	石南藤 *Piper wallichii*（Miq.）Hand.-Mazz.	全草	—	重庆炮规 2006
穿壁风	石南藤 *Piper wallichii*（Miq.）Hand.-Mazz. 毛蒟 *Piper puberulum*（Benth.）Maxim.	带叶茎枝	—	药典 2020 附
石南藤	石南藤 *Piper wallichii*（Miq.）Hand.-Mazz. var. *hupehense*（DC.）Hand.-Mazz.	带叶基枝	—	部颁 1 册附
石南藤	石楠 *Photinia serrulata* Lindl.	嫩枝	—	部颁 6 册附
爬岩香	湖北胡椒 *Piper wallichii*（Miq）Hand.-Mazz.	藤茎	—	部颁 15 册附

附注:*同为中药标准收载品种。

1403 甜茶藤

【来源】葡萄科植物显齿蛇葡萄（大齿牛果藤）。

【学名】

《中国植物志》	《中国高等植物》
大齿牛果藤 *Nekemias grossedentata*（Hand.-Mazz.）J. Wen & Z. L. Nie	显齿蛇葡萄 *Ampelopsis grossedentata*（Hand.-Mazz.）W. T. Wang

【民族药标准】

名称	植物来源	药用部位	产地加工	标准
甜茶藤/藤茶/档茶没	显齿蛇葡萄 *Ampelopsis grossedentata*（Hand.-Mazz.）W. T. Wang	地上部分	夏、秋季采收,除去杂质,干燥	广西瑶药第二卷 2022
甜茶藤/茶完	显齿蛇葡萄 *Ampelopsis grossedentata*（Hand.-Mazz.）W. T. Wang	地上部分	夏、秋季采收,除去杂质,干燥	广西壮药第一卷 2008

1404 通关藤

【来源】萝摩科植物通关藤(通光散)。

【学名】

《中国植物志》	《中国高等植物》
通光散 *Marsdenia tenacissima* (Roxb.) Moon	通光散 *Marsdenia tenacissima* (Roxb.) Moon

【民族药标准】

名称	植物来源	药用部位	产地加工	标准
通关藤/把散牛	通关藤 *Marsdenia tenacissima* (Roxb.) Wight et Arn.	茎	秋、冬季采收,干燥	云南彝药 2005

【中药标准】

名称	植物来源	药用部位	产地加工	标准
通关藤	通关藤 *Marsdenia tenacissima* (Roxb.) Wight et Arn.	藤茎	秋、冬二季采收,干燥	药典 2020

1405 五味藤

【来源】远志科植物蝉翼藤。

【学名】

《中国植物志》	《中国高等植物》
蝉翼藤 *Securidaca inappendiculata* Hassk.	蝉翼藤 *Securidaca inappendiculata* Hassk.

【民族药标准】

名称	植物来源	药用部位	产地加工	标准
五味藤/黄九牛/往坐翁	蝉翼藤 *Securidaca inappendiculata* Hassk.	全株	全年均可采收,除去杂质,切片,干燥	广西瑶药第一卷 2014
五味藤/棵贡省	蝉翼藤 *Securidaca inappendiculata* Hassk.	全株	全年均可采收,除去杂质,切片,干燥	广西壮药第一卷 2008

【中药标准】

名称	植物来源	药用部位	产地加工	标准
五味藤	蝉翼藤 *Securidaca inappendiculata* Hassk.	全株 *	全年均可采收,除去杂质,切片,晒干	广西第二册 1996
五味藤	蝉翼藤 *Securidaca inappendiculata* Hassk.	全株	—	药典 2020 附

附注:* 广西 1990 收载药用部位"根皮"。

1406 长蕊五味藤

【来源】木兰科植物绿叶五味子。

【学名】

《中国植物志》	《中国高等植物》
绿叶五味子 *Schisandra arisanensis* subsp. *viridis*(A. C. Smith)R. M. K. Saunders	绿叶五味子 *Schisandra viridis* A. C. Smith

【民族药标准】

名称	植物来源	药用部位	产地加工	标准
长蕊五味藤/白钻/别准	绿叶五味子 *Schisandra viridis* A. C. Smith	藤茎	全年均可采收,洗净鲜用或切片晒干备用	广西瑶药第一卷 2014

1407 云南五味子藤

【来源】木兰科植物云南五味子(滇五味子)。

【学名】

《中国植物志》	《中国高等植物》
滇五味子 *Schisandra henryi* Clarke var. *yunnanensis* A. C. Smith	滇五味子 *Schisandra henryi* var. *yunnanensis* A. C. Smith

【民族药标准】

名称	植物来源	药用部位	产地加工	标准
云南五味子藤/嘿罕盖	云南五味子 *Schisandra henryi* C. B. Clarke var. *yunnanensis* A. C. Smith	藤茎	秋、冬季采收,除去侧枝,切片,干燥	云南傣药 2005

1408 锡叶藤

【来源】五桠果科植物锡叶藤。

【学名】

《中国植物志》	《中国高等植物》
锡叶藤 Tetracera sarmentosa Vahl	锡叶藤 Tetracera asiatica（Lour.）Hoogl.

【民族药标准】

名称	植物来源	药用部位	产地加工	标准
锡叶藤/勾呀	锡叶藤 Tetracera sarmentosa（Linn.）Vahl	根	全年均可采收,洗净,切段,晒干	广西壮药第二卷 2011

【中药标准】

名称	植物来源	药用部位	产地加工	标准
锡叶藤	锡叶藤 Tetracera asiatica（Lour.）Hoogl.	根、茎	—	药典 1977 附

1409 相思藤

【来源】豆科植物相思子。

【学名】

《中国植物志》	《中国高等植物》
相思子 Abrus precatorius L.	相思子 Abrus precatorius Linn.

【民族药标准】

名称	植物来源	药用部位	产地加工	标准
相思藤/勾相思	相思子 Abrus precatorius Linn.	茎叶	5—10 月茎叶生长旺盛时,割取带叶幼藤(除净荚果),切成段,干燥	广西壮药第三卷 2018

【中药标准】

名称	植物来源	药用部位	产地加工	标准
相思藤	相思子 Abrus precatorius L.	茎叶	夏、秋二季采收,割取带叶幼茎(除尽荚果),洗净,干燥	广东第二册 2011
相思藤	相思藤 Abrus precatorius L.	藤茎及叶	—	部颁 14 册附

1410 小红藤

【来源】葡萄科植物崖爬藤。

【学名】

《中国植物志》	《中国高等植物》
崖爬藤 Tetrastigma obtectum（Wall.）Planch.	崖爬藤 Tetrastigma obtectum（Wall. ex Laws.）Planch.

【民族药标准】

名称	植物来源	药用部位	产地加工	标准
小红藤/放达蛸	崖爬藤 Tetrastigma obtectum（Wall. ex Laws.）Planch.	藤茎	全年可采,除去杂质,干燥	云南彝药 II 2005
岩五加*	崖爬藤 Tetrastigma obtectum（Wall.）Planch.	全草	全年均可采挖,晒干	贵州第一册 2019

附注:＊同为中药标准收载品种。

1411 心慌藤

【来源】毛茛科植物钝萼铁线莲。

【学名】

《中国植物志》	《中国高等植物》
钝萼铁线莲 Clematis peterae Hand.-Mazz.	钝萼铁线莲 Clematis peterae Hand.-Mazz.

【民族药标准】

名称	植物来源	药用部位	产地加工	标准
心慌藤/尼租牛	钝萼铁线莲 Clematis peterae Hand.-Mazz.	地上部分	全年可采,干燥	云南彝药 2005

1412 肿瘤藤

【来源】虎耳草科植物星毛冠盖藤。

【学名】

《中国植物志》	《中国高等植物》
星毛冠盖藤 *Pileostegia tomentella* Hand. -Mazz.	星毛冠盖藤 *Pileostegia tomentella* Hand. -Mazz.

【民族药标准】

名称	植物来源	药用部位	产地加工	标准
肿瘤藤/消瘤藤/崩敌汪	星毛冠盖藤 *Pileostegia tomentella* Hand. -Mazz.	根和茎	全年均可采挖,除去杂质,洗净,切段,干燥	广西瑶药第二卷 2022

1413 猕猴桃藤

【来源】猕猴桃科植物猕猴桃(中华猕猴桃)。

【学名】

《中国植物志》	《中国高等植物》
中华猕猴桃 *Actinidia chinensis* Planch.	中华猕猴桃 *Actinidia chinensis* Planch.

【民族药标准】

名称	植物来源	药用部位	产地加工	标准
猕猴桃藤*	猕猴桃 *Actinidia chinensis* Planch.	根及藤茎	全年均可采,洗净,晒干	贵州第一册 2019

【中药标准】

名称	植物来源	药用部位	产地加工	标准
猕猴桃根	猕猴桃 *Actinidia chinensis* Planch.	根	全年均可采挖,洗净,砍成块片,晒干	药典 1977
藤梨根	中华猕猴桃 *Actinidia chinensis* Planch.	根	全年均可采挖,洗净,或切成块、片,干燥	山东 2022
藤梨根	中华猕猴桃 *Actinidia chinensis* Planch.	根	全年可采挖,洗净,晒干	江苏 2016
猕猴桃根/藤梨根	中华猕猴桃 *Actinidia chinensis* Planch.	根	春、秋二季采挖,洗净,或切成块、片,晒干	陕西 2015
猕猴桃根	中华猕猴桃 *Actinidia chinensis* Planchon	根	全年均可采挖,洗净,鲜用或晒干	湖南 2009
藤梨根	中华猕猴桃 *Actinidia chinensis* Planch.	根	秋季采挖,除去泥土,干燥	北京 1998
藤梨根	中华猕猴桃 *Actinidia chinensis* Planch.	根	秋季采挖,切片,晒干	上海 1994
藤梨根	猕猴桃 *Actinidia chinensis* Planch.	根	全年均可采挖,洗净,干燥	天津炮规 2018

附注:*同为中药标准收载品种。

1414 酸叶胶藤

【来源】夹竹桃科植物酸叶胶藤。

【学名】

《中国植物志》	《中国高等植物》
酸叶胶藤 *Urceola rosea*(Hooker & Arnott)D. J. Middleton	酸叶胶藤 *Urceola rosea*(Hook. & Arn.)D. J. Middl.

【民族药标准】

名称	植物来源	药用部位	产地加工	标准
酸叶胶藤/嘿宋拢	酸叶胶藤 *Ecdysanthera rosea* Hook. et Arn.	藤茎	秋、冬季采收,切块片,干燥	云南傣药Ⅱ 2005

1415 五指那藤

【来源】木通科植物尾叶那藤(那藤)。

【学名】

《中国植物志》	《中国高等植物》
尾叶那藤 *Stauntonia obovatifoliola* subsp. *urophylla*(Hand. -Mazz.)H. N. Qin	那藤 *Stauntonia obovatifoliola* Hayata subsp. *urophylla*(Hand. -Mazz.)H. N. Qin

【民族药标准】

名称	植物来源	药用部位	产地加工	标准
五指那藤/白九牛/别坐翁	尾叶那藤 *Stauntonia obovatifoliola* Hayata subsp. *urophylla*(Hand.-Mazz.)H. N. Qin	藤茎	夏、秋季采收,切片,晒干	广西瑶药第一卷 2014
五指那藤/勾拿	尾叶那藤 *Stauntonia obovatifoliola* Hayata subsp. *urophylla*(Hand.-Mazz.)H. N. Qin	藤茎	夏、秋季采收,切片,晒干	广西壮药第二卷 2011

【中药标准】

名称	植物来源	药用部位	产地加工	标准
野木瓜藤	短药野木瓜 *Stauntonia brachyanthera* Hand.-Mazz. 钝药野木瓜 *Stauntonia leucantha* Diels ex Y. C. Wu 五指那藤 *Stauntonia obovatifoliola* Hayata subsp. *intermedia*(Y. C. Wu)T. Chen	藤茎	秋末夏初采割,扎把或切长段,干燥	贵州 2003

1416 大清明花藤

【来源】夹竹桃科植物清明花。

【学名】

《中国植物志》	《中国高等植物》
清明花 *Beaumontia grandiflora* Wall.	清明花 *Beaumontia grandiflora* Wall.

【民族药标准】

名称	植物来源	药用部位	产地加工	标准
大清明花藤/沙抱拢龙	清明花 *Beaumontia grandiflora* Wall.	藤茎	秋、冬季采收,切片,干燥	云南傣药 II 2005

1417 倒心盾翅藤

【来源】金虎尾科植物倒心叶盾翅藤(倒心盾翅藤)。

【学名】

《中国植物志》	《中国药用植物志》
倒心盾翅藤 *Aspidopterys obcordata* Hemsl.	倒心盾翅藤 *Aspidopterys obcordata* Hemsl.

【民族药标准】

名称	植物来源	药用部位	产地加工	标准
倒心盾翅藤/嘿盖贯	倒心叶盾翅藤 *Aspidopterys obcordata* Hemsl.	藤茎	秋、冬季采收,切片,干燥	云南傣药 2005

1418 圆锥南蛇藤

【来源】卫矛科植物灯油藤。

【学名】

《中国植物志》	《中国高等植物》
灯油藤 *Celastrus paniculatus* Willd.	灯油藤 *Celastrus paniculatus* Willd.

【民族药标准】

名称	植物来源	药用部位	产地加工	标准
圆锥南蛇藤/嘿麻电	灯油藤 *Celastrus paniculatus* Willd.	藤茎	秋、冬季采收,除去侧枝,切片,干燥	云南傣药 2005

1419 巴戟天

【来源】茜草科植物巴戟天。

【学名】

《中国植物志》	《中国高等植物》
巴戟天 *Morinda officinalis* How	巴戟天 *Morinda officinalis* How

【民族药标准】

名称	植物来源	药用部位	产地加工	标准
巴戟天/鸡肠风/改港崩	巴戟天 *Morinda officinalis* How	根	全年均可采挖,洗净,除去须根,晒至六七成干,轻轻捶扁,晒干	广西瑶药第二卷 2022

名称	植物来源	药用部位	产地加工	标准
巴戟天/勾遂给	巴戟天 *Morinda officinalis* F. C. How	根	全年均可采挖,洗净,除去须根,晒至六七成干,轻轻捶扁,晒干	广西壮药第二卷 2011

【中药标准】

名称	植物来源	药用部位	产地加工	标准
巴戟天	巴戟天 *Morinda officinalis* How	根	全年均可采挖,洗净,除去须根,晒至六七成干,轻轻捶扁,晒干	药典 2020

1420 红景天

【来源】 景天科植物大株红景天(狭叶红景天)、唐古特红景天(唐古红景天)、大花红景天、狭叶红景天、唐古红景天。

【学名】

《中国植物志》	《中国高等植物》
狭叶红景天 *Rhodiola kirilowii* (Regel) Maxim.	狭叶红景天 *Rhodiola kirilowii* (Regel) Maxim.
唐古红景天 *Rhodiola tangutica* (Maximowicz) S. H. Fu	唐古红景天 *Rhodiola algida* Fisch. et C. A. Mey. var. *tangutica* (Maxim.) S. H. Fu(《中国药用植物志》)
大花红景天 *Rhodiola crenulata* (Hook. f. et Thoms.) H. Ohba	大花红景天 *Rhodiola crenulata* (Hook. f. et Thoms.) H. Ohba

【民族药标准】

名称	植物来源	药用部位	产地加工	标准
红景天/嘎都儿	大株红景天 *Rhodiola kirilowii* (Regel) Regel 唐古特红景天 *Rhodiola algida* (Ledeb.) Fu var. *tangutica* (Maxim.) Fu	根及根茎	秋季采挖,除去粗皮,晒干	六省藏标
红景天/索罗玛布	大花红景天 *Rhodiola crenulata* (Hook. f. et Thoms.) H. Ohba	根及根茎	秋季采挖,除去粗皮,晒干	部颁藏药
红景天/嘎德尔	狭叶红景天 *Rhodiola kirilowii* (Regel) Maxim. 大株红景天 *Rhodiola kirilowii* (Regel) Regel 及同属多种植物	根及根茎	—	青海藏药增补 1992
红景天/索罗马布	大花红景天 *Rhodiola crenulata* (Hook. f. et Thoms.) H. Ohba 唐古特红景天 *Rhodiola tangutica* (Maxim.) S. H. Fu 等同属多种植物	根及根茎	秋季采挖,除去粗皮,晒干	西藏藏药炮规 2022
红景天	大花红景天 *Rhodiola crenulata* (Hook. f. et Thoms.) H. Ohba	根和根茎*	—	蒙药炮规 2020
红景天/索罗玛布	大花红景天 *Rhodiola crenulata* (Hook. f. et Thoms.) H. Ohba 唐古特红景天 *Rhodiola algida* var. *tangutica* (Maxim.) S. H. Fu	根及根茎	秋季采挖,除去粗皮,晒干	青海藏药炮规 2010
唐古特红景天/索洛玛保	唐古特红景天 *Rhodiola algida* (Ledeb.) Fisch. et C. A. Mey. var. *tangutica* (Maxim.) Fu	根	秋季采挖,洗净,晒干	青海藏药 1992
唐古红景天/索罗玛宝	唐古红景天 *Rhodiola tangutica* (Maximowicz) S. H. Fu	根和根茎	秋季花茎凋枯后采挖,除去粗皮,洗净,晒干	青海公告 2021#

【中药标准】

名称	植物来源	药用部位	产地加工	标准
红景天	大花红景天 *Rhodiola crenulata* (Hook. f. et Thoms.) H. Ohba	根和根茎	秋季花茎凋枯后采挖,除去粗皮,洗净,晒干	药典 2020
红景天	大株红景天 *Rhodiola kirilowii* (Regel) Regel 等	根及根茎	—	药典 1995 附

附注:*干燥或冻干根和根茎;#青海《关于征求斑花黄堇等 21 种藏药材质量标准(征求意见稿)意见的函》DYB63 - QHZYC019 - 2021。

1421 长鞭红景天

【来源】 景天科植物长鞭红景天。

【学名】

《中国植物志》	《中国高等植物》
长鞭红景天 *Rhodiola fastigiata* (Hook. f. et Thoms.) S. H. Fu	长鞭红景天 *Rhodiola fastigiata* (Hook. f. et Thoms.) S. H. Fu

【民族药标准】

名称	植物来源	药用部位	产地加工	标准
长鞭红景天	长鞭红景天 *Rhodiola fastigiate*（Hook. f. et Thoms.）S. H. Fu	根及根茎	秋季采挖,除去杂质,洗净,干燥;或切厚片,干燥	四川藏药 2020

1422 蔷薇红景天

【来源】景天科植物蔷薇红景天(红景天)。

【学名】

《中国植物志》	《中国高等植物》
红景天 *Rhodiola rosea* L.	红景天 *Rhodiola rosea* Linn.

【民族药标准】

名称	植物来源	药用部位	产地加工	标准
蔷薇红景天	蔷薇红景天 *Rhodiola rosea* L.	根及根茎	秋季采挖,除去粗皮、泥沙等杂质,晒干	维药第一册 2010

1423 唐古红景天

【来源】景天科植物唐古红景天、唐古特红景天(唐古红景天)。

【学名】

《中国植物志》	《中国高等植物》
唐古红景天 *Rhodiola tangutica*（Maximowicz）S. H. Fu	唐古红景天 *Rhodiola algida* Fisch. et C. A. Mey. var. *tangutica*（Maxim.）S. H. Fu(《中国药用植物志》)

【民族药标准】

名称	植物来源	药用部位	产地加工	标准
唐古红景天/索罗玛宝	唐古红景天 *Rhodiola tangutica*（Maximowicz）S. H. Fu	根和根茎	秋季花茎凋枯后采挖,除去粗皮,洗净,晒干	青海公告 2021 *
唐古特红景天/索洛玛保	唐古特红景天 *Rhodiola algida*（Ledeb.）Fisch. et C. A. Mey. var. *tangutica*（Maxim.）Fu	根	秋季采挖,洗净,晒干	青海藏药 1992
红景天/嘎都儿	大株红景天 *Rhodiola kirilowii*（Regel）Regel 唐古特红景天 *Rhodiola algida*（Ledeb.）Fu var. *tangutica*（Maxim）Fu	根及根茎	秋季采挖,除去粗皮,晒干	六省藏标
红景天/索罗玛布	大花红景天 *Rhodiola crenulata*（Hook. f. et Thoms.）H. Ohba 唐古特红景天 *Rhodiola algida* var. *tangutica*（Maxim.）S. H. Fu	根及根茎	秋季采挖,除去粗皮,晒干	青海藏药炮规 2010

附注:* 青海《关于征求斑花黄堇等21种藏药材质量标准(征求意见稿)意见的函》DYB63 - QHZYC019 - 2021。

1424 狭叶红景天

【来源】景天科植物狭叶红景天、大株红景天(狭叶红景天)。

【学名】

《中国植物志》	《中国高等植物》
狭叶红景天 *Rhodiola kirilowii*（Regel）Maxim.	狭叶红景天 *Rhodiola kirilowii*（Regel）Maxim.

【民族药标准】

名称	植物来源	药用部位	产地加工	标准
狭叶红景天	狭叶红景天 *Rhodiola kirilowii*（Regel）Maxim.	根及根茎	秋季采挖根及根茎,洗净泥土,晒干	青海藏药第一册 2019
狭叶红景天	狭叶红景天 *Rhodiola kirilowii*（Regel）Maxim.	根及根茎	秋季采挖,除去杂质,洗净,切片,晾干	四川藏药 2014
狮子七	狭叶红景天 *Rhodiola kirilowii* Rge. ex Maxim.	根及根茎	夏秋采挖,除去粗皮,晒干	新疆第一册 1980
红景天	狭叶红景天 *Rhodiola kirilowii*（Regel）Maxim. 等同属数种植物	根及根茎	—	部颁藏药附
红景天/嘎都儿	大株红景天 *Rhodiola kirilowii*（Regel）Regel 唐古特红景天 *Rhodiola algida*（Ledeb.）Fu var. *tangutica*（Maxim）Fu	根及根茎	秋季采挖,除去粗皮,晒干	六省藏标

名称	植物来源	药用部位	产地加工	标准
力嘎都	狭叶红景天 *Rhodiola kirilowii*（Regel）Maxim. 岩白菜 *Bergenia purpurascens*（Hook. f. et Thoms.）Engl.	根及根茎	秋季采挖,除去粗皮,晒干	青海藏药炮规 2010

【中药标准】

名称	植物来源	药用部位	产地加工	标准
狭叶红景天	狭叶红景天 *Rhodiola kirilowii*（Regel）Maxim.	根及根茎	秋季采挖,洗净泥土,除去残叶、须根及粗皮,晒干	甘肃 2020

1425 木通

【来源】木通科植物木通、三叶木通、白木通。

【学名】

《中国植物志》	《中国高等植物》
木通 *Akebia quinata*（Houttuyn）Decaisne	木通 *Akebia quinata*（Houtt.）Decne.
三叶木通 *Akebia trifoliata*（Thunb.）Koidz.	三叶木通 *Akebia trifoliata*（Thunb.）Koidz.
白木通 *Akebia trifoliata* subsp. *australis*（Diels）T. Shimizu	白木通 *Akebia trifoliata* subsp. *australis*（Diels）T. Shimizu

【民族药标准】

名称	植物来源	药用部位	产地加工	标准
木通/蓝九牛/泯坐翁	木通 *Akebia quinata*（Thunb.）Decne. 三叶木通 *Akebia trifoliata*（Thunb.）Koidz. 白木通 *Akebia trifoliata*（Thunb.）Koidz. var. *australis*（Diels）Rehd.	藤茎	秋季采收,截取茎部,除去细枝,阴干	广西瑶药第一卷 2014
木通	木通 *Akebia quinata*（Thunb.）Decne. 三叶木通 *Akebia trifoliata*（Thunb.）Koidz. 白木通 *Akebia trifoliata*（Thunb.）Koidz. var. *australis*（Diels）Rehd.	藤茎	—	蒙药炮规 2020

【中药标准】

名称	植物来源	药用部位	产地加工	标准
木通	木通 *Akebia quinata*（Thunb.）Decne. 三叶木通 *Akebia trifoliata*（Thunb.）Koidz. 白木通 *Akebia trifoliata*（Thunb.）Koidz. var. *australis*（Diels）Rehd.	藤茎	秋季采收,截取茎部,除去细枝,阴干	药典 2020

1426 川木通

【来源】毛茛科植物小木通、绣球藤。

【学名】

《中国植物志》	《中国高等植物》
小木通 *Clematis armandii* Franch.	小木通 *Clematis armandii* Franch.
绣球藤 *Clematis montana* Buch. -Ham. ex DC.	绣球藤 *Clematis montana* Buch. -Ham. ex DC.

【民族药标准】

名称	植物来源	药用部位	产地加工	标准
川木通	小木通 *Clematis armandii* Franch. 绣球藤 *Clematis montana* Buch. -Ham.	藤茎	—	蒙药炮规 2020

【中药标准】

名称	植物来源	药用部位	产地加工	标准
川木通	小木通 *Clematis armandii* Franch. 绣球藤 *Clematis montana* Buch. -Ham.	藤茎	春、秋二季采收,除去粗皮,晒干,或趁鲜切厚片,晒干	药典 2020

1427 关木通

【来源】马兜铃科植物东北马兜铃(木通马兜铃)。

【学名】

《中国植物志》	《中国高等植物》
木通马兜铃 *Aristolochia manshuriensis* Kom.	木通马兜铃 *Aristolochia manshuriensis* Kom.

【民族药标准】

名称	植物来源	药用部位	产地加工	标准
关木通/巴力嘎	东北马兜铃 *Aristolochia manshuriensis* Kom.	藤茎	秋、冬二季采截,除去粗皮,晒干	蒙药 1986

【中药标准】

名称	植物来源	药用部位	产地加工	标准
关木通	东北马兜铃 *Aristolochia manshuriensis* Kom.	藤茎	秋、冬二季采截,除去粗皮,晒干	药典 2000

1428 藏木通

【来源】毛茛科植物绣球藤、长花铁线莲、短尾铁线莲及开白花的同属植物数种。

【学名】

《中国植物志》	《中国高等植物》
绣球藤 *Clematis montana* Buch.-Ham. ex DC.	绣球藤 *Clematis montana* Buch.-Ham. ex DC.
长花铁线莲 *Clematis rehderiana* Craib	长花铁线莲 *Clematis rehderiana* Craib
短尾铁线莲 *Clematis brevicaudata* DC.	短尾铁线莲 *Clematis brevicaudata* DC.

【民族药标准】

名称	植物来源	药用部位	产地加工	标准
藏木通/益蒙嘎保	绣球藤 *Clematis montana* Buch.-Ham. 及开白花的同属植物数种	带叶及花果的二年生枝条	7—8 月砍起,晒干	六省藏标
藏木通/叶芒嘎保	绣球藤 *Clematis montana* Buch.-Ham. 及开白花的同属植物数种	带叶及花果的二年生枝条	7—8 月采收,晒干	部颁藏药
藏木通/叶芒嘎保	绣球藤 *Clematis montana* Buch.-Ham. 长花铁线莲 *Clematis rehderiana* Craib 短尾铁线莲 *Clematis brevicaudata* DC.	带叶及花果的二年生枝条	7—8 月采收,晒干	青海藏药炮规 2010
短尾铁线莲	短尾铁线莲 *Clematis brevicaudata* DC. 及同属数种植物	幼嫩枝条	8—9 月花果期采取地上部分,晒干	青海藏药 1992
川木通	小木通 *Clematis armandii* Franch. 绣球藤 *Clematis montana* Buch.-Ham.	藤茎	—	蒙药炮规 2020
长花铁线莲	长花铁线莲 *Clematis rehderiana* Craib	带叶及花果的二年生枝条	—	四川藏药制剂附

【中药标准】

名称	植物来源	药用部位	产地加工	标准
川木通	小木通 *Clematis armandii* Franch. 绣球藤 *Clematis montana* Buch.-Ham.	藤茎	春、秋二季采收,除去粗皮,晒干,或趁鲜切厚片,晒干	药典 2020

1429 新疆木通

【来源】毛茛科植物东方铁线莲。

【学名】

《中国植物志》	《中国高等植物》
东方铁线莲 *Clematis orientalis* L.	东方铁线莲 *Clematis orientalis* Linn.

【民族药标准】

名称	植物来源	药用部位	产地加工	标准
新疆木通	东方铁线莲 *Clematis orientalis* L.	藤茎	夏、秋季采割,去粗皮,晒干	新疆 1987

1430 路路通

【来源】金缕梅科植物枫香树。

【学名】

《中国植物志》	《中国高等植物》
枫香树 *Liquidambar formosana* Hance	枫香树 *Liquidambar formosana* Hance

【民族药标准】

名称	植物来源	药用部位	产地加工	标准
路路通/芒柔	枫香树 *Liquidambar formosana* Hance	果序	冬季果实成熟后采收,除去杂质,干燥	广西壮药第二卷2011

【中药标准】

名称	植物来源	药用部位	产地加工	标准
路路通	枫香树 *Liquidambar formosana* Hance	果序	冬季果实成熟后采收,除去杂质,干燥	药典2020

1431 毛桐

【来源】大戟科植物毛桐。

【学名】

《中国植物志》	《中国高等植物》
毛桐 *Mallotus barbatus*(Wall.)Müell. Arg.	毛桐 *Mallotus barbatus*(Wall. ex Baill.)Müell. Arg.

【民族药标准】

名称	植物来源	药用部位	产地加工	标准
毛桐/棵懂盆	毛桐 *Mallotus barbatus*(Wall.)Müell. Arg.	根	7—10月采收,切段,干燥	广西壮药第三卷2018

1432 赪桐

【来源】马鞭草科植物赪桐。

【学名】

《中国植物志》	《中国高等植物》
赪桐 *Clerodendrum japonicum*(Thunb.)Sweet	赪桐 *Clerodendrum japonicum*(Thunb.)Sweet

【民族药标准】

名称	植物来源	药用部位	产地加工	标准
赪桐/红顶风/红宁崩	赪桐 *Clerodendrum japonicum*(Thunb.)Sweet	地上部分	全年均可采收,干燥或鲜用	广西瑶药第一卷2014
赪桐/棵赪桐	赪桐 *Clerodendrum japonicum*(Thunb.)Sweet	地上部分	全年均可采收,干燥或鲜用	广西壮药第二卷2011

【中药标准】

名称	植物来源	药用部位	产地加工	标准
龙丹花根	赪桐 *Clerodendrum japonicum*(Thunb.)Sweet	根及茎	—	药典1977 附

1433 乌头

【来源】毛茛科植物乌头。

【学名】

《中国植物志》	《中国高等植物》
乌头 *Aconitum carmichaelii* Debeaux	乌头 *Aconitum carmichaelii* Debx.

【民族药标准】

名称	植物来源	药用部位	产地加工	标准
乌头*	乌头 *Aconitum carmichaelii* Debx.	块根	秋季茎叶枯萎时采挖,除去须根及泥沙,干燥	贵州2003

【中药标准】

名称	植物来源	药用部位	产地加工	标准
川乌	乌头 *Aconitum carmichaelii* Debx.	母根	6月下旬至8月上旬采挖,除去子根、须根及泥沙,晒干	药典2020

附注：* 同为中药标准收载品种。

1434 康定乌头

【来源】毛茛科植物康定乌头。

【学名】

《中国植物志》	《中国药用植物志》
康定乌头 *Aconitum tatsienense* Finet et Gagnep.	康定乌头 *Aconitum tatsienense* Finet et Gagnep.

【民族药标准】

名称	植物来源	药用部位	产地加工	标准
康定乌头	康定乌头 *Aconitum tatsienense* Finet et Gagnep.	根	9—11 月采挖,除去须根及泥沙,洗净,阴干或晒干	四川藏药 2014

1435 露蕊乌头

【来源】毛茛科植物露蕊乌头。

【学名】

《中国植物志》	《中国高等植物》
露蕊乌头 *Gymnaconitum gymnandrum*(Maxim.)Wei Wang & Z. D. Chen	露蕊乌头 *Aconitum gymnandrum* Maxim.

【民族药标准】

名称	植物来源	药用部位	产地加工	标准
露蕊乌头/嘎吾迪洛	露蕊乌头 *Aconitum gymnandrum* Maxim.	全草	开花盛期采挖全草,去净泥土枯叶,晒干,切段	青海藏药 1992

1436 唐古特乌头

【来源】毛茛科植物唐古特乌头(甘青乌头)、船盔乌头、船形乌头(船盔乌头)。

【学名】

《中国植物志》	《中国高等植物》
甘青乌头 *Aconitum tanguticum*(Maxim.)Stapf	甘青乌头 *Aconitum tanguticum*(Maxim.)Stapf
船盔乌头 *Aconitum naviculare*(Bruhl.)Stapf	船盔乌头 *Aconitum naviculare*(Brühl.)Stapf(《中国药用植物志》)

【民族药标准】

名称	植物来源	药用部位	产地加工	标准
唐古特乌头/榜嘎	唐古特乌头 *Aconitum tanguticum*(Maxim.) Stapf 船盔乌头 *Aconitum naviculare*(Bruhl.)Stapf	全草	夏末秋初开花期连根采挖,除去杂质,阴干	部颁藏药
唐古特乌头/查干—泵阿	唐古特乌头 *Aconitum tanguticum*(Maxim.) Stapf 船形乌头 *Aconitum naviculare*(Bruhl.)Stapf	全草	夏末秋初花开时采挖,除去杂质,阴干	蒙药 2021
唐古特乌头/旺嘎尔	唐古特乌头 *Aconitum tanguticum*(Maxim.)Stapf	全草	夏末秋初开花期连根采挖,除去杂质,阴干	青海藏药 1992
唐古特乌头/榜嘎	唐古特乌头 *Aconitum tanguticum*(Maxim.) Stapf 船盔乌头 *Aconitum naviculare*(Bruhl.)Stapf	全草	夏末秋初开花期连根采挖,除去杂质,阴干	青海藏药炮规 2010
榜嘎	船形乌头 *Aconitum naviculare* Stapf 甘青乌头 *Aconitum tanguticum*(Maxim.)Stapf	全草	夏末秋初开花期连根采挖,除去杂质,阴干	六省藏标

【中药标准】

名称	植物来源	药用部位	产地加工	标准
唐古特乌头	唐古特乌头 *Aconitum tanguticum*(Maxim.)Stapf 船盔乌头 *Aconitum naviculare*(Bruhl.)Stapf	全草	—	药典 2020 附
榜嘎	船形乌头 *Aconitum naviculare* Stapf 甘青乌头 *Aconitum tanguticum*(Maxim.)Stapf	全草	—	药典 2020 附

1437 紫花高乌头

【来源】毛茛科植物紫花高乌头。

【学名】

《中国植物志》	《中国药用植物志》
紫花高乌头 *Aconitum septentrionale* Koelle	紫花高乌头 *Aconitum septentrionale* Koelle

【民族药标准】

名称	植物来源	药用部位	产地加工	标准
紫花高乌头/ 宝日—泵阿	紫花高乌头 *Aconitum excelsum* Reichb.	地上部分	夏、秋季花将落,果实未成熟前采收,除去杂质,阴干	蒙药 2021

1438　蓝刺头

【来源】菊科植物蓝刺头(驴欺口)、驴欺口。

【学名】

《中国植物志》	《中国高等植物》
驴欺口 *Echinops davuricus* Fischer ex Hornemann	驴欺口 *Echinops latifolius* Tausch.

【民族药标准】

名称	植物来源	药用部位	产地加工	标准
蓝刺头/扎日阿—乌拉	蓝刺头 *Echinops latifolius* Tausch.	头状花序	夏季花盛开时采收,干燥	部颁蒙药
蓝刺头/扎日阿—乌拉	驴欺口 *Echinops latifolius* Tausch.	头状花序	夏季花盛开时采收,干燥	蒙药 1986
蓝刺头	蓝刺头 *Echinops latifolius* Tausch.	头状花序	—	蒙药炮规 2020

1439　砂蓝刺头

【来源】菊科植物砂蓝刺头。

【学名】

《中国植物志》	《中国高等植物》
砂蓝刺头 *Echinops gmelinii* Turcz.	砂蓝刺头 *Echinops gmelinii* Turcz.

【民族药标准】

名称	植物来源	药用部位	产地加工	标准
砂蓝刺头/ 额勒森—扎日阿—乌拉	砂蓝刺头 *Echinops gmelinii* Turcz.	头状花序	夏季花盛开时采收,干燥	蒙药 2021

1440　松笔头

【来源】松科植物马尾松及同属植物。

【学名】

《中国植物志》	《中国高等植物》
马尾松 *Pinus massoniana* Lamb.	马尾松 *Pinus massoniana* Lamb.

【民族药标准】

名称	植物来源	药用部位	产地加工	标准
松笔头*	马尾松 *Pinus massoniana* Lamb. 及同属植物	嫩枝尖端	春、夏二季采摘,鲜用或干燥	贵州第二册 2019

【中药标准】

名称	植物来源	药用部位	产地加工	标准
鲜松枝	马尾松 *Pinus massoniana* Lamb. 或其同属植物	枝条	—	部颁 2 册附

　　附注:*同为中药标准收载品种。

1441　矮陀陀

【来源】楝科植物云南地黄连(羽状地黄连)。

【学名】

《中国植物志》	《中国高等植物》
羽状地黄连 *Munronia pinnata*(Wallich)W. Theobald	云南地黄连 *Munronia delavayi* Franch.

【民族药标准】

名称	植物来源	药用部位	产地加工	标准
矮陀陀/棵医含	云南地黄连 *Munronia delavayi* Franch.	全株	全年可采收,除去泥沙,干燥	广西壮药第三卷 2018

1442　四块瓦

【来源】金粟兰科植物全缘金粟兰、毛脉金粟兰、及己、多穗金粟兰、丝穗金粟兰、宽叶金粟兰。

【学名】

《中国植物志》	《中国高等植物》
全缘金粟兰 *Chloranthus holostegius*（Hand. -Mazz.）Pei et Shan	全缘金粟兰 *Chloranthus holostegius*（Hand. -Mazz.）Pei et Shan
毛脉金粟兰 *Chloranthus holostegius* var. *trichoneurus* K. F. Wu	毛脉金粟兰 *Chloranthus holostegius* var. *trichoneurus* K. F. Wu（《中国生物物种名录》）
及己 *Chloranthus serratus*（Thunb.）Roem. et Schult.	及己 *Chloranthus serratus*（Thunb.）Roem. et Schult.
多穗金粟兰 *Chloranthus multistachys* Pei	宽叶金粟兰 *Chloranthus henryi* Hemsl.
丝穗金粟兰 *Chloranthus fortunei*（A. Gray）Solms-Laub.	丝穗金粟兰 *Chloranthus fortunei*（A. Gray）Solms-Laub.
宽叶金粟兰 *Chloranthus henryi* Hemsl.	宽叶金粟兰 *Chloranthus henryi* Hemsl.

【民族药标准】

名称	植物来源	药用部位	产地加工	标准
四块瓦/棵绥盟	全缘金粟兰 *Chloranthus holostegius*（Hand. -Mazz.）Pei et Shan	全草	全年可采,除去杂质,晒干	广西壮药第二卷 2011
四块瓦/好哩派	全缘金粟兰 *Chloranthus holostegius*（Hand. -Mazz.）Pei et Shan 毛脉金粟兰 *Chloranthus holostegius*（Hand. -Mazz.）Pei et Shan var. *trichoneurus* K. F. Wu	根及根茎	全年可采挖,洗净,干燥	云南彝药 2005
四块瓦#	及己 *Chloranthus serratus* Roem. et Schult. 多穗金粟兰 *Chloranthus multistachys*（H. -M.）Pei 丝穗金粟兰 *Chloranthus fortunei*（A. Gray）Solms 宽叶金粟兰 *Chloranthus henryi* Hemsl.	根茎及根	夏初采挖,洗净,干燥	贵州 2003
四块瓦*	宽叶金粟兰 *Chloranthus henryi* Hemsl. 多穗金粟兰 *Chloranthus multistachys* Pei	根和根茎	—	湖南炮规 2021

【中药标准】

名称	植物来源	药用部位	产地加工	标准
白四块瓦	宽叶金粟兰 *Chloranthus henryi* Hemsl. 多穗金粟兰 *Chloranthus multistachys* Pei	根茎及根	夏、秋二季采收,除去地上部分及泥沙,洗净,晒干	湖北 2018
白毛七	多穗金粟兰 *Chloranthus multistachys* Pei	根及根茎	夏、秋二季采挖,除去泥沙,晒干	陕西 2015
四块瓦	宽叶金粟兰 *Chloranthus henryi* Hemsl. 多穗金粟兰 *Chloranthus multistachys* Pei	根及根茎	夏、秋二季采挖,除去泥沙,晒干	江西 2014
四块瓦	宽叶金粟兰 *Chloranthus henryi* Hemsley 多穗金粟兰 *Chloranthus multistachys* Pei	根及根茎	夏、秋两季采挖,除去泥沙,晒干	湖南 2009
及己	及己 *Chloranthus serratus*（Thunb.）Roem. et Schult.	根茎及根	春季开花前采收,除去茎苗、泥沙及杂质,干燥	安徽炮规 2019
四块瓦	宽叶金粟兰 *Chloranthus henryi* Hemsl. 多穗金粟兰 *Chloranthus multistachys* Pei	根及根茎	—	药典 2020 附
四块瓦	宽叶金粟兰 *Chloranthus henryi* Hemsl.	根及根茎	—	部颁 10 册附
及己	及己 *Chloranthus serratus*（Thunb.）Roem. et Schult. 或其同属植物	全草	—	上海 1994 附

附注:*【民族药名】席葱月他(土家),美良散(侗),四季风(瑶);#同为中药标准收载品种。

1443　莪德哇

【来源】龙胆科植物全萼龙胆(全萼秦艽)。

【学名】

《中国植物志》	《中国生物物种名录》
全萼秦艽 *Gentiana lhassica* Burk.	全萼秦艽 *Gentiana lhassica* Burkill

【民族药标准】

名称	植物来源	药用部位	产地加工	标准
莪德哇	全萼龙胆 *Gentiana lhassica* Burk.	全草	夏季采集全草,晾干	西藏藏药第二册 2012

1444　毛紫菀

【来源】菊科植物鹿蹄橐吾、蹄叶橐吾、狭苞橐吾(窄苞橐吾)。

【学名】

《中国植物志》	《中国高等植物》
鹿蹄橐吾 *Ligularia hodgsonii* Hook.	鹿蹄橐吾 *Ligularia hodgsonii* Hook.
蹄叶橐吾 *Ligularia fischeri*(Ledeb.)Turcz.	蹄叶橐吾 *Ligularia fischeri*(Ledeb.)Turcz.
狭苞橐吾 *Ligularia intermedia* Nakai	窄苞橐吾 *Ligularia intermedia* Nakai

【民族药标准】

名称	植物来源	药用部位	产地加工	标准
毛紫菀*	鹿蹄橐吾 *Ligularia hodgsonii* Hook. 蹄叶橐吾 *Ligularia fischeri*(Ledeb.)Turcz. 狭苞橐吾 *Ligularia intermedia* Nakai	根及根茎	秋季采挖,除去泥沙,干燥	贵州第二册 2019
橐吾/汗达盖—赫勒	狭苞橐吾 *Ligularia intermedia* Nakai	根	春末、夏始采挖,洗净,晒干	蒙药 2021

【中药标准】

名称	植物来源	药用部位	产地加工	标准
山紫菀	蹄叶橐吾 *Ligularia fischeri*(Ledeb.)Turcz.	根及根茎	秋季采挖,除去地上部分,洗净泥土,晾干	吉林第一册 2019
川紫菀	川鄂橐吾 *Ligularia wilsoniana*(Hemsl.)Greenm. 狭苞橐吾 *Ligularia intermedia* Nakai 鹿蹄橐吾 *Ligularia hodgsonii* Hook.	根及根茎	秋季采挖,除去泥土,干燥	四川 2010
蹄叶紫菀/山紫菀	蹄叶橐吾 *Ligularia fischeri*(Ledeb.)Turcz.	根茎及根	秋季采挖,除去残茎,洗净,晒干	辽宁第一册 2009
滇紫菀	鹿蹄橐吾 *Ligularia hodgsonii* Hook.	根及根茎	秋季采挖,除去杂质,洗净,晒干	云南第七册 2005
川紫菀	川鄂橐吾 *Ligularia wilsoniana*(Hemsl.)Greenm. 宽戟橐吾 *Ligularia latihastata*(W. W. Sm.)Hand.-Mazz. 鹿蹄橐吾 *Ligularia hodgsonii* Hook. 狭苞橐吾 *Ligularia intermedia* Nakai	根及根茎	—	重庆炮规 2006

附注：* 同为中药标准收载品种,贵州 1988 收载植物"川鄂橐吾 *Ligularia wilscniana*(Hemsl.)Greenm. 和宽戟橐吾 *Ligularia latihastata*(W. W. Sm.)Hand.-Mazz."。

1445　藏紫菀

【来源】菊科植物缘毛紫菀、块根紫菀(星舌紫菀)、柔软紫菀(萎软紫菀)、绿毛紫菀(缘毛紫菀)、须弥紫菀、狭苞紫菀。

【学名】

《中国植物志》	《中国高等植物》
缘毛紫菀 *Aster souliei* Franch.	缘毛紫菀 *Aster souliei* Franch.
星舌紫菀 *Aster asteroides*(DC.)O. Ktze.	星舌紫菀 *Aster asteroides*(DC.)O. Kuntze
萎软紫菀 *Aster flaccidus* Bge.	萎软紫菀 *Aster flaccidus* Bunge
须弥紫菀 *Aster himalaicus* C. B. Clarke	须弥紫菀 *Aster himalaicus* Clarke
狭苞紫菀 *Aster farreri* W. W. Sm. et J. F. Jeffr.	狭苞紫菀 *Aster farreri* W. W. Smith. et J. F. Jeffr.

【民族药标准】

名称	植物来源	药用部位	产地加工	标准
藏紫菀/美多漏梅	缘毛紫菀 *Aster souliei* Franch. 块根紫菀 *Aster asteroides* O. Ktze. 柔软紫菀 *Aster flaccidus* Bunge	花序	秋季采收,阴干	六省藏标
藏紫菀/美多路梅	绿毛紫菀 *Aster souliei* Franch.	花序	秋季采收,阴干	部颁藏药
藏紫菀/美多路梅	缘毛紫菀 *Aster souliei* Franch. 须弥紫菀 *Aster himalaicus* C. B. Clarke 狭苞紫菀 *Aster farreri* W. W. Sm. et J. F. Jeffr. 萎软紫菀 *Aster flaccidus* Bge.	全草	花期采收,除去杂质,晾干	四川藏药 2020
藏紫菀/美多路梅	绿毛紫菀 *Aster souliei* Franch.	花序	秋季采收,阴干	青海藏药炮规 2010
柔软紫菀/美多娄木	柔软紫菀 *Aster flaccidus* Bunge 及同属多种植物	花	花盛期采集,除净杂质,阴干	青海藏药 1992

1446 重冠紫菀

【来源】菊科植物重冠紫菀。
【学名】

《中国植物志》	《中国高等植物》
重冠紫菀 *Aster diplostephioides*(DC.)C. B. Clarke	重冠紫菀 *Aster diplostephioides*(DC.)Clarke

【民族药标准】

名称	植物来源	药用部位	产地加工	标准
重冠紫菀	重冠紫菀 *Aster diplostephioides*(DC.)C. B. Clarke	头状花序	夏秋季采摘,晾干	四川藏药 2014

1447 灰枝紫菀

【来源】菊科植物灰枝紫菀。
【学名】

《中国植物志》	《中国高等植物》
灰枝紫菀 *Aster poliothamnus* Diels	灰枝紫菀 *Aster poliothamnus* Diels

【民族药标准】

名称	植物来源	药用部位	产地加工	标准
灰枝紫菀/露琼	灰枝紫菀 *Aster poliothamnus* Diels	花	花盛期采集,晾干	部颁藏药
灰枝紫菀/娄琼	灰枝紫菀 *Aster poliothamnns* Diels	花	花盛期采集,晾干	青海藏药 1992
灰枝紫菀/露琼	灰枝紫菀 *Aster poliothamnus* Diels	花	花盛期采集,晾干	青海藏药炮规 2010

1448 柔软紫菀

【来源】菊科植物柔软紫菀(萎软紫菀)。
【学名】

《中国植物志》	《中国高等植物》
萎软紫菀 *Aster flaccidus* Bge.	萎软紫菀 *Aster flaccidus* Bunge

【民族药标准】

名称	植物来源	药用部位	产地加工	标准
柔软紫菀/美多娄木	柔软紫菀 *Aster flaccidus* Bunge 及同属多种植物	花	花盛期采集,除净杂质,阴干	青海藏药 1992
藏紫菀/美多漏梅	缘毛紫菀 *Aster souliei* Franch. 块根紫菀 *Aster asteroides* O. Ktze. 柔软紫菀 *Aster flaccidus* Bunge	花序	秋季采收,阴干	六省藏标
藏紫菀/美多路梅	缘毛紫菀 *Aster souliei* Franch. 须弥紫菀 *Aster himalaicus* C. B. Clarke 狭苞紫菀 *Aster farreri* W. W. Sm. et J. F. Jeffr. 萎软紫菀 *Aster flaccidus* Bge.	全草	花期采收,除去杂质,晾干	四川藏药 2020

1449 了哥王

【来源】瑞香科植物了哥王。
【学名】

《中国植物志》	《中国高等植物》
了哥王 *Wikstroemia indica*(L.)C. A. Mey.	了哥王 *Wikstroemia indica*(L.)C. A. Mey.

【民族药标准】

名称	植物来源	药用部位	产地加工	标准
了哥王/棵约罗	了哥王 *Wikstroemia indica* C. A. Mey.	根或根皮	全年均可采挖,洗净,干燥,或剥取根皮,干燥	广西壮药第一卷 2008

【中药标准】

名称	植物来源	药用部位	产地加工	标准
了哥王	了哥王 *Wikstroemia indica* C. A. Mey.	根或根皮	全年均可采挖,洗净,晒干,或剥取根皮,晒干	药典 1977
了哥王	了哥王 *Wikstroemia indica*(L.)C. A. Mey.	根或根皮	全年均可采挖,洗净,干燥,或剥取根皮,干燥	江西 2014

名称	植物来源	药用部位	产地加工	标准
了哥王	了哥王 *Wikstroemia indica*(Linnaeus) C. A. Meyer	根或根皮	全年均可采挖,洗净,晒干;或剥取根皮,晒干	湖南 2009
了哥王	了哥王 *Wikstroemia indica*(L.)C. A. Mey.	根或根皮	全年均可采挖,洗净,晒干,或剥取根皮,晒干	广东第一册 2004
了哥王	了哥王 *Wikstroemia indica*(L.)C. A. Mey.	根	全年均可采挖,除去地上部分,洗净,晒干	贵州 2003
了哥王	了哥王 *Wikstroemia indica* C. A. Mey.	根或根茎	—	药典 2020 附
了哥王	了哥王 *Wikstroemia indica*(L.)C. A. Mey.	茎叶	—	山东 2002 附
了哥王	南岭荛花 *Wikstroemia indica*(L.)C. A. Mey.	根	全年均可采挖,晒干	上海 1994

1450 篱栏网

【来源】旋花科植物篱栏网(鱼黄草)。

【学名】

《中国植物志》	《中国高等植物》
篱栏网 *Merremia hederacea*(Burm. f.)Hall. f.	鱼黄草 *Merremia hederacea*(Burm. f.)Hall. f.

【民族药标准】

名称	植物来源	药用部位	产地加工	标准
篱栏网/勾莽拔	篱栏网 *Merremia hederacea*(Burm. f.) Hall. f.	地上部分	夏、秋季采收,除去杂质,干燥	广西壮药第一卷 2008

【中药标准】

名称	植物来源	药用部位	产地加工	标准
篱栏网	篱栏网 *Merremia hederacea*(Burm. f.) Hall. f.	地上部分	夏、秋季采收,除去杂质,干燥	广西 1990

1451 小白薇

【来源】萝藦科植物云南娃儿藤。

【学名】

《中国植物志》	《中国高等植物》
云南娃儿藤 *Tylophora yunnanensis* Schltr.	云南娃儿藤 *Tylophora yunnanensis* Schltr.

【民族药标准】

名称	植物来源	药用部位	产地加工	标准
小白薇/阿科牛	云南娃儿藤 *Tylophora yunnanensis* Schlechter	根及根茎	秋季采挖,洗净,干燥	云南彝药Ⅱ2005

1452 野蔷薇

【来源】蔷薇科植物小果蔷薇。

【学名】

《中国植物志》	《中国高等植物》
小果蔷薇 *Rosa cymosa* Tratt.	小果蔷薇 *Rosa cymosa* Tratt.

【民族药标准】

名称	植物来源	药用部位	产地加工	标准
野蔷薇*	小果蔷薇 *Rosa cymosa* Tratt.	根或全株	全年均可采挖,除去杂质,晒干	贵州第一册 2019

【中药标准】

名称	植物来源	药用部位	产地加工	标准
蔷薇根	野蔷薇 *Rosa multiflora* Thunb.	根	全年可采挖,除去须根,晒干	河北 2018
野蔷薇根	野蔷薇 *Rosa multiflora*Thunb. 小果蔷薇 *Rosa cymosa* Tratt.	除去须根的根	秋季挖根,洗净,晒干	上海炮规 2018
野蔷薇根	野蔷薇 *Rosa multiflora* Thunb. 小果蔷薇 *Rosa cymosa* Tratt.	根	—	上海 1994 附

附注:*同为中药标准收载品种。

1453 扁刺蔷薇

【来源】蔷薇科植物扁刺蔷薇。

【学名】

《中国植物志》	《中国高等植物》
扁刺蔷薇 *Rosa sweginzowii* Koehne	扁刺蔷薇 *Rosa sweginzowii* Koehne

【民族药标准】

名称	植物来源	药用部位	产地加工	标准
扁刺蔷薇/色瓦	扁刺蔷薇 *Rosa sweginzowii* Koehne	茎内皮和果实	5—6月采割茎枝,刮去外层,剥取中层皮,晒干;9—10月采收成熟果实	西藏藏药第一册 2012

1454 悬钩蔷薇

【来源】蔷薇科植物悬钩子蔷薇、钝叶蔷薇。

【学名】

《中国植物志》	《中国高等植物》
悬钩子蔷薇 *Rosa rubus* Lévl. et Vant.	悬钩子蔷薇 *Rosa rubus* Lévl. et Vant.
钝叶蔷薇 *Rosa sertata* Rolfe	钝叶蔷薇 *Rosa sertata* Rolfe

【民族药标准】

名称	植物来源	药用部位	产地加工	标准
悬钩蔷薇	悬钩子蔷薇 *Rosa rubus* Lévl. et Vant. 钝叶蔷薇 *Rosa sertata* Rolfe	花与果实	—	四川藏药制剂附

1455 石韦

【来源】水龙骨科植物庐山石韦、石韦、有柄石韦。

【学名】

《中国植物志》	《中国高等植物》
庐山石韦 *Pyrrosia sheareri*(Baker)Ching	庐山石韦 *Pyrrosia sheareri*(Baker)Ching
石韦 *Pyrrosia lingua*(Thunb.)Farwell	石韦 *Pyrrosia lingua*(Thunb.)Farwell
有柄石韦 *Pyrrosia petiolosa*(Christ)Ching	有柄石韦 *Pyrrosia petiolosa*(Christ)Ching

【民族药标准】

名称	植物来源	药用部位	产地加工	标准
石韦/周贝	庐山石韦 *Pyrrosia sheareri*(Bak.)Ching 石韦 *Pyrrosia lingua*(Thunb.)Farwell 有柄石韦 *Pyrrosia petiolosa*(Christ)Ching	叶	全年均可采收,晒干或阴干	六省藏标
石韦/哈登—呼吉	庐山石韦 *Pyrrosia sheareri*(Bak.)Ching 石韦 *Pyrrosia lingua*(Thunb.)Farwell 有柄石韦 *Pyrrosia petiolosa*(Christ)Ching	叶	全年均可采收,除去根茎和根,晒干或阴干	蒙药 2021

【中药标准】

名称	植物来源	药用部位	产地加工	标准
石韦	庐山石韦 *Pyrrosia sheareri*(Bak.)Ching 石韦 *Pyrrosia lingua*(Thunb.)Farwell 有柄石韦 *Pyrrosia petiolosa*(Christ)Ching	叶	全年均可采收,除去根茎和根,晒干或阴干	药典 2020

1456 光石韦

【来源】水龙骨科植物光石韦。

【学名】

《中国植物志》	《中国高等植物》
光石韦 *Pyrrosia calvata*(Baker)Ching	光石韦 *Pyrrosia calvata*(Baker)Ching

【民族药标准】

名称	植物来源	药用部位	产地加工	标准
光石韦/棵盟泯	光石韦 *Pyrrosia calvata*(Bak.)Ching	叶	全年均可采收,除去杂质,晒干	广西壮药第二卷 2011

【中药标准】

名称	植物来源	药用部位	产地加工	标准
光石韦	光石韦 *Pyrrosia calvata*（Bak.）Ching	叶	全年均可采收,除去根茎及根,晒干	广西 1990
光石韦	光石韦 *Pyrrosia calvata*（Bak.）Ching	叶	—	药典 2020 附

1457 华北石韦

【来源】水龙骨科植物华北石韦。

【学名】

《中国植物志》	《中国高等植物》
华北石韦 *Pyrrosia davidii*（Baker）Ching	华北石韦 *Pyrrosia davidii*（Baker）Ching

【民族药标准】

名称	植物来源	药用部位	产地加工	标准
华北石韦/ 奥木日阿图—哈登—呼吉*	华北石韦 *Pyrrosia davidii*（Bak.）Ching	叶	全年均可采收,除去根茎和根,晒干或阴干	蒙药 2021

【中药标准】

名称	植物来源	药用部位	产地加工	标准
小石韦	华北石韦 *Pyrrosia davidii*（Baker）Ching 毡毛石韦 *Pyrrosia drakeana*（Franch）Ching	叶	全年均可采收,除去根茎及根,晒干或阴干	甘肃 2020
北京石韦	北京石韦 *Pyrrosia davidii*（Gies.）Ching	全草	—	部颁 12 册附

附注：*蒙药习用名称"石韦"。

1458 网眼瓦韦

【来源】水龙骨科植物网眼瓦韦。

【学名】

《中国植物志》	《中国高等植物》
网眼瓦韦 *Lepisorus clathratus*（C. B. Clarke）Ching	网眼瓦韦 *Lepisorus clathratus*（C. B. Clarke）Ching

【民族药标准】

名称	植物来源	药用部位	产地加工	标准
网眼瓦韦/扎贝	网眼瓦韦 *Lepisorus clathratus*（Clarke）Ching	叶	—	部颁藏药
网眼瓦韦/扎贝	网眼瓦韦 *Lepisorus clathratus*（Clarke）Ching	叶	—	青海藏药炮规 2010

1459 狮子尾

【来源】天南星科植物狮子尾。

【学名】

《中国植物志》	《中国高等植物》
狮子尾 *Rhaphidophora hongkongensis* Schott	狮子尾 *Rhaphidophora hongkongensis* Schott

【民族药标准】

名称	植物来源	药用部位	产地加工	标准
狮子尾/棵甘须	狮子尾 *Rhaphidophora hongkongensis* Schott	全株	全年可采收,切段,晒干	广西壮药第三卷 2018

【中药标准】

名称	植物来源	药用部位	产地加工	标准
狮子尾	崖角藤 *Rhaphidophora hongkongensis* Schott	全株	全年可采,切段,晒干	广西 1990
狮子尾	狮子尾 *Rhaphidophora hongkongensis* Schott	全株	—	部颁 8 册附

1460 独一味

【来源】唇形科植物独一味。

【学名】

《中国植物志》	《中国高等植物》
独一味 *Phlomoides rotata*（Benth. ex Hook. f.）Mathiesen	独一味 *Lamiophlomis rotata*（Benth. ex Hook. f.）Kudo

【民族药标准】

名称	植物来源	药用部位	产地加工	标准
独一味/大巴	独一味 *Lamiophlomis rotata*(Benth.)Kudo	全草	秋季果期采挖,晒干	六省藏标
独一味/达巴	独一味 *Lamiophlomis rotata*(Benth.)Kudo	全草	秋季果期采挖,晒干	部颁藏药
独一味/达布合	独一味 *Lamiophlomis rotata*(Benth.)Kudo	全草	秋季果期采挖,晒干	青海藏药 1992
独一味	独一味 *Lamiophlomis rotata*(Benth.)Kudo	地上部分	—	蒙药炮规 2020

【中药标准】

名称	植物来源	药用部位	产地加工	标准
独一味	独一味 *Lamiophlomis rotata*(Benth.)Kudo	地上部分	秋季花果期采割,洗净,晒干	药典 2020
独一味根	独一味 *Lamiophlomis rotata*(Benth.)Kudo	根及根茎	秋季采挖,除去杂质,晒干	四川 2010
独一味	独一味 *Lamiophlomis rotata*(Benth.)Kudo	全草	—	湖南炮规 2010
独一味	独一味 *Lamiophlomis rotata*(Benth.)Kudo	全草	秋季果期采收,除净杂质晒干	甘肃炮规 2009
独一味	独一味 *Lamiophlomis rotata*(Benth.)Kudo	全草	—	重庆炮规 2006

1461 斑鸠窝

【来源】豆科植物小叶三点金(小叶细蚂蝗)。

【学名】

《中国植物志》	《中国高等植物》
小叶细蚂蝗 *Leptodesmia microphylla*(Thunb.)H. Ohashi & K. Ohashi	小叶三点金 *Desmodium microphyllum*(Thunb.)DC.

【民族药标准】

名称	植物来源	药用部位	产地加工	标准
斑鸠窝/居戈补此	小叶三点金 *Desmodium microphyllum*(Thunb.)DC.	全草	夏、秋二季采收,除去泥沙,洗净,干燥	四川 2022
斑鸠窝/踩进锡	小叶三点金 *Desmodium microphyllum*(Thunb.)DC.	全草	全年可采,洗净,干燥	云南彝药Ⅱ2005

1462 草乌

【来源】毛茛科植物北乌头。

【学名】

《中国植物志》	《中国高等植物》
北乌头 *Aconitum kusnezoffii* Reichb.	北乌头 *Aconitum kusnezoffii* Reichb.

【民族药标准】

名称	植物来源	药用部位	产地加工	标准
草乌/泵阿	北乌头 *Aconitum kusnezoffii* Reichb.	块根	秋季茎叶枯萎时采挖,除去须根和泥沙,干燥	蒙药 2021

【中药标准】

名称	植物来源	药用部位	产地加工	标准
草乌	北乌头 *Aconitum kusnezoffii* Reichb.	块根	秋季茎叶枯萎时采挖,除去须根和泥沙,干燥	药典 2020
草乌	卡氏乌头 *Aconitum carmichaeli* Debx. 野生品	块根	秋季茎叶枯萎时采挖,除去须根及泥沙,晒干	上海 1994

1463 小草乌

【来源】毛茛科植物滇川翠雀花。

【学名】

《中国植物志》	《中国高等植物》
滇川翠雀花 *Delphinium delavayi* Franch.	滇川翠雀花 *Delphinium delavayi* Franch.

【民族药标准】

名称	植物来源	药用部位	产地加工	标准
小草乌/昂期浪	滇川翠雀花 *Delphinium delavayi* Franch.	根	夏、秋季采挖,洗净,干燥	云南彝药Ⅲ2005

1464 何首乌

【来源】蓼科植物何首乌。

【学名】

《中国植物志》	《中国高等植物》
何首乌 *Pleuropterus multiflorus*（Thunb.）Nakai	何首乌 *Polygonum multiflorum* Thunb.

【民族药标准】

名称	植物来源	药用部位	产地加工	标准
何首乌/门甲	何首乌 *Polygonum multiflorum* Thunb.	块根	秋、冬二季叶枯萎时采挖，削去两端，洗净，个大的切成块，干燥	广西壮药第二卷 2011

【中药标准】

名称	植物来源	药用部位	产地加工	标准
何首乌	何首乌 *Polygonum multiflorum* Thunb.	块根	秋、冬二季叶枯萎时采挖，削去两端，洗净，个大的切成块，干燥	药典 2020

1465 橐吾

【来源】菊科植物狭苞橐吾（窄苞橐吾）。

【学名】

《中国植物志》	《中国高等植物》
狭苞橐吾 *Ligularia intermedia* Nakai	窄苞橐吾 *Ligularia intermedia* Nakai

【民族药标准】

名称	植物来源	药用部位	产地加工	标准
橐吾/汗达盖—赫勒	狭苞橐吾 *Ligularia intermedia* Nakai	根	春末、夏始采挖，洗净，晒干	蒙药 2021
毛紫菀 *	鹿蹄橐吾 *Ligularia hodgsonii* Hook. 蹄叶橐吾 *Ligularia fischeri*（Ledeb.）Turcz. 狭苞橐吾 *Ligularia intermedia* Nakai	根及根茎	秋季采挖，除去泥沙，干燥	贵州第二册 2019

【中药标准】

名称	植物来源	药用部位	产地加工	标准
川紫菀	川鄂橐吾 *Ligularia wilsoniana*（Hemsl.）Greenm. 狭苞橐吾 *Ligularia intermedia* Nakai 鹿蹄橐吾 *Ligularia hodgsonii* Hook.	根及根茎	秋季采挖，除去泥土，干燥	四川 2010
川紫菀	川鄂橐吾 *Ligularia wilsoniana*（Hemsl.）Greenm. 宽戟橐吾 *Ligularia latihastata*（W. W. Sm.）Hand.-Mazz. 鹿蹄橐吾 *Ligularia hodgsonii* Hook. 狭苞橐吾 *Ligularia intermedia* Nakai	根及根茎	—	重庆炮规 2006

　　附注：*同为中药标准收载品种，贵州 1988 收载植物"川鄂橐吾 *Ligularia wilscniana*（Hemsl.）Greenm. 和宽戟橐吾 *Ligularia latihastata*（W. W. Sm.）Hand.-Mazz."。

1466 藏橐吾

【来源】菊科植物藏橐吾。

【学名】

《中国植物志》	《中国高等植物》
藏橐吾 *Ligularia rumicifolia*（Drumm.）S. W. Liu	藏橐吾 *Ligularia rumicifolia*（Drumm.）S. W. Liu

【民族药标准】

名称	植物来源	药用部位	产地加工	标准
藏橐吾/日肖	藏橐吾 *Ligularia rumicifolia*（Drumm.）S. W. Liu	全草	7—8 月采集全草，除去杂质，洗净，切段，晒干	西藏公告 2022 *

　　附注：*西藏《关于征求红糖等 38 个地方药材质量标准（草案）意见建议的公告》2022.11.29。

1467 褐毛橐吾

【来源】菊科植物褐毛橐吾、大黄橐吾。

【学名】

《中国植物志》	《中国高等植物》
褐毛橐吾 *Ligularia purdomii*（Turrill）Chittenden	褐毛橐吾 *Ligularia purdomii*（Turrill）Chittenden
大黄橐吾 *Ligularia duciformis*（C. Winkl.）Hand. -Mazz.	大黄橐吾 *Ligularia duciformis*（Winkl.）Hand. -Mazz.

【民族药标准】

名称	植物来源	药用部位	产地加工	标准
褐毛橐吾/隆肖	褐毛橐吾 *Ligularia achyrotricha*（Diels）Ling 大黄橐吾 *Ligularia duciformis*（C. Winkl.）Hand. -Mazz.	全草	6—7 月采集全草,洗净,晒干	部颁藏药
褐毛橐吾/隆肖	褐毛橐吾 *Ligularia achyrotricha*（Diels）Ling	全草	6—7 月采集全草,洗净,晒干	青海藏药 1992
褐毛橐吾/隆肖	褐毛橐吾 *Ligularia achyrotricha*（Diels）Ling 大黄橐吾 *Ligularia duciformis*（Winkl.）Hand. -Mazz.	全草	6—7 月采集全草,洗净,晒干	青海藏药炮规 2010

1468 黄帚橐吾

【来源】菊科植物黄帚橐吾。

【学名】

《中国植物志》	《中国高等植物》
黄帚橐吾 *Ligularia virgaurea*（Maxim.）Mattf.	黄帚橐吾 *Ligularia virgaurea*（Maxim.）Mattf.

【民族药标准】

名称	植物来源	药用部位	产地加工	标准
黄帚橐吾/日肖	黄帚橐吾 *Ligularia virgaurea*（Maxim.）Mattf.	全草	6—7 月采集全草,洗净晒干	部颁藏药
黄帚橐吾/日肖	黄帚橐吾 *Ligularia virgaurea*（Maxim.）Mattf. 及同属多种植物	全草	6—7 月采集全草,洗净晒干	青海藏药 1992
黄帚橐吾/日肖	黄帚橐吾 *Ligularia virgaurea*（Maxim.）Mattf.	全草	6—7 月采集全草,洗净晒干	青海藏药炮规 2010

1469 牛膝

【来源】苋科植物牛膝。

【学名】

《中国植物志》	《中国高等植物》
牛膝 *Achyranthes bidentata* Blume	牛膝 *Achyranthes bidentata* Bl.

【民族药标准】

名称	植物来源	药用部位	产地加工	标准
牛膝 *	牛膝 *Achyranthes bidentata* Bl.	根	冬季茎叶枯萎时采挖,除去须根和泥沙,捆成小把,晒至干皱后,将顶端切齐,晒干	贵州炮规第一册 2019

【中药标准】

名称	植物来源	药用部位	产地加工	标准
牛膝	牛膝 *Achyranthes bidentata* Bl.	根	冬季茎叶枯萎时采挖,除去须根和泥沙,捆成小把,晒至干皱后,将顶端切齐,晒干	药典 2020

附注:* 同为中药标准收载品种。

1470 白牛膝

【来源】石竹科植物狗筋蔓。

【学名】

《中国植物志》	《中国高等植物》
狗筋蔓 *Silene baccifera*（Linnaeus）Roth	狗筋蔓 *Cucubalus baccifer* Linn.

【民族药标准】

名称	植物来源	药用部位	产地加工	标准
白牛膝/尼图静	狗筋蔓 *Silene baccifera* L.	根	秋末冬初采挖,洗净,干燥	云南彝药Ⅲ2005

【中药标准】

名称	植物来源	药用部位	产地加工	标准
九股牛	狗筋蔓 *Cucubalus baccifer* L.	根	—	部颁14册附

1471 川牛膝

【来源】苋科植物川牛膝。

【学名】

《中国植物志》	《中国高等植物》
川牛膝 *Cyathula officinalis* Kuan	川牛膝 *Cyathula officinalis* Kuan

【民族药标准】

名称	植物来源	药用部位	产地加工	标准
川牛膝 *	川牛膝 *Cyathula officinalis* Kuan	根	秋、冬二季采挖,除去芦头、须根及泥沙,烘或晒至半干,堆放回润,再烘干或晒干	贵州第二册2019

【中药标准】

名称	植物来源	药用部位	产地加工	标准
川牛膝	川牛膝 *Cyathula officinalis* Kuan	根	秋、冬二季采挖,除去芦头、须根及泥沙,烘或晒至半干,堆放回润,再烘干或晒干	药典2020

附注:＊同为中药标准收载品种。

1472 红牛膝

【来源】苋科植物柳叶牛膝、头花杯苋。

【学名】

《中国植物志》	《中国高等植物》
柳叶牛膝 *Achyranthes longifolia*（Makino）Makino	柳叶牛膝 *Achyranthes longifolia*（Makino）Makino
头花杯苋 *Cyathula capitata* Moq.	头花杯苋 *Cyathula capitata* Moq.

【民族药标准】

名称	植物来源	药用部位	产地加工	标准
红牛膝/照脑咪	柳叶牛膝 *Achyranthes longifolia*（Makino）Makino	根及根茎	全年均可采挖,除去茎叶、须根和泥沙,干燥	广西瑶药第二卷2022
红牛膝/勒斯补尼	头花杯苋 *Cyathula capitata* Moq.	根	秋、冬二季采收,除去芦头、须根及泥沙,干燥	四川2022

【中药标准】

名称	植物来源	药用部位	产地加工	标准
红牛膝	柳叶牛膝 *Achyranthes longifolia* Mak.	根及根茎 *	冬季茎叶枯萎时采挖,鲜用者除去茎叶及泥沙;干用者除去须根及杂质,干燥	江西2014

附注:＊新鲜或干燥根及根茎。

1473 土牛膝

【来源】苋科植物土牛膝、牛膝、柳叶牛膝。

【学名】

《中国植物志》	《中国高等植物》
土牛膝 *Achyranthes aspera* L.	土牛膝 *Achyranthes aspera* Linn.
牛膝 *Achyranthes bidentata* Blume	牛膝 *Achyranthes bidentata* Bl.
柳叶牛膝 *Achyranthes longifolia*（Makino）Makino	柳叶牛膝 *Achyranthes longifolia*（Makino）Makino

【民族药标准】

名称	植物来源	药用部位	产地加工	标准
土牛膝[#]	土牛膝 *Achyranthes aspera* L.	根及根茎	冬季茎叶枯黄后采挖,除去地上部分及须根,洗净,干燥	贵州第二册 2019
土牛膝[*]	牛膝(野生品)*Achyranthes bidentata* Bl. 土牛膝 *Achyranthes aspera* L. 柳叶牛膝 *Achyranthes longifolia*(Makino)Makino	根和根茎	—	湖南炮规 2021

【中药标准】

名称	植物来源	药用部位	产地加工	标准
土牛膝	粗毛牛膝 *Achyranthes aspera* L. 柳叶牛膝 *Achyranthes longifolia*(Makino)Makino	根及根茎	冬春间或秋季采挖,除去茎叶及须根,洗净,晒干	湖北 2018
土牛膝	土牛膝 *Achyranthes aspera* Linnaeus	根及根茎	秋冬季地上部分枯萎或早春发苗时采挖,除去地上部分及须根,洗净,干燥	湖南 2009
土牛膝	牛膝(野生品)*Achyranthes bidentata* Bl.	根	在 11 月地上部分开始枯萎时采挖,除净泥沙后晒干	上海 1994
土牛膝	牛膝 *Achyranthes bidentata* Bl.	根及根茎	秋、冬两季地上部分枯萎时或春季采挖,除去茎叶,保留芦头,洗净,晒干	江苏 1989
土牛膝	粗毛牛膝 *Achyranthes aspera* L.	根及根茎	—	药典 2020 附
土牛膝	华泽兰 *Euptorium chinensis* L.	带根茎的根	—	部颁 5 册附

附注:*【民族药名】务吉提克免姐(土家),芮比脚尤(苗),教者神(侗),倒扣草(瑶);#同为中药标准收载品种。

1474 草木樨

【来源】豆科植物草木樨。

【学名】

《中国植物志》	《中国高等植物》
草木樨 *Melilotus officinalis*(L.)Pall.	草木樨 *Melilotus officinalis*(Linn.)Pall.

【民族药标准】

名称	植物来源	药用部位	产地加工	标准
草木樨/甲贝	草木樨 *Melilotus suaveolens* Ledeb.	全草	夏季采全草,洗净,晾干	部颁藏药
草木樨/甲贝	草木樨 *Melilotus officinalis*(Linn.)Pall.	全草	夏季采全草,洗净,晾干	青海藏药炮规 2010

【中药标准】

名称	植物来源	药用部位	产地加工	标准
黄香草木樨	黄香草木樨 *Melilotus officinalis*(L.)Desr.	全草	花期收割全草,洗去根部泥土,阴干	山东 2022
省头草	草木樨 *Melilotus suaveolens* Ledeb.	地上部分	夏秋采割,晒干	上海 1994

1475 横经席

【来源】藤黄科植物薄叶胡桐(薄叶红厚壳)、薄叶红厚壳。

【学名】

《中国植物志》	《中国高等植物》
薄叶红厚壳 *Calophyllum membranaceum* Gardn. et Champ.	薄叶红厚壳 *Calophyllum membranaceum* Gardn. et Champ.

【民族药标准】

名称	植物来源	药用部位	产地加工	标准
横经席/独脚风/独凿崩	薄叶胡桐 *Calophyllum membranaceum* Gardn. et Champ.	全株	全年均可采收,洗净,干燥	广西瑶药第一卷 2014
横经席/芒满岜	薄叶红厚壳 *Calophyllum membranaceum* Gardn. et Champ.	全株	全年可采,洗净,干燥	广西壮药第一卷 2008

【中药标准】

名称	植物来源	药用部位	产地加工	标准
横经席	薄叶胡桐 *Calophyllum membranaceum* Gardn. et Champ.	全株	全年可采,洗净,晒干	江西 2014
横经席	薄叶胡桐 *Calophyllum membranaceum* Gardn. et Champ.	全株	全年可采,洗净,晒干	广西 1990
横经席	薄叶胡桐 *Calophyllum membranaceum* Gardn. et Champ.	全株	—	药典 2020 附

1476 上树虾

【来源】兰科植物聚石斛。

【学名】

《中国植物志》	《中国高等植物》
聚石斛 *Dendrobium lindleyi* Stendel	聚石斛 *Dendrobium lindleyi* Stendel

【民族药标准】

名称	植物来源	药用部位	产地加工	标准
上树虾/楝华喃龙	聚石斛 *Dendrobium lindleyi* Stend.	全草	全年均可采收,洗净,干燥	广西壮药第三卷 2018

1477 水半夏

【来源】天南星科植物水半夏(鞭檐犁头尖)。

【学名】

《中国植物志》	《中国高等植物》
鞭檐犁头尖 *Typhonium flagelliforme*(Lodd.)Blume	鞭檐犁头尖 *Typhonium flagelliforme*(Lodd.)Bl.

【民族药标准】

名称	植物来源	药用部位	产地加工	标准
水半夏/半夏忍	水半夏 *Typhonium flagelliforme*(Lodd.)Blume	块茎	冬末春初采挖,除去外皮及须根,晒干	广西壮药第二卷 2011

【中药标准】

名称	植物来源	药用部位	产地加工	标准
水半夏	水半夏 *Typhonium flagelliforme*(Lodd.)Bl.	块茎	冬末春初采挖,除去外皮及须根,晒干	药典 1977
水半夏	鞭檐犁头尖 *Typhonium flagelliforme*(Lodd.)Blume	块茎	冬末春初采挖,除去外皮及须根,晒干	部颁中药材
水半夏	鞭檐犁头尖 *Typhonium flagelliforme*(Lodd.)Bl.	块茎	冬末春初采挖,除去外皮及须根,晒干	四川增补 1992
水半夏	鞭檐犁头尖 *Typhonium flagelliforme*(Lodd.)Bl.	块茎	冬末春初采挖,除去外皮及须根,干燥	安徽炮规 2019
水半夏	鞭檐犁头尖 *Typhonium flagelliforme*(Lodd.)Blume	块茎	冬末春初采挖,除去外皮及须根,晒干	天津炮规 2018
水半夏	水半夏 *Typhonium flagelliforme*(Lodd.)Bl.	块茎	—	重庆炮规 2006
水半夏	鞭檐犁头尖 *Typhonium flagelliforme*(Lodd.)Blume	块茎	—	药典 2020 附

1478 华凤仙

【来源】凤仙花科植物华凤仙。

【学名】

《中国植物志》	《中国高等植物》
华凤仙 *Impatiens chinensis* L.	华凤仙 *Impatiens chinensis* Linn.

【民族药标准】

名称	植物来源	药用部位	产地加工	标准
华凤仙/秤见封	华凤仙 *Impatiens chinensis* Linn.	全草	全年均可采收,除去杂质,干燥	广西壮药第三卷 2018

1479 秋水仙

【来源】百合科植物秋水仙。

【学名】

《中华本草·维吾尔药卷》	《维吾尔药志》
秋水仙 *Colchicum autumnale* L.	秋水仙 *Colchicum autumnale* L.

【民族药标准】

名称	植物来源	药用部位	产地加工	标准
秋水仙	秋水仙 *Colchicum autumnale* L.	鳞茎	夏、秋季采收,除去杂质,晾干	部颁维药
秋水仙	秋水仙 *Colchicum autumnale* L.	鳞茎	—	维药 1993
秋水仙	秋水仙 *Colchicum autumnale* L.	鳞茎	夏、秋季采挖,除去泥沙,晾干	新疆炮规 2020

1480 威灵仙

【来源】毛茛科植物威灵仙、棉团铁线莲、东北铁线莲(辣蓼铁线莲)。

【学名】

《中国植物志》	《中国高等植物》
威灵仙 *Clematis chinensis* Osbeck	威灵仙 *Clematis chinensis* Osbeck
棉团铁线莲 *Clematis hexapetala* Pall.	棉团铁线莲 *Clematis hexapetala* Pall.
辣蓼铁线莲 *Clematis terniflora* var. *mandshurica* (Rupr.) Ohwi	辣蓼铁线莲 *Clematis terniflora* var. *mandshurica* (Rupr.) Ohwi

【民族药标准】

名称	植物来源	药用部位	产地加工	标准
威灵仙*	威灵仙 *Clematis chinensis* Osbeck 棉团铁线莲 *Clematis hexapetala* Pall. 东北铁线莲 *Clematis manshurica* Rupr.	根和根茎	秋季采挖,除去泥沙,晒干	贵州第一册 2019
威灵仙/黑九牛/解坐翁	威灵仙 *Clematis chinensis* Osbeck	根和根茎	秋季采挖,除去泥沙,晒干	广西瑶药第一卷 2014
威灵仙/壤灵仙	威灵仙 *Clematis chinensis* Osbeck 棉团铁线莲 *Clematis hexapetala* Pall. 东北铁线莲 *Clematis terniflora* var. *mandshurica*(Rupr.) Ohwi Rupr.	根和根茎	秋季采挖,除去泥沙,晒干	广西壮药第二卷 2011

【中药标准】

名称	植物来源	药用部位	产地加工	标准
威灵仙	威灵仙 *Clematis chinensis* Osbeck 棉团铁线莲 *Clematis hexapetala* Pall. 东北铁线莲 *Clematis manshurica* Rupr.	根和根茎	秋季采挖,除去泥沙,晒干	药典 2020

附注:*同为中药标准收载品种。

1481 刺苋

【来源】苋科植物刺苋。

【学名】

《中国植物志》	《中国高等植物》
刺苋 *Amaranthus spinosus* L.	刺苋 *Amaranthus spinosus* Linn.

【民族药标准】

名称	植物来源	药用部位	产地加工	标准
刺苋/簕苋菜/来廉紧	刺苋 *Amaranthus spinosus* L.	全草或根	全年均可采挖,除去须根,洗净,晒干	广西瑶药第二卷 2022
刺苋/碰溶温	刺苋 *Amaranthus spinosus* Linn.	全草	全年均可采收,洗净,晒干	广西壮药第三卷 2018

【中药标准】

名称	植物来源	药用部位	产地加工	标准
刺苋菜	刺苋 *Amaranthus spinosus* L.	根及根茎	全年可采,除去泥沙,晒干或趁鲜切段,晒干	海南第一册 2011
刺苋菜	刺苋 *Amaranthus spinosus* L.	全草或根	夏、秋季采收,除去泥沙,晒干或趁鲜切段,晒干	广东第一册 2004
刺苋	刺苋 *Amaranthus spinosus* L.	全草或根	全年均可采挖,除去须根,洗净,晒干	广西 1990

1482 反枝苋

【来源】苋科植物反枝苋。

【学名】

《中国植物志》	《中国高等植物》
反枝苋 *Amaranthus retroflexus* L.	反枝苋 *Amaranthus retroflexus* Linn.

【民族药标准】

名称	植物来源	药用部位	产地加工	标准
反枝苋/阿日柏—淖高	反枝苋 *Amaranthus retroflexus* L.	全草	夏、秋季采收,晒干	蒙药 2021

1483 空心苋

【来源】苋科植物空心莲子草(喜旱莲子草)。

【学名】

《中国植物志》	《中国高等植物》
喜旱莲子草 *Alternanthera philoxeroides*(Mart.)Griseb.	喜旱莲子草 *Alternanthera philoxeroides*(Mart.)Griseb.

【民族药标准】

名称	植物来源	药用部位	产地加工	标准
空心苋/厄刮盹	空心莲子草 *Alternanthera philoxeroides*(Mart.)Griseb.	全草	夏、秋季可采收,除去泥沙,干燥	广西壮药第三卷 2018

【中药标准】

名称	植物来源	药用部位	产地加工	标准
空心莲子草	空心莲子草 *Alternanthera philoxeroides*(Mart.)Griseb.	新鲜地上部分	10—11 月采割,洗净,除去杂质	药典 1977
空心莲子草	喜旱莲子草 *Alternanthera philoxeroides*(Mart.)Griseb.	全草	10—11 月采收,除去杂质,洗净,晒干	湖北 2018
空心莲子草	空心莲子草 *Alternanthera philoxeroides*(Mart.)Griseb.	全草	—	上海 1994 附

1484 马齿苋

【来源】马齿苋科植物马齿苋。

【学名】

《中国植物志》	《中国高等植物》
马齿苋 *Portulaca oleracea* L.	马齿苋 *Portulaca oleracea* Linn.

【民族药标准】

名称	植物来源	药用部位	产地加工	标准
马齿苋/碰北	马齿苋 *Portulaca oleracea* Linn.	地上部分	夏、秋二季采收,除去杂质,洗净,略蒸或烫后晒干	广西壮药第二卷 2011
马齿苋	马齿苋 *Portulaca oleracea* L.	地上部分*	—	蒙药炮规 2020
马齿苋/斯米孜欧提	马齿苋 *Portulaca oleracea* L.	地上部分	夏、秋二季采收,除去残根及杂质,洗净,略蒸或烫后晒干	新疆炮规 2010

【中药标准】

名称	植物来源	药用部位	产地加工	标准
马齿苋	马齿苋 *Portulaca oleracea* L.	地上部分	夏、秋二季采收,除去残根和杂质,洗净,略蒸或烫后晒干	药典 2020

附注:* 干燥或冻干地上部分。

1485 沉香

【来源】瑞香科植物白木香(土沉香)、沉香。

【学名】

《中国植物志》	《中国高等植物》
土沉香 *Aquilaria sinensis*(Lour.)Spreng.	土沉香 *Aquilaria sinensis*(Lour.)Spreng.
沉香 *Aquilaria agallocha* Roxb.(《中华本草·维吾尔药卷》)	沉香 *Aquilaria agallocha*(Lour.)Roxb.(《中华本草·蒙药卷》)

【民族药标准】

名称	植物来源	药用部位	产地加工	标准
沉香/阿嘎纳保	白木香 *Aquilaria sinensis*（Lour.）Gilg.	含有树脂的木材	全年均可采收。割取含松香树脂的木材，将不含树脂部分尽可能除去，阴干	六省藏标
沉香/阿嘎如	白木香 *Aquilaria sinensis*（Lour.）Gilg.	含有树脂的木材	全年均可采收，割取含树脂的木材，除去不含树脂的部分，阴干	蒙药2021
沉香	沉香 *Aquilaria agallocha* Roxb.	含有树脂的心材	全年均可采收，割取含树脂的木材，除去不含树脂的部分，阴干	维药1993
沉香/印地亚合其	沉香 *Aquilaria agallocha* Roxb. 白木香 *Aquilaria sinensis*（Lour.）	含有树脂的木材	—	新疆炮规2010

【中药标准】

名称	植物来源	药用部位	产地加工	标准
沉香	白木香 *Aquilaria sinensis*（Lour.）Gilg.	含有树脂的木材	全年均可采收，割取含树脂的木材，除去不含树脂的部分，阴干	药典2020

1486　山沉香

【来源】木犀科植物贺兰山丁香（羽叶丁香）、白花洋丁香（白花欧丁香、欧丁香）、紫丁香。

【学名】

《中国植物志》	《中国高等植物》
羽叶丁香 *Syringa pinnatifolia* Hemsley	羽叶丁香 *Syringa pinnatifolia* Hemsl.
白花欧丁香 *Syringa vulgaris* f. *alba*（Weston）Voss	欧丁香 *Syringa vulgaris* Linn.
紫丁香 *Syringa oblata* Lindl.	紫丁香 *Syringa oblata* Lindl.

【民族药标准】

名称	植物来源	药用部位	产地加工	标准
山沉香/ 阿拉善—阿嘎如	贺兰山丁香 *Syringa pinnatifolia* Hemsl. var. *alashanensis* Ma. et S. Q. Zhou	削去外皮的枝	全年均可采收，削去栓皮及白色部分，干燥	部颁蒙药
山沉香（根）/ 阿拉善—阿嘎如	贺兰山丁香 *Syringa pinnatifolia* Hemsl. var. *alashanensis* Ma. et S. Q. Zhou	除去栓皮的根	全年均可采收，采收后，削除栓皮及白色部分，干燥	蒙药2021
山沉香/阿卡如漫巴	白花洋丁香 *Syringa vulgaris* L. var. *alba* West. 紫丁香 *Syringa oblata* Lindl.	根茎及枝干	5—6月采摘，除去外皮，阴干	青海公告2021*

【中药标准】

名称	植物来源	药用部位	产地加工	标准
山沉香	羽叶丁香 *Syringa pinnatifolia* Hemsl.	根	—	药典2020
山沉香	贺兰山丁香 *Syringa pinnatifolia* Hemsl. var. *alashanensis* Y. Q. Ma et S. Q. Zhou	枝干	多于秋季采伐，削净外皮，干燥	内蒙古2021

附注：*青海《关于征求斑花黄堇等21种藏药材质量标准（征求意见稿）意见的函》DYB63－QHZYC017－2021。

1487　丁香

【来源】桃金娘科植物丁香。

【学名】

《中国民族药志要》	《进口药材质量分析研究》
丁香 *Eugenia caryophyllata* Thunb.	丁香 *Eugenia caryophyllata* Thunb.

【民族药标准】

名称	植物来源	药用部位	产地加工	标准
丁香/列西	丁香 *Eugenia caryophyllata* Thunb.	花蕾	花蕾期采摘	六省藏标
丁香/高乐图—宝日	丁香 *Eugenia caryophyllata* Thunb.	花蕾	当花蕾由绿色转红时采摘，晒干	蒙药2021
丁香	丁香 *Eugenia caryophyllata* Thunb.	花蕾	当花蕾由绿色转红时采摘，晒干	维药1993

【中药标准】

名称	植物来源	药用部位	产地加工	标准
丁香	丁香 *Eugenia caryophyllata* Thunb.	花蕾	当花蕾由绿色转红时采摘，晒干	药典2020

1488 滇丁香

【来源】茜草科植物滇丁香。

【学名】

《中国植物志》	《中国高等植物》
滇丁香 *Luculia pinceana* Hooker	滇丁香 *Luculia pinceana* Hook.

【民族药标准】

名称	植物来源	药用部位	产地加工	标准
滇丁香/蛸派尼	滇丁香 *Luculia pinceana* Hook.	茎、叶	冬季采集,干燥	云南彝药Ⅱ2005

1489 母丁香

【来源】桃金娘科植物丁香。

【学名】

《中国民族药志要》	《进口药材质量分析研究》
丁香 *Eugenia caryophyllata* Thunb.	丁香 *Eugenia caryophyllata* Thunb.

【民族药标准】

名称	植物来源	药用部位	产地加工	标准
母丁香	丁香 *Eugenia caryophyllata* Thunb.	近成熟果实	—	蒙药炮规2020
母丁香/其西开兰谱尔	丁香 *Eugenia caryophyllata* Thunb.	近成熟果实	—	新疆炮规2010

【中药标准】

名称	植物来源	药用部位	产地加工	标准
母丁香	丁香 *Eugenia caryophyllata* Thunb.	近成熟果实	果将熟时采摘,晒干	药典2020

1490 紫丁香

【来源】木犀科植物紫丁香。

【学名】

《中国植物志》	《中国高等植物》
紫丁香 *Syringa oblata* Lindl.	紫丁香 *Syringa oblata* Lindl.

【民族药标准】

名称	植物来源	药用部位	产地加工	标准
紫丁香/阿拉格—阿嘎如	紫丁香 *Syringa oblata* Lindl.	心材	全年均可采收,除去边材,阴干	蒙药2021

1491 藿香

【来源】唇形科植物藿香、广藿香。

【学名】

《中国植物志》	《中国高等植物》
藿香 *Agastache rugosa*(Fisch. et Mey.)O. Ktze.	藿香 *Agastache rugosa*(Fisch. et C. A. Mey.)Kuntze
广藿香 *Pogostemon cablin*(Blanco)Benth.	广藿香 *Pogostemon cablin*(Blanco)Benth.

【民族药标准】

名称	植物来源	药用部位	产地加工	标准
藿香#	藿香 *Agastache rugosa*(Fisch. et Mey.)O. Kuntze.	地上部分	夏、秋二季枝叶茂盛或花初开时采割,鲜用或切段阴干	贵州2003
藿香	藿香 *Agastache rugosus*(Fisch. et Mey.)O. Kuntze. 广藿香 *Pogostemon cablin*(Blanco)Benth.	地上部分	夏、秋二季枝叶茂盛或花初开时采割,阴干,或趁鲜切段阴干	维药1993
关藿香/阿嘎斯图—其其格	藿香 *Agastache rugosa*(Fisch. et Mey.)O. Ktze.	地上部分	6—7月夏季花期,或10月采集地上部分,阴干	蒙药2021

【中药标准】

名称	植物来源	药用部位	产地加工	标准
广藿香	广藿香 *Pogostemon cablin*(Blanco)Benth.	地上部分	枝叶茂盛时采割,日晒夜闷,反复至干	药典2020

续表

名称	植物来源	药用部位	产地加工	标准
藿香/土藿香	藿香 *Agastache rugosa*(Fisch. et Mey.)O. Ktze.	地上部分	夏、秋二季枝叶茂盛或花初开时采割,阴干,或趁鲜切段阴干	药典 1977
藿香	藿香 *Agastache rugosa*(Fisch. et Mey.)O. Ktze.	地上部分	夏、秋二季枝叶茂盛或花初开时采割,阴干或切段阴干	甘肃 2020
藿香	藿香 *Agastache rugosa*(Fisch. et Mey.)O. Ktze.	地上部分	夏、秋二季枝叶茂盛或花初开时采割,或趁鲜切短段,阴干	河北 2018
土藿香	藿香 *Agastache rugosa*(Fisch. et Mey.)O. Ktze.	地上部分	夏、秋两季枝叶茂盛或花初开时采割,阴干或趁鲜切段阴干	辽宁第一册 2009
藿香	藿香 *Agastache rugosa*(Fisch. et Mey.)O. Ktze.	地上部分	夏、秋二季枝叶茂盛或花初开时采割,阴干,或趁鲜切段阴干	山东 2002
藿香/土藿香	藿香 *Agastache rugosus*(Fisch. et Mey.)O. Ktze	地上部分	秋季采收,晒干,或趁鲜切片,晒干	上海 1994
藿香	藿香 *Agastache rugosus*(Fisch. et Mey.)O. Ktze.	地上部分	夏、秋二季枝叶茂盛或花初开时采割,阴干或趁鲜切段阴干	河南 1991
藿香	藿香 *Agastache rugosus*(Fisch. et Mey.)O. Ktze.	地上部分	夏、秋二季枝叶茂盛或花初开时采割,阴干或趁鲜切段阴干	四川 1987
藿香	藿香 *Agastache rugosus*(Fisch. et Mey.)O. Kuntze.	地上部分	夏季枝叶茂盛或花初开时采割,阴干或切段阴干	安徽炮规 2019
藿香	藿香 *Agastache rugosus*(Fisch. et Mey.)O. Ktze.	地上部分	夏、秋二季采割,阴干	天津炮规 2018
藿香	藿香 *Agastache rugosa*(Fisch. et Mey.)O. Kuntze	地上部分	—	重庆炮规 2006
藿香	藿香 *Agastache rugosus*(Fisch. et Mey.)O. Ktze.	地上部分	—	药典 2020 附
藿香	土藿香 *Agastache rugosa*(Fisch. et. Mey.)O. Ktze.	地上部分*	—	北京 1998 附

附注:* 新鲜或干燥地上部分;# 同为中药标准收载品种。

1492 关藿香

【来源】唇形科植物藿香。

【学名】

《中国植物志》	《中国高等植物》
藿香 *Agastache rugosa*(Fisch. et Mey.)O. Ktze.	藿香 *Agastache rugosa*(Fisch. et C. A. Mey.)Kuntze

【民族药标准】

名称	植物来源	药用部位	产地加工	标准
关藿香/阿嘎斯图—其其格	藿香 *Agastache rugosa*(Fisch. et Mey.)O. Ktze.	地上部分	6—7 月夏季花期,或 10 月采集地上部分,阴干	蒙药 2021
藿香#	藿香 *Agastache rugosa*(Fisch. et Mey.)O. Kuntze	地上部分	夏、秋二季枝叶茂盛或花初开时采割,鲜用或切段阴干	贵州 2003
藿香	藿香 *Agastache rugosus*(Fisch. et Mey.)O. Kuntze 广藿香 *Pogostemon cablin*(Blanco)Benth.	地上部分	夏、秋二季枝叶茂盛或花初开时采割,阴干,或趁鲜切段阴干	维药 1993

【中药标准】

名称	植物来源	药用部位	产地加工	标准
藿香/土藿香	藿香 *Agastache rugosa*(Fisch. et Mey.)O. Ktze.	地上部分	夏、秋二季枝叶茂盛或花初开时采割,阴干,或趁鲜切段阴干	药典 1977
藿香	藿香 *Agastache rugosa*(Fisch. et Mey.)O. Ktze.	地上部分	夏、秋二季枝叶茂盛或花初开时采割,阴干或切段阴干	甘肃 2020
藿香	藿香 *Agastache rugosa*(Fisch. et Mey.)O. Ktze.	地上部分	夏、秋二季枝叶茂盛或花初开时采割,或趁鲜切短段,阴干	河北 2018
土藿香	藿香 *Agastache rugosa*(Fisch. et Mey.)O. Ktze.	地上部分	夏、秋两季枝叶茂盛或花初开时采割,阴干或趁鲜切段阴干	辽宁第一册 2009
藿香	藿香 *Agastache rugosa*(Fisch. et Mey.)O. Ktze.	地上部分	夏、秋二季枝叶茂盛或花初开时采割,阴干,或趁鲜切段阴干	山东 2002
藿香/土藿香	藿香 *Agastache rugosus*(Fisch. et Mey.)O. Ktze.	地上部分	秋季采收,晒干,或趁鲜切片,晒干	上海 1994
藿香	藿香 *Agastache rugosus*(Fisch. et Mey.)O. Ktze.	地上部分	夏、秋二季枝叶茂盛或花初开时采割,阴干或趁鲜切段阴干	河南 1991
藿香	藿香 *Agastache rugosus*(Fich. et Mey.)O. Ktze.	地上部分	夏、秋二季枝叶茂盛或花初开时采割,阴干或趁鲜切段阴干	四川 1987

续表

名称	植物来源	药用部位	产地加工	标准
藿香	藿香 *Agastache rugosa*（Fisch. et Mey.）O. Kuntze	地上部分	夏季枝叶茂盛或花初开时采割，阴干或切段阴干	安徽炮规 2019
藿香	藿香 *Agastache rugosus*（Fisch. et Mey.）O. Ktze.	地上部分	夏、秋二季采割，阴干	天津炮规 2018
藿香	藿香 *Agastache rugosus*（Fisch. et Mey.）O. Kuntze	地上部分	—	重庆炮规 2006
藿香	藿香 *Agastache rugosus*（Fisch. et Mey.）O. Ktze.	地上部分	—	药典 2020 附
藿香	土藿香 *Agastache rugosa*（Fisch. et. Mey.）O. Ktze.	地上部分*	—	北京 1998 附

附注：＊新鲜或干燥地上部分；#同为中药标准收载品种。

1493 山藿香

【来源】唇形科植物鸡骨柴。

【学名】

《中国植物志》	《中国高等植物》
鸡骨柴 *Elsholtzia fruticosa*（D. Don）Rehd.	鸡骨柴 *Elsholtzia fruticosa*（D. Don）Rehd.

【民族药标准】

名称	植物来源	药用部位	产地加工	标准
山藿香/东窝萧	鸡骨柴 *Elsholtzia fruticosa*（D. Don）Rehd.	地上部分	夏、秋季采收，干燥	云南彝药Ⅲ2005
鸡骨柴/普尔木拉冈	鸡骨柴 *Elsholtzia fruticosa*（D. Don）Rehd.	枝叶	夏季采收新鲜枝叶，除去杂质，切段，阴干	西藏公告 2022*

附注：＊西藏《关于征求红糖等38个地方药材质量标准（草案）意见建议的公告》2022.11.29。

1494 降香

【来源】豆科植物降香檀（降香）。

【学名】

《中国植物志》	《中国高等植物》
降香 *Dalbergia odorifera* T. Chen	降香 *Dalbergia odorifera* T. Chen

【民族药标准】

名称	植物来源	药用部位	产地加工	标准
降香/乌兰—阿嘎如	降香檀 *Dalbergia odorifera* T. Chen	树干和根的心材	全年皆可采收，除去边材，阴干	蒙药 2021

【中药标准】

名称	植物来源	药用部位	产地加工	标准
降香	降香檀 *Dalbergia odorifera* T. Chen	树干和根的心材	全年均可采收，除去边材，阴干	药典 2020

1495 木香

【来源】菊科植物木香（云木香）。

【学名】

《中国植物志》	《中国高等植物》
云木香 *Aucklandia costus* Falc.	云木香 *Saussurea costus*（Falc.）Lipsch.

【民族药标准】

名称	植物来源	药用部位	产地加工	标准
木香/如打	木香 *Aucklandia lappa* Decne.	根	秋、冬二季采挖，除去残茎及须根，切段，干燥后去粗皮	六省藏标
木香/如达	木香 *Aucklandia lappa* Decne.	根	秋、冬二季采挖，除去泥沙和须根，切段，大的再纵剖成瓣，干燥后去粗皮	蒙药 2021
木香	木香 *Aucklandia lappa* Decne.	根	秋、冬季采挖，除去泥沙及须根，切段，大的再纵剖成瓣，干燥后撞去粗皮	维药 1993

【中药标准】

名称	植物来源	药用部位	产地加工	标准
木香	木香 *Aucklandia lappa* Decne.	根	秋、冬二季采挖,除去泥沙和须根,切段,大的再纵剖成瓣,干燥后撞去粗皮	药典 2020

1496 白木香

【来源】瑞香科植物白木香(土沉香)。

【学名】

《中国植物志》	《中国高等植物》
土沉香 *Aquilaria sinensis*(Lour.)Spreng.	土沉香 *Aquilaria sinensis*(Lour.)Spreng.

【民族药标准】

名称	植物来源	药用部位	产地加工	标准
白木香/陈样夺	白木香 *Aquilaria sinensis*(Lour.)Spreng.	茎	全年均可采收,刮去栓皮,切片,阴干	广西壮药第二卷 2011

【中药标准】

名称	植物来源	药用部位	产地加工	标准
白木香	白木香 *Aquilaria sinensis* Lour. Gilg.	茎	全年均可采收,刮去栓皮,切片,阴干	广西第二册 1996

1497 川木香

【来源】菊科植物川木香、灰毛川木香。

【学名】

《中国植物志》	《中国高等植物》
川木香 *Dolomiaea souliei*(Franch.)Shih	川木香 *Dolomiaea souliei*(Franch.)Shih
灰毛川木香 *Dolomiaea souliei* var. *cinerea*(Y. Ling)Q. Yuan	灰毛川木香 *Dolomiaea souliei* var. *cinerea*(Y. Ling)Q. Yuan(《中国生物物种名录》)

【民族药标准】

名称	植物来源	药用部位	产地加工	标准
川木香/色布斯格日—其奴嘎纳	川木香 *Vladimiria souliei*(Franch.)Ling 灰毛川木香 *Vladimiria souliei*(Franch.) Ling var. *cinerea* Ling	根	秋季采挖,除去须根、泥沙及根头上的胶状物,干燥	蒙药 2021
川木香	川木香 *Vladimiria souliei*(Franch.)Ling 灰毛川木香 *Vladimiria souliei*(Franch.) Ling var. *cinerea* Ling	根	—	维药 1993
川木香/毕嘎尔木拉	川木香 *Vladimiria souliei*(Franch.)Ling	根	秋季采集,去掉泥土、须根及地上部分,晒干	青海藏药 1992

【中药标准】

名称	植物来源	药用部位	产地加工	标准
川木香	川木香 *Vladimiria souliei*(Franch.)Ling 灰毛川木香 *Vladimiria souliei*(Franch.) Ling var. *cinerea* Ling	根	秋季采挖,除去须根、泥沙及根头上的胶状物,干燥	药典 2020

1498 美叶川木香

【来源】菊科植物美叶川木香(美叶藏菊)、西藏川木香(南藏菊)。

【学名】

《中国植物志》	《中国高等植物》图鉴
美叶川木香 *Dolomiaea calophylla* Ling	美叶藏菊 *Dolomiaea calophylla* Ling
西藏川木香 *Dolomiaea wardii*(Hand.-Mazz.)Ling	南藏菊 *Dolomiaea wardii*(Hand.-Mazz.)Ling

【民族药标准】

名称	植物来源	药用部位	产地加工	标准
美叶川木香/ 掐绕妞玛	美叶川木香 *Dolomiaea calophylla* Ling 西藏川木香 *Dolomiaea wardii*(Hand.-Mazz.) Ling	地上部分	秋季采收,除去泥沙,切段,晒干	西藏公告 2022 *

附注：* 西藏《关于征求红糖等 38 个地方药材质量标准(草案)意见建议的公告》2022.11.29。

1499　土木香

【来源】菊科植物土木香。

【学名】

《中国植物志》	《中国高等植物》
土木香 *Inula helenium* L.	土木香 *Inula helenium* Linn.

【民族药标准】

名称	植物来源	药用部位	产地加工	标准
土木香/玛奴	土木香 *Inula helenium* L.	根	秋季采挖,除去泥沙,晒干	蒙药 2021
藏木香/玛努	土木香 *Inula helenium* L. 总状土木香 *Inula racemosa* Hook. f.	根	秋季采挖,除去泥沙,洗净,晾干	西藏公告 2022 *

【中药标准】

名称	植物来源	药用部位	产地加工	标准
土木香	土木香 *Inula helenium* L.	根	秋季采挖,除去泥沙,晒干	药典 2020

附注：* 西藏《关于征求红糖等 38 个地方药材质量标准(草案)意见建议的公告》2022.11.29。

1500　藏木香

【来源】菊科植物总状青木香、土木香。

【学名】

《中国植物志》	《中国高等植物》
总状土木香 *Inula racemosa* Hook. f.	总状土木香 *Inula racemosa* Hook. f.
土木香 *Inula helenium* L.	土木香 *Inula helenium* Linn.

【民族药标准】

名称	植物来源	药用部位	产地加工	标准
藏木香/玛奴	总状青木香 *Inula racemosa* Hook. f.	根	秋末采挖,去净残基、泥土,粗大者切片或块,晒干	六省藏标
藏木香/玛努	土木香 *Inula helenium* L. 总状土木香 *Inula racemosa* Hook. f.	根	秋季采挖,除去泥沙,洗净,晾干	西藏公告 2022 *
新疆木香	土木香 *Inula racemosa* Hook. f.	根	于春秋采挖,除去残茎须根,洗去泥土,干燥	新疆第一册 1980

【中药标准】

名称	植物来源	药用部位	产地加工	标准
藏木香	总状青木香 *Inula racemosa* Hook. f.	根	秋末采挖,除去泥沙,晒干	药典 1977
藏木香	总状青木香 *Inula racemosa* Hook. f.	根	—	药典 2020 附

附注：* 西藏《关于征求红糖等 38 个地方药材质量标准(草案)意见建议的公告》2022.11.29。

1501　山香

【来源】唇形科植物山香。

【学名】

《中国植物志》	《中国高等植物》
山香 *Mesosphaerum suaveolens*(L.)Kuntze	山香 *Hyptis suaveolens*(Linn.)Poit.

【民族药标准】

名称	植物来源	药用部位	产地加工	标准
山香/棵盆共	山香 *Hyptis suaveolens*(L.)Poit.	全草	夏、秋季采收,除去杂质,阴干	广西壮药第一卷 2008

【中药标准】

名称	植物来源	药用部位	产地加工	标准
山香	山香 *Hyptis suaveolens*（L.）Poit.	全草	夏秋季采收,除去杂质,阴干	广西第二册 1996
山香	山香 *Hyptis suaveolens*（L.）Poit.	全草	—	药典 2020 附

1502 隔山香

【来源】伞形科植物隔山香。

【学名】

《中国植物志》	《中国高等植物》
隔山香 *Ostericum citriodorum*（Hance）Yuan et Shan	隔山香 *Ostericum citriodorum*（Hance）Yuan et Shan

【民族药标准】

名称	植物来源	药用部位	产地加工	标准
隔山香*	隔山香 *Ostericum ctriodorum*（Hance）Yuan et Shan	根	—	湖南炮规 2021

【中药标准】

名称	植物来源	药用部位	产地加工	标准
隔山香	隔山香 *Ostericum citriodorum*（Hance）Yuan et Shan	根	秋后采挖,除去泥沙,晒干	河北 2018
隔山香	隔山香 *Ostericum citriodorum*（Hance）C. Q. Yuan & R. H. Shan	根	秋后采挖,除去泥沙,晒干	湖南 2009
隔山香	隔山香 *Ostericum citriodorum*（Hance）Yuan et Shan	根	秋后采挖,除去泥沙,晒干	云南第一册 2005
香白芷	隔山香 *Angelica citriodora* Hance	根	—	部颁 17 册附
香白芷	隔山香 *Ostericum citriodorum*（Hance）Yuan et Shan	根	—	广西 1990 附

附注:*【民族药名】苦列席素(土家)。

1503 檀香

【来源】檀香科植物檀香。

【学名】

《中国植物志》	《中国高等植物》
檀香 *Santalum album* L.	檀香 *Santalum album* Linn.

【民族药标准】

名称	植物来源	药用部位	产地加工	标准
檀香/占登	檀香 *Santalum album* L.	心材	全年均可采收,除去外皮及边材,锯成小段,阴干	六省藏标
檀香/查干—赞丹*	檀香 *Santalum album* L.	心材#	全年均可采收,除去外皮及边材,锯成小段,阴干	蒙药 2021
檀香	檀香 *Santalum album* L.	树干心材	—	维药 1993
檀香/阿克散代力	檀香 *Santalum album* L.	树干的心材	—	新疆炮规 2010

【中药标准】

名称	植物来源	药用部位	产地加工	标准
檀香	檀香 *Santalum album* L.	树干的心材	—	药典 2020

附注:* 蒙药习用名称"白檀香";#蒙药炮规 2020 收载药用部位"树干的心材"。

1504 紫檀香

【来源】豆科植物青龙木(紫檀)。

【学名】

《中国植物志》	《中国高等植物》
紫檀 *Pterocarpus indicus* Willd.	紫檀 *Pterocarpus indicus* Willd.

【民族药标准】

名称	植物来源	药用部位	产地加工	标准
紫檀香/赞旦玛布	青龙木 *Pterocarpus indicus* Willd.	心材	采伐后,除去外皮和边材,锯成小段,用水浸泡后,晾干	部颁藏药

续表

名称	植物来源	药用部位	产地加工	标准
紫檀香/乌兰—赞丹	紫檀 *Pterocarpus indicus* Willd.	心材	采伐后，除去外皮和边材，锯成小段，用水浸泡后，晾干	蒙药 2021
紫檀香/赞旦玛保	青龙木 *Pterocarpus indicus* Willd.	心材	采伐后，除去外皮和边材，锯成小段，用水浸泡后，晾干	青海藏药 1992
紫檀香/赞旦玛布	紫檀 *Pterocarpus indicus* Willd.	心材	采伐后，除去外皮和边材，锯成小段，用水浸泡后，晾干	青海藏药炮规 2010
紫檀香	紫檀香 *Pterocarpus santalinus* L.	木部	—	部颁维药附

【中药标准】

名称	植物来源	药用部位	产地加工	标准
紫檀香	紫檀 *Pterocarpus indicus* Willd.	木部心材	全年均可采收	内蒙古 2021
紫檀香	紫檀 *Pterocarpus santalinus* L.	木部	—	药典 2020 附

1505 芸香

【来源】芸香科植物芸香、芸香草(芸香)。

【学名】

《中国植物志》	《中国高等植物》
芸香 *Ruta graveolens* L.	芸香 *Ruta graveolens* Linn.

【民族药标准】

名称	植物来源	药用部位	产地加工	标准
芸香	芸香 *Ruta graveolens* L.	地上部分	夏、秋二季采割地上部分，除去泥土，阴干	新疆局颁 2021 *
芸香	芸香草 *Ruta graveolens* L.	地上部分	—	部颁维药附

附注：* 新疆局颁 2021YC－0002。

1506 艾纳香

【来源】菊科植物艾纳香、假东风草、滇桂艾纳香(假东风草)。

【学名】

《中国植物志》	《中国高等植物》
艾纳香 *Blumea balsamifera*(L.)DC.	艾纳香 *Blumea balsamifera*(Linn.)DC.
假东风草 *Blumea riparia*(Bl.)DC.	假东风草 *Blumea riparia*(Bl.)DC.

【民族药标准】

名称	植物来源	药用部位	产地加工	标准
艾纳香▲	艾纳香 *Blumea balsamifera*(L.)DC. 假东风草 *Blumea riparia*(Bl.)DC.	地上部分 *	夏、秋二季采收，鲜用或阴干	贵州 2003
大风艾/棵歹逢	艾纳香 *Blumea balsamifera*(Linn.)DC.	地上部分	夏、秋季采收，阴干	广西壮药第三卷 2018
滇桂艾纳香/管牙	滇桂艾纳香 *Blumea riparia*(Bl.)DC.	全草	夏、秋季采收，阴干	广西壮药第一卷 2008

【中药标准】

名称	植物来源	药用部位	产地加工	标准
艾纳香	艾纳香 *Blumea balsamifera*(L.)DC.	叶及嫩枝	夏、秋季采割，晒干	广东第二册 2011
大风艾	艾纳香 *Blumea blasamifera*(L.)DC.	全草	夏、秋季采收，阴干	海南第一册 2011
滇桂艾纳香	滇桂艾纳香 *Blumea riparia*(Bl.)DC.	全草	夏秋季采，阴干	广西第二册 1996
大风艾	艾纳香 *Blumea balsamifera*(L.)DC.	地上部分	夏、秋季采收，阴干	广西 1990
滇桂艾纳香	假东风草 *Blumea riparia*(Blume)Candolle	全草	夏、秋季采割，阴干或鲜用	湖南 2009
艾纳香	艾纳香 *Blumea balsamifera*(L.)DC.	全草	夏、秋二季采收，除去杂质，阴干	安徽炮规 2019
大风艾	艾纳香 *Blumea balsamifera*(L.)DC.	叶及嫩枝	—	部颁 8 册附
艾纳香	滇桂艾纳香 *Blumea riparia*(Bl.)DC.	全草	—	重庆局颁 2005 #

附注：* 新鲜或干燥地上部分；#渝食药监注〔2005〕1 号；▲同为中药标准收载品种。

1507 滇桂艾纳香

【来源】菊科植物滇桂艾纳香(假东风草)。

【学名】

《中国植物志》	《中国高等植物》
假东风草 Blumea riparia (Bl.) DC.	假东风草 Blumea riparia (Bl.) DC.

【民族药标准】

名称	植物来源	药用部位	产地加工	标准
滇桂艾纳香/管牙	滇桂艾纳香 Blumea riparia (Bl.) DC.	全草	夏、秋季采收,阴干	广西壮药第一卷 2008
艾纳香▲	艾纳香 Blumea balsamifera (L.) DC. 假东风草 Blumea riparia (Bl.) DC.	地上部分*	夏、秋二季采收,鲜用或阴干	贵州 2003

【中药标准】

名称	植物来源	药用部位	产地加工	标准
滇桂艾纳香	滇桂艾纳香 Blumea riparia (Bl.) DC.	全草	夏秋季采,阴干	广西第二册 1996
滇桂艾纳香	假东风草 Blumea riparia (Blume) Candolle	全草	夏、秋季采割,阴干或鲜用	湖南 2009
艾纳香	滇桂艾纳香 Blumea riparia (Bl.) DC.	全草	—	重庆局颁 2005#

附注:*新鲜或干燥地上部分;#渝食药监注〔2005〕1 号;▲同为中药标准收载品种。

1508 鸡骨香

【来源】大戟科植物鸡骨香。

【学名】

《中国植物志》	《中国高等植物》
鸡骨香 Croton crassifolius Geisel.	鸡骨香 Croton crassifolius Geisel.

【民族药标准】

名称	植物来源	药用部位	产地加工	标准
鸡骨香*	鸡骨香 Croton crassifolius Geisel.	根	秋、冬二季采挖,洗净,干燥	贵州第一册 2019

【中药标准】

名称	植物来源	药用部位	产地加工	标准
鸡骨香	鸡骨香 Croton crassifolius Geisel.	根	秋、冬二季采挖,洗净,干燥	江西 2014
鸡骨香	鸡骨香 Croton crassifolius Geisel.	根	秋、冬二季采挖,洗净,干燥	广东第二册 2011
鸡骨香	鸡骨香 Croton crassifolius Geisel.	根	秋、冬季采挖,洗净,干燥	广西 1990
鸡骨香	鸡骨香 Croton crassifolius Geisel.	根	秋冬季采挖,洗净,干燥	药典 2020 附
鸡骨香	鸡骨香 Croton crassifolius Geisel.	根	—	上海 1994 附

附注:*同为中药标准收载品种。

1509 透骨香

【来源】夹竹桃科植物筋藤(链珠藤),杜鹃花科植物滇白珠。

【学名】

《中国植物志》	《中国高等植物》
链珠藤 Alyxia sinensis Champ. ex Benth.	链珠藤 Alyxia sinensis Champ. ex Benth.
滇白珠 Gaultheria leucocarpa var. yunnanensis (Franchet) T. Z. Hsu & R. C. Fang	滇白珠 Gaultheria leucocarpa Bl. var. yunnanensis (Franchet) T. Z. Hsu ex R. C. Fang

【民族药标准】

名称	植物来源	药用部位	产地加工	标准
透骨香/勾散搭	筋藤 Alyxia levinei Merr.	藤茎	全年采收,洗净,切段,干燥	广西壮药第三卷 2018
透骨香/滇白珠*	滇白珠 Gaultheria leucocarpa Bl. var. crenulate (Kurz) T. Z. Hsu	全株	夏、秋二季采挖,除去杂质,干燥,或趁鲜加工,茎部切段,根切块	贵州第二册 2019

【中药标准】

名称	植物来源	药用部位	产地加工	标准
春根藤	链珠藤 *Alyxia sinensis* Champ. ex Benth.	带叶藤茎	全年可采收	广东第二册 2011
春根藤	链珠藤 *Alyxia sinensis* Champion ex Bentham	地上部分	全年均可采割,除去杂质,干燥;或鲜用	湖南 2009
透骨香	滇白珠 *Gaultheria yunnanensis*(Franch.) Rehd.	全株	—	药典 2020 附
春根藤	链珠藤 *Alyxia sinensis* Champ. ex Benth.	全草	—	部颁 10 册附

附注:＊同为中药标准收载品种。

1510　角茴香

【来源】罂粟科植物节裂角茴香(细果角茴香)、角茴香、直立角茴香(角茴香)。

【学名】

《中国植物志》	《中国高等植物》
细果角茴香 *Hypecoum leptocarpum* Hook. f. et Thoms.	细果角茴香 *Hypecoum leptocarpum* Hook. f. et Thoms.
角茴香 *Hypecoum erectum* L.	角茴香 *Hypecoum erectum* Linn.

【民族药标准】

名称	植物来源	药用部位	产地加工	标准
角茴香/巴尔巴达	节裂角茴香 *Hypecoum leptocarpum* Hook. f. et Thoms. 角茴香 *Hypecoum erectum* L.	全草	夏秋采收,洗净,晾干水汽,切段,揉搓出香气,阴干	六省藏标
角茴香/巴尔巴达	节裂角茴香 *Hypecoum leptocarpum* Hook. f. et Thoms. 角茴香 *Hypecoum erectum* L.	全草	夏秋采收,洗净,晾干水汽、切断,揉搓出香气,阴干	部颁藏药
角茴香/巴尔巴达	节裂角茴香 *Hypecoum leptocarpum* Hook. f. et Thoms. 角茴香 *Hypecoum erectum* L.	全草	夏秋采收,洗净,晾干水汽、切断,揉搓出香气、阴干	青海藏药炮规 2010
角茴香	角茴香 *Hypecoum erectum* L.	全草	—	部颁蒙药附
直立角茴香/嘎伦—塔巴格＊	直立角茴香 *Hypecoum erectum* L.	全草	夏、秋季采收,晒干	蒙药 2021
节裂角茴香/巴尔巴达	节裂角茴香 *Hypecoum leptocarpum* Hook. f. et Thoms.	全草	6—8月采集全草,洗净泥土,晒干	青海藏药 1992

【中药标准】

名称	植物来源	药用部位	产地加工	标准
咽喉草	角茴香 *Hypecoum erectum* L.	全草	春季和初夏采收,晒干	河南 1991
节裂角茴香	节裂角茴香 *Hypecoum leptocarpum* Hook. f. et Thoms.	全草	—	药典 2020 附

附注:＊蒙药习用名称"角茴香"。

1511　小茴香

【来源】伞形科植物茴香。

【学名】

《中国植物志》	《中国高等植物》
茴香 *Foeniculum vulgare* Mill.	茴香 *Foeniculum vulgare* Mill.

【民族药标准】

名称	植物来源	药用部位	产地加工	标准
小茴香/照日高德斯	茴香 *Foeniculum vulgare* Mill.	果实	秋季果实初熟时采割植株,晒干,打下果实,除去杂质	蒙药 2021
小茴香/碰函	茴香 *Foeniculum vulgare* Mill.	果实	秋季果实初熟时采割植株,晒干,打下果实,除去杂质	广西壮药第二卷 2011
小茴香	茴香 *Foeniculum vulgare* Mill.	果实	秋季果实初熟时采割植株,晒干,打下果实,除去杂质	维药 1993
小茴香	茴香 *Foeniculum vulgare* Mill.	果实	秋季果实初熟时采割植株,晒干,打下果实,除去杂质	新疆炮规 2010

【中药标准】

名称	植物来源	药用部位	产地加工	标准
小茴香	茴香 *Foeniculum vulgare* Mill.	果实	秋季果实初熟时采割植株,晒干,打下果实,除去杂质	药典 2020

1512　藏茴香

【来源】伞形科植物藏茴香(葛缕子)、葉蒿(葛缕子)。

【学名】

《中国植物志》	《中国高等植物》
葛缕子 *Carum carvi* L.	葛缕子 *Carum carvi* Linn.

【民族药标准】

名称	植物来源	药用部位	产地加工	标准
藏茴香/郭女	藏茴香 *Carum carvi* L.	果实	秋季果实成熟时割取全株,阴干,打下果实,除去杂质	六省藏标
藏茴香/郭扭	藏茴香 *Carum carvi* L.	果实	秋季果实成熟时割取全株,阴干,打下果实,除去杂质	部颁藏药
藏茴香	葉蒿 *Carum carvi* L.	果实	秋季果实成熟时采收,除去杂质,晒干	维药 1993
藏茴香/郭扭/葛缕子	藏茴香 *Carum carvi* L.	果实	秋季果实成熟时割取全株,阴干,打下果实,除去杂质	青海藏药炮规 2010
葛缕子/果鸟	葛缕子 *Carum carvi* L. 及同属数种植物	果实	秋季采收,去杂质,晒干	青海藏药 1992

1513　八角茴香

【来源】木兰科植物八角茴香(八角)。

【学名】

《中国植物志》	《中国高等植物》
八角 *Illicium verum* Hook. f.	八角 *Illicium verum* Hook. f.

【民族药标准】

名称	植物来源	药用部位	产地加工	标准
八角茴香/八角/别果	八角茴香 *Illicium verum* Hook. f.	成熟果实	秋、冬季果实由绿变黄时采摘,置沸水中略烫后干燥或直接干燥	广西瑶药第二卷 2022
八角茴香/芒抗	八角茴香 *Illicium verum* Hook. f.	成熟果实	秋、冬季果实由绿变黄时采摘,置沸水中略烫后干燥或直接干燥	广西壮药第一卷 2008

【中药标准】

名称	植物来源	药用部位	产地加工	标准
八角茴香	八角茴香 *Illicium verum* Hook. f.	成熟果实	秋、冬二季果实由绿变黄时采摘,置沸水中略烫后干燥或直接干燥	药典 2020

1514　九里香

【来源】芸香科植物九里香、千里香(九里香)。

【学名】

《中国植物志》	《中国高等植物》
九里香 *Murraya exotica* L. Mant.	九里香 *Murraya exotica* Linn. Mant.
千里香 *Murraya exotica* L. Mant.	千里香 *Murraya paniculata*(Linn.)Jacks

【民族药标准】

名称	植物来源	药用部位	产地加工	标准
九里香/棵弄马	九里香 *Murraya exotica* L. 千里香 *Murraya paniculata*(L.)Jack	叶和带叶嫩枝	全年均可采收,除去老枝,阴干	广西壮药第一卷 2008

【中药标准】

名称	植物来源	药用部位	产地加工	标准
九里香	九里香 *Murraya exotica* L. 千里香 *Murraya paniculata*（L.）Jack	叶和带叶嫩枝	全年均可采收,除去老枝,阴干	药典 2020

1515 广西九里香

【来源】芸香科植物广西九里香。

【学名】

《中国植物志》	《中国药用植物志》
广西九里香 *Murraya kwangsiensis*（Huang）Huang	广西九里香 *Murraya kwangsiensis*（C. C. Huang）C. C. Huang

【民族药标准】

名称	植物来源	药用部位	产地加工	标准
广西九里香/棵抢岜	广西九里香 *Murraya kwangsiensis*（Huang）Huang	地上部分	全年均可采收,除去杂质,干燥	广西壮药第三卷 2018

1516 铃铃香

【来源】菊科植物零零香(铃铃香青)、铃铃香青。

【学名】

《中国植物志》	《中国高等植物》
铃铃香青 *Anaphalis hancockii* Maxim.	铃铃香青 *Anaphalis hancockii* Maxim.

【民族药标准】

名称	植物来源	药用部位	产地加工	标准
铃铃香/查干—呼吉乐	零零香 *Anaphalis hancockii* Maxim.	头状花序	夏季花开时采收,及时阴干	部颁蒙药
铃铃香/查干—呼吉乐	铃铃香青 *Anaphalis hancockii* Maxim.	头状花序	夏季花开时采收,及时阴干	蒙药 1986
铃铃香	铃铃香青 *Anaphalis hancockii* Maxim.	头状花序	—	蒙药炮规 2020

1517 留兰香

【来源】唇形科植物留兰香。

【学名】

《中国植物志》	《中国高等植物》
留兰香 *Mentha spicata* L.	留兰香 *Mentha spicata* Linn.

【民族药标准】

名称	植物来源	药用部位	产地加工	标准
留兰香*	留兰香 *Mentha spicata* L.	全草	夏、秋二季采收,除去杂质,鲜用或阴干	贵州第一册 2019

附注:*同为中药标准收载品种。

1518 迷迭香

【来源】唇形科植物迷迭香。

【学名】

《中国植物志》	《中国高等植物》
迷迭香 *Rosmarinus officinalis* L.	迷迭香 *Rosmarinus officinalis* Linn.

【民族药标准】

名称	植物来源	药用部位	产地加工	标准
迷迭香/明定消	迷迭香 *Rosmarinus officinalis* Linn.	地上部分	夏、秋季采收,干燥	云南彝药Ⅱ2005
迷迭香	迷迭香 *Rosmarinus officinalis* L.	嫩茎叶	4—11 月割取绿色未木质化的茎叶,干燥	广西壮药第一卷 2008

【中药标准】

名称	植物来源	药用部位	产地加工	标准
迷迭香	迷迭香 *Rosmarinus officinalis* Linn.	地上部分	夏、秋二季采收,干燥	河北 2018

1519 黄瑞香

【来源】瑞香科植物结香。

【学名】

《中国植物志》	《中国高等植物》
结香 *Edgeworthia chrysantha* Lindl.	结香 *Edgeworthia chrysantha* Lindl.

【民族药标准】

名称	植物来源	药用部位	产地加工	标准
黄瑞香/保暖风/不公崩	结香 *Edgeworthia chrysantha* Lindl.	全株	全年均可采收,洗净,切片,晒干	广西瑶药第一卷 2014

1520 毛瑞香

【来源】瑞香科植物毛瑞香。

【学名】

《中国植物志》	《中国高等植物》
毛瑞香 *Daphne kiusiana* var. *atrocaulis*(Rehd.)F. Maekawa	毛瑞香 *Daphne kiusiana* Miq. var. *atrocaulis*(Rehd.)F. Maekawa

【民族药标准】

名称	植物来源	药用部位	产地加工	标准
毛瑞香/暖骨风/公迸崩	毛瑞香 *Daphne kiusiana* Miq. var. *atrocaulis*(Rehd.)F. Maekawa	全株	全年均可采收,切段,晒干	广西瑶药第一卷 2014

1521 甘青瑞香

【来源】瑞香科植物甘青瑞香(唐古特瑞香)、唐古特瑞香。

【学名】

《中国植物志》	《中国高等植物》
唐古特瑞香 *Daphne tangutica* Maxim.	唐古特瑞香 *Daphne tangutica* Maxim.

【民族药标准】

名称	植物来源	药用部位	产地加工	标准
甘青瑞香/森星那玛	甘青瑞香 *Daphne tangutica* Maxim.	叶、茎皮、果、花	分别于花、果期采收,除去杂质、晒干	部颁藏药
甘青瑞香/森星那玛	甘青瑞香 *Daphne tangutica* Maxim.	果	果期采收,除去杂质,晒干	青海藏药炮规 2010
唐古特瑞香	唐古特瑞香 *Daphne tangutica* Maxim.	茎皮及根皮	春秋二季采收剥取,干燥	青海藏药第一册 2019
瑞香/森相那玛	甘青瑞香 *Daphne tangutica* Maxim.	叶、茎皮、果、花	分别于花、果期采收,除去杂质、晒干	青海藏药 1992

【中药标准】

名称	植物来源	药用部位	产地加工	标准
祖司麻	黄瑞香 *Daphne giraldii* Nitsche 陕甘瑞香 *Daphne tangutica* Maxim. 凹叶瑞香 *Daphne retusa* Hemsl.	茎皮及根皮	春、秋二季采收剥取,干燥	药典 1977
祖师麻	黄瑞香 *Daphne giraldii* Nitsche 陕甘瑞香 *Daphne tangutica* Maxim. 等	根皮和茎皮	春、秋二季剥取,干燥	安徽 2022
祖师麻	黄瑞香 *Daphne giraldii* Nitsche 唐古特瑞香 *Daphne tangutica* Maxim.	根皮及茎皮	秋季采收,除去细根,剥取根皮及茎皮,晒干	甘肃 2020
祖司麻	黄瑞香 *Daphne giraldii* Nitsche 陕甘瑞香 *Daphne tangutica* Maxim.	茎皮及根皮	夏、秋二季采挖,剥取根、茎皮,捆成小把,晒干	陕西 2015
唐古特瑞香	唐古特瑞香 *Daphne tangutica* Maxim.	茎皮或根皮	—	部颁 13 册附

1522 尖瓣瑞香

【来源】瑞香科植物尖瓣瑞香。

【学名】

《中国植物志》	《中国高等植物》
尖瓣瑞香 *Daphne acutiloba* Rehd.	尖瓣瑞香 *Daphne acutiloba* Rehd.

【民族药标准】

名称	植物来源	药用部位	产地加工	标准
尖瓣瑞香	尖瓣瑞香 *Daphne acutiloba* Rehd.	茎皮及枝皮	夏、秋二季采收,剥皮,干燥	四川 2022

1523 阿尔泰瑞香

【来源】瑞香科植物阿尔泰瑞香。

【学名】

《中国植物志》	《中国药用植物志》
阿尔泰瑞香 *Daphne altaica* Pall.	阿尔泰瑞香 *Daphne altaica* Pall.

【民族药标准】

名称	植物来源	药用部位	产地加工	标准
阿尔泰瑞香	阿尔泰瑞香 *Daphne altaica* Pall.	树皮	夏、秋季采收,剥取树皮,晒干	维药第一册 2010

1524 唐古特瑞香

【来源】瑞香科植物唐古特瑞香、甘青瑞香(唐古特瑞香)。

【学名】

《中国植物志》	《中国高等植物》
唐古特瑞香 *Daphne tangutica* Maxim.	唐古特瑞香 *Daphne tangutica* Maxim.

【民族药标准】

名称	植物来源	药用部位	产地加工	标准
唐古特瑞香	唐古特瑞香 *Daphne tangutica* Maxim.	茎皮及根皮	春秋二季采收剥取,干燥	青海藏药第一册 2019
甘青瑞香/森星那玛	甘青瑞香 *Daphne tangutica* Maxim.	叶、茎皮、果、花	分别于花、果期采收,除去杂质、晒干	部颁藏药
瑞香/森相那玛	甘青瑞香 *Daphne tangutica* Maxim.	叶、茎皮、果、花	分别于花、果期采收,除去杂质、晒干	青海藏药 1992

【中药标准】

名称	植物来源	药用部位	产地加工	标准
祖司麻	黄瑞香 *Daphne giraldii* Nitsche 陕甘瑞香 *Daphne tangutica* Maxim. 凹叶瑞香 *Daphne retusa* Hemsl.	茎皮及根皮	春、秋二季采收剥取,干燥	药典 1977
祖师麻	黄瑞香 *Daphne giraldii* Nitsche 陕甘瑞香 *Daphne tangutica* Maxim. 等	根皮和茎皮	春、秋二季剥取,干燥	安徽 2022
祖师麻	黄瑞香 *Daphne giraldii* Nitsche 唐古特瑞香 *Daphne tangutica* Maxim.	根皮及茎皮	秋季采收,除去细根,剥取根皮及茎皮,晒干	甘肃 2020
祖司麻	黄瑞香 *Daphne giraldii* Nitsche 陕甘瑞香 *Daphne tangutica* Maxim.	茎皮及根皮	夏、秋二季采挖,剥取根、茎皮,捆成小把,晒干	陕西 2015
唐古特瑞香	唐古特瑞香 *Daphne tangutica* Maxim.	茎皮或根皮	—	部颁 13 册附

1525 一柱香

【来源】玄参科植物毛蕊花。

【学名】

《中国植物志》	《中国高等植物》
毛蕊花 *Verbascum thapsus* L.	毛蕊花 *Verbascum thapsus* Linn.

【民族药标准】

名称	植物来源	药用部位	产地加工	标准
一柱香/咪等哼	毛蕊花 *Verbascum thapsus* L.	全草	夏、秋季采收,除去杂质,干燥	云南彝药Ⅲ 2005

1526 蜘蛛香

【来源】败酱科植物蜘蛛香。

【学名】

《中国植物志》	《中国高等植物》
蜘蛛香 *Valeriana jatamansi* Jones	蜘蛛香 *Valeriana jatamansi* Jones

【民族药标准】

名称	植物来源	药用部位	产地加工	标准
蜘蛛香/马蹄香/姆伯色	蜘蛛香 *Valeriana jatamansi* Jones	根及根茎	秋季采挖,除去杂质,洗净,干燥	云南彝药 2005
蜘蛛香*	蜘蛛香 *Valeriana jatamansi* Jones	根及根茎	秋季采挖,除去杂质,干燥	贵州 2003

【中药标准】

名称	植物来源	药用部位	产地加工	标准
蜘蛛香	蜘蛛香 *Valeriana jatamansi* Jones	根及根茎	秋季采挖,除去泥沙,晒干	药典 2020
蜘蛛香/缬草	心叶缬草 *Valeriana jatamansi* Jones	根茎和根	秋、将二季节采挖,去掉茎叶及泥土,晒干	上海 1994

附注:＊同为中药标准收载品种。

1527 隔山消

【来源】萝藦科植物耳叶牛皮消(牛皮消)、牛皮消。

【学名】

《中国植物志》	《中国高等植物》
牛皮消 *Cynanchum auriculatum* Royle ex Wight	牛皮消 *Cynanchum auriculatum* Royle ex Wight

【民族药标准】

名称	植物来源	药用部位	产地加工	标准
隔山消▲	耳叶牛皮消 *Cynanchum auriculatum* Royle ex Wight	块根	秋季采收,洗净,干燥	贵州 2003
牛皮冻*	牛皮消 *Cynanchum auriculatum* Royle ex Wight	块根#	—	湖南炮规 2021

【中药标准】

名称	植物来源	药用部位	产地加工	标准
牛皮消	牛皮消 *Cynanchum auriculatum* Royle ex Wight	块根	夏、秋二季采挖,除去栓皮,洗净,晒干	湖北 2018
白首乌	飞来鹤 *Cynanchum auriculatum* Royle ex Wight	块根	冬季采挖,洗净,除去外皮,晒干或趁鲜切片,晒干	江苏 2016
隔山撬	牛皮消 *Cynanchum auriculatum* Royle ex Wight	块根	秋末、初春采收块根,干燥;或趁鲜切成顺片或斜片,干燥	四川 2010
牛皮冻/隔山消	牛皮消 *Cynanchum auriculatum* Royle ex Wight	根	秋季采收,洗净,鲜用或干燥	湖南 2009
白首乌	牛皮消 *Cynanchum auriculatum* Royle ex Wight 白首乌 *Cynanchum bungei* Decne.	块根	春、秋二季采挖,洗净,除去残茎、须根,干燥;或趁鲜切片,干燥	安徽炮规 2019
隔山撬	牛皮消 *Cynanchum auriculatum* Royle ex Wight	块根	—	重庆炮规 2006

附注:＊【民族药名】首乌阿石(土家),比共记(苗),教焖近(侗),隔山消(瑶);#新鲜或干燥块根;▲同为中药标准收载品种。

1528 泽泻

【来源】泽泻科植物泽泻(东方泽泻)。

【学名】

《中国植物志》	《中国高等植物》
东方泽泻 *Alisma orientale*(Samuel.)Juz.	东方泽泻 *Alisma orientale*(Sam.)Juz.

【民族药标准】

名称	植物来源	药用部位	产地加工	标准
泽泻/棵泽泻	泽泻 *Alisma orientale*(Sam.)Juzep.	块茎	冬季茎叶开始枯萎时采挖,洗净,干燥,除去须根和粗皮	广西壮药第二卷 2011

【中药标准】

名称	植物来源	药用部位	产地加工	标准
泽泻	东方泽泻 *Alisma orientale*(Sam.)Juzep. 泽泻 *Alisma plantago-aquatica* Linn.	块茎	冬季茎叶开始枯萎时采挖,洗净,干燥,除去须根和粗皮	药典 2020

1529 水灯心

【来源】灯心草科植物野灯心草(野灯芯草)。

【学名】

《中国植物志》	《中国高等植物》
野灯芯草 *Juncus setchuensis* Buchen. ex Diels	野灯心草 *Juncus setchuensis* Buchen.

【民族药标准】

名称	植物来源	药用部位	产地加工	标准
水灯心*	野灯心草 *Juncus setchuensis* Buchen.	地上部分	—	湖南炮规 2021

【中药标准】

名称	植物来源	药用部位	产地加工	标准
水灯心	假灯心草 *Juncus setchuensis* var. *effusoides* Buchen.	地上部分	夏、秋二季采割,除去杂质,洗净,晒干	湖北 2018
川灯心草	野灯心草 *Juncus setchuensis* Buchen.	地上部分	全年均可采收,除去根及杂质,洗净,晒干	湖北 2018
龙须草	野灯心草 *Juncus setchuensis* Buchen.	地上部分	7—10 月割取地上部分,除去杂质,晒干	江苏 2016
水灯心	野灯心草 *Juncus setchuensis* Buchen.	全草或地上部分	夏秋两季采收,除去杂质,晒干	四川 2010
水灯心	野灯心草 *Juncus setchuensis* Buchenau	全草	夏、秋两季采收,除去杂质,干燥	湖南 2009
水灯心	野灯心草 *Juncus setchuensis* Buchen.	全草或地上部分	夏、秋二季采收,除去杂质,干燥	重庆局颁 2022#

附注:*【民族药名】铜信(侗),野灯心(瑶);#重庆局颁 DB50/YC087－2022。

1530 细辛

【来源】马兜铃科植物北细辛(辽细辛)、汉城细辛、华细辛(汉城细辛)。

【学名】

《中国植物志》	《中国高等植物》
辽细辛 *Asarum heterotropoides* Fr. Schmidt var. *mandshuricum* (Maxim.) Kitag.	辽细辛 *Asarum heterotropoides* Fr. Schmidt var. *mandshuricum* (Maxim.) Kitag.
汉城细辛 *Asarum sieboldii* Miq.	汉城细辛 *Asarum sieboldii* f. *seoulense* (Nakai)C. Y. Cheng et C. S. Yang

【民族药标准】

名称	植物来源	药用部位	产地加工	标准
细辛/温讷根—希依日#	北细辛 *Asarum heterotropoides* Fr. var. *mandshuricum* (Maxim.) Kitag. 汉城细辛 *Asarum sieboldii* Miq. var. *seoulense* Nakai 华细辛 *Asarum sieboldii* Miq.	全草	夏季果熟期或初秋采挖,除净地上部分和泥沙,阴干	蒙药 2021

【中药标准】

名称	植物来源	药用部位	产地加工	标准
细辛*	北细辛 *Asarum heterotropoides* Fr. Schmidt var. *mandshuricum* (Maxim.) Kitag. 汉城细辛 *Asarum sieboldii* Miq. var. *seoulense* Nakai 华细辛 *Asarum sieboldii* Miq.	根和根茎	夏季果熟期或初秋采挖,除净地上部分和泥沙,阴干	药典 2020

附注:*前二种习称"辽细辛",#蒙药炮规 2020 收载药用部位"根和根茎"。

1531 土细辛

【来源】金粟兰科植物丝穗金粟兰、小叶马蹄香、五岭细辛、杜衡。

【学名】

《中国植物志》	《中国高等植物》
丝穗金粟兰 *Chloranthus fortunei* (A. Gray)Solms-Laub.	丝穗金粟兰 *Chloranthus fortunei* (A. Gray)Solms-Laub.
小叶马蹄香 *Asarum ichangense* C. Y. Cheng et C. S. Yang	小叶马蹄香 *Asarum ichangense* C. Y. Cheng et C. S. Yang
五岭细辛 *Asarum wulingense* C. F. Liang	五岭细辛 *Asarum wulingense* C. F. Liang
杜衡 *Asarum forbesii* Maxim.	杜衡 *Asarum forbesii* Maxim.

【民族药标准】

名称	植物来源	药用部位	产地加工	标准
土细辛/四季风/肥桂崩	丝穗金粟兰 *Chloranthus fortunei*（*Asarum* Gray）Solms-Laub.	全株	全年均可采收,晒干	广西瑶药第一卷 2014
土细辛*	小叶马蹄香 *Asarum ichangense* C. Y. Cheng & C. S. Yang 五岭细辛 *Asarum wulingense* C. F. Liang 杜衡 *Asarum forbesii* Maxim.	根和根茎	—	湖南炮规 2021

【中药标准】

名称	植物来源	药用部位	产地加工	标准
湘细辛	小叶马蹄香 *Asarum ichangense* C. Y. Cheng & C. S. Yang 五岭细辛 *Asarum wulingense* C. F. Liang 杜衡 *Asarum forbesii* Maximowicz	根及根茎	夏、秋两季采挖,除去叶与泥沙,阴干	湖南 2009

附注：*【民族药名】泽哭惹子(土家),公抱汝(苗),骂水弄(侗),金耳环(瑶)。

1532 灯盏细辛

【来源】菊科植物短葶飞蓬(短莛飞蓬)。

【学名】

《中国植物志》	《中国高等植物》
短莛飞蓬 *Erigeron breviscapus*（Vant.）Hand. -Mazz.	短葶飞蓬 *Erigeron breviscapus*（Vant.）Hand. -Mazz.

【民族药标准】

名称	植物来源	药用部位	产地加工	标准
灯盏细辛/灯盏花#	短葶飞蓬 *Erigeron breviscapus*（Vant.）Hand. -Mazz.	全草*	秋季花萎时采挖,除去杂质,鲜用或晒干	贵州 2003

【中药标准】

名称	植物来源	药用部位	产地加工	标准
灯盏细辛/灯盏花	短葶飞蓬 *Erigeron breviscapus*（Vant.）Hand. -Mazz.	全草	夏、秋二季采挖,除去杂质,晒干	药典 2020

附注：*新鲜或干燥全草；#同为中药标准收载品种。

1533 南坪细辛

【来源】马兜铃科植物单叶细辛。

【学名】

《中国植物志》	《中国高等植物》
单叶细辛 *Asarum himalaicum* Hook. f. et Thoms. ex Klotzsch.	单叶细辛 *Asarum himalaicum* Hook. f. et Thoms. ex Klotzsch.

【民族药标准】

名称	植物来源	药用部位	产地加工	标准
南坪细辛	单叶细辛 *Asarum himalaicum* Hook. f. et Thoms. ex Klotzsch.	全草	夏、秋二季采挖,阴干	四川藏药 2014

【中药标准】

名称	植物来源	药用部位	产地加工	标准
毛细辛	单叶细辛 *Asarum himalaicum* Hook. f. et Thoms. ex Klotzsch.	全草	夏季果熟期采挖,除去泥沙等杂质,阴干	甘肃 2020
毛细辛	毛细辛 *Asarum himalaicus* Hook. f. ex Klotzsch.	全草	夏、秋两季采收,阴干	宁夏 1993
南坪细辛	单叶细辛 *Asarum himalaicum* Hook. f. et Thoms. ex Klotzsch.	全草	夏、秋二季采挖,阴干	四川 1987
南坪细辛	单叶细辛 *Asarum himalaicum* Hook. f. et Thoms. ex Klotzsch.	全草	—	重庆炮规 2006

1534 苕叶细辛

【来源】马兜铃科植物双叶细辛、尾花细辛、青城细辛、短尾细辛。

【学名】

《中国植物志》	《中国高等植物》
双叶细辛 *Asarum caulescens* Maxim.	双叶细辛 *Asarum caulescens* Maxim.

续表

《中国植物志》	《中国高等植物》
尾花细辛 *Asarum caudigerum* Hance	尾花细辛 *Asarum caudigerum* Hance
青城细辛 *Asarum splendens*（Maekawa）C. Y. Cheng et C. S. Yang	青城细辛 *Asarum splendens*（Maekawa）C. Y. Cheng et C. S. Yang
短尾细辛 *Asarum caudigerellum* C. Y. Cheng et C. S. Yang	短尾细辛 *Asarum caudigerellum* C. Y. Cheng et C. S. Yang

【民族药标准】

名称	植物来源	药用部位	产地加工	标准
苕叶细辛*	双叶细辛 *Asarum caulescens* Maxim. 尾花细辛 *Asarum caudigerum* Hance 青城细辛 *Asarum splendens*（Maekawa）C. Y. Cheng et C. S. Yang 短尾细辛 *Asarum caudigerellum* C. Y. Cheng et C. S. Yang	全草#	夏季果熟期或初秋后采收，除去泥沙，鲜用或阴干	贵州 2003

【中药标准】

名称	植物来源	药用部位	产地加工	标准
乌金七	双叶细辛 *Asarum caulescens* Maxim.	全草	全年均可采收，洗净，阴干	湖北 2018
苕叶细辛	双叶细辛 *Asarum caulescens* Maxim. 短尾细辛 *Asarum caudigerellum* C. Y. Cheng et C. S. Yang	全草	夏季果熟期或初秋采收，除去泥沙，阴干	四川 2010
苕叶细辛	双叶细辛 *Asarum caulescens* Maxim. 短尾细辛 *Asarum caudigerellum* C. Y. Cheng et C. S. Yang	全草	—	重庆炮规 2006

附注：* 同为中药标准收载品种，# 新鲜或干燥全草。

1535 天南星

【来源】天南星科植物天南星（一把伞南星）、异叶天南星（天南星）、东北天南星（东北南星）。

【学名】

《中国植物志》	《中国高等植物》
一把伞南星 *Arisaema erubescens*（Wall.）Schott	一把伞南星 *Arisaema erubescens*（Wall.）Schott
天南星 *Arisaema heterophyllum* Blume	天南星 *Arisaema heterophyllum* Bl.
东北南星 *Arisaema amurense* Maxim.	东北南星 *Arisaema amurense* Maxim.（《中国药用植物志》）

【民族药标准】

名称	植物来源	药用部位	产地加工	标准
天南星/达哇	天南星 *Arisaema consanguineum* Schott 异叶天南星 *Arisaema heterophyllum* Bl. 东北天南星 *Arisaema amurense* Maxim.	块茎	秋、冬二季茎叶枯萎时采挖，除去残茎、须根及外表，干燥	六省藏标
天南星/巴日森—塔布嘎	天南星 *Arisaema erubescens*（Wall.）Schott 异叶天南星 *Arisaema heterophyllum* Bl. 东北天南星 *Arisaema amurense* Maxim.	块茎	秋、冬二季茎叶枯萎时采挖，除去须根及外皮，干燥	蒙药 2021

【中药标准】

名称	植物来源	药用部位	产地加工	标准
天南星	天南星 *Arisaemae rubescens*（Wall.）Schott 异叶天南星 *Arisaema heterophyllum* Bl. 东北天南星 *Arisaema amurense* Maxim.	块茎	秋、冬二季茎叶枯萎时采挖，除去须根及外皮，干燥	药典 2020

1536 黄苞南星

【来源】天南星科植物黄苞南星。

【学名】

《中国植物志》	《中国高等植物》
黄苞南星 *Arisaema flavum*（Forsk.）Schott	黄苞南星 *Arisaema flavum*（Forsk.）Schott

【民族药标准】

名称	植物来源	药用部位	产地加工	标准
黄苞南星	黄苞南星 *Arisaema flavum*（Forsk.）Schott	果实	—	四川藏药制剂附

1537 滇王不留行

【来源】锦葵科植物拔毒散。

【学名】

《中国植物志》	《中国高等植物》
拔毒散 *Sida szechuensis* Matsuda	拔毒散 *Sida szechuensis* Matsuda

【民族药标准】

名称	植物来源	药用部位	产地加工	标准
滇王不留行/拔毒散/惰志齐	拔毒散 *Sida szechuensis* Matsuda	地上部分	夏、秋季采收,除去杂质,干燥	云南彝药Ⅲ2005

【中药标准】

名称	植物来源	药用部位	产地加工	标准
滇王不留行/拔毒散	拔毒散 *Sida szechuensis* Matsuda	地上部分	夏、秋季开花时割取地上部分,洗净,切成长约2 cm的短节片,晒干	云南1996

1538 巴旦杏

【来源】蔷薇科植物扁桃、苦巴旦杏(欧洲李)、巴旦杏(欧洲李)、甜巴旦(扁桃)、苦巴旦(欧洲李)。

【学名】

《中国植物志》	《中国高等植物》
扁桃 *Prunus dulcis* (Mill.) D. A. Webb	扁桃 *Amygdalus communis* Linn.
欧洲李 *Prunus domestica* L.	欧洲李 *Prunus domestica* Linn.

【民族药标准】

名称	植物来源	药用部位	产地加工	标准
巴旦杏	扁桃 *Amygdalus communis* L.	种子	7—8月果成熟时采集,晒干	新疆第一册1980
苦巴旦杏	苦巴旦杏 *Amygdalus communis* L. var. *amara* L.	种子	—	维药1993
甜巴旦杏	巴旦杏 *Amygdalus communis* L. var. *durcis*	种子	夏秋果实成熟时,采收取核,晒干,用时除去外壳	维药1993
巴旦仁	甜巴旦 *Amygdalus communis* L.	种子	夏秋果实成熟时,采收取核,晒干	部颁维药
巴旦仁	扁桃 *Amygdalus communis* L.	种子	夏秋果实成熟时,采收取核,晒干	新疆炮规2020
苦巴旦仁	苦巴旦 *Amygdalus communis* L. var. *amara* L.	种子	夏秋果实成熟时采收,除去果肉及核壳,取出种子,晒干	部颁维药
苦巴旦仁	苦巴旦 *Amygdalus communis* var. *amara* DC.	种仁	夏秋果实成熟时采收,除去果肉及核壳,取出种子,晒干	新疆炮规2020

1539 榕树须

【来源】桑科植物榕树。

【学名】

《中国植物志》	《中国高等植物》
榕树 *Ficus microcarpa* L. f.	榕树 *Ficus microcarpa* Linn. f.

【民族药标准】

名称	植物来源	药用部位	产地加工	标准
榕树须/蒙棵垒	榕树 *Ficus microcarpa* Linn. f.	气生根	—	广西壮药第二卷2011

【中药标准】

名称	植物来源	药用部位	产地加工	标准
榕树须	榕树 *Ficus microcarpa* L. f.	气生根	全年可采收,割取气根,晒干	广东第二册2011
榕树须	榕树 *Ficus microcarpa* L.	气生根	全年可采割,扎成把,干燥	海南第一册2011
榕树须	榕树 *Ficus microcarpa* L.	气生根	全年可采割,扎成小把,干燥	广西1990
榕树须	榕树 *Ficus microcarpa* L. f.	气生根	—	部颁14册附

1540 玉米须

【来源】禾本科植物玉蜀黍。

【学名】

《中国植物志》	《中国高等植物》
玉蜀黍 *Zea mays* L.	玉蜀黍 *Zea mays* Linn.

【民族药标准】

名称	植物来源	药用部位	产地加工	标准
玉米须*	玉蜀黍 *Zea mays* L.	花柱和柱头	秋季玉米成熟时采收,鲜用或晒干	贵州 2003

【中药标准】

名称	植物来源	药用部位	产地加工	标准
玉米须	玉蜀黍 *Zea mays* L.	花柱和柱头	夏、秋二季果实成熟时收集,除去杂质,晒干	药典 1977
玉米须	玉蜀黍 *Zea mays* L.	花柱和柱头	夏、秋二季果实成熟时收集,除去杂质,晒干	部颁中药材
玉米须	玉蜀黍 *Zea mays* L.	花柱	夏、秋二季果实成熟时收集,除去杂质,干燥	广东第三册 2018
玉米须	玉蜀黍 *Zea mays* L.	花柱和柱头	夏、秋二季果实成熟时收集,除去杂质,晒干	江西 2014
玉米须	玉蜀黍 *Zea mays* L.	花柱和柱头	夏、秋二季果实成熟时收集花柱,除去杂质,晒干	河南 1991
玉米须	玉蜀黍 *Zea mays* L.	花柱和柱头	夏、秋二季果实成熟时收集,除去杂质,晒干	山西 1987
玉米须	玉蜀黍 *Zea mays* L.	花柱和柱头	夏、秋二季果实成熟时采收,除去杂质,晒干	北京炮规 2023
玉米须	玉蜀黍 *Zea mays* L.	花柱和柱头	夏、秋二季收获玉米时采收,干燥	安徽炮规 2019
玉米须	玉蜀黍 *Zea mays* L.	花柱和柱头	夏、秋二季果实成熟时收集,除去杂质,晒干	天津炮规 2018
玉米须	玉蜀黍 *Zea mays* L.	花柱和柱头	—	药典 2020 附

附注:*同为中药标准收载品种。

1541 花苜蓿

【来源】豆科植物花苜蓿。

【学名】

《中国植物志》	《中国高等植物》
花苜蓿 *Medicago ruthenica*(L.)Trautv.	花苜蓿 *Medicago ruthenica*(Linn.)Trautv.

【民族药标准】

名称	植物来源	药用部位	产地加工	标准
花苜蓿/布苏航	花苜蓿 *Trigonella ruthenica* L.	全草	夏秋花期采收,除去泥沙枯叶,晾干	六省藏标
花苜蓿/布苏杭	花苜蓿 *Trigonella ruthenica* L.	全草	6—7 月采集,晒干	部颁藏药
花苜蓿/布苏杭	花苜蓿 *Trigonella ruthenica* L.	全草	6—7 月采集,晒干	青海藏药 1992
花苜蓿/布苏杭	花苜蓿 *Medicago ruthenica*(Linn.)Trautv.	全草	6—7 月采集,晒干	青海藏药炮规 2010

1542 一口血

【来源】秋海棠科植物中华秋海棠。

【学名】

《中国植物志》	《中国高等植物》
中华秋海棠 *Begonia grandis* subsp. *sinensis*(A. DC.)Irmsch.	中华秋海棠 *Begonia grandis* subsp. *sinensis*(A. DC.)Irmsch.

【民族药标准】

名称	植物来源	药用部位	产地加工	标准
一口血*	中华秋海棠 *Begonia grandis* Dry. subsp. *sinensis*(A. DC.)Irmsch.	根茎	夏秋二季采挖根茎,除去须根,洗净泥土,晒干	贵州第一册 2019

【中药标准】

名称	植物来源	药用部位	产地加工	标准
红白二丸	中华秋海棠 *Begonia grandis* Dry. subsp. *sinensis*(A. DC.)Irmsch.	块茎	秋季采挖,除去须根和泥沙,晒干	湖北 2018

附注:*同为中药标准收载品种。

1543 飞龙掌血

【来源】芸香科植物飞龙掌血。

【学名】

《中国植物志》	《中国高等植物》
飞龙掌血 *Toddalia asiatica*(L.)Lam.	飞龙掌血 *Toddalia asiatica*(Linn.)Lam.

【民族药标准】

名称	植物来源	药用部位	产地加工	标准
飞龙掌血/走血风/养藏崩	飞龙掌血 *Toddalia asiatica*(L.)Lam.	根	全年均可采收,除去杂质,切段,干燥	广西瑶药第一卷 2014
飞龙掌血/温肖	飞龙掌血 *Toddalia asiatica*(Linn.)Lam.	根	全年均可采收,除去杂质,切片或段,干燥	广西壮药第二卷 2011
飞龙掌血*	飞龙掌血 *Toddalia asiatica*(L.)Lam.	根和茎	—	湖南炮规 2021
见血飞/飞龙掌血▲	飞龙掌血 *Toddalia asiatica*(L.)Lam.	根或茎或根皮	全年均可采挖,挖取根,洗净,干燥	贵州第二册 2019

【中药标准】

名称	植物来源	药用部位	产地加工	标准
三百棒	飞龙掌血 *Toddalia asiatica*(L.)Lam.	根	全年可采,挖取根,除去泥沙和杂质,切段,晒干	湖北 2018
飞龙掌血	飞龙掌血 *Toddalia asiatica*(Linnaeus)Lamarck	根	四季可采挖,切段,洗净,晾干#	湖南 2009
飞龙掌血	飞龙掌血 *Toddalia asiatica*(L.)Lam.	根及根皮	全年可采,洗净,切片或截段,晒干	云南 1996
飞龙掌血	飞龙掌血 *Toddalia asiatica*(L.)Lam.	根及茎	全年可采,除去泥沙,切段,干燥	广西第二册 1996
三百棒	飞龙掌血 *Toddalia asiatua*(L.)Lam.	根	—	部颁 15 册附

附注:*【民族药名】铺借拉皮灭尔(土家),杜恰坷(苗),美柳梦(侗),走血风(瑶);#切成长约 30 cm 的段;▲同为中药标准收载品种。

1544 小麦芽

【来源】禾本科植物小麦(普通小麦)。

【学名】

《中国植物志》	《中国高等植物》
小麦 *Triticum aestivum* L.	普通小麦 *Triticum aestivum* Linn.

【民族药标准】

名称	植物来源	药用部位	产地加工	标准
小麦芽*	小麦 *Triticum aestivum* L.	成熟果实,经发芽而得	将麦粒用水浸泡后,在适宜温度下,令其发芽至长约 5 mm 时,迅速干燥	贵州第一册 2019

【中药标准】

名称	植物来源	药用部位	产地加工	标准
麦芽	小麦 *Triticum aestivum* Linnaeus	成熟果实经发芽干燥而得	将小麦用水浸泡后,保持适宜温、湿度,待幼芽长至约 0.5 cm 时,干燥	湖南 2009

附注:*同为中药标准收载品种。

1545 野烟

【来源】桔梗科植物塔花山梗菜。

【学名】

《中国植物志》	《中国高等植物》
塔花山梗菜 *Lobelia pyramidalis* Wall.	塔花山梗菜 *Lobelia pyramidalis* Wall.

【民族药标准】

名称	植物来源	药用部位	产地加工	标准
野烟/拉觉帕	塔花山梗菜 *Lobelia pyramidalis* Wall.	全草	夏、秋季采收,除去杂质,干燥	云南彝药Ⅲ 2005

1546 红鱼眼

【来源】大戟科植物无毛龙眼睛（无毛小果叶下珠、光叶龙眼睛）、龙眼睛（小果叶下珠）。

【学名】

《中国植物志》	《中国高等植物》
无毛小果叶下珠 *Phyllanthus reticulatus* Poir. var. *glaber* Müell. Arg.	光叶龙眼睛 *Phyllanthus reticulatus* Poir. var. *glaber* Müell. Arg. (《广西植物志》)
小果叶下珠 *Phyllanthus reticulatus* Poir.	小果叶下珠 *Phyllanthus reticulatus* Poir.

【民族药标准】

名称	植物来源	药用部位	产地加工	标准
红鱼眼/美定	无毛龙眼睛 *Phyllanthus reticulatus* Poir. var. *glaber* Müell. Arg. 龙眼睛 *Phyllanthus reticulatus* Poir.	茎	夏、秋季采收，除去杂质，切片，干燥	广西壮药第一卷 2008

【中药标准】

名称	植物来源	药用部位	产地加工	标准
红鱼眼	无毛龙眼睛 *Phyllanthus reticulatus* Poir. var. *glaber* Müell. Arg. 龙眼睛 *Phyllanthus reticulatus* Poir.	茎	夏、秋季采收，除去杂质，切片，干燥	广西 1990
红鱼眼	无毛龙眼睛 *Phyllanthus reticulatus* Poir. var. *glaber* Müell. Arg. 龙眼睛 *Phyllanthus reticulatus* Poir.	茎	——	部颁 8 册附

1547 猫儿眼

【来源】槭树科植物色木槭（五角槭）。

【学名】

《中国植物志》	《中国高等植物》
五角槭 *Acer pictum* subsp. *mono* (Maxim.) H. Ohashi	色木槭 *Acer mono* Maxim.

【民族药标准】

名称	植物来源	药用部位	产地加工	标准
猫儿眼	色木槭 *Acer mono* Maxim.	成熟果实	——	部颁蒙药附

1548 猪殃殃

【来源】茜草科植物猪殃殃（拉拉藤）、六叶葎。

【学名】

《中国植物志》	《中国高等植物》
拉拉藤 *Galium spurium* L.	拉拉藤 *Galium aparine* var. *echinospermum* (Wallr.) Cuf.
六叶葎 *Galium hoffmeisteri* (Klotzsch) Ehrendorfer & Schonbeck-Temesy ex R. R. Mill	六叶葎 *Galium asperuloides* Edgew. subsp. *hoffmeisteri* (Klotzsch) Hara

【民族药标准】

名称	植物来源	药用部位	产地加工	标准
猪殃殃/桑仔嘎保	猪殃殃 *Galium aparine* L. var. *tenerum* (Gren. et Godr.) Reichb.	全草	夏季花果期采收，除去泥沙，扎把，晒干	六省藏标
猪殃殃	拉拉藤 *Galium aparine* L. var. *echinospermun* (Wallr.) Cuf. 六叶葎 *Galium asperuloides* Edgew. var. *hoffmeisteri* (Hook. f.) Hand. -Mazz.	地上部分	夏、秋两季采集带花、果的全草，除去杂质，晒干	四川藏药 2014
猪殃殃/桑子嘎布	猪殃殃 *Galium aparine* L.	地上部分	夏、秋二季采集地上部分，晾干	西藏藏药第二册 2012
拉拉藤/猪殃殃/董殃咪	拉拉藤 *Galium aparine* Linn. var. *echinospermum* (Wallr.) Cuf.	全草	冬末和翌年春季采收，除去泥沙，干燥	广西瑶药第二卷 2022

【中药标准】

名称	植物来源	药用部位	产地加工	标准
猪殃殃	猪殃殃 *Galium aparine* L.	全草	夏季花果期采收，除去泥沙，晒干	药典 1977

名称	植物来源	药用部位	产地加工	标准
猪殃殃	猪殃殃 *Galium aparine* L. var. *tenerum*（Gren. et Godr.）Rchb.	全草	夏季花果期采收,除去泥沙,晒干	河北 2018
猪殃殃	猪殃殃 *Galium aparine* Linn. var. *tenerum*（Gren. et Godr.）Rchb.	全草	夏季花果期采收,除去泥沙,晒干	湖北 2018
猪殃殃	猪殃殃 *Galium aparine* L. var. *tenerum*（Gren. et Godr.）Reichb.	地上部分	夏季花果期采收,除去泥沙,晒干或鲜用	上海 1994

1549 白杨

【来源】杨柳科植物山杨、响叶杨。

【学名】

《中国植物志》	《中国高等植物》
山杨 *Populus davidiana* Dode	山杨 *Populus davidiana* Dode
响叶杨 *Populus adenopoda* Maxim.	响叶杨 *Populus adenopoda* Maxim.

【民族药标准】

名称	植物来源	药用部位	产地加工	标准
白杨*	山杨 *Populus davidiana* Dode 响叶杨 *Populus adenopoda* Maxim.	茎枝	全年均可采收,除去叶,趁鲜切成 15～29 cm 的节,干燥	贵州第二册 2019

附注：*同为中药标准收载品种。

1550 山杨

【来源】杨柳科植物山杨。

【学名】

《中国植物志》	《中国高等植物》
山杨 *Populus davidiana* Dode	山杨 *Populus davidiana* Dode

【民族药标准】

名称	植物来源	药用部位	产地加工	标准
山杨/乌力雅苏	山杨 *Populus davidiana* Dode	树皮	春夏、秋季剥取树皮,晒干,切丝	蒙药 2021

1551 小飞扬

【来源】大戟科植物千根草。

【学名】

《中国植物志》	《中国高等植物》
千根草 *Euphorbia thymifolia* L.	千根草 *Euphorbia thymifolia* Linn.

【民族药标准】

名称	植物来源	药用部位	产地加工	标准
小飞扬/小飞扬草/弱宗咪端	千根草 *Euphorbia thymifolia* L.	全草	夏、秋季采收,除去杂质,洗净,干燥	广西瑶药第二卷 2022

1552 小叶黄杨

【来源】黄杨科植物黄杨。

【学名】

《中国植物志》	《中国高等植物》
黄杨 *Buxus sinica*（Rehder & E. H. Wilson）M. Cheng	黄杨 *Buxus microphylla* Sieb. et Zucc. subsp. *sinica*（Rehd. et Wils.）Hatusima

【民族药标准】

名称	植物来源	药用部位	产地加工	标准
小叶黄杨#	黄杨 *Buxus sinica*（Rehd. et Wils.）Cheng 及同属植物	茎枝及叶*	全年均可采收,鲜用或干燥	贵州第二册 2019

【中药标准】

名称	植物来源	药用部位	产地加工	标准
黄杨木	黄杨(原变种) *Buxus sinica* var. *sinica* (Rehder & E. H. Wilson) M. Cheng	茎及枝	全年可采,锯段或切段,干燥	湖南 2009
小叶黄杨	小叶黄杨 *Buxus sinica* (Rehd. et Wils.) Cheng 及同属植物	枝叶	—	药典 2020 附
黄杨木	黄杨 *Baxus sinica* (Rehd. et Wils.) Cheng	茎枝	—	部颁 13 册附

附注:＊新鲜或干燥的茎枝及叶;#同为中药标准收载品种。

1553　锁阳

【来源】锁阳科植物锁阳。

【学名】

《中国植物志》	《中国生物物种名录》
锁阳 *Cynomorium songaricum* Rupr.	锁阳 *Cynomorium songaricum* Rupr.

【民族药标准】

名称	植物来源	药用部位	产地加工	标准
锁阳/乌兰—高要	锁阳 *Cynomorium songaricum* Rupr.	肉质茎	春季采挖,除去花序,切段,晒干	蒙药 2021
锁阳	锁阳 *Cynomorium songaricum* Rupr.	肉质茎	春季采挖,除去花序,切段,晒干	维药 1993

【中药标准】

名称	植物来源	药用部位	产地加工	标准
锁阳	锁阳 *Cynomorium songaricum* Rupr.	肉质茎	春季采挖,除去花序,切段,晒干	药典 2020

1554　肉质金腰

【来源】虎耳草科植物肉质金腰。

【学名】

《中国植物志》	《中国高等植物》
肉质金腰 *Chrysosplenium carnosum* Hook. f. et Thoms.	肉质金腰 *Chrysosplenium carnosum* Hook. f. et Thoms.

【民族药标准】

名称	植物来源	药用部位	产地加工	标准
肉质金腰	肉质金腰 *Chrysosplenium carnosum* Hook. f. et Thoms.	全草	7—8 月采收,除去泥沙,晒干	四川藏药 2020

1555　豆尖爻

【来源】三尖杉科植物三尖杉(缘毛卷耳)。

【学名】

《中国植物志》	《中国高等植物》
缘毛卷耳 *Cerastium furcatum* Cham. et Schlecht.	缘毛卷耳 *Cerastium furcatum* Cham. et Schlecht.

【民族药标准】

名称	植物来源	药用部位	产地加工	标准
豆尖爻	三尖杉 *Cephalotaxus fortunei* Hooker	叶	全年可采收,除去杂质,干燥	四川 2022

1556　当药

【来源】龙胆科植物瘤毛獐牙菜。

【学名】

《中国植物志》	《中国药用植物志》
瘤毛獐牙菜 *Swertia pseudochinensis* Hara	瘤毛獐牙菜 *Swertia pseudochinensis* H. Hara

【民族药标准】

名称	植物来源	药用部位	产地加工	标准
当药	瘤毛獐牙菜 *Swertia pseudochinensis* Hara	全草	—	蒙药炮规 2020
当药	瘤毛獐牙菜 *Swertia pseudochinensis* Hara	全草	—	部颁维药附

【中药标准】

名称	植物来源	药用部位	产地加工	标准
当药	瘤毛獐牙菜 *Swertia pseudochinensis* Hara	全草	夏、秋二季采挖,除去杂质,晒干	药典 2020

1557 红药

【来源】苦苣苔科植物红药(弄岗报春苣苔、弄岗苣苔)。

【学名】

《中国植物志》	《中国药用植物志》
弄岗报春苣苔 *Primulina longgangensis*(W. T. Wang)Yan Liu & Yin Z. Wang	弄岗苣苔 *Primulina longgangensis*(W. T. Wang)Yan Liu et Yin Z. Wang

【民族药标准】

名称	植物来源	药用部位	产地加工	标准
红药/雅拟	红药 *Chirita longgangensis* W. T. Wang var. *hongyao* S. Z. Huang	全株	夏、秋季采收,切段,干燥	广西壮药第一卷 2008

【中药标准】

名称	植物来源	药用部位	产地加工	标准
红药	红药 *Chirita longgangensis* W. T. Wang var. *hongyao* S. Z. Huang	全株	夏、秋季采收,切段,晒干	广西 1990
红药	红药 *Chirita longgangensis* W. T. Wang var. *hongyao* S. Z. Huang	全株	—	部颁 8 册附

1558 毛药

【来源】胡椒科植物小叶爬崖香。

【学名】

《中国植物志》	《中国高等植物》
小叶爬崖香 *Piper sintenense* Hatusima	小叶爬崖香 *Piper sintenense* Hatusima

【民族药标准】

名称	植物来源	药用部位	产地加工	标准
毛药/勾马散	小叶爬崖香 *Piper arboricola* C. DC.	带叶藤茎	全年均可采收,晒干	广西壮药第三卷 2018

1559 大寒药

【来源】川续断科植物裂叶翼首花。

【学名】

《中国植物志》	《中国高等植物》
裂叶翼首花 *Pterocephalus bretschneideri*(Bat.)Pritz.	裂叶翼首花 *Pterocephalus bretschneideri*(Batal.)Pritz.

【民族药标准】

名称	植物来源	药用部位	产地加工	标准
大寒药/堵乌维	裂叶翼首花 *Pterocephalus bretschneideri*(Batal.)Pritz.	根	冬季采挖,洗净,干燥	云南彝药 II 2005

1560 大黑药

【来源】菊科植物翼茎旋复花(翼茎羊耳菊)。

【学名】

《中国植物志》	《中国高等植物》
翼茎羊耳菊 *Duhaldea pterocaula*(Franchet)Anderberg	翼茎羊耳菊 *Inula pterocaula* Franch.

【民族药标准】

名称	植物来源	药用部位	产地加工	标准
大黑药/纳莫齐	翼茎旋复花 *Inula pterocaula* Franch.	根	秋季采挖,洗净,干燥	云南彝药 2005

1561 广山药

【来源】薯蓣科植物褐苞薯蓣。

【学名】

《中国植物志》	《中国高等植物》
褐苞薯蓣 *Dioscorea persimilis* Prain et Burkill	褐苞薯蓣 *Dioscorea persimilis* Prain et Burkill

【民族药标准】

名称	植物来源	药用部位	产地加工	标准
广山药/扣岜	褐苞薯蓣 *Dioscorea persimilis* Prain et Burk.	块茎	冬季茎叶枯萎后采挖,切去根头,洗净,除去外皮及须根,干燥	广西壮药第一卷 2008

【中药标准】

名称	植物来源	药用部位	产地加工	标准
广山药	山薯 *Dioscorea fordii* Prain et Burkill 褐苞薯蓣 *Dioscorea persimilis* Prain et Burkill	根茎	冬季茎叶枯萎后采挖,切去根头,洗净,除去外皮及须根,干燥*	广东第三册 2018
山药	参薯 *Dioscorea alata* Linnaeus 褐苞薯蓣 *Dioscorea persimilis* Prain & Burkill	根茎▲	冬季茎叶枯萎后挖取,切去根头,洗净,除去外皮及须根,再浸入明矾水中,取出,干燥	湖南 2009
福建山药	参薯 *Dioscorea alata* L. 褐苞薯蓣 *Dioscorea persimilis* Prain et Burkill	根茎	冬季茎叶枯萎后采挖,切去根头,洗净,除去外皮及须根,用硫黄熏后干燥;也有选择肥大顺直的干燥山药,置清水中,浸至无干心,闷透,用硫黄熏后切齐两端,用木板搓成圆柱状,晒干,打光#	福建 2006
山药/广山药	褐苞薯蓣 *Dioscorea persimilis* Prain et Burk.	块茎	冬末春初采挖。除去根头鼠尾,洗净,晾干水分,放入硫黄柜熏硫,直至透心身软,断面全无白心,留在柜内一昼夜,使黄水全部流出、取出清水洗净,干燥	广西第二册 1996

　　附注:*也有洗净,除去外皮及须根,水浸2～3小时,取出,用竹刀刮去外皮,晒至全干,即为毛广山药;或选择肥大顺直的干燥山药,置清水中,浸至无干心,闷透,切齐两端,用木板搓成圆柱状,切成长20～25 cm,晒干,打光,习称"光广山药";#习称撂馍揭;▲圆柱形或圆锥形根茎。

1562 红管药

【来源】菊科植物三脉紫菀。

【学名】

《中国植物志》	《中国高等植物》
三脉紫菀 *Aster trinervius* subsp. *ageratoides*(Turczaninow)Grierson	三脉紫菀 *Aster ageratoides* Turcz.

【民族药标准】

名称	植物来源	药用部位	产地加工	标准
红管药*	三脉紫菀 *Aster ageratoides* Turcz.	全草	夏、秋季采收,洗净,鲜用或扎把干燥	贵州第二册 2019

【中药标准】

名称	植物来源	药用部位	产地加工	标准
红管药	宽序紫菀 *Aster ageratoides* Turcz. var. *laticorymbus* Hand.-Mazz. 异叶紫菀 *Aster ageratoides* Turcz. var. *heterophyllus* Maxim.	全草	秋季茎叶茂盛、花开放时采收,除去杂质,干燥	药典 1977

　　附注:*同为中药标准收载品种。

1563 皮子药

【来源】芸香科植物野花椒。

【学名】

《中国植物志》	《中国高等植物》
野花椒 *Zanthoxylum simulans* Hance	野花椒 *Zanthoxylum simulans* Hance

【民族药标准】

名称	植物来源	药用部位	产地加工	标准
皮子药*	野花椒 *Zanthoxylum simulans* Hance	干皮及枝皮	—	湖南炮规 2021

【中药标准】

名称	植物来源	药用部位	产地加工	标准
皮子药/麻口皮子药	野花椒 *Zanthoxylum simulans* Hance	干皮及枝皮	春末、夏初剥取，低温干燥	湖南 2009
皮子药	光叶海桐 *Pittosporum glabratum* Lindl.	树皮	—	部颁 1 册附
皮子药	光叶海桐 *Pittosporum glabratum* Lindl.	树皮	—	部颁 6 册附

附注：*【民族药名】尔他双错布（土家），搜山虎（瑶）。

1564　大皮子药

【来源】海桐花科植物光叶海桐。

【学名】

《中国植物志》	《中国药用植物志》
光叶海桐 *Pittosporum glabratum* Lindl.	光叶海桐 *Pittosporum glabratum* Lindl.

【民族药标准】

名称	植物来源	药用部位	产地加工	标准
大皮子药*	光叶海桐 *Pittosporum glabratum* Lindl.	茎皮和枝皮	—	湖南炮规 2021

【中药标准】

名称	植物来源	药用部位	产地加工	标准
大皮子药	光叶海桐 *Pittosporum glabratum* Lindley	茎皮或枝皮	春、秋季采收，洗净，去除木心，干燥	湖南 2009
皮子药	光叶海桐 *Pittosporum glabratum* Lindl.	树皮	—	部颁 1 册附
皮子药	光叶海桐 *Pittosporum glabratum* Lindl.	树皮	—	部颁 6 册附

附注：*【民族药名】他爬药（土家），朗俄虽（侗），上山虎（瑶）。

1565　小麻药

【来源】菊科植物美形金纽扣。

【学名】

《中国植物志》	《中国高等植物》
美形金纽扣 *Acmella calva*（Candolle）R. K. Jansen	美形金纽扣 *Spilanthes callimorpha* A. H. Moore

【民族药标准】

名称	植物来源	药用部位	产地加工	标准
小麻药/芽爬匹/芽莫冷	美形金纽扣 *Spilanthes callimorpha* A. H. Moore	全草	全年可采，洗净，切段，干燥	云南傣药 II 2005

1566　对叉疔药

【来源】西番莲科植物杯叶西番莲。

【学名】

《中国植物志》	《中国高等植物》
杯叶西番莲 *Passiflora cupiformis* Mast.	杯叶西番莲 *Passiflora cupiformis* Mast.

【民族药标准】

名称	植物来源	药用部位	产地加工	标准
对叉疔药*	杯叶西番莲 *Passiflora cupiformis* Mast.	茎叶	秋季采收，除去杂质，鲜用或切段，干燥	贵州第二册 2019

附注：*同为中药标准收载品种。

1567　勐腊大解药

【来源】夹竹桃科植物平脉藤。

【学名】

《中国植物志》	《中国高等植物》
平脉藤 Anodendron nervosum Kerr.	平脉藤 Anodendron formicinum（Tsiang et P. T. Li）D. J. Middl.

【民族药标准】

名称	植物来源	药用部位	产地加工	标准
勐腊大解药/解龙勐腊	平脉藤 Anodendron formicinum（Tsiang et P. T. Li）D. J. Middl.	藤茎	秋、冬季采收，切片，干燥	云南傣药 2005

1568　艾叶

【来源】菊科植物艾。

【学名】

《中国植物志》	《中国高等植物》
艾 Artemisia argyi Lévl. et Van.	艾 Artemisia argyi Lévl. et Van.

【民族药标准】

名称	植物来源	药用部位	产地加工	标准
艾叶/盟埃	艾 Artemisia argyi Lévl. et Vant.	叶	夏季花未开时采摘，除去杂质，晒干	广西壮药第二卷 2011

【中药标准】

名称	植物来源	药用部位	产地加工	标准
艾叶	艾 Artemisia argyi Lévl. et Vant.	叶	夏季花未开时采摘，除去杂质，晒干	药典 2020

1569　茶叶

【来源】山茶科植物茶。

【学名】

《中国植物志》	《中国高等植物》
茶 Camellia sinensis（L. ）O. Ktze.	茶 Camellia sinensis（Linn. ）Kuntze

【民族药标准】

名称	植物来源	药用部位	产地加工	标准
茶叶/茶	茶 Camellia sinensis（Linn. ）O. Kuntze	嫩叶或嫩芽	清明至夏至分批采摘，摊晾三至五成干时，放热锅中揉搓至干燥，或鲜叶烘干	广西壮药第三卷 2018
茶叶*	茶 Camellia sinensis（L. ）O. Ktze.	嫩叶或嫩芽	—	湖南炮规 2021

【中药标准】

名称	植物来源	药用部位	产地加工	标准
茶叶	茶 Camellia sinensis（L. ）O. Kuntze	嫩叶或嫩芽	春、夏、秋季分批采摘，摊晾三至五成干时，放热锅中揉搓至干燥，或鲜叶烘干	山东 2022
茶叶	茶 Camellia sinensis（L. ）O. Ktze. 及栽培品	嫩叶或嫩芽	春、夏、秋季分批采摘，摊晾三至五成干时，放热锅中揉搓至干燥，或鲜叶烘干	江苏 2016
茶叶	茶 Camellia sinensis（L. ）O. Kuntze	嫩叶或嫩芽加工品	春季至秋季分批采摘，适当摊晾后放热锅中，揉搓烘炒至干	江西 2014
绿茶叶	茶树 Camellia sinensis（L. ）O. Ktze.	嫩叶	春至秋季采收，未经发酵，经杀青、揉拧、干燥等工艺而成的制成品	湖北 2009
茶叶	茶 Camellia sinensis（Linnaeus）Kuntze	芽叶	春、夏、秋季均可采收，除去秆及杂质，用特殊的加工方法制成	湖南 2009
茶叶	茶树 Camellia sinensis（L. ）O. Ktze.	叶	春至秋季采摘嫩叶，加工成红茶或绿茶	福建 2006
茶叶	茶 Camellia sinensis（L. ）O. Ktze.	嫩叶或嫩芽	清明至夏至分批采摘，摊晾三至五成干时，放热锅中揉搓至干燥，或鲜叶烘干	广西第二册 1996
茶叶	茶 Camellia sinensis（L. ）O. Kuntze	嫩叶或叶芽	选取种植 3 年以上的茶树，于 4—5 月采摘新芽上的嫩叶，炒焙，搓揉至干	安徽炮规 2019
茶叶	茶 Camellia sinensis（L. ）O. Ktze.	嫩叶或嫩芽加工品	—	药典 2020 附
茶叶	茶 Camellia sinensis O. Ktze.	芽叶	—	部颁 9 册附

附注：*【民族药名】都茶摇（苗），罢邪（侗），谷雨老茶（瑶）。

1570 金花茶叶

【来源】山茶科植物金花茶。

【学名】

《中国植物志》	《中国高等植物》
金花茶 *Camellia petelotii*（Merrill）Sealy	金花茶 *Camellia nitidissima* Chi

【民族药标准】

名称	植物来源	药用部位	产地加工	标准
金花茶叶/茶花现	金花茶 *Camellia petelotii*（Merrill）Sealy	叶	全年均可采收,晒干	广西壮药第二卷 2011

【中药标准】

名称	植物来源	药用部位	产地加工	标准
金花茶	金花茶 *Camellia nitidissima* Chi 显脉金花茶 *Camellia euphlebia* Merr. ex Sealy	叶	全年均可采收,干燥	湖北 2018
金花茶	金花茶 *Camellia nitidissima* Chi 显脉金花茶 *Camellia euphlebia* Merr. ex Sealy var. *macrophylla* S. L. Mo et S. Z. Huang	叶	全年均可采收,晒干	广西第二册 1996
金花茶	金花茶 *Camellia nitidissima* Chi 显脉金花茶 *Camellia euphlebia* Merr. ex Sealy	叶	全年均可采收,晒干	北京炮规 2023

1571 荷叶

【来源】睡莲科植物莲。

【学名】

《中国植物志》	《中国高等植物》
莲 *Nelumbo nucifera* Gaertn.	莲 *Nelumbo nucifera* Gaertn.

【民族药标准】

名称	植物来源	药用部位	产地加工	标准
荷叶/唻藕诺	莲 *Nelumbo nucifera* Gaertn.	叶	夏、秋季采收,晒至七八成干时,除去叶柄,折成半圆形或折扇形,干燥	广西瑶药第一卷 2014

【中药标准】

名称	植物来源	药用部位	产地加工	标准
荷叶	莲 *Nelumbo nucifera* Gaertn.	叶	夏、秋二季采收,晒至七八成干时,除去叶柄,折成半圆形或折扇形,干燥	药典 2020

1572 橘叶

【来源】芸香科植物橘（柑橘、柑桔）。

【学名】

《中国植物志》	《中国高等植物》
柑橘 *Citrus reticulata* Blanco	柑桔 *Citrus reticulata* Blanco

【民族药标准】

名称	植物来源	药用部位	产地加工	标准
橘叶*	橘 *Citrus reticulata* Blanco	叶	早春修枝时采摘,去除枝杈,干燥	贵州第二册 2019

【中药标准】

名称	植物来源	药用部位	产地加工	标准
橘叶	橘 *Citrus reticulata* Blanco 及栽培变种	叶	全年可采,以 12 月至翌年 2 月间采者为佳,采后阴干或晒干	安徽 2022
橘叶	橘 *Citrus reticulata* Blanco 及栽培变种	叶	全年可采,以 12 月至翌年 2 月间采者为佳,采后阴干或晒干	山东 2022
橘叶#	橘 *Citrus reticulata* Blanco 及栽培变种	叶	全年可采,采后阴干或晒干	内蒙古 2021
橘叶	橘 *Citrus reticulata* Blanco 及栽培变种	叶	全年均可采收,以 12 月至翌年 2 月间采者为佳,晒干	甘肃 2020

名称	植物来源	药用部位	产地加工	标准
橘叶	柑橘 *Citrus reticulata* Blanco 及栽培变种	叶	秋、冬二季采摘,阴干	湖北 2018
橘叶	橘 *Citrus reticulata* Blanco 及栽培变种	叶	全年或夏秋季采收,除去杂质,阴干或晒干	江苏 2016
橘叶	橘 *Citrus reticulata* Blanco 及栽培变种	叶	春末、夏初采收,除去杂质,干燥	陕西 2015
橘叶	橘 *Citrus reticulata* Blanco 及栽培变种	叶	全年可采,以冬季采者为佳,采后低温干燥	江西 2014
橘叶	柑橘 *Citrus reticulata* Blanco 及栽培变种	叶	春季采集,除去杂质,鲜用或晒干	湖南 2009
橘叶	橘 *Citrus reticulata* Blanco 及栽培变种	叶	春季采摘,晒干	北京 1998
橘叶	橘 *Citrus reticulata* Blanco 及栽培品种	叶	秋、冬二季采摘,阴干或晒干	上海 1994
橘叶	橘 *Citrus reticulata* Blanco 及栽培变种	叶	春季采摘,阴干或晒	北京炮规 2023
橘叶	橘 *Citrus reticulata* Blanco 及栽培变种	叶	全年可采,以秋冬季为佳,采后干燥	天津炮规 2018

附注:*同为中药标准收载品种;#内蒙古1988收载植物"福橘 *Citrus reticulata* Blanco Fuju和朱橘 *Citrus reticulata* Blanco Zhuju等多种橘树"。

1573 桑叶

【来源】桑科植物桑。

【学名】

《中国植物志》	《中国高等植物》
桑 *Morus alba* L.	桑 *Morus alba* Linn.

【民族药标准】

名称	植物来源	药用部位	产地加工	标准
桑叶/盟娘侬	桑 *Morus alba* Linn.	叶	初霜后采收,除去杂质,晒干	广西壮药第二卷 2011

【中药标准】

名称	植物来源	药用部位	产地加工	标准
桑叶	桑 *Morus alba* L.	叶	初霜后采收,除去杂质,晒干	药典 2020

1574 柿叶

【来源】柿树科植物柿。

【学名】

《中国植物志》	《中国高等植物》
柿 *Diospyros kaki* Thunb.	柿 *Diospyros kaki* Thunb.

【民族药标准】

名称	植物来源	药用部位	产地加工	标准
柿叶*	柿 *Diospyros kaki* Thunb.	叶	秋季采收,除去杂质,干燥	贵州第二册 2019
柿叶/盟内	柿 *Diospyros kaki* Thunb.	叶	夏、秋季采收,除去杂质,晒干	广西壮药第二卷 2011

【中药标准】

名称	植物来源	药用部位	产地加工	标准
柿叶	柿 *Diospyros kaki* Thunb.	叶	霜降后采收,洗净,晒干	山东 2022
柿叶	柿 *Diospyros kaki* Thunb.	叶	秋季采收,除去杂质,晒干	辽宁第二册 2019
柿叶	柿 *Diospyros kaki* Thunb.	叶	秋季采收,除去杂质,晒干	河北 2018
柿叶	柿 *Diospyros kaki* Thunb.	叶	霜降前采收,阴干或低温干燥	陕西 2015
柿叶	柿 *Diospyros kaki* Thunb.	叶	秋、冬二季采收,除去杂质,晒干	江西 2014
柿叶	柿 *Diospyros kaki* Thunb.	叶	秋季采收,除去杂质,晒干	广东第二册 2011
柿叶	柿 *Diospyros kaki* Thunberg	叶	秋季采收,除去杂质,晒干	湖南 2009
柿叶	柿 *Diospyros kaki* L. f.	叶	秋季采摘,干燥	北京 1998
柿叶	柿 *Diospyros kaki* Thunb.	叶	秋季采收,除去杂质,晒干	广西 1990
柿叶	柿 *Diospyros kaki* Thunb.	叶	秋季采收,除去杂质,晒干	药典 2020 附

附注:*同为中药标准收载品种。

1575 松叶

【来源】松科植物马尾松。

【学名】

《中国植物志》	《中国高等植物》
马尾松 *Pinus massoniana* Lamb.	马尾松 *Pinus massoniana* Lamb.

【民族药标准】

名称	植物来源	药用部位	产地加工	标准
松叶/萌耸	马尾松 *Pinus massoniana* Lamb.	叶#	全年可采收,除去杂质,鲜用或晒干	广西壮药第三卷 2018
松叶/伯耸	马尾松 *Pinus massoniana* Lamb.	叶#	全年可采,除去杂质,鲜用或干燥	广西壮药第一卷 2008
松叶*	马尾松 *Pinus massoniana* Lamb.	叶	—	湖南炮规 2021
鲜松叶	马尾松 *Pinus massoniana* Lamb.	鲜叶	全年可采收	四川藏药 2014

【中药标准】

名称	植物来源	药用部位	产地加工	标准
松针	马尾松 *Pinus massoniana* Lamb. 油松 *Pinus tabuliformis* Carr. 云南松 *Pinus yunnanensis* Franch.	针叶#	全年均可采收,以腊月最佳,采摘后除去杂质,鲜用或晒干	湖北 2018
松叶	马尾松 *Pinus massoniana* Lambert	叶#	全年可采,除去杂质,鲜用或晒干	湖南 2009
松毛	马尾松 *Pinus massoniana* Lamb.	叶	全年可采收,除去杂质,晒干	福建 2006
松叶	马尾松 *Pinus massoniana* Lamb.	叶	全年采收,晒干	北京 1998
松叶	马尾松 *Pinus massoniana* Lamb.	叶#	全年可采,除去杂质,鲜用或晒干	广西第二册 1996
青松毛	马尾松 *Pinus massoniana* Lamb.	叶	全年可采,晒干	上海 1994
鲜松叶	马尾松 *Pinus massoniana* Lamb.	鲜叶	—	药典 2020 附
松叶	马尾松 *Pinus massoniana* Lamb.	叶	—	部颁 5 册附
松叶	马尾松 *Pinus massoniana* Lamb.	叶#	全年可采,除去杂质,鲜用;或除去杂质,干燥▲	四川局颁 2021 ★

附注:*【民族药名】比修(苗),罢美松(侗),枞树叶(瑶);#鲜叶或干燥叶;▲前者习称"鲜松叶",后者习称"干松叶";★四川局颁 SCYCBZXD 2021 −002。

1576 甘松叶

【来源】败酱科植物甘松。

【学名】

《中国植物志》	《中国高等植物》
甘松 *Nardostachys jatamansi*（D. Don）DC.	甘松 *Nardostachys jatamansi*（D. Don）DC.

【民族药标准】

名称	植物来源	药用部位	产地加工	标准
甘松叶	甘松 *Nardostachys jatamansi* DC.	地上部分	6—8 月采收,除去泥沙和杂质,切段,阴干	四川藏药 2020

1577 桐叶

【来源】玄参科植物白花泡桐。

【学名】

《中国植物志》	《中国高等植物》
白花泡桐 *Paulownia fortunei*（Seem.）Hemsl.	白花泡桐 *Paulownia fortunei*（Seem.）Hemsl.

【民族药标准】

名称	植物来源	药用部位	产地加工	标准
桐叶*	白花泡桐 *Paulownia fortunei*（Seem.）Hemsl.	叶	—	湖南炮规 2021

【中药标准】

名称	植物来源	药用部位	产地加工	标准
桐叶	白花泡桐 *Paulownia fortunei*（Seemann）Hemsley	叶	5—6 月采收,除去叶柄及杂质,晒干	湖南 2009

附注:*【民族药名】耶蒂子阿耶(土家),桐叶(瑶)。

1578 梧桐叶

【来源】梧桐科植物梧桐。

【学名】

《中国植物志》	《中国高等植物》
梧桐 *Firmiana simplex*（Linnaeus）W. Wight	梧桐 *Firmiana simplex*（Linn.）W. F. Wight

【民族药标准】

名称	植物来源	药用部位	产地加工	标准
梧桐叶	梧桐 *Firmiana platanifolia*（Linn. f.）Marsili	叶	夏、秋季采收，除去杂质，晒干	维药第一册 2010

【中药标准】

名称	植物来源	药用部位	产地加工	标准
梧桐叶	梧桐 *Firmiana simplex*（L.）W. F. Wight	叶	—	部颁 5 册附

1579 柚叶

【来源】芸香科植物柚。

【学名】

《中国植物志》	《中国高等植物》
柚 *Citrus maxima*（Burm.）Merr.	柚 *Citrus maxima*（Burm.）Merr.

【民族药标准】

名称	植物来源	药用部位	产地加工	标准
柚叶/芒博	柚 *Citrus maxima*（Burm.）Merr.	叶	全年均可采收，除去杂质，阴干	广西壮药第三卷 2018

1580 白背叶

【来源】大戟科植物白背叶。

【学名】

《中国植物志》	《中国高等植物》
白背叶 *Mallotus apelta*（Lour.）Müell. Arg.	白背叶 *Mallotus apelta*（Lour.）Müell. Arg.

【民族药标准】

名称	植物来源	药用部位	产地加工	标准
白背叶/白背木/别背亮	白背叶 *Mallotus apelta*（Lour.）Müell. Arg.	叶	全年均可采收，除去杂质，干燥	广西瑶药第一卷 2014
白背叶/棵懂豪	白背叶 *Mallotus apelta*（Lour.）Müell. Arg.	叶	全年可采，除去杂质，干燥	广西壮药第一卷 2008

【中药标准】

名称	植物来源	药用部位	产地加工	标准
白背叶	白背叶 *Mallotus apelta*（Loureiro）Müeller Argoviensis	叶	全年可采，除去杂质，晒干	湖南 2009
白背叶	白背叶 *Mallotus apelta*（Lour.）Müell. Arg.	叶	全年可采，除去杂质，晒干	广西第二册 1996

1581 白桦叶

【来源】桦木科植物白桦。

【学名】

《中国植物志》	《中国高等植物》
白桦 *Betula platyphylla* Suk.	白桦 *Betula pendula* Roth.

【民族药标准】

名称	植物来源	药用部位	产地加工	标准
白桦叶/查干—胡森—那布其	白桦 *Betula platyphylla* Suk.	叶	夏季叶茂盛时采收，除去杂质，晒干	蒙药 2021

1582 蓖麻叶

【来源】大戟科植物蓖麻。

【学名】

《中国植物志》	《中国高等植物》
蓖麻 *Ricinus communis* L.	蓖麻 *Ricinus communis* Linn.

【民族药标准】

名称	植物来源	药用部位	产地加工	标准
蓖麻叶*	蓖麻 *Ricinus communis* L.	叶#	夏、秋二季采摘,鲜用或晒干	贵州 2003

附注:*同为中药标准收载品种;#新鲜或干燥叶。

1583 大花罗布麻叶

【来源】夹竹桃科植物大花罗布麻(白麻)。

【学名】

《中国植物志》	《中国高等植物》
白麻 *Apocynum pictum* Schrenk	白麻 *Apocynum pictum* Schrenk

【民族药标准】

名称	植物来源	药用部位	产地加工	标准
大花罗布麻叶	大花罗布麻 *Poacynum hendersonii*(Hook. f.)Woodson	叶	夏季采收,除去杂质,阴干	维药第一册 2010

【中药标准】

名称	植物来源	药用部位	产地加工	标准
新疆罗布麻叶	白麻 *Poacynum hendersonii*(Hook. f.)Woodson	叶	—	部颁 9 册附

1584 白绿叶

【来源】胡颓子科植物绿叶胡颓子。

【学名】

《中国植物志》	《中国生物物种名录》
绿叶胡颓子 *Elaeagnus viridis* Serv.	绿叶胡颓子 *Elaeagnus viridis* Servettaz

【民族药标准】

名称	植物来源	药用部位	产地加工	标准
白绿叶/图尼帕	绿叶胡颓子 *Elaeagnus viridis* Servettaz	茎、叶	春、夏季采集,干燥	云南彝药Ⅱ2005

1585 扁桃叶

【来源】漆树科植物扁桃(天桃木)。

【学名】

《中国植物志》	《中国高等植物》
天桃木 *Mangifera persiciforma* C. Y. Wu & T. L. Ming	扁桃 *Mangifera persiciforma* C. Y. Wu et T. L. Ming

【民族药标准】

名称	植物来源	药用部位	产地加工	标准
扁桃叶/盟芒开	扁桃 *Mangifera persiciforma* C. Y. Wu et T. L. Ming	叶	夏、秋季采收,晒干或鲜用	广西壮药第二卷 2011

1586 汉桃叶

【来源】五加科植物广西鹅掌柴(白花鹅掌柴)、白花鹅掌柴。

【学名】

《中国植物志》	《中国药用植物志》
白花鹅掌柴 *Heptapleurum leucanthum*(R. Vig.)Y. F. Deng	白花鹅掌柴 *Heptapleurum leucanthum*(R. Vig.)Y. F. Deng

【民族药标准】

名称	植物来源	药用部位	产地加工	标准
汉桃叶/七叶莲/汪哪没	广西鹅掌柴 *Schefflera kwangsiensis* Merr. ex Li	茎枝或带叶茎枝	全年均可采收,洗净,切段,干燥	广西瑶药第二卷 2022
汉桃叶/棵七多	广西鹅掌柴 *Schefflera kwangsiensis* Merr. ex Li	茎枝或带叶茎枝	全年均可采收,洗净,切段,干燥	广西壮药第一卷 2008
汉桃叶 *	白花鹅掌柴 *Schefflera leucantha* Vig.	茎枝或带叶茎枝	全年均可采收,洗净,切段,干燥	贵州 2003

【中药标准】

名称	植物来源	药用部位	产地加工	标准
汉桃叶	广西鹅掌柴 *Schefflera kwangsiensis* Merr. ex Li	茎枝或带叶茎枝	全年均可采收,洗净,切段,干燥	药典 1977
汉桃叶	白花鹅掌柴 *Schefflera leucantha* R. Viguier	带叶茎枝	全年均可采收,切段或片,鲜用或干燥	湖南 2009
汉桃叶	广西鹅掌柴 *Schefflera kwangsiensis* Merr. ex Li	带叶茎枝	全年可采收,切段,晒干	广东第一册 2004
汉桃叶/七叶莲	广西鹅掌柴 *Schefflera kwangsiensis* Merr. ex Li	带叶茎枝或茎枝	全年可采收,切段,晒干	上海 1994
汉桃叶	广西鹅掌柴 *Schefflera kwangsiensis* Merr. ex Li	带叶茎枝	—	药典 2020 附

附注:* 同为中药标准收载品种。

1587 榜那叶

【来源】毛茛科植物工布乌头、江孜乌头、类乌齐乌头、毛萼多花乌头(狭裂乌头)、铁棒锤、露蕊乌头、伏毛铁棒锤等。

【学名】

《中国植物志》	《中国高等植物》
工布乌头 *Aconitum kongboense* Lauener	工布乌头 *Aconitum kongboense* Lauener
江孜乌头 *Aconitum ludlowii* Exell	江孜乌头 *Aconitum ludlowii* Exell(《中国药用植物志》)
类乌齐乌头 *Aconitum leiwuqiense* W. T. Wang	类乌齐乌头 *Aconitum leiwuqiense* W. T. Wang(《中国生物物种名录》)
狭裂乌头 *Aconitum refractum*(Finet et Gagnep.)Hand. -Mazz.	狭裂乌头 *Aconitum refractum*(Finet et Gagnep.)Hand. -Mazz.
铁棒锤 *Aconitum pendulum* Busch	铁棒锤 *Aconitum pendulum* Busch
露蕊乌头 *Gymnaconitum gymnandrum*(Maxim.)Wei Wang & Z. D. Chen	露蕊乌头 *Aconitum gymnandrum* Maxim.
伏毛铁棒锤 *Aconitum flavum* Hand. -Mazz.	伏毛铁棒锤 *Aconitum flavum* Hand. -Mazz.

【民族药标准】

名称	植物来源	药用部位	产地加工	标准
榜那叶/堆子罗玛	工布乌头 *Aconitum kongboense* Lauener 江孜乌头 *Aconitum ludlowii* Exell 类乌齐乌头 *Aconitum leiwuqiense* W. T. Wang 毛萼多花乌头 *Aconitum polyanthum*(Finet et Gagnep.)Hand. -Mazz. var. *puberulum* W. T. Wang 铁棒锤 *Aconitum pendulum* Busch 露蕊乌头 *Aconitum gymnandrum* Maxim. 等	叶	春夏未开花之前采集叶,除去杂质,晒干	西藏公告 2022 *
榜那(叶)/堆子罗玛	铁棒锤 *Aconitum pendulum* Busch 伏毛铁棒锤 *Aconitum flavum* Hand. -Mazz. 江孜乌头 *Aconitum ludlowii* Exell 工布乌头 *Aconitum kongboense* Lauener 等同属多种植物	叶	—	西藏藏药炮规 2022

附注:* 西藏《关于征求红糖等 38 个地方药材质量标准(草案)意见建议的公告》2022.11.29。

1588 布渣叶

【来源】椴树科植物破布叶。

【学名】

《中国植物志》	《中国高等植物》
破布叶 *Microcos paniculata* L.	破布叶 *Microcos paniculata* Linn.

【民族药标准】

名称	植物来源	药用部位	产地加工	标准
布渣叶/破布叶/展护亮诺	破布叶 *Microcos paniculata* L.	叶	夏、秋季采收,除去枝梗和杂质,阴干或晒干	广西瑶药第二卷 2022

【中药标准】

名称	植物来源	药用部位	产地加工	标准
布渣叶	破布叶 *Microcos paniculata* L.	叶	夏、秋二季采收,除去枝梗和杂质,阴干或晒干	药典 2020

1589 草乌叶

【来源】毛茛科植物北乌头。

【学名】

《中国植物志》	《中国高等植物》
北乌头 *Aconitum kusnezoffii* Reichb.	北乌头 *Aconitum kusnezoffii* Reichb.

【民族药标准】

名称	植物来源	药用部位	产地加工	标准
草乌叶/泵—阿音—那布其	北乌头 *Aconitum kusnezoffii* Reichb.	叶	夏季叶茂盛花开前采收,除去杂质,及时干燥	蒙药 1986
草乌叶	北乌头 *Aconitum kusnezoffii* Reichb.	叶	—	蒙药炮规 2020

【中药标准】

名称	植物来源	药用部位	产地加工	标准
草乌叶	北乌头 *Aconitum kusnezoffii* Reichb.	叶	夏季叶茂盛花未开时采收,除去杂质,及时干燥	药典 2020

1590 侧柏叶

【来源】柏科植物侧柏。

【学名】

《中国植物志》	《中国高等植物》
侧柏 *Platycladus orientalis*(L.)Franco	侧柏 *Platycladus orientalis*(Linn.)Franco

【民族药标准】

名称	植物来源	药用部位	产地加工	标准
侧柏叶/哈布塔盖—阿日查	侧柏 *Platycladus orientalis*(L.)Franco	枝梢及叶	多在夏、秋二季采收,阴干	蒙药 2021

【中药标准】

名称	植物来源	药用部位	产地加工	标准
侧柏叶	侧柏 *Platycladus orientalis*(L.)Franco	枝梢和叶	多在夏、秋二季采收,阴干	药典 2020

1591 刺柏叶

【来源】柏科植物杜松、刺柏、西伯利亚刺柏、高山柏。

【学名】

《中国植物志》	《中国高等植物》
杜松 *Juniperus rigida* Sieb. et Zucc.	杜松 *Juniperus rigida* Sieb. et Zucc.
刺柏 *Juniperus formosana* Hayata	刺柏 *Juniperus formosana* Hayata
西伯利亚刺柏 *Juniperus communis* var. *saxatilis* Pall.	西伯利亚刺柏 *Juniperus sibirica* Burgsd.
高山柏 *Juniperus squamata* Buchanan-Hamilton ex D. Don	高山柏 *Sabina squamata*(Buch.-Hamilt.)Ant.

【民族药标准】

名称	植物来源	药用部位	产地加工	标准
刺柏叶/乌日格斯图—阿日查	杜松 *Juniperus rigida* Sieb. et Zucc.	嫩枝叶	夏、秋二季采收,除去老枝等杂质,晒干	部颁蒙药

名称	植物来源	药用部位	产地加工	标准
刺柏叶/ 乌日格斯图—阿日查	杜松 *Juniperus rigida* Sieb. et Zucc.	叶和嫩枝叶	夏、秋季采收,除去老枝等杂质,晒干	蒙药 1986
刺柏叶	杜松 *Juniperus rigida* Sieb. et Zucc.	嫩枝叶	—	蒙药炮规 2020
刺柏	刺柏 *Juniperus formosana* Hayata 西伯利亚刺柏 *Juniperus sibirica* Burgsd.	带叶嫩枝	夏、秋二季采收,晾干	四川藏药 2020
秀巴刺兼	高山柏 *Sabina squamata* (Buch. -Hamilt.) Antoine 刺柏 *Juniperus formosana* Hayata	枝梢及叶	夏、秋二季采集枝叶,晾干	西藏藏药第二册 2012
刺柏/秀才	刺柏 *Juniperus formosana* Hayata	带叶嫩枝	夏季采集,阴干	青海藏药炮规 2010
刺柏	刺柏 *Juniperus formosana* Hayata 杜松 *Juniperus rigida* Sieb. et Zucc.	带叶嫩枝和果实	—	部颁藏药附

1592 刺梨叶

【来源】蔷薇科植物缫丝花。

【学名】

《中国植物志》	《中国高等植物》
缫丝花 *Rosa roxburghii* Tratt.	缫丝花 *Rosa roxburghii* Tratt.

【民族药标准】

名称	植物来源	药用部位	产地加工	标准
刺梨叶*	缫丝花 *Rosa roxburghii* Tratt.	叶	全年均可采摘,干燥	贵州第二册 2019

【中药标准】

名称	植物来源	药用部位	产地加工	标准
刺梨叶	缫丝花 *Rosa roxburghii* Tratt.	叶	全年均可采摘,晒干	四川 2010

附注:*同为中药标准收载品种。

1593 刺榆叶

【来源】榆科植物刺榆。

【学名】

《中国植物志》	《中国高等植物》
刺榆 *Hemiptelea davidii* (Hance) Planch.	刺榆 *Hemiptelea davidii* (Hance) Planch.

【民族药标准】

名称	植物来源	药用部位	产地加工	标准
刺榆叶/乌兰—散杜	刺榆 *Hemiptelea davidii* (Hance) Planch.	叶	春、夏季采收,晒干	蒙药 2021

1594 大青叶

【来源】十字花科植物菘蓝。

【学名】

《中国植物志》	《中国高等植物》
菘蓝 *Isatis tinctoria* Linnaeus	菘蓝 *Isatis tinctoria* Linn.

【民族药标准】

名称	植物来源	药用部位	产地加工	标准
大青叶/呼和—那布其	菘蓝 *Isatis indigotica* Fort.	叶	夏、秋二季分2~3次采收,除去杂质,晒干	蒙药 2021
大青叶	菘蓝 *Isatis tinctoria* L.	叶	夏秋采集,除去杂质,晒干	维药 1993
大青叶/欧斯玛优普日密克	菘蓝 *Isatis indigotica* Fort.	叶	夏、秋二季分2~3次采收,晒干	新疆炮规 2010

【中药标准】

名称	植物来源	药用部位	产地加工	标准
大青叶	菘蓝 *Isatis indigotica* Fort.	叶	夏、秋二季分2~3次采收,除去杂质,晒干	药典 2020

1595 冬青叶

【来源】杜鹃花科植物照山白、兴安杜鹃。

【学名】

《中国植物志》	《中国高等植物》
照山白 *Rhododendron micranthum* Turcz.	照山白 *Rhododendron micranthum* Turcz.
兴安杜鹃 *Rhododendron dauricum* L.	兴安杜鹃 *Rhododendron dauricum* Linn.

【民族药标准】

名称	植物来源	药用部位	产地加工	标准
冬青叶/哈日布日	照山白 *Rhododendron micranthum* Turcz. 兴安杜鹃 *Rhododendron dauricum* L.	叶	夏、秋二季采收,除去杂质,晒干	蒙药 1986
照山白/哈日布日	照山白 *Rhododendron micranthum* Turcz.	叶	夏、秋二季采收,除去杂质,晒干	部颁蒙药
照山白	照山白 *Rhododendron micranthum* Turcz.	叶	—	蒙药炮规 2020

【中药标准】

名称	植物来源	药用部位	产地加工	标准
照山白	照山白 *Rhododendron micranthum* Turcz.	叶或带叶枝梢	秋、冬二季采收,除去杂质,晒干	药典 1977
照山白	照山白 *Rhododendron micranthum* Turcz.	叶或带叶枝梢	春、秋、冬季采收,除去杂质,晒干	河北 2018
照山白	照山白 *Rhododendron micranthum* Turcz.	叶或带叶枝梢	秋、冬两季采收,除去杂质,晒干	辽宁第一册 2009
照山白	照山白 *Rhododendron micranthum* Turcz.	叶或带叶枝梢	秋、冬二季采收,除去杂质,晒干	山东 2002
照山白	照山白 *Rhododendron micranthum* Turcz.	叶或带叶枝梢	秋、冬二季采收,除去杂质,晒干	山西 1987
冬青叶	冬青 *Ilex chinensis* Sims	叶	—	药典 2005 附

1596 淡竹叶

【来源】禾本科植物淡竹叶。

【学名】

《中国植物志》	《中国高等植物》
淡竹叶 *Lophatherum gracile* Brongn.	淡竹叶 *Lophatherum gracile* Brongn.

【民族药标准】

名称	植物来源	药用部位	产地加工	标准
淡竹叶/棵坑补	淡竹叶 *Lophatherum gracile* Brongn.	茎叶	夏季未抽花穗前采割,晒干	广西壮药第二卷 2011

【中药标准】

名称	植物来源	药用部位	产地加工	标准
淡竹叶	淡竹叶 *Lophatherum gracile* Brongn.	茎叶	夏季未抽花穗前采割,晒干	药典 2020

1597 苦竹叶

【来源】禾本科植物苦竹。

【学名】

《中国植物志》	《中国高等植物》
苦竹 *Pleioblastus amarus*(Keng)Keng f.	苦竹 *Arundinaria amara* Keng

【民族药标准】

名称	植物来源	药用部位	产地加工	标准
苦竹叶 *	苦竹 *Pleioblastus amarus*(Keng)Keng f.	嫩叶 #	夏、秋二季采收,鲜用或晒干	贵州 2003

【中药标准】

名称	植物来源	药用部位	产地加工	标准
苦竹叶	苦竹 *Pleioblastus amarus*(Keng)Keng f.	嫩叶	夏、秋二季将嫩叶摘下,晒干即得	药典 1963
苦竹叶	苦竹 *Pleioblastus amarus*(Keng)Keng f.	嫩叶	夏、秋二季采摘,除去小枝,晾干	陕西 2015
苦竹叶	苦竹 *Pleioblastus amarus*(Keng)Keng f.	嫩叶	夏、秋季将嫩叶摘下,干燥	山东 2002
苦竹叶	苦竹 *Pleioblastus amarus*(Keng)Keng f.	嫩叶	夏、秋二季采摘嫩叶,晒干	北京 1998
苦竹叶	苦竹 *Pleioblastus amarus*(Keng)Keng f.	嫩叶	夏、秋二季采摘,晒干	天津炮规 2018

附注:*同为中药标准收载品种;#新鲜或干燥嫩叶。

1598 杜仲叶

【来源】杜仲科植物杜仲。

【学名】

《中国植物志》	《中国高等植物》
杜仲 *Eucommia ulmoides* Oliver	杜仲 *Eucommia ulmoides* Oliver

【民族药标准】

名称	植物来源	药用部位	产地加工	标准
杜仲叶*	杜仲 *Eucommia ulmoides* Oliv.	叶	夏、秋二季枝叶茂盛时采收,晒干或低温烘干	贵州 2003

【中药标准】

名称	植物来源	药用部位	产地加工	标准
杜仲叶	杜仲 *Eucommia ulmoides* Oliv.	叶	夏、秋二季枝叶茂盛时采收,晒干或低温烘干	药典 2020

附注:*同为中药标准收载品种。

1599 对坐叶

【来源】茜草科植物长节耳草。

【学名】

《中国植物志》	《中国高等植物》
长节耳草 *Hedyotis uncinella* Hook. et Arn.	长节耳草 *Hedyotis uncinella* Hook. et Arn.

【民族药标准】

名称	植物来源	药用部位	产地加工	标准
对坐叶*	长节耳草#*Hedyotis uncinella* Hook. et Arn.	全草	夏、秋二季采收,除去杂质,晒干	贵州第二册 2019

附注:*同为中药标准收载品种;#贵州 2003 收载植物"对坐叶 *Hedyotis uncinella* Hook. et Arn."。

1600 俄色叶

【来源】蔷薇科植物变叶海棠、花叶海棠。

【学名】

《中国植物志》	《中国高等植物》
变叶海棠 *Malus bhutanica*(W. W. Sm.)J. B. Phipps	变叶海棠 *Malus toringoides*(Rehd.)Hugh.
花叶海棠 *Malus transitoria*(Batal.)Schneid.	花叶海棠 *Malus transitoria*(Batal.)Schneid.

【民族药标准】

名称	植物来源	药用部位	产地加工	标准
俄色叶	变叶海棠 *Malus toringoides*(Rehd.)Hughes 花叶海棠 *Malus transitoria*(Batal.)Schneid.	叶及叶芽	5—8 月采摘,除去杂质,晒干	四川藏药 2014

【中药标准】

名称	植物来源	药用部位	产地加工	标准
俄色叶/俄色洛玛	变叶海棠 *Malus toringoides*(Rehd.)Hughes 花叶海棠 *Malus transitoria*(Batal.)Schneid.	叶及叶芽	6—8 月采摘,除去杂质,揉制,干燥	四川局颁 2021*

附注:*四川局颁 SCYPBZ2021 - 001。

1601 甘草叶

【来源】豆科植物甘草。

【学名】

《中国植物志》	《中国高等植物》
甘草 *Glycyrrhiza uralensis* Fisch.	甘草 *Glycyrrhiza uralensis* Fisch.

【民族药标准】

名称	植物来源	药用部位	产地加工	标准
甘草叶/希和日—额布斯音—那布其	甘草 *Glycyrrhiza uralensis* Fisch.	叶	夏、秋二季采收,晾干	蒙药 2021

1602 甘蔗叶

【来源】禾本科植物竹蔗。

【学名】

《中国植物志》	《中国高等植物》
竹蔗 Saccharum sinense Roxb.	竹蔗 Saccharum sinense Roxb.

【民族药标准】

名称	植物来源	药用部位	产地加工	标准
甘蔗叶/噶志诺	竹蔗 Saccharum sinense Roxb.	叶	冬季至翌年春叶茂盛时采收,洗净、干燥	广西瑶药第二卷 2022

1603 构树叶

【来源】桑科植物构树(构)。

【学名】

《中国植物志》	《中国高等植物》
构 Broussonetia papyrifera(L.)L'Hér. ex Vent.	构树 Broussonetia papyrifera(Linn.)LHért. ex Vent.

【民族药标准】

名称	植物来源	药用部位	产地加工	标准
构树叶*	构树 Broussonetia papyrifera(L.)L'Hér. ex Vent.	叶	夏季采摘,干燥	贵州 2003

【中药标准】

名称	植物来源	药用部位	产地加工	标准
构树叶	构树 Broussonetia papyrifera(L.)Vent.	叶	夏季采摘,除去杂质,干燥	山东 2022
楮桃叶/构树叶	构树 Broussonetia papyrifera(L.)Vent.	叶	夏季采收,干燥	北京炮规 2023
构树叶	构树 Broussonetia papyrifesa(L.)Vent.	叶	—	上海 1994 附

附注:*同为中药标准收载品种。

1604 榕树叶

【来源】桑科植物榕树。

【学名】

《中国植物志》	《中国高等植物》
榕树 Ficus microcarpa L. f.	榕树 Ficus microcarpa Linn. f.

【民族药标准】

名称	植物来源	药用部位	产地加工	标准
榕树叶/盟棵垒	榕树 Ficus microcarpa Linn. f.	叶	秋、冬季采收,除去杂质,晒干或鲜用	广西壮药第二卷 2011

【中药标准】

名称	植物来源	药用部位	产地加工	标准
小叶榕	榕树 Ficus microcarpa L. f.	叶*	全年可采收,除去树枝,取净叶片,鲜用或干燥后使用	广东第三册 2018
小叶榕	榕树 Ficus microcarpa L. f.	叶	全年可采收,除去树枝,取净叶片,晒干	江西 2014
榕树叶	榕树 Ficus microcarpa L.	叶片	全年均可采收,除去杂质,干燥	海南第一册 2011
小叶榕	榕树 Ficus microcarpa Linnaeus f.	叶	全年可采收,除去树枝,取净叶片,晒干	湖南 2009
榕树叶	榕树 Ficus microcarpa L.	叶	全年可采收,除去杂质,晒干	福建 2006
小叶榕	榕树 Ficus microcarpa L. f.	叶	全年可采收,除去树枝,取净叶片,晒干	广东第一册 2004
榕树叶	榕树 Ficus microcarpa L.	叶	全年可采收,除去杂质,干燥	广西 1990
榕树叶	榕树 Ficus microcarpa L.	叶	—	部颁 9 册附

附注:*新鲜或干燥叶。

1605 腊肠树叶

【来源】豆科植物腊肠树。

【学名】

《中国植物志》	《中国高等植物》
腊肠树 Cassia fistula L.	腊肠树 Cassia fistula Linn.

【民族药标准】

名称	植物来源	药用部位	产地加工	标准
腊肠树叶/摆拢良/软冷	腊肠树 *Cassia fistula* L.	叶	夏、秋季采收,切段,干燥	云南傣药 2005

1606 龙血树叶

【来源】百合科植物海南龙血树(柬埔寨龙血树)。

【学名】

《中国植物志》	《中国高等植物》
柬埔寨龙血树 *Dracaena cambodiana* Pierre ex Gagnep.	柬埔寨龙血树 *Dracaena cambodiana* Pierre ex Gagnep.

【民族药标准】

名称	植物来源	药用部位	产地加工	标准
龙血树叶/摆埋嘎筛	海南龙血树 *Dracaena cambodiana* Pierre ex Gagnep.	叶	全年可采,切丝,干燥	云南傣药 2005

1607 面条树叶

【来源】夹竹桃科植物灯台树(糖胶树)。

【学名】

《中国植物志》	《中国高等植物》
糖胶树 *Alstonia scholaris*(L.)R. Br.	糖胶树 *Alstonia scholaris*(Linn.)R. Br.

【民族药标准】

名称	植物来源	药用部位	产地加工	标准
面条树叶/美屯	灯台树 *Alstonia scholaris*(Linn.)R. Br.	叶	全年均可采收,晒干	广西壮药第二卷 2011

【中药标准】

名称	植物来源	药用部位	产地加工	标准
灯台叶	灯台树 *Alstonia scholaris*(L.)R. Br.	叶	全年均可采收,晒干	药典 1977
灯台叶	糖胶树 *Alstonia scholaris*(Linn.)R. Brown	叶	全年可采,晒干即可	云南第七册 2005
灯台叶	灯台树 *Alstonia scholaris*(L.)R. Br.	叶	—	部颁 4 册附

1608 小蜡树叶

【来源】木犀科植物小蜡树(小蜡)。

【学名】

《中国植物志》	《中国高等植物》
小蜡 *Ligustrum sinense* Lour.	小蜡 *Ligustrum sinense* Lour.

【民族药标准】

名称	植物来源	药用部位	产地加工	标准
小蜡树叶/盟甘课	小蜡树 *Ligustrum sinense* Lour.	叶	夏、秋季采收,晒干	广西壮药第二卷 2011

【中药标准】

名称	植物来源	药用部位	产地加工	标准
苦茶	小蜡树 *Ligustrum sinense* Lour. 粗壮女贞 *Ligustrum robustum*(Roxb.)Bl.	叶	—	广西 1990 附

1609 果上叶

【来源】兰科植物云南石仙桃、细叶石仙桃。

【学名】

《中国植物志》	《中国高等植物》
云南石仙桃 *Pholidota yunnanensis* Rolfe	云南石仙桃 *Pholidota yunnanensis* Rolfe
细叶石仙桃 *Pholidota cantonensis* Rolfe	细叶石仙桃 *Pholidota cantonensis* Rolfe

【民族药标准】

名称	植物来源	药用部位	产地加工	标准
果上叶/蛙腿草/董俭锤	云南石仙桃 *Pholidota yunnanensis* Rolfe	茎和假鳞茎	全年均可采挖,除去根和叶片,洗净,晒干	云南彝药 II 2005
果上叶*	云南石仙桃 *Pholidota yunnanensis* Rolfe 细叶石仙桃 *Pholidota cantonensis* Rolfe	根状茎和假鳞茎	全年均可采收,除去须根、叶片,干燥	贵州 2003

【中药标准】

名称	植物来源	药用部位	产地加工	标准
果上叶	云南石仙桃 *Pholidota yunnanensis* Rolfe	全草	全年均可采收,除去须根,干燥	湖北 2018
石仙桃	细叶石仙桃 *Pholidota cantonensis* Rolfe 石仙桃 *Pholidota chinensis* Lindl.	全草	全年可采,鲜用或用开水烫后晒干	上海 1994
果上叶	云南石仙桃 *Pholidota yunnanensis* Rolfe	茎和假鳞茎	全年可采,涂去根和叶片,洗净,晒干	广西 1990

附注:*同为中药标准收载品种,贵州 1988 收载名称为"果上叶/小瓜石斛"。

1610 黄荆叶

【来源】马鞭草科植物黄荆。

【学名】

《中国植物志》	《中国高等植物》
黄荆 *Vitex negundo* L.	黄荆 *Vitex negundo* Linn.

【民族药标准】

名称	植物来源	药用部位	产地加工	标准
黄荆叶/棵劲	黄荆 *Vitex negundo* L.	叶*	夏、秋二季叶茂盛时采收,除去茎枝,阴干或鲜用	广西局颁 2022#

附注:*新鲜叶或干燥叶;#广西局颁 DYB45 - GXMYC - 0005 - 2022。

1611 蔓荆叶

【来源】马鞭草科植物蔓荆。

【学名】

《中国植物志》	《中国高等植物》
蔓荆 *Vitex trifolia* L.	蔓荆 *Vitex trifolia* Linn.

【民族药标准】

名称	植物来源	药用部位	产地加工	标准
蔓荆叶/些框瞒	蔓荆 *Vitex trifolia* Linn.	叶	夏、秋季采收,除去杂质,晒干	广西壮药第三卷 2018
蔓荆叶/摆管底	蔓荆 *Vitex trifolia* Linn.	叶	夏、秋季采收,低温干燥	云南傣药 2005

【中药标准】

名称	植物来源	药用部位	产地加工	标准
蔓荆叶	蔓荆 *Vitex trifolia* L.	叶或枝叶	夏、秋二季采收,洗净,干燥	广东第三册 2018
蔓荆叶/海风柳	单叶蔓荆 *Vitex trifolia* Linn. var. *simplicifolia* Cham.	茎叶	夏季割取,晒干	海南第一册 2011
蔓荆叶	蔓荆 *Vitex trifolia* L.	叶	夏、秋季采收,除去杂质,晒干	广西 1990
蔓荆叶	蔓荆 *Vitex trifolia* L.	叶	—	药典 2020 附

1612 牡荆叶

【来源】马鞭草科植物牡荆。

【学名】

《中国植物志》	《中国高等植物》
牡荆 *Vitex negundo* var. *cannabifolia*(Sieb. et Zucc.) Hand. -Mazz.	牡荆 *Vitex negundo* var. *cannabifolia*(Sieb. et Zucc.) Hand. -Mazz.

【民族药标准】

名称	植物来源	药用部位	产地加工	标准
牡荆叶/盟劲	牡荆 *Vitex negundo* Linn. var. *cannabifolia* (Sieb. et Zucc.) Hand.-Mazz.	新鲜叶	夏、秋二季叶茂盛时采收,除去茎枝	广西壮药第二卷2011

【中药标准】

名称	植物来源	药用部位	产地加工	标准
牡荆叶	牡荆 *Vitex negundo* L. var. *cannabifolia* (Sieb. et Zucc.) Hand.-Mazz.	新鲜叶	夏、秋二季叶茂盛时采收,除去茎枝	药典2020
牡荆	牡荆 *Vitex negundo* L. var. *cannabifolia* (Sieb. et Zucc.) Hand.-Mazz.	枝叶	—	上海1994附

1613 黄皮叶

【来源】芸香科植物黄皮。

【学名】

《中国植物志》	《中国高等植物》
黄皮 *Clausena lansium* (Lour.) Skeels	黄皮 *Clausena lansium* (Lour.) Skeels

【民族药标准】

名称	植物来源	药用部位	产地加工	标准
黄皮叶/伯棵闷	黄皮 *Clausena lansium* (Lour.) Skeels	叶	全年可采收,除去杂质,干燥	广西壮药第一卷2008

【中药标准】

名称	植物来源	药用部位	产地加工	标准
黄皮叶	黄皮 *Clausena lansium* (Lour.) Skeels	叶	全年可采收,除去杂质,晒干	海南第一册2011
黄皮叶	黄皮 *Clausena lansium* (Lour.) Skeels	叶	全年可采收,除去杂质,晒干	广西第二册1996

1614 假烟叶

【来源】茄科植物假烟叶树。

【学名】

《中国植物志》	《中国高等植物》
假烟叶树 *Solanum erianthum* D. Don	假烟叶树 *Solanum erianthum* D. Don

【民族药标准】

名称	植物来源	药用部位	产地加工	标准
假烟叶/野烟叶/嘻因	假烟叶树 *Solanum erianthum* D. Don	全株	全年均可采收,除去杂质,洗净,切段,干燥	广西瑶药第二卷2022
假烟叶/美通赫	假烟叶树 *Solanum erianthum* D. Don	全株	全年可采收,除去杂质,洗净,切段,干燥	广西壮药第三卷2018

【中药标准】

名称	植物来源	药用部位	产地加工	标准
洗碗叶	假烟叶树 *Solanum erianthum* D. Don	茎	四季采收,洗净、切成段或片,干燥	云南第一册2005

1615 芒果叶

【来源】漆树科植物芒果(杧果)。

【学名】

《中国植物志》	《中国高等植物》
杧果 *Mangifera indica* L.	杧果 *Mangifera indica* Linn.

【民族药标准】

名称	植物来源	药用部位	产地加工	标准
芒果叶/忙果叶/芒表诺	芒果(杧果) *Mangifera indica* L.	叶	全年均可采收,晒干	广西瑶药第二卷2022
芒果叶/杧果叶/柏莽过	芒果(杧果) *Mangifera indica* L.	叶	全年可采收,干燥	广西壮药第一卷2008

【中药标准】

名称	植物来源	药用部位	产地加工	标准
杧果叶	杧果 *Mangifera indica* L.	叶	全年均可采摘,晒干	广东第一册 2004
杧果叶	杧果 *Mangifera indica* L.	叶	全年均可采摘,晒干	海南第一册 2011
杧果叶	杧果 *Mangifera indica* L.	叶	全年可采收,晒干	广西 1990

1616 无花果叶

【来源】桑科植物无花果、无花果树(无花果)。

【学名】

《中国植物志》	《中国高等植物》
无花果 *Ficus carica* L.	无花果 *Ficus carica* Linn.

【民族药标准】

名称	植物来源	药用部位	产地加工	标准
无花果叶#	无花果 *Ficus carica* L.	叶	夏、秋二季采摘,干燥	贵州第二册 2019
无花果叶	无花果树 *Ficus carica* L.	树叶	夏、秋两季叶茂盛期采收,阴干	维药第一册 2010
无花果叶	无花果 *Ficus carica* L.	树叶	—	部颁维药附

【中药标准】

名称	植物来源	药用部位	产地加工	标准
无花果叶	无花果 *Ficus carica* L.	叶*	6—9 月采收,晒干或鲜用	江苏 2016

附注：* 干燥或新鲜叶;# 同为中药标准收载品种。

1617 魔芋叶

【来源】天南星科植物疣柄魔芋(疣柄魔芋)。

【学名】

《中国植物志》	《中国高等植物》
疣柄魔芋 *Amorphophallus paeoniifolius*(Dennstedt)Nicolson	疣柄魔芋 *Amorphophallus paeoniifolius*(Dennst.)Nicolson

【民族药标准】

名称	植物来源	药用部位	产地加工	标准
魔芋叶/别木	疣柄魔芋 *Amorphophallus virosus* N. E. Brown	叶	全年均可采收,洗净,干燥	广西壮药第三卷 2018

【中药标准】

名称	植物来源	药用部位	产地加工	标准
鸡爪芋	疣柄魔芋 *Amorphophallus virosus* N. E. Brown	块茎	9—10 月采挖,除去须根,洗净,干燥,或刮去外皮,趁鲜切片,干燥	广东第二册 2011

1618 枇杷叶

【来源】蔷薇科植物枇杷。

【学名】

《中国植物志》	《中国高等植物》
枇杷 *Eriobotrya japonica*(Thunb.)Lindl.	枇杷 *Eriobotrya japonica*(Thunb.)Lindl.

【民族药标准】

名称	植物来源	药用部位	产地加工	标准
枇杷叶/额勒吉根—齐很—那布其	枇杷 *Eriobotrya japonica*(Thunb.)Lindl.	叶	全年均可采收,晒至七八成干时,扎成小把,再晒干	蒙药 2021
枇杷叶/盟比巴	枇杷 *Eriobotrya japonica*(Thunb.)Lindl.	叶	全年均可采收,晒至七八成干时,扎成小把,再晒干	广西壮药第二卷 2011

【中药标准】

名称	植物来源	药用部位	产地加工	标准
枇杷叶	枇杷 *Eriobotrya japonica*(Thunb.)Lindl.	叶	全年均可采收,晒至七八成干时,扎成小把,再晒干	药典 2020

1619 肉桂叶

【来源】樟科植物肉桂。

【学名】

《中国植物志》	《中国高等植物》
肉桂 *Cinnamomum cassia* Presl	肉桂 *Cinnamomum cassia* Presl

【民族药标准】

名称	植物来源	药用部位	产地加工	标准
肉桂叶	肉桂 *Cinnamomum cassia* Presl	叶	夏季叶茂盛期采摘,晒干	部颁维药
肉桂叶/楝葵	肉桂 *Cinnamomum cassia* Presl	叶	多于秋季采剥肉桂时采收,阴干	广西壮药第三卷 2018
肉桂叶/征桂	肉桂 *Cinnamomum cassia* Presl	叶	多于秋季采剥肉桂时采收,阴干	广西瑶药第一卷 2014
肉桂叶	肉桂 *Cinnamomum cassia* Presl	叶	夏季叶茂盛期采摘,晒干	新疆炮规 2020

【中药标准】

名称	植物来源	药用部位	产地加工	标准
肉桂叶	肉桂 *Cinnamomum cassia* Presl	叶	多于秋季采剥肉桂时采收,阴干	广西 1990
肉桂叶	肉桂 *Cinnamomum cassia* Presl	枝叶	—	部颁 8 册附

1620 三七叶

【来源】五加科植物三七。

【学名】

《中国植物志》	《中国高等植物》
三七 *Panax notoginseng*（Burkill）F. H. Chen ex C. Chow & W. G. Huang	三七 *Panax notoginseng*（Burkill）F. H. Chen ex C. Chow et W. G. Huang

【民族药标准】

名称	植物来源	药用部位	产地加工	标准
三七叶/盟三镇	三七 *Panax notoginseng*（Burk.）F. H. Chen	茎叶	夏、秋季或初冬采割,除去杂质,晒干	广西壮药第二卷 2011

【中药标准】

名称	植物来源	药用部位	产地加工	标准
三七叶	三七 *Panax notoginseng*（Burk.）F. H. Chen	叶	夏、秋二季或初冬采收,除去杂质,晒干	河北 2018
三七叶	三七 *Panax notoginseng*（Burk.）F. H. Chen	叶	秋季花开前采收,晒干	上海 1994
三七叶	三七 *Panax notoginseng*（Burk.）F. H. Chen	茎叶	夏、秋季或初冬采割,除去杂质,晒干	广西 1990
三七叶	三七 *Panax notoginseng*（Burk.）F. H. Chen	茎叶	—	重庆炮规 2006

1621 沙棘叶

【来源】胡颓子科植物中国沙棘、云南沙棘。

【学名】

《中国植物志》	《中国高等植物》
中国沙棘 *Hippophae rhamnoides* subsp. *sinensis* Rousi	中国沙棘 *Hippophae rhamnoides* Linn. subsp. *sinensis* Rousi
云南沙棘 *Hippophae rhamnoides* subsp. *yunnanensis* Rousi	云南沙棘 *Hippophae rhamnoides* subsp. *yunnanensis* Rousi

【民族药标准】

名称	植物来源	药用部位	产地加工	标准
沙棘叶	中国沙棘 *Hippophae rhamnoides* L. subsp. *sinensis* Rousi 云南沙棘 *Hippophae rhamnoides* L. subsp. *yunnanensis* Rousi	叶	秋季果实成熟时采摘,除去杂质,干燥	四川藏药 2014

1622 山矾叶

【来源】山矾科植物白檀（日本白檀）。

【学名】

《中国植物志》	《中国高等植物》
日本白檀 *Symplocos paniculata*（Thunb.）Miq.	白檀 *Symplocos paniculata*（Thunb.）Miq.

【民族药标准】

名称	植物来源	药用部位	产地加工	标准
山矾叶/西坎	白檀 Symplocos paniculata（Thunb.）Miq.	叶	夏季采集,晾干	部颁藏药
山矾叶/西侃洛玛	白檀 Symplocos paniculata（Thunb.）Miq.	叶	夏季采集,晾干	青海藏药 1992
山矾叶/西坎洛玛	白檀 Symplocos paniculata（Thunb.）Miq.	叶	夏季采集,晾干	青海藏药炮规 2010

1623 山桔叶

【来源】芸香科植物小花山小橘(小花山小桔)。

【学名】

《中国植物志》	《中国高等植物》
小花山小橘 Glycosmis parviflora（Sims）Kurz	小花山小桔 Glycosmis parviflora（Sims）Kurz

【民族药标准】

名称	植物来源	药用部位	产地加工	标准
山桔叶/棵勒挪	小花山小橘 Glycosmis parviflora（Sims）Kurz	叶	全年可采,除去杂质,干燥	广西壮药第一卷 2008

【中药标准】

名称	植物来源	药用部位	产地加工	标准
山桔叶	小花山小橘 Glycosmis parviflora（Sims）Kurz	叶	—	广西 1990
山桔叶	小花山小橘 Glycosmis parviflora（Sims）Kurz	叶	—	药典 2020 附

1624 杉木叶

【来源】杉科植物杉木。

【学名】

《中国植物志》	《中国高等植物》
杉木 Cunninghamia lanceolata（Lamb.）Hook.	杉木 Cunninghamia lanceolata（Lamb.）Hook.

【民族药标准】

名称	植物来源	药用部位	产地加工	标准
杉木叶/杉树叶/残亮诺	杉木 Cunninghamia lanceolata（Lamb.）Hook.	叶或带叶嫩枝	夏、秋季采收,阴干	广西瑶药第二卷 2022

【中药标准】

名称	植物来源	药用部位	产地加工	标准
杉木叶	杉木 Cunninghamia lanceolata（Lamb.）Hook.	叶或带叶嫩枝	夏秋季采收,阴干	广西第二册 1996

1625 黄牛木叶

【来源】藤黄科植物黄牛木。

【学名】

《中国植物志》	《中国高等植物》
黄牛木 Cratoxylum cochinchinense（Lour.）Bl.	黄牛木 Cratoxylum cochinchinense（Lour.）Bl.

【民族药标准】

名称	植物来源	药用部位	产地加工	标准
黄牛木叶/黄牛木/汪昂亮	黄牛木 Cratoxylum cochinchinense（Lour.）Bl.	叶	春、夏季采收,除去杂质,晒干或鲜用	广西瑶药第二卷 2022
黄牛木叶/茶思现	黄牛木 Cratoxylum cochinchinense（Lour.）Bl.	叶	春、夏季采收,除去杂质,晒干或鲜用	广西壮药第二卷 2011

【中药标准】

名称	植物来源	药用部位	产地加工	标准
黄牛茶	黄牛木 Cratoxylum cochinchinense（Lour.）Bl.	叶	春、夏采集叶,晾干	海南第一册 2011

1626 射干叶

【来源】鸢尾科植物射干。

【学名】

《中国植物志》	《中国高等植物》
射干 *Belamcanda chinensis*（L.）Redouté	射干 *Belamcanda chinensis*（Linn.）DC.

【民族药标准】

名称	植物来源	药用部位	产地加工	标准
射干叶/摆牙竹毫	射干 *Belamcanda chinensis*（Linn.）DC.	叶	8—9月采收,切丝,干燥	云南傣药 2005

1627 小粘叶

【来源】省沽油科植物山香圆。

【学名】

《中国植物志》	《中国高等植物》
山香圆 *Turpinia montana*（Bl.）Kurz	山香圆 *Turpinia montana*（Bl.）Kurz

【民族药标准】

名称	植物来源	药用部位	产地加工	标准
小粘叶/芽专水	山香圆 *Turpinia montana*（Bl.）Kurz	小叶	全年可采,干燥	云南傣药Ⅱ2005

【中药标准】

名称	植物来源	药用部位	产地加工	标准
山香圆叶	山香圆 *Turpinia arguta* Seem.	叶	夏、秋二季叶茂盛时采收,除去杂质,晒干	药典 2020

1628 羊蹄叶

【来源】蓼科植物羊蹄、皱叶酸模。

【学名】

《中国植物志》	《中国高等植物》
羊蹄 *Rumex japonicus* Houtt.	羊蹄 *Rumex japonicus* Houtt.
皱叶酸模 *Rumex crispus* L.	皱叶酸模 *Rumex crispus* Linn.

【民族药标准】

名称	植物来源	药用部位	产地加工	标准
羊蹄叶	羊蹄 *Rumex japonicus* Houtt.	叶	11月至次年6月采收,除去杂质,干燥	四川 2022
羊蹄叶	皱叶酸模 *Rumex crispus* L.	叶	春季至初秋植株枯萎前采收,除去杂质,悬挂阴干	吉林局颁 2022*

　　附注:*吉林局颁 DBY－22－JLYC－004－2022。

1629 野烟叶

【来源】菊科植物烟管头草、金挖耳。

【学名】

《中国植物志》	《中国高等植物》
烟管头草 *Carpesium cernuum* L.	烟管头草 *Carpesium cernuum* Linn.
金挖耳 *Carpesium divaricatum* Sieb. et Zucc.	金挖耳 *Carpesium divaricatum* Sieb. et Zucc.

【民族药标准】

名称	植物来源	药用部位	产地加工	标准
野烟叶*	烟管头草 *Carpesium cernuum* L. 金挖耳 *Carpesium divaricatum* Sieb. et Zucc.	全草	秋季结果前采挖,除去杂质,干燥	贵州 2003

　　附注:*同为中药标准收载品种。

1630　银杏叶

【来源】银杏科植物银杏。

【学名】

《中国植物志》	《中国高等植物》
银杏 *Ginkgo biloba* L.	银杏 *Ginkgo biloba* Linn.

【民族药标准】

名称	植物来源	药用部位	产地加工	标准
银杏叶/盟银杏	银杏 *Ginkgo biloba* Linn.	叶	秋季,叶尚绿时采收,及时干燥	广西壮药第二卷 2011

【中药标准】

名称	植物来源	药用部位	产地加工	标准
银杏叶	银杏 *Ginkgo biloba* L.	叶	秋季,叶尚绿时采收,及时干燥	药典 2020

1631　羽萼叶

【来源】唇形科植物羽萼木。

【学名】

《中国植物志》	《中国高等植物》
羽萼木 *Colebrookea oppositifolia* Smith.	羽萼木 *Colebrookea oppositifolia* Smith.

【民族药标准】

名称	植物来源	药用部位	产地加工	标准
羽萼叶/摆芽化水	羽萼木 *Colebrookea oppositifolia* Smith.	叶	7—10 月采收,干燥	云南傣药 2005

1632　紫苏叶

【来源】唇形科植物紫苏。

【学名】

《中国植物志》	《中国高等植物》
紫苏 *Perilla frutescens*(L.)Britt.	紫苏 *Perilla frutescens*(Linn.)Britt.

【民族药标准】

名称	植物来源	药用部位	产地加工	标准
紫苏叶/盟紫苏	紫苏 *Perilla frutescens*(Linn.)Britt.	叶(或带嫩枝)	夏季枝叶茂盛时采收,除去杂质,晒干	广西壮药第二卷 2011

【中药标准】

名称	植物来源	药用部位	产地加工	标准
紫苏叶	紫苏 *Perilla frutescens*(L.)Britt.	叶或带嫩枝	夏季枝叶茂盛时采收,除去杂质,晒干	药典 2020

1633　紫藤叶

【来源】豆科植物紫藤。

【学名】

《中国植物志》	《中国高等植物》
紫藤 *Wisteria sinensis*(Sims)DC.	紫藤 *Wisteria sinensis*(Sims)Sweet

【民族药标准】

名称	植物来源	药用部位	产地加工	标准
紫藤叶/宝日—藤森—那布其	紫藤 *Wisteria sinensis* Sweet	叶	夏、秋二季采收,除去杂质,晒干	蒙药 2021

1634　紫薇叶

【来源】千屈菜科植物紫薇。

【学名】

《中国植物志》	《中国高等植物》
紫薇 *Lagerstroemia indica* L.	紫薇 *Lagerstroemia indica* Linn.

【民族药标准】

名称	植物来源	药用部位	产地加工	标准
紫薇叶[#]	紫薇 *Lagerstroemia indica* L.	叶*	春、夏二季采收,洗净,鲜用或干燥	贵州第二册 2019

附注:*新鲜或干燥叶;#同为中药标准收载品种。

1635 紫珠叶

【来源】马鞭草科植物华紫珠、大叶紫珠、老鸦糊。

【学名】

《中国植物志》	《中国高等植物》
华紫珠 *Callicarpa cathayana* H. T. Chang	华紫珠 *Callicarpa cathayana* H. T. Chang
大叶紫珠 *Callicarpa macrophylla* Vahl	大叶紫珠 *Callicarpa macrophylla* Vahl
老鸦糊 *Callicarpa giraldii* Hesse ex Rehd.	老鸦糊 *Callicarpa giraldii* Hesse ex Rehd.

【民族药标准】

名称	植物来源	药用部位	产地加工	标准
紫珠叶*	华紫珠 *Callicarpa cathayana* H. T. Chang 大叶紫珠 *Callicarpa macrophylla* Vahl 老鸦糊 *Callicarpa giraldii* Hesse ex Rehd.	叶或带叶嫩枝	夏、秋二季采收,晒干	贵州 2003
大叶紫珠/美苏苏	大叶紫珠 *Callicarpa macrophylla* Vahl	叶或带叶嫩枝	夏、秋季采摘,晒干	广西壮药第三卷 2018
大叶紫珠/穿骨风/存进崩	大叶紫珠 *Callicarpa macrophylla* Vahl	叶或带叶嫩枝	夏、秋季采摘,晒干	广西瑶药第一卷 2014

【中药标准】

名称	植物来源	药用部位	产地加工	标准
大叶紫珠	大叶紫珠 *Callicarpa macrophylla* Vahl	叶或带叶嫩枝	夏、秋二季采摘,晒干	药典 2020

附注:*同为中药标准收载品种。

1636 白克马叶

【来源】安息香科植物垂珠花。

【学名】

《中国植物志》	《中国高等植物》
垂珠花 *Styrax dasyanthus* Perk.	垂珠花 *Styrax dasyanthus* Perk.

【民族药标准】

名称	植物来源	药用部位	产地加工	标准
白克马叶	垂珠花 *Styrax dasyanthus* Perk.	叶	夏、秋二季采收,干燥	四川 2022

1637 棒柄花叶

【来源】大戟科植物棒柄花。

【学名】

《中国植物志》	《中国高等植物》
棒柄花 *Cleidion brevipetiolatum* Pax et Hoffm.	棒柄花 *Cleidion brevipetiolatum* Pax et Hoffm.

【民族药标准】

名称	植物来源	药用部位	产地加工	标准
棒柄花叶/盟茶落	棒柄花 *Cleidion brevipetiolatum* Pax et Hoffm.	叶	夏季采收,干燥	广西壮药第一卷 2008

1638 火焰花叶

【来源】爵床科植物火焰花。

【学名】

《中国植物志》	《中国高等植物》
火焰花 *Phlogacanthus curviflorus* (Wall.) Nees	火焰花 *Phlogacanthus curviflorus* (Wall.) Nees

【民族药标准】

名称	植物来源	药用部位	产地加工	标准
火焰花叶/摆皇丈/扎勤娘	火焰花 Phlogacanthus curviflorus（Wall.）Ness	带嫩枝的叶	全年可采,除去杂质,干燥	云南傣药 2005

1639　指甲花叶

【来源】千屈菜科植物指甲花(散沫花)。

【学名】

《中国植物志》	《中国高等植物》
散沫花 Lawsonia inermis L.	散沫花 Lawsonia inermis Linn.

【民族药标准】

名称	植物来源	药用部位	产地加工	标准
指甲花叶	指甲花 Lawsonia inermis L.	叶	夏季采摘,晒干	部颁维药
指甲花叶	散沫花 Lawsonia inermis L.	嫩枝和叶	夏季采摘,晒干	新疆炮规 2020

1640　对叶豆叶

【来源】豆科植物翅荚决明。

【学名】

《中国植物志》	《中国高等植物》
翅荚决明 Senna alata（Linnaeus）Roxburgh	翅荚决明 Cassia alata Linn.

【民族药标准】

名称	植物来源	药用部位	产地加工	标准
对叶豆叶/摆芽拉勐龙	翅荚决明 Cassia alata Linn.	叶	8—10 月采收,干燥	云南傣药 2005

1641　卵叶巴豆叶

【来源】大戟科植物卵叶巴豆。

【学名】

《中国植物志》	《中国生物物种名录》
卵叶巴豆 Croton caudatus Geisel. Croton.	卵叶巴豆 Croton caudatus Geiseler

【民族药标准】

名称	植物来源	药用部位	产地加工	标准
卵叶巴豆叶/摆沙梗	卵叶巴豆 Croton caudatus Geisel.	带嫩枝的叶	秋、冬季采收,干燥	云南傣药 2005

1642　番石榴叶

【来源】桃金娘科植物番石榴。

【学名】

《中国植物志》	《中国高等植物》
番石榴 Psidium guajava L.	番石榴 Psidium guajava Linn.

【民族药标准】

名称	植物来源	药用部位	产地加工	标准
番石榴叶/盟您现	番石榴 Psidium guajava Linn.	叶及带叶嫩茎	全年均可采收,晒干	广西壮药第二卷 2011
番石榴叶*	番石榴 Psidium guajava L.	叶	春、夏季采收,干燥	贵州炮规第一册 2019

【中药标准】

名称	植物来源	药用部位	产地加工	标准
番石榴叶	番石榴 Psidium guajava L.	叶	春、夏二季采收,干燥	贵州第二册 2019
番石榴叶	番石榴 Psidium guajava L.	叶	春、夏季采收,晒干或鲜用	海南第一册 2011
番石榴叶	番石榴 Psidium guajava Linnaeus	叶	春、夏季采收,晒干或鲜用	湖南 2009
番石榴叶	番石榴 Psidium guajava L.	叶	春、夏季采收,晒干或鲜用	广东第一册 2004
番石榴叶	番石榴 Psidium guajava L.	叶及带叶嫩茎	全年可采,晒干	广西 1990

名称	植物来源	药用部位	产地加工	标准
番石榴叶	番石榴 *Psidium guajava* L.	叶	—	部颁 2 册附

附注：*同为中药标准收载品种。

1643　嘎哩啰叶

【来源】漆树科植物槟榔青。

【学名】

《中国植物志》	《中国高等植物》
槟榔青 *Spondias pinnata*（L. f.）Kurz	槟榔青 *Spondias pinnata*（Linn. f.）Kurz

【民族药标准】

名称	植物来源	药用部位	产地加工	标准
嘎哩啰叶/摆麻过	槟榔青 *Spondias pinnata*（L. f.）Kurz	叶	夏、秋季采收，除去杂质，切段，干燥	云南傣药Ⅱ2005

1644　曼陀罗叶

【来源】茄科植物曼陀罗。

【学名】

《中国植物志》	《中国高等植物》
曼陀罗 *Datura stramonium* L.	曼陀罗 *Datura stramonium* Linn.

【民族药标准】

名称	植物来源	药用部位	产地加工	标准
曼陀罗叶	曼陀罗 *Datura stramonium* L.	叶	夏季采摘，晒干	部颁维药
曼陀罗叶/盟闷打拉	曼陀罗 *Datura stramonium* Linn.	叶	7—8月采摘，晒干或烘干	广西壮药第二卷2011
曼陀罗叶	曼陀罗 *Datura stramonium* L.	叶	夏季采摘，晒干	新疆炮规2020

【中药标准】

名称	植物来源	药用部位	产地加工	标准
曼陀罗叶	曼陀罗 *Datura stramonium* L.	叶	7—8月采摘，干燥	云南第一册2005
曼陀罗叶	曼陀罗 *Datura stramonium* L.	叶	7—8月采摘，晒干或烘干	广西第二册1996

1645　广山楂叶

【来源】蔷薇科植物台湾林檎、光萼林檎（光萼海棠）。

【学名】

《中国植物志》	《中国高等植物》
台湾林檎 *Malus doumeri*（Bois）Chev.	台湾林檎 *Malus doumeri*（Bois）Chev.
光萼海棠 *Malus leiocalyca* S. Z. Huang	光萼海棠 *Malus leiocalyca* S. Z. Huang

【民族药标准】

名称	植物来源	药用部位	产地加工	标准
广山楂叶/盟山楂	台湾林檎 *Malus doumeri*（Bois）A. Chev. 光萼林檎 *Malus leiocalyca* S. Z. Huang	叶	夏、秋季摘取细枝及叶，扎成把，晒干	广西壮药第二卷2011

【中药标准】

名称	植物来源	药用部位	产地加工	标准
山楂叶/广山楂叶	台湾林檎 *Malus doumeri*（Bois）Chev. 光萼林檎 *Malus leiocalyca* S. Z. Huang	叶	夏、秋季摘取细枝及叶，扎成把，晒干	广西1990

1646　鸡嗉子叶

【来源】山茱萸科植物头状四照花。

【学名】

《中国植物志》	《中国高等植物》
头状四照花 *Cornus capitata* Wallich	头状四照花 *Dendrobenthamia capitata*（Wall.）Hutch.

【民族药标准】

名称	植物来源	药用部位	产地加工	标准
鸡嗉子叶/扫者	头状四照花 *Cornus capitata* Wall.	叶	秋季采集,干燥	云南彝药Ⅱ 2005

1647 马甲子叶

【来源】鼠李科植物马甲子。

【学名】

《中国植物志》	《中国高等植物》
马甲子 *Paliurus ramosissimus*(Lour.)Poir.	马甲子 *Paliurus ramosissimus*(Lour.)Poir.

【民族药标准】

名称	植物来源	药用部位	产地加工	标准
马甲子叶	马甲子 *Paliurus ramosissimus*(Lour.)Poir.	叶	夏、秋二季采收,阴干	四川 2022

1648 木芙蓉叶

【来源】锦葵科植物木芙蓉。

【学名】

《中国植物志》	《中国高等植物》
木芙蓉 *Hibiscus mutabilis* L.	木芙蓉 *Hibiscus mutabilis* Linn.

【民族药标准】

名称	植物来源	药用部位	产地加工	标准
芙蓉叶/沙排杯	木芙蓉 *Hibiscus mutabilis* L.	叶	夏、秋季采收,干燥	广西壮药第一卷 2008
木芙蓉叶#	木芙蓉 *Hibiscus mutabilis* L.	叶*	夏、秋二季采收,鲜用或晒干	贵州 2003

【中药标准】

名称	植物来源	药用部位	产地加工	标准
木芙蓉叶	木芙蓉 *Hibiscus mutabilis* L.	叶	夏、秋二季采收,干燥	药典 2020
木芙蓉叶	木芙蓉 *Hibiscus mutabilis* L. 重瓣木芙蓉 *Hibiscus mutabilis* L. cv. Plenus	叶	—	部颁 15 册附

附注:*新鲜或干燥叶,#同为中药标准收载品种。

1649 南板蓝叶

【来源】爵床科植物马蓝(板蓝)。

【学名】

《中国植物志》	《中国高等植物》
板蓝 *Strobilanthes cusia*(Nees)Kuntze	板蓝 *Baphicacanthus cusia*(Nees)Bremek.

【民族药标准】

名称	植物来源	药用部位	产地加工	标准
南板蓝叶*	马蓝 *Baphicacanthus cusia*(Nees)Bremek.	叶	夏、秋二季枝叶茂盛时采收,除去茎枝及杂质,干燥或低温烘干	贵州第二册 2019

【中药标准】

名称	植物来源	药用部位	产地加工	标准
南大青叶	马蓝 *Baphicacanthus cusia*(Nees)Bremek.	叶	夏、秋二季枝叶茂盛时采收,除去茎枝及杂质,阴干或低温烘干	四川 2010
马蓝大青叶	马蓝 *Strobilanthes cusia*(Ness)O. Kuntze	叶	—	重庆炮规 2006

附注:*同为中药标准收载品种。

1650　糯米香叶

【来源】爵床科植物糯米香。

【学名】

《中国植物志》	《中国生物物种名录》
糯米香 *Strobilanthes tonkinensis* Lindau	糯米香 *Strobilanthes tonkinensis* Lindau

【民族药标准】

名称	植物来源	药用部位	产地加工	标准
糯米香叶/柴鸟弄金	糯米香 *Semnostachya menglaensis* H. P. Tsui	叶	全年可采,干燥	云南彝药Ⅲ2005

1651　栓皮栎叶

【来源】壳斗科植物栓皮栎。

【学名】

《中国植物志》	《中国高等植物》
栓皮栎 *Quercus variabilis* Blume	栓皮栎 *Quercus variabilis* Bl.

【民族药标准】

名称	植物来源	药用部位	产地加工	标准
栓皮栎叶	栓皮栎 *Quercus variabilis* Bl.	叶	夏季采收,除去杂质,干燥	四川 2022

1652　羊奶奶叶

【来源】胡颓子科植物胡颓子、蔓胡颓子、宜昌胡颓子。

【学名】

《中国植物志》	《中国高等植物》
胡颓子 *Elaeagnus pungens* Thunb.	胡颓子 *Elaeagnus pungens* Thunb.
蔓胡颓子 *Elaeagnus glabra* Thunb.	蔓胡颓子 *Elaeagnus glabra* Thunb.
宜昌胡颓子 *Elaeagnus henryi* Warb. apud Diels	宜昌胡颓子 *Elaeagnus henryi* Warb. ex Diels

【民族药标准】

名称	植物来源	药用部位	产地加工	标准
羊奶奶叶/胡额子叶 *	胡颓子 *Elaeagnus pungens* Thunb. 蔓胡颓子 *Elaeagnus glabra* Thunb. 宜昌胡颓子 *Elaeagnus henryi* Warb. apud Diels	叶	夏季采收,干燥	贵州第二册 2019

【中药标准】

名称	植物来源	药用部位	产地加工	标准
胡颓子叶	胡颓子 *Elaeagnus pungens* Thunb.	叶	秋季采收,晒干	药典 1977
胡颓子叶	胡颓子 *Elaeagnus pungens* Thunb.	叶	秋季采收,晒干	湖北 2018
胡颓子叶	胡颓子 *Elaeagnus pungens* Thunb.	叶	秋季采收,晒干	江西 2014
胡颓子叶	胡颓子 *Elaeagnus pungens* Thunb.	叶	全年可采收,晒干	广东第二册 2011
胡颓子叶	胡颓子 *Elaeagnus pungens* Thunberg	叶	秋季采收,晒干	湖南 2009
胡颓子叶	胡颓子 *Elaeagnus pungens* Thunb.	叶	夏季采收,除去枝梗、杂质,干燥	安徽炮规 2019
胡颓子叶	胡颓子 *Elaeagnus pungens* Thunb.	叶	—	药典 2020 附
胡颓子叶	胡颓子 *Elaeagnus pungens* Thunb.	叶	—	部颁 5 册附

附注:＊同为中药标准收载品种。

1653　野苦瓜叶

【来源】葫芦科植物苦瓜。

【学名】

《中国植物志》	《中国高等植物》
苦瓜 *Momordica charantia* L.	苦瓜 *Momordica charantia* Linn.

【民族药标准】

名称	植物来源	药用部位	产地加工	标准
野苦瓜叶/摆麻怀烘	苦瓜 *Momordica charantia* L.（野生类型）	地上部分	4—8 月采收,切段,干燥	云南傣药Ⅱ2005

1654 云实茎叶

【来源】豆科植物云实。

【学名】

《中国植物志》	《中国高等植物》
云实 *Biancaea decapetala*（Roth）O. Deg.	云实 *Caesalpinia decapetala*（Roth）Alston

【民族药标准】

名称	植物来源	药用部位	产地加工	标准
云实茎叶/动歹	云实 *Caesalpinia decapetala*（Roth）Alston	茎叶	全年可采,干燥	云南彝药Ⅲ2005

1655 朱砂茎叶

【来源】紫金牛科植物朱砂根（硃砂根）。

【学名】

《中国植物志》	《中国高等植物》
朱砂根 *Ardisia crenata* Sims	硃砂根 *Ardisia crenata* Sims

【民族药标准】

名称	植物来源	药用部位	产地加工	标准
朱砂茎叶/嗨旦鲁	朱砂根 *Ardisia crenata* Sims	茎、叶	春、夏季采集,干燥	云南彝药Ⅱ2005

1656 大叶火筒叶

【来源】葡萄科植物大叶火筒树。

【学名】

《中国植物志》	《中国高等植物》
大叶火筒树 *Leea macrophylla* Roxb. ex Hornem.	大叶火筒树 *Leea macrophylla* Roxb. ex Hornem.

【民族药标准】

名称	植物来源	药用部位	产地加工	标准
大叶火筒叶/摆端亨	大叶火筒树 *Leea macrophylla* Roxb. ex Hornem.	叶	夏、秋季采收,除去杂质,切段,干燥	云南傣药Ⅱ2005

1657 飞龙掌血叶

【来源】芸香科植物飞龙掌血。

【学名】

《中国植物志》	《中国高等植物》
飞龙掌血 *Toddalia asiatica*（L.）Lam.	飞龙掌血 *Toddalia asiatica*（Linn.）Lam.

【民族药标准】

名称	植物来源	药用部位	产地加工	标准
飞龙掌血叶/见血飞叶#	飞龙掌血 *Toddalia asiatica*（L.）Lam.	叶*	全年均可采摘,除去茎枝,鲜用、阴干或晒干	贵州第一册2019

附注:*新鲜或干燥叶;#同为中药标准收载品种。

1658 金山荚蒾叶

【来源】忍冬科植物金佛山荚蒾。

【学名】

《中国植物志》	《中国高等植物》
金佛山荚蒾 *Viburnum chinshanense* Graebn.	金佛山荚蒾 *Viburnum chinshanense* Graebn.

【民族药标准】

名称	植物来源	药用部位	产地加工	标准
金山荚蒾叶	金佛山荚蒾 *Viburnum chinshanense* Graebn.	叶	夏、秋二季采收,干燥	四川 2022

1659 十大功劳叶

【来源】小檗科植物长柱十大功劳、小果十大功劳、宽苞十大功劳、细叶十大功劳(十大功劳)、阔叶十大功劳。

【学名】

《中国植物志》	《中国高等植物》
长柱十大功劳 *Mahonia duclouxiana* Gagnep.	长柱十大功劳 *Mahonia duclouxiana* Gagnep.
小果十大功劳 *Mahonia bodinieri* Gagnep.	小果十大功劳 *Mahonia bodinieri* Gagnep.
宽苞十大功劳 *Mahonia eurybracteata* Fedde	宽苞十大功劳 *Mahonia eurybracteata* Fedde
十大功劳 *Mahonia fortunei*(Lindl.)Fedde	十大功劳 *Mahonia fortunei*(Lindl.)Fedde
阔叶十大功劳 *Mahonia bealei*(Fort.)Carr.	阔叶十大功劳 *Mahonia bealei*(Fort.)Carr.

【民族药标准】

名称	植物来源	药用部位	产地加工	标准
十大功劳叶*	长柱十大功劳 *Mahonia duclouxiana* Gagnep. 小果十大功劳 *Mahonia bodinieri* Gagnep. 宽苞十大功劳 *Mahonia eurybracteata* Fedde 细叶十大功劳 *Mahonia fortunei*(Lindl.)Fedde 阔叶十大功劳 *Mahonia bealei*(Fort.)Carr.	叶	秋季采收,除去杂质,干燥	贵州 2003

【中药标准】

名称	植物来源	药用部位	产地加工	标准
十大功劳叶	阔叶十大功劳 *Mahonia bealei*(Fort.)Carr. 小果十大功劳 *Mahonia bodinieri* Gagnep.	叶	全年可采收,除去杂质,晒干	安徽 2022
功劳叶	阔叶十大功劳 *Mahonia bealei*(Fort.)Carr. 木黄连 *Mahonia* sp.	叶	全年可采收,除去杂质,晒干	广西第二册 1996
功劳叶	阔叶十大功劳 *Mahonia bealei*(Fort.)Carr.	叶	全年均可采摘,除去杂质,晒干	甘肃炮规 2022
功劳叶	阔叶十大功劳 *Mahonia bealei*(Fort.)Carr. 细叶十大功劳 *Mahonia fortunei*(Lindl.)Fedde	叶	秋季采集其叶,晒干	天津炮规 2018

附注:*同为中药标准收载品种。

1660 壁衣

【来源】黄枝衣科植物壁衣(金黄枝衣、浅黄枝衣)。

【学名】

《中外药用孢子植物资源志要》	《中国地衣型真菌综览》
金黄枝衣 *Teloschestes flavicans*(Sw.)Norm.	浅黄枝衣 *Teloschestes flavicans*(Sw.)Norman

【民族药标准】

名称	植物来源	药用部位	产地加工	标准
壁衣/赛桂	壁衣 *Teloschestes flavicans*(Sw.)Norm.	叶状体	采集后,除去泥土,晒干	部颁藏药
壁衣/赛格	壁衣 *Teloschestes flavicans*(Sw.)Norm.	叶状体	采集后,除去泥土,晒干	青海藏药 1992
壁衣/赛格	壁衣 *Teloschestes flavicans*(Sw.)Norm.	叶状体	采集后,除去泥土,晒干	青海藏药炮规 2010

1661 绿豆衣

【来源】豆科植物绿豆。

【学名】

《中国植物志》	《中国高等植物》
绿豆 *Vigna radiata*(L.)Wilczek	绿豆 *Vigna radiata*(Linn.)Wilczek

【民族药标准】

名称	植物来源	药用部位	产地加工	标准
绿豆衣/绿豆皮*	绿豆 *Vigna radiata*(L.)R. Wilczek	种皮	绿豆用水浸泡,揉取种皮,干燥	贵州第二册 2019

【中药标准】

名称	植物来源	药用部位	产地加工	标准
绿豆衣	绿豆 *Phaseolus radiatus* L.	种皮	收集绿豆加工时的种皮,除去杂质,晒干	山东 2022
绿豆衣	绿豆 *Vigna radiata*（Linn.）Wilczek	种皮	将绿豆用水浸泡,揉取种皮,或收集绿豆加工时的种皮,除去杂质,晒干	湖北 2018
绿豆皮	绿豆 *Phaseolus radiatus* L.	成熟种皮	取绿豆用水浸泡,剥取种皮,晒干;或取绿豆发芽后残留的种皮,洗净,晒干	山西第一册 2017
绿豆衣	绿豆 *Vigna radiata*（L.）R. Wilczek	种皮	收集绿豆脱下的种皮,除去杂质,晒干	江苏 2016
绿豆衣	绿豆 *Phaseolus radiatus* L.	种皮	取绿豆用水浸胖,揉取种皮,晒干	上海 1994
绿豆衣	绿豆 *Phaseolus radiatus* L.	种皮	收集绿豆加工时的种皮,除去杂质,筛去碎粉	河南 1993
绿豆衣	绿豆 *Phaseolus radiatus* L.	种皮	生绿豆芽时,收取脱落的种皮,晒干	北京炮规 2023
绿豆衣	绿豆 *Vigna radiata*（L.）Wilczek	种皮	将绿豆用水浸泡,搓取种皮,或取绿豆发芽后残留的种皮,除去杂质,晒干	甘肃炮规 2022
绿豆衣	绿豆 *Vigna radiata*（L.）Wilczek	种皮	将绿豆用水浸泡,揉取种皮,干燥	安徽炮规 2019
绿豆皮	绿豆 *Phaseolus radiatus* L.	成熟种皮	收集绿豆加工时的种皮,除去杂质,晒干	天津炮规 2018

附注:＊同为中药标准收载品种。

1662 青龙衣

【来源】胡桃科植物胡桃。

【学名】

《中国植物志》	《中国高等植物》
胡桃 *Juglans regia* L.	胡桃 *Juglans regia* Linn.

【民族药标准】

名称	植物来源	药用部位	产地加工	标准
青龙衣	胡桃 *Juglans regia* L.	外果皮	摘取胡桃时剥下青皮,晒干	维药 1993
青龙衣	胡桃 *Juglans regia* L.	外果皮	摘取胡桃时剥下青皮,晒干	新疆炮规 2020

【中药标准】

名称	植物来源	药用部位	产地加工	标准
青龙衣	胡桃 *Juglans regia* L.	肉质果皮	秋季果实成熟或未成熟时采收,及时晒干或低温干燥	部颁中药材
青龙衣	胡桃 *Juglans regia* L.	肉质果皮	秋季果实成熟或未成熟时剥取果皮,及时晒干或低温干燥	甘肃炮规 2022

1663 肉豆蔻衣

【来源】肉豆蔻科植物肉豆蔻。

【学名】

《中国植物志》	《中国高等植物》
肉豆蔻 *Myristica fragrans* Houtt.	肉豆蔻 *Myristica fragrans* Houtt.

【民族药标准】

名称	植物来源	药用部位	产地加工	标准
肉豆蔻衣	肉豆蔻 *Myristica fragrans* Houtt.	假种皮	采收肉豆蔻种子时,剥取假种皮,晒干	部颁维药
肉豆蔻衣	肉豆蔻 *Myristica fragrans* Houtt.	假种皮	采收肉豆蔻种子时,剥取假种皮,阴干	新疆炮规 2020

【中药标准】

名称	植物来源	药用部位	产地加工	标准
肉豆蔻衣＊	肉豆蔻 *Myristica fragrans* Houtt.	假种皮	每年 4—6 月与 11—12 月采收成熟果实,将肉质果皮纵剖开,剥下假种皮	内蒙古 2021
玉果花	肉豆蔻 *Myristica fragrans* Houtt.	假种皮	—	贵州 2003 附

附注:＊内蒙古 1988 收载名称为"肉豆蔻衣/玉果花"。

1664 救必应

【来源】冬青科植物铁冬青。

【学名】

《中国植物志》	《中国高等植物》
铁冬青 *Ilex rotunda* Thunb.	铁冬青 *Ilex rotunda* Thunb.

【民族药标准】

名称	植物来源	药用部位	产地加工	标准
救必应/林寨亮	铁冬青 *Ilex rotunda* Thunb.	树皮	夏、秋季剥取,晒干	广西瑶药第一卷 2014
救必应/美内妹	铁冬青 *Ilex rotunda* Thunb.	树皮	夏、秋二季剥取,晒干	广西壮药第二卷 2011

【中药标准】

名称	植物来源	药用部位	产地加工	标准
救必应	铁冬青 *Ilex rotunda* Thunb.	树皮	夏、秋二季剥取,晒干	药典 2020

1665 白英

【来源】茄科植物白英。

【学名】

《中国植物志》	《中国高等植物》
白英 *Solanum lyratum* Thunberg	白英 *Solanum lyratum* Thunb.

【民族药标准】

名称	植物来源	药用部位	产地加工	标准
白英/毛秀才/港昂咪	白英 *Solanum lyratum* Thunb.	全草	夏、秋季采收,洗净,晒干或鲜用	广西瑶药第二卷 2022
白英/勾奔高	白英 *Solanum lyratum* Thunb.	全草	夏、秋二季采收,洗净,晒干或鲜用	广西壮药第二卷 2011
白英*	白英 *Solanum lyratum* Thunb.	全草	夏、秋二季采收,除去杂质,干燥	贵州 2003
白英*	白英 *Solanum lyratum* Thunb.	全草	—	湖南炮规 2021

【中药标准】

名称	植物来源	药用部位	产地加工	标准
白英	白英 *Solanum lyratum* Thunb.	全草	夏、秋二季采挖,洗净,晒干	药典 1977
白英	白英 *Solanum lyratum* Thunb.	全草	夏、秋二季采挖,洗净,干燥	广东第三册 2018
白英	白英 *Solanum lyratum* Thunb.	全草	夏、秋二季采收,洗净,晒干	湖北 2018
白英	白英 *Solanum lyratum* Thunb.	地上部分	夏、秋二季采收,除去杂质,干燥	陕西 2015
白英	白英 *Solanum lyratum* Thunb.	全草	夏、秋二季采收,除去杂质,晒干	四川 2010
白毛藤	白英 *Solanum lyratum* Thunb.	地上部分#	夏、秋二季采收,除去杂质,洗净,晒干或鲜用	甘肃 2009
排风藤	排风藤 *Solanum cathayanum* Wu et Huang	全草	夏、秋两季采挖,除去泥沙,干燥	湖北 2009
白英	白英 *Solanum lyratum* Thunberg	全草	夏、秋两季采收,除去杂质,干燥	湖南 2009
白英	白英 *Solanum lyratum* Thunb.	地上部分	夏、秋二季采收,洗净,晒干	北京 1998
白英	白英 *Solanum lyratum* Thunb.	全草	夏、秋季采,洗净,晒干	广西第二册 1996
蜀羊泉/白英	白英 *Solanum lyratum* Thunb.	地上部分	5—6 月或 9—10 月均可采割。扎成小把后晒干	上海 1994
白英	白英 *Solansm lyratum* Thunb.	全草	夏、秋二季采收,洗净,晒干	河南 1993
白英	白英 *Solanum lyratum* Thunb.	全草	—	山东炮规 2022
白英	白英 *Solanum lyratum* Thunb.	全草	夏、秋二季采收,除去杂质,干燥	安徽炮规 2019
白英	白英 *Solanun lyratum* Thunb.	全草	夏、秋二季采收,晒干	天津炮规 2018
排风藤	白英 *Solanum lyratum* Thunb	全草▲	—	重庆炮规 2006
白英	白英 *Solanum lyratum* Thunb.	全草	夏、秋二季采收,洗净,晒干	药典 2020 附
蜀羊泉	白英 *Solanum lyratum* Thunb.	全草	—	山东 2002 附

附注:*【民族药名】是嘎阿石二拉(土家),芮果比(苗),登扛库(侗),毛相公(瑶);#干燥地上部分或鲜品;▲鲜品或干燥全草;★同为中药标准收载品种。

1666　蒲公英

【来源】菊科植物蒲公英、碱地蒲公英(华蒲公英)、藏蒲公英、锡金蒲公英、短喙蒲公英、大头蒲公英(丽花蒲公英)、药用蒲公英或同属数种植物。

【学名】

《中国植物志》	《中国高等植物》
蒲公英 *Taraxacum mongolicum* Hand. -Mazz.	蒲公英 *Taraxacum mongolicum* Hand. -Mazz.
华蒲公英 *Taraxacum sinicum* Kitag.	华蒲公英 *Taraxacum borealisinense* Kitam.
藏蒲公英 *Taraxacum tibetanum* Hand. -Mazz.	藏蒲公英 *Taraxacum tibetanum* Hand. -Mazz.
锡金蒲公英 *Taraxacum sikkimense* Hand. -Mazz.	锡金蒲公英 *Taraxacum sikkimense* Hand. -Mazz.
短喙蒲公英 *Taraxacum brevirostre* Hand. -Mazz.	短喙蒲公英 *Taraxacum brevirostre* Hand. -Mazz.
丽花蒲公英 *Taraxacum calanthodium* Dahlst.	大头蒲公英 *Taraxacum calanthodium* Dahlst.
药用蒲公英 *Taraxacum officinale* F. H. Wigg.	药用蒲公英 *Taraxacum officinale* F. H. Wigg.

【民族药标准】

名称	植物来源	药用部位	产地加工	标准
蒲公英/ 巴克巴海—其其格	蒲公英 *Taraxacum mongolicum* Hand. -Mazz. 碱地蒲公英 *Taraxacum sinicum* Kitag. 同属数种植物	全草	春至秋季花初开时采挖,除去杂质,洗净,晒干	蒙药2021
蒲公英/棵凛给	蒲公英 *Taraxacum mongolicum* Hand. -Mazz. 碱地蒲公英 *Taraxacum borealisinense* Kitam. 同属数种植物	全草	春至秋季花初开时采挖,除去杂质,洗净,晒干	广西壮药第二卷2011
蒲公英/马木卡甫	蒲公英 *Taraxacum mongolicum* Hand. -Mazz. 碱地蒲公英 *Taraxacum sinicum* Kitag. 同属数种植物	全草	春至秋季花初开时采挖,晒干	新疆炮规2010
蒲公英/库芒	蒲公英 *Taraxacum mongolicum* Hand. -Mazz. 藏蒲公英 *Taraxacum tibetanum* Hand. -Mazz. 锡金蒲公英 *Taraxacum sikkimense* Hand. -Mazz. 短喙蒲公英 *Taraxacum brevirostre* Hand. -Mazz. 大头蒲公英 *Taraxacum calanthodium* Dahlst. 药用蒲公英 *Taraxacum officinale* F. H. Wigg.	全草	春、夏两季采收,除去杂质,洗净,切段,阴干	西藏公告2022*

【中药标准】

名称	植物来源	药用部位	产地加工	标准
蒲公英	蒲公英 *Taraxacum mongolicum* Hand. -Mazz. 碱地蒲公英 *Taraxacum borealisinense* Kitam. 同属数种植物	全草	春至秋季花初开时采挖,除去杂质,洗净,晒干	药典2020

附注:*西藏《关于征求红糖等38个地方药材质量标准(草案)意见建议的公告》2022.11.29。

1667　川甘蒲公英

【来源】菊科植物川甘蒲公英。

【学名】

《中国植物志》	《中国高等植物》
川甘蒲公英 *Taraxacum lugubre* Dahlst.	川甘蒲公英 *Taraxacum lugubre* Dahlst.

【民族药标准】

名称	植物来源	药用部位	产地加工	标准
川甘蒲公英	川甘蒲公英 *Taraxacum lugubre* Dahlst.	全草	6—9月采收,除去杂质,洗净,阴干或晒干	四川藏药2014

1668　蒙古莸

【来源】马鞭草科植物蒙古莸。

【学名】

《中国植物志》	《中国高等植物》
蒙古莸 *Caryopteris mongholica* Bunge	蒙古莸 *Caryopteris mongholica* Bunge

【民族药标准】

名称	植物来源	药用部位	产地加工	标准
蒙古莸/托日嘎纳	蒙古莸 *Caryopteris mongholica* Bunge	地上部分	夏、秋季采收,除去杂质,晒干	蒙药 2021

1669 柳穿鱼

【来源】玄参科植物柳穿鱼。

【学名】

《中国植物志》	《中国高等植物》
柳穿鱼 *Linaria vulgaris* subsp. *chinensis*（Bunge ex Debeaux）D. Y. Hong	柳穿鱼 *Linaria vulgaris* Mill. subsp. *chinensis*（Bunge ex Debeaux）D. Y. Hong

【民族药标准】

名称	植物来源	药用部位	产地加工	标准
柳穿鱼/浩宁—扎吉鲁细	柳穿鱼 *Linaria vulgaris* Mill. subsp. *sinensis*（Bebeaux）Hong	全草	夏、秋二季花盛开时采收,洗净泥土,切段晒干	蒙药 2021

1670 山茱萸

【来源】山茱萸科植物山茱萸。

【学名】

《中国植物志》	《中国高等植物》
山茱萸 *Cornus officinalis* Siebold & Zucc.	山茱萸 *Macrocarpium officinale*（Sieb. et Zucc.）Nakai

【民族药标准】

名称	植物来源	药用部位	产地加工	标准
山茱萸*	山茱萸 *Cornus officinalis* Sieb. et Zucc.	成熟果肉	秋末冬初果皮变红时采收果实,用文火烘或置沸水中略烫后,及时除去果核,干燥	贵州炮规第一册 2019

【中药标准】

名称	植物来源	药用部位	产地加工	标准
山茱萸	山茱萸 *Cornus officinalis* Sieb. et Zucc.	成熟果肉	秋末冬初果皮变红时采收果实,用文火烘或置沸水中略烫后,及时除去果核,干燥	药典 2020

附注:*同为中药标准收载品种。

1671 吴茱萸

【来源】芸香科植物吴茱萸、石虎(吴茱萸)、疏毛吴茱萸(吴茱萸)。

【学名】

《中国植物志》	《中国高等植物》
吴茱萸 *Tetradium ruticarpum*（A. Jussieu）T. G. Hartley	吴茱萸 *Evodia ruticarpa*（Juss.）Benth.

【民族药标准】

名称	植物来源	药用部位	产地加工	标准
吴茱萸/茶栏	吴茱萸 *Evodia rutaecarpa*（Juss.）Benth. 石虎 *Evodia rutaecarpa*（Juss.）Benth. var. *officinalis*（Dode）Huang 疏毛吴茱萸 *Evodia rutaecarpa*（Juss.）Benth. var. *bodinieri*（Dode）Huang	近成熟果实	8—11 月果实尚未开裂时,剪下果枝,晒干或低温干燥,除去枝、叶、果梗等杂质	广西壮药第三卷 2018
吴茱萸*	吴茱萸 *Evodia rutaecarpa*（Juss.）Benth. 石虎 *Evodia rutaecarpa*（Juss.）Benth. var. *officinalis*（Dode）Huang 疏毛吴茱萸 *Evodia rutaecarpa*（Juss.）Benth. var. *bodinieri*（Dode）Huang	近成熟果实	8—11 月果实尚未开裂时,剪下果枝,晒干或低温干燥,除去枝、叶、果梗等杂质	贵州炮规第一册 2019

【中药标准】

名称	植物来源	药用部位	产地加工	标准
吴茱萸	吴茱萸 *Evodia rutaecarpa*（Juss.）Benth. 石虎 *Evodia rutaecarpa*（Juss.）Benth. var. *officinalis*（Dode）Huang 疏毛吴茱萸 *Evodia rutaecarpa*（Juss.）Benth. var. *bodinieri*（Dode）Huang	近成熟果实	8—11月果实尚未开裂时，剪下果枝，晒干或低温干燥，除去枝、叶、果梗等杂质	药典2020

附注：* 同为中药标准收载品种。

1672 紫地榆

【来源】牻牛儿苗科植物紫地榆。

【学名】

《中国植物志》	《中国高等植物》
紫地榆 *Geranium strictipes* R. Knuth	紫地榆 *Geranium strictipes* R. Knuth

【民族药标准】

名称	植物来源	药用部位	产地加工	标准
紫地榆/万骚昌兹诗	紫地榆 *Geranium strictipes* R. Knuth	根	秋季采挖，除去须根，洗净，干燥	云南彝药Ⅲ2005

【中药标准】

名称	植物来源	药用部位	产地加工	标准
紫地榆	紫地榆 *Geranium scandens*（Hook. f. et Thoms.）Hutch.	根	秋季采挖，除去茎叶、须根，晒干	云南1996
紫地榆	紫地榆 *Geranium scandens*（Hook. f. et Thoms.）Hutch.	根	—	部颁12册附

1673 鬼箭羽

【来源】卫矛科植物卫矛。

【学名】

《中国植物志》	《中国药用植物志》
卫矛 *Euonymus alatus*（Thunb.）Sieb.	卫矛 *Euonymus alatus*（Thunb.）Siebold

【民族药标准】

名称	植物来源	药用部位	产地加工	标准
鬼箭羽*	卫矛 *Euonymus alatus*（Thunb.）Sieb.	带有翅状物的枝条或翅状物	—	湖南炮规2021

【中药标准】

名称	植物来源	药用部位	产地加工	标准
鬼箭羽	卫矛 *Euonymus alatus*（Thunb.）Regel	具翅状物的枝条	全年均可采割，割取枝条，除去嫩枝及叶，晒干即得	药典1963
鬼箭羽	卫矛 *Euonymus alatus*（Thunb.）Sieb.	带翅的嫩枝或翅状附属物	割取带翅的枝条后，除去过嫩的枝叶及杂质，或收集其翅状物，晒干	甘肃2020
鬼箭羽	卫矛 *Euonymus alatus*（Thunb.）Sieb.	带木栓质翅的细枝	夏、秋两季选取带木栓质翅的嫩枝，除去无翅细枝和叶，晒干	宁夏2018
鬼箭羽	卫矛 *Euonymus alatus*（Thunb.）Sieb.	具翅状物的枝条或翅状物	全年均可采收，割取枝条，除去嫩枝及叶，晒干	湖北2018
鬼箭羽	卫矛 *Euonymus alatus*（Thunb.）Siebold	木栓翅	秋季采收，除去杂质，晒干	江苏2016
鬼箭羽	卫矛 *Euonymus alatus*（Thunb.）Sieb.	枝条上的木栓翅	冬、春二季采收，除去枝条，干燥	陕西2015
鬼箭羽	卫矛 *Euonymus alatus*（Thunberg）Siebold	带有翅状物的枝条或翅状物	全年均可采收，干燥后除去叶片	湖南2009
鬼箭羽	卫矛 *Euonymus alatus*（Thunb.）Sieb.	带翅状物的枝或翅状物	夏、秋两季割取木质的嫩枝#，晒干，扎成把；或收集其翅状物，晒干	辽宁第一册2009
鬼箭羽	卫矛 *Euonymus alatus*（Thunb.）Sieb.	枝条	全年均可采收，干燥后除去叶片	贵州2003

续表

名称	植物来源	药用部位	产地加工	标准
鬼箭羽	卫矛 *Euonymus alatus*（Thunb.）Reg.	带有翅状物的枝条或翅状物	全年均可采收，割取枝条，除去嫩枝及杂质，或收集其翅状物，晒干	山东 2002
鬼箭羽	卫矛 *Euonymus alatus*（Thunb.）Sieb.	带翅的枝或翅状物	夏、秋二季采收。割取带翅的嫩枝，除去杂质，晒干	北京 1998
鬼箭羽	卫矛 *Euonymus alatus*（Thunb.）Sieb.	枝条上的木栓翅	夏、秋二季采收，晒干	上海 1994
鬼箭羽	卫矛 *Evonymus alatus*（Thunb.）Sieb.	具翅状物的枝条或翅状附属物	全年可采，割取带有翅状物的枝条，除去嫩枝及叶，晒干。或收集其翅状物，晒干	河南 1993
鬼箭羽	卫矛 *Euonymus alatus*（Thunb.）Sieb.	枝翅或带翅嫩枝	全年可采，割取枝条后，除去嫩枝及叶，晒干；或收集其翅状物晒干	内蒙古 1988
鬼箭羽	卫矛 *Euonymus alatus*（Thunb.）Sieb.	具翅状物的枝条或翅状物	全年可采收，截取带翅枝条，除去嫩枝及叶，干燥	安徽炮规 2019
鬼箭羽	卫矛 *Euonymus alatus*（Thunb.）Sieb.	茎的翅状物	全年均可采割，割取带翅枝条，除去叶，干燥	天津炮规 2018
鬼箭羽	卫矛 *Euonymus alatus*（Thunb.）Sieb.	枝翅或带翅嫩枝	夏、秋二季采收枝翅或带翅小枝，晒干	福建炮规 2012
鬼箭羽	卫矛 *Euonymus alatus*（Thunb.）Sieb.	带翅的枝条	—	黑龙江炮规 2012
鬼箭羽	卫矛 *Euonymus alatus*（Thunb.）Sieb.	木栓翅	全年均可采收，晒干	河北炮规 2003
鬼箭羽	卫矛 *Euonymus alatus*（Thunb.）Sieb.	具翅状物枝条或翅状附属物	全年均可采割，割取带翅状枝条，除去嫩枝及叶，干燥	江西炮规 2008
鬼箭羽	卫矛 *Euonymus alatus*（Thunb.）Sieb.	茎的翅状物	夏、秋二季采收，干燥	浙江炮规 2015
鬼箭羽	卫矛 *Euonymus alatus*（Thunb.）Sieb.	茎的翅状物	—	药典 2020 附
鬼箭羽	卫矛 *Euonymus alatus*（Thunb.）Sieb.	木翅	—	部颁 5 册附
鬼箭羽	卫矛 *Euonymus alatus*（Thunb.）Sieb.	具翅状物的枝条或翅状物	全年均可采收，割取枝条，除去嫩枝及叶，晒干	重庆公告 2022 ▲

附注：*【民族药名】托托薏范（土家），杜各舍王第（苗），美醉腊（侗）；#采收后除去细枝、叶、杂质及不带翅状物和直径大于 1 cm 的枝条；▲重庆《关于公开征集〈重庆市中药饮片炮制规范（征求意见稿）〉意见的公告》第二批 2022.10.25。

1674 青藤仔

【来源】木樨科植物青藤仔。

【学名】

《中国植物志》	《中国高等植物》
青藤仔 *Jasminum nervosum* Lour.	青藤仔 *Jasminum nervosum* Lour.

【民族药标准】

名称	植物来源	药用部位	产地加工	标准
青藤仔/勾冷撩	青藤仔 *Jasminum nervosum* Lour.	地上部分	夏、秋季采收，洗净，干燥	广西壮药第三卷 2018

1675 广枣

【来源】漆树科植物南酸枣。

【学名】

《中国植物志》	《中国高等植物》
南酸枣 *Choerospondias axillaris*（Roxb.）B. L. Burtt & A. W. Hill	南酸枣 *Choerospondias axillaris*（Roxb.）Burtt et Hill

【民族药标准】

名称	植物来源	药用部位	产地加工	标准
广枣/娘肖夏	南酸枣 *Choerospondias axillaris*（Roxb.）Burtt et Hill	果实	秋季果实成熟时采收，除去杂质，干燥	六省藏标
广枣/居日很—芍沙	南酸枣 *Choerospondias axillaris*（Roxb.）Burtt et Hill	果实	秋季果实成熟时采收，除去杂质，干燥	蒙药 1986
广枣	南酸枣 *Choerospondias axillaris*（Roxb.）Burtt et Hill	成熟果实	—	蒙药炮规 2020

【中药标准】

名称	植物来源	药用部位	产地加工	标准
广枣	南酸枣 *Choerospondias axillaris*（Roxb.）Burtt et Hill	果实	秋季果实成熟时采收,除去杂质,干燥	药典 2020

1676 海枣

【来源】棕榈科植物海枣。

【学名】

《中国植物志》	《中国高等植物》
海枣 *Phoenix dactylifera* L.	海枣 *Phoenix dactylifera* Linn.

【民族药标准】

名称	植物来源	药用部位	产地加工	标准
海枣	海枣 *Phoenix dactylifera* L.	果实	—	四川藏药制剂附

1677 沙枣

【来源】胡颓子科植物沙枣。

【学名】

《中国植物志》	《中国高等植物》
沙枣 *Elaeagnus angustifolia* L.	沙枣 *Elaeagnus angustifolia* Linn.

【民族药标准】

名称	植物来源	药用部位	产地加工	标准
沙枣	沙枣 *Elaeagnus angustifolia* L.	果实	秋季果实成熟时采摘,晒干	部颁维药
沙枣	沙枣 *Elaeagnus angustifolia* L.	果实	秋季果实成熟时采摘,晒干	维药 1993
沙枣	沙枣 *Elaeagnus angustifolia* L.	果实	秋季果实成熟时采摘,晒干	新疆炮规 2020

【中药标准】

名称	植物来源	药用部位	产地加工	标准
沙枣	沙枣 *Elaeagnus angustifolia* L.	果实	秋季果实成熟时采收,除去杂质,干燥	药典 1977

1678 锈毛野枣

【来源】鼠李科植物皱枣。

【学名】

《中国植物志》	《中国高等植物》
皱枣 *Ziziphus rugosa* Lam.	皱枣 *Ziziphus rugosa* Lam.

【民族药标准】

名称	植物来源	药用部位	产地加工	标准
锈毛野枣/埋马	皱枣 *Ziziphus rugosa* Lam.	根及茎	秋、冬季采收,洗净,切段,干燥	云南傣药 II 2005

1679 卡西卡甫枣

【来源】鼠李科植物酸枣。

【学名】

《中国植物志》	《中国高等植物》
酸枣 *Ziziphus jujuba* var. *spinosa*（Bunge）Hu ex H. F. Chow	酸枣 *Ziziphus jujuba* var. *spinosa*（Bunge）Hu ex H. F. Chow

【民族药标准】

名称	植物来源	药用部位	产地加工	标准
卡西卡甫枣/酸枣	酸枣 *Ziziphus jujuba* Mill. var. *spinosa*（Bunge）Hu ex H. F. Chow	果实	秋季果实成熟时采收,晒干	新疆炮规 2020
卡西卡甫枣/酸枣	酸枣 *Ziziphus jujuba* Mill. var. *spinosa*（Bunge）Hu ex H. F. Chow	果实	秋季果实成熟时采收,晒干	新疆局颁 2020 *

附注:* 新疆局颁 2020YC－0011。

1680 山楂

【来源】蔷薇科植物山里红、山楂。

【学名】

《中国植物志》	《中国高等植物》
山里红 *Crataegus pinnatifida* var. *major* N. E. Br.	山里红 *Crataegus pinnatifida* var. *major* N. E. Br.
山楂 *Crataegus pinnatifida* Bge.	山楂 *Crataegus pinnatifida* Bunge

【民族药标准】

名称	植物来源	药用部位	产地加工	标准
山楂	山里红 *Crataegus pinnatifida* Bge. var. *major* N. E. Br. 山楂 *Crataegus pinnatifida* Bge.	成熟果实*	—	蒙药炮规 2020

【中药标准】

名称	植物来源	药用部位	产地加工	标准
山楂	山里红 *Crataegus pinnatifida* Bge. var. *major* N. E. Br. 山楂 *Crataegus pinnatifida* Bge.	果实	秋季果实成熟时采收,切片,干燥	药典 2020

附注:*干燥或冻干成熟果实。

1681 广山楂

【来源】蔷薇科植物台湾林檎、光萼林檎。

【学名】

《中国植物志》	《中国高等植物》
台湾林檎 *Malus doumeri*(Bois)Chev.	台湾林檎 *Malus doumeri*(Bois)Chev.
光萼海棠 *Malus leiocalyca* S. Z. Huang	光萼海棠 *Malus leiocalyca* S. Z. Huang

【民族药标准】

名称	植物来源	药用部位	产地加工	标准
广山楂*	台湾林檎 *Malus doumeri*(Bois)Chev.	果实	秋季果实成熟时采收,切片,干燥	贵州第二册 2019
广山楂/芒山楂	台湾林檎 *Malus doumeri*(Bois)A. Chev. 光萼林檎 *Malus leiocalyca* S. Z. Huang	果实	秋季果实成熟时采收,用沸水烫 10 分钟,捞起切片,干燥	广西壮药第二卷 2011

【中药标准】

名称	植物来源	药用部位	产地加工	标准
山楂/广山楂	台湾林檎 *Malus doumeri*(Bois)Chev. 光萼林檎 *Malus leiocalyca* S. Z. Huang	果实	秋季果实成熟时采收,用沸水烫 10 分钟后,捞起切片,晒干	广西 1990
广山楂	台湾林檎 *Malus doumeri*(Bois)Chev.	成熟果实	—	药典 2020 附
广山楂	台湾林檎 *Malus doumeri*(Bois)Chev.	成熟果实	—	部颁 4 册附

附注:*同为中药标准收载品种。

1682 南山楂

【来源】蔷薇科植物野山楂。

【学名】

《中国植物志》	《中国高等植物》
野山楂 *Crataegus cuneata* Sieb. et Zucc.	野山楂 *Crataegus cuneata* Sieb. et Zucc.

【民族药标准】

名称	植物来源	药用部位	产地加工	标准
南山楂/山楂依	野山楂 *Crataegus cuneata* Sieb. et Zucc.	果实	秋季果实成熟时采收,置沸水中略烫后干燥或直接干燥	广西壮药第三卷 2018
野山楂*	云南山楂 *Crataegus scabrifolia*(Franch.)Rehd. 野山楂 *Crataegus cuneata* Sieb. et Zucc.	果实	秋季果实成熟时采摘,横切或纵切成两瓣,干燥,或直接干燥	贵州 2003

【中药标准】

名称	植物来源	药用部位	产地加工	标准
南山楂	野山楂 *Crataegus cuneata* Sieb. et Zucc.	果实	秋季果实成熟时采收;置沸水中略烫后干燥或直接干燥	部颁中药材
南山楂	野山楂 *Crataegus cuneata* Sieb. et Zucc.	果实	秋季果实成熟时采收,置沸水中稍烫后,干燥;或直接干燥	安徽炮规2019
南山楂	野山楂 *Crataegus cuneata* Sieb. et Zucc.	果实	秋季果实成熟时采收,直接干燥或置沸水中略烫后干燥	天津炮规2018
南山楂	野山楂 *Crataegus cuneata* Sieb. et Zucc.	成熟果实	—	重庆炮规2006
南山楂(炒)	野山楂 *Crataegus cuneata* Sieb. et Zucc.	成熟果实	—	药典2020附

附注:*同为中药标准收载品种。

1683 野山楂

【来源】蔷薇科植物云南山楂、野山楂。

【学名】

《中国植物志》	《中国高等植物》
云南山楂 *Crataegus scabrifolia*(Franch.)Rehd.	云南山楂 *Crataegus scabrifolia*(Franch.)Rehd.
野山楂 *Crataegus cuneata* Sieb. et Zucc.	野山楂 *Crataegus cuneata* Sieb. et Zucc.

【民族药标准】

名称	植物来源	药用部位	产地加工	标准
野山楂*	云南山楂 *Crataegus scabrifolia* (Franch.)Rehd. 野山楂 *Crataegus cuneata* Sieb. et Zucc.	果实	秋季果实成熟时采摘,横切或纵切成两瓣,干燥,或直接干燥	贵州2003
南山楂/山楂依	野山楂 *Crataegus cuneata* Sieb. et Zucc.	果实	秋季果实成熟时采收,置沸水中略烫后干燥或直接干燥	广西壮药第三卷2018

【中药标准】

名称	植物来源	药用部位	产地加工	标准
南山楂	野山楂 *Crataegus cuneata* Sieb. et Zucc.	果实	秋季果实成熟时采收;置沸水中略烫后干燥或直接干燥	部颁中药材
山楂果	云南山楂 *Crataegus scabrifolia* (Franch.)Rehd. 湖北山楂 *Crataegus hupehensis* Sarg.	果实	秋季果实成熟时采摘,横切或纵切成两瓣,干燥或直接干燥	四川2010
云山楂	云南山楂 *Crataegus scabrifolia* (Franch.)Rehd.	果实	秋季果实成熟时采收,多纵切成两瓣,干燥	云南第七册2005
南山楂	野山楂 *Crataegus cuneata* Sieb. et Zucc.	果实	秋季果实成熟时采收,置沸水中稍烫后,干燥;或直接干燥	安徽炮规2019
南山楂	野山楂 *Crataegus cuneata* Sieb. et Zucc.	果实	秋季果实成熟时采收,直接干燥或置沸水中略烫后干燥	天津炮规2018
南山楂	野山楂 *Crataegus cuneata* Sieb. et Zucc.	成熟果实	—	重庆炮规2006
南山楂(炒)	野山楂 *Crataegus cuneata* Sieb. et Zucc.	成熟果实	—	药典2020附

附注:*同为中药标准收载品种。

1684 曲札

【来源】蓼科植物藏边大黄。

【学名】

《中国植物志》	《中国生物物种名录》
藏边大黄 *Rheum australe* D. Don	藏边大黄 *Rheum australe* D. Don

【民族药标准】

名称	植物来源	药用部位	产地加工	标准
曲札	藏边大黄 *Rheum emodii* Wall.	根及根茎	秋季采挖根及根茎,洗净,切片,晾干	西藏藏药第二册2012

1685　水灯盏

【来源】木兰科植物冷饭藤。

【学名】

《中国植物志》	《中国生物物种名录》
冷饭藤 *Kadsura oblongifolia* Merr.	冷饭藤 *Kadsura oblongifolia* Merr.

【民族药标准】

名称	植物来源	药用部位	产地加工	标准
水灯盏/小红钻/小红准	冷饭藤 *Kadsura oblongifolia* Merr.	根和茎	全年均可采挖,晒干或鲜用	广西瑶药第一卷 2014

1686　鸟不站

【来源】五加科植物长刺楤木。

【学名】

《中国植物志》	《中国高等植物》
长刺楤木 *Aralia spinifolia* Merr.	长刺楤木 *Aralia spinifolia* Merr.

【民族药标准】

名称	植物来源	药用部位	产地加工	标准
鸟不站/小鸟不站/紧当端	长刺楤木 *Aralia spinifolia* Merr.	根和茎	夏季采挖,除去杂质,晒干	广西瑶药第二卷 2022

1687　香樟

【来源】樟科植物云南樟、黄樟、樟。

【学名】

《中国植物志》	《中国高等植物》
云南樟 *Cinnamomum glanduliferum*(Wall.)Nees	云南樟 *Cinnamomum glanduliferum*(Wall.)Meisn.
黄樟 *Cinnamomum parthenoxylon*(Jack)Meisner	黄樟 *Cinnamomum parthenoxylon*(Jack)Meisn.
樟 *Cinnamomum camphora*(L.)Presl	樟 *Cinnamomum camphora*(Linn.)Presl

【民族药标准】

名称	植物来源	药用部位	产地加工	标准
香樟	云南樟 *Cinnamomum glanduliferum*(Wall.)Nees	木材	冬季或早春,采伐[#],除去树皮,锯段或劈片,阴干	四川藏药 2020
香樟/高差	黄樟 *Cinnamomum parthenoxylon*(Jack.)Nees 樟 *Cinnamomum camphora*(L.)Presl	根和茎基	全年可采,洗净,切段,阴干	广西壮药第一卷 2008
香樟	樟 *Cinnamomum camphora*(L.)Presl 云南樟 *Cinnamomum glanduliforum*(Wall.)Nees	心材	—	部颁藏药附
香樟/阿玛尔	樟 *Cinnamomum camphora*(L.)Presl 云南樟 *Cinnamomum glanduliforum*(Wall.)Nees	心材	—	青海藏药 1992 附
樟木/扎嘎日图—毛都	樟 *Cinnamomum camphora*(L.)Presl	木材	冬季采收,将伐倒的树干剥去皮,锯段,劈成小块,晒干	蒙药 2021
樟木[*]	樟 *Cinnamomum camphora*(L.)Presl	心材或幼小枝条	夏、秋二季采收,锯段,劈成小块,晒干	贵州第二册 2019
云南樟/阿卡苦拗	云南樟 *Cinnamomum glanduliferum*(Wall.)Nees	带膏脂的木材	去基根、枝条、外皮后,选择质重、色深的木材,锯劈成条段,封闭[*]	西藏藏药第二册 2012

【中药标准】

名称	植物来源	药用部位	产地加工	标准
樟木	樟 *Cinnamomum camphora*(L.)Presl	木材	秋、冬二季采收,锯取树干,锯成段,剥去树皮,干燥	安徽 2022
樟木	樟 *Cinnamomum camphora*(L.)Presl	心材	通常于冬季砍收树干,剥去树皮,锯段,劈成块,晒干	山东 2022

续表

名称	植物来源	药用部位	产地加工	标准
香樟/樟树根	樟 *Cinnamomum camphora*（L.）Presl	根或茎枝	全年采收根及茎枝或砍伐后留下的树根，除去泥沙，阴干▲	江西 2014
香樟	黄樟 *Cinnamomum parthenoxylon*（Jack）Nees 樟 *Cinnamomum camphora*（L.）Presl	根和根茎	全年可采、洗净、切段、阴干	广西第二册 1996
香樟木	樟 *Cinnamomum camphora*（L.）Presl	木材	锯下树干，去皮，砍、劈成小块晒干或收集洁净樟木制品加工边料，整理加工成小块	上海 1994
樟木	樟 *Cinnamomum camphora*（L.）Presl	木材	通常在冬季砍取樟树树干或樟木制品的干燥洁净刨花及碎屑	天津炮规 2018
香樟	黄樟 *Cinnamomum parthenoxylon*（Jack）Nees 樟 *Cinnamomum camphora*（L.）Presl	根和根茎	—	药典 2020 附
樟树根	樟 *Cinnamomum camphora*（L.）Presl	根	—	药典 2015 附

附注：＊直径 30 cm 以上的树；#选取人工种植（树龄 10 年以上）的植株采伐；▲生长 8 年及 8 年以上树龄的根及直径 3 cm 以上的茎枝；★同为中药标准收载品种。

1688　坚叶樟

【来源】樟科植物坚叶樟。

【学名】

《中国植物志》	《中国生物物种名录》
坚叶樟 *Cinnamomum chartophyllum* H. W. Li	坚叶樟 *Cinnamomum chartophyllum* H. W. Li

【民族药标准】

名称	植物来源	药用部位	产地加工	标准
坚叶樟/埋中欢	坚叶樟 *Cinnamomum chartophyllum* H. W. Li	心材	秋、冬季采伐，除去边材，切片，低温干燥	云南傣药 2005

1689　云南樟

【来源】樟科植物云南樟。

【学名】

《中国植物志》	《中国高等植物》
云南樟 *Cinnamomum glanduliferum*（Wall.）Nees	云南樟 *Cinnamomum glanduliferum*（Wall.）Meisn.

【民族药标准】

名称	植物来源	药用部位	产地加工	标准
云南樟/阿卡苦拗	云南樟 *Cinnamomum glanduliferum*（Wall.）Nees	带膏脂的木材	去基根、枝条、外皮后，选择质重、色深的木材，锯、劈成条段，封闭＊	西藏藏药第二册 2012
香樟	樟 *Cinnamommum camphora*（L.）Presl 云南樟 *Cinnamomum glanduliforum*（Wall.）Nees	心材	—	部颁藏药附
香樟/阿玛尔	樟 *Cinnamomum camphora*（L.）Presl 云南樟 *Cinnamomum glanduliforum*（Wall.）Nees	心材	—	青海藏药 1992 附

附注：＊直径 30 cm 以上的树。

1690　仙人掌

【来源】仙人掌科植物梨果仙人掌、仙人掌。

【学名】

《中国植物志》	《中国高等植物》
梨果仙人掌 *Opuntia ficus-indica*（L.）Mill.	梨果仙人掌 *Opuntia ficus-indica*（Linn.）Mill.
仙人掌 *Opuntia dillenii*（Ker Gawl.）Haw.	仙人掌 *Opuntia stricta*（Haw.）Haw. var. *dillenii* Ker-Gawl.）Benson

【民族药标准】

名称	植物来源	药用部位	产地加工	标准
仙人掌#	梨果仙人掌 *Opuntia ficus-indica*（Linn.）Mill. 仙人掌 *Opuntia stricta*（Haw.）Haw. var. *dillenii*（Ker-Gawl.）Benson	地上部分*	全年可采,鲜用或切块、干燥	贵州第二册 2019
仙人掌/稞海低	仙人掌 *Opuntia dillenii*（Ker Gawl.）Haw.	地上部分	全年可采,用刀削除小瘤体上的利刺和刺毛,除去杂质,晒干	广西壮药第二卷 2011
仙人掌/窝尼瑙包帕	仙人掌 *Opuntia stricta*（Haw.）Haw. var. *dillenii*（Ker-Gawl.）Benson	茎	全年可采,干燥	云南彝药Ⅱ 2005

【中药标准】

名称	植物来源	药用部位	产地加工	标准
仙人掌	仙人掌 *Opuntia stricta*（Haw.）Haw. var. *dillenii*（Ker-Gawl.）Benson	地上部分	全年均可采收,用刀削除小瘤体上的利刺和刺毛,除去杂质,趁鲜切段,干燥	吉林第二册 2019
仙人掌	仙人掌 *Opuntia dillenii*（Ker-Gawl.）Haw.	根及茎	全年可采,除去针刺,鲜用或晒干	海南第一册 2011
仙人掌	仙人掌 *Opuntia dillenii*（Ker-Gawl.）Haw.	地上部分	全年可采,用刀削除小瘤体上的利刺和刺毛,除去杂质,晒干	广西第二册 1996

附注:＊新鲜或干燥地上部分;#同为中药标准收载品种。

1691 虎杖

【来源】蓼科植物虎杖。

【学名】

《中国植物志》	《中国高等植物》
虎杖 *Reynoutria japonica* Houtt.	虎杖 *Polygonum cuspidatum* Sieb. et Zucc.

【民族药标准】

名称	植物来源	药用部位	产地加工	标准
虎杖/花斑竹/红林巩	虎杖 *Polygonum cuspidatum* Sieb. et Zucc.	根茎和根	春、秋季采挖,除去须根,洗净,趁鲜切短段或厚片,晒干	广西瑶药第一卷 2014
虎杖/稞天岗	虎杖 *Polygonum cuspidatum* Sieb. et Zucc.	根茎及根	春、秋季采挖,除去须根,洗净,趁鲜切短段或厚片,干燥	广西壮药第一卷 2008

【中药标准】

名称	植物来源	药用部位	产地加工	标准
虎杖	虎杖 *Polygonum cuspidatum* Sieb. et Zucc.	根茎和根	春、秋二季采挖,除去须根,洗净,趁鲜切短段或厚片,晒干	药典 2020

1692 假鹰爪

【来源】番荔枝科植物假鹰爪。

【学名】

《中国植物志》	《中国药用植物志》
假鹰爪 *Desmos chinensis* Lour.	假鹰爪 *Desmos chinensis* Lour.

【民族药标准】

名称	植物来源	药用部位	产地加工	标准
假鹰爪/鸡爪风/结扭崩	假鹰爪 *Desmos chinensis* Lour.	叶	夏、秋季采收,晒干	广西瑶药第一卷 2014
假鹰爪/稞漏挪	假鹰爪 *Desmos chinensis* Lour.	叶	夏、秋季采收,晒干	广西壮药第二卷 2011

1693 基力哲

【来源】龙胆科植物秦艽。

【学名】

《中国植物志》	《中国高等植物》
秦艽 *Gentiana macrophylla* Pall.	秦艽 *Gentiana macrophylla* Pall.

【民族药标准】

名称	植物来源	药用部位	产地加工	标准
基力哲	秦艽 *Gentiana macrophylla* Pall.	地上部分*	夏季花开期采收,除去杂质,晒干	蒙药2021

附注:*蒙药炮规2020收载"大秦艽"药用部位"带花地上部分"。

1694 山塔蔗

【来源】柿科植物岩柿。

【学名】

《中国植物志》	《中国高等植物》
岩柿 *Diospyros dumetorum* W. W. Smith	岩柿 *Diospyros dumetorum* W. W. Smith

【民族药标准】

名称	植物来源	药用部位	产地加工	标准
山塔蔗/依波	岩柿 *Diospyros dumetorum* W. W. Smith	成熟果实	秋季采集,干燥	云南彝药Ⅱ2005

1695 穿花针

【来源】芸香科植物豆叶九里香。

【学名】

《中国植物志》	《中国高等植物》
豆叶九里香 *Murraya euchrestifolia* Hayata	豆叶九里香 *Murraya euchrestifolia* Hayata

【民族药标准】

名称	植物来源	药用部位	产地加工	标准
穿花针/神船华	豆叶九里香 *Murraya euchrestifolia* Hayata	叶*	夏、秋季采收,除去杂质,阴干	广西壮药第一卷2008

【中药标准】

名称	植物来源	药用部位	产地加工	标准
穿花针	豆叶九里香 *Murraya euchrestifolia* Hayata	叶或带嫩枝	夏、秋二季采收,除去杂质,阴干	广西第二册1996
豆叶九里香	豆叶九里香 *Murraya euchrestifolia* Hayata	叶或带嫩枝	—	部颁8册附

附注:*干燥叶(或带嫩枝)。

1696 绣花针

【来源】茜草科植物虎刺。

【学名】

《中国植物志》	《中国高等植物》
虎刺 *Damnacanthus indicus* (L.) Gaertn. f.	虎刺 *Damnacanthus indicus* Gaertn. f.

【民族药标准】

名称	植物来源	药用部位	产地加工	标准
绣花针/丛兵新	虎刺 *Damnacanthus indicus* Gaertn.	全草	春、夏二季采收,除去杂质,洗净,干燥	广西瑶药第二卷2022

【中药标准】

名称	植物来源	药用部位	产地加工	标准
虎刺	虎刺 *Damnacanthus indicus* (L.) Gaertn. f.	全株	全年均可采挖,除去杂质,洗净,干燥	药典1977
虎刺	虎刺 *Dammacathus indicus* Gaertn.	全株	全年可采,洗净根后切段、片,晒干	上海1994

1697 单面针

【来源】芸香科植物砚壳花椒、刺壳花椒。

【学名】

《中国植物志》	《中国高等植物》
蚬壳花椒 *Zanthoxylum dissitum* Hemsl.	蚬壳花椒 *Zanthoxylum dissitum* Hemsl.
刺壳花椒 *Zanthoxylum echinocarpum* Hemsl.	刺壳花椒 *Zanthoxylum echinocarpum* Hemsl.

【民族药标准】

名称	植物来源	药用部位	产地加工	标准
单面针*	砚壳花椒 *Zanthoxylum dissitum* Hemsl. 刺壳花椒 *Zanthoxylum echinocarpum* Hemsl.	根和茎	—	湖南炮规 2021

【中药标准】

名称	植物来源	药用部位	产地加工	标准
单面针	蚬壳花椒 *Zanthoxylum dissitum* Hemsley 刺壳花椒 *Zanthoxylum echinocarpum* Hemsley	根和茎	全年均可采收,洗净,切段,干燥	湖南 2009
单面针	单面针 *Zanthoxylum dissitum* Hemsley	根和茎	—	药典 2010 附

附注:*【民族药名】若苦错布(土家),奴盼奔(侗),入山虎(瑶)。

1698 两面针

【来源】芸香科植物两面针。

【学名】

《中国植物志》	《中国高等植物》
两面针 *Zanthoxylum nitidum*(Roxb.)DC.	两面针 *Zanthoxylum nitidum*(Roxb.)DC.

【民族药标准】

名称	植物来源	药用部位	产地加工	标准
两面针/棵剩咯	两面针 *Zanthoxylum nitidum*(Roxb.)DC.	根	全年均可采挖,洗净,切片或段,干燥	广西壮药第一卷 2008

【中药标准】

名称	植物来源	药用部位	产地加工	标准
两面针	两面针 *Zanthoxylum nitidum*(Roxb.)DC.	根	全年均可采挖,洗净,切片或段,晒干	药典 2020
入地金牛/两面针	两面针 *Zanthoxylum nitidum*(Roxb.)DC.	根及茎	全年均可采挖,洗净,切片或段,晒干	广东第二册 2011
两面针	竹叶花椒 *Zanthoxylum armatum* Candolle	根和茎	全年可采,洗净,切片,干燥	湖南 2009
两面针	两面针 *Zanthoxylum nitidum*(Roxb.)DC. 毛两面针 *Zanthoxylum nitidum* var. *fastuosum* How ex Huang	全株	全年均可采收,除去杂质,切片,晒干	广西第二册 1996

1699 毛两面针

【来源】芸香科植物毛两面针(毛叶两面针)。

【学名】

《中国植物志》	《中国高等植物》
毛叶两面针 *Zanthoxylum nitidum* var. *tomentosum* Huang	毛叶两面针 *Zanthoxylum nitidum* var. *tomentosum* Huang

【民族药标准】

名称	植物来源	药用部位	产地加工	标准
毛两面针/剩咯金	毛两面针 *Zanthoxylum nitidum*(Roxb.) DC. var. *tomentosum* Huang	全株	全年均可采收,除去杂质,切片,干燥	广西壮药第一卷 2008

1700 三颗针

【来源】小檗科植物黄芦木、细叶小檗、匙叶小檗、豪猪刺、古宗金花小檗(金花小檗)、贵州小檗、壮刺小檗同属数种植物。

【学名】

《中国植物志》	《中国高等植物》
黄芦木 *Berberis amurensis* Rupr.	黄芦木 *Berberis amurensis* Rupr.
细叶小檗 *Berberis poiretii* Schneid.	细叶小檗 *Berberis poiretii* Schneid.
匙叶小檗 *Berberis vernae* Schneid.	匙叶小檗 *Berberis vernae* Schneid.
豪猪刺 *Berberis julianae* Schneid.	豪猪刺 *Berberis julianae* Schneid.
金花小檗 *Berberis wilsoniae* Hemsley	金花小檗 *Berberis wilsoniae* Hemsl.
贵州小檗 *Berberis cavaleriei* Lévl.	贵州小檗 *Berberis cavaleriei* Lévl.

续表

《中国植物志》	《中国高等植物》
壮刺小檗 *Berberis deinacantha* Schneid.	壮刺小檗 *Berberis deinacantha* Schneid.

【民族药标准】

名称	植物来源	药用部位	产地加工	标准
三棵针/ 乌日格斯图—霞日—毛都	黄芦木 *Berberis amurensis* Rupr. 细叶小檗 *Berberis poiretii* Schneid. 匙叶小檗 *Berberis vernae* Schneid. 同属数种植物	根	春、秋二季采挖,除去须根及杂质,晒干或切片晒干	部颁蒙药
三颗针/ 乌日格斯图—沙日—毛都	黄芦木 *Berberis amurensis* Rupr. 细叶小檗 *Berberis poiretii* Schneid. 匙叶小檗 *Berberis vernae* Schneid. 等同属数种植物#	根*	春、秋二季采挖,除去泥沙和须根,晒干或切片晒干	蒙药 2021
三颗针▲	豪猪刺 *Berberis julianae* Schneid. 古宗金花小檗 *Berberis wilsoniae* Nemsl. var. *guntzunica* (Ahrendt) Ahrendt 贵州小檗 *Berberis cavaleriei* Lévl. 壮刺小檗 *Berberis deinacantha* Schneid.	根	春、秋二季采挖,除去泥沙及须根,洗净,晒干	贵州 2003

【中药标准】

名称	植物来源	药用部位	产地加工	标准
三颗针	拟豪猪刺 *Berberis soulieana* Schneid. 小黄连刺 *Berberis wilsoniae* Hemsl. 细叶小檗 *Berberis poiretii* Schneid. 匙叶小檗 *Berberis vernae* Schneid. 等同属数种植物	根	春、秋二季采挖,除去泥沙和须根,晒干或切片晒干	药典 2020
三棵针	秦岭小檗 *Berberis circumserrata* Schneid. 首阳小檗 *Berberis dielsiana* Fedde. 直穗小檗 *Berberis dasystachya* Maxim	根或根皮	春、秋二季采挖,除去泥沙及须根,洗净,切片,烤干或弱太阳下晒干	河南 1993
三棵针	细叶小檗 *Berberis poiretii* Schneid. 大叶小檗 *Berberis amurensis* Rupr.	根	春、秋二季采挖,除去泥沙及须根,晒干或切片晒干	山西 1987

附注:*蒙药 1986 收载药用部位"根或根内皮";#蒙药炮规 2020 收载植物"拟豪猪刺 *Berberis soulieana* Schneid. 和小黄连刺 *Berberis wilsoniae* Hemsl.";▲同为中药标准收载品种。

1701 欧榛

【来源】桦木科植物欧榛。
【学名】

《中国植物志》	《中华本草·维吾尔药卷》
欧榛 *Corylus avellana* L.	欧榛 *Corylus avellana* L.

【民族药标准】

名称	植物来源	药用部位	产地加工	标准
欧榛	欧榛 *Corylus avellana* L.	种子	秋季果实成熟时采摘,晒干	部颁维药
欧榛	欧榛 *Corylus avellana* L.	种子	秋季果实成熟时采摘,晒干,打下坚果	维药 1993
欧榛	欧榛 *Corylus avellana* L.	种子	秋季果实成熟时采摘,晒干	新疆炮规 2020

1702 蓝布正

【来源】蔷薇科植物柔毛路边青、路边青。
【学名】

《中国植物志》	《中国高等植物》
柔毛路边青 *Geum japonicum* var. *chinense* F. Bolle	柔毛路边青 *Geum japonicum* Thunb. var. *chinense* F. Bolle
路边青 *Geum aleppicum* Jacq.	路边青 *Geum aleppicum* Jacq.

【民族药标准】

名称	植物来源	药用部位	产地加工	标准
蓝布正*/头晕药	柔毛路边青 *Geum japonicum* Thunb. var. *chinense* F. Bolle 路边青 *Geum aleppicum* Jacq.	全草	夏、秋二季采收,洗净,晒干	贵州 2003
五气朝阳草/纪朋诗	柔毛路边青 *Geum japonicum* var. *chinense* Bolle	全草	夏、秋二季采收,洗净、干燥	云南彝药 2005

【中药标准】

名称	植物来源	药用部位	产地加工	标准
蓝布正	路边青 *Geum aleppicum* Jacq. 柔毛路边青 *Geum japonicum* Thunb. var. *chinense* Bolle	全草	夏、秋二季采收,洗净,晒干	药典 2020
追风七	柔毛水杨梅 *Geum japonicum* Thunb. var. *chinense* Bolle	全草	夏、秋季采收,除去泥土,晒干或阴干,切段	陕西 2015
蓝布正	水杨梅 *Geum aleppicum* Jacq.	全草	夏、秋两季采收,洗净,晒干	辽宁第一册 2009
头晕草	柔毛路边青 *Geum japonicum* Thunberg var. *chinense* F. Bolle	全草	夏、秋两季采收,除去杂质,干燥	湖南 2009
五气朝阳草	蓝布正 *Geum japonicum* Thunb. var. *chinense* Bolle	全草	夏、秋季采收,洗净、晒干	云南 1996

附注:＊同为中药标准收载品种。

1703 十八症

【来源】胡椒科植物光轴苎叶菊(苎叶菊)。

【学名】

《中国植物志》	《贵州植物志》
苎叶菊 *Piper boehmeriifolium* (Miquel) C. de Candolle	光轴苎叶菊 *Piper boehmeriaefolium* (Miq.) C. DC. var. *tonkinense* C. DC.

【民族药标准】

名称	植物来源	药用部位	产地加工	标准
十八症＊	光轴苎叶菊 *Piper boehmeriaefolium* (Miq.) C. DC. var. *tonkinense* C. DC.	全株	全年均可采收,洗净,干燥	贵州第二册 2019

附注:＊同为中药标准收载品种。

1704 白鹤灵芝

【来源】爵床科植物灵枝草。

【学名】

《中国植物志》	《中国高等植物》
灵枝草 *Rhinacanthus nasutus* (L.) Kurz	灵枝草 *Rhinacanthus nasutus* (Linn.) Kurz

【民族药标准】

名称	植物来源	药用部位	产地加工	标准
白鹤灵芝/芽鲁哈咪卖	灵枝草 *Rhinacanthus nasutus* (L.) Kurz	枝、叶	全年可采,除去杂质,切段,干燥	云南傣药Ⅱ 2005

1705 桂枝

【来源】樟科植物肉桂。

【学名】

《中国植物志》	《中国高等植物》
肉桂 *Cinnamomum cassia* Presl	肉桂 *Cinnamomum cassia* Presl

【民族药标准】

名称	植物来源	药用部位	产地加工	标准
桂枝/能葵	肉桂 *Cinnamomum cassia* Presl	嫩枝	春、夏季采收,除去叶,干燥,或切片干燥	广西壮药第一卷 2008

【中药标准】

名称	植物来源	药用部位	产地加工	标准
桂枝	肉桂 *Cinnamomum cassia* Presl	嫩枝	春、夏二季采收,除去叶,晒干,或切片晒干	药典 2020

1706 槐枝

【来源】豆科植物槐、刺槐。

【学名】

《中国植物志》	《中国高等植物》
槐 *Styphnolobium japonicum* (L.) Schott	槐 *Sophora japonica* Linn.
刺槐 *Robinia pseudoacacia* L.	刺槐 *Robinia pseudoacacia* Linn.

【民族药标准】

名称	植物来源	药用部位	产地加工	标准
槐枝#	槐 *Sophora japonica* L. 刺槐 *Robinia pseudoacacia* L.	枝条*	四季采收,去叶,鲜用或干燥	贵州第二册 2019

【中药标准】

名称	植物来源	药用部位	产地加工	标准
槐枝	槐 *Sophora japonica* L.	嫩枝	春季采收,去叶,晒干,切长段	山东 2022
槐枝	槐 *Sophora japonica* L.	嫩枝	春末夏初采收,除去小叶,晒干	吉林第二册 2019
槐枝	槐 *Sophora japonica* L.	嫩枝	立秋之前采收,晒干	辽宁第二册 2019
槐枝	槐 *Sophora japonica* L.	嫩枝	春末夏初采收,除去叶,晒干	湖北 2018
槐枝	槐 *Sophora japonica* L.	嫩枝	—	药典 2020 附
槐枝	槐 *Sophora japonica* L.	嫩枝	—	部颁 6 册附
槐枝	槐 *Sophora japonica* L.	嫩枝	—	北京 1998 附
槐枝	槐 *Sophora japonica* L.	嫩枝	—	山西 1987 附

附注:* 新鲜或干燥枝条;# 同为中药标准收载品种。

1707 柳枝

【来源】杨柳科植物垂柳。

【学名】

《中国植物志》	《中国高等植物》
垂柳 *Salix babylonica* L.	垂柳 *Salix babylonica* Linn.

【民族药标准】

名称	植物来源	药用部位	产地加工	标准
柳枝▲	垂柳 *Salix babylonica* L.	枝条*	四季采收,去叶,切段,鲜用或干燥	贵州第二册 2019

【中药标准】

名称	植物来源	药用部位	产地加工	标准
柳枝	垂柳 *Salix babylonica* L.	嫩枝	春季摘取嫩枝,去叶,晒干,切长段	山东 2022
垂柳枝	垂柳 *Salix babylonica* L.	带叶枝条	春、夏、秋三季摘取柳枝条垂下的部分,晒干	广东第三册 2018
清明柳	垂柳 *Salix babylonica* L.	带嫩叶的枝条	清明前后采割,晒干	上海 1994
柳枝	垂柳 *Salix babylonica* L.	枝条	全年均可采收,去叶,晒干,或趁鲜切片,晒干	广西 1990
柳枝	垂柳 *Salix babylonica* L.	枝条	—	部颁 1 册附
柳条	垂柳 *Salix babylonica* L.	嫩枝#	—	部颁 4 册附
柳枝	垂柳 *Salix babylonica* L.	嫩枝	—	北京 1998 附
柳枝	垂柳 *Salix babylonica* L.	枝条	—	山西 1987 附

附注:* 新鲜或干燥枝条;# 直径 1~1.5 cm;▲ 同为中药标准收载品种。

1708 坡柳枝

【来源】杨柳科植物坡柳。

【学名】

《中国植物志》	《中国高等植物》
坡柳 *Salix myrtillacea* Anderss.	坡柳 *Salix myrtillacea* Anderss.

【民族药标准】

名称	植物来源	药用部位	产地加工	标准
坡柳枝	坡柳 *Salix myrtillacea* Anderss.	带叶嫩枝	4—10 月采收,除去老枝及残留果序,干燥	四川 2022

1709 榆枝

【来源】榆科植物榆树。

【学名】

《中国植物志》	《中国高等植物》
榆树 *Ulmus pumila* L.	榆树 *Ulmus pumila* Linn.

【民族药标准】

名称	植物来源	药用部位	产地加工	标准
榆枝#	榆树 *Ulmus pumila* L.	枝条*	四季采收,去叶,切段,晒干或鲜用	贵州第二册 2019

【中药标准】

名称	植物来源	药用部位	产地加工	标准
榆枝	榆树 *Ulmus pumila* L.	枝条	—	部颁 7 册附

附注:*新鲜或干燥枝条;#同为中药标准收载品种。

1710　白刺枝

【来源】豆科植物川西白刺花。

【学名】

《中国植物志》	《中国生物物种名录》
川西白刺花 *Sophora davidii* var. *chuansiensis* C. Y. Ma	川西白刺花 *Sophora davidii* var. *chuansiensis* C. Y. Ma

【民族药标准】

名称	植物来源	药用部位	产地加工	标准
白刺枝	川西白刺花 *Sophora davidii* var. *chuansiensis* C. Y. Ma	带叶及花的枝条	花期采收,除去杂质,干燥	四川 2022

1711　草柏枝

【来源】玄参科植物细裂叶松蒿(裂叶松蒿)。

【学名】

《中国植物志》	《中国高等植物》
细裂叶松蒿 *Phtheirospermum tenuisectum* Bur. et Franch.	裂叶松蒿 *Phtheirospermum tenuisectum* Bur. et Franch.

【民族药标准】

名称	植物来源	药用部位	产地加工	标准
草柏枝/硕浪诗	细裂叶松蒿 *Phtheirospermum tenuisectum* Bur. et Franch.	全草	夏、秋季采收,除去杂质,干燥	云南彝药Ⅲ 2005

1712　地柏枝

【来源】鳞始蕨科植物乌蕨,铁角蕨科植物变异铁角蕨。

【学名】

《中国植物志》	《中国高等植物》
乌蕨 *Odontosoria chinensis* J. Sm.	乌蕨 *Sphenomeris chinensis* (Linn.) Maxon
变异铁角蕨 *Asplenium varians* Wall. ex Hook. et Grev.	变异铁角蕨 *Asplenium varians* Wall. ex Hook. et Grev.

【民族药标准】

名称	植物来源	药用部位	产地加工	标准
地柏枝#	乌蕨 *Sphenomeris chinensis* (L.) Maxon 变异铁角蕨 *Asplenium varians* Wall. ex Hook. et Grev.	全草*	全年均可采收,洗净,鲜用或干燥	贵州第二册 2019

【民族药标准】

名称	植物来源	药用部位	产地加工	标准
地柏枝	江南卷柏 *Selaginella moellendorffii* Hieron.	全草*	7 月采收,除去杂质、泥土,干燥	安徽炮规 2019

附注:*新鲜或干燥全草;#同为中药标准收载品种。

1713　水柏枝

【来源】柽柳科植物匍匐水柏枝、水柏枝(三春水柏枝)、河柏(宽苞水柏枝)及同属数种植物。

【学名】

《中国植物志》	《中国高等植物》
匍匐水柏枝 *Myricaria prostrata* Hook. f. et Thoms. ex Benth. et Hook. f.	匍匐水柏枝 *Myricaria prostrata* Hook. f. et Thoms. ex Benth. et Hook. f.

《中国植物志》	《中国高等植物》
水柏枝 *Myricaria germanica*（L.）Desv.	三春水柏枝 *Myricaria paniculata* P. Y. Zhang et Y. J. Zhang
宽苞水柏枝 *Myricaria bracteata* Royle	宽苞水柏枝 *Myricaria bracteata* Royle

【民族药标准】

名称	植物来源	药用部位	产地加工	标准
水柏枝/翁布	匍匐水柏枝 *Myricaria prostrata* Benth. et Hook. f. 及同属多种植物	嫩枝叶	夏季花期采收,切段,晾干	六省藏标
水柏枝/翁布	水柏枝 *Myricaria germanica*（L.）Desv. 及同属数种植物	嫩枝	春夏季采集,晒干	部颁藏药
水柏枝/奥木吾	水柏枝 *Myricaria germanica*（L.）Desv. 及同属数种植物	嫩枝	春夏季采集,晒干	青海藏药 1992
水柏枝/巴乐古那	河柏 *Myricaria alopecuroides* Schrenk	嫩枝叶	夏末开花时采收,阴干	蒙药 1986
水柏枝	水柏枝 *Myricaria germanica*（Linn.）Desv.	细嫩枝叶	—	蒙药炮规 2020
水柏枝/翁布	水柏枝 *Myricaria paniculata* P. Y. Zhang 及同属数种植物	嫩枝	春夏季采集,晒干	青海藏药炮规 2010

【中药标准】

名称	植物来源	药用部位	产地加工	标准
水柏枝/文布	匍匐水柏枝 *Myricaria prostrata* Benth. et Hook. f. 及同属多种植物	嫩枝叶	夏季花期采收,切段,晾干	青海 1986
水柏枝	水柏枝 *Myricaria germanica*（L.）Desv. 及同属数种植物	嫩枝	—	部颁 12 册附

1714　赤瓟枝

【来源】葫芦科植物赤瓟。

【学名】

《中国植物志》	《中国高等植物》
赤瓟 *Thladiantha dubia* Bunge	赤瓟 *Thladiantha dubia* Bunge

【民族药标准】

名称	植物来源	药用部位	产地加工	标准
赤瓟枝/奥乐莫色—木其日	赤瓟 *Thladiantha dubia* Bunge	地上部分	春、夏二季采收,晒干	蒙药 2021

1715　金蒿枝

【来源】菊科植物熊胆草。

【学名】

《中国植物志》	《中国高等植物》
熊胆草 *Eschenbachia blinii*（H. Lévl.）Brouillet	熊胆草 *Conyza blinii* Lévl.

【民族药标准】

名称	植物来源	药用部位	产地加工	标准
金蒿枝/阿卡	熊胆草 *Conyza blinii* Lévl.	全草	夏、秋季采收,除去杂质,干燥	云南彝药 2005

【中药标准】

名称	植物来源	药用部位	产地加工	标准
金龙胆草	苦蒿 *Conyza blinii* Lévl.	地上部分	夏、秋二季采割,除去杂质,晒干	药典 2020

1716　没药枝

【来源】橄榄科植物没药树。

【学名】

《中华本草·维吾尔药卷》	《维吾尔药志》
没药树 *Commiphora myrrha* Engl.	没药树 *Commiphora myrrha* Engl.

【民族药标准】

名称	植物来源	药用部位	产地加工	标准
没药枝	没药树 *Commiphora myrrha* Engl.	树枝	割取树枝、切断、晾干	部颁维药
没药枝	没药树 *Commiphora myrrha* Engl.	树枝	—	维药 1993
没药枝	没药树 *Commiphora myrrha* Engl.	树枝	割取树枝、晾干	新疆炮规 2020

1717 山荔枝

【来源】山茱萸科植物头状四照花。

【学名】

《中国植物志》	《中国高等植物》
头状四照花 *Cornus capitata* Wallich	头状四照花 *Dendrobenthamia capitata*（Wall.）Hutch.

【民族药标准】

名称	植物来源	药用部位	产地加工	标准
山荔枝/斯居	头状四照花 *Dendrobenthamia capitata*（Wall.）Hutch.	果序	秋季果实成熟时采摘,除去杂质,干燥	四川 2022

1718 文冠枝

【来源】无患子科植物文冠果。

【学名】

《中国植物志》	《中国高等植物》
文冠果 *Xanthoceras sorbifolium* Bunge	文冠果 *Xanthoceras sorbifolium* Bunge

【民族药标准】

名称	植物来源	药用部位	产地加工	标准
文冠枝/僧登音木其日	文冠果 *Xanthoceras sorbifolia* Bge.	细枝条	春、夏二季采收,除去树皮,截断,或再劈成木丁,干燥	蒙药 2021

1719 鲜桃枝

【来源】蔷薇科植物桃、山桃。

【学名】

《中国植物志》	《中国高等植物》
桃 *Prunus persica* L.	桃 *Amygdalus persica* Linn.
山桃 *Prunus davidiana*（Carrière）Franch.	山桃 *Amygdalus davidiana*（Carr.）C. de Vos ex Henry

【民族药标准】

名称	植物来源	药用部位	产地加工	标准
鲜桃枝*	桃 *Prunus persica*（L.）Batsch 山桃 *Prunus davidiana*（Carr.）Franch. 及栽培种	新鲜枝条	四季采收,去叶,切段	贵州第二册 2019

【中药标准】

名称	植物来源	药用部位	产地加工	标准
桃枝	桃 *Prunus persica*（L.）Batsch	枝条	夏季采收,切段,晒干	药典 2020
桃枝	桃 *Prunus persica*（L.）Batsch 山桃 *Prunus davidiana*（Carr.）Franch.	嫩枝	—	北京 1998 附
桃枝	桃 *Prunus persica*（L.）Batsch 山桃 *Prunus davidiana* Franch.	去叶的嫩枝	—	山西 1987 附

附注：*同为中药标准收载品种,贵州 2003 收载药用部位"新鲜或干燥枝条"。

1720 鲜桑枝

【来源】桑科植物桑。

【学名】

《中国植物志》	《中国高等植物》
桑 *Morus alba* L.	桑 *Morus alba* Linn.

【民族药标准】

名称	植物来源	药用部位	产地加工	标准
鲜桑枝*	桑 *Morus alba* L.	新鲜嫩枝	四季采收,去叶,切段	贵州第二册 2019

【中药标准】

名称	植物来源	药用部位	产地加工	标准
桑枝	桑 *Morus alba* L.	嫩枝	春末夏初采收,去叶,晒干,或趁鲜切片,晒干	药典 2020

附注:*同为中药标准收载品种。

1721 小檗枝

【来源】小檗科植物金花小檗、堆花小檗。

【学名】

《中国植物志》	《中国高等植物》
金花小檗 *Berberis wilsoniae* Hemsley	金花小檗 *Berberis wilsoniae* Hemsl.
堆花小檗 *Berberis aggregata* Schneid.	堆花小檗 *Berberis aggregata* Schneid.

【民族药标准】

名称	植物来源	药用部位	产地加工	标准
小檗枝	金花小檗 *Berberis wilsoniae* Hemsl. 堆花小檗 *Berberis aggregata* Schneid.	地上部分	夏、秋二季采收,干燥	四川 2022

1722 建栀

【来源】茜草科植物大花栀子[栀子(原变种)]。

【学名】

《中国植物志》	《中国生物物种名录》
大花栀子 *Gardenia jasminoides* 'Grandiflorum'	栀子(原变种) *Gardenia jasminoides* f. *grandiflora*(Lour.)Makino

【民族药标准】

名称	植物来源	药用部位	产地加工	标准
建栀/冷现洪	大花栀子 *Gardenia jasminoides* Ellis var. *grandiflora*(Lour.)Nakai	成熟果实	10月左右采摘果实,剪去宿存的花萼头,晒干或煮后晒干、烘干	广西壮药第三卷 2018

【中药标准】

名称	植物来源	药用部位	产地加工	标准
建栀/大花栀子	大花栀子 *Gardenia jasminoides* Ellis var. *grandiflora*(Lour.)Nakai	成熟果实	10月左右采集果实,剪去宿存的花萼头,晒干或煮后晒干或烘干	上海 1994

1723 白芷

【来源】伞形科植物白芷、杭白芷。

【学名】

《中国植物志》	《中国高等植物》
白芷 *Angelica dahurica*(Fisch. ex Hoffm.)Benth. et Hook. f. ex Franch. et Sav.	白芷 *Angelica dahurica*(Fisch. ex Hoffm.)Benth. et Hook. f. ex Franch. et Sav.
杭白芷 *Angelica dahurica*(Fisch. ex Hoffm.)Benth. et Hook. f. ex Franch. et Sav. var. *formosana*(de Boiss.)Shan et Yuan	杭白芷 *Angelica dahurica* cv. Hangbaizhi

【民族药标准】

名称	植物来源	药用部位	产地加工	标准
白芷/查干—苏格巴	白芷 *Angelica dahurica*(Fisch. ex Hoffm.)Benth. et Hook. f. 杭白芷 *Angelica dahurica*(Fisch. ex Hoffm.)Benth. et Hook. f. var. *formosana*(Boiss.)Shan et Yuan	根	夏、秋间叶黄时采挖,除去须根和泥沙,晒干或低温干燥	蒙药 2021

【中药标准】

名称	植物来源	药用部位	产地加工	标准
白芷	白芷 *Angelica dahurica*（Fisch. ex Hoffm.）Benth. et Hook. f. 杭白芷 *Angelica dahurica*（Fisch. ex Hoffm.）Benth. et Hook. f. var. *formosana*（Boiss.）Shan et Yuan	根	夏、秋间叶黄时采挖,除去须根和泥沙,晒干或低温干燥	药典2020

1724 兴安白芷

【来源】伞形科植物兴安白芷(白芷)。

【学名】

《中国植物志》	《中国高等植物》
白芷 *Angelica dahurica*（Fisch. ex Hoffm.）Benth. et Hook. f. ex Franch. et Sav.	白芷 *Angelica dahurica*（Fisch. ex Hoffm）Benth. et Hook. f. ex Franch. et Sav.

【民族药标准】

名称	植物来源	药用部位	产地加工	标准
兴安白芷/朝日根	兴安白芷 *Angelica dahurica*（Fisch. ex Hoffm）Benth. et Hook. f. ex Franch. et Sav.	根	春、秋二季采挖,除去残茎及须根,晒干,或低温干燥	蒙药2021

【中药标准】

名称	植物来源	药用部位	产地加工	标准
北独活	兴安白芷 *Angelica dahurica*（Fisch.）Benth. et Hook. f.	根	春初苗刚发芽或秋末茎叶枯萎时采挖,除去须根及泥沙,晒干	黑龙江2001

1725 牛至

【来源】唇形科植物牛至。

【学名】

《中国植物志》	《中国高等植物》
牛至 *Origanum vulgare* L.	牛至 *Origanum vulgare* Linn.

【民族药标准】

名称	植物来源	药用部位	产地加工	标准
牛至	牛至 *Origanum vulgare* L.	全草	夏秋二季花开时采收,除去杂质,晒干	部颁维药
牛至/满坡香*	牛至 *Origanum vulgare* L.	全草	夏秋二季花开时采收,除去杂质,晒干	贵州2003
牛至	牛至 *Origanum vulgare* L.	全草	夏秋二季花开时采收,晒干	新疆炮规2020

【中药标准】

名称	植物来源	药用部位	产地加工	标准
牛至	牛至 *Origanum vulgare* L.	全草	夏、秋二季花开时采收,除去杂质,晒干	药典1977
牛至	牛至 *Origanum vulgare* L.	地上部分	夏、秋二季花开时采收,除去杂质,晒干	湖北2018
牛至	牛至 *Origanum vulgare* Linnaeus	全草	夏、秋两季花开时采收,除去杂质,晒干	湖南2009
牛至	牛至 *Origanum vulgare* L.	地上部分	夏季开花时采割,除去杂质,阴干或用鲜品	甘肃2009
牛至	牛至 *Origanum majorana* L.	全草	夏、秋季开花时采割,除去杂质,晾干或切段晒干	广东第一册2004
川香薷	牛至 *Origanum vulgare* L.	全草	夏、秋二季花开时采收,除去杂质,晒干	四川1987
川香薷	牛至 *Origanum vulgare* L.	全草	—	重庆炮规2006
牛至	牛至 *Origanum vulgare* L.	全草	夏、秋二季花开时采收,除去杂质,晒干	药典2020 附

附注:*同为中药标准收载品种,贵州1988收载名称为"牛至/土香薷"。

1726 远志

【来源】远志科植物远志、卵叶远志(西伯利亚远志)。

【学名】

《中国植物志》	《中国高等植物》
远志 *Polygala tenuifolia* Willd.	远志 *Polygala tenuifolia* Willd.
西伯利亚远志 *Polygala sibirica* L.	西伯利亚远志 *Polygala sibirica* Linn.

【民族药标准】

名称	植物来源	药用部位	产地加工	标准
远志/吉如很—其其格	远志 *Polygala tenuifolia* Willd. 卵叶远志 *Polygala sibirica* L.	根	春、秋二季采挖,除去须根和泥沙,晒干	蒙药2021

【中药标准】

名称	植物来源	药用部位	产地加工	标准
远志	远志 *Polygala tenuifolia* Willd. 卵叶远志 *Polygala sibirica* L.	根	春、秋二季采挖,除去须根和泥沙,晒干或抽取木心晒干	药典2020

1727 益智

【来源】姜科植物益智。

【学名】

《中国植物志》	《中国高等植物》
益智 *Alpinia oxyphylla* Miq.	益智 *Alpinia oxyphylla* Miq.

【民族药标准】

名称	植物来源	药用部位	产地加工	标准
益智/宝日—苏格木勒	益智 *Alpinia oxyphylla* Miq.	成熟果实	夏、秋间果实由绿变红时采收,晒干或低温干燥	蒙药2021

【中药标准】

名称	植物来源	药用部位	产地加工	标准
益智	益智 *Alpinia oxyphylla* Miq.	成熟果实	夏、秋间果实由绿变红时采收,晒干或低温干燥	药典2020

1728 阿忠

【来源】菊科植物紫花亚菊,毛茛科植物石砾唐松草,报春花科植物垫状点地梅。

【学名】

《中国植物志》	《中国高等植物》
紫花亚菊 *Ajania purpurea* Shih	紫花亚菊 *Ajania purpurea* C. Shih(《中国生物物种名录》)
石砾唐松草 *Thalictrum squamiferum* Lecoy.	石砾唐松草 *Thalictrum squamiferum* Lecoy.
垫状点地梅 *Androsace tapete* Maxim.	垫状点地梅 *Androsace tapete* Maxim.

【民族药标准】

名称	植物来源	药用部位	产地加工	标准
阿忠	紫花亚菊 *Ajania purpurea* Shih 石砾唐松草 *Thalictrum squamiferum* Lecoy. 垫状点地梅 *Androsace tapete* Maxim.	全草	—	四川藏药制剂附
紫花亚菊/坎巴阿中	紫花亚菊 *Ajania purpurea* Shih	全草或地上部分	夏、秋二季采集,除去杂质,阴干	西藏公告2022 *

附注:＊西藏《关于征求红糖等38个地方药材质量标准(草案)意见建议的公告》2022.11.29。

1729 杜仲

【来源】杜仲科植物杜仲。

【学名】

《中国植物志》	《中国高等植物》
杜仲 *Eucommia ulmoides* Oliv.	杜仲 *Eucommia ulmoides* Oliver

【民族药标准】

名称	植物来源	药用部位	产地加工	标准
杜仲/浩图—宝如	杜仲 *Eucommia ulmoides* Oliv.	树皮	4—6月剥取,刮去粗皮,堆置"发汗"至内皮呈紫褐色,晒干	蒙药2021
杜仲/棵杜仲	杜仲 *Eucommia ulmoides* Oliv.	树皮	4—6月剥取,刮去粗皮,堆置"发汗"至内皮呈紫褐色,晒干	广西壮药第二卷2011

【中药标准】

名称	植物来源	药用部位	产地加工	标准
杜仲	杜仲 *Eucommia ulmoides* Oliv.	树皮	4—6月剥取,刮去粗皮,堆置"发汗"至内皮呈紫褐色,晒干	药典2020

1730　红杜仲

【来源】夹竹桃科植物红杜仲藤(华南杜仲藤)、毛杜仲藤、杜仲藤。

【学名】

《中国植物志》	《中国高等植物》
华南杜仲藤 *Urceola quintaretii*(Pierre)D. J. Middleton	华南杜仲藤 *Urceola quintaretii*(Pierre)D. J. Middleton(《中国生物物种名录》)
毛杜仲藤 *Urceola huaitingii*(Chun & Tsiang)D. J. Middleton	毛杜仲藤 *Urceola huaitingii*(Chun & Tsiang)D. J. Middleton(《中国生物物种名录》)
杜仲藤 *Urceola micrantha*(Wallich ex G. Don)D. J. Middleton	杜仲藤 *Urceola micrantha*(Wall. ex G. Don)D. J. Middl.

【民族药标准】

名称	植物来源	药用部位	产地加工	标准
红杜仲/红九牛/使坐翁	红杜仲藤 *Parabarium chunianum* Tsiang 毛杜仲藤 *Parabarium huaitingii* Chun et Tsiang 杜仲藤 *Parabarium micranthum*(A. DC.)Pierre	树皮	全年均可采收,剥取树皮,干燥	广西瑶药第一卷2014
红杜仲/勾兵脓	红杜仲藤 *Urceola quintaretii*(Pierre)D. J. Middleton 毛杜仲藤 *Urceola huaitingii*(Chun et Tsiang)D. J. Middleton 杜仲藤 *Urceola micrantha*(Wall. ex G. Don)D. J. Middleton	树皮	全年均可采收,剥取树皮,干燥	广西壮药第二卷2011

【中药标准】

名称	植物来源	药用部位	产地加工	标准
红杜仲	红杜仲藤 *Parabarium chunianum* Tsiang 毛杜仲藤 *Parabarium huaitingii* Chun et Tsiang 杜仲藤 *Parabarium micranthum*(A. DC.)Pierre 花皮胶藤 *Ecdysanthera utilis* Hay. et Kaw.	树皮	全年可采,剥取树皮,干燥	广西1990
红杜仲	红杜仲藤 *Parabarium chunianum* Tsiang 毛杜仲藤 *Parabarium huaitingii* Chun et Tsiang 杜仲藤 *Parabarium micranthum*(A. DC.)Pierre 花皮胶藤 *Ecdysanthera utilis* Hay. et Kaw.	树皮	—	药典2020附
红杜仲	红杜仲藤 *Parabarium chunianum* Tsiang 毛杜仲藤 *Parabarium huaitingii* Chun et Tsiang 杜仲藤 *Parabarium micranthum*(A. DC.)Pierre 花皮胶藤 *Ecdysanthera utilis* Hay. et Kaw.	树皮	—	部颁5册附

1731　野杜仲

【来源】卫矛科植物大花卫矛。

【学名】

《中国植物志》	《中国高等植物》
大花卫矛 *Euonymus grandiflorus* Wall.	大花卫矛 *Euonymus grandiflorus* Wall.

【民族药标准】

名称	植物来源	药用部位	产地加工	标准
野杜仲	大花卫矛 *Euonymus grandiflorus* Wall.	枝和叶	5—10月采收,割取枝叶,干燥	四川2022

1732　金丝杜仲

【来源】卫矛科植物云南卫矛。

【学名】

《中国植物志》	《中国高等植物》
云南卫矛 *Euonymus yunnanensis* Franch.	云南卫矛 *Euonymus yunnanensis* Franch.

【民族药标准】

名称	植物来源	药用部位	产地加工	标准
金丝杜仲/奢其景	云南卫矛 *Euonymus yunnanensis* Franch.	枝及叶	全年可采,干燥	云南彝药Ⅲ2005

1733 管仲

【来源】蔷薇科植物西南委陵菜(西南蕨麻)。

【学名】

《中国植物志》	《中国高等植物》
西南蕨麻 *Argentina lineata*(Trevir.)Soják	西南委陵菜 *Potentilla fulgens* Wall. ex Hook.

【民族药标准】

名称	植物来源	药用部位	产地加工	标准
管仲/木惹胡姆吉	西南委陵菜 *Potentilla fulgens* Wall. ex Hook.	根	秋、冬二季采挖,除去地上部分及杂质,洗净,干燥	四川2022
管仲/欺补景	西南委陵菜 *Potentilla fulgens* Wall. ex Hook.	根	秋、冬季采挖,洗净,干燥	云南彝药Ⅱ2005
委陵菜根*	委陵菜 *Potentilla chinensis* Ser. 西南委陵菜 *Potentilla fulgens* Wall. ex Hook.	根	秋季采挖,除去杂质,洗净,晒干	贵州2003

【中药标准】

名称	植物来源	药用部位	产地加工	标准
管仲	翻白叶 *Potentilla fulgens* Wall.	根	秋、冬季采挖,除去杂质,晒干	云南1996

附注:*同为中药标准收载品种,贵州1988收载名称"委陵菜根/白头翁"。

1734 滑叶藤仲

【来源】夹竹桃科植物帘子藤。

【学名】

《中国植物志》	《中国高等植物》
帘子藤 *Pottsia laxiflora*(Bl.)Kuntze	帘子藤 *Pottsia laxiflora*(Bl.)Kuntze

【民族药标准】

名称	植物来源	药用部位	产地加工	标准
滑叶藤仲/嘿蒿模	帘子藤 *Pottsia laxiflora*(Bl.)O. Kuntze	藤茎	秋、冬季采收,除去杂质,切片,干燥	云南傣药Ⅱ2005

1735 金丝藤仲

【来源】夹竹桃科植物长节珠。

【学名】

《中国植物志》	《中国高等植物》
长节珠 *Parameria laevigata*(Juss.)Moldenke	长节珠 *Parameria laevigata*(Juss.)Moldenke

【民族药标准】

名称	植物来源	药用部位	产地加工	标准
金丝藤仲/嘿当杜	长节珠 *Parameria laevigata*(Juss.)Moldenke	藤茎	秋、冬季采收,切片,干燥	云南傣药Ⅱ2005

1736 贯众

【来源】紫萁科植物紫萁,乌毛蕨科植物狗脊蕨(狗脊)、单芽狗脊(顶芽狗脊)。

【学名】

《中国植物志》	《中国高等植物》
紫萁 *Osmunda japonica* Thunb.	紫萁 *Osmunda japonica* Thunb.
狗脊 *Woodwardia japonica*(L. f.)Sm.	狗脊 *Woodwardia japonica*(Linn. f.)Sm.
顶芽狗脊 *Woodwardia unigemmata*(Makino)Nakai	顶芽狗脊 *Woodwardia unigemmata*(Makino)Nakai

【民族药标准】

名称	植物来源	药用部位	产地加工	标准
贯众/紫萁贯众*	紫萁 *Osmunda japonica* Thunb. 狗脊蕨 *Woodwardia japonica*（L. f.）Smith 单芽狗脊 *Woodwardia unigemmata*（Makino）Nakai	根茎及叶柄残基	秋季采挖,除去地上部分及须根,洗净,干燥	贵州 2003

【中药标准】

名称	植物来源	药用部位	产地加工	标准
紫萁贯众	紫萁 *Osmunda japonica* Thunb.	根茎和叶柄残基	春、秋二季采挖,洗净,除去须根,晒干	药典 2020
贯众	荚果蕨 *Matteuccia struthiopteris*（L.）Todaro 陕西蛾眉蕨 *Lunathyrium giraldii*（Christ）Ching 中华蹄盖蕨 *Athyrium sinense* Rupr.	根茎及叶柄残基	秋季采挖,削去叶柄,除去须根及泥土,晒干,或趁鲜切段,晒干	甘肃 2020
狗脊贯众	单芽狗脊蕨 *Woodwardia unigemmata*（Makino）Nakai 狗脊蕨 *Woodwardia japonica*（L. f.）Sm.	带叶柄基的根茎	春、秋采挖,削去叶柄、须根,除净泥土,晒干	内蒙古 2021
狗脊贯众	狗脊蕨 *Woodwardia japonica*（L. f.）Smith 单芽狗脊蕨 *Woodwardia unigemmata*（Makino）Nakai	带叶柄残基的根茎	秋季采挖,削去须根及叶柄,除去泥沙及杂质,晒干	湖北 2018
狗脊贯众	单芽狗脊蕨 *Woodwardia unigemmata*（Makino）Nakai 狗脊蕨 *Woodwardia japonica*（L. f.）Smith	带叶柄基的根茎	秋季采挖,除去叶柄、须根及泥沙,晒干	山西第一册 2017
狗脊贯众	狗脊蕨 *Woodwardia japonica*（L. f.）Sm. 胎生狗脊蕨 *Woodwardia prolifera* Hook. et Arn.	根茎及叶柄基部	秋季采挖,除去叶柄、须根及泥沙,晒干	江西 2014
贯众	单芽狗脊蕨 *Woodwardia unigemmata*（Makino）Nakai	根茎	春、秋二季采挖,削去叶柄,除去须根及泥土,晒干;或趁鲜切片,晒干	四川 2010
贯众	狗脊 *Woodwardia japonica*（L. f.）Smith 紫萁 *Osmunda japonica* Thunb. 贯众 *Cyrtomium fortunei* J. Smith	带叶柄基部的根茎	春末至冬初采挖,削去叶及须根,洗净泥沙,干燥	湖南 2009
贯众/紫萁贯众	紫萁 *Osmunda japonica* Thunb.	根茎及叶柄基部	春、秋二季采挖,洗净,除去须根,晒干	山东 2002
狗脊贯众/贯众	狗脊蕨 *Woodwardia japonica*（L. f.）Smith. 单芽狗脊蕨 *Woodwardia unigemmata*（Makino）Nakai	根茎	秋季采挖,除去地上部分及须根,晒干	上海 1994
狗脊贯众	狗脊蕨 *Woodwardia japonica*（L. f.）Sm. 单芽狗脊 *Woodwardia unigemmata*（Makino）Nakai	带叶柄基的根茎	春秋采挖,削去叶柄;须根,除净泥土,晒干	河南 1993
贯众	贯众 *Cyrtomium fortunei* J. Sm.	带叶柄基的根茎	春、夏两季采挖,除去地上部分及杂质,晒干	河南 1993
贯众	华南紫萁 *Osmunda vachellii* Hook. 乌毛蕨 *Blechnum orientale* L. 苏铁蕨 *Brainea insignis*（Hook.）J. Sm.	根状茎	春、秋季采挖,削去叶柄和须根,除净泥土,晒干	广西 1990
贯众	贯众 *Cyrtomium fortunei* J. Sm.	根茎及叶柄基部	春、秋两季采挖,除去叶、须根及泥沙,晒干	江苏 1989
狗脊贯众	狗脊蕨 *Woodwardia japonica*（L. f.）Smith 单芽狗脊蕨 *Woodwardia unigemmata*（Makino）Nakai	根茎	春、秋二季采挖,削去叶柄、须根,除去泥沙,干燥	安徽炮规 2019
贯众#	紫萁 *Osmunda japonica* Thunb. 狗脊蕨 *Woodwardia japonica*（L. f.）Smith 单芽狗脊蕨 *Woodwardia unigemmata*（Makino）Nakai	根茎	春、秋二季采挖削去叶柄,除去须根,除净泥土,晒干	上海炮规 2018
贯众	单芽狗脊蕨 *Woodwardia unigemmata*（Makino）Nakai 狗脊蕨 *Woodwardia struthiopteris*（L. f.）Sm. 荚果蕨 *Matteuccia struthiopteris*（L.）Todaro	带叶柄基的根茎	秋季采挖,削去叶柄,须根,除去泥沙,晒干	天津炮规 2018
贯众	陕西蛾眉蕨 *Lunathyrium giraldii*（Christ）Ching	根及叶柄残基	—	宁夏炮规 2017
贯众	狗脊蕨 *Woodwardia japonica*（L. f.）Smith 单芽狗脊蕨 *Woodwardia unigemmata*（Makino）Nakai	根茎和叶柄残基	秋季采挖,洗净,干燥;或趁鲜切成厚片,干燥	浙江炮规 2015
贯众	单芽狗脊蕨 *Woodwardia unigemmata*（Makino）Nakai 紫萁 *Osmunda japonica* Thunb.	根茎	—	重庆炮规 2006
贯众	绵马鳞毛蕨 *Dryopteris crassirhizoma* Nakai	根茎及叶柄基部	—	山西 1987 附

附注:*同为中药标准收载品种;#前者习称"紫萁贯众",后两者习称"狗脊贯众"。

1737 小贯众

【来源】鳞毛蕨科植物贯众。

【学名】

《中国植物志》	《中国高等植物》
贯众 *Cyrtomium fortunei* J. Sm.	贯众 *Cyrtomium fortunei* J. Sm. Ferns Brit. & Fore

【民族药标准】

名称	植物来源	药用部位	产地加工	标准
小贯众#	贯众 *Cyrtomium fortunei* J. Sm.	根茎及叶柄基部*	春、秋两季采挖,除去叶、须根及泥沙,鲜用或干燥	贵州第二册 2019

【中药标准】

名称	植物来源	药用部位	产地加工	标准
贯众	狗脊 *Woodwardia japonica*(L. f.)Smith 紫萁 *Osmunda japonica* Thunb. 贯众 *Cyrtomium fortunei* J. Smith	带叶柄基部的根茎	春末至冬初采挖,削去叶及须根,洗净泥沙,干燥	湖南 2009
贯众	贯众 *Cyrtomium fortunei* J. Sm.	带叶柄基的根茎	春、夏两季采挖,除去地上部分及杂质,晒干	河南 1993
贯众	贯众 *Cyrtomium fortunei* J. Sm.	根茎及叶柄基部	春、秋两季采挖,除去叶、须根及泥沙,晒干	江苏 1989

附注:* 新鲜或干燥根茎及叶柄基部;#同为中药标准收载品种。

1738 绵马贯众

【来源】鳞毛蕨科植物粗茎鳞毛蕨。

【学名】

《中国植物志》	《中国高等植物》
粗茎鳞毛蕨 *Dryopteris crassirhizoma* Nakai	粗茎鳞毛蕨 *Dryopteris crassirhizoma* Nakai

【民族药标准】

名称	植物来源	药用部位	产地加工	标准
绵马贯众/ 那日苏—额布斯*	粗茎鳞毛蕨 *Dryopteris crassirhizoma* Nakai	根茎和叶柄残基	夏、秋季采挖,削去叶柄、须根,除去泥沙,晒干	蒙药 2021

【中药标准】

名称	植物来源	药用部位	产地加工	标准
绵马贯众	粗茎鳞毛蕨 *Dryopteris crassirhizoma* Nakai	根茎和叶柄残基	秋季采挖,削去叶柄,须根,除去泥沙,晒干	药典 2020

附注:* 蒙药习用名称"贯众"。

1739 荚果蕨贯众

【来源】球子蕨科植物荚果蕨。

【学名】

《中国植物志》	《中国高等植物》
荚果蕨 *Matteuccia struthiopteris*(L.)Todaro	荚果蕨 *Matteuccia struthiopteris*(Linn.)Todaro

【民族药标准】

名称	植物来源	药用部位	产地加工	标准
荚果蕨贯众/ 宝日查格图—奥依麻*	荚果蕨 *Matteuccia struthiopteris*(L.)Todaro	根茎和叶柄残基	夏秋采挖,削去叶柄、须根,除去泥沙,晒干	蒙药 2021

【中药标准】

名称	植物来源	药用部位	产地加工	标准
荚果蕨贯众	荚果蕨 *Matteuccia struthiopteris*(L.)Todaro	带叶柄基的根茎	夏、秋采挖,削去叶柄、须根,除去泥土,整个或剖成两半,晒干	内蒙古 2021

名称	植物来源	药用部位	产地加工	标准
贯众	荚果蕨 *Matteuccia struthiopteris*(L.)Todaro 陕西蛾眉蕨 *Lunathyrium giraldii*(Christ)Ching 中华蹄盖蕨 *Athyrium sinense* Rupr.	根茎及叶柄残基	秋季采挖,削去叶柄,除去须根及泥土,晒干,或趁鲜切段,晒干	甘肃 2020
荚果蕨贯众	荚果蕨 *Matteuccia struthiopteris*(L.)Todaro	带叶柄基的根茎	春季、夏季、秋季采挖,除去地上部分,削去叶柄、须根,除净泥土,晒干	山西第一册 2017
荚果蕨贯众	荚果蕨 *Matteuccia struthiopteris*(L.)Todaro 尖裂荚果蕨 *Matteuccia struthiopteris*(L.)Todaro var. *acutiloba* Ching 中华荚果蕨 *Matteuccia intermedia* C. Chr.	根茎及叶柄残基	秋季采挖,削去叶柄,除去须根、泥沙,晒干	陕西 2015
荚果蕨贯众	荚果蕨 *Matteuccia struthiopteris*(L.)Todaro	带叶柄基的根茎	春、夏秋季采挖,除去地上部分,晒干	河南 1993
贯众	单芽狗脊蕨 *Woodwardia unigemmata*(Makino)Nakai 狗脊蕨 *Woodwardia japonica*(L. f.)Sm. 荚果蕨 *Matteuccia struthiopteris*(L.)Todaro	带叶柄基的根茎	秋季采挖,削去叶柄,须根,除去泥沙,晒干	天津炮规 2018

附注:＊蒙药习用名称"贯众",蒙药 1986 以"贯众"收载植物"粗茎鳞毛蕨 *Dryopteris crassirhizoma* Nakai 和荚果蕨 *Matteuccia struthiopteris*(L.)Todaro"。

1740 铁扫帚

【来源】豆科植物截叶铁扫帚(截叶胡枝子)。

【学名】

《中国植物志》	《中国高等植物》
截叶铁扫帚 *Lespedeza cuneata*(Dum.-Cours.)G. Don	截叶胡枝子 *Lespedeza cuneata*(Dum.-Cours.)G. Don

【民族药标准】

名称	植物来源	药用部位	产地加工	标准
铁扫帚/囊并咪	截叶铁扫帚 *Lespedeza cuneata*(Dum.-Cours.)G. Don	地上部分	夏、秋季采收,除去杂质,干燥或鲜用	广西瑶药第一卷 2014
铁扫帚/棵奔电	截叶铁扫帚 *Lespedeza cuneata*(Dum. Cours.)G. Don	地上部分	夏、秋季采收,除去杂质,扎成小把,干燥	广西壮药第一卷 2008

【中药标准】

名称	植物来源	药用部位	产地加工	标准
铁扫帚	截叶铁扫帚 *Lespedeza cuneata*(Dum.-Cours.)G. Don	全株	夏、秋二季采挖,除去泥沙及杂质,洗净,晒干	湖北 2018
铁扫帚	截叶铁扫帚 *Lespedeza cuneata*(Dum.-Cours.)G. Don	地上部分	6—9 月采割,除去杂质,晒干	广东第二册 2011
夜关门	截叶铁扫帚 *Lespedeza cuneata*(Dum.-Cours.)G. Don	地上部分	9—10 月采收,除去泥沙,晒干	四川 2010
铁扫帚	截叶铁扫帚 *Lespedeza cuneata*(Dumon de Courset)G. Don	地上部分	秋季采割,晒干	湖南 2009
夜关门	截叶铁扫帚 *Lespedeza cuneata*(Dum. Cours.)G. Don	全草	夏、秋二季采收,干燥	贵州 2003
铁扫帚	截叶铁扫帚 *Lespedeza cuneata*(Dum. Cours.)G. Don	地上部分	秋季采割,晒干	上海 1994

1741 江朱

【来源】锦葵科植物中华野葵、圆叶锦葵。

【学名】

《中国植物志》	《中国高等植物》
中华野葵 *Malva verticillata* var. *rafiqii* Abedin	中华野葵 *Malva verticillata* Linn. var. *chinensis*(Mill.)S. Y. Hu
圆叶锦葵 *Malva pusilla* Smith	圆叶锦葵 *Malva rotundifolia* Linn.

【民族药标准】

名称	植物来源	药用部位	产地加工	标准
江朱	中华野葵 *Malva verticillata* L. var. *chinensis*(Miller)S. Y. Hu 圆叶锦葵 *Malva rotundifolia* L. 及同属多种植物	果实	夏、秋二季果实成熟时采收,除去杂质,晾干	西藏藏药第二册 2012

1742 串连珠

【来源】茜草科植物短刺虎刺。

【学名】

《中国植物志》	《中国高等植物》
短刺虎刺 *Damnacanthus giganteus*(Mak.)Nakai	短刺虎刺 *Damnacanthus giganteus*(Makiuo)Nakai

【民族药标准】

名称	植物来源	药用部位	产地加工	标准
串连珠/页蠢周	短刺虎刺 *Damnacanthus giganteus*（Mak.）Nakai	根	夏、秋间采收,除去杂质,干燥	广西瑶药第二卷 2022

1743 红紫珠

【来源】马鞭草科植物红紫珠。

【学名】

《中国植物志》	《中国高等植物》
红紫珠 *Callicarpa rubella* Lindl.	红紫珠 *Callicarpa rubella* Lindl.

【民族药标准】

名称	植物来源	药用部位	产地加工	标准
红紫珠/鲁则骚	红紫珠 *Callicarpa rubella* Lindl.	全株	夏、秋二季枝叶繁盛时采挖,洗净,干燥	云南彝药 2005

1744 大叶紫珠

【来源】马鞭草科植物大叶紫珠。

【学名】

《中国植物志》	《中国高等植物》
大叶紫珠 *Callicarpa macrophylla* Vahl	大叶紫珠 *Callicarpa macrophylla* Vahl

【民族药标准】

名称	植物来源	药用部位	产地加工	标准
大叶紫珠/美苏苏	大叶紫珠 *Callicarpa macrophylla* Vahl	叶或带叶嫩枝	夏、秋季采摘,晒干	广西壮药第三卷 2018
大叶紫珠/穿骨风/存进崩	大叶紫珠 *Callicarpa macrophylla* Vahl	叶或带叶嫩枝	夏、秋季采摘,晒干	广西瑶药第一卷 2014
紫珠叶 *	华紫珠 *Callicarpa cathayana* H. T. Chang 大叶紫珠 *Callicarpa macrophylla* Vahl 老鸦糊 *Callicarpa giraldii* Hesse ex Rehd.	叶或带叶嫩枝	夏、秋二季采收,晒干	贵州 2003

【中药标准】

名称	植物来源	药用部位	产地加工	标准
大叶紫珠	大叶紫珠 *Callicarpa macrophylla* Vahl	叶或带叶嫩枝	夏、秋二季采摘,晒干	药典 2020

附注：* 同为中药标准收载品种。

1745 叶下珠

【来源】大戟科植物叶下珠。

【学名】

《中国植物志》	《中国高等植物》
叶下珠 *Phyllanthus urinaria* L.	叶下珠 *Phyllanthus urinaria* Linn.

【民族药标准】

名称	植物来源	药用部位	产地加工	标准
叶下珠/龙珠草/诺衣周	叶下珠 *Phyllanthus urinaria* Linn.	全草	夏、秋季采收,晒干	广西瑶药第二卷 2022
叶下珠/牙关头	叶下珠 *Phyllanthus urinaria* Linn.	全草	夏、秋季采收,晒干	广西壮药第二卷 2011

【中药标准】

名称	植物来源	药用部位	产地加工	标准
叶下珠	叶下珠 *Phyllanthus urinaria* L.	全草	夏、秋二季采收,除去泥沙、杂质,洗净,干燥	广东第三册 2018

名称	植物来源	药用部位	产地加工	标准
叶下珠	叶下珠 *Phyllanthus urinaria* L.	全草	春季至秋季采收,除去泥沙及杂质,晒干	湖北 2018
叶下珠	叶下珠 *Phyllanthus urinaria* L.	全草	夏、秋两季采收,除去杂质,晒干	浙江第一册 2017
叶下珠	叶下珠 *Phyllanthus urinaria* Linn.	全草	夏、秋二季采收,除去杂质,晒干	陕西 2015
叶下珠	叶下珠 *Phyllanthus urinaria* L.	全草	夏、秋二季采收,拔取全草,除去泥沙,晒干	海南第一册 2011
叶下珠	叶下珠 *Phyllanthus urinaria* Linnaeus	全草	夏、秋季采收,除去杂质,晒干	湖南 2009
叶下珠	叶下珠 *Phyllanthus urinaria* L.	全草	夏、秋二季采收,除去泥沙杂质,晒干	福建 2006
叶下珠	叶下珠 *Phyllanthus urinaria* L.	全草	夏、秋季采收,除去杂质,晒干	云南第一册 2005
叶下珠	叶下珠 *Phyllanthus urinaria* L.	全草	夏、秋季收采,晒干	广西 1990
叶下珠	叶下珠 *Phyllanthus urinaria* L.	全草	夏、秋二季采收,晒干	北京炮规 2023
叶下珠	叶下珠 *Phyllanthus urinaria* L.	全草	夏、秋二季采收,除去杂质,干燥或鲜用	安徽炮规 2019
叶下珠	叶下珠 *Phyllanthus urinaria* L.	全草	—	部颁 9 册附

1746 莪术

【来源】姜科植物蓬莪术(莪术)、广西莪术、温郁金。

【学名】

《中国植物志》	《中国高等植物》
莪术 *Curcuma phaeocaulis* Valeton	莪术 *Curcuma zedoaria*(Christm.)Rosc.
广西莪术 *Curcuma kwangsiensis* S. G. Lee et C. F. Liang	广西莪术 *Curcuma kwangsiensis* S. G. Lee et C. F. Liang
温郁金 *Curcuma wenyujin* Y. H. Chen & C. Ling	温郁金 *Curcuma aromatica* cv. Wenyujin

【民族药标准】

名称	植物来源	药用部位	产地加工	标准
莪术/京昆*	蓬莪术 *Curcuma phaeocaulis* Val. 广西莪术 *Curcuma kwangsiensis* S. G. Lee et C. F. Liang 温郁金 *Curcuma wenyujin* Y. H. Chen et C. Ling	根茎	冬季茎叶枯萎后采挖,洗净,蒸或煮至透心,干燥或低温干燥后除去须根及杂质	广西壮药第一卷 2008

【中药标准】

名称	植物来源	药用部位	产地加工	标准
莪术*	蓬莪术 *Curcuma phaeocaulis* Val. 广西莪术 *Curcuma kwangsiensis* S. G. Lee et C. F. Liang 温郁金 *Curcuma wenyujin* Y. H. Chen et C. Ling	根茎	冬季茎叶枯萎后采挖,洗净,蒸或煮至透心,晒干或低温干燥后除去须根和杂质	药典 2020

附注:* 后者习称"温莪术"。

1747 玉竹

【来源】百合科植物玉竹、欧玉竹(玉竹)。

【学名】

《中国植物志》	《中国高等植物》
玉竹 *Polygonatum odoratum*(Mill.)Druce	玉竹 *Polygonatum odoratum*(Mill.)Druce

【民族药标准】

名称	植物来源	药用部位	产地加工	标准
玉竹/毛浩日一查干	玉竹 *Polygonatum odoratum*(Mill.)Druce	根茎	秋季采挖,除去须根,洗净,晒至柔软后,反复揉搓、晾晒至无硬心,晒干;或蒸透后,揉至半透明,晒干	蒙药 2021
欧玉竹	欧玉竹 *Polygonatum officinale* All.	根茎	—	部颁维药附

【中药标准】

名称	植物来源	药用部位	产地加工	标准
玉竹	玉竹 *Polygonatum odoratum*(Mill.)Druce	根茎	秋季采挖,除去须根,洗净,晒至柔软后,反复揉搓、晾晒至无硬心,晒干;或蒸透后,揉至半透明,晒干	药典 2020

1748 小玉竹

【来源】百合科植物康定玉竹。

【学名】

《中国植物志》	《中国高等植物》
康定玉竹 *Polygonatum prattii* Baker	康定玉竹 *Polygonatum prattii* Baker

【民族药标准】

名称	植物来源	药用部位	产地加工	标准
小玉竹*	康定玉竹 *Polygonatum prattii* Baker	根茎	秋季采挖,除去须根,洗净,蒸透后晒至半干,反复揉搓至软,呈半透明状	贵州第一册 2019

【中药标准】

名称	植物来源	药用部位	产地加工	标准
小玉竹	康定玉竹 *Polygonatum prattii* Baker	根茎	秋季采挖,除去须根,洗净,置沸水中稍煮片刻,捞出,晒至半干,反复搓揉至柔软半透明,晒干	四川 2010
小玉竹	小玉竹 *Polygonatum delavayi* Hua	根茎	秋季采挖,除去地上部分和泥土,蒸透,取出晒至半干,反复搓揉去皮,干燥	云南 1996
小玉竹	康定玉竹 *Polygonatum prattii* Baker	根茎	—	重庆炮规 2006

附注:*同为中药标准收载品种。

1749 了刁竹

【来源】萝藦科植物徐长卿。

【学名】

《中国植物志》	《中国高等植物》
徐长卿 *Vincetoxicum pycnostelma* Kitag.	徐长卿 *Cynanchum paniculatum* (Bunge) Kitag.

【民族药标准】

名称	植物来源	药用部位	产地加工	标准
了刁竹/邦浪唤	徐长卿 *Cynanchum paniculatum* (Bunge) Kitag.	全草	夏、秋季采挖,除去杂质,阴干	广西壮药第三卷 2018

【中药标准】

名称	植物来源	药用部位	产地加工	标准
逍遥竹	徐长卿 *Cynanchum paniculatum* (Bge.) Kitag.	全草	夏、秋二季采挖,除去杂质,扎成小把,阴干	湖北 2018
徐长卿	徐长卿 *Cynanchum paniculatum* (Bge.) Kitag.	全草	秋季采挖,除去泥沙,阴干	河南 1991

1750 山踯躅

【来源】杜鹃花科植物毛肋杜鹃。

【学名】

《中国植物志》	《中国高等植物》
毛肋杜鹃 *Rhododendron augustinii* Hemsl.	毛肋杜鹃 *Rhododendron augustinii* Hemsl.

【民族药标准】

名称	植物来源	药用部位	产地加工	标准
山踯躅	毛肋杜鹃 *Rhododendron augustinii* Hemsl.	带叶及花的茎枝	花期采收,干燥	四川 2022

1751 蚤缀

【来源】石竹科植物甘肃蚤缀(甘肃雪灵芝)、卵瓣蚤缀(卵瓣雪灵芝)。

【学名】

《中国植物志》	《中国高等植物》
甘肃雪灵芝 *Eremogone kansuensis* (Maxim.) Dillenb. & Kadereit	甘肃蚤缀 *Arenaria kansuensis* Maxim.
卵瓣蚤缀 *Arenaria kansuensis* Maxim. var. *ovatipetala* Y. W. Tsui. et L. H. Zhou(《世界药用植物速查辞典》)	卵瓣雪灵芝 *Arenaria kansuensis* var. *ovatipetala* Tsui.(《中华藏本草》)

【民族药标准】

名称	植物来源	药用部位	产地加工	标准
蚤缀/杂阿仲	甘肃蚤缀 *Arenaria kansuensis* Maxim. 卵瓣蚤缀 *Arenaria kansuensis* Maxim. var. *ovatipetala* Tsui.	全草	夏季采挖,洗净泥土,晒干	部颁藏药
蚤缀/杂阿仲	甘肃蚤缀 *Arenaria kansuensis* Maxim.	全草	夏季采挖,洗净泥土,晒干	青海藏药炮规 2010
甘肃蚤缀/阿中嘎保	甘肃蚤缀 *Arenaria kansuensis* Maxim.	全草	6—7 月采集全草,除去杂质,略砸,晾干	青海藏药 1992

【中药标准】

名称	植物来源	药用部位	产地加工	标准
雪灵芝	甘肃蚤缀 *Arenaria kansuensis* Maxim.	全草	夏季采收,除去杂质,干燥	安徽炮规 2019

1752 高原蚤缀

【来源】石竹科植物高原蚤缀(福禄草、西北蚤缀)及同属多种植物。

【学名】

《中国植物志》	《中国高等植物》
福禄草 *Arenaria przewalskii* Maxim.	西北蚤缀 *Arenaria przewalskii* Maxim.

【民族药标准】

名称	植物来源	药用部位	产地加工	标准
高原蚤缀/相林木布	高原蚤缀 *Arenaria przewalskii* Maxim. 及同属多种植物	全草	7—8 月采集全草,洗净泥土、晾干	部颁藏药
高原蚤缀/相林木保	高原蚤缀 *Arenaria przewalskii* Maxim. 及同属多种植物	全草	7—8 月采集全草,洗净泥土、晾干	青海藏药 1992
高原蚤缀/相林木保	高原蚤缀 *Arenaria przewalskii* Maxim. 及同属多种植物	全草	7—8 月采集全草,洗净泥土、晾干	青海藏药炮规 2010

1753 大坂山蚤缀

【来源】石竹科植物大坂山蚤缀(大板山蚤缀)。

【学名】

《青藏高原药物图鉴》	《中国藏药》
大板山蚤缀 *Arenaria tapanshanensis* Tsui	大坂山蚤缀 *Arenaria tapanshanensis* Tsui

【民族药标准】

名称	植物来源	药用部位	产地加工	标准
大坂山蚤缀/贝志雅扎	大坂山蚤缀 *Arenaria tapanshanensis* Tsui	全草	花盛期采集,洗净泥土,晒干	青海藏药 1992

1754 曲玛孜

【来源】蓼科植物小大黄、西伯利亚蓼、塔黄。

【学名】

《中国植物志》	《中国高等植物》
小大黄 *Rheum pumilum* Maxim.	小大黄 *Rheum pumilum* Maxim.
西伯利亚蓼 *Knorringia sibirica* (Laxmann) Tzvelev	西伯利亚蓼 *Polygonum sibiricum* Laxm.
塔黄 *Rheum nobile* Hook. f. et Thoms.	塔黄 *Rheum nobile* Hook. f. & Thomson(《中国生物物种名录》)

【民族药标准】

名称	植物来源	药用部位	产地加工	标准
曲玛孜	小大黄 *Rheum pumilum* Maxim. 西伯利亚蓼 *Polygonum sibiricum* Laxm.	全草	夏末秋初花期采收,洗净,晾干	六省藏标
曲玛孜	塔黄 *Rheum nobile* Hook. f. et Thoms.	全草	—	四川藏药制剂附

【中药标准】

名称	植物来源	药用部位	产地加工	标准
曲玛孜	西伯利亚蓼 *Polygonum sibiricum* Laxm.	全草	夏末秋初花期采收,洗净晾干	青海 1986

1755 榧子

【来源】红豆杉科植物榧（榧树）。

【学名】

《中国植物志》	《中国高等植物》
榧 *Torreya grandis* Fort. ex Lindl.	榧树 *Torreya grandis* Fort. ex Lindl.

【民族药标准】

名称	植物来源	药用部位	产地加工	标准
榧子/胡日根—博格热	榧 *Torreya grandis* Fort.	种子	秋季种子成熟时采收,除去肉质假种皮,洗净,晒干	蒙药 2021

【中药标准】

名称	植物来源	药用部位	产地加工	标准
榧子	榧 *Torreya grandis* Fort.	种子	秋季种子成熟时采收,除去肉质假种皮,洗净,晒干	药典 2020

1756 附子

【来源】毛茛科植物乌头。

【学名】

《中国植物志》	《中国高等植物》
乌头 *Aconitum carmichaelii* Debeaux	乌头 *Aconitum carmichaelii* Debx.

【民族药标准】

名称	植物来源	药用部位	产地加工	标准
生附片	乌头 *Aconitum carmichaelii* Debx.	子根加工品	6月下旬至8月上旬采挖,除去母根、须根及泥沙*,洗净,切片,干燥	四川藏药 2014
附子	乌头 *Aconitum carmichaelii* Debx.	子根加工品	6月下旬至8月上旬采挖,除去母根、须根及泥沙,加工而成	维药 1993

【中药标准】

名称	植物来源	药用部位	产地加工	标准
附子	乌头 *Aconitum carmichaelii* Debx.	子根加工品	6月下旬至8月上旬采挖,除去母根、须根及泥沙*,加工而成	药典 2020
生附子	乌头 *Aconitum carmichaelii* Debeaux	侧根(子根)	6月下旬至8月上旬采挖,取子根,除去泥沙,晒干	湖南 2009

附注：*习称"泥附子"。

1757 诃子

【来源】使君子科植物诃子、绒毛诃子（微毛诃子）。

【学名】

《中国植物志》	《中国高等植物》
诃子 *Terminalia chebula* Retz.	诃子 *Terminalia chebula* Retz.
微毛诃子 *Terminalia chebula* var. *tomentella*(Kurz)C. B. Clarke	微毛诃子 *Terminalia chebula* var. *tomentella*(Kurz)C. B. Clarke

【民族药标准】

名称	植物来源	药用部位	产地加工	标准
诃子/阿肉拉	诃子 *Terminalia chebula* Retz. 绒毛诃子 *Terminalia chebula* var. *tomentella* Kurt.	成熟果实	秋、冬二季采摘,除去杂质,晒干	六省藏标
诃子/阿如日阿	诃子 *Terminalia chebula* Retz. 绒毛诃子 *Terminalia chebula* var. *tomentella* Kurt.	果实	秋、冬二季果实成熟时采收,除去杂质,晒干	蒙药 2021
诃子/阿如	诃子 *Terminalia chebula* Retz. 绒毛诃子 *Terminalia chebula* Retz. var. *tomentella* Kurt.	成熟果实	—	西藏藏药炮规 2022

【中药标准】

名称	植物来源	药用部位	产地加工	标准
诃子	诃子 *Terminalia chebula* Retz. 绒毛诃子 *Terminalia chebula* Retz. var. *tomentella* Kurt.	果实	秋、冬二季果实成熟时采收,除去杂质,晒干	药典 2020

1758　芥子

【来源】十字花科植物白芥、芥(芥菜)。

【学名】

《中国植物志》	《中国高等植物》
白芥 *Sinapis alba* Linnaeus	白芥 *Sinapis alba* Linn.
芥菜 *Brassica juncea*(Linnaeus)Czernajew	芥菜 *Brassica juncea*(Linn.)Czern. et Coss.

【民族药标准】

名称	植物来源	药用部位	产地加工	标准
芥子/格齐*	白芥 *Sinapis alba* L. 芥 *Brassica juncea*(L.)Czern. et Coss.	种子	夏末秋初果实成熟时采割植株,晒干,打下种子,除去杂质	蒙药 2021
白芥子/永嘎	白芥 *Sinapis alba* L.	种子	7—8 月果熟时收集种子,筛净晒干	西藏藏药第一册 2012

【中药标准】

名称	植物来源	药用部位	产地加工	标准
芥子	白芥 *Sinapis alba* L. 芥 *Brassica juncea*(L.)Czern. et Coss.	种子	夏末秋初果实成熟时采割植株,晒干,打下种子,除去杂质	药典 2020

附注:*前者习称"白芥子",后者习称"黄芥子"。

1759　白芥子

【来源】十字花科植物白芥。

【学名】

《中国植物志》	《中国高等植物》
白芥 *Sinapis alba* Linnaeus	白芥 *Sinapis alba* Linn.

【民族药标准】

名称	植物来源	药用部位	产地加工	标准
白芥子/永嘎	白芥 *Sinapis alba* L.	种子	7—8 月果熟时收集种子,筛净晒干	西藏藏药第一册 2012
芥子/格齐*	白芥 *Sinapis alba* L. 芥 *Brassica juncea*(L.)Czern. et Coss.	种子	夏末秋初果实成熟时采割植株,晒干,打下种子,除去杂质	蒙药 2021

【中药标准】

名称	植物来源	药用部位	产地加工	标准
芥子	白芥 *Sinapis alba* L. 芥 *Brassica juncea*(L.)Czern. et Coss.	种子	夏末秋初果实成熟时采割植株,晒干,打下种子,除去杂质	药典 2020

附注:*前者习称"白芥子",后者习称"黄芥子"。

1760　黑芥子

【来源】十字花科植物黑芥。

【学名】

《中国植物志》	《中国生物物种名录》
黑芥 *Mutarda nigra*(L.)Bernh.	黑芥 *Mutarda nigra*(L.)Bernh.

【民族药标准】

名称	植物来源	药用部位	产地加工	标准
黑芥子	黑芥 *Brassica nigra*(L.)Koch	种子	夏末秋初果实成熟时割下,晒干,打下种子,除去杂质	部颁维药
黑芥子	黑芥 *Brassica nigra*(L.)Koch	种子	夏末秋初果实成熟时割下,晒干,打下种子	新疆炮规 2020

1761 莲子

【来源】睡莲科植物莲。

【学名】

《中国植物志》	《中国高等植物》
莲 *Nelumbo nucifera* Gaertn.	莲 *Nelumbo nucifera* Gaertn.

【民族药标准】

名称	植物来源	药用部位	产地加工	标准
莲子/莲环—乌日	莲 *Nelumbo nucifera* Gaertn.	种子	秋季果实成熟时采割莲房,取出果实,除去果皮,干燥	蒙药 2021

【中药标准】

名称	植物来源	药用部位	产地加工	标准
莲子	莲 *Nelumbo nucifera* Gaertn.	种子	秋季果实成熟时采割莲房,取出果实,除去果皮,干燥,或除去莲子心后干燥	药典 2020

1762 糜子

【来源】禾本科植物稷。

【学名】

《中国植物志》	《中国高等植物》
稷 *Panicum miliaceum* L.	稷 *Panicum miliaceum* Linn.

【民族药标准】

名称	植物来源	药用部位	产地加工	标准
糜子/蒙古乐—阿木	稷 *Panicum miliaceum* L.	种仁	秋季果实成熟时采割植株,晒干,打下果实,再晒干,除去外壳、种皮和杂质,收集种仁	蒙药 2021

1763 棉子

【来源】锦葵科植物草棉。

【学名】

《中国植物志》	《中国高等植物》
草棉 *Gossypium herbaceum* L.	草棉 *Gossypium herbaceum* Linn.

【民族药标准】

名称	植物来源	药用部位	产地加工	标准
棉子	草棉 *Gossypium herbaceum* L.	成熟种子	—	部颁维药附

【中药标准】

名称	植物来源	药用部位	产地加工	标准
棉子仁	草棉 *Gossypium herbaceum* L.	种子仁	—	部颁 3 册附
棉籽仁	草棉 *Gossypium herbaceum* L. 陆地棉 *Gossypium hirsutum* L.	成熟种仁	—	北京 1998 附

1764 柿子

【来源】柿树科植物柿。

【学名】

《中国植物志》	《中国高等植物》
柿 *Diospyros kaki* Thunb.	柿 *Diospyros kaki* Thunb.

【民族药标准】

名称	植物来源	药用部位	产地加工	标准
柿子/沙布塔拉	柿 *Diospyros kaki* Thunb.	果实	秋、冬季果实成熟时采摘,低温干燥	部颁蒙药
柿子/沙布塔拉	柿 *Diospuros kaki* L. f.	成熟果实	秋、冬季采摘,低温干燥	蒙药 1986

名称	植物来源	药用部位	产地加工	标准
柿子	柿 *Diospyros kaki* Thunb.	成熟果实	—	蒙药炮规 2020

1765 橡子

【来源】壳斗科植物蒙古栎、辽东栎(蒙古栎)、橡树(夏栎)。

【学名】

《中国植物志》	《中国高等植物》
蒙古栎 *Quercus mongolica* Fischer ex Ledebour	蒙古栎 *Quercus mongolica* Fisch. ex Ledeb.
夏栎 *Quercus robur* Linnaeus	夏栎 *Quercus robur* L.(《中国药用植物志》)

【民族药标准】

名称	植物来源	药用部位	产地加工	标准
橡子/查日森—乌热	蒙古栎 *Quercus mongolica* Fisch. ex Turcz. 辽东栎 *Quercus mongolica* Fisch. ex Turcz. var. *liaotungensis*(Koidz)Nakai	果实	秋季果实成熟时,采收,除去壳斗,干燥	部颁蒙药
橡子/查日森—乌热	蒙古栎 *Quercus mongolica* Fisch. ex Turcz. 辽东栎 *Quercus mongolica* Fisch. ex Turcz. var. *liaotungensis*(Koidz.)Nakai	成熟果实	秋季采收,除去壳斗,干燥	蒙药 1986
橡子	蒙古栎 *Quercus mongolica* Fisch. ex Turcz. 辽东栎 *Quercus mongolica* Fisch. ex Turcz. var. *liaotungensis*(Koidz.)Nakai	成熟果实	—	蒙药炮规 2020
橡子	橡树 *Quercus robur* L.	果实	—	部颁维药附

【中药标准】

名称	植物来源	药用部位	产地加工	标准
橡子	蒙古栎 *Quercus mongolica* Fisch.	果实	秋季采收成熟果实,晒干	吉林 1977

1766 夏橡子

【来源】壳斗科植物橡树(夏栎)、夏栎。

【学名】

《中国植物志》	《中国药用植物志》
夏栎 *Quercus robur* Linnaeus	夏栎 *Quercus robur* L.

【民族药标准】

名称	植物来源	药用部位	产地加工	标准
橡子	橡树 *Quercus robur* L.	果实	—	部颁维药附
夏橡子	夏栎 *Quercus robur* L.	果实	秋季果实成熟时,采收,除去橡子豌(总苞),干燥	新疆局颁 2021*

附注:*新疆局颁 2021YC - 0001。

1767 栒子

【来源】蔷薇科植物钝叶栒子。

【学名】

《中国植物志》	《中国高等植物》
钝叶栒子 *Cotoneaster hebephyllus* Diels	钝叶栒子 *Cotoneaster hebephyllus* Diels

【民族药标准】

名称	植物来源	药用部位	产地加工	标准
栒子/擦尔仲	钝叶栒子 *Cotoneaster hebephyllus* Diels	果实	秋季果实成熟时采收,除去杂质,晾干	西藏公告 2022*

附注:*西藏《关于征求蝇子草等 21 个地方药材质量标准(草案)意见建议的公告》2022.11.25。

1768 栀子

【来源】茜草科植物栀子。

【学名】

《中国植物志》	《中国高等植物》
栀子 *Gardenia jasminoides* Ellis	栀子 *Gardenia jasminoides* Ellis

【民族药标准】

名称	植物来源	药用部位	产地加工	标准
栀子/粉给现	栀子 *Gardenia jasminoides* Ellis	果实	9—11 月果实成熟呈红黄色时采收，除去果梗及杂质，蒸至上汽或置沸水中略烫，取出，干燥	广西壮药第二卷 2011
栀子	栀子 *Gardenia jasminoides* Ellis	成熟果实	—	蒙药炮规 2020

【中药标准】

名称	植物来源	药用部位	产地加工	标准
栀子	栀子 *Gardenia jasminoides* Ellis	果实	9—11 月果实成熟呈红黄色时采收，除去果梗和杂质，蒸至上汽或置沸水中略烫，取出，干燥	药典 2020

1769 大栀子

【来源】茜草科植物长果栀子、栀子(长果栀子)。

【学名】

《中国植物志》	《中国生物物种名录》
长果栀子 *Gardenia jasminoides* f. *longicarpa* Z. W. Xie & M. Okada	长果栀子 *Gardenia jasminoides* f. *longicarpa* Z. W. Xie & M. Okada

【民族药标准】

名称	植物来源	药用部位	产地加工	标准
大栀子/朱如拉	长果栀子 *Gardenia jasminoides* Ellis f. *longicarpa* Z. W. Xie et Okada	果实	9—11 月果实成熟呈红黄时采收，除去果梗及杂质，蒸至上汽或置沸水中略烫，取出，干燥	部颁蒙药
大栀子/朱如拉	栀子 *Gardenia jasminoides* Ellis	果实	9—11 月果实成熟呈红黄时采收，除去果梗及杂质，蒸至上汽或置沸水中略烫，取出，干燥	蒙药 1986

1770 白巴子

【来源】马鞭草科植物灰毛莸。

【学名】

《中国植物志》	《中国高等植物》
灰毛莸 *Caryopteris forrestii* Diels	灰毛莸 *Caryopteris forrestii* Diels

【民族药标准】

名称	植物来源	药用部位	产地加工	标准
白巴子/图达猛	灰毛莸 *Caryopteris forrestii* Diels	地上部分	全年可采，干燥	云南彝药Ⅲ 2005

1771 蓖麻子

【来源】大戟科植物蓖麻。

【学名】

《中国植物志》	《中国高等植物》
蓖麻 *Ricinus communis* L.	蓖麻 *Ricinus communis* Linn.

【民族药标准】

名称	植物来源	药用部位	产地加工	标准
蓖麻子/阿拉格—麻吉	蓖麻 *Ricinus communis* L.	种子	秋季采摘成熟果实，晒干，除去果壳，收集种子	蒙药 2021
蓖麻子	蓖麻 *Ricinus communis* L.	种子	秋季采摘成熟果实，晒干，除去果壳，收集种子	维药 1993
蓖麻子/衣乃克皮提欧如合	蓖麻 *Ricinus communis* L.	种子	秋季采摘成熟果实，晒干，收集种子	新疆炮规 2010

【中药标准】

名称	植物来源	药用部位	产地加工	标准
蓖麻子	蓖麻 *Ricinus communis* L.	种子	秋季采摘成熟果实,晒干,除去果壳,收集种子	药典2020

1772 苘麻子

【来源】锦葵科植物苘麻。

【学名】

《中国植物志》	《中国高等植物》
苘麻 *Abutilon theophrasti* Medicus	苘麻 *Abutilon theophrasti* Medicus

【民族药标准】

名称	植物来源	药用部位	产地加工	标准
苘麻子/黑蔓—乌日	苘麻 *Abutilon theophrasti* Medic.	种子	秋季采收成熟果实,晒干,打下种子,除去杂质	蒙药2021

【中药标准】

名称	植物来源	药用部位	产地加工	标准
苘麻子	苘麻 *Abutilon theophrasti* Medic.	种子	秋季采收成熟果实,晒干,打下种子,除去杂质	药典2020

1773 荨麻子

【来源】荨麻科植物麻叶荨麻。

【学名】

《中国植物志》	《中国高等植物》
麻叶荨麻 *Urtica cannabina* L.	麻叶荨麻 *Urtica cannabina* Linn.

【民族药标准】

名称	植物来源	药用部位	产地加工	标准
荨麻子	麻叶荨麻 *Urtica cannabina* L.	果实	秋季果实成熟时,割取果序,晒干后,打下果实,除去杂质	部颁维药
荨麻子	麻叶荨麻 *Urtica cannabina* L.	果实	秋季果实成熟时,割取果序,晒干后打下果实,除去枝叶等杂质	维药1993
荨麻子	麻叶荨麻 *Urtica cannabina* L.	果实	秋季果实成熟,叶落后,采收果实,晒干	新疆炮规2020

1774 亚麻子

【来源】亚麻科植物亚麻。

【学名】

《中国植物志》	《中国高等植物》
亚麻 *Linum usitatissimum* L.	亚麻 *Linum usitatissimum* Linn.

【民族药标准】

名称	植物来源	药用部位	产地加工	标准
亚麻子/麻灵古	亚麻 *Linum usitatissimum* L.	种子	秋季果实成熟时采收植株,晒干,打下种子,除去杂质,再晒干	蒙药2021
亚麻子	亚麻 *Linum usitatissimum* L.	种子	秋季果实成熟时采收植株,晒干,打下种子,除去杂质,再晒干	维药1993
胡麻仁	亚麻 *Linum usitatissimum* L.	成熟果实	—	部颁维药附

【中药标准】

名称	植物来源	药用部位	产地加工	标准
亚麻子	亚麻 *Linum usitatissimum* L.	种子	秋季果实成熟时采收植株,晒干,打下种子,除去杂质,再晒干	药典2020

1775 菠菜子

【来源】藜科植物菠菜。

【学名】

《中国植物志》	《中国高等植物》
菠菜 *Spinacia oleracea* L.	菠菜 *Spinacia oleracea* Linn.

【民族药标准】

名称	植物来源	药用部位	产地加工	标准
菠菜子	菠菜 *Spinacia oleracea* L.	果实	夏秋采收成熟的果序,晒干后打下果实,除去杂质	部颁维药
菠菜子	菠菜 *Spinacia oleracea* L.	果实	夏秋采收成熟的果序,晒干后打下果实,除去杂质	维药 1993
菠菜子	菠菜 *Spinacia oleracea* L.	果实	夏、秋采收成熟的果序,晒干后打下果实	新疆炮规 2020

【中药标准】

名称	植物来源	药用部位	产地加工	标准
菠菜子	菠菜 *Spinacia oleracea* L.	成熟果实	果实成熟时采收地上部分,晒干或低温干燥,打下果实,除去杂质	甘肃 2020
菠菜子	菠菜 *Spinacia oleracea* L.	果实	—	部颁 10 册附

1776 芹菜子

【来源】伞形科植物旱芹、芹菜(旱芹)。

【学名】

《中国植物志》	《中国高等植物》
旱芹 *Apium graveolens* L.	旱芹 *Apium graveolens* Linn.

【民族药标准】

名称	植物来源	药用部位	产地加工	标准
芹菜子	旱芹 *Apium graveolens* L.	果实	夏秋果实成熟时割取果序,晒干,打下果实	部颁维药
芹菜子	芹菜 *Apium graveolens* L.	果实	夏秋果实成熟时割取果序,晒干,打下果实	维药 1993
芹菜子/许德	旱芹 *Apium graveolens* L.	果实	采集成熟果实,晒干	青海藏药 1992
芹菜子	旱芹 *Apium graveolens* L.	果实	夏秋果实成熟时割取果序,打下果实,晒干	新疆炮规 2020

【中药标准】

名称	植物来源	药用部位	产地加工	标准
芹菜子	旱芹 *Apium graveolens* L.	果实	秋季果实成熟时采割,打下果实,筛去杂质,晾干	广东第一册 2004

1777 芝麻菜子

【来源】十字花科植物芝麻菜。

【学名】

《中国植物志》	《中国高等植物》
芝麻菜 *Eruca vesicaria* subsp. *sativa*(Miller)Thellung	芝麻菜 *Eruca vesicaria*(Linn.)Cavan. subsp. *sativa*(Mill.)Thell.

【民族药标准】

名称	植物来源	药用部位	产地加工	标准
芝麻菜子	芝麻菜 *Eruca sativa* Mill.	种子	夏末秋初果实成熟时采割植株,晒干,打下种子	新疆炮规 2020
芝麻菜子	芝麻菜 *Eurca sativa* Mill.	种子	—	部颁维药附
芝麻菜子	芝麻菜 *Eruca sativa* Mill.	种子	夏末秋初果实成熟时采割植株,晒干,打下种子,除去杂质	新疆局颁 2020 *

附注:* 新疆局颁 2020YC－0007。

1778 家独行菜子

【来源】十字花科植物家独行菜。

【学名】

《中国植物志》	《中国高等植物》
家独行菜 *Lepidium sativum* Linnaeus	家独行菜 *Lepidium sativum* Linn.

【民族药标准】

名称	植物来源	药用部位	产地加工	标准
家独行菜子	家独行菜 *Lepidium sativum* L.	种子	夏、秋二季果实成熟时采收果枝,晒干,打下种子,除去杂质	部颁维药
家独行菜子	家独行菜 *Lepidium sativum* L.	种子	夏、秋二季果实成熟时采收果实,晒干,打下种子	新疆炮规 2020

1779 茶藨子

【来源】虎耳草科植物黑果茶藨(黑茶藨子)。

【学名】

《中国植物志》	《中国高等植物》
黑茶藨子 *Ribes nigrum* L.	黑茶藨子 *Ribes nigrum* Linn.

【民族药标准】

名称	植物来源	药用部位	产地加工	标准
茶藨子	黑果茶藨 *Ribes nigrum* L.	种子	秋季果实成熟时采摘,晒干,打下种子	维药第一册 2010

1780 车前子

【来源】车前科植物车前、平车前、大车前。

【学名】

《中国植物志》	《中国高等植物》
车前 *Plantago asiatica* L.	车前 *Plantago asiatica* Linn.
平车前 *Plantago depressa* Willd.	平车前 *Plantago depressa* Willd.
大车前 *Plantago major* L.	大车前 *Plantago major* Linn.

【民族药标准】

名称	植物来源	药用部位	产地加工	标准
车前子/塔任木	车前 *Plantago asiatica* L. 平车前 *Plantago depressa* Willd.	种子	夏、秋二季种子成熟时割取果穗,晒干,搓出种子,除去杂质	六省藏标
车前子/乌赫日—乌日根讷	车前 *Plantago asiatica* L. 平车前 *Plantago depressa* Willd.	种子	夏、秋二季种子成熟时采收果穗,晒干,搓出种子,除去杂质	蒙药 2021
车前子	大车前 *Plantago major* L. 车前 *Plantago asiatica* L.	种子	夏、秋二季种子成熟时采收果穗,晒干,搓出种子,除去杂质	维药 1993
车前子/帕卡优普日密克欧如合	车前 *Plantago asiatica* L. 平车前 *Plantago depressa* Willd.	种子	夏、秋二季种子成熟时采收果穗,晒干,搓出种子,除去杂质	新疆炮规 2010

【中药标准】

名称	植物来源	药用部位	产地加工	标准
车前子	车前 *Plantago asiatica* L. 平车前 *Plantago depressa* Willd.	种子	夏、秋二季种子成熟时采收果穗,晒干,搓出种子,除去杂质	药典 2020

1781 蚤状车前子

【来源】车前科植物蚤状车前(对叶车前)、圆苞车前。

【学名】

《中国植物志》	《中国高等植物》
对叶车前 *Plantago indica* L.	对叶车前 *Plantago arenaria* Waldst. et Kit.
圆苞车前 *Plantago ovata* Forsskal	圆苞车前 *Plantago ovata* Forssk.(《中国生物物种名录》)

【民族药标准】

名称	植物来源	药用部位	产地加工	标准
蚤状车前子	蚤状车前 *Plantago psyllium* L.	种子	夏秋种子成熟时采收果穗,晒干,搓出种子,除去杂质	部颁维药
蚤状车前子	圆苞车前 *Plantago ovata* L.	种子	夏秋种子成熟时采收果穗,晒干,搓出种子	新疆炮规 2020

1782 赤瓟子

【来源】葫芦科植物赤瓟。

【学名】

《中国植物志》	《中国高等植物》
赤瓟 *Thladiantha dubia* Bunge	赤瓟 *Thladiantha dubia* Bunge

【民族药标准】

名称	植物来源	药用部位	产地加工	标准
赤飑子/散乐木色	赤飑 *Thladiantha dubia* Bge.	果实	秋季果实成熟时连柄摘下,用线将果柄串起,置通风处,晒干	部颁蒙药
赤飑子/散乐木色	赤飑 *Thladiantha dubia* Bge.	果实	秋季果实成熟后连柄摘下,用线将果柄串起,置通风处晒干	蒙药 1986
赤飑子	赤飑 *Thladiantha dubia* Bunge	成熟果实	—	蒙药炮规 2020

【中药标准】

名称	植物来源	药用部位	产地加工	标准
赤雹	赤雹 *Thladiantha dubia* Bge.	果实	秋季果实成熟时采摘,晒干	北京 1998
赤包	赤包 *Thladiantha dubia* Bge.	成熟果实	秋季果实由绿变红时采摘,晒干或阴干	吉林 1977

1783 茺蔚子

【来源】唇形科植物益母草、益母草(细叶益母草)。

【学名】

《中国植物志》	《中国高等植物》
益母草 *Leonurus japonicus* Houttuyn	益母草 *Leonurus japonicus* Houtt.
细叶益母草 *Leonurus sibiricus* L.	细叶益母草 *Leonurus sibiricus* Linn.

【民族药标准】

名称	植物来源	药用部位	产地加工	标准
茺蔚子/辛头勒	益母草 *Leonurus heterophyllus* Sweet	果实	秋季果实成熟时,割取地上部分晒干,打下果实,除去杂质	六省藏标
茺蔚子/都日伯乐吉—乌日 *	益母草 *Leonurus japonicus* Houtt.	果实	秋季果实成熟时采割地上部分,晒干,打下果实,除去杂质	蒙药 2021

【中药标准】

名称	植物来源	药用部位	产地加工	标准
茺蔚子	益母草 *Leonurus japonicus* Houtt.	果实	秋季果实成熟时采割地上部分,晒干,打下果实,除去杂质	药典 2020

附注:* 蒙药 1986 收载植物"细叶益母草 *Leonurus sibiricus* L. 和益母草 *Lcerurus heterophyllus* Sweet"。

1784 川楝子

【来源】楝科植物川楝(楝)。

【学名】

《中国植物志》	《中国高等植物》
楝 *Melia azedarach* L.	楝 *Melia azedarach* Linn.

【民族药标准】

名称	植物来源	药用部位	产地加工	标准
川楝子/巴如日阿	川楝 *Melia toosendan* Sieb. et Zucc.	果实	冬季果实成熟时采收,除去杂质,干燥	蒙药 2021

【中药标准】

名称	植物来源	药用部位	产地加工	标准
川楝子	川楝 *Melia toosendan* Sieb. et Zucc.	果实	冬季果实成熟时采收,除去杂质,干燥	药典 2020

1785 大风子

【来源】大风子科植物泰国大风子。

【学名】

《中国植物志》	《中国药用植物志》
泰国大风子 *Hydnocarpus anthelminthicus* Pierre	泰国大风子 *Hydnocarpus anthelminthicus* Pierre ex Laness.

【民族药标准】

名称	植物来源	药用部位	产地加工	标准
大风子/巴图—乌兰	泰国大风子 *Hydnocarpus anthelminthicus* Pierre	种子	秋、冬二季种子成熟时采收，除去杂质，干燥	蒙药 2021

【中药标准】

名称	植物来源	药用部位	产地加工	标准
大风子	大风子 *Hydnocarpus anthelminthicus* Pierre	种仁	4—6月采收成熟果实，取出种子，晒干	贵州 2003
大风子	大风子 *Hydnocarpus anthelminthicus* Pierre	种子	4—6月采摘成熟果实，除去果皮，取出种子，晒干	山东 2002
大风子	大风子 *Hydnocarpus anthelminthicus* Pierre	种子	夏季采收成熟果实，取出种子，洗净，晒干	上海 1994
大风子仁	大风子 *Hydnocarpus anthelminthicus* Pierre ex Lanessan	种仁	4—6月采收成熟果实，取出种子，晒干	广西第二册 1996
大风子	泰国大风子 *Hydnocarpus anthelminthicus* Pierre 海南大风子 *Hydnocarpus hainanensis*（Merr.）Sleum.	种子	夏季果实成熟时采收，除去果皮，取出种子，洗净，晒干	内蒙古 1988
大风子	大风子 *Hydnocarpus anthelminthicus* Pierre	成熟种子	—	进口药材 1977
大风子	大风子 *Hydnocarpus anthelminthicus* Pierre	成熟种子	果实成熟时采收，除去果皮，取出种子，洗净，干燥	北京炮规 2023
大风子	大风子 *Hydnocarpus anthelminthicus* Pierre 海南大风子 *Hydnocarpus hainanensis*（Merr.）Sleum.	成熟种子	—	山东炮规 2022
大风子	大风子 *Hydnocarpus anthelminthicus* Pierre 海南大风子 *Hydnocarpus hainanensis*（Merr.）Sleum.	种子	果实成熟时采收，除去果皮，取出种子，干燥	安徽炮规 2019
大风子	大风子 *Hydnocarpus anthelminthicus* Pierre	种子	果实成熟时采收，除去果皮，取出种子，洗净，干燥	天津炮规 2018
大风子	大风子 *Hydnocarpus anthelminthicus* Pierre et Laness.	成熟种子	—	重庆炮规 2006
大风子仁	大风子 *Hydnocarpus anthelminthicus* Pierre	种仁	—	药典 2020 附

1786　地蜂子

【来源】蔷薇科植物三叶委陵菜。

【学名】

《中国植物志》	《中国高等植物》
三叶委陵菜 *Potentilla freyniana* Bornm.	三叶委陵菜 *Potentilla freyniana* Bornm.

【民族药标准】

名称	植物来源	药用部位	产地加工	标准
地蜂子 *	三叶委陵菜 *Potentilla freyniana* Bornm.	根茎	夏季采挖，除去杂质，洗净，干燥	贵州 2003

【中药标准】

名称	植物来源	药用部位	产地加工	标准
地蜂子	三叶委陵菜 *Potentilla freyniana* Bornm. 中华三叶委陵菜 *Potentilla freyniana* Bornm. var. *sinica* Migo	根茎	秋季采挖，除去茎叶及泥沙，洗净，干燥	湖北 2018

附注：* 同为中药标准收载品种。

1787　地刷子

【来源】石松科植物扁枝石松。

【学名】

《中国植物志》	《中国高等植物》
扁枝石松 *Diphasiastrum complanatum*（L.）Holub	扁枝石松 *Diphasiastrum complanatum*（Linn.）Holub

【民族药标准】

名称	植物来源	药用部位	产地加工	标准
地刷子/过江龙 #	扁枝石松 *Lycopodium complanatum* L.	全草	夏、秋二季采收，除去杂质，干燥	贵州第一册 2019
过江龙 *	扁枝石松 *Diphasiastrum complanatum*（L.）Holub	全草	—	湖南炮规 2021

【中药标准】

名称	植物来源	药用部位	产地加工	标准
过江龙	扁枝石松 *Diphasiastrum complanatum*（L.）Holub	全草	夏、秋采收,除去杂质,干燥	湖南 2009

附注:*【民族药名】浸骨风(瑶);#同为中药标准收载品种。

1788 冬葵子

【来源】锦葵科植物冬葵(野葵)。

【学名】

《中国植物志》	《中国高等植物》
野葵 *Malva verticillata* L.	野葵 *Malva verticillata* Linn.

【民族药标准】

名称	植物来源	药用部位	产地加工	标准
冬葵子	冬葵 *Malva verticillata* L.	种子	秋季果实成熟时割取果序,晒干,打下种子,除去杂质	维药 1993

【中药标准】

名称	植物来源	药用部位	产地加工	标准
冬葵子	冬葵 *Malva crispa* L. 野葵 *Malva verticillata* L.	种子	夏、秋二季果实成熟时采收,除去果皮、杂质,干燥	安徽炮规 2019

1789 黄葵子

【来源】锦葵科植物黄葵、黄蜀葵、麝香黄葵(黄葵)。

【学名】

《中国植物志》	《中国高等植物》
黄葵 *Abelmoschus moschatus* Medicus	黄葵 *Abelmoschus moschatus* Medicus
黄蜀葵 *Abelmoschus manihot*（L.）Medicus	黄蜀葵 *Abelmoschus manihot*（Linn.）Medicus

【民族药标准】

名称	植物来源	药用部位	产地加工	标准
黄葵子/ 沙日—哈老因—乌日	黄葵 *Abelmoschus moschatus* Medicus	种子	秋季采收成熟果实,晒干,打下种子,除去杂质	蒙药 2021
黄葵子/索玛热杂	黄蜀葵 *Abelmoschus manihot*（L.）Medic.	种子	秋季果实成熟时采果,取种子,晾干	西藏藏药第二册 2012
黄葵子/索玛拉杂	黄蜀葵 *Abelmoschus manihot*（L.）Medic. 麝香黄葵 *Abelmoschus moschatus*（L.）Medic.	种子	果实成熟采集,晒干	青海藏药炮规 2010
黄葵子/索玛拉杂	黄蜀葵 *Abelmoschus manihot*（L.）Medic. 麝香黄葵 *Abelmoschus moschatus*（L.）Medic.	种子	—	部颁藏药附
黄葵子/索玛拉杂	黄蜀葵 *Abelmoschus manihot*（L.）Medic. 麝香黄葵 *Abelmoschus moschatus*（L.）Medic.	种子	—	青海藏药 1992 附
黄葵子/索玛热杂	黄葵 *Abelmoschus manihot*（L.）Medic. 麝香黄葵 *Abelmoschus moschatus*（L.）Medic.	种子	果实成熟时采果实,打取种子,晒干	西藏局颁 2003 *

【中药标准】

名称	植物来源	药用部位	产地加工	标准
黄葵子	黄蜀葵 *Abelmoschus manihot*（L.）Medic.	种子	9 月份果实成熟时采果,取种子,晒干	四川 2010
秋葵子	黄蜀葵 *Abelmoschus manihot*（L.）Medic.	种子	果实成熟后采割全草,晒干,打下种子,筛去泥沙杂质,晒干	上海 1994

附注:*西藏局颁 XZ-BC-0003-2003。

1790 蜀葵子

【来源】锦葵科植物蜀葵。

【学名】

《中国植物志》	《中国高等植物》
蜀葵 *Alcea rosea* Linnaeus	蜀葵 *Althaea rosea*（Linn.）Cavan.

【民族药标准】

名称	植物来源	药用部位	产地加工	标准
蜀葵子	蜀葵 *Althaea rosea*（L.）Cavan.	果实	夏、秋季果实成熟时采收，除去盘状花萼等杂质，果实晒干	维药第一册2010
蜀葵子	蜀葵 *Althaea rosea*（L.）Cavan.	成熟种子	—	部颁维药附
蜀葵果/额日—占巴音—吉木斯	蜀葵 *Althaea rosea*（Linn.）Cavan.	近成熟带苞片的果实	夏、秋二季果实近成熟时采收，除去杂质，晾干	蒙药2021

1791　风车子

【来源】使君子科植物风车子。

【学名】

《中国植物志》	《中国高等植物》
风车子 *Combretum alfredii* Hance	风车子 *Combretum alfredii* Hance

【民族药标准】

名称	植物来源	药用部位	产地加工	标准
风车子/水石榴/温切亮	风车子 *Combretum alfredii* Hance	全株	全年均可采收，洗净，干燥或洗净，切段，干燥	广西瑶药第二卷2022

1792　枸杞子

【来源】茄科植物宁夏枸杞。

【学名】

《中国植物志》	《中国高等植物》
宁夏枸杞 *Lycium barbarum* L.	宁夏枸杞 *Lycium barbarum* Linn.

【民族药标准】

名称	植物来源	药用部位	产地加工	标准
枸杞子/旭仁—温吉拉嘎*	宁夏枸杞 *Lycium barbarum* L.	成熟果实	夏、秋二季果实呈红色时采收，热风烘干，除去果梗，或晾至皮皱后，晒干，除去果梗	蒙药2021
枸杞子/阿勒卡特	宁夏枸杞 *Lycium barbarum* L.	成熟果实	夏、秋二季果实呈红色时采收，晒干	新疆炮规2010

【中药标准】

名称	植物来源	药用部位	产地加工	标准
枸杞子	宁夏枸杞 *Lycium barbarum* L.	果实	夏、秋二季果实呈红色时采收，热风烘干，除去果梗，或晾至皮皱后，晒干，除去果梗	药典2020

附注：*蒙药1986收载名称为"枸杞子/朝您—哈日莫各"。

1793　海金子

【来源】海桐花科植物少花海桐。

【学名】

《中国植物志》	《中国高等植物》
少花海桐 *Pittosporum pauciflorum* Hook. et Arn.	少花海桐 *Pittosporum pauciflorum* Hook. et Arn.

【民族药标准】

名称	植物来源	药用部位	产地加工	标准
海金子/上山虎/否更懂卵	少花海桐 *Pittosporum pauciflorum* Hook. et Arn.	茎枝	全年均可采收，切段，晒干	广西瑶药第一卷2014
海金子/棵海桐	少花海桐 *Pittosporum pauciflorum* Hook. et Arn.	茎、枝	全年均可采收，切段，晒干	广西壮药第二卷2011

1794　千金子

【来源】大戟科植物续随子。

【学名】

《中国植物志》	《中国高等植物》
续随子 *Euphorbia lathyris* Linnaeus	续随子 *Euphorbia lathyris* Linn.

【民族药标准】

名称	植物来源	药用部位	产地加工	标准
千金子	续随子 *Euphorbia lathyris* L.	种子	夏、秋二季果实成熟时采收,除去杂质,干燥	蒙药炮规 2015

【中药标准】

名称	植物来源	药用部位	产地加工	标准
千金子	续随子 *Euphorbia lathyris* L.	种子	夏、秋二季果实成熟时采收,除去杂质,干燥	药典 2020

1795　桂千金子

【来源】蓼科植物赤胫散。

【学名】

《中国植物志》	《中国高等植物》
赤胫散 *Persicaria runcinata* var. *sinensis*(Hemsl.) Bo Li	赤胫散 *Polygonum runcinatum* var. *sinense* Hemsl.

【民族药标准】

名称	植物来源	药用部位	产地加工	标准
桂千金子/布背端	赤胫散 *Polygonum runcinatum* Buch.-Ham. ex D. Don var. *sinense* Hemsl.	根茎	夏、秋二季采收,除去泥沙,洗净,干燥	西藏藏药第一册 2012

1796　红花子

【来源】菊科植物红花。

【学名】

《中国植物志》	《中国高等植物》
红花 *Carthamus tinctorius* L.	红花 *Carthamus tinctorius* Linn.

【民族药标准】

名称	植物来源	药用部位	产地加工	标准
红花子	红花 *Carthamus tinctorius* L.	果实	秋季果实成熟时,割收茎枝,打下果实	部颁维药
红花子	红花 *Carthamus tinctorius* L.	果实	秋季红花干燥,茎枝发白,果实坚硬后,割收茎枝,打下果实	维药 1993
红花子	红花 *Carthamus tinctorius* L.	种子	秋季果实成熟时,割收茎枝,打下果实,晒干	新疆炮规 2020

【中药标准】

名称	植物来源	药用部位	产地加工	标准
红花子	红花 *Carthamus tinctorius* L.	果实	秋季果实成熟时采摘,晒干	山东 2002
白平子	红花 *Carthamus tinctorius* L.	果实	秋季果实成熟时,割取地上部分,打下果实,除去杂质,晒干	甘肃 2020
白平子	红花 *Carthamus tinctorius* L.	果实	秋季果实成熟时,割取地上部分,晒干,打下果实,除去杂质,晒干	江苏 2016
白平子	红花 *Carthamus tinctorius* L.	果实	秋季果实成熟时采收果序,晒干,打下果实,除去杂质,晒干	北京 1998
白平子	红花 *Carthamus tinctorius* L.	果实	夏、秋季果实成熟时采收,除去杂质,晒干	上海 1994

1797　棉花子

【来源】锦葵科植物陆地棉、海岛棉。

【学名】

《中国植物志》	《中国高等植物》
陆地棉 *Gossypium hirsutum* L.	陆地棉 *Gossypium hirsutum* Linn.
海岛棉 *Gossypium barbadense* L.	海岛棉 *Gossypium barbadense* Linn.

【民族药标准】

名称	植物来源	药用部位	产地加工	标准
棉花子	陆地棉 *Gossypium hirsutum* L. 海岛棉 *Gossypium barbadense* L.	种子	秋季摘棉花后,收集已摘除棉绒的种子,晒干	维药第一册 2010

【中药标准】

名称	植物来源	药用部位	产地加工	标准
棉花子	陆地棉 *Gossypium hirsutum* L.	成熟种子	秋、冬季采收,一般专收集已除去纤维的种子,除去杂质,晒干	上海 1994

1798 红药子

【来源】蓼科植物毛脉蓼(毛脉首乌),薯蓣科植物薯莨。

【学名】

《中国植物志》	《中国药用植物志》
毛脉首乌 *Pleuropterus ciliinervis* Nakai	毛脉蓼 *Polygonum ciliinerve*(Nakai)Ohwi
薯莨 *Dioscorea cirrhosa* Lour.	薯莨 *Dioscorea cirrhosa* Lour.

【民族药标准】

名称	植物来源	药用部位	产地加工	标准
红药子/乃齐猛	毛脉蓼 *Fallopia multiflora*(Thunb.)Harald. var. *ciliinerve*(Nakai)A. J. Li	块根	秋季采挖,洗净,切片,干燥	云南彝药 2005
红药子*	薯莨 *Dioscorea cirrhosa* Lour.	块茎	—	湖南炮规 2021

【中药标准】

名称	植物来源	药用部位	产地加工	标准
红药子	毛脉蓼(朱砂七)*Polygonum ciliinerve*(Nakai)A. J. Li 翼蓼 *Pteroxygonum giraldii* Damm. et Diels	块根	春、秋二季均可采挖,除去茎叶及须根,洗净泥沙,晒干,块根大者,切片晒干	内蒙古 2021
红药子	鬼灯檠 *Rodgersia aesculifolia* Batalin	根茎	秋、冬二季采挖,除去须根及泥土,切片,晒干或直接干燥	甘肃 2020
雄黄连	毛脉蓼 *Fallopia multiflora*(Thunb.)Harald. var. *ciliinerve*(Nakai)A. J. Li	块根	全年均可采挖,除去残茎、须根及泥沙,晒干	湖北 2018
朱砂七	毛脉蓼 *Polygonum ciliinerve*(Nakai)Ohwi	块根	秋末冬初采挖,除去泥沙,切片,晒干	陕西 2015
朱砂七	毛脉蓼 *Polygonum ciliinerve*(Nakai)Ohwi	块根	秋、冬二季茎叶枯萎时采挖,除去须根及泥沙,切片,干燥	四川 2010
红药子/薯莨	薯莨 *Dioscorea cirrhosa* Loureiro	块茎	夏、秋两季采挖,洗净,切片,干燥	湖南 2009
红药子	毛脉蓼 *Polygonum ciliinerve*(Nakai)Ohwi	根	春、秋二季采挖,除去茎叶及须根,洗净,晒干	北京 1998
红药子	鬼灯檠 *Rodgersia aesculifolia* Batal.	根茎	秋季采挖,除去粗皮及须根,切片,晒干	宁夏 1993
红药子	翼蓼 *Pteroxygonum giraldii* Dammer et Diels	块根	秋季采挖,除去茎叶及须根。刮去粗皮,洗净,切片,晒干	山西 1987
红药子	毛脉蓼 *Polygonum ciliinerve*(Nakai)Ohwi 翼蓼 *Pteroxygonum giraldii* Drammer et Diels	块根	春、秋两季采挖,除去茎叶及须根,洗净泥沙,或趁鲜切片,干燥	天津炮规 2018
朱砂七	毛脉蓼 *Polygonum ciliinerve*(Nakai)Ohwi	块根	—	重庆炮规 2006
雄黄连	毛脉蓼 *Pelygonum ciliinerve*(Nakai)Ohwi	块根	—	部颁 15 册附

附注:*【民族药名】戊灭阿沙(土家),比苡(苗),娘阄(侗),朱砂莲(瑶)。

1799 胡枝子

【来源】豆科植物胡枝子、美丽胡枝子。

【学名】

《中国植物志》	《中国高等植物》
胡枝子 *Lespedeza bicolor* Turcz.	胡枝子 *Lespedeza bicolor* Turcz.
美丽胡枝子 *Lespedeza thunbergii* subsp. *formosa*(Vogel)H. Ohashi	美丽胡枝子 *Lespedeza formosa*(Vog.)Koehne

【民族药标准】

名称	植物来源	药用部位	产地加工	标准
胡枝子/胡吉苏	胡枝子 *Lespedeza bicolor* Turcz.	枝叶	夏、秋季采收,除去杂质,晒干	蒙药 2021
胡枝子/三妹木/波梅亮	美丽胡枝子 *Lespedeza formosa*(Vog.)Koehne	茎和叶	春至秋季采收,干燥	广西瑶药第二卷 2022

【中药标准】

名称	植物来源	药用部位	产地加工	标准
胡枝子	细梗胡枝子 *Lespedeza virgata*（Thunberg）A. de Candolle	全株	—	湖南 2009
胡枝子	细梗胡枝子 *Lespedeza virgata*（Thunb.）DC.	全株	—	河南 1993
胡枝子	细梗胡枝子 *Lespedeza virgata*（Thunberg）A. de Candolle	全株	夏、秋茎叶茂盛时采收,鲜用或切段晒干	河南炮规 2022
胡枝子	细梗胡枝子 *Lespedeza virgata*（Thunb.）DC.	全株	—	湖南炮规 2021
美丽胡枝子	美丽胡枝子 *Lespedeza formosa*（Vog.）Koehne	茎和叶	春、秋二季采收,晒干	福建炮规 2012

1800 达乌里胡枝子

【来源】豆科植物达乌里胡枝子(兴安胡枝子)。

【学名】

《中国植物志》	《中国高等植物》
兴安胡枝子 *Lespedeza davurica*（Laxmann）Schindler	兴安胡枝子 *Lespedeza davurica*（Laxm.）Schindl.

【民族药标准】

名称	植物来源	药用部位	产地加工	标准
达乌里胡枝子/达古日—胡吉苏	达乌里胡枝子 *Lespedeza davurica*（Laxm.）Schindler	地上部分	夏、秋季茎叶茂盛时采收,除去杂质,阴干	蒙药 2021

1801 葫芦子

【来源】葫芦科植物葫芦。

【学名】

《中国植物志》	《中国高等植物》
葫芦 *Lagenaria siceraria*（Molina）Standl.	葫芦 *Lagenaria siceraria*（Molina）Standl.

【民族药标准】

名称	植物来源	药用部位	产地加工	标准
葫芦子	葫芦 *Lagenaria siceraria*（Molina）Standl. var. *depressa*（Ser.）Hara	种子	秋季果实成熟时采摘,剖取种子,晒干	维药 1993
葫芦子	葫芦 *Lagenaria siceraria*（Molina）Standl.	种子	秋季果实成熟时采摘,除去外壳,晒干	新疆炮规 2020
葫芦子/嘎贝哲布	葫芦 *Lagenaria siceraria*（Molina）Standl.	种子	立冬前后摘下果实,取出种子,晒干	青海藏药炮规 2010
葫芦/嘎贝哲布	葫芦 *Lagenaria siceraria*（Molina）Standl.	种子	立冬前后摘下果实,取出种子,晒干	部颁藏药
葫芦/胡林—乌日*	葫芦 *Lagenaria siceraria*（Molina）Standl.	种子	秋季摘取成熟果实,取出种子,晒干	蒙药 2021
葫芦/嘎贝摘吾	葫芦 *Lagenaria siceraria*（Molina）Standl.	种子	立冬前后摘下果实,取出种子,晒干	青海藏药 1992

附注:*蒙药习用名称"葫芦子",蒙药 1986 收载名称"葫芦子/霍林—乌热",蒙药炮规 2020 收载名称"葫芦子"。

1802 黄瓜子

【来源】葫芦科植物黄瓜。

【学名】

《中国植物志》	《中国高等植物》
黄瓜 *Cucumis sativus* L.	黄瓜 *Cucumis sativus* Linn.

【民族药标准】

名称	植物来源	药用部位	产地加工	标准
黄瓜子	黄瓜 *Cucumis sativus* L.	种子	秋季果实成熟时,摘下果实,收取种子,洗净,晒干	部颁维药
黄瓜子	黄瓜 *Cucumis sativus* L.	种子	秋季果实成熟时,摘下果实,剖取种子,洗净晒干	维药 1993
黄瓜子	黄瓜 *Cucumis sativus* L.	种子	秋季果实成熟时,摘下果实,收取种子	新疆炮规 2020

【中药标准】

名称	植物来源	药用部位	产地加工	标准
黄瓜子	黄瓜 *Cucumis sativus* L.	种子	果实成熟时,剖开,取出种子,洗净,干燥	安徽 2022
黄瓜子	黄瓜 *Cucumis sativus* L.	种子	夏、秋二季,取成熟的果实,剖开,收取种子,洗净,晒干	江西 2014
黄瓜子	黄瓜 *Cucumis sativus* Linnaeus	种子	夏、秋两季取种子成熟的老黄瓜,剖开,取出种子,晒干	湖南 2009

名称	植物来源	药用部位	产地加工	标准
黄瓜子	黄瓜 *Cucumis sativus* L.	种子	夏、秋两季取种子成熟的果实,收取种子,洗净,晒干	辽宁第一册 2009
黄瓜子	黄瓜 *Cucumis sativus* L.	种子	夏、秋二季取种子成熟的老黄瓜,剖开,取出种子,晒干	黑龙江 2001
黄瓜子	黄瓜 *Cucumis sativus* L.	成熟果实	—	药典 2020 附
黄瓜子	黄瓜 *Cucumis sativus* L.	种子	—	部颁 2 册附
黄瓜子	黄瓜 *Cucumis sativus* L.	成熟种子	—	部颁 5 册附

1803　南瓜子

【来源】葫芦科植物南瓜。

【学名】

《中国植物志》	《中国高等植物》
南瓜 *Cucurbita moschata*(Duch. ex Lam.)Duch. ex Poiret	南瓜 *Cucurbita moschata*(Duch. ex Lam.)Duch. ex Poiret

【民族药标准】

名称	植物来源	药用部位	产地加工	标准
南瓜子	南瓜 *Cucurbita moschata*(Duch.)Poiret	种子	夏秋果实成熟时摘取,取出种子,洗净,晒干	部颁维药
南瓜子 *	南瓜 *Cucurbita moschata*(Duch. ex Lam.)Duch. ex Poir.	种子	秋季瓜熟时取出瓜内种子,干燥	贵州第二册 2019
南瓜子	南瓜 *Cucurbita moschata*(Duch.)Poiret	种子	夏秋果实成熟时摘取,取出种子,洗净,晒干	维药 1993
南瓜子	南瓜 *Cucurbita moschata*(Duch. ex Lam.)Duch. ex Poiret	种子	夏秋果实成熟时摘取,除去果壳,取出种子,洗净,晒干	新疆炮规 2020

【中药标准】

名称	植物来源	药用部位	产地加工	标准
南瓜子	南瓜 *Cucurbita moschata*(Duch. ex Lam.)Duch. ex Poir.	种子	秋季采收老熟南瓜,剖开,除去瓜瓤,取出种子,洗净,干燥	安徽 2022
南瓜子	南瓜 *Cucurbita moschata*(Duch. ex Lam.)Duch. ex Poiret.	种子	夏、秋二季食用南瓜时,收集成熟种子,除去瓤膜,洗净,晒干	甘肃 2020
南瓜子	南瓜 *Cucurbita moschata* Duch.	种子	夏秋季收集成熟种子,除去瓤膜,晒干	山东 2002
南瓜子	南瓜 *Cucurbita moschata*(Duch. ex Lam.)Duch. ex Poiret	种子	秋季果实成熟时采摘。收集种子,洗净,晒干	北京 1998
南瓜子	南瓜 *Cucurbita moschata* Duch.	种子	夏、秋二季采收成熟果实,取出种子,洗净,晒干	上海 1994
南瓜子	南瓜 *Cucurbita moschata* Duch.	种子	夏、秋间收集成熟种子,除去瓤膜,干燥	河南 1993
南瓜子	南瓜 *Cucurbita moschata* Duch. var. melonaeformis Makino	种子	秋季收集成熟种子,洗净、晒干	山西 1987
南瓜子	南瓜 *Cucurbita moschata*(Duch. ex Lam.)Duch. ex Poiret	成熟种子	—	重庆炮规 2006

附注:* 同为中药标准收载品种。

1804　丝瓜子

【来源】葫芦科植物丝瓜、广东丝瓜、棱角丝瓜(广东丝瓜)、粤丝瓜(广东丝瓜)。

【学名】

《中国植物志》	《中国高等植物》
丝瓜 *Luffa aegyptiaca* Miller	丝瓜 *Luffa cylindrica*(Linn.)Roem.
广东丝瓜 *Luffa acutangula*(L.)Roxb.	广东丝瓜 *Luffa acutangula*(Linn.)Roxb.

【民族药标准】

名称	植物来源	药用部位	产地加工	标准
丝瓜子	丝瓜 *Luffa aegyptiaca* Miller 广东丝瓜 *Luffa acutangula*(L.)Roxb.	种子	秋季果实成熟时收集,洗净,晒干	四川藏药 2020
丝瓜籽/塞吉普吾	丝瓜 *Luffa cylindrica*(L.)Roem. 棱角丝瓜 *Luffa acutangula*(L.)Roxb.	种子	果实老熟后,采集种子,晒干	青海藏药 1992

名称	植物来源	药用部位	产地加工	标准
粤丝瓜子/ 阿拉坦—蔓吉勒干—乌日	粤丝瓜 *Luffa acutangula*(L.)Roem.	种子	秋季果实成熟时采收,剖开,取出种子,洗净,晒干	蒙药 2021

【中药标准】

名称	植物来源	药用部位	产地加工	标准
丝瓜子	丝瓜 *Luffa cylindrica*(L.)Roem.	种子	秋季果实成熟后,在加工丝瓜络时,同时收集种子,去净杂质,晒干	山西第一册 2017
丝瓜子	丝瓜 *Luffa cylindrica*(L.)Roem.	种子	秋季果实成熟后,采收丝瓜络的同时收取种子,洗净,晒干	上海 1994

1805　甜瓜子

【来源】葫芦科植物甜瓜。

【学名】

《中国植物志》	《中国高等植物》
甜瓜 *Cucumis melo* L.	甜瓜 *Cucumis melo* Linn.

【民族药标准】

名称	植物来源	药用部位	产地加工	标准
甜瓜子	甜瓜 *Cucumis melo* L.	种子	夏秋果实成熟时,吃瓜后随时收集种子,洗净,晒干	维药 1993
新疆甜瓜子	甜瓜 *Cucumis melo* L.	种子	夏秋果实成熟时,吃瓜后随时收集种子,洗净,晒干	部颁维药
甜瓜子仁*	甜瓜 *Cucumis melo* L.	种子炮制品#	夏秋果实成熟时,收集种子,洗净,晒干	新疆炮规 2020

【中药标准】

名称	植物来源	药用部位	产地加工	标准
甜瓜子	甜瓜 *Cucumis melo* L.	种子	夏、秋二季果实成熟时收集,洗净,晒干	药典 2020

附注:＊新疆炮规 2010 收载名称"新疆甜瓜子/扩混欧如合";#用时剥去外壳,取仁。

1806　王瓜子

【来源】葫芦科植物王瓜。

【学名】

《中国植物志》	《中国高等植物》
王瓜 *Trichosanthes cucumeroides*(Ser.)Maxim.	王瓜 *Trichosanthes cucumeroides*(Ser.)Maxim.

【民族药标准】

名称	植物来源	药用部位	产地加工	标准
王瓜子*	王瓜 *Trichosanthes cucumeroides*(Ser.)Maxim.	种子	秋季果实成熟变红时采摘,取出种子,洗净,干燥	贵州第一册 2019

附注:＊同为中药标准收载品种。

1807　西瓜子

【来源】葫芦科植物西瓜。

【学名】

《中国植物志》	《中国高等植物》
西瓜 *Citrullus lanatus*(Thunb.)Matsum. et Nakai	西瓜 *Citrullus lanatus*(Thunb.)Matsum. et Nakai

【民族药标准】

名称	植物来源	药用部位	产地加工	标准
西瓜子	西瓜 *Citrullus vulgaris* Sehrad.	种子	夏秋果实成熟,食瓜时收集种子,洗净,晒干	部颁维药
西瓜子	西瓜 *Citrullus vulgaris* Sehrad.	种子	夏、秋果实成熟时,食瓜后随时收集种子,洗净,晒干	维药 1993
西瓜子	西瓜 *Citrullus lanatus*(Thunb.)Matsum. et Nakai	种子	夏秋果实成熟,收集种子,洗净,晒干	新疆炮规 2020

【中药标准】

名称	植物来源	药用部位	产地加工	标准
西瓜子	西瓜 *Citrullus lanatus*(Thunb.)Matsum.	种子	—	重庆炮规 2006

1808 波棱瓜子

【来源】葫芦科植物波棱瓜。

【学名】

《中国植物志》	《中国高等植物》
波棱瓜 *Herpetospermum pedunculosum*(Ser.)C. B. Clarke	波棱瓜 *Herpetospermum pedunculosum*(Ser.)C. B. Clarke

【民族药标准】

名称	植物来源	药用部位	产地加工	标准
波棱瓜子	波棱瓜 *Herpetospermum caudigerum* Wall.	种子	秋季采收成熟果实，晒干，取出种子	六省藏标
波棱瓜子/色吉美多	波棱瓜 *Herpetospermum pedunculosum*（Ser.）Baill.	种子	秋季采收成熟果实，晒干，取出种子	部颁藏药
波棱瓜子/巴嘎—阿拉坦—其其格	波棱瓜 *Herpetospermum pedunculosum*（Ser.）C. B. Clarke	种子	秋季果实成熟时采摘，取出种子，晒干	蒙药 2021
波棱瓜子/塞吉美多	波棱瓜 *Herpetospermum pedunculosum*	种子	秋季采收成熟果实，晒干，取出种子	青海藏药 1992
波棱瓜子/色吉美多	波棱瓜 *Herpetospermum pedunculosum*（Ser.）C. B. Clarke	种子	秋季采收成熟果实，晒干，取出种子	青海藏药炮规 2010

【中药标准】

名称	植物来源	药用部位	产地加工	标准
波棱瓜子	波棱瓜 *Herpetospermum caudigerum* Wall.	种子	秋季采收成熟果实，晒干，取出种子	药典 1977
波棱瓜子	波棱瓜 *Herpetospermum caudigerum* Wall.	种子	秋季采摘成熟果实，晒干，取出种子	云南 1996
波棱瓜子	波棱瓜 *Herpetospermum caudigerum* Wall.	种子	—	药典 2020 附

1809 黄荆子

【来源】马鞭草科植物黄荆、牡荆。

【学名】

《中国植物志》	《中国高等植物》
黄荆 *Vitex negundo* L.	黄荆 *Vitex negundo* Linn.
牡荆 *Vitex negundo* var. *cannabifolia*(Sieb. et Zucc.)Hand.-Mazz.	牡荆 *Vitex negundo* var. *cannabifolia*(Sieb. et Zucc.)Hand.-Mazz.

【民族药标准】

名称	植物来源	药用部位	产地加工	标准
黄荆子*	黄荆 *Vitex negundo* L. 牡荆 *Vitex negundo* L. var. *cannabifolia*（Sieb. et Zucc.）Hand.-Mazz.	成熟果实	9—10 月采收，干燥	贵州第一册 2019
黄荆子	黄荆 *Vitex negundo* L. 牡荆 *Vitex negundo* L. var. *cannabifolia*（Sieb. et Zucc.）Hand.-Mazz.	成熟果实	9—10 月采收，干燥	广西壮药第一卷 2008

【中药标准】

名称	植物来源	药用部位	产地加工	标准
黄荆子	牡荆 *Vitex negundo* L. var. *cannabifolia*（Sieb. et Zucc.）Hand.-Mazz. 黄荆 *Vitex negundo* L.	果实	秋季采收成熟果实，除去杂质，干燥	安徽 2022
牡荆子	牡荆 *Vitex negundo* L. var. *cannabifolia*（Sieb. et Zucc.）Hand.-Mazz.	果实	秋季果实成熟时采收，晒干	山东 2022
黄荆子	黄荆 *Vitex negundo* L. 牡荆 *Vitex negundo* L. var. *cannabifolia*（Sieb. et Zucc.）Hand.-Mazz.	成熟果实	9—10 月采收，除去杂质，干燥	湖北 2018

续表

名称	植物来源	药用部位	产地加工	标准
黄荆子	牡荆 *Vitex negundo* L. var. *cannabifolia* (Siebold et Zucc.) Hand. -Mazz. 黄荆 *Vitex negundo* L.	成熟果实	秋季采收,晒干,除去杂质	江苏 2016
黄荆子/牡荆子	牡荆 *Vitex negundo* L. var. *cannabifolia* (Sieb. et Zucc.) Hand. -Mazz. 黄荆 *Vitex negundo* L.	成熟果实	秋季采收,除去杂质,晒干	江西 2014
黄荆子	黄荆 *Vitex negundo* L. 牡荆 *Vitex negundo* L. var. *cannabifolia* (Sieb. et Zucc.) Hand. -Mazz.	成熟果实	9—10 月采收,晒干	四川 2010
黄荆子	牡荆 *Vitex negundo* var. *cannabifolia* (Siebold & Zuccarini) Handel-Mazzetti 黄荆 *Vitex negundo* Linnaeus	成熟果实	9—10 月采收,干燥	湖南 2009
黄荆子/黄金子	牡荆 *Vitex negundo* L. var. *cannabifolia* (Sieb. et Zucc.) Hand. -Mazz.	果实	秋季果实成熟时采收,晒干	上海 1994
黄荆子	黄荆 *Vitex negundo* Linn. 牡荆 *Vitex negundo* L. var. *cannabifolia* (Sieb. et Zucc.) Hand. -Mazz.	果实	秋季果实成熟时采收,晾干	河南 1993
黄荆子	黄荆 *Vitex negundo* L. 牡荆 *Vitex negundo* L. var. *cannabifolia* (Sieb. et Zucc.) Hand. -Mazz.	带宿萼的果实	秋季采收成熟果实,晒干	天津炮规 2018
黄荆子	黄荆 *Vitex negundo* Linn. 牡荆 *Vitex negundo* L. var. *cannabifolia* (Sieb. et Zucc.) Hand. Mazz.	成熟果实	—	重庆炮规 2006
黄荆子	黄荆 *Vitex negundo* Linnaeus 牡荆 *Vitex negundo* var. *cannabifolia* (Siebold & Zuccarini) Handel-Mazzetti	成熟果实	—	药典 2020 附
黄荆子	牡荆 *Vitex negundo* L. var. *cannabifolia* (Sieb. et Zucc.) Hand. -Mazz. 黄荆 *Vitex negundo* L. 荆条 *Vitex negundo* var. *herterophylla* (Franch.) Rehd.	—	—	部颁 5 册附
牡荆子	牡荆 *Vitex negundo* L. var. *cannabifolia* (Sieb. et Zucc.) Hand. -Mazz.	成熟果实	—	部颁 9 册附
黄荆子	黄荆 *Vitex negundo* L.	果实	—	山东 2002 附

附注:* 同为中药标准收载品种。

1810 蔓荆子

【来源】马鞭草科植物单叶蔓荆、蔓荆。

【学名】

《中国植物志》	《中国高等植物》
单叶蔓荆 *Vitex rotundifolia* Linnaeus f.	单叶蔓荆 *Vitex rotundifolia* Linn. f.
蔓荆 *Vitex trifolia* L.	蔓荆 *Vitex trifolia* Linn.

【民族药标准】

名称	植物来源	药用部位	产地加工	标准
蔓荆子/退邦根—乌日	单叶蔓荆 *Vitex trifolia* L. var. *simplicifolia* Cham. 蔓荆 *Vitex trifolia* L.	果实	秋季果实成熟时采收,除去杂质,晒干	蒙药 2021
蔓荆子/些樏瞒	单叶蔓荆 *Vitex trifolia* Linn. var. *simplicifolia* Cham. 蔓荆 *Vitex trifolia* Linn.	果实	秋季果实成熟时采收,除去杂质,晒干	广西壮药第二卷 2011

【中药标准】

名称	植物来源	药用部位	产地加工	标准
蔓荆子	单叶蔓荆 *Vitex trifolia* L. var. *simplicifolia* Cham. 蔓荆 *Vitex trifolia* L.	果实	秋季果实成熟时采收,除去杂质,晒干	药典 2020

1811 急性子

【来源】凤仙花科植物凤仙花。

【学名】

《中国植物志》	《中国高等植物》
凤仙花 *Impatiens balsamina* L.	凤仙花 *Impatiens balsamina* Linn.

【民族药标准】

名称	植物来源	药用部位	产地加工	标准
急性子	凤仙花 *Impatiens balsamina* L.	种子	夏、秋季果实即将成熟时采收,晒干,除去果皮及杂质	维药 1993

【中药标准】

名称	植物来源	药用部位	产地加工	标准
急性子	凤仙花 *Impatiens balsamina* L.	种子	夏、秋季果实即将成熟时采收,晒干,除去果皮和杂质	药典 2020

1812 金樱子

【来源】蔷薇科植物金樱子。

【学名】

《中国植物志》	《中国高等植物》
金樱子 *Rosa laevigata* Michx.	金樱子 *Rosa laevigata* Michx.

【民族药标准】

名称	植物来源	药用部位	产地加工	标准
金樱子/温吉乐甘	金樱子 *Rosa laevigata* Michx.	果实	10—11 月果实成熟变红时采收,干燥,除去毛刺	蒙药 2021
金樱子/芒旺	金樱子 *Rosa laevigata* Michx.	果实	10—11 月果实成熟变红时采收,干燥,除去毛刺	广西壮药第二卷 2011

【中药标准】

名称	植物来源	药用部位	产地加工	标准
金樱子	金樱子 *Rosa laevigata* Michx.	果实	10—11 月果实成熟变红时采收,干燥,除去毛刺	药典 2020

1813 菊苣子

【来源】菊科植物毛菊苣(腺毛菊苣)、菊苣。

【学名】

《中国植物志》	《中国高等植物》
腺毛菊苣 *Cichorium glandulosum* Boiss. et Huet.	腺毛菊苣 *Cichorium glandulosum* Boiss. et Huet.
菊苣 *Cichorium intybus* L.	菊苣 *Cichorium intybus* Linn.

【民族药标准】

名称	植物来源	药用部位	产地加工	标准
菊苣子	毛菊苣 *Cichorium glandulosum* Boiss. et Huet.	果实	秋季果实成熟时割取地上部分,晒干,打下种子,除去杂质,再晒干	维药第一册 2010
菊苣子	毛菊苣 *Cichorium glandulosum* Boiss. et Huet. 菊苣 *Cichorium intybus* L.	种子	—	部颁维药附

1814 莴苣子

【来源】菊科植物莴苣。

【学名】

《中国植物志》	《中国高等植物》
莴苣 *Lactuca sativa* L.	莴苣 *Lactuca sativa* Linn.

【民族药标准】

名称	植物来源	药用部位	产地加工	标准
莴苣子	莴苣 *Lactuca sativa* L.	瘦果	秋季采收果序,晒干,打下果实	维药 1993
莴苣子	莴苣 *Lactuca sativa* L.	瘦果	秋季采收果序,晒干,打下果实	新疆炮规 2020
白巨胜/ 希鲁黑—查干—乌日	莴苣 *Lactuca sativa* L.	种子	夏、秋二季果实成熟后,割取地上部分,晒干,打下种子,除去杂质,干燥	蒙药 2021
黑巨胜/ 希鲁黑—哈日—乌日	莴苣 *Lactuca sativa* L.	黑色种子	秋季果实成熟后,割取地上部分,晒干,打下种子,簸净杂质	蒙药 2021

【中药标准】

名称	植物来源	药用部位	产地加工	标准
白巨胜	莴苣 *Lactuca sativa* L.	成熟果实	夏秋采收,除去杂质,晒干	部颁中药材
白巨胜	莴苣 *Lactuca sativa* L.	果实	成熟后采收,除去杂质,晒干	河北 2018
白巨胜	莴苣 *Lactuca sativa* L.	成熟果实	秋季采收,除去杂质,晒干	内蒙古 1988
白苣胜子/白苣子	莴苣 *Lactuca sativa* L.	果实	秋季果实成熟时,割取地上部分,晒干,打下果实,除净枝叶等杂质,再晒干	山西 1987
巨胜子	莴苣 *Lactuca sativa* L.	成熟果实	秋季采收,除去杂质,晒干	吉林 1977
白苣胜	莴苣 *Lactuca sativa* L.	果实	夏、秋二季果实成熟时采割,晒干,打落种子,除去杂质,晒干	甘肃炮规 2022
白巨胜	莴苣 *Lactuca sativa* L. 及变种	果实	秋季种子成熟时,连枝一起割下,晒干,打下果实,除去杂质	天津炮规 2018
白巨胜子	莴苣 *Lactuca sativa* L.	成熟果实	—	药典 1977 附

1815 决明子

【来源】豆科植物决明(钝叶决明)、小决明(决明)。

【学名】

《中国植物志》	《中国高等植物》
钝叶决明 *Senna obtusifolia*(L.)H. S. Irwin & Barneby	钝叶决明 *Senna obtusifolia*(L.)H. S. Irwin & Barneby(《中国生物物种名录》)
决明 *Senna tora*(Linnaeus)Roxburgh	决明 *Cassia tora* Linn.

【民族药标准】

名称	植物来源	药用部位	产地加工	标准
决明子/塔嘎多杰	决明 *Cassia obtusifolia* L. 小决明 *Cassia tora* L.	种子	秋季荚果成熟时采收,晒干,除去杂质	六省藏标
决明子/塔拉嘎道日吉	钝叶决明 *Cassia obtusifolia* L. 决明(小决明)*Cassia tora* L.	种子	秋季采收成熟果实,晒干,打下种子,除去杂质	蒙药 2021
决明子/些羊灭	决明 *Cassia obtusifolia* Linn. 小决明 *Cassia tora* Linn.	种子	秋季采收成熟果实,晒干,打下种子,除去杂质	广西壮药第二卷 2011

【中药标准】

名称	植物来源	药用部位	产地加工	标准
决明子	钝叶决明 *Cassia obtusifolia* L. 决明(小决明)*Cassia tora* L.	种子	秋季采收成熟果实,晒干,打下种子,除去杂质	药典 2020

1816 榼藤子

【来源】豆科植物榼藤、榼藤子(榼藤)。

【学名】

《中国植物志》	《中国高等植物》
榼藤 *Entada phaseoloides*(L.)Merr.	榼藤子 *Entada phaseoloides*(Linn.)Merr.

【民族药标准】

名称	植物来源	药用部位	产地加工	标准
榼藤子/青巴肖夏	榼藤 *Entada phaseoloides*(L.)Merr.	成熟种子	冬季采种子,去皮,煮熟或炒熟,晒干	部颁藏药
榼藤子/ 额力根—芍沙*	榼藤 *Entada phaseoloides*(Linn.)Merr.	种子	秋、冬二季采收成熟果实,取出种子,干燥	蒙药 2021
榼藤子	榼藤 *Entada phaseoloides*(L.)Merr.	种子	冬、春季种子成熟后采集,晒干	维药第一册 2010

续表

名称	植物来源	药用部位	产地加工	标准
榼藤子/乃麻巴	榼藤子 *Entada phaseoloides*(Linn.)Merr.	种子	秋、冬采收,干燥	云南傣药 2005
榼藤子/青巴消夏	榼藤 *Entada phaseoloides*(L.)Merr.	成熟种子	冬季采种子,去皮,煮熟或炒熟,晒干	青海藏药 1992
榼藤子/青巴肖夏	榼藤子 *Entada phaseoloides*(L.)Merr.	种子	秋季果实成熟时采集,打下种子,晒干	西藏藏药炮规 2022
榼藤子/青巴肖夏	榼藤子 *Entada phaseoloides*(L.)Merr.	种子	秋季果实成熟时采集,打下种子,晒干	青海藏药炮规 2010

【中药标准】

名称	植物来源	药用部位	产地加工	标准
榼藤子	榼藤子 *Entada phaseoloides*(Linn.)Merr.	种子	秋、冬二季采收成熟果实,取出种子,干燥	药典 2020

附注:*蒙药习用名称"木腰子"。

1817 油麻藤子

【来源】豆科植物白花油麻藤、常春油麻藤(油麻藤)。

【学名】

《中国植物志》	《中国高等植物》
白花油麻藤 *Mucuna birdwoodiana* Tutch.	白花油麻藤 *Mucuna birdwoodiana* Tutch.
油麻藤 *Mucuna sempervirens* Hemsl.	常春油麻藤 *Mucuna sempervirens* Hemsl.

【民族药标准】

名称	植物来源	药用部位	产地加工	标准
油麻藤子/拉果肖夏	白花油麻藤 *Mucuna birdwoodiana* Tutcher 常春油麻藤(牛马藤)*Mucuna semprevirens* Hemsl.	成熟种子	秋季采收果实、取出种子、晒干	西藏藏药炮规 2022

1818 苦豆子

【来源】豆科植物苦豆子、苦豆草(苦豆子)。

【学名】

《中国植物志》	《中国高等植物》
苦豆子 *Sophora alopecuroides* L.	苦豆子 *Sophora alopecuroides* Linn.

【民族药标准】

名称	植物来源	药用部位	产地加工	标准
苦豆子	苦豆子 *Sophora alopecuroides* L.	种子	秋季果实成熟时采收果序,晒干,打下种子,除去杂质	维药第一册 2010
苦豆子	苦豆草 *Sophora alopecuroides* L.	成熟种子	—	部颁维药附

【中药标准】

名称	植物来源	药用部位	产地加工	标准
苦豆子	苦豆子 *Sophora alopecuroides* L.	种子	秋季果实成熟后收取,打下种子,除去杂质,晒干	甘肃 2020
苦豆子	苦豆子 *Sophora alopecuroides* L.	成熟种子	秋季下霜后剪取果序,晒干,打取种子	宁夏 2018

1819 苦蒿子

【来源】菊科植物顶羽菊、苦蒿(顶羽菊)。

【学名】

《中国植物志》	《中国高等植物》
顶羽菊 *Rhaponticum repens*(Linnaeus)Hidalgo	顶羽菊 *Acroptilon repens*(Linn.)DC.

【民族药标准】

名称	植物来源	药用部位	产地加工	标准
苦蒿子	顶羽菊 *Acroptilon repens*(L.)DC.	果实	果实成熟时采收,除去杂质,晒干	部颁维药
苦蒿子	顶羽菊 *Acroptilon repens*(L.)DC.	果实	果实成熟时采收,去净杂质,晒干	维药 1993
苦蒿子	顶羽菊 *Rhaponticum repens*(L.)Hidalgo	果实	果实成熟时采收,晒干	新疆炮规 2020

续表

名称	植物来源	药用部位	产地加工	标准
卡麻孜日尤司	苦蒿 *Acroptilon repens*（L.）DC.	果实	—	部颁维药附

1820　罗勒子

【来源】唇形科植物罗勒。

【学名】

《中国植物志》	《中国高等植物》
罗勒 *Ocimum basilicum* L.	罗勒 *Ocimum basilicum* Linn.

【民族药标准】

名称	植物来源	药用部位	产地加工	标准
罗勒子	罗勒 *Ocimum basilicum* L.	果实	果实成熟时采收,晒干,除去杂质	部颁维药
罗勒子	罗勒 *Ocimum basilicum* L.	果实	成熟时采收、晒干除去杂质	维药 1993
罗勒子	罗勒 *Ocimum basilicum* L.	果实	种子成熟时采收,晒干	新疆炮规 2020

【中药标准】

名称	植物来源	药用部位	产地加工	标准
光明子	罗勒 *Ocimum basilicum* L. 毛罗勒 *Ocimum basilicum* L. var. *pilosum*（Willd.）Benth.	果实	秋季果实成熟时采收,除去杂质,阴干	湖北 2018
光明子	罗勒 *Ocimum basilicum* L.	成熟果实	秋季果实成熟时采收,割下全株,晒干,打下果实,除去杂质,再晒干	北京炮规 2023
罗勒子	罗勒 *Ocimum basilicum* L. 毛罗勒 *Ocimum basilicum* L. var. *pilosum*（Willd.）Benth.	果实	9 月果实成熟时采收植株,干燥,打下果实,除去杂质	安徽炮规 2019
光明子	罗勒 *Ocimum basilicum* L.	成熟果实	秋季割取植株,晒干,打下小坚果,除去杂质	天津炮规 2018
光明子	毛罗勒 *Ocimum basilicum* L. var. *pilosum*（Willd.）Benth.	成熟种子	—	上海 1994 附

1821　罗望子

【来源】豆科植物酸角(酸豆)、酸豆。

【学名】

《中国植物志》	《中国高等植物》
酸豆 *Tamarindus indica* L.	酸豆 *Tamarindus indica* Linn.

【民族药标准】

名称	植物来源	药用部位	产地加工	标准
罗望子	酸角 *Tamarindus indica* L.	果实	秋、冬果实近成熟时采摘,晒干或加糖压成饼	维药 1993
罗望子	酸豆 *Tamarindus indica* L.	果实	秋、冬果实近成熟时采摘,晒干,压成饼状	新疆炮规 2020

1822　马蔺子

【来源】鸢尾科植物马蔺、白花鸢尾。

【学名】

《中国植物志》	《中国高等植物》
马蔺 *Iris lactea* Pall.	马蔺 *Iris lactea* Pall.
白花鸢尾 *Iris tectorum* f. *alba* Makino	白花鸢尾 *Iris tectorum* f. *alba*（Dykes）Makino

【民族药标准】

名称	植物来源	药用部位	产地加工	标准
马蔺子/母哲	马蔺 *Iris lactea* Pall. var. *chinensis* Koidz.	种子	果实成熟后采收,晒干后去掉果皮,选饱满种子使用	部颁藏药
马蔺子/查黑勒德根—乌日	马蔺 *Iris lactea* Pall. var. *chinensis*（Fisch.）Koidz.	种子	秋季果实成熟时割下果穗,晒干,打取种子,除去杂质	蒙药 2021

名称	植物来源	药用部位	产地加工	标准
马蔺子	马蔺 *Iris lactea* Pall. var. *chinensis* Koidz.	种子	夏秋果实成熟时割取果序,晒干后打下种子,除去杂质	维药 1993
马蔺子	马蔺 *Iris lactea* Pall. var. *chinensis* Koidz.	种子	夏、秋果实成熟时割取果序,晒干后打下种子	新疆炮规 2020
马蔺子/针哲	马蔺 *Iris lactea* Pall. var. *chinensis* Koidz.	种子	果实成熟后采收,晒干后去掉果皮	青海藏药炮规 2010
马蔺子	白花鸢尾 *Iris tectorum* f. *alba* Makino	种子	—	四川藏药制剂附

【中药标准】

名称	植物来源	药用部位	产地加工	标准
马蔺子	马蔺 *Iris lactea* Pall. var. *chinensis*(Fisch.)Koidz.	种子	秋季果实成熟时采收,晒干,搓出种子,除去果壳及杂质,晒干	甘肃 2020
马蔺子	马蔺 *Iris lactea* Pall. var. *chinensis*(Fisch.)Koidz.	种子	秋季果实成熟时采收,晒干,搓出种子,除去杂质,晒干	河北 2018
马蔺子	马蔺 *Iris lactea* Pall.	成熟种子	秋季采收果实,晒干,搓出种子,除去果壳及杂质,晒干	江苏 2016
马蔺子	白花马蔺(原变种)*Iris lactea* var. *lactea* Pallas	成熟种子	秋季采收果实,晒干,搓出种子,除去果壳及杂质,晒干	湖南 2009
马蔺子	马蔺 *Iris ensata* Thunb.	成熟种子	秋季采收果实,晒干,搓出种子,除去果壳及杂质,晒干	山东 2002
马蔺子	马蔺 *Iris lactea* Pall. var. *chinensis* Koidz.	成熟种子	秋季采收果实,晒干,搓出种子,簸净,干燥	北京 1998
马蔺子	马蔺 *Iris lactea* Pall. var. *chinensis*(Fisch.)Koidz.	种子	7—8 月果实成熟时,将果实晒干,搓出种子,除去杂质,再晒干	上海 1994
马蔺子	马蔺 *Iris ensata* Thunb.［*Iris lactea* Pall. var. *chinersis*(Fisch.)Koidz. I. Pallasii Fisch.］	成熟种子	秋季采收果实,晒干,搓出种子,除去果壳及杂质,晒干	河南 1993
马蔺子	马蔺 *Iris lactea* Pall. var. *chinensis* Koidz.	成熟种子	秋季采收果实,晒干,搓出种子,簸净杂质,晒干	山西 1987
马蔺子	马蔺 *Iris lactea* Pall. var. *chinensis*(Fisch.)Koidz.	种子	秋季果实成熟时采收果穗,干燥,打下种子,除去杂质,再干燥	安徽炮规 2019
马蔺子	马蔺 *Iris lactea* Pall. var. *chinensis*(Fisch.)Koidz.	种子	秋季果实成熟时,割取果穗,晒干,打下种子,除去杂质,干燥	天津炮规 2018

1823 马钱子

【来源】马钱子科植物云南马钱(长籽马钱)、马钱(马钱子)。

【学名】

《中国植物志》	《中国高等植物》
长籽马钱 *Strychnos wallichiana* Steudel ex A. De Candolle	长籽马钱 *Strychnos wallichiana* Steud. ex DC.
马钱子 *Strychnos nux-vomica* L.	马钱子 *Strychnos nux-vomica* Linn.

【民族药标准】

名称	植物来源	药用部位	产地加工	标准
马钱子/番木鳖/果西拉	云南马钱 *Strychnos wallichiana* Steud. et DC.	种子	冬季采收成熟果实,取出种子,晒干	六省藏标
马钱子/混其勒	云南马钱 *Strychnos pierriana* A. W. Hill 马钱 *Strychnos nux-vomica* L.	种子	冬季采收成熟果实,取出种子,晒干	蒙药 2021
马钱子	马钱 *Strychnos nux-vomica* L.	成熟种子	—	维药 1993
马钱子/果齐拉	马钱 *Strychnos nux-vomica* L. 云南马钱 *Strychnos wallchiana* Steud.	种子	采收成熟果实,取出种子,晒干	西藏藏药炮规 2022
奶制马钱子	马钱 *Strychnos nux-vomica* L.	成熟种子	—	新疆炮规 2020
马钱子/果西拉	马钱 *Strychnos nux-vomica* L. 云南马钱 *Strychnos wallichiana* Steud.	种子	冬季采收成熟果实,取出种子,晒干	青海藏药炮规 2010

【中药标准】

名称	植物来源	药用部位	产地加工	标准
马钱子	马钱 *Strychnos nux-vomica* L.	种子	冬季采收成熟果实,取出种子,晒干	药典 2020

1824 毛诃子

【来源】使君子科植物毛诃子(毗黎勒)、毗黎勒。

【学名】

《中国植物志》	《中国高等植物》
毗黎勒 *Terminalia bellirica*(Gaertn.)Roxb.	毗黎勒 *Terminalia bellirica*(Gaertn.)Roxb.

【民族药标准】

名称	植物来源	药用部位	产地加工	标准
毛诃子/帕如拉	毛诃子 *Terminalia bellirica* Roxb.	果实	冬季果实成熟时采收,除去杂质,晒干	六省藏标
毛诃子/宝德—巴如日阿	毗黎勒 *Terminalia bellirica*(Gaertn.)Roxb.	果实	冬季果实成熟时采收,除去杂质,晒干	蒙药 2021
毛诃子	毛诃子 *Terminalia bellirica* Roxb.	果实	秋、冬季成熟时采摘,晒干	维药 1993

【中药标准】

名称	植物来源	药用部位	产地加工	标准
毛诃子	毗黎勒 *Terminalia bellirica*(Gaertn.)Roxb.	果实	冬季果实成熟时采收,除去杂质,晒干	药典 2020

1825 木鳖子

【来源】葫芦科植物木鳖(木鳖子)。

【学名】

《中国植物志》	《中国高等植物》
木鳖子 *Momordica cochinchinensis*(Lour.)Spreng.	木鳖子 *Momordica cochinchinensis*(Lour.)Spreng.

【民族药标准】

名称	植物来源	药用部位	产地加工	标准
木鳖子/阿拉坦—其其格	木鳖 *Momordica cochinchinensis*(Lour.)Spreng.	种子	冬季采收成熟果实,剖开,晒至半干,除去果肉,取出种子,干燥	蒙药 2021
木鳖子/些木变	木鳖 *Momordica cochinchinensis*(Lour.)Spreng.	种子	冬季采收成熟果实,剖开,晒至半干,除去果肉,取出种子,干燥	广西壮药第二卷 2011

【中药标准】

名称	植物来源	药用部位	产地加工	标准
木鳖子	木鳖 *Momordica cochinchinensis*(Lour.)Spreng.	种子	冬季采收成熟果实,剖开,晒至半干,除去果肉,取出种子,干燥	药典 2020

1826 木姜子

【来源】樟科植物毛叶木姜子、清香木姜子(毛叶木姜子)、木姜子。

【学名】

《中国植物志》	《中国高等植物》
毛叶木姜子 *Litsea mollis* Hemsl.	毛叶木姜子 *Litsea mollifolia* Chun
木姜子 *Litsea pungens* Hemsl.	木姜子 *Litsea pungens* Hemsl.

【民族药标准】

名称	植物来源	药用部位	产地加工	标准
木姜子/毕澄茄[#]	毛叶木姜子 *Litsea mollis* Hemsl. 清香木姜子 *Litsea euosma* W. W. Smith. 木姜子 *Litsea pungens* Hemsl.	果实[*]	于秋季果实成熟时采收,除去杂质,鲜用或干燥	贵州第二册 2019

【中药标准】

名称	植物来源	药用部位	产地加工	标准
澄茄子	毛叶木姜子 *Litsea mollis* Hemsl. 杨叶木姜子 *Litsea populifolia*（Hemsl.）Gamble.	果实	秋季果实成熟时采收,除去杂质及果柄,阴干	四川 2010
澄茄子	毛叶木姜子 *Litsea mollis* Hemsl.	成熟果实	—	重庆炮规 2006

附注:＊新鲜或干燥成熟果实;#同为中药标准收载品种。

1827 大果木姜子

【来源】樟科植物米槁。

【学名】

《中国植物志》	《中国高等植物》
米槁 *Cinnamomum migao* H.W. Li	米槁 *Cinnamomum migao* H.W. Li

【民族药标准】

名称	植物来源	药用部位	产地加工	标准
大果木姜子＊	米槁 *Cinnamomum migao* H.W. Li	果实	秋季采收,除去杂质,干燥	贵州第二册 2019

【中药标准】

名称	植物来源	药用部位	产地加工	标准
大果木姜子	米槁 *Cinnamomum migao* H.W. Li	果实	—	药典 2020 附

附注:＊同为中药标准收载品种。

1828 苜蓿子

【来源】豆科植物紫花苜蓿(苜蓿、紫苜蓿)。

【学名】

《中国植物志》	《中国高等植物》
苜蓿 *Medicago sativa* L.	紫苜蓿 *Medicago sativa* Linn.

【民族药标准】

名称	植物来源	药用部位	产地加工	标准
苜蓿子	紫花苜蓿 *Medicago sativa* L.	种子	秋季果实成熟时采收,晒干	部颁维药
苜蓿子	紫花苜蓿 *Medicago sativa* L.	种子	秋季摘取,晒干备用	维药 1993
苜蓿子	紫花苜蓿 *Medicago sativa* L.	种子	秋季果实成熟时采收,晒干	新疆炮规 2020

1829 牛蒡子

【来源】菊科植物牛蒡。

【学名】

《中国植物志》	《中国高等植物》
牛蒡 *Arctium lappa* L.	牛蒡 *Arctium lappa* Linn.

【民族药标准】

名称	植物来源	药用部位	产地加工	标准
牛蒡子/息桑	牛蒡 *Arctium lappa* L.	果实	秋季,果实成熟时采收果序晒干,打出果实,除去杂质,晒干	六省藏标
牛蒡子/希波—额布斯	牛蒡 *Arctium lappa* L.	果实	秋季果实成熟时采收果序,晒干,打下果实,除去杂质,再晒干	蒙药 2021

【中药标准】

名称	植物来源	药用部位	产地加工	标准
牛蒡子	牛蒡 *Arctium lappa* L.	果实	秋季果实成熟时采收果序,晒干,打下果实,除去杂质,再晒干	药典 2020

1830 牛奶子

【来源】胡颓子科植物牛奶子。

【学名】

《中国植物志》	《中国高等植物》
牛奶子 *Elaeagnus umbellata* Thunb.	牛奶子 *Elaeagnus umbellata* Thunb.

【民族药标准】

名称	植物来源	药用部位	产地加工	标准
牛奶子	牛奶子 *Elaeagnus umbellata* Thunb.	果实	夏、秋二季果实成熟时采收，除去果梗和杂质，干燥	四川 2022

1831 女贞子

【来源】木樨科植物女贞。

【学名】

《中国植物志》	《中国高等植物》
女贞 *Ligustrum lucidum* Ait.	女贞 *Ligustrum lucidum* Ait.

【民族药标准】

名称	植物来源	药用部位	产地加工	标准
女贞子/美贞	女贞 *Ligustrum lucidum* Ait.	果实	冬季果实成熟时采收，除去枝叶，稍蒸或置沸水中略烫后干燥或直接干燥	广西壮药第三卷 2018

【中药标准】

名称	植物来源	药用部位	产地加工	标准
女贞子	女贞 *Ligustrum lucidum* Ait.	果实	冬季果实成熟时采收，除去枝叶，稍蒸或置沸水中略烫后干燥；或直接干燥	药典 2020

1832 牵牛子

【来源】旋花科植物裂叶牵牛(牵牛)、圆叶牵牛。

【学名】

《中国植物志》	《中国高等植物》
牵牛 *Ipomoea nil*(Linnaeus)Roth	牵牛 *Ipomoea nil*(Linn.)Roth
圆叶牵牛 *Ipomoea purpurea* Lam.	圆叶牵牛 *Ipomoea purpurea*(L.)Roth(《中国药用植物志》)

【民族药标准】

名称	植物来源	药用部位	产地加工	标准
牵牛子	裂叶牵牛 *Pharbitis nil*(L.)Choisy 圆叶牵牛 *Pharbitis purpurea*(L.)Voigt	成熟种子	—	蒙药炮规 2020
牵牛子/艾西克皮且克欧如合	裂叶牵牛 *Pharbitis nil*(L.)Choisy 圆叶牵牛 *Pharbitis purpurea*(L.)Voigt	种子	秋末果实成熟、果壳未开裂时采割植株，晒干，打下种子，除去杂质	新疆炮规 2010

【中药标准】

名称	植物来源	药用部位	产地加工	标准
牵牛子	裂叶牵牛 *Pharbitis nil*(L.)Choisy 圆叶牵牛 *Pharbitis purpurea*(L.)Voigt	种子	秋末果实成熟、果壳未开裂时采割植株，晒干，打下种子，除去杂质	药典 2020

1833 芍药子

【来源】毛茛科植物芍药、川赤芍。

【学名】

《中国植物志》	《中国高等植物》
芍药 *Paeonia lactiflora* Pall.	芍药 *Paeonia lactiflora* Pall.
川赤芍 *Paeonia anomala* subsp. *veitchii*(Lynch)D. Y. Hong & K. Y. Pan	川芍药 *Paeonia veitchii* Lynch

【民族药标准】

名称	植物来源	药用部位	产地加工	标准
芍药子*	芍药 *Paeonia lactiflora* Pall. 川赤芍 *Paeonia veitchii* Lynch	种子	秋季采收成熟果实,晒干,打下种子,除去杂质	甘肃局颁 2022#

附注:*藏族习用药材;#甘肃局颁 2022 年 39 号公告。

1834　蛇床子

【来源】伞形科植物蛇床。

【学名】

《中国植物志》	《中国高等植物》
蛇床 *Cnidium monnieri*(L.)Cuss.	蛇床 *Cnidium monnieri*(Linn.)Cuss.

【民族药标准】

名称	植物来源	药用部位	产地加工	标准
蛇床子/呼希克图—乌日	蛇床 *Cnidium monnieri*(L.)Cuss.	果实	夏、秋二季果实成熟时采收,除去杂质,晒干	蒙药 2021

【中药标准】

名称	植物来源	药用部位	产地加工	标准
蛇床子	蛇床 *Cnidium monnieri*(L.)Cuss.	果实	夏、秋二季果实成熟时采收,除去杂质,晒干	药典 2020

1835　石柑子

【来源】天南星科植物石柑子。

【学名】

《中国植物志》	《中国高等植物》
石柑子 *Pothos chinensis*(Raf.)Merr.	石柑子 *Pothos chinensis*(Raf.)Merr.

【民族药标准】

名称	植物来源	药用部位	产地加工	标准
石柑子/葫芦因	石柑子 *Pothos chinensis*(Raf.)Merr.	全草	全年可采收,除去杂质,洗净,切段,干燥	广西壮药第三卷 2018
石柑子/葫芦钻/哈楼准	石柑子 *Pothos chinensis*(Raf.)Merr.	全草	全年均可采收,除去杂质,洗净,切段,晒干或鲜用	广西瑶药第一卷 2014
石柑子/嘿歪拎	石柑子 *Pothos chinensis*(Raf.)Merr.	全株	全年可采,除去杂质,切段,干燥	云南傣药Ⅱ2005

【中药标准】

名称	植物来源	药用部位	产地加工	标准
石蒲藤	石蒲藤 *Pothos chinensis*(Raf.)Merr.	全草	全年可采,晒干或鲜用	广东第二册 2011
石蒲藤	石蒲藤 *Pothos chinensis*(Raf.)Merr.	全草	—	部颁 10 册附

1836　石榴子

【来源】安石榴科植物安石榴(石榴)、石榴。

【学名】

《中国植物志》	《中国高等植物》
石榴 *Punica granatum* L.	石榴 *Punica granatum* Linn.

【民族药标准】

名称	植物来源	药用部位	产地加工	标准
石榴子/森朱	石榴 *Punica granatum* L.	种子	秋季果实成熟时采收,置通风干燥处,待果皮风干后,剥取种子,晒干	六省藏标
石榴子/赛朱	安石榴 *Punica granatum* L.	种子	秋季果实成熟后除去果皮,晒干	部颁藏药
石榴/阿纳日	石榴 *Punica granatum* L.	果实或种子*	果实成熟时采收,晒干或低温烘干	蒙药 1986
石榴子/赛朱	安石榴 *Punica granatum* L.	种子	秋季果实成熟后除去果皮,晒干	青海藏药炮规 2010

【中药标准】

名称	植物来源	药用部位	产地加工	标准
石榴子	石榴 *Punica granatum* L.	种子	秋季采摘成熟果实,置通风干燥处,待果皮风干后,剥取种子,晒干	药典 1977
石榴子	石榴 *Punica granatum* L.	果实、种子	—	药典 2020 附

附注:＊前者习称"全石榴",后者习称"石榴子"。

1837 莳萝子

【来源】伞形科植物莳萝。

【学名】

《中国植物志》	《中国高等植物》
莳萝 *Anethum graveolens* L.	莳萝 *Anethum graveolens* Linn.

【民族药标准】

名称	植物来源	药用部位	产地加工	标准
莳萝子	莳萝 *Anethum graveolens* L.	成熟果实	秋季采收,除去杂质,晾干	部颁维药
莳萝子	莳萝 *Anethum graveolens* L.	成熟果实	—	维药 1993
莳萝子	莳萝 *Anethum graveolens* L.	成熟果实	秋季采收,晾干	新疆炮规 2020

【中药标准】

名称	植物来源	药用部位	产地加工	标准
莳萝子	莳萝 *Anethum graveolens* L.	果实	夏季果实成熟时采收果枝,晒干,打落果实,除去杂质	甘肃 2020
莳萝子	莳萝 *Anethum graveolens* L.	成熟果实	秋季采取,晒干	山东 2002
莳萝子	莳萝 *Anethum graveolens* L.	果实	6—7 月果实成熟后采收果枝,晒干,打落果实,去净杂质,再晒干	上海 1994

1838 娑罗子

【来源】七叶树科植物七叶树、浙江七叶树、天师栗。

【学名】

《中国植物志》	《中国高等植物》
七叶树 *Aesculus chinensis* Bunge	七叶树 *Aesculus chinensis* Bunge
浙江七叶树 *Aesculus chinensis* Bunge var. *chekiangensis*（Hu et Fang）Fang	浙江七叶树 *Aesculus chinensis* var. *chekiangensis*（Hu et Fang）Fang
天师栗 *Aesculus chinensis* var. *wilsonii*（Rehder）Turland & N. H. Xia	天师栗 *Aesculus wilsonii* Rehd.

【民族药标准】

名称	植物来源	药用部位	产地加工	标准
娑罗子	七叶树 *Aesculus chinensis* Bge. 浙江七叶树 *Aesculus chinensis* Bge. var. *chekiangensis*（Hu et Fang）Fang 天师栗 *Aesculus wilsonii* Rehd.	成熟种子	—	蒙药炮规 2020

【中药标准】

名称	植物来源	药用部位	产地加工	标准
娑罗子	七叶树 *Aesculus chinensis* Bge. 浙江七叶树 *Aesculus chinensis* Bge. var. *chekiangensis*（Hu et Fang）Fang 天师栗 *Aesculus wilsonii* Rehd.	种子	秋季果实成熟时采收,除去果皮,晒干或低温干燥	药典 2020

1839 曼陀罗子

【来源】茄科植物曼陀罗、白曼陀罗(洋金花)、毛曼陀罗。

【学名】

《中国植物志》	《中国高等植物》
曼陀罗 *Datura stramonium* L.	曼陀罗 *Datura stramonium* Linn.

续表

《中国植物志》	《中国高等植物》
洋金花 *Datura metel* L.	洋金花 *Datura metel* Linn.
毛曼陀罗 *Datura innoxia* Mill.	毛曼陀罗 *Datura innoxia* Mill.

【民族药标准】

名称	植物来源	药用部位	产地加工	标准
曼陀罗子	曼陀罗 *Datura stramonium* L.	种子	秋季果实成熟时割下果枝,打下种子,晒干	部颁维药
曼陀罗子#	白曼陀罗 *Datura metel* L. 毛曼陀罗 *Datura innoxia* Mill. 曼陀罗 *Datura stramonium* Linn.	种子	秋季采收,晒干	贵州 2003
曼陀罗子	曼陀罗 *Datura stramonium* L.	种子	秋季果实成熟时割下果枝,打下种子,晒干	新疆炮规 2020
曼陀罗/达杜瑞	曼陀罗 *Datura stramonium* L.	种子	秋季采收成熟种子,除去杂质,干燥	西藏公告 2022 *

【中药标准】

名称	植物来源	药用部位	产地加工	标准
白花曼陀罗子	白花曼陀罗 *Datura metel* L.	种子	夏秋季采收成熟果实,曝晒,打下种子,筛去果皮、枝梗,晒干	福建 2006
曼陀罗子	白曼陀罗 *Datura metel* L. 毛曼陀罗 *Datura innoxia* Mill.	种子	夏秋季果实成熟时,采收果实,除去果皮,取出种子,晒干	山东 2002
曼陀罗子	曼陀罗 *Datura stramonium* L.	果实及种子	夏秋果实成熟时采收,晒干	上海 1994
曼陀罗子	曼陀罗 *Datura stramonium* L.	成熟种子	—	重庆炮规 2006
曼陀罗子	白曼陀罗 *Datura metel* L. 毛曼陀罗 *Datura innoxia* Mill.	果实或种子	—	部颁 15 册附

附注: * 西藏《关于征求青杠果等 14 个地方药材质量标准(草案)意见建议的公告》2022.11.23;#同为中药标准收载品种。

1840 使君子

【来源】使君子科植物使君子。

【学名】

《中国植物志》	《中国高等植物》
使君子 *Combretum indicum*(L.)Jongkind	使君子 *Quisqualis indica* Linn.

【民族药标准】

名称	植物来源	药用部位	产地加工	标准
使君子	使君子 *Quisqualis indica* L.	成熟果实	—	蒙药炮规 2020

【中药标准】

名称	植物来源	药用部位	产地加工	标准
使君子	使君子 *Quisqualis indica* L.	成熟果实	秋季果皮变紫黑色时采收,除去杂质,干燥	药典 2020

1841 酸藤子

【来源】紫金牛科植物酸藤子。

【学名】

《中国植物志》	《中国高等植物》
酸藤子 *Embelia laeta*(L.)Mez.	酸藤子 *Embelia laeta* Burm. f.

【民族药标准】

名称	植物来源	药用部位	产地加工	标准
酸藤子/酸吉风/表虽崩	酸藤子 *Embelia laeta*(L.)Mez.	根	全年均可采收,晒干	广西瑶药第一卷 2014

1842　紫藤子

【来源】豆科植物紫藤。

【学名】

《中国植物志》	《中国高等植物》
紫藤 *Wisteria sinensis*(Sims) DC.	紫藤 *Wisteria sinensis*(Sims) Sweet

【民族药标准】

名称	植物来源	药用部位	产地加工	标准
紫藤子/可瓜子/宝日—藤斯	紫藤 *Wisteria sinensis* Sweet	种子	冬季果实成熟时采收,晒干,除去果壳	部颁蒙药
紫藤子/可瓜子/宝日—藤斯	紫藤 *Wisteria sinensis* Sweet	种子	冬季果实成熟时采收,晒干,除去果壳	蒙药 1986
紫藤子	紫藤 *Wisteria sinensis* Sweet	成熟种子	—	蒙药炮规 2020

1843　算盘子

【来源】大戟科植物算盘子。

【学名】

《中国植物志》	《中国高等植物》
算盘子 *Glochidion puberum*(L.) Hutch.	算盘子 *Glochidion puberum*(Linn.) Hutch.

【民族药标准】

名称	植物来源	药用部位	产地加工	标准
算盘子*	算盘子 *Glochidion puberum*(Linn.) Hutch.	成熟果实	秋季采摘,拣净杂质,晒干	贵州第一册 2019
算盘子/美恩投	算盘子 *Glochidion puberum*(L.) Hutch.	全株	全年可采收,洗净,干燥	广西壮药第三卷 2018
算盘子/金骨风/仅进崩	算盘子 *Glochidion puberum*(L.) Hutch.	全株	全年均可采收,洗净,晒干	广西瑶药第一卷 2014

【中药标准】

名称	植物来源	药用部位	产地加工	标准
算盘子	算盘子 *Glochidion puberum*(L.) Hutch.	果实	夏、秋二季果实成熟时采摘,拣净杂质,晒干	河北 2018

附注:*同为中药标准收载品种。

1844　白背算盘子

【来源】大戟科植物白背算盘子。

【学名】

《中国植物志》	《中国高等植物》
白背算盘子 *Glochidion wrightii* Benth.	白背算盘子 *Glochidion wrightii* Benth.

【民族药标准】

名称	植物来源	药用部位	产地加工	标准
白背算盘子/毕摸豪	白背算盘子 *Glochidion wrightii* Benth.	茎枝	全年均可采收,洗净,切段,干燥	广西壮药第三卷 2018

1845　糖芥子

【来源】十字花科植物山柳菊叶糖芥、垂果蒜芥(垂果大蒜芥)、高蔊菜、糖芥。

【学名】

《中国植物志》	《中国高等植物》
山柳菊叶糖芥 *Erysimum hieraciifolium* L.	山柳菊叶糖芥 *Erysimum hieraciifolium* Linn.
垂果大蒜芥 *Sisymbrium heteromallum* C. A. Mey.	垂果大蒜芥 *Sisymbrium heteromallum* C. A. Mey.
高蔊菜 *Rorippa elata*(Hook. f. et Thoms.) Hand. -Mazz.	高蔊菜 *Rorippa elata*(Hook. f. et Thoms.) Hand. -Mazz.
糖芥 *Erysimum amurense* Kitagawa	糖芥 *Erysimum amurense* Kitagawa

【民族药标准】

名称	植物来源	药用部位	产地加工	标准
糖芥子/巩托巴	山柳菊叶糖芥 *Erysimum hieraciifolium* L.	种子	秋季种子成熟时采收,除去杂质,晾干	西藏藏药第一册 2012

名称	植物来源	药用部位	产地加工	标准
糖芥子/巩托巴	垂果蒜芥 *Sisymbrium heteromallum* C. A. Mey. 高蔊菜 *Rorippa elata* (Hook. f. et Thoms.) Hand. -Mazz. 糖芥 *Erysimum bungei* Kitag.	成熟果实	—	西藏藏药炮规2022

1846 天仙子

【来源】茄科植物天仙子、莨菪(天仙子)。

【学名】

《中国植物志》	《中国高等植物》
天仙子 *Hyoscyamus niger* L.	天仙子 *Hyoscyamus niger* Linn.

【民族药标准】

名称	植物来源	药用部位	产地加工	标准
天仙子/莨菪子	天仙子 *Hyoscyamus niger* L.	种子	夏末秋初果实成熟时,割取果枝,晒干后打下种子,除去杂质	六省藏标
天仙子/特讷格—额布斯	莨菪 *Hyoscyamus niger* L.	成熟种子	夏、秋二季果皮变黄色时,采摘果实,暴晒,打下种子,筛去果皮、枝梗,晒干	蒙药2021
天仙子	莨菪 *Hyoscyamus niger* L.	种子	8—9月果实成熟时,割取全株或果枝,晒干后,打下种子,除去杂质	新疆1987

【中药标准】

名称	植物来源	药用部位	产地加工	标准
天仙子	莨菪 *Hyoscyamus niger* L.	成熟种子	夏、秋二季果皮变黄色时,采摘果实,暴晒,打下种子,筛去果皮、枝梗,晒干	药典2020

1847 铁筷子

【来源】蜡梅科植物山蜡梅、蜡梅。

【学名】

《中国植物志》	《中国高等植物》
山蜡梅 *Chimonanthus nitens* Oliv.	山蜡梅 *Chimonanthus nitens* Oliv.
蜡梅 *Chimonanthus praecox*(L.)Link	蜡梅 *Chimonanthus praecox*(Linn.)Link

【民族药标准】

名称	植物来源	药用部位	产地加工	标准
铁筷子*	山蜡梅 *Chimonanthus nitens* Oliv. 蜡梅 *Chimonanthus praecox*(L.)Link	细根	全年均可采挖,洗净,阴干	贵州2003

【中药标准】

名称	植物来源	药用部位	产地加工	标准
铁筷子	铁筷子 *Helleborus thibetanus* Franch.	根和根茎	夏季倒苗前采挖,除去泥沙,干燥	陕西2015

附注:*同为中药标准收载品种。

1848 葶苈子

【来源】十字花科植物播娘蒿、独行菜。

【学名】

《中国植物志》	《中国高等植物》
播娘蒿 *Descurainia sophia*(L.)Webb ex Prantl	播娘蒿 *Descurainia sophia*(Linn.)Webb ex Prantl
独行菜 *Lepidium apetalum* Willdenow	独行菜 *Lepidium apetalum* Willd.

【民族药标准】

名称	植物来源	药用部位	产地加工	标准
葶苈子/汉毕勒*	播娘蒿 *Descurainia sophia*(L.)Webb ex Prantl 独行菜 *Lepidium apetalum* Willd.	种子	夏季果实成熟时采割植株,晒干,搓出种子,除去杂质	蒙药2021

【中药标准】

名称	植物来源	药用部位	产地加工	标准
葶苈子*	播娘蒿 *Descurainia sophia*(L.)Webb ex Prantl 独行菜 *Lepidium apetalum* Willd.	种子	夏季果实成熟时采割植株,晒干,搓出种子,除去杂质	药典 2020

附注:*前者习称"南葶苈子",后者习称"北葶苈子"。

1849 菟丝子

【来源】旋花科植物南方菟丝子、菟丝子。

【学名】

《中国植物志》	《中国高等植物》
南方菟丝子 *Cuscuta australis* R. Br.	南方菟丝子 *Cuscuta australis* R. Br.
菟丝子 *Cuscuta chinensis* Lam.	菟丝子 *Cuscuta chinensis* Lam.

【民族药标准】

名称	植物来源	药用部位	产地加工	标准
菟丝子/粉迁伐	南方菟丝子 *Cuscuta australis* R. Br. 菟丝子 *Cuscuta chinensis* Lam.	种子	秋季果实成熟时采收植株,晒干,打下种子,除去杂质	广西壮药第二卷 2011
菟丝子	菟丝子 *Cuscuta chinensis* Lam.	种子	秋季果实成熟时采收植株,晒干,打下种子,除去杂质	维药 1993

【中药标准】

名称	植物来源	药用部位	产地加工	标准
菟丝子	南方菟丝子 *Cuscuta australis* R. Br. 菟丝子 *Cuscuta chinensis* Lam.	种子	秋季果实成熟时采收植株,晒干,打下种子,除去杂质	药典 2020

1850 大菟丝子

【来源】旋花科植物大菟丝子(金灯藤)。

【学名】

《中国植物志》	《中国高等植物》
金灯藤 *Cuscuta japonica* Choisy	金灯藤 *Cuscuta japonica* Choisy

【民族药标准】

名称	植物来源	药用部位	产地加工	标准
大菟丝子/菟丝子*	大菟丝子 *Cuscuta japonica* Choisy	种子	秋冬季果实成熟时采收植株,晒干,打下种子,除去杂质	贵州 2003

【中药标准】

名称	植物来源	药用部位	产地加工	标准
大菟丝子	大菟丝子 *Cuscuta japonica* Choisy	种子	秋季果实成熟时采收植株,晒干,打下种子,除去杂质	内蒙古 2021
大菟丝子	金灯藤 *Cuscuta japonica* Choisy	种子	秋季果实成熟时采收,晒干,打下种子,除去杂质	四川 2010
大菟丝子	金灯藤 *Cuscuta japonica* Choisy	成熟种子	—	重庆炮规 2006
菟丝子/大菟丝子	金灯藤 *Cuscuta japonica* Choisy	种子	秋季果实成熟时采收,干燥,打下种子,除去杂质	湖南 2009

附注:*同为中药标准收载品种。

1851 欧洲菟丝子

【来源】旋花科植物欧洲菟丝子。

【学名】

《中国植物志》	《中国高等植物》
欧洲菟丝子 *Cuscuta europaea* L.	欧洲菟丝子 *Cuscuta europaea* Linn.

【民族药标准】

名称	植物来源	药用部位	产地加工	标准
欧洲菟丝子	欧洲菟丝子 *Cuscuta europaea* L.	地上部分	—	四川藏药制剂附

1852 榅桲子

【来源】蔷薇科植物榅桲。

【学名】

《中国植物志》	《中国高等植物》
榅桲 *Cydonia oblonga* Mill.	榅桲 *Cydonia oblonga* Mill.

【民族药标准】

名称	植物来源	药用部位	产地加工	标准
榅桲子	榅桲 *Cydonia oblonga* Mill.	种子	秋季果实成熟时采摘果实,去果肉,取子,晒干	部颁维药
榅桲子	榅桲 *Cydonia oblonga* Mill.	种子	果实成熟时,去果肉,取子,晒干	维药 1993
榅桲子	榅桲 *Cydonia oblonga* Mill.	种子	秋季果实成熟时采摘果实,除去果肉,晒干	新疆炮规 2020

1853 无患子

【来源】无患子科植物无患子。

【学名】

《中国植物志》	《中国高等植物》
无患子 *Sapindus saponaria* Linnaeus	无患子 *Sapindus mukorossi* Gaertn.

【民族药标准】

名称	植物来源	药用部位	产地加工	标准
无患子/隆东	无患子 *Sapindus mukorossi* Gaertn. 及数种无患子属植物	种子	采集成熟果实,除去果肉,取种子,晒干	部颁藏药
无患子/此芒苍	无患子 *Sapindus mukorossi* Gaertn.	种子	秋季果实成熟时采收,除去果肉,取出种子,干燥	广西壮药第三卷 2018
无患子/隆东	无患子 *Sapindus mukorossi* Gaertn. 及数种无患子属植物	种子	采集成熟果实,除去果肉,取种子,晒干	青海藏药 1992
无患子/隆东	无患子 *Sapindus mukorossi* Gaertn. 及数种无患子属植物	种子	采集成熟果实,除去果肉,取种子,晒干	青海藏药炮规 2010

【中药标准】

名称	植物来源	药用部位	产地加工	标准
无患子	无患子 *Sapindus mukorossi* Gaertn.	果实	秋季成熟时采收,干燥	广东第三册 2018
无患子	无患树 *Sapindus mukorossi* Gaertn.	种子	秋季采摘成熟果实,除去果肉,取种子晒干	山东 2002
无患子	无患子 *Sapindus mukorossi* Gaertn.	种子	秋季果实成熟时采收,除去果肉,取出种子晒干	广西 1990
无患子	无患子 *Sapindus mukorossi* Gaertn.	种子	9—10 月果实成熟时采收果实,取出种子,除去杂质,干燥	安徽炮规 2019
木患子/无患子	无患子 *Sapindus mukorossi* Gaertn.	成熟果实	—	上海 1994 附

1854 芜菁子

【来源】十字花科植物芜菁(蔓菁)。

【学名】

《中国植物志》	《中国高等植物》
蔓菁 *Brassica rapa* L.	蔓菁 *Brassica rapa* Linn.

【民族药标准】

名称	植物来源	药用部位	产地加工	标准
芜菁子	芜菁 *Brassica rapa* L.	种子	夏季果实成熟时割取地上部分,晒干,打下种子,除去杂质	部颁维药
芜菁子	芜菁 *Brassica rapa* L.	种子	夏季果实成熟时割取晒干,打下种子,除去杂质	维药 1993
蔓菁子/妞西	芜菁 *Brassica rapa* L.	种子	秋季采收种子,除去杂质,干燥	西藏藏药炮规 2022
炒芜菁子	芜菁 *Brassica rapa* L.	种子	夏季果实成熟时割取地上部分,晒干,打下种子	新疆炮规 2020

【中药标准】

名称	植物来源	药用部位	产地加工	标准
芸薹子	芸薹 *Brassica rapa* L.	种子	初夏果实近成熟时,割下全株,晒干,打下种子,除去果皮及杂质,晒干	江苏 2016

1855　五味子

【来源】木兰科植物五味子、华中五味子。

【学名】

《中国植物志》	《中国高等植物》
五味子 *Schisandra chinensis*(Turcz.)Baill.	五味子 *Schisandra chinensis*(Turcz.)Baill.
华中五味子 *Schisandra sphenanthera* Rehd. et Wils.	华中五味子 *Schisandra sphenanthera* Rehd. et Wils.

【民族药标准】

名称	植物来源	药用部位	产地加工	标准
五味子/乌拉勒吉甘 *	五味子 *Schisandra chinensis*(Turcz.)Baill. 华中五味子 *Schisandra sphenanthera* Rehd. et Wils.	果实	秋季果实成熟时采摘,晒干或蒸后晒干,除去果梗和杂质	蒙药 2021

【中药标准】

名称	植物来源	药用部位	产地加工	标准
五味子#	五味子 *Schisandra chinensis*(Turcz.)Baill.	果实	秋季果实成熟时采摘,晒干或蒸后晒干,除去果梗和杂质	药典 2020
南五味子	华中五味子 *Schisandra sphenanthera* Rehd. et Wils.	果实	秋季果实成熟时采摘,晒干,除去果梗和杂质	药典 2020

附注:* 前者习称"北五味子",后者习称"南五味子";#习称"北五味子"。

1856　菥蓂子

【来源】十字花科植物菥蓂。

【学名】

《中国植物志》	《中国高等植物》
菥蓂 *Thlaspi arvense* L.	菥蓂 *Thlaspi arvense* Linn.

【民族药标准】

名称	植物来源	药用部位	产地加工	标准
菥蓂子/寨嘎	菥蓂 *Thlaspi arvense* L.	种子	夏季果熟时采收,晒干,打下种子,除去杂质而得	六省藏标
菥蓂子/寨卡	菥蓂 *Thlaspi arvense* L.	种子	秋季果实成熟时采收,晒干,打下种子,除去杂质	部颁藏药
菥蓂子/恒格日格—额布斯	菥蓂 *Thlaspi arvense* L.	种子	秋季果实成熟时采收,晒干,打下种子,除去杂质	蒙药 2021
菥蓂子/寨卡/葛蓝菜	菥蓂 *Thlaspi arvense* L.	种子	秋季果实成熟时采收,晒干,打下种子,除去杂质	青海藏药炮规 2010
菥蓂/摘嘎	菥蓂 *Thlaspi arvense* L.	种子	果期采集,洗净,晒干	青海藏药 1992

1857　相思子

【来源】豆科植物相思子。

【学名】

《中国植物志》	《中国高等植物》
相思子 *Abrus precatorius* L.	相思子 *Abrus precatorius* Linn.

【民族药标准】

名称	植物来源	药用部位	产地加工	标准
相思子/达据	相思子 *Abrus precatorius* Linn.	种子	—	西藏藏药炮规 2022

【中药标准】

名称	植物来源	药用部位	产地加工	标准
相思子	相思子 *Abrus precatorius* L.	种子	秋季采收成熟果实,晒干后打下种子,再晒干	部颁中药材
相思子	相思子 *Abrus precatorius* L.	种子	秋季成熟时采收,除去杂质,干燥	四川增补 1992
相思子	相思子 *Abrus precatorius* L.	种子	秋季成熟时采收,除去杂质,干燥	云南 1996

名称	植物来源	药用部位	产地加工	标准
相思子	相思子 Abrus precatorius L.	种子	秋季采收成熟果实,晒干后打下种子,再晒干	北京炮规 2023
相思子	相思子 Abrus precatorius L.	种子	秋季采收成熟果实,晒干后打下种子,晒干	甘肃炮规 2022
相思子	相思子 Abrus precatorius L.	种子	秋季采收成熟果实,晒干后打下种子,再晒干	天津炮规 2018
相思子	相思子 Abrus precatorius L.	种子	7—10 月份分批采收成熟果实,晒干,打出种子	上海炮规 2018
相思子	相思子 Abrus precatorius L.	成熟种子	—	宁夏炮规 2017
相思子	相思子 Abrus precatorius L.	种子	夏、秋二季分批摘取成熟果荚、干燥,打下种子,除去杂质,干燥	福建炮规 2012
相思子	相思子 Abrus precatorius L.	成熟种子	—	黑龙江炮规 2012
相思子	相思子 Abrus precatorius L.	成熟种子	—	山东炮规 2012
相思子	相思子 Abrus precatorius L.	成熟种子	—	湖南炮规 2010
相思子	相思子 Abrus precatorius L.	种子	秋季采收成熟果实,晒干,打出种子,除去杂质,再晒干	湖北炮规 2009
相思子	相思子 Abrus precatorius L.	种子	—	重庆炮规 2006
相思子	相思子 Abrus precatorius L.	种子	秋季种子成熟时,摘取荚果,晒干,打下种子,除去枝、叶、果壳、泥沙等杂质,晒干	河南炮规 2005
相思子	相思藤 Abrus precatorius L.	成熟种子	—	江苏炮规 2002
相思子	相思子 Abrus precatorius L.	种子	—	浙江炮规 2015 附

1858 鸦胆子

【来源】苦木科植物鸦胆子。

【学名】

《中国植物志》	《中国高等植物》
鸦胆子 Brucea javanica（L.）Merr.	鸦胆子 Brucea javanica（Linn.）Merr.

【民族药标准】

名称	植物来源	药用部位	产地加工	标准
鸦胆子/楝棟依	鸦胆子 Brucea javanica（Linn.）Merr.	果实	秋季果实成熟时采收,除去杂质,晒干	广西壮药第二卷 2011

【中药标准】

名称	植物来源	药用部位	产地加工	标准
鸦胆子	鸦胆子 Brucea javanica（L.）Merr.	果实	秋季果实成熟时采收,除去杂质,晒干	药典 2020

1859 盐麸子

【来源】漆树科植物盐肤木(盐麸木)。

【学名】

《中国植物志》	《中国高等植物》
盐麸木 Rhus chinensis Mill.	盐麸木 Rhus chinensis Mill.

【民族药标准】

名称	植物来源	药用部位	产地加工	标准
盐麸子	盐肤木 Rhus chinensis Mill.	成熟果实	—	四川藏药制剂附

1860 洋葱子

【来源】百合科植物洋葱。

【学名】

《中国植物志》	《中国高等植物》
洋葱 Allium cepa L.	洋葱 Allium cepa Linn.

【民族药标准】

名称	植物来源	药用部位	产地加工	标准
洋葱子	洋葱 Allium cepa L.	种子	夏、秋季果实成熟时采收果序,晒干后打下果实,收集种子	新疆炮规 2020
洋葱子	洋葱 Allium cepa L.	成熟种子	—	部颁维药附

续表

名称	植物来源	药用部位	产地加工	标准
洋葱子	洋葱 *Allium cepa* L.	种子	夏、秋季果实成熟时采收果序,晒干后打下果实,收集种子,除去杂质	新疆局颁 2020*

附注:*新疆局颁 2020YC-0008。

1861 野拔子

【来源】唇形科植物野拔子。

【学名】

《中国植物志》	《中国高等植物》
野拔子 *Elsholtzia rugulosa* Hemsl.	野拔子 *Elsholtzia rugulosa* Hemsl.

【民族药标准】

名称	植物来源	药用部位	产地加工	标准
野拔子/阿能抛	野拔子 *Elsholtzia rugulosa* Hemsl.	地上部分	秋末冬初采收,除去杂质,干燥	云南彝药 2005

【中药标准】

名称	植物来源	药用部位	产地加工	标准
野巴子	野拔子 *Elsholtzia rugulosa* Hemsl.	带嫩枝的叶	秋季花前叶茂时采收,除去杂质,阴干	四川 2010
皱叶香薷/圣灵草	皱叶香薷 *Elsholtzia rugulosa* Hemsl.	地上部分	秋末冬初花繁叶茂时采割,除去杂质,晒干	云南 1996

1862 罂粟子

【来源】罂粟科植物罂粟。

【学名】

《中国植物志》	《中国高等植物》
罂粟 *Papaver somniferum* L.	罂粟 *Papaver somniferum* Linn.

【民族药标准】

名称	植物来源	药用部位	产地加工	标准
罂粟子	罂粟 *Papaver somniferum* L.	种子	夏季蒴果成熟时,采摘果实,破开,取出种子晒干备用	维药 1993
罂粟子/扩克那尔欧如合	罂粟 *Papaver somniferum* L.	种子	夏季蒴果成熟时,采摘果实,破开,取出种子,阴干	新疆炮规 2010

1863 余甘子

【来源】大戟科植物余甘子。

【学名】

《中国植物志》	《中国高等植物》
余甘子 *Phyllanthus emblica* L.	余甘子 *Phyllanthus emblica* Linn.

【民族药标准】

名称	植物来源	药用部位	产地加工	标准
余甘子/居如拉	余甘子 *Phyllanthus emblica* L.	果实	冬季至次春果实成熟时采收,除去杂质,干燥	六省藏标
余甘子/阿登巴拉	余甘子 *Phyllanthus emblica* L.	果实	冬季至次春果实成熟时采收,除去杂质,干燥	蒙药 2021
余甘子/芒音	余甘子 *Phyllanthus emblica* L.	果实	冬季至次春果实成熟时采收,除去杂质,干燥	广西壮药第一卷 2008

【中药标准】

名称	植物来源	药用部位	产地加工	标准
余甘子	余甘子 *Phyllanthus emblica* L.	果实	冬季至次春果实成熟时采收,除去杂质,干燥	药典 2020

1864 月桂子

【来源】樟科植物月桂。

【学名】

《中国植物志》	《中国高等植物》
月桂 *Laurus nobilis* L.	月桂 *Laurus nobilis* Linn.

【民族药标准】

名称	植物来源	药用部位	产地加工	标准
月桂子	月桂 *Laurus nobilis* L.	种子	—	部颁维药附

1865 枳椇子

【来源】鼠李科植物枳椇。

【学名】

《中国植物志》	《中国高等植物》
枳椇 *Hovenia acerba* Lindl.	枳椇 *Hovenia acerba* Lindl.

【民族药标准】

名称	植物来源	药用部位	产地加工	标准
枳椇子 *	枳椇 *Hovenia acerba* Lindl.	种子	秋、冬二季果实成熟时,采下果实,干燥,搓下种子,除去杂质	贵州第二册 2019

【中药标准】

名称	植物来源	药用部位	产地加工	标准
枳椇子	枳椇 *Hovenia dulcis* Thunb.	种子	10—11 月果实成熟时采收,晒干,除去果壳、果柄等杂质,收集种子	部颁中药材
枳椇子	北枳椇 *Hovenia dulcis* Thunb. 枳椇 *Hovenia acerba* Lindl. 毛果枳椇 *Hovenia trichocarpa* Chun et Tsiang	种子	10—11 月果实成熟时,连肉质花序轴一并摘下,取出种子,干燥	安徽 2022
枳椇	枳椇 *Hovenia acerba* Lindl.	种子	10—11 月果实成熟时采收,除去果壳、果柄等杂质,收集种子,晒干	四川 2010
枳椇子	枳椇 *Hovenia acerba* Lindl.	种子	10—11 月果实成熟时采收,晒干,取出种子,除去杂质	江苏 1989
枳椇子	枳椇 *Hovenia dulcis* Thunb.	种子	10—11 月果实成熟时,连肉质花序轴一并摘下,晒干,取出种子	内蒙古 1988
枳椇子	枳椇 *Hovenia dulcis* Thunb.	种子	10—11 月果实成熟时采收,晒干,除去果壳、果柄等杂质,收集种子	北京炮规 2023
枳椇子	枳椇 *Hovenia dulcis* Thunb.	种子	秋季果实成熟时采收,晒干,除去果壳、果柄等杂质,收集种子	天津炮规 2018
枳椇子	北枳椇 *Hovenia dulcis* Thunb.	成熟种子	—	重庆炮规 2006
南枳椇子	枳椇 *Hovenia acerba* Lindl.	成熟种子	—	重庆炮规 2006

附注:* 同为中药标准收载品种。

1866 紫铆子

【来源】豆科植物紫铆(紫矿)。

【学名】

《中国植物志》	《中国高等植物》
紫矿 *Butea monosperma*(Lam.)Kuntze	紫矿 *Butea monosperma*(Lam.)Kuntze

【民族药标准】

名称	植物来源	药用部位	产地加工	标准
紫铆子/麻如子	紫铆 *Butea monosperma*(Lam.)Kuntze	种子	夏季荚果成熟时采收,打下种子,除净杂质,晒干	部颁藏药
紫铆子/玛如泽 *	紫铆 *Butea monosperma*(Lam.)Kuntze	种子	夏季荚果成熟时采收,打下种子,除去杂质,晒干	蒙药 2021
紫铆/麻路子	紫铆 *Butea monosperma*(Lam.)Kuntze	种子	夏季荚果成熟时采收,晒干	六省藏标
紫铆/麻如泽	紫铆 *Butea monosperma*(Lam.)Kuntze	种子	夏季荚果成熟时采收,打下种子,除净杂质,晒干	青海藏药 1992
紫矿子/麻如子	紫矿 *Butea monosperma*(Lam.)Kuntze	种子	夏季荚果成熟时采收,打下种子,除净杂质,晒干	青海藏药炮规 2010

附注:* 蒙药习用名称"紫铆"。

1867 棕榈子

【来源】棕榈科植物棕榈。

【学名】

《中国植物志》	《中国高等植物》
棕榈 *Trachycarpus fortunei*(Hook.)H. Wendl.	棕榈 *Trachycarpus fortunei*(Hook.)H. Wendl.

【民族药标准】

名称	植物来源	药用部位	产地加工	标准
棕榈子*	棕榈 *Trachycarpus fortunei*(Hook. f.)H. Wendl.	果实	秋季采收,干燥	贵州 2003

【中药标准】

名称	植物来源	药用部位	产地加工	标准
棕榈子	棕榈 *Trachycarpus fortunei*(Hook. f.)H. Wendl.	果实	11—12 月果实成熟时采收,除去杂质,干燥	部颁中药材
棕榈子	棕榈 *Trachycarpus fortunei*(Hook.)H. Wendl.	果实	11—12 月果实成熟时采收果实,除去杂质,干燥	甘肃炮规 2022
棕榈子	棕榈 *Trachycarpus fortunei*(Hook.)H. Wendl.	成熟果实	霜降前后待果皮现青黑色时采收,干燥	安徽炮规 2019
棕榈子	棕榈 *Trachycarpus fortunei*(Hook. f.)H. Wendl.	成熟果实	11—12 月,待果皮显黑色时采收果实,晒干,除去杂质	天津炮规 2018
棕榈子	棕榈 *Trachycarpus fortunei*(Hook. f.)H. Wendl.	成熟果实	—	重庆炮规 2006

附注:*同为中药标准收载品种。

1868 阿月浑子

【来源】漆树科植物阿月浑子。

【学名】

《中国植物志》	《中国高等植物》
阿月浑子 *Pistacia vera* L.	阿月浑子 *Pistacia vera* Linn.

【民族药标准】

名称	植物来源	药用部位	产地加工	标准
阿月浑子/开心果	阿月浑子 *Pistacia vera* L.	除去果肉的果实	秋季果实成熟时采收果实,除去果肉,晒干	维药第一册 2010
阿月浑子	阿月浑子 *Pistacia vera* L.	种子	—	部颁维药附

1869 白蜡树子

【来源】木樨科植物白蜡树、苦枥白蜡树(花曲柳)、尖叶白蜡树(花曲柳)、大叶白蜡树(花曲柳)及同属多种植物。

【学名】

《中国植物志》	《中国高等植物》
白蜡树 *Fraxinus chinensis* Roxb.	白蜡树 *Fraxinus chinensis* Roxb.
花曲柳 *Fraxinus chinensis* subsp. *rhynchophylla*(Hance)E. Murray	花曲柳 *Fraxinus rhynchophylla* Hance

【民族药标准】

名称	植物来源	药用部位	产地加工	标准
白蜡树子	白蜡树 *Fraxinus chinensis* Roxb. 苦枥白蜡树 *Fraxinus rhynchophylla* Hance 及同属多种植物	种子	秋季果实成熟时采摘,剥去壳,晒干	部颁维药
白蜡树子	白蜡树 *Fraxinus chinensis* Roxb. 尖叶白蜡树 *Fraxinus rhynchophylla* Hance 大叶白蜡树 *Fraxinus americana* var. *juglandifolia* Rehd. 等同属多种植物	种子	秋季果实成熟时采摘,趁湿剥去壳,晒干	维药 1993
白蜡树子	白蜡树 *Fraxinus chinensis* Roxb. 苦枥白蜡树 *Fraxinus rhynchophylla* Hance 及同属多种植物	种子	秋季果实成熟时采摘,晒干	新疆炮规 2020

1870　香没药树子

【来源】橄榄科植物香没药树（麦加没药树、麦加香脂树）、香没药（麦加没药树、麦加香脂树）。

【学名】

《世界药用植物速查辞典》	《维吾尔医学》
麦加没药树 *Commiphora opobalsamum* Engler	麦加香脂树 *Commiphora opobalsamum* L.

【民族药标准】

名称	植物来源	药用部位	产地加工	标准
香没药树子	香没药树 *Commiphora opobalsamum* Engl.	近成熟果实	果实近成熟期采摘，晒干	维药第一册 2010
香没药树子	香没药 *Commiphora opobalsamum* Engl.	果实	—	部颁维药附

1871　白皮松子

【来源】松科植物喜山白皮松（西藏白皮松、喜马拉雅白皮松）。

【学名】

《中国植物志》	《中国高等植物》
西藏白皮松 *Pinus gerardiana* Wall.	喜马拉雅白皮松 *Pinus gerardiana* Wall. ex D. Don

【民族药标准】

名称	植物来源	药用部位	产地加工	标准
白皮松子	喜山白皮松 *Pinus gerardiana* Wall.	种子	—	部颁维药附

1872　丁香茄子

【来源】旋花科植物丁香茄、华佗豆（丁香茄）。

【学名】

《中国植物志》	《中国药用植物志》
丁香茄 *Ipomoea turbinata* Lagasca	丁香茄 *Ipomoea turbinata* Lag.

【民族药标准】

名称	植物来源	药用部位	产地加工	标准
丁香茄子/督跌打	丁香茄 *Calonyction muriicatum*（Linn.）G. Don	种子	秋、冬季果实成熟，果壳开裂时采收，除去果壳，取种子，晒干	广西壮药第三卷 2018
丁香茄子/华佗豆/嘎扎逗	华佗豆 *Ipomoea turbinata* Lag.	种子	秋、冬季果实成熟，果壳未开裂时采收，除去果壳，取种子，晒干	广西瑶药第一卷 2014

【中药标准】

名称	植物来源	药用部位	产地加工	标准
丁香茄子	丁香茄 *Calonyction muricatum*（L.）G. Don	种子	秋季果实成熟、果壳未开裂时采割植株，晒干，打下种子，除去杂质	广西第二册 1996

1873　黑种草子

【来源】毛茛科植物腺毛黑种草、瘤果黑种草（腺毛黑种草）。

【学名】

《中国植物志》	《中国高等植物》
腺毛黑种草 *Nigella glandulifera* Freyn et Sint.	腺毛黑种草 *Nigella glandulifera* Freyn et Sint.

【民族药标准】

名称	植物来源	药用部位	产地加工	标准
黑种草子/哈日—赛日阿	腺毛黑种草 *Nigella glandulifera* Freyn et Sint.	种子	夏、秋二季果实成熟时采割植株，晒干，打下种子，除去杂质，晒干	蒙药 2021
黑种草子/景郎	腺毛黑种草 *Nigella glandulifera* Freyn et Sint.	成熟种子	3—4月采收，除去杂质，干燥	云南傣药 2005
黑种草子	瘤果黑种草 *Nigella glandulifera* Freyn et Sint.	种子	秋季采成熟果实，除去泥沙及果皮，晒干	维药 1993

名称	植物来源	药用部位	产地加工	标准
黑种草子/斯亚旦	瘤果黑种草 *Nigella glandulifera* Freyn	种子	秋季采收成熟果实,除去泥沙及果皮,晒干	新疆炮规 2010

【中药标准】

名称	植物来源	药用部位	产地加工	标准
黑种草子	腺毛黑种草 *Nigella glandulifera* Freyn et Sint.	种子	夏、秋二季果实成熟时采割植株,晒干,打下种子,除去杂质,晒干	药典 2020

1874 虎掌草子

【来源】毛茛科植物虎掌草(草玉梅)、钝裂银莲花(疏齿银莲花)、草玉梅。

【学名】

《中国植物志》	《中国高等植物》
草玉梅 *Anemone rivularis* Buch.-Ham.	草玉梅 *Anemone rivularis* Buch.-Ham. ex DC.
钝裂银莲花 *Anemone obtusiloba* D. Don.	疏齿银莲花 *Anemone obtusiloba* D. Don.

【民族药标准】

名称	植物来源	药用部位	产地加工	标准
虎掌草子/速噶	虎掌草 *Anemone rivularis* Buch.-Ham. 钝裂银莲花 *Anemone obtusiloba* D. Don.	成熟瘦果	秋季果期采收,晒干	六省藏标
草玉梅/苏嘎	草玉梅 *Anemone rivularis* Buch.-Ham. ex DC. 及同属多种植物	果实	秋后采集成熟果实,拣净杂质,晒干	部颁藏药
草玉梅/苏嘎	草玉梅 *Anemone rivularis* Buch.-Ham. ex DC. 及同属多种植物	果实	秋后采集成熟果实,拣净杂质,晒干	青海藏药 1992
草玉梅/苏嘎	草玉梅 *Anemone rivularis* Buch.-Ham. ex DC. 及同属多种植物	果实	秋后采集成熟果实,拣净杂质,晒干	青海藏药炮规 2010

1875 细叶益母草子

【来源】唇形科植物细叶益母草。

【学名】

《中国植物志》	《中国高等植物》
细叶益母草 *Leonurus sibiricus* L.	细叶益母草 *Leonurus sibiricus* Linn.

【民族药标准】

名称	植物来源	药用部位	产地加工	标准
细叶益母草子/ 聂仁—都日伯乐吉—乌日*	细叶益母草 *Leonurus sibiricus* L.	果实	秋季果实成熟时采割地上部分,晒干,打下果实,除去杂质	蒙药 2021

附注:* 蒙药习用名称"芜蔚子"。

1876 胡萝卜子

【来源】伞形科植物胡萝卜。

【学名】

《中国植物志》	《中国高等植物》
胡萝卜 *Daucus carota* var. *sativa* Hoffm.	胡萝卜 *Daucus carota* var. *sativa* Hoffm.

【民族药标准】

名称	植物来源	药用部位	产地加工	标准
胡萝卜子/ 沙日—萝泵音—乌日	胡萝卜 *Daucus carota* var. *sativa* Hoffm.	果实	6—8月果实成熟时采收,摘取果枝,打下果实,晒干	蒙药 2021
胡萝卜子	胡萝卜 *Daucus carota* var. *sativa* Hoffm.	果实	秋季果实成熟时采收,打下果实,晒干	新疆炮规 2020
胡萝卜子	胡萝卜 *Daucus carota* L. var. *sativa* DC.	成熟种子	—	部颁维药附
胡萝卜子	胡萝卜 *Daucus carota* L. var. *sativa* DC.	果实	秋季果实成熟时采收,打下果实,除去杂质,晒干	新疆局颁 2020*

附注:* 新疆局颁 2020YC-0004。

1877 野胡萝卜子

【来源】伞形科植物胡萝卜(野胡萝卜)、野胡萝卜。

【学名】

《中国植物志》	《中国高等植物》
野胡萝卜 *Daucus carota* L.	野胡萝卜 *Daucus carota* Linn.

【民族药标准】

名称	植物来源	药用部位	产地加工	标准
野胡萝卜子	胡萝卜 *Daucus carota* L.	果实	秋季8—9月果实成熟后采收。割取全草或果枝,打下果实,除净杂质,晒干	维药 1993
野胡萝卜子	野胡萝卜 *Daucus carota* L.	种子	秋季果实成熟后采收,割取全草或果枝,打下果实,晒干	新疆炮规 2020

【中药标准】

名称	植物来源	药用部位	产地加工	标准
南鹤虱	野胡萝卜 *Daucus carota* L.	果实	秋季果实成熟时割取果枝,晒干,打下果实,除去杂质	药典 2020

1878 骆驼蓬子

【来源】蒺藜科植物骆驼蓬。

【学名】

《中国植物志》	《中国高等植物》
骆驼蓬 *Peganum harmala* L.	骆驼蓬 *Peganum harmala* Linn.

【民族药标准】

名称	植物来源	药用部位	产地加工	标准
骆驼蓬子	骆驼蓬 *Peganum harmala* L.	种子	夏秋果实成熟时割取地上部分,打下种子,除去杂质,晒干	部颁维药
骆驼蓬子	骆驼蓬 *Peganum harmala* L.	种子	夏、秋二季果实成熟时割取地上部分,打下种子,晒干	新疆炮规 2020

【中药标准】

名称	植物来源	药用部位	产地加工	标准
骆驼蓬子	骆驼蓬 *Peganum harmala* L.	种子	夏秋果实成熟时割取地上部分,打下种子,除去枝叶和杂质,晒干	新疆 1987

1879 马齿苋子

【来源】马齿苋科植物马齿苋。

【学名】

《中国植物志》	《中国高等植物》
马齿苋 *Portulaca oleracea* L.	马齿苋 *Portulaca oleracea* Linn.

【民族药标准】

名称	植物来源	药用部位	产地加工	标准
马齿苋子	马齿苋 *Portulaca oleracea* L.	种子	夏秋果实成熟时采收全株,晒干,抖动后收集落下的种子,除去杂质	部颁维药
马齿苋子	马齿苋 *Portulaca oleracea* L.	种子	秋、夏两季果实成熟时采收全株,晒干,抖动后收集落下的种子,除去杂质	维药 1993
马齿苋子	马齿苋 *Portulaca oleracea* L.	种子	夏、秋二季果实成熟时采收全株,晒干,抖动后收集落下的种子	新疆炮规 2020

1880　南天竹子

【来源】小檗科植物南天竹。

【学名】

《中国植物志》	《中国高等植物》
南天竹 *Nandina domestica* Thunb.	南天竹 *Nandina domestica* Thunb.

【民族药标准】

名称	植物来源	药用部位	产地加工	标准
南天竹子*	南天竹 *Nandina domestica* Thunb.	成熟果实	秋季采收,干燥	贵州 2003

【中药标准】

名称	植物来源	药用部位	产地加工	标准
南天竹子	南天竹 *Nandina domestica* Thunb.	果实	秋季果实成熟或至次年春季采收,干燥	安徽 2022
天竺子	南天竹 *Nandina domestica* Thunb.	果实	秋季果实成熟时采收,除去果梗等杂质,干燥	湖北 2018
天竺子	南天竹 *Nandina domestica* Thunb.	果实	秋季果实成熟时或至次年早春采收,晒干,置干燥处,防蛀	江苏 2016
天竺子	南天竹 *Nandina domestica* Thunb.	果实	秋季果实成熟时,剪下果枝,摘下果实,晒干	北京 1998
天竹子/南天竺子	南天竹 *Nandina domestica* Thunb.	成熟果实	秋、冬二季采收,晒干	上海 1994
天竺子	南天竹 *Nandina domestica* Thunb.	成熟果实	秋、冬二季采收,晒干	天津炮规 2018

附注:*同为中药标准收载品种。

1881　砂生槐子

【来源】豆科植物砂生槐、白刺花。

【学名】

《中国植物志》	《中国高等植物》
砂生槐 *Sophora moorcroftiana*(Benth.) Baker	砂生槐 *Sophora moorcroftiana*(Benth.) Baker
白刺花 *Sophora davidii*(Franch.) Skeels	白刺花 *Sophora davidii*(Franch.) Skeels

【民族药标准】

名称	植物来源	药用部位	产地加工	标准
砂生槐子/觉伟哲吾	砂生槐 *Sophora moorcroftiana*(Benth.) Benth. ex Baker	种子	果实成熟时采集,取出种子,晒干	部颁藏药
砂生槐子/觉唯摘吾	砂生槐 *Sophora moorcroftiana*(Wall.) Benth. ex Baker	种子	果实成熟时采集,取出种子,晒干	青海藏药 1992
砂生槐子/觉伟哲吾	砂生槐 *Sophora moorcroftiana*(Benth.) Benth. ex Baker	种子	果实成熟时采集,取出种子,晒干	青海藏药炮规 2010
砂生槐子	白刺花 *Sophora davidii*(Franch.) Skeels	成熟种子	—	四川藏药制剂附

1882　望江南子

【来源】豆科植物望江南。

【学名】

《中国植物志》	《中国高等植物》
望江南 *Senna occidentalis*(Linnaeus) Link	望江南 *Cassia occidentalis* Linn.

【民族药标准】

名称	植物来源	药用部位	产地加工	标准
望江南子*	望江南 *Cassia occidentalis* L.	成熟种子	秋季摘取果实,晒干,打下种子,除去杂质	贵州第一册 2019

【中药标准】

名称	植物来源	药用部位	产地加工	标准
望江南	茳芒决明 *Cassia sophera* L.	种子	秋季果实成熟时采收,晒干,搓出种子,除去杂质,晒干	山东 2022
望江南	茳芒决明 *Cassia sophera* L.	种子	秋季采收成熟果实,晒干,打下种子,除去杂质	河北 2018

名称	植物来源	药用部位	产地加工	标准
望江南子	望江南 *Cassia occidentalis* L.	种子	秋末冬初荚果成熟时,摘取荚果,除去果壳杂质,收集种子,干燥	广东第三册 2018
望江南子	槐叶决明 *Senna sophera*(Linnaeus)Roxburgh Fl.	种子	秋季果实成熟时采收,晒干,打下种子,除去杂质	湖北 2018
望江南	茳芒决明 *Senna occidentalis*(L.)Link var. *sophera*(L.)X. Y. Zhu	种子	秋季果实成熟时采收,晒干,搓出种子,除去杂质,晒干	江苏 2016
望江南	茳芒决明 *Cassia sophera* L.	种子	秋季果实成熟时采收,搓出种子,除去杂质,晒干	上海 1994
望江南	茳芒决明 *Cussia sophera* L.	种子	秋季果实成熟时采收,晒干、打下种子,除去杂质	河南 1993
望江南子	望江南 *Cassia occidentalis* L.	种子	秋季果实成熟时采收,晒干	广西 1990
望江南	望江南 *Cassia occidentalis* L.	种子	秋季果实成熟时采摘,除去果柄及果荚,晒干	北京炮规 2023
望江南子	望江南 *Cassia occidentalis* L.	种子	秋季果实成熟尚未开裂时采收,干燥,打下种子,除去杂质,再干燥	安徽炮规 2019

附注:＊同为中药标准收载品种。

1883 香青兰子

【来源】唇形科植物香青兰。

【学名】

《中国植物志》	《中国高等植物》
香青兰 *Dracocephalum moldavica* L.	香青兰 *Dracocephalum moldavica* Linn.

【民族药标准】

名称	植物来源	药用部位	产地加工	标准
香青兰子	香青兰 *Dracocephalum moldavica* L.	果实	秋季果实成熟时割取地上部分,晒干,打下种子,除去杂质,再晒干	维药第一册 2010
香青兰子	香青兰 *Dracocephalum moldavica* L.	成熟种子	—	部颁维药附

1884 止泻木子

【来源】夹竹桃科植物止泻木。

【学名】

《中国植物志》	《中国高等植物》
止泻木 *Holarrhena pubescens* Wallich ex G. Don	止泻木 *Holarrhena pubescens* Wall. ex G. Don

【民族药标准】

名称	植物来源	药用部位	产地加工	标准
止泻木子/度模牛	止泻木 *Holarrhena antidysenterica* Wall. ex A. DC.	种子	果期采集果实,打下种子,晒干	部颁藏药
止泻木子/斗毛娘	止泻木 *Holarrhena antidysenterica* Wall. ex A. DC.	种子	果期采集果实,打下种子,晒干	青海藏药 1992
止泻木子	止泻木 *Holarrhena antidysenterica* Wall. ex A. DC.	种子	—	蒙药炮规 2020
止泻木子/度模牛	止泻木 *Holarrhena antidysenterica* Wall. ex A. DC.	种子	果期采集果实,打下种子,晒干	青海藏药炮规 2010

1885 边缘罗裙子

【来源】五味子科植物东南五味子。

【学名】

《中国植物志》	《中国生物物种名录》
东南五味子 *Schisandra henryi* subsp. *marginalis*(A. C. Smith)R. M. K. Saunders	东南五味子 *Schisandra henryi* subsp. *marginalis*(A. C. Smith)R. M. K. Saunders

【民族药标准】

名称	植物来源	药用部位	产地加工	标准
边缘罗裙子/ 黄钻/往准	东南五味子 Schisandra henryi C. B. Clarke subsp. marginalis (A. C. Smith) R. M. K. Saund.	地上部分	夏、秋季采收,切段,晒干	广西瑶药第一卷 2014
边缘罗裙子/勾晕	东南五味子 Schisandra henryi C. B. Clarke subsp. marginalis (A. C. Smith) R. M. K. Saund.	地上部分	夏、秋二季采收,切碎,晒干	广西壮药第二卷 2011

1886　丁香罗勒子

【来源】唇形科植物丁香罗勒[丁香罗勒(毛叶变种)、毛叶丁香罗勒]。

【学名】

《中国植物志》	《中国高等植物》
丁香罗勒(毛叶变种) Ocimum gratissimum L. var. suave (Willd.) Hook. f.	毛叶丁香罗勒 Ocimum gratissimum Linn. var. suave (Willd.) Hook. f.

【民族药标准】

名称	植物来源	药用部位	产地加工	标准
丁香罗勒子	丁香罗勒 Ocimum gratissimum L. var. suave Willd.	种子	—	部颁维药附

1887　多腺悬钩子

【来源】蔷薇科植物多腺悬钩子。

【学名】

《中国植物志》	《中国高等植物》
多腺悬钩子 Rubus phoenicolasius Maxim.	多腺悬钩子 Rubus phoenicolasius Maxim.

【民族药标准】

名称	植物来源	药用部位	产地加工	标准
多腺悬钩子/甘扎嘎日	多腺悬钩子 Rubus phoenicolasius Maxim.	茎枝	全年均可采收,或秋季割取地上部分,去其杂质,晒干	青海藏药 1992

1888　油菜籽

【来源】十字花科植物芸苔(芸薹)。

【学名】

《中国植物志》	《中国高等植物》
芸薹 Brassica rapa var. oleifera de Candolle	芸薹 Brassica rapa Linn. var. oleifera DC.

【民族药标准】

名称	植物来源	药用部位	产地加工	标准
油菜籽/永纳	芸苔 Brassica campestris L.	种子	秋季采收,拣选除杂,干燥	西藏藏药炮规 2022

【中药标准】

名称	植物来源	药用部位	产地加工	标准
芸苔子	芸苔 Brassica campestris L.	种子	夏季果实成熟、果皮尚未开裂时采割植株,晒干,打下种子,除去杂质,再晒干	部颁中药材
芸苔子	芸苔 Brassica campestris L.	种子	初夏果实近成熟时,割下全株,晒干,打下种子,除去果皮及杂质,晒干	江苏 1989
芸苔子	油菜 Brassica campestris L. var. oleifera DC.	种子	6—7 月种子成熟时采收全株,晒干,打下种子,簸去杂质,晒干	内蒙古 1988
芸苔子/油菜子	油菜 Brassica campestris L.	成熟种子	春末采收,打下种子,干燥	贵州 1988
芸苔子	油菜 Brassica campestris L. var. oleifera DC.	种子	4—6 月种子成熟时割取全株,晒干,打下种子,除去杂质,再晒干	山西 1987
芸苔子	芸苔 Brassica campestris L.	种子	—	湖南炮规 2021

名称	植物来源	药用部位	产地加工	标准
芸薹子/芸苔子	油菜 *Brassica campestris* L.	种子	种子成熟时,收取植株,拍下种子,收集,干燥	上海炮规 2018
芸苔子	油菜 *Brassica campestris* L.	成熟种子	—	天津炮规 2018
芸苔子	芸苔 *Brassica campestris* L.	成熟种子	—	宁夏炮规 2017
芸苔子	欧洲油菜 *Brassica napus* L. 芸苔 *Brassica campestris* L.	种子	春末果实成熟时采收,取出种子,除去杂质,干燥	浙江炮规 2015
芸苔子	芸苔 *Brassica campestris* L.	成熟种子	夏季果实成熟、果皮尚未开裂时采割植株,晒干,打下种子,除去杂质,晒干	四川炮规 2015
芸苔子	油菜 *Brassica campestris* L.	成熟种子	—	山东炮规 2012
芸苔子	油菜 *Brassica campestris* L.	成熟种子	—	黑龙江炮规 2012
芸苔子	芸苔 *Brassica campestris* L.	成熟种子	—	陕西炮规第三册 2011
芸苔子	油菜 *Brassica campestris* L.	种子	初夏果实成熟采收,晒干	湖北炮规 2009
芸苔子	芸苔 *Brassica campestris* L.	种子	夏季果实成熟时,将地上部分割下,晒干,打落种子,除去杂质,再晒干	江西炮规 2008
芸苔子	油菜 *Brassica campestris* L.	成熟种子	—	广西炮规 2007
芸苔子	油菜 *Brassica campestris* L. var. *oleifera* DC.	成熟种子	—	重庆炮规 2006
芸苔子	芸苔 *Brassica campestris* L.	种子	夏季果实成熟时,采割全株,干燥,打下种子,除去杂质,再晒干	河南炮规 2005
芸苔子	芸苔 *Brassica campestris* L.	种子	—	江苏炮规 2002
芸苔子	油菜 *Brassica campestris* L. var. *oleifera* DC.	种子	春末果实成熟时,采割全株,干燥,打下种子,除去杂质,干燥	全国炮规 1988
芸苔子	油菜 *Brassica campestris* L.	成熟种子	—	辽宁炮规 1986

1889 白刺花籽

【来源】豆科植物白刺花。

【学名】

《中国植物志》	《中国高等植物》
白刺花 *Sophora davidii*(Franch.) Skeels	白刺花 *Sophora davidii*(Franch.) Skeels

【民族药标准】

名称	植物来源	药用部位	产地加工	标准
白刺花籽 *	白刺花 *Sophora davidii*(Franch.) Skeels	种子	秋季采收成熟果实,脱粒,拣净杂质,干燥	贵州第一册 2019
砂生槐子	白刺花 *Sophora davidii*(Franch.) Skeels	成熟种子	—	四川藏药制剂附

附注:* 同为中药标准收载品种。

1890 藏萝卜籽

【来源】十字花科植物萝卜。

【学名】

《中国植物志》	《中国高等植物》
萝卜 *Raphanus sativus* L.	萝卜 *Raphanus sativus* Linn.

【民族药标准】

名称	植物来源	药用部位	产地加工	标准
藏萝卜籽/萝西	萝卜 *Raphanus sativus* L.	种子	秋季采收种子,拣选除杂	西藏藏药炮规 2022

【民族药标准】

名称	植物来源	药用部位	产地加工	标准
莱菔子	萝卜 *Raphanus sativus* L.	种子	夏季果实成熟时采割植株,晒干,搓出种子,除去杂质,再晒干	药典 2020

1891　大钻

【来源】木兰科植物黑老虎、厚叶五味子(黑老虎)。

【学名】

《中国植物志》	《中国高等植物》
黑老虎 *Kadsura coccinea*(Lem.)A.C.Smith	黑老虎 *Kadsura coccinea*(Lem.)A.C.Smith

【民族药标准】

名称	植物来源	药用部位	产地加工	标准
大钻/勾钻洪	厚叶五味子 *Kadsura coccinea*(Lem.)A.C.Smith	根	全年均可采挖,洗净,干燥	广西壮药第二卷 2011
黑老虎/大钻/懂准	黑老虎 *Kadsura coccinea*(Lem.)A.C.Smith	根	全年均可采挖,洗净,干燥	广西瑶药第一卷 2014

【中药标准】

名称	植物来源	药用部位	产地加工	标准
黑老虎根	厚叶五味子 *Kadsura coccinea*(Lem.)A.C.Smith	根	全年均可采挖,洗净,晒干	药典 1977
黑老虎根	厚叶五味子 *Kadsura coccinea*(Lem.)A.C.Smith	根	全年均可采挖,洗净,晒干	河北 2018
黑老虎根	厚叶五味子 *Kadsura coccinea*(Lem.)A.C.Smith 异型南五味子 *Kadsura heteroclita*(Roxb.)Craib	根 藤茎	全年均可采挖,晒干 *	山西第一册 2017
黑老虎根	厚叶五味子 *Kadsura coccinea*(Lem.)A.C.Smith	根	全年均可采挖,洗净,干燥	海南第一册 2011
黑老虎根	黑老虎 *Kadsura coccinea*(Lemaire)A.C.Smith	根	全年均可采挖,洗净,干燥	湖南 2009
黑老虎根	厚叶五味子 *Kadsura coccinea*(Lem.)A.C.Smith	根	全年均可采挖,洗净,干燥	广东第一册 2004
黑老虎根	冷饭团 *Kadsura coccinea*(Lem.)A.C.Smith	根	全年均可采挖,洗净,晒干	北京 1998
黑老虎根	黑老虎 *Kadsura coccinea*(Lem.)A.C.Smith	根	全年均可采挖,洗净,干燥	安徽炮规 2019
黑老虎根	厚叶五味子 *Kadsura coccinea*(Lem.)A.C.Smith 异型南五味子 *Kadsura heteroclita*(Roxb.)Craib	根 藤茎	—	药典 2020 附

附注:＊前者洗净,干燥;后者砍取较老藤茎,刮去栓皮,截成长段,晒干。

1892　小钻

【来源】五味子科植物南五味子、长梗南五味子(南五味子)。

【学名】

《中国植物志》	《中国高等植物》
南五味子 *Kadsura longipedunculata* Finet et Gagnep.	南五味子 *Kadsura longipedunculata* Finet et Gagnep.

【民族药标准】

名称	植物来源	药用部位	产地加工	标准
小钻/勾钻侬	长梗南五味子 *Kadsura longipedunculata* Fin. et Gagnep.	根及根茎	全年均可采收,去粗皮,洗净,切片,晒干	广西壮药第二卷 2011
钻骨风/小钻/小准	南五味子 *Kadsura longipedunculata* Finet et Gagnep.	根及根茎	全年均可采挖,去粗皮,洗净,切片,晒干	广西瑶药第一卷 2014

【中药标准】

名称	植物来源	药用部位	产地加工	标准
南五味子根	南五味子 *Kadsura longipedunculata* Finet et Gagnep.	根	全年均可采挖,除去泥沙,晒干	药典 1977
红木香	南五味子 *Kadsura longipedunculata* Finet et Gagnep.	根或茎 *	全年均可采收,除去泥沙、须根,晒干	安徽 2022
内风消	长梗南五味子 *Kadsura longipedunculata* Finet et Gagnep.	藤茎	秋、冬二季采收,除去枝叶,趁鲜切厚片,晒干	江西 2014
南五味子根	南五味子 *Kadsura longipedunculata* Finet & Gagnepepain	根	全年可采挖,除去泥沙,晒干	湖南 2009
红木香	南五味子 *Kadsura longipedunculata* Finet et Gagnep.	根	全年均可采挖,除去泥土及须根,切段,晒干	上海 1994

附注:＊安徽炮规 2019 收载药用部位"根或根皮"。

1893 老鸦嘴

【来源】爵床科植物大花山牵牛(山牵牛)。

【学名】

《中国植物志》	《中国高等植物》
山牵牛 *Thunbergia grandiflora*(Rottl. ex Willd.) Roxb.	山牵牛 *Thunbergia grandiflora*(Roxb. ex Rottl.) Roxb.

【民族药标准】

名称	植物来源	药用部位	产地加工	标准
老鸦嘴/绿九牛/落坐翁	大花山牵牛 *Thunbergia grandiflora*(Roxb. ex Willd.)Roxb.	全株	全年均可采收,根切片,茎、叶切段,晒干	广西瑶药第一卷2014
老鸦嘴/勾蒿	大花山牵牛 *Thunbergia grandiflora*(Roxb. ex Willd.)Roxb.	全株	全年可采,根切片,茎、叶切段,干燥	广西壮药第一卷2008

【中药标准】

名称	植物来源	药用部位	产地加工	标准
老鸦嘴	大花山牵牛 *Thunbergia grandiflora*(Roxb. ex Rottl.)Roxb.	全株	全年可采,根切片,茎、叶切段,晒干	广西1990
老鸦嘴	大花山牵牛 *Thunbergia grandiflora*(Roxb. ex Rottl.)Roxb.	根和根茎	—	部颁8册附

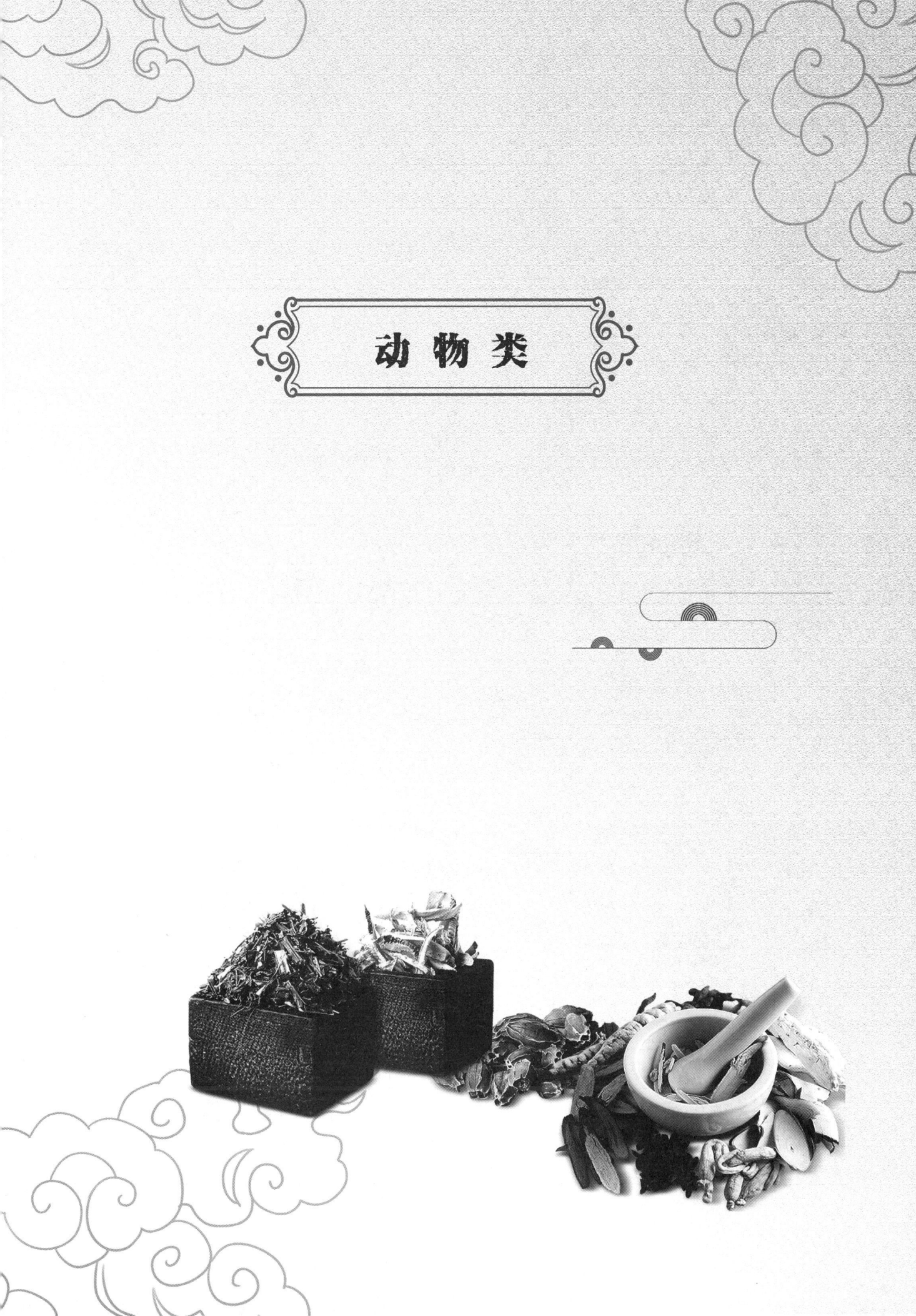

动 物 类

1 鸡子白

【来源】雉科动物家鸡。

【学名】

《中国药用动物志》	《中国民族药志要》
家鸡 *Gallus gallus domesticus*（Brisson）	家鸡 *Gallus gallus domesticus* Brisson

【民族药标准】

名称	动物来源	药用部位	产地加工	标准
鸡子白 *	家鸡 *Gallus gallus domesticus* Brisson	蛋内的蛋白	取煮熟蛋白,烘干	贵州第二册 2019

附注：*同为中药标准收载品种。

2 鹿鞭

【来源】鹿科动物梅花鹿、马鹿。

【学名】

《中国药用动物志》	《中国哺乳动物分布》
梅花鹿 *Cervus nippon* Temminck	梅花鹿 *Cervus nippon* Temminck
马鹿 *Cervus elaphus* Linnaeus	马鹿 *Cervus elaphus* Linnaeus

【民族药标准】

名称	动物来源	药用部位	产地加工	标准
鹿鞭	梅花鹿 *Cervus nippon* Temminck 马鹿 *Cervus elaphus* Linnaeus	雄性外生殖器	—	部颁藏药附
鹿肾	马鹿 *Cervus elaphus* L.	雄性外生殖器	杀鹿割取阴茎和睾丸,除净残肉及油脂,固定于木板上风干	新疆 1987

【中药标准】

名称	动物来源	药用部位	产地加工	标准
鹿鞭/鹿肾	马鹿 *Cervus elaphus* Linnaeus 梅花鹿 *Cervus nippon* Temminck	阴茎及睾丸	杀鹿后,割取阴茎及睾丸,除去残肉及油脂,整形后风干或低温烘干	部颁中药材
鹿肾	梅花鹿 *Cervus nippon* Temminck 马鹿 *Cervus elaphus* L.	雄性外生殖器	宰鹿后割取阴茎睾丸,除净残肉及油脂,固定于木板上风干	内蒙古 1988
鹿肾	白鹿 *Cervus macneilli* Lydekker 白唇鹿 *Cervus albirostris* Przewalski 水鹿 *Cervus unicolor* Kerr 梅花鹿 *Cervus nippon* Temminck	雄性阴茎和睾丸	杀死鹿后,割取阴茎和睾丸,除去残肉及油脂,风干	四川 1987
鹿肾	梅花鹿 *Cervus nippon* Temminck 马鹿 *Cervus elaphus* L.	阴茎及睾丸	将阴茎 * 及睾丸割下,除净残肉、油脂,拉直,固定,干燥	山西 1987
鹿鞭	梅花鹿 *Cervus nippon* Temminck 马鹿 *Cervus elaphus* L.	雄鹿阴茎及睾丸	将阴茎 * 及睾丸割下后,除净残肉、油脂,用凉水泡软,拉直,固定,干燥	吉林 1977
鹿鞭	梅花鹿 *Cervus nippon* Temminck 马鹿 *Cervus elaphus* Linnaeus	阴茎及睾丸	杀鹿后,割取阴茎及睾丸,除去残肉及油脂,整形后风干或低温烘干	北京炮规 2023
鹿鞭	梅花鹿 *Cervus nippon* Temminck 马鹿 *Cervus elaphus* Linnaeus	雄性带有睾丸的阴茎	—	山东炮规 2022
鹿鞭	梅花鹿 *Cervus nippon* Temminck 马鹿 *Cervus elaphus* Linnaeus	阴茎及睾丸	杀鹿时割取阴茎和睾丸,除去残肉及油脂,整形后风干或者低温烘干	甘肃炮规 2022
鹿鞭	梅花鹿 *Cervus nippon* Temminck 马鹿 *Cervus elaphus* L.	阴茎和睾丸	杀鹿后,割取阴茎及睾丸,除去残肉及脂肪,固定木板上,风干	安徽炮规 2019
鹿鞭	梅花鹿 *Cervus nippon* Temminck 马鹿 *Cervus elaphus* Linnaeus	阴茎及睾丸	杀鹿时割取阴茎及睾丸,除去残肉及油脂,整形后风干或低温干燥	天津炮规 2018
鹿鞭	梅花鹿 *Cervus nippon* Temminck 马鹿 *Cervus elaphus* Linnaeus	雄性生殖器	宰杀时,将阴茎及睾丸割下,除去残肉及油脂,固定于木板上风干或低温烘干	福建炮规 2012
鹿肾	梅花鹿 *Cervus nippon* Temminck 马鹿 *Cervus elaphus* Linnaeus	阴茎和睾丸	—	重庆炮规 2006

附注：*包括体内部分。

3 **驴鞭**

【来源】马科动物驴。

【学名】

《中国药用动物志》	《中国民族药志要》
驴 *Equidae asinus* Linnaeus	驴 *Equus asinus* Linnaeus

【民族药标准】

名称	动物来源	药用部位	产地加工	标准
驴鞭/旺贝坡参	驴 *Equus asinus* Linnaeus	雄性外生殖器	—	部颁藏药附

【中药标准】

名称	动物来源	药用部位	产地加工	标准
驴肾	驴 *Equus asinus* L.	阴茎及睾丸	杀驴后割下阴茎,剔净残肉,洗净,拉直,悬挂于通风处阴干	内蒙古 2021
驴鞭	驴 *Equus asinus* Linnaeus	阴茎和睾丸	全年皆产,屠宰驴时,割取阴茎和睾丸,去净残肉及油脂,整形后阴干或晒干	甘肃 2020
驴肾	驴 *Equus asinus* L.	阴茎及睾丸	全年均可采收,屠宰后,割取阴茎及睾丸,剔净残肉,拉直干燥	吉林第一册 2019
驴肾	驴 *Equus asinus* L.	生殖器	杀驴时割取,洗净,置阴凉处,风干	宁夏 2018
驴肾	驴 *Equus asinus* L.	阴茎和睾丸	全年均产,以秋、冬季较多,将驴杀死后割取阴茎和睾丸,除去附着的毛皮肌肉及脂肪,拉直,干燥	江苏 2016
驴鞭	驴 *Equus asinus*（Linnaeus）	雄性生殖器	杀驴时割取,洗净,置阴凉处,风干	湖南 2009
驴肾/驴鞭	驴 *Equus asinus* L.	阴茎和睾丸	杀驴时割取睾丸和阴茎,除去残肉及油脂,洗净,拉直,置阴凉干燥处,风干或阴干	辽宁第一册 2009
驴鞭	驴 *Equus asinus* Linnaeus	阴茎及睾丸	杀驴时割取,除去残肉及油脂,洗净,置阴凉干燥处,风干	黑龙江 2001
驴肾	驴 *Equus asinus* Linnaeus	阴茎和睾丸	驴宰杀后,剥净阴茎和睾丸,除去残肉及油脂,拉直,风干或低温干燥	北京 1998
驴肾	驴 *Equus asinus* L.	雄性外生殖器	雄驴杀死后,割取其阴茎及睾丸,除去残肉及油脂,洗净,悬挂于通风处阴干或晒干	新疆 1987
驴肾	驴 *Equus asinus* L.	阴茎及睾丸	杀驴后,割取阴茎和睾丸,除去残肉和油脂,拉直,阴干或晒干	山西 1987
驴肾	驴 *Equus asinus* L.	雄性外生殖器	宰驴时割取阴茎和睾丸,除去附着的毛、皮及脂肪等杂质,洗净,干燥	天津炮规 2018
驴肾	驴 *Equus asinus* Linnaeus	阴茎及睾丸	—	重庆炮规 2006
驴鞭	驴 *Equus asinus* Linnaeus	雄性外生殖器	—	部颁 1 册附
驴肾	驴 *Equus asinus* L.	雄性外生殖器	—	部颁 5 册附

4 **牛鞭**

【来源】牛科动物黄牛(牛)、牦牛、水牛。

【学名】

《中国药用动物志》	《中国民族药志》
牛 *Bos taurus domesticus* Gmelin	牛 *Bos taurus domesticus* Gmelin
牦牛 *Bos grunniens* Linnaeus	牦牛 *Bos grunniens* Linnaeus(《中国哺乳动物分布》)
水牛 *Bubalus bubalis*（Linnaeus）	水牛 *Bubalus bubalis* Linnaeus(*Bos gaurus* H. Smith)(《中国民族药志要》)

【民族药标准】

名称	动物来源	药用部位	产地加工	标准
牛鞭	黄牛 *Bos taurus domesticus* Gmelin 牦牛 *Bos grunniens* Linnaeus	阴茎	—	部颁维药
牛鞭/宝合因—赫日茎	黄牛 *Bos taurus domesticus* Gmelin 水牛 *Bubalus bubalis* Linnaeus 牦牛 *Bos grunniens* Linnaeus	雄性生殖器	全年均可宰杀,以秋、冬二季为多;成熟雄牛宰杀后,割取阴茎,除去残肉和油脂,洗净、整形后风干或低温干燥	蒙药 2021
水牛鞭*	水牛 *Bubalus bubalis* Linnaeus	阴茎及睾丸	杀牛后,割取阴茎及睾丸,除去残肉及油脂,风干或低温干燥	贵州第一册 2019

续表

名称	动物来源	药用部位	产地加工	标准
牛鞭	黄牛 *Bos taurus domesticus* Gmelin 水牛 *Bubalus bubalis* Linnaeus 牦牛 *Bos grunniens* Linnaeus	阴茎	—	维药 1993
牛鞭	黄牛 *Bos taurus domesticus* Gmelin	阴茎	黄牛宰杀时,割取阴茎,处理干净,干燥	新疆炮规 2020

【中药标准】

名称	动物来源	药用部位	产地加工	标准
牛鞭	黄牛 *Bos taurus domesticus* Gmelin 牦牛 *Bos grunniens* Linnaeus	阴茎	宰杀后,割取阴茎,除去残肉及油脂,水洗净,整形后悬挂于通风处,干燥	甘肃 2020
鲜牛鞭	牛[#] *Bos taurus domesticus* Gmelin	阴茎及睾丸	动物屠宰后,取其完整的阴茎及睾丸,除去残肉及油脂,鲜用	吉林第二册 2019
牛鞭	黄牛 *Bos taurus domesticus* Gmelin 水牛 *Bubalus bubalis* L.	雄性阴茎	将牛杀死,割取阴茎,除去附着的毛、皮、肌肉及脂肪,拉直,干燥	江西 2014
牛鞭	雄性黄牛 *Bos taurus domesticus* Gmelin 雄性水牛 *Bubalus bubalis* Linnaeus	阴茎	宰杀后,割取阴茎,除去残肉及油脂,整形后风干或低温干燥	山东 2012
牛鞭	牛 *Bos taurus domesticus* (Gmelin) 水牛 *Bubalus bubalis* (Linnaeus)	雄性阴茎及睾丸	将牛杀死,割取阴茎和睾丸,除去毛、皮、肌肉及脂肪,干燥	湖南 2009
牛鞭	牛 *Bos taurus domesticus* Gmelin	阴茎及睾丸	宰牛时割取,洗净,悬挂于通风处阴干或晾干	黑龙江 2001
牛鞭	牛 *Bos taurus domesticus* Gmelin 水牛 *Bubalus bubalis* Linnaeus	阴茎及睾丸	除去毛、皮、肌肉及脂肪,干燥	天津炮规 2018
牛鞭	黄牛 *Bos taurus domesticus* Gmelin 水牛 *Bubalus bubalis* Linnaeus	雄性外生殖器	—	部颁 1 册附

附注:*同为中药标准收载品种,贵州 2003 收载动物来源"黄牛 *Bos taurus domesticus* Gmelin 和水牛 *Bubalus bubalis* linnaeus";#成年牛。

5 羊鞭

【来源】牛科动物山羊、绵羊。

【学名】

《中国药用动物志》	《中国民族药志要》
山羊 *Capra hircus* Linnaeus	山羊 *Capra hircus* Linnaeus
绵羊 *Ovis aries* Linnaeus	绵羊 *Ovis aries* L.(《中国民族药志》)

【民族药标准】

名称	动物来源	药用部位	产地加工	标准
羊鞭*	山羊 *Capra hircus* Linnaeus 绵羊 *Ovis aries* Linnaeus	阴茎及睾丸	割取后,除去肉及油脂,伸直,干燥	贵州第一册 2019

【中药标准】

名称	动物来源	药用部位	产地加工	标准
羊鞭	山羊 *Capra hircus* L. 绵羊 *Ovis aries* L.	阴茎及睾丸	全年皆产,将羊杀死,割取阴茎及睾丸,除去残余皮、毛、脂肪等杂质,洗净、拉直、干燥	安徽 2022
羊鞭	山羊 *Capra hircus* L. 绵羊 *Ovis aries* L.	阴茎	宰杀后,割取阴茎,除去附着残肉及脂肪,拉直,干燥	山东 2022
羊鞭	山羊 *Capra hircus* Linnaeus 绵羊 *Ovis aries* Linnaeus	阴茎	全年皆产,割取阴茎,除去净附着的残肉及脂肪,拉直,干燥	甘肃 2020
羊鞭	山羊 *Capra hircus* (Linnaeus) 绵羊 *Ovis aries* (Linnaeus)	阴茎及睾丸	全年皆产,将羊杀死,割取阴茎和睾丸,除去附着的毛、皮、肌肉及脂肪;拉直,干燥	湖南 2009
羊鞭	山羊 *Capra hircus* Linnaeus 绵羊 *Ovis aries* Linnaeus	雄性阴茎和睾丸	杀死羊后,割取阴茎和睾丸,除去残肉及油脂,风干	黑龙江 2001
羊鞭	山羊 *Capra hircus* L. 绵羊 *Ovis aries* L.	阴茎及睾丸	全年皆产,将羊杀死,割取阴茎和睾丸,除去附着的残肉和脂肪,拉直,干燥	天津炮规 2018
羊鞭	山羊 *Capra hircus* Linnaeus 绵羊 *Ovis aries* Linnaeus	阴茎和睾丸	—	部颁 3 册附

附注:*同为中药标准收载品种。

6 紫河车

【来源】人。

【民族药标准】

名称	动物来源	药用部位	产地加工	标准
紫河车/袍衣	人	胎盘*	将新鲜胎盘除去羊膜和脐带,反复冲洗至去净血液,蒸或置沸水中略煮后,干燥	广西壮药第二卷 2011

【中药标准】

名称	动物来源	药用部位	产地加工	标准
紫河车	人	胎盘*	将新鲜胎盘除去羊膜和脐带,反复冲洗至去净血液,蒸或置沸水中略煮后,干燥	药典 2010
胎盘	人	新鲜胎盘*	将鲜胎盘除去羊膜及脐带,反复冲洗至去净血液,沥尽水,鲜用	浙江第一册 2017
紫河车	人 Homo sapiena L.	胎盘*	将新鲜胎盘除去羊膜及脐带,反复冲洗,去净血液,蒸或置沸水中略煮后及时干燥	天津炮规 2018
紫河车	人	胎盘*	—	重庆炮规 2006

附注:*健康人的胎盘。

7 贝齿

【来源】宝贝科动物山猫宝贝(山猫眼宝贝)、环纹货贝、蛇首眼球贝、贝齿山猫宝贝(山猫眼宝贝)、货贝。

【学名】

《中国药用动物志》	《中国动物志》
山猫眼宝贝 *Cypraea (Lyncina) lynx* Linnaeus	山猫眼宝贝 *Cypraea (Lyncina) lynx* Linnaeus
环纹货贝 *Monetaria (Ornamentaria) annulus* (Linnaeus)	环纹货贝 *Monetaria (Ornamentaria) annulus* (Linnaeus)
蛇首眼球贝 *Erosaria (Ravitrona) caputserpentis* (Linnaeus)	蛇首眼球贝 *Erosaria (Ravitrona) caputserpentis* (Linnaeus)
货贝 *Monetaria (Monetaria) moneta* (Linnaeus)	货贝 *Monetaria (Monetaria) moneta* (Linnaeus)

【民族药标准】

名称	动物来源	药用部位	产地加工	标准
贝齿	山猫宝贝 *Cypraea lynx* (Linnaeus) 环纹货贝 *Monetaria (Ornamentaria) annulus* (Linnaeus)	贝壳	—	部颁藏药附
贝齿灰/准贴	蛇首眼球贝 *Erosaria caputserpentis* (L.) 贝齿山猫宝贝 *Cypraea lynx* (L.) 阿拉伯绶贝 *Mauritia arabica* (L.) 货贝 *Monetaria moneta* (L.) 环纹货贝 *Monetaria (Ornamentaria) annulus* (L.)	贝壳	采收后,除去腐肉及杂质	西藏藏药炮规 2022
贝齿灰/准塔	山猫宝贝 *Cypraea lynx* (Linnaeus) 环纹货贝 *Monetaria (Ornamentaria) annulus* (Linnaeus)	贝壳	煅烧成炭	青海藏药 1992 附

【中药标准】

名称	动物来源	药用部位	产地加工	标准
贝齿*	环纹货贝 *Monetaria annulus* L. 拟枣贝 *Erronea errones* L. 货贝 *Monetaria moneta* L. 阿拉伯绶贝 *Mauritia arabica* (Linnaeus)	贝壳	夏季捕捞,除去残肉,洗净,晒干	天津炮规 2018

附注:*前三者习称为白贝齿,后者习称为紫贝齿。

8 白贝齿

【来源】宝贝科动物环纹货贝。

【学名】

《中国药用动物志》	《中国动物志》
环纹货贝 *Monetaria (Ornamentaria) annulus* (Linnaeus)	环纹货贝 *Monetaria (Ornamentaria) annulus* (Linnaeus)

【民族药标准】

名称	动物来源	药用部位	产地加工	标准
白贝齿/查干—伊布海	环纹货贝 *Monetaria annulus* Linnaeus	贝壳	夏季捕捞,去肉,洗净,晒干	蒙药 2021

名称	动物来源	药用部位	产地加工	标准
白贝齿	环纹货贝 *Monetaria annulus*（Linnaeus）	贝壳	5—7月捞取,除肉,洗净,晒干	四川藏药2014

【中药标准】

名称	动物来源	药用部位	产地加工	标准
贝齿*	环纹货贝 *Monetaria annulus* L. 拟枣贝 *Erronea errones* L. 货贝 *Monetaria moneta* L. 阿拉伯绶贝 *Mauritia arabica*（Linnaeus）	贝壳	夏季捕捞,除去残肉,洗净,晒干	天津炮规2018

附注：*前三者习称为白贝齿,后者习称为紫贝齿。

9 紫贝齿

【来源】宝贝科动物阿拉伯绶贝（阿纹绶贝）、环纹货贝、拟枣贝、货贝。

【学名】

《中国药用动物志》	《中国动物志》
阿纹绶贝 *Mauritia*（*Arabica*）*arabica*（Linnaeus）	阿纹绶贝 *Mauritia*（*Arabica*）*arabica*（Linnaeus）
环纹货贝 *Monetaria*（*Ornamentaria*）*annulus*（Linnaeus）	环纹货贝 *Monetaria*（*Ornamentaria*）*annulus*（Linnaeus）
拟枣贝 *Erronea*（*Erronea*）*errones*（Linnaeus）	拟枣贝 *Erronea*（*Erronea*）*errones*（Linnaeus）
货贝 *Monetaria*（*Monetaria*）*moneta*（Linnaeus）	货贝 *Monetaria*（*Monetaria*）*moneta*（Linnaeus）

【民族药标准】

名称	动物来源	药用部位	产地加工	标准
紫贝齿/专布	阿拉伯绶贝 *Mauritia*（*Arabica*）*arabica*（Linnaeus）	贝壳	夏季捕捉,除去贝肉,洗净,晒干	六省藏标
紫贝齿/宝日—伊布海*	阿拉伯绶贝 *Mauritia arabica*（L.）	贝壳	夏季捕捉,除去贝肉,洗净,晒干	蒙药2021
紫贝齿/准布	环纹货贝 *Monetaria annulus* Linnaeus 拟枣贝 *Erronea errones* Linnaeus 货贝 *Monetaria moneta* Linnaeus 阿拉伯绶贝 *Mauritia arabica* Linnaeus	贝壳	夏季捕捉,除尽残肉,晒干	青海藏药炮规2010

【中药标准】

名称	动物来源	药用部位	产地加工	标准
紫贝齿	阿拉伯绶贝 *Mauritia*（*Arabica*）*arabica*（L.）	贝壳	夏季捕捉,除去贝肉,洗净,晒干	药典1977
紫贝齿	阿拉伯绶贝 *Mauritia arabica*（Linnaeus）	贝壳	夏季捕捉,除去贝肉,洗净,晒干	部颁中药材
紫贝齿	阿拉伯绶贝 *Mauritia*（*Arabica*）*arabica*（L.）	贝壳	夏季5—6月捕捉,捕捉后,去肉洗净即可;夏季捕捉,除去贝肉,洗净、晒干	内蒙古1988
紫贝齿	蛇首眼球贝 *Erosaria caputserpentis* L. 山猫眼宝贝 *Cypraea lynx* L. 阿文绶贝 *Mauritia arabica* L.	贝壳	夏季捕捉,除去贝肉,洗净,干燥	北京炮规2023
紫贝齿	蛇首眼球贝 *Erosaria caputserpentis* L. 山猫眼宝贝 *Cypraea lynx* L. 阿文绶贝 *Mauritia arabica* L.	贝壳	—	山东炮规2022
紫贝齿	阿文绶贝 *Mauritia arabica* L. 山猫眼宝贝 *Cypraea lynx* L. 虎斑宝贝 *Cypraea tigris* L. 等	贝壳	5—7月捕捉,除去贝肉,洗净,干燥	安徽炮规2019
紫贝齿	阿拉伯绶贝 *Mauritia arabica*（Linnaeus）	贝壳	—	重庆炮规2006
紫贝齿	阿拉伯绶贝 *Mauritia*（*Arabica*）*arabica*（L.）	贝壳	—	贵州2003 附

附注：*蒙药炮规2020以"贝齿"收载动物来源"货贝 *Monetaria moneta*（L.）、环纹货贝 *Monetaria annulus*（L.）和阿拉伯绶贝 *Mauritia arabica*（L.）等"。

10 豪猪刺

【来源】豪猪科动物豪猪。

【学名】

《中国药用动物志》	《中国哺乳动物多样性及地理分布》
豪猪 *Hystrix brachyura* Linnaeus	中国豪猪 *Hystrix hondgsoni* Gray

【民族药标准】

名称	动物来源	药用部位	产地加工	标准
豪猪刺/俗姆其图	豪猪 *Hystrix hondgsoni* Gray	棘刺	—	西藏藏药炮规 2022

11 土鳖虫

【来源】鳖蠊科昆虫地鳖（中华真地鳖）、冀地鳖（宽缘地鳖）。

【学名】

《中国药用动物志》	《中国东南部地区的蜚蠊》
中华真地鳖 *Eupolyphaga sinensis*（Walker）	中华真地鳖 *Eupolyphaga sinensis*（Walker）
冀地鳖 *Polyphaga plancyi*（Bolivar）	宽缘地鳖 *Polyphaga plancyi* Bolivar

【民族药标准】

名称	动物来源	药用部位	产地加工	标准
土鳖虫/堵兜老	地鳖 *Eupolyphaga sinensis* Walker 冀地鳖 *Steleophaga plancyi*（Boleny）	雌虫体	捕捉后，置沸水中烫死，晒干或烘干	广西壮药第二卷 2011

【中药标准】

名称	动物来源	药用部位	产地加工	标准
土鳖虫	地鳖 *Eupolyphaga sinensis* Walker 冀地鳖 *Steleophaga plancyi*（Boleny）	雌虫体	捕捉后，置沸水中烫死，晒干或烘干	药典 2020

12 牛胆

【来源】牛科动物黄牛（牛）。

【学名】

《中国药用动物志》	《中国民族药志》
牛 *Bos taurus domesticus* Gmelin	牛 *Bos taurus domesticus* Gmelin

【民族药标准】

名称	动物来源	药用部位	产地加工	标准
牛胆/乌和仁—苏素	黄牛 *Bos taurus domesticus* Gmelin	胆	宰牛后取出胆囊，扎紧囊口，剥去脂肪，悬挂通风处阴干，或自胆管处剪开，将胆汁倾入容器内，干燥	蒙药 1986
牛胆	黄牛 *Bos taurus domesticus* Gmelin	胆	屠宰时，取出胆囊口，剥去脂肪悬挂通风处阴干，或从胆管处剪开，将胆汁倾入容器内，干燥	部颁蒙药附

13 蛇胆

【来源】眼镜蛇科动物金环蛇、银环蛇，游蛇科动物百花锦蛇、灰鼠蛇、滑鼠蛇，蝰科等多种蛇。

【学名】

《中国药用动物志》	《中国动物志》
金环蛇 *Bungarus fasciatus*（Schneider）	金环蛇 *Bungarus fasciatus*（Schneider）
银环蛇 *Bungarus multicinctus*（Blyth）	银环蛇 *Bungarus multicinctus* Blyth
百花锦蛇 *Elaphe moellendorffi*（Boettger）	百花锦蛇 *Elaphe moellendorffi*（Boettger）
灰鼠蛇 *Ptyas korros*（Schlegel）	灰鼠蛇 *Ptyas korros*（Schlegel）
滑鼠蛇 *Ptyas mucosus*（Linnaeus）	滑鼠蛇 *Ptyas mucosus*（Linnaeus）

【民族药标准】

名称	动物来源	药用部位	产地加工	标准
蛇胆/霉额	金环蛇 *Bungarus fasciatus*（Schneider） 银环蛇 *Bungarus multicinctus* Blyth 百花锦蛇 *Elaphe moellendorffi*（Boettger） 灰鼠蛇 *Ptyas korros*（Schlegel） 滑鼠蛇 *Ptyas mucosus*（Linnaeus） 蝰科等多种蛇	胆	多于春、秋季捕捉，剖取蛇胆，保存于等重量的含乙醇 50% 以上的白酒中	广西壮药第三卷 2018

【中药标准】

名称	动物来源	药用部位	产地加工	标准
蛇胆汁	眼镜蛇科、游蛇科或蝰科动物多种蛇	胆汁	将蛇处死后,取出蛇胆,保存于含醇量为50%以上白酒中*	安徽 2022
蛇胆	乌梢蛇 *Zaocys dhumnades*（Cantor）或同科多种蛇	胆囊	多于春、秋二季捕捉,剖取蛇胆,保存于等重量的含乙醇 50%以上的白酒中,或直接干燥	甘肃 2020
蛇胆	金环蛇 *Bungarus fasciatus* 银环蛇 *Bungarus multicinctus* 眼镜蛇 *Naja naja* 乌梢蛇 *Zaocys dhumnades* 王锦蛇 *Elaphe carinata* 灰鼠蛇 *Ptyas korros* 滑鼠蛇 *Ptyas mucosus* 赤链蛇 *Dinodon rufozonatum* 黑眉锦蛇 *Elaphe taeniura* 五步蛇 *Agkistrodon acutus* 蝮蛇 *Agkistrodon halys* 等多种蛇	胆	多于春、秋二季捕获活蛇,取出蛇胆,将胆管上端扎紧,保存于含醇量 50%以上的白酒中,蛇胆与酒的比例为 1:1(g/g)	湖北 2018
蛇胆	银环蛇 *Bungarus multicinctus* Blyth 灰鼠蛇 *Ptyas korros*（Schlegel） 乌梢蛇 *Zaocys dhumnades*（Cantor） 尖吻蝮 *Deinagkistrodon acutus*（Güenther） 蝮蛇 *Agkistrodon halys*（Pallas）及以上同属数种蛇	胆	多于春、秋二季捕蛇,剖取蛇胆,保存于等重量含乙醇 50%以上的白酒中	江西 2014
蛇胆汁	金环蛇 *Bungarus fasciatus*（Schneider） 蕲蛇 *Deinagkistrodon acutus*（Güenther）等多种蛇	胆汁	于春、夏季节捕到活蛇后稍贮养（给水不给食）使蛇胆充盈饱满,然后将蛇处死,取出蛇胆,将胆管上端扎紧,浸于含醇量 50%以上的白酒中*	广东第二册 2011
干蛇胆	游蛇科（Colubridae）、眼镜蛇科（Elapidae）及蝰科（Viperidae）动物多种蛇	胆	多春秋两季捕捉,剖蛇取胆,将胆管结扎,沿结扎处上方剪断,取出,晾干或低温干燥	湖南 2009
蛇胆	游蛇科（Colubridae）、眼镜蛇科（Elapidae）及蝰科（Viperidae）动物多种蛇	胆	春、秋两季捕捉,剖蛇取胆,保存于含乙醇 50%以上的白酒中	湖南 2009
蛇胆汁	金环蛇 *Bungarus fasciatus*（Schneider）等蝰科动物多种蛇	胆汁	将蛇处死后,取出蛇胆,保存于含醇量 50%以上的白酒中*	广东第一册 2004
蛇胆	金环蛇 *Bungarus fasciatus*（Schneider） 银环蛇 *Bungarus multicinctus* Blyth 百花锦蛇 *Elaphe moellendorffi*（Boettger） 灰鼠蛇 *Ptyas korros*（Schlegel） 滑鼠蛇 *Ptyas mucosus*（Linnaeus） 蝰科等动物多种蛇	胆	多于春秋二季捕捉,剖取蛇胆,保存于等重量的含乙醇 50%以上的白酒中	广西第二册 1996
蛇胆	眼镜蛇 *Naja naja*（L.） 金环蛇 *Bungarus fasciatus*（Schneider） 乌梢蛇 *Zaocys dhumnades*（Cantor） 蝮蛇 *Agkistrodon halys*（Pallas）等多种蛇	胆囊	将蛇腹剖开,取出胆囊,用线扎住胆管上端,干燥	安徽炮规 2019
蛇胆汁	眼镜蛇科、游蛇科或蝰科动物多种蛇	胆汁	将蛇处死后,取出蛇胆,保存于含醇量为50%以上白酒中*	药典 2020 附
南蛇胆汁	蛇 *Python moluras* Bivittatus	胆汁	—	部颁 1 册附
蛇胆	多种药用蛇或食用蛇	胆囊部分	—	上海 1994 附

附注:* 蛇胆与酒的比例为 1:1(g/g),用时除去胆衣,以净蛇胆汁投料,连同等量酒液使用。

14 原蚕蛾

【来源】蚕蛾科昆虫家蚕蛾（家蚕）。

【学名】

《中国药用动物志》	《中国动物志》
家蚕 *Bombyx mori* Linnaeus	家蚕蛾 *Bombyx mori* Linnaeus

【民族药标准】

名称	动物来源	药用部位	产地加工	标准
原蚕蛾/麻暖随	家蚕蛾 *Bombyx mori* Linn.	全体*	捕捉成虫后,置沸水中烫死,除去翅、足和鳞毛,干燥	广西壮药第三卷 2018

【中药标准】

名称	动物来源	药用部位	产地加工	标准
雄蚕蛾	家蚕蛾 *Bombyx mori* L.	全体▲	夏季取雄性蚕蛾,用沸水烫死,干燥	安徽 2022
蚕蛾	家蚕 *Bombyx mori* Linnaeus	全虫*	夏季取雄性蚕蛾,以沸水烫死,晒干	山东 2022
雄蚕蛾	家蚕 *Bombyx mori* Linnaeus	全体▲	夏季取雄性蚕蛾,以沸水烫死,晒干	甘肃 2020
雄蚕蛾	家蚕蛾 *Bombyx mori* Linnaeus	全体▲	夏季捕捉雄性蚕蛾,置沸水中烫死,晒干	湖北 2018
雄蚕蛾	家蚕 *Bombyx mori* L.	全体▲	夏季选取腹部狭窄的雄性全虫,以沸水烫死,晒干	山西第一册 2017
原蚕蛾	蚕蛾 *Bombyx mori* L.	全体▲	夏季采收,以沸水烫死,晒干或低温烘干	浙江第一册 2017
雄蚕蛾	家蚕 *Bombyx mori* L.	全体▲	夏季收取雄性蚕蛾,以沸水烫死,及时干燥	陕西 2015
原蚕蛾/蚕蛾	家蚕 *Bombyx mori* Linnaeus	全体*	于夏季,取雄性蚕蛾,将其至沸水中烫死,捞出,晒干	广东第二册 2011
雄蚕蛾	柞蚕 *Antheraea pernyi* Geurin-Meneville	全体★	去翅入药	辽宁第一册 2009
原蚕蛾	家蚕 *Bombyx mori* (Linnaeus)	全体*	夏季取雄性蚕蛾,以沸水烫死,去翅足,干燥	湖南 2009
雄蚕蛾	柞蚕 *Antheraea pernyi* Geurin-Meneville	全体▲	夏秋采收雄蚕蛾,以沸水烫死,晒干	黑龙江 2001
原蚕蛾	蚕蛾 *Bombyx mori* L.	全体▲	捕捉成虫后,置沸水中烫死,除去翅、足和鳞毛,干燥	广西第二册 1996
蚕蛾	家蚕 *Bombyx mori* Linnaeus	全体*	夏季选腹部狭窄的成虫,置沸水中烫死,晒干	北京炮规 2023
雄蚕蛾	家蚕蛾 *Bombyx mori* L.	全虫*	—	部颁 4 册附

附注:*雄性成虫;▲雄性成虫的全体;★未交配的雄性蚕蛾。

15 牛胆粉

【来源】牛科动物牛。

【学名】

《中国药用动物志》	《中国民族药志》
牛 *Bos taurus domesticus* Gmelin	牛 *Bos taurus domesticus* Gmelin

【民族药标准】

名称	动物来源	药用部位	产地加工	标准
牛胆粉/乌赫仁—苏森—塔拉哈	牛 *Bos taurus domesticus* Gmelin	胆汁	宰牛后取出胆囊自胆管处剪开,将胆汁倾入容器内,干燥	蒙药 2021

【中药标准】

名称	动物来源	药用部位	产地加工	标准
牛胆粉	牛 *Bos taurus domesticus* (Gmelin)	胆汁	取牛胆汁,滤过,干燥,即得	湖南 2009
牛胆粉	黄牛 *Bos taurus domesticus* Gmelin	胆汁	取牛胆汁,滤过,干燥,粉碎,即得	山东 2002
牛胆粉	黄牛 *Bos taurus domesticus* Gmelin 水牛 *Bubalus bubalis* L.	胆汁	加工的粉末	部颁 13 册附

16 羊肝

【来源】牛科动物山羊、绵羊。

【学名】

《中国药用动物志》	《中国民族药志要》
山羊 *Capra hircus* Linnaeus	山羊 *Capra hircus* Linnaeus
绵羊 *Ovis aries* Linnaeus	绵羊 *Ovis aries* L. (《中国民族药志》)

【民族药标准】

名称	动物来源	药用部位	产地加工	标准
羊肝/亚曼奈—额力格	山羊 *Capra hircus* Linnaeus 绵羊 *Ovis aries* Linnaeus	肝	宰羊时剖腹取肝,洗净,切片晒干、烘干	蒙药 2021

【中药标准】

名称	动物来源	药用部位	产地加工	标准
羊肉、羊胆、鲜羊肝	山羊 *Capra hircus* L. 绵羊 *Ovis aries* L.	肉、胆、肝	—	药典 2020 附

续表

名称	动物来源	药用部位	产地加工	标准
鲜羊肝	山羊 *Capra hircus* Linnaeus 绵羊 *Ovis aries* Linnaeus	肝	宰羊时剖腹取肝,洗净	河北 2018
羊肝膏	山羊 *Capra hircus* L. 绵羊 *Ovis aries* L.	胆汁	经去除杂质 浓缩制成的稠膏	福建炮规 2012
羊胆汁、鲜羊肝、羊脂	山羊 *Capra hircus* Linnaeus 绵羊 *Ovis aries* Linnaeus	胆汁、肝、油脂	—	山西 1987 附

17 胎羔

【来源】牛科动物绵羊。

【学名】

《中国药用动物志》	《中国民族药志》
绵羊 *Ovis aries* Linnaeus	绵羊 *Ovis aries* L.

【民族药标准】

名称	动物来源	药用部位	产地加工	标准
胎羔	绵羊 *Ovis aries* Linnaeus	胚胎*	将新鲜羊胚胎除去羊膜,反复 冲洗至去净血液,干燥	青海藏药第一册 2019

附注:＊母羊怀孕 2~4 个月的干燥胚胎。

18 蜈蚣

【来源】蜈蚣科动物少棘巨蜈蚣。

【学名】

《中国药用动物志》	《中国民族药志》
少棘巨蜈蚣 *Scolopendra subspinipes mutilaus* L. Koch	少棘巨蜈蚣 *Scolopendra subspinipes mutilaus* L. Koch

【民族药标准】

名称	动物来源	药用部位	产地加工	标准
蜈蚣/百脚虫/撒	少棘巨蜈蚣 *Scolopendra subspinipes mutilaus* L. Koch	全体	春、夏季捕捉,用竹片插入头 尾,绷直,干燥	广西瑶药第二卷 2022
蜈蚣/息挡	少棘巨蜈蚣 *Scolopendra subspinipes mutilaus* Linn. Koch	全体	春、夏二季捕捉,用竹片插入 头尾,绷直,干燥	广西壮药第二卷 2011

【中药标准】

名称	动物来源	药用部位	产地加工	标准
蜈蚣	少棘巨蜈蚣 *Scolopendra subspinipes mutilaus* L. Koch	全体	春、夏二季捕捉,用竹片插入 头尾,绷直,干燥	药典 2020

19 蝼蛄

【来源】蝼蛄科动物蝼蛄(东方蝼蛄)、华北蝼蛄(单刺蝼蛄)。

【学名】

《中国药用动物志》	《中国蟋蟀总科和蝼蛄总科分类概要》
东方蝼蛄 *Gryllotalpa orientalis* Burmeister	东方蝼蛄 *Gryllotalpa orientalis* Burmeister
单刺蝼蛄 *Gryllotalpa unispina* Saussure	单刺蝼蛄 *Gryllotalpa unispina* Saussure

【民族药标准】

名称	动物来源	药用部位	产地加工	标准
蝼蛄*	蝼蛄 *Gryllotalpa africana* Palisot et Beauvois 华北蝼蛄 *Gryllotalpa unispina* Saussure	全体	夏、秋二季捕捉,除去杂质,置 沸水中烫死,晒干或低温干燥	贵州 2003

【中药标准】

名称	动物来源	药用部位	产地加工	标准
蝼蛄	蝼蛄 *Gryllotalpa africana* Palisot et Beauvois 华北蝼蛄 *Gryllotalpa unispina* Saussure	全体	夏、秋二季捕捉,除去泥土,置 沸水中烫死,晒干或低温干燥	部颁中药材

名称	动物来源	药用部位	产地加工	标准
蝼蛄	非洲蝼蛄 *Gryllotalpa africana* Palisot et Beauvois 华北蝼蛄 *Gryllotalpa unispina* Saussure	全体	夏、秋二季捕捉,除去泥土,置沸水中烫死,晒干或低温干燥	北京炮规 2023
蝼蛄	非洲蝼蛄 *Gryllotalpa africana* Palisot et Beauvois 华北蝼蛄 *Gryllotalpa unispina* Saussure	全体	—	山东炮规 2022
蝼蛄	非洲蝼蛄 *Gryllotalpa africana* Palisot et Beauvois 华北蝼蛄 *Gryllotalpa unispina* Saussure	全虫	夏、秋二季捕捉,捕捉后用沸水烫死,低温干燥#	安徽炮规 2019
蝼蛄	蝼蛄 *Gryllotalpa africana* Palisot et Beauvois 华北蝼蛄 *Gryllotalpa unispina* Saussure	全体	夏、秋二季捕捉,置沸水中烫死,干燥	天津炮规 2018
蝼蛄	蝼蛄 *Gryllotalpa africana* Palisot et Beauvois 华北蝼蛄 *Gryllotalpa unispina* Saussure	全体	—	重庆炮规 2006

附注:*同为中药标准收载品种;#易走油,不宜日晒。

20 狗骨

【来源】犬科动物家犬(狗、犬)。

【学名】

《中国药用动物志》	《中国民族药志》
狗 *Canis lupus familiaris* Linnaeus	犬 *Canis familiaris* L.

【民族药标准】

名称	动物来源	药用部位	产地加工	标准
狗骨*	家犬 *Canis familiaris* L.	骨骼	宰杀后,剖开,剔去骨骼上的筋肉,将骨挂于通风处晾干,不可暴晒	贵州第一册 2019

【中药标准】

名称	动物来源	药用部位	产地加工	标准
狗腿骨	狗 *Canis familiaris* L.	四肢骨	将狗处死后,剥去皮肉,取四肢骨洗净,剔除残余的筋肉,晾干或鲜用	山东 2022
狗骨	狗 *Canis familiaris* Linnaeus	全骨骼	屠宰后,取出骨,剔净残余的筋、肉,阴干	吉林第二册 2019
狗骨	狗 *Canis familiaris* Linnaeus	骨骼	杀狗后,去皮肉,再剔净残存筋肉,干燥	广东第二册 2011
狗骨	狗 *Canis familiaris* L.	骨骼	将狗处死后,剥去皮肉,取骨,剔净残余的筋、肉,阴干	山东 2002
狗骨	家狗 *Canis familiaris* L.	骨骼	狗杀死后,剔去骨骼上的筋肉,将骨挂于通风处,晾干	安徽炮规 2019
狗骨	狗 *Canis familiaris* L.	骨骼	—	药典 2020 附
狗骨	狗 *Canis familiaris* L.	骨骼	—	山西 1987 附

附注:*同为中药标准收载品种。

21 鱼骨

【来源】鲤科动物鲤,硬骨鱼纲动物厚唇重唇鱼(厚唇裸重唇鱼)、裸腹叶须鱼、草鱼。

【学名】

《中国药用动物志》	《中国动物志》
鲤 *Cyprinus*(*Cyprinus*)*carpio* Linnaeus	鲤 *Cyprinus*(*Cyprinus*)*carpio* Linnaeus
厚唇裸重唇鱼 *Gymnodiptychus pachycheilus* Herzenstein	厚唇裸重唇鱼 *Gymnodiptychus pachycheilus* Herzenstein
裸腹叶须鱼 *Ptychobarbus kaznakovi* Nikolsky(《青海经济动物志》)	裸腹叶须鱼 *Ptychobarbus kaznakovi* Nikolsky
草鱼 *Ctenopharyngodon idellus*(Cuvier et Valenciennes)	草鱼 *Ctenopharyngodon idellus*(Cuvier et Valenciennes)

【民族药标准】

名称	动物来源	药用部位	产地加工	标准
鱼骨/扎嘎森—亚斯	鲤 *Cyprinus carpio* Linnaeus	骨骼	将鱼肉剃去、上锅蒸熟,将残肉剥离干净,晾干	蒙药 2021
鱼骨/尼瑞	厚唇重唇鱼* *Diptychus*(*Gymnodiptychus*)*pachycheilus*(Herzenstein)	骨	四季捕捞,取骨,洗净,晾干	西藏藏药第一册 2012
鱼骨/尼瑞	草鱼 *Ctenopharyngodon idellus* 等	鱼骨	春季捕杀,取骨,洗净,干燥	西藏藏药炮规 2022
鱼骨/纳热	裸腹叶须鱼 *Ptychobarbus kaznakovi* Nikolsky 等多种鱼	骨骼	捕捉后除去内脏和肉,晾干	青海藏药炮规 2010

附注:*非野生种群为药用。

22 鹿颅骨

【来源】鹿科动物梅花鹿、马鹿。

【学名】

《中国药用动物志》	《中国哺乳动物分布》
梅花鹿 *Cervus nippon* Temminck	梅花鹿 *Cervus nippon* Temminck
马鹿 *Cervus elaphus* Linnaeus	马鹿 *Cervus elaphus* Linnaeus

【民族药标准】

名称	动物来源	药用部位	产地加工	标准
鹿颅骨	梅花鹿 * *Cervus nippon* Temminck 马鹿 * *Cervus elaphus* Linnaeus	颅骨	—	部颁蒙药附

附注：* 非野生种群为药用。

23 绵羊颅骨

【来源】牛科动物绵羊。

【学名】

《中国药用动物志》	《中国民族药志》
绵羊 *Ovis aries* Linnaeus	绵羊 *Ovis aries* L.

【民族药标准】

名称	动物来源	药用部位	产地加工	标准
绵羊颅骨/浩宁—嘎脖拉	绵羊 *Ovis aries* L.	颅骨	满 3~4 龄宰杀,去头皮取下颅骨干燥	蒙药 2021

24 牦牛骨

【来源】牛科动物牦牛。

【学名】

《中国药用动物志》	《中国动物志》
牦牛 *Bos grunniens* Linnaeus	牦牛 *Bos grunniens* Linnaeus

【民族药标准】

名称	动物来源	药用部位	产地加工	标准
牦牛骨/亚瑞	牦牛 *Bos grunniens* L.	全骨	全年可捕杀,秋后捕杀为佳,杀死后剥皮去肉,取全骨,除去残余筋肉,阴干即得	西藏藏药第一册 2012

25 绵羊骨

【来源】牛科动物绵羊。

【学名】

《中国药用动物志》	《中国民族药志》
绵羊 *Ovis aries* Linnaeus	绵羊 *Ovis aries* L.

【民族药标准】

名称	动物来源	药用部位	产地加工	标准
绵羊骨/浩宁—亚斯	绵羊 *Ovis aries* Linnaeus	肩胛骨、尾骨、跟骨	屠宰羊时,收集骨骼,除去其他组织,洗净,风干	蒙药 2021

26 绵羊尾骨

【来源】牛科动物绵羊。

【学名】

《中国药用动物志》	《中国民族药志》
绵羊 *Ovis aries* Linnaeus	绵羊 *Ovis aries* L.

【民族药标准】

名称	动物来源	药用部位	产地加工	标准
绵羊尾骨	绵羊 * *Ovis aries* Linnaeus	尾骨	—	四川藏药制剂附

附注：*3 岁左右的绵羊。

27 方海

【来源】蟹科动物中华绒毛螯蟹(中华绒螯蟹)。

【学名】

《中国药用动物志》	《中国民族药志要》
中华绒螯蟹 *Eriocheir sinensis* H. Milne-Edwards	中华绒螯蟹 *Eriocheir sinensis* H. Milne-Edwards

【民族药标准】

名称	动物来源	药用部位	产地加工	标准
方海/奈玛勒吉	中华绒螯蟹 *Eriocheir sinensis* H. Milne-Edwards	全体	夏、秋捕捉,洗净沙土,置开水中烫死,晒干或烘干	蒙药 2021
螃蟹/地森	中华绒毛螯蟹 *Eriocheir sinensis* H. Milne-Edwards 溪蟹 *Potamon*(*Potamon*) *denticulata* 云南溪蟹 *Potamon*(*Potamon*) *yunnanensis* Kemp.	全体	夏、秋捕捉,洗净沙土,置开水中烫死,晒干或烘干	部颁藏药
螃蟹/斗森	中华绒毛螯蟹 *Eriocheir sinensis* H. Milne-Edwards 溪蟹 *Potamon*(*Potamon*) *denticuatus* 云南溪蟹 *Potamon*(*Potamon*) *yunnanensis* Kemp	全体	夏秋季捕捉后,洗净沙土,置开水中烫死,晒干	青海藏药 1992
螃蟹/地森	中华绒毛螯蟹 *Eriocheir sinensis* H. Milne-Edwards 溪蟹 *Potamon*(*Potamon*) *denticulata* 云南溪蟹 *Potamon*(*Potamon*) *yunnanensis* Kemp.	全体	夏、秋捕捉,洗净沙土,置开水中烫死,晒干或烘干	青海藏药炮规 2010

【中药标准】

名称	动物来源	药用部位	产地加工	标准
方海	中华绒螯蟹 *Eriocheir sinensis* H. Milne-Edwards	全体	春、秋两季捕捉,将肢体捆起,晒干或烘干,防止生蛆变质	辽宁第一册 2009
方海/螃蟹	中华绒毛螯蟹 *Eriocheir sinensis* H. Milne-Edwards 溪蟹 *Potamon*(*Potamon*) *denticulata* 云南溪蟹 *Potamon*(*Potamon*) *yunanensis*	全体	—	药典 2020 附
方海/螃蟹	中华绒毛螯蟹 *Eriocheir sinensis* H. Milne-Edwards 溪蟹 *Potamon*(*Potamon*) *denticulata* 云南溪蟹 *Potamon*(*Potamon*) *yunanensis*	全体	—	山西 1987 附

28 驴喉

【来源】马科动物驴。

【学名】

《中国药用动物志》	《中国民族药志要》
驴 *Equidae asinus* Linnaeus	驴 *Equus asinus* Linnaeus

【民族药标准】

名称	动物来源	药用部位	产地加工	标准
驴喉/额勒吉根乃—木格日森—浩列	驴 *Equidae asinus* Linnaeus	喉部及气管	宰杀后,收集喉部及气管,洗净,干燥	蒙药 2021

29 沙虎

【来源】壁虎科动物西域沙虎(新疆沙虎)。

【学名】

《中国药用动物志》	《中国动物志》
新疆沙虎 *Teratoscincus przewalskii* Strauch.	新疆沙虎 *Teratoscincus przewalskii* Strauch.

【民族药标准】

名称	动物来源	药用部位	产地加工	标准
沙虎	西域沙虎 *Teratoscincus przewalskii* Strauch.	全体	夏季捕捉,晒干	部颁维药
沙虎	西域沙虎 *Teratoscincus przewalskii* Strauch.	全体	夏季捕捉,除去内脏,洗净,晒干	新疆炮规 2020

30 原尾蜥虎

【来源】壁虎科动物原尾蜥虎。

【学名】

《中国药用动物志》	《中国动物志》
原尾蜥虎 *Hemidactylus bowringii*（Gray）	原尾蜥虎 *Hemidactylus bowringii*（Gray）

【民族药标准】

名称	动物来源	药用部位	产地加工	标准
原尾蜥虎/庚团	原尾蜥虎 *Hemidactylus bowringii* Gray	全体	夏、秋季捕捉,除去内脏,干燥	广西壮药第三卷 2018

31 牛黄

【来源】牛科动物牛。

【学名】

《中国药用动物志》	《中国民族药志》
牛 *Bos taurus domesticus* Gmelin	牛 *Bos taurus domesticus* Gmelin

【民族药标准】

名称	动物来源	药用部位	产地加工	标准
牛黄/格旺	牛 *Bos taurus domesticus* Gmelin	胆囊中的结石	宰牛时,如发现有牛黄,即滤去胆汁,将牛黄取出,除去外部薄膜,阴干	六省藏标
牛黄/给旺	牛 *Bos taurus domesticus* Gmelin	胆结石	宰牛时,如发现有牛黄,即滤去胆汁,将牛黄取出,除去外部薄膜,阴干	蒙药 2021
牛黄/定孜亚	牛 *Bos taurus domesticus* Gmelin	胆结石	宰牛时,如发现有牛黄,即滤去胆汁,将牛黄取出,除去外部薄膜,阴干	新疆炮规 2010

【中药标准】

名称	动物来源	药用部位	产地加工	标准
牛黄	牛 *Bos taurus domesticus* Gmelin	胆结石	宰牛时,如发现有牛黄,即滤去胆汁,将牛黄取出,除去外部薄膜,阴干	药典 2020
牦牛黄	牦牛 *Bos grunniens* Linnaeus	胆结石	宰牦牛时,如发现有牛黄,即滤去胆汁,将牛黄取出,除去外部薄膜,用灯心草包上,外用毛边纸包裹,置阴凉处阴干	甘肃 2020

32 鸡蛋黄

【来源】雉科动物家鸡。

【学名】

《中国药用动物志》	《中国民族药志要》
家鸡 *Gallus gallus domesticus*（Brisson）	家鸡 *Gallus gallus domesticus* Brisson

【民族药标准】

名称	动物来源	药用部位	产地加工	标准
鸡蛋黄	家鸡 *Gallus gallus domesticus* Brisson	卵黄	将鸡蛋煮熟,取蛋黄,揉碎、烤干或烘干至出油	新疆炮规 2020

33 金边蚂蟥

【来源】医蛭科动物菲牛蛭。

【学名】

《中国药用动物志》	《中国动物志》
菲牛蛭 *Poecilobdella manillensis*（Lesson）	菲牛蛭 *Poecilobdella manillensis*（Lesson）

【民族药标准】

名称	动物来源	药用部位	产地加工	标准
金边蚂蟥/紧兵麻洪	菲牛蛭 *Poecilobdella manillensis*	全体	夏、秋季捕捉,洗净,用沸水烫死,晒干或低温干燥	广西瑶药第二卷 2022
金边蚂蟥/堵平怀	菲牛蛭 *Poecilobdella manillensis*	全体	夏、秋二季捕捉,洗净,用沸水烫死,晒干或低温干燥	广西壮药第二卷 2011

34　鸡

【来源】雉科动物家鸡。

【学名】

《中国药用动物志》	《中国民族药志要》
家鸡 Gallus gallus domesticus（Brisson）	家鸡 Gallus gallus domesticus Brisson

【民族药标准】

名称	动物来源	药用部位	产地加工	标准
鸡/庆夏	家鸡 Gallus gallus domesticus Brisson 及在长期驯养而形成的许多家鸡品种	带血干肉	—	青海藏药 1992 附

35　藏鸡

【来源】雉科动物藏鸡（家鸡）。

【学名】

《中国药用动物志》	《中国民族药志要》
家鸡 Gallus gallus domesticus（Brisson）	家鸡 Gallus gallus domesticus Brisson

【民族药标准】

名称	动物来源	药用部位	产地加工	标准
藏鸡/秦甲	藏鸡 Gallus gallus domesticus Brisson	肉	除去内脏,洗净,晾干	西藏公告 2022 *

附注：* 西藏《关于征求红糖等 38 个地方药材质量标准（草案）意见建议的公告》2022.11.29。

36　藏雪鸡

【来源】雉科动物藏雪鸡（淡腹雪鸡）。

【学名】

《中国药用动物志》	《中国民族药志要》
淡腹雪鸡 Tetraogallus tibetanus（Gould）	淡腹雪鸡 Tetraogallus tibetanus Gould

【民族药标准】

名称	动物来源	药用部位	产地加工	标准
藏雪鸡/公莫	藏雪鸡 Tetraogallus tibetanus Gould	肉	捕杀后,除去内脏,干燥	青海藏药炮规 2010

37　鳖甲

【来源】鳖科动物鳖。

【学名】

《中国药用动物志》	《中国动物志》
鳖 Pelodiscus sinensis（Wiegmann）	鳖 Pelodiscus sinensis（Wiegmann）

【民族药标准】

名称	动物来源	药用部位	产地加工	标准
鳖甲/驾逢	鳖 Trionyx sinensis Wiegmann	背甲	全年均可捕捉,以秋、冬二季为多,捕捉后杀死,置沸水中烫至背甲上的硬皮能剥落时,取出,剥取背甲,除去残肉,晒干	广西壮药第二卷 2011

【中药标准】

名称	动物来源	药用部位	产地加工	标准
鳖甲	鳖 Trionyx sinensis Wiegmann	背甲	全年均可捕捉,以秋、冬二季为多,捕捉后杀死,置沸水中烫至背甲上的硬皮能剥落时,取出,剥取背甲,除去残肉,晒干	药典 2020

38 龟甲

【来源】龟科动物乌龟。

【学名】

《中国药用动物志》	《中国民族药志要》
乌龟 *Chinemys reevesii*（Gray）	乌龟 *Chinemys reevesii*（Gray）

【民族药标准】

名称	动物来源	药用部位	产地加工	标准
龟甲/不奎	乌龟* *Chinemys reevesii*（Gray）	背甲及腹甲	全年均可捕捉,以秋、冬二季为多,捕捉后杀死,或用沸水烫死,剥取背甲和腹甲,除去残肉,晒干	广西壮药第二卷 2011

【中药标准】

名称	动物来源	药用部位	产地加工	标准
龟甲	乌龟* *Chinemys reevesii*（Gray）	背甲及腹甲	全年均可捕捉,以秋、冬二季为多,捕捉后杀死,或用沸水烫死,剥取背甲和腹甲,除去残肉,晒干	药典 2020

附注:*非野生种群为药用。

39 蚕茧

【来源】蚕蛾科昆虫家蚕蛾（家蚕）。

【学名】

《中国药用动物志》	《中国动物志》
家蚕 *Bombyx mori* Linnaeus	家蚕蛾 *Bombyx mori* Linnaeus

【民族药标准】

名称	动物来源	药用部位	产地加工	标准
蚕茧	家蚕娥 *Bombyx mori* L.	茧壳	将蚕茧剪开,除去蚕蛹和杂质	部颁维药
蚕茧/蚕茧壳*	家蚕蛾 *Bombyx mori* Linnaeus	茧	全年均可采集,鲜用或蒸后晒干	贵州 2003
蚕茧	家蚕娥 *Bombyx mori* L.	茧壳	—	新疆炮规 2020

【中药标准】

名称	动物来源	药用部位	产地加工	标准
蚕茧	家蚕 *Bombyx mori* Linnaeus	茧壳	取蚕茧剪开,除去蚕蛹和杂质,晒干;或取蚕蛾孵化后的茧壳,晒干	河北 2018
蚕茧	家蚕 *Bombyx mori* Linnaeus	除去蛹的茧壳	—	广东第三册 2018
蚕茧	家蚕 *Bombyx mori* L.	蚕壳	取蚕茧剪开或置沸水中烫死后,取出蛹,干燥,或取蚕蛾孵化后的茧壳	山东 2002
蚕茧	家蚕蛾 *Bombyx mori* L.	带蛹的茧	夏、秋季幼虫成熟后收集烫死,晒干	上海 1994
蚕茧	家蚕 *Bombyx mori* Linnaeus	茧壳	取蚕茧剪开,除去蚕蛹和杂质,晒干;或取蚕蛾孵化后的茧壳,晒干	北京炮规 2023
蚕茧	家蚕 *Bombyx mori* L.	茧壳	取蚕茧剪开,取出蛹,干燥,或取蚕蛾孵化后的茧壳,晒干	安徽炮规 2019
蚕茧	家蚕 *Bombyx mori* Linnaeus	茧壳	将蚕茧剪开,除去蚕蛹和杂质	天津炮规 2018
蚕茧	家蚕蛾 *Bombyx mori* Linnaeus	茧壳	—	部颁 3 册附
蚕茧	家蚕蛾 *Bombyx mori* L.	茧壳	—	广西 1990 附

附注:*同为中药标准收载品种。

40 鹿角

【来源】鹿科动物马鹿、梅花鹿。

【学名】

《中国药用动物志》	《中国哺乳动物分布》
马鹿 *Cervus elaphus* Linnaeus	马鹿 *Cervus elaphus* Linnaeus
梅花鹿 *Cervus nippon* Temminck	梅花鹿 *Cervus nippon* Temminck

【民族药标准】

名称	动物来源	药用部位	产地加工	标准
鹿角/下拉	马鹿 *Cervus elaphus* L.	雄鹿已骨化的角	多于春季拾取,除去泥沙,风干	六省藏标
鹿角/宝根—额布日	马鹿 *Cervus elaphus* Linnaeus 梅花鹿 *Cervus nippon* Temminck	已骨化角或锯茸后翌年春季脱落的角基*	多于春季拾取脱角,除去泥沙,风干	蒙药2021
鹿角/夏热	梅花鹿 *Cervus nippon* Temminck 马鹿 *Cervus elaphus* Linnaeus	骨化鹿角	收集在每年9月至次年3月份自然脱落的角	西藏藏药炮规2022
鹿角/夏拉	马鹿 *Cervus elaphus* Linnaeus 梅花鹿 *Cervus nippon* Temminck	已骨化的角或锯茸后翌年春季脱落的角基	多于春季拾取,除去泥沙,风干	青海藏药炮规2010

【中药标准】

名称	动物来源	药用部位	产地加工	标准
鹿角	马鹿 *Cervus elaphus* Linnaeus 梅花鹿 *Cervus nippon* Temminck	已骨化的角或锯茸后翌年春季脱落的角基	多于春季拾取,除去泥沙,风干	药典2020
鹿角	驼鹿 *Alces alcea* Linne	雄性鹿已骨化的角或锯茸后翌年春季脱落的角盘	多在春季拾取,除去泥沙,挂通风处晾干	湖南2009
鹿角	白鹿 *Cervus macneilli* Lydekker 白唇鹿 *Cervus albirostris* Przewalski 水鹿 *Cervus unicolor* Kerr.	雄鹿已骨化的角	多于春季拾取或砍下角,干燥	四川1987

附注:*分别习称"马鹿角""梅花鹿角""鹿角脱盘"。

41 牛角

【来源】牛科动物牛。

【学名】

《中国药用动物志》	《中国民族药志》
牛 *Bos taurus domesticus* Gmelin	牛 *Bos taurus domesticus* Gmelin

【民族药标准】

名称	动物来源	药用部位	产地加工	标准
牛角/乌赫仁—额布日	牛 *Bos taurus domesticus* Gmelin	角	取角后,水煮,去除骨塞,干燥	蒙药2021

【中药标准】

名称	动物来源	药用部位	产地加工	标准
牛角	牛 *Bos taurus domesticus* Gmelin	角	取角后,水煮,除去基部和角塞,干燥	吉林第二册2019

42 羚牛角

【来源】牛科动物鬣羚(苏门羚)。

【学名】

《中国哺乳动物分布》	《中国民族药志要》
鬣羚 *Capricornis sumatraensis* Bechstein	苏门羚 *Capricornis sumatraensis* (Bechstein)

【民族药标准】

名称	动物来源	药用部位	产地加工	标准
羚羊角/加如	鬣羚 *Capricornis sumatraensis* Bechstein	角	猎取后锯其角,晒干	西藏藏药第一册2012
鬣羚角/夹热	鬣羚 *Capricornis sumatraensis* (Bechstein)	角	—	西藏藏药炮规2022

43 牦牛角

【来源】牛科动物牦牛。

【学名】

《中国药用动物志》	《中国哺乳动物分布》
牦牛 *Bos grunniens* Linnaeus	牦牛 *Bos grunniens* Linnaeus

【民族药标准】

名称	动物来源	药用部位	产地加工	标准
牦牛角/果亚热	牦牛 *Bos grunniens* Linnaeus	角	—	西藏藏药炮规2022

44 犏牛角

【来源】牛科动物牦牛与黄牛杂交一代种。

【民族药标准】

名称	动物来源	药用部位	产地加工	标准
犏牛角/撮拉	牦牛 *Bos grunniens domestica* Linnaeus 与黄牛 *Bos taurus domesticus* Gmelin 杂交一代种	角	取角后,水煮,除去角塞,干燥	青海藏药炮规 2010

45 水牛角

【来源】牛科动物水牛。

【学名】

《中国药用动物志》	《中国民族药志要》
水牛 *Bubalus bubalis*(Linnaeus)	水牛 *Bubalus bubalis* Linnaeus(*Bos gaurus* H. Smith)

【民族药标准】

名称	动物来源	药用部位	产地加工	标准
水牛角/沃森—乌赫仁—额布日	水牛 *Bubalus bubalis* Linnaeus	角	取角后,水煮,除去角塞,干燥	蒙药 2021
水牛角/玛黑热	水牛 *Bubalus bubalis* Linnaeus	角	取角后,水煮,除去角髓,干燥	西藏藏药炮规 2022
水牛角/玛黑拉	水牛 *Bubalus bubalis* Linnaeus	角	取角后,水煮,除去角塞,干燥	青海藏药炮规 2010

【中药标准】

名称	动物来源	药用部位	产地加工	标准
水牛角	水牛 *Bubalus bubalis* Linnaeus	角	取角后,水煮,除去角塞,干燥	药典 2020

46 狍角

【来源】鹿科动物狍。

【学名】

《中国药用动物志》	《中国经济动物志》
狍 *Capreolus capreolus*(Linnaeus)	狍 *Capreolus capreolus* Linnaeus

【民族药标准】

名称	动物来源	药用部位	产地加工	标准
狍角/卡协热	狍 *Capreolus capreolus* Linnaeus	角	—	西藏藏药炮规 2022
狍角/卡协拉	狍 *Capreolus capreolus* Linnaeus	已骨化的角	多于春季拾取,晾干	青海藏药炮规 2010

47 羊角

【来源】牛科动物山羊。

【学名】

《中国药用动物志》	《中国动物志》
山羊 *Capra hircus* Linnaeus	山羊 *Capra hircus* Linnaeus

【民族药标准】

名称	动物来源	药用部位	产地加工	标准
羊角/扣羊岂	山羊 *Capra hircus* L.	角	取角后,洗净,干燥	广西壮药第三卷 2018
山羊角/亚曼—额布日	山羊 *Capra hircus* Linnaeus	角	—	蒙药 2021

【中药标准】

名称	动物来源	药用部位	产地加工	标准
羊角	山羊 *Capra hircus* L. 绵羊 *Ovis aries* L.	角	猎取后锯取其角,晒干	山东 2022
山羊角	山羊 *Capra hircus* Linnaeus	角	四季均可采收,屠宰羊时,锯取其角,晒干	甘肃 2020
羊角	山羊 *Capra hircus* Linnaeus 绵羊 *Ovis aries* Linnaeus	角	屠宰羊时,割取羊角,除去杂质,洗净,煮炸使骨塞与角分离,烘烤,风干	吉林第二册 2019
山羊角	山羊 *Capra hircus* Linnaeus	角	四季均可采收,宰杀羊时,锯取其角,干燥	广东第三册 2018

名称	动物来源	药用部位	产地加工	标准
羊角	山羊 *Capra hircus* L. 绵羊 *Ovis aries* L.	角	屠宰羊时,收集羊角,除去杂质,洗净,风干	湖北 2018
羊角/山羊角	山羊 *Capra hircus* L. 绵羊 *Ovis aries* L.	角	四季均可采收,屠宰羊时,收集羊角,除杂质,洗净,风干	江西 2014
羊角	山羊 *Capra hircus*(Linnaeus) 绵羊 *Ovis aries*(Linnaeus)	角	屠宰羊时,收集羊角,除去杂质,洗净,风干	湖南 2009
羖羊角	山羊 *Capra hircus* Linnaeus 绵羊 *Ovis aries* Linnaeus	角	杀死后锯取其角,晒干	黑龙江 2001
羊角	山羊 *Capra hircus* L. 绵羊 *Ovis aries* L.	角	屠宰羊时,收集羊角,除去杂质,洗净,风干	上海 1994
山羊角	山羊 *Capra hircus* L.	角	—	药典 2020 附
羊角	山羊 *Capra hircus* L. 绵羊 *Ovis aries* L.	角	—	药典 1977 附
羊角	山羊 *Capra hircus* Linnaeus 绵羊 *Ovis aries* Linnaeus	头角	—	部颁 13 册附

48 绵羊角

【来源】牛科动物绵羊、公绵羊(绵羊)。

【学名】

《中国药用动物志》	《中国民族药志》
绵羊 *Ovis aries* Linnaeus	绵羊 *Ovis aries* L.

【民族药标准】

名称	动物来源	药用部位	产地加工	标准
绵羊角/浩宁—额布日	绵羊 *Ovis aries* Linnaeus	角	—	蒙药 2021
公绵羊角*	绵羊 *Ovis aries* Linnaeus	角	屠宰时,收集羊角,除去杂质,洗净,风干	四川藏药 2020
公绵羊角/鲁突热	公绵羊 *Ovis aries* Linnaeus	角	—	西藏藏药炮规 2022

【中药标准】

名称	动物来源	药用部位	产地加工	标准
羊角	山羊 *Capra hircus* L. 绵羊 *Ovis aries* L.	角	猎取后锯取其角,晒干	山东 2022
山羊角	山羊 *Capra hircus* Linnaeus	角	四季均可采收,屠宰羊时,锯取其角,晒干	甘肃 2020
羊角	山羊 *Capra hircus* Linnaeus 绵羊 *Ovis aries* Linnaeus	角	屠宰羊时,割取羊角,除去杂质,洗净,煮炸使骨塞与角分离,烘烤,风干	吉林第二册 2019
山羊角	山羊 *Capra hircus* Linnaeus	角	四季均可采收,宰杀羊时,锯取其角,干燥	广东第三册 2018
羊角	山羊 *Capra hircus* L. 绵羊 *Ovis aries* L.	角	屠宰羊时,收集羊角,除去杂质,洗净,风干	湖北 2018
羊角/山羊角	山羊 *Capra hircus* L. 绵羊 *Ovis aries* L.	角	四季均可采收,屠宰羊时,收集羊角,除杂质,洗净,风干	江西 2014
羊角	山羊 *Capra hircus*(Linnaeus) 绵羊 *Ovis aries*(Linnaeus)	角	屠宰羊时,收集羊角,除去杂质,洗净,风干	湖南 2009
羖羊角	山羊 *Capra hircus* Linnaeus 绵羊 *Ovis aries* Linnaeus	角	杀死后锯取其角,晒干	黑龙江 2001
羊角	山羊 *Capra hircus* L. 绵羊 *Ovis aries* L.	角	屠宰羊时,收集羊角,除去杂质,洗净,风干	上海 1994
山羊角	山羊 *Capra hircus* L.	角	—	药典 2020 附
羊角	山羊 *Capra hircus* Linnaeus 绵羊 *Ouis aries* Linnaeus	头角	—	部颁 13 册附

附注:* 选育留种繁殖用雄性绵羊。

49 蛤蚧

【来源】壁虎科动物蛤蚧(大壁虎)。

【学名】

《中国药用动物志》	《中国动物志》
大壁虎 *Gekko gecko*(Linnaeus)	大壁虎 *Gekko gecko*(Linnaeus)

【民族药标准】

名称	动物来源	药用部位	产地加工	标准
蛤蚧/蚧囊	蛤蚧 *Gekko gecko* Linnaeus	全体	全年均可捕捉,除去内脏,拭净,用竹片撑开,使全体扁平顺直,低温干燥	广西瑶药第二卷 2022
蛤蚧/哈登—古日布勒	蛤蚧 *Gekko gecko* Linnaeus	全体	全年均可捕捉,除去内脏,拭净,用竹片撑开,使全体扁平顺直,低温干燥	蒙药 2021
蛤蚧/莩婀	蛤蚧 *Gekko gecko* Linnaeus	全体	全年均可捕捉,除去内脏,拭净,用竹片撑开,使全体扁平顺直,低温干燥	广西壮药第一卷 2008

【中药标准】

名称	动物来源	药用部位	产地加工	标准
蛤蚧	蛤蚧 *Gekko gecko* Linnaeus	全体	全年均可捕捉,除去内脏,拭净,用竹片撑开,使全体扁平顺直,低温干燥	药典 2020

50 鸡内金

【来源】雉科动物家鸡。

【学名】

《中国药用动物志》	《中国民族药志要》
家鸡 *Gallus gallus domesticus*(Brisson)	家鸡 *Gallus gallus domesticus* Brisson

【民族药标准】

名称	动物来源	药用部位	产地加工	标准
鸡内金/托伙塔西里克	家鸡 *Gallus gallus domesticus* Brisson	砂囊内壁	杀鸡后,取出鸡肫,立即剥下内壁,洗净,干燥	新疆炮规 2010

【中药标准】

名称	动物来源	药用部位	产地加工	标准
鸡内金	家鸡 *Gallus gallus domesticus* Brisson	砂囊内壁	杀鸡后,取出鸡肫,立即剥下内壁,洗净,干燥	药典 2020

51 鸡蛋壳

【来源】雉科动物家鸡。

【学名】

《中国药用动物志》	《中国动物志》
家鸡 *Gallus gallus domesticus*(Brisson)	家鸡 *Gallus gallus domesticus* Brisson

【民族药标准】

名称	动物来源	药用部位	产地加工	标准
鸡蛋壳/铁汉—温德根—哈利斯	家鸡 *Callus gallus domesticus* Brisson	卵的外壳	收集后,洗净,晒干	蒙药 2021
鸡蛋壳*	家鸡 *Gallus gallus domesticus* Brisson	蛋壳	全年均可收集,洗净,干燥	贵州 2003

【中药标准】

名称	动物来源	药用部位	产地加工	标准
鸡蛋壳	家鸡 *Gallus gallus domosticus* Brisson	卵壳	收集蛋壳,晒干	辽宁第二册 2019
鸡蛋壳	家鸡 *Gallus gallus domesticus* Brisson	蛋壳	全年均可采收,取鸡蛋去蛋黄和蛋清后收集蛋壳,洗净,晾干	浙江第一册 2017
鸡蛋壳	家鸡 *Gallus gallus domesticus* Brisson	卵的硬外壳	—	湖南 2009

续表

名称	动物来源	药用部位	产地加工	标准
鸡蛋壳	家鸡 *Gallus gallus domesticus* Brisson	蛋壳	—	黑龙江 2001
鸡蛋壳(炒)	家鸡 *Gallus gallus domesticus* Brisson	卵壳	—	药典 2020 附
鸡蛋壳	家鸡 *Gallus gallus domesticus* Brisson	卵壳	经洗净,干燥,炒微黄	部颁 6 册附

附注：＊同为中药标准收载品种。

52 螃蟹壳

【来源】蟹科动物中华绒毛螯蟹(中华绒螯蟹)及近缘种。

【学名】

《中国药用动物志》	《中国民族药志要》
中华绒螯蟹 *Eriocheir sinensis* H. Milne-Edwards	中华绒螯蟹 *Eriocheir sinensis* H. Milne-Edwards

【民族药标准】

名称	动物来源	药用部位	产地加工	标准
螃蟹壳	中华绒毛螯蟹 *Eriocheir sinensis* H. Milne-Edwards 及近缘种	甲壳	—	部颁维药附

【中药标准】

名称	动物来源	药用部位	产地加工	标准
螃蟹壳	中华绒螯蟹 *Eriocheir sinensis* H. Milne-Edwards 日本绒螯蟹 *Eriocheir japonicus* De Haan	甲壳	秋季捕捉,蒸或煮熟后,将壳揭开,去掉肉,干燥	山东 2022
螃蟹壳	中华绒螯蟹 *Eriocheir sinensis* H. Milne-Edwards	甲壳	秋季捕捉,蒸或煮熟后,取螃蟹壳,剥净残肉,洗净,干燥	甘肃炮规 2022
螃蟹壳	中华绒毛螯蟹 *Eriocheir sinensis* H. Milne-Edwards	甲壳	秋季捕捉,蒸熟后将壳揭开,去掉肉,干燥	天津炮规 2018

53 白螺蛳壳

【来源】田螺科动物梨形环棱螺。

【学名】

《中国药用动物志》	《中国经济动物志》
梨形环棱螺 *Bellamya purificata*(Heude)	梨形环棱螺 *Bellamya purificata*(Heude)

【民族药标准】

名称	动物来源	药用部位	产地加工	标准
白螺蛳壳/硼谁豪	梨形环棱螺 *Bellamya purificata*(Heude)	贝壳	收集年久色白的螺蛳,洗净,晾干	广西壮药第三卷 2018

【中药标准】

名称	动物来源	药用部位	产地加工	标准
白螺蛳壳	环棱螺属 *Bellamya* 多种软体动物	风化后的贝壳	收集年久风化、外表呈白色的螺壳,除去杂质,洗净,晒干	上海 1994
白螺丝壳	梨形环棱螺 *Bellamya purificata*(Heude)	贝壳	—	部颁 4 册附
白螺蛳壳	梨形环棱螺 *Bellamya purificata*(Heude)	贝壳	—	部颁 15 册附

54 曲拉

【来源】牛科动物黄牛(牛)、牦牛。

【学名】

《中国药用动物志》	《中国民族药志》
牛 *Bos taurus domesticus* Gmelin	牛 *Bos taurus domesticus* Gmelin
牦牛 *Bos grunniens* Linnaeus	牦牛 *Bos grunniens* Linnaeus(《中国哺乳动物分布》)

【民族药标准】

名称	动物来源	药用部位	产地加工	标准
曲拉	黄牛 *Bos taurus domesticus* Gmelin 牦牛 *Bos grunniens* Linnaeus	乳汁*	—	青海藏药第一册 2019

附注：* 经加工去除脂肪后得到的乳制品。

55 牡蛎

【来源】牡蛎科动物长牡蛎、大连湾牡蛎（长牡蛎）、近江牡蛎（近江巨牡蛎）。

【学名】

《中国药用动物志》	《中国海洋生物名录》
长牡蛎 *Ostrea*（*Crassostrea*）*gigas*（Thunberg）	长牡蛎 *Crassostrea gigas*（Thunberg）
大连湾牡蛎 *Ostrea*（*Crassostrea*）*talienwhanensis* Crosse	长牡蛎 *Crassostrea gigas*（Thunberg）
近江牡蛎 *Ostrea*（*Crassostrea*）*rivularis* Gould	近江巨牡蛎 *Crassostrea ariakensis*（Wakiya）

【民族药标准】

名称	动物来源	药用部位	产地加工	标准
牡蛎/甲虽	长牡蛎 *Ostrea gigas* Thunberg 大连湾牡蛎 *Ostrea talienwhanensis* Crosse 近江牡蛎 *Ostrea rivularis* Gould	贝壳	全年均可采收，去肉，洗净，干燥	广西壮药第一卷 2008

【中药标准】

名称	动物来源	药用部位	产地加工	标准
牡蛎	长牡蛎 *Ostrea gigas* Thunberg 大连湾牡蛎 *Ostrea talienwhanensis* Crosse 近江牡蛎 *Ostrea rivularis* Gould	贝壳	全年均可捕捞，去肉，洗净，晒干	药典 2020

56 大蠊

【来源】蜚蠊科昆虫美洲大蠊、澳洲蠊（澳洲大蠊）、东方蠊（东方蜚蠊）。

【学名】

《中国药用动物志》	《中国东南部地区的蜚蠊》
美洲大蠊 *Periplaneta americana* Linnaeus	美洲大蠊 *Periplaneta americana*（Linnaeus）
澳洲大蠊 *Periplaneta australariae* Fabricius	澳洲大蠊 *Periplaneta australariae*（Fabricius）
东方蜚蠊 *Blatta orientalis* Linnaeus	东方蜚蠊 *Blatta orientalis* Linnaeus

【民族药标准】

名称	动物来源	药用部位	产地加工	标准
大蠊*	美洲大蠊 *Periplaneta americana*（Linnaeus） 澳洲蠊 *Periplaneta australariae*（Fabricius） 东方蠊 *Blatta orientalis*（Linnaeus）等	全虫	全年可捕捉，沸水烫死，干燥或60℃烘干	贵州第二册 2019

【中药标准】

名称	动物来源	药用部位	产地加工	标准
美洲大蠊	美洲蜚蠊 *Periplaneta americana*（Linnaeus）	全体	夏季捕捉或人工饲养。用乙醇浸泡杀死或沸水烫死，晒干或60℃烘干	湖南 2009
蟑螂	澳洲蜚蠊 *Periplaneta australasiae*（Fabricius） 美洲大蠊 *Periplaneta americana*（L.）	活成虫	四季可捕捉，浸泡于乙醇中备用	福建 2006
蜚蠊	美洲大蠊 *Periplaneta americana* Linnaeus	全体	野生或人工饲养，夏季捕捉，置沸水中烫死，取出，晒干或60℃烘干	云南第一册 2005
美洲大蠊	美洲大蠊 *Periplaneta americana*（Linnaeus）	全体	捕捉后，置55～65℃热水中淹死，漂洗、沥干后及时烘干	四川局颁 2021#

附注：* 同为中药标准收载品种；# 四川局颁 SCYCBZXD 2021-004。

57 地龙

【来源】钜蚓科动物参环毛蚓（参状远盲蚓）、通俗环毛蚓（通俗腔蚓、田野腔蚓）、威廉环毛蚓（威廉腔蚓）、栉盲环毛蚓（栉盲远盲蚓）。

【学名】

《中国药用动物志》	《中国陆栖蚯蚓》
参状远盲蚓 *Amynthas aspergillum* (Perrier)	参状远盲蚓 *Amynthas aspergillum* (Perrier)
通俗腔蚓 *Metaphire vulgaris* (Chen)	田野腔蚓 *Metaphire vulgaris agricola* Chen
威廉腔蚓 *Metaphire guillelmi* (Michaelsen)	威廉腔蚓 *Metaphire guillelmi* (Michaelsen)
栉盲远盲蚓 *Amynthas pectiniferus* (Michaelsen)	栉盲远盲蚓 *Amynthas pectiniferus* (Michaelsen)

【民族药标准】

名称	动物来源	药用部位	产地加工	标准
地龙/堵黏*	参环毛蚓 *Pheretima aspergillum* (E. Perrier) 通俗环毛蚓 *Pheretima vulgaris* Chen 威廉环毛蚓 *Pheretima guillelmi* (Michaelsen) 栉盲环毛蚓 *Pheretima pectinifera* Michaelsen	全体	广地龙春季至秋季捕捉,沪地龙夏季捕捉,及时剖开腹部,除去内脏和泥沙,洗净,晒干或低温干燥	广西壮药第二卷2011

【中药标准】

名称	动物来源	药用部位	产地加工	标准
地龙*	参环毛蚓 *Pheretima aspergillum* (E. Perrier) 通俗环毛蚓 *Pheretima vulgaris* Chen 威廉环毛蚓 *Pheretima guillelmi* (Michaelsen) 栉盲环毛蚓 *Pheretima pectinifera* Michaelsen	全体	广地龙春季至秋季捕捉,沪地龙夏季捕捉,及时剖开腹部,除去内脏和泥沙,洗净,晒干或低温干燥	药典2020

附注:*前一种习称"广地龙",后三种习称"沪地龙"。

58 海螺

【来源】海螺骨螺科动物红螺、红螺(皱红螺)、栉棘骨螺、白海螺(皱红螺)、管角螺、皱红螺等多种同属动物。

【学名】

《中国药用动物志》	《中国海洋生物名录》
红螺 *Rapana thomasiana* Crosse	红螺 *Rapana thomasiana* Crosse(《中国经济动物志》)
皱红螺 *Rapana bezoar* (Linnaeus)	红螺 *Rapana bezoar* (Linnaeus)
栉棘骨螺 *Murex triremis* (Perry)	栉棘骨螺 *Murex pecten* Lightfoot(《中国动物志》)
管角螺 *Hemifusus tuba* Gmelin	管角螺 *Hemifusus tuba* (Gmelin)

【民族药标准】

名称	动物来源	药用部位	产地加工	标准
海螺/拉白	红螺 *Rapana thomasiana* Crosse	骨壳	春季至秋季捕捉,用沸水烫死,除去肉,洗净,晒干	蒙药2021
海螺/董	红螺 *Rapana bezona* Linnaeus 栉棘骨螺 *Murex triremis* (Perry) 白海螺 *Rapana bezoar* Linnaeus 等多种同属动物	壳	四季均可捕捉,捕后置沸水中烫死,取壳,晒干	西藏藏药炮规2022
海螺/东	管角螺 *Hemifusus tuba* Gmelin	贝壳	四季均可捕捉,捕后置沸水中烫死,取壳,晒干	青海藏药炮规2010
海螺粉/董帖	皱红螺 *Rapana bezoar* (Linnaeus) 栉棘骨螺 *Murex pecten* (Lightfoot)	—	—	西藏藏药第一册2012

【中药标准】

名称	动物来源	药用部位	产地加工	标准
海螺壳	红螺 *Rapana thomasiana* Crosse	壳	春、秋二季捕捉后沸水烫死,取壳	山东2022
海螺	红螺 *Rapana bezoar* (Linnaeus) 脉红螺 *Rapana vensa* (Valenciennes)	贝壳	春至秋捕捉,捕后放沸水中烫死,去净软体部分,将贝壳晒干	黑龙江2001
海螺	红螺	贝壳	—	部颁1册附

59 田螺

【来源】田螺科动物中华圆田螺、中国圆田螺(中华圆田螺)。

【学名】

《中国药用动物志》	《中国经济动物志》
中华圆田螺 *Cipangopaludina cathayensis* (Heude)	中华圆田螺 *Cipangopaludina cathayensis* (Heude)

【民族药标准】

名称	动物来源	药用部位	产地加工	标准
田螺/布觉	中华圆田螺 Cipangopaludina cathayensis（Heude）	贝壳	捕杀后,干燥	青海藏药炮规 2010
田螺/那文吾毛	中国圆田螺 Cipangopaludina chinensis（Gray）等多种软体动物	螺壳	—	青海藏药 1992 附

【中药标准】

名称	动物来源	药用部位	产地加工	标准
田螺壳	中国圆田螺 Cipangopaludina chinensis Gray 中华圆田螺 Cipangopaludina cathayensis Heude 或同属其他动物	壳	夏、秋二季捕捉,洗净,除去肉,将壳晒干	山东 2022
田螺壳	中国圆田螺 Cipangopaludina chinensis（Gray）	外壳	春、秋二季捕取,去肉,洗净,晒干	湖北 2018
田螺壳	中国圆田螺 Cipangopaludina chinensis（Gray） 中华圆田螺 Cipangopaludina cathayensis（Heude）	壳	—	湖南 2009
田螺	中国圆田螺 Cipangopaludina chinensis（Gray） 中华圆田螺 Cipangopaludina cathayensis（Heude）	全体	春、秋二季捕捉,洗净,鲜用	安徽炮规 2019
田螺壳	中国圆田螺 Cipangopaludina chinensis（Gray）或其同属动物	壳	—	部颁 4 册附

60 海马

【来源】海龙科动物线纹海马（大海马）、刺海马、大海马（管海马）、三斑海马（斑海马）、小海马（日本海马）。

【学名】

《中国药用动物志》	《中国海洋生物名录》
大海马 Hippocampus kelloggi Jordan et Snyder	大海马 Hippocampus kelloggi Jordan et Snyder
刺海马 Hippocampus histrix Kaup	刺海马 Hippocampus histrix Kaup
管海马 Hippocampus kuda Bleeker	管海马 Hippocampus kuda Bleeker
斑海马 Hippocampus trimaculatus Leach	三斑海马 Hippocampus trimaculatus Leach
日本海马 Hippocampus japonicus Kaup	日本海马 Hippocampus japonicus Kaup

【民族药标准】

名称	动物来源	药用部位	产地加工	标准
海马/堵海马	线纹海马 Hippocampus kelloggi Jordan et Snyder 刺海马 Hippocampus histrix Kaup 大海马 Hippocampus kuda Bleeker 三斑海马 Hippocampus trimaculatus Leach 小海马（海蛆）Hippocampus japonicus Kaup	全体	夏、秋二季捕捞,洗净,晒干; 或除去皮膜和内脏,晒干	广西壮药第二卷 2011
海马	线纹海马 Hippocampus kelloggi Jordan et Snyder 刺海马 Hippocampus histrix Kaup 大海马 Hippocampus kuda Bleeker 三斑海马 Hippocampus trimaculatus Leach 小海马（海蛆）Hippocampus japonicus Kaup	全体	夏、秋两季捕捞,洗净,晒干, 或除去皮膜及内脏,晒干	维药 1993
海马	线纹海马 Hippocampus kelloggi Jordan et Snyder 刺海马 Hippocampus histrix Kaup 大海马 Hippocampus kuda Bleeker 三斑海马 Hippocampus trimaculatus Leach 小海马（海蛆）Hippocampus japonicus Kaup	全体	—	蒙药炮规 2020

【中药标准】

名称	动物来源	药用部位	产地加工	标准
海马	线纹海马 Hippocampus kelloggi Jordan et Snyder 刺海马 Hippocampus histrix Kaup 大海马 Hippocampus kuda Bleeker 三斑海马 Hippocampus trimaculatus Leach 小海马（海蛆）Hippocampus japonicus Kaup	全体	夏、秋二季捕捞,洗净,晒干; 或除去皮膜和内脏,晒干	药典 2020

61 斑蝥

【来源】芫菁科昆虫南方大斑蝥（大斑芫菁、斑蝥）、黄黑小斑蝥（眼斑芫菁）。

【学名】

《中国药用动物志》	《中国民族药志要》
大斑芫菁 *Mylabris phalerata* Pallas	斑蝥 *Mylabris phalerata* Pallas
眼斑芫菁 *Mylabris cichorii* Linnaeus	黄黑小斑蝥 *Mylabris cichorii* Linnaeus

【民族药标准】

名称	动物来源	药用部位	产地加工	标准
斑蝥/相叉	南方大斑蝥 *Mylabris phalerata* Pall.	虫体	夏、秋二季捕捉,闷死或烫死,晒干	六省藏标
斑蝥/阿拉格—斑布	南方大斑蝥 *Mylabris phalerata* Pallas 黄黑小斑蝥 *Mylabris cichorii* Linnaeus	全体	夏、秋二季捕捉,闷死或烫死,晒干	蒙药 2021
斑蝥/强巴	南方大斑蝥 *Mylabris phalerata* Pallas 黄黑小斑蝥 *Mylabris cichorii* Linnaeus	全体	秋季捕杀,干燥	西藏藏药炮规 2022
斑蝥/相巴	南方大斑蝥 *Mylabris phalerata* Pallas 黄黑小斑蝥 *Mylabris cichorii* Linnaeus	全体	夏、秋二季捕捉,烫死,干燥	青海藏药炮规 2010

【中药标准】

名称	动物来源	药用部位	产地加工	标准
斑蝥	南方大斑蝥 *Mylabris phalerata* Pallas 黄黑小斑蝥 *Mylabris cichorii* Linnaeus	全体	夏、秋二季捕捉,闷死或烫死,晒干	药典 2020

62 石决明

【来源】鲍科动物杂色鲍、皱纹盘鲍、羊鲍、澳洲鲍、耳鲍、白鲍。

【学名】

《中国药用动物志》	《中国海洋生物名录》
杂色鲍 *Haliotis diversicolor* Reeve	杂色鲍 *Haliotis diversicolor* Reeve
皱纹盘鲍 *Haliotis discus hannai* Ino.	皱纹盘鲍 *Haliotis discus hannai* Ino.
羊鲍 *Haliotis ovina* Gmelin	羊鲍 *Haliotis ovina* Gmelin
澳洲鲍 *Haliotis ruber*（Leach）	澳洲鲍 *Haliotis ruber*（Leach）（《中国动物药志》）
耳鲍 *Haliotis asinina* Linnaeus	耳鲍 *Haliotis asinina* Linnaeus
白鲍 *Haliotis laevigata*（Donovan）	白鲍 *Haliotis laevigata*（Donovan）（《中国动物药志》）

【民族药标准】

名称	动物来源	药用部位	产地加工	标准
石决明/黑苏嘎	杂色鲍 *Haliotis diversicolor* Reeve 皱纹盘鲍 *Haliotis discus hannai* Ino. 羊鲍 *Haliotis ovina* Gmelin 澳洲鲍 *Haliotis ruber*（Leach） 耳鲍 *Haliotis asinina* Linnaeus 白鲍 *Haliotis laevigata*（Donovan）	贝壳	夏、秋二季捕捞,去肉,洗净,干燥	蒙药 2021

【中药标准】

名称	动物来源	药用部位	产地加工	标准
石决明	杂色鲍 *Haliotis diversicolor* Reeve 皱纹盘鲍 *Haliotis discus hannai* Ino. 羊鲍 *Haliotis ovina* Gmelin 澳洲鲍 *Haliotis ruber*（Leach） 耳鲍 *Haliotis asinina* Linnaeus 白鲍 *Haliotis laevigata*（Donovan）	贝壳	夏、秋二季捕捞,去肉,洗净,干燥	药典 2020

63 珍珠母

【来源】珍珠贝科动物马氏珍珠贝（合浦珠母贝）,蚌科动物褶纹冠蚌、三角帆蚌。

【学名】

《中国药用动物志》	《中国动物志》
合浦珠母贝 *Pinctada fucata martensii*（Dunker）	马氏珍珠贝 *Pteria*（*Pinctada*）*martensii*（Dunker）
褶纹冠蚌 *Cristaria plicata*（Leach）	褶纹冠蚌 *Cristaria plicata*（Leach）
三角帆蚌 *Hyriopsis cumingii* Lea	三角帆蚌 *Hyriopsis cumingii*（Lea）

【民族药标准】

名称	动物来源	药用部位	产地加工	标准
珍珠母	马氏珍珠贝 *Pteria martensii*（Dunker） 褶纹冠蚌 *Cristaria plicata* Leach 三角帆蚌 *Hyriopsis cumingii* Lea	贝壳	—	维药 1993
珍珠母/尼齐	三角帆蚌 *Hyriopsis cumingii*（Lea） 皱纹冠蚌 *Cristaria plicata*（Leach） 马氏珍珠贝 *Pteria martensii*（Dunker）	贝壳	—	西藏藏药炮规 2022
珍珠母	三角帆蚌 *Hyriopsis cumingii*（Lea） 褶纹冠蚌 *Critaria plicata*（Leach） 马氏珍珠贝 *Pteria martensii*（Dunker）	贝壳	—	蒙药炮规 2020
珍珠母/尼阿西	马氏珍珠贝 *Pteria martensii* Dunker 三角帆蚌 *Hyriopsis cumingii* Lea 褶纹冠蚌 *Cristaria plicata* Leach	贝壳	全年均可捕捞，去肉，洗净，干燥	青海藏药炮规 2010

【中药标准】

名称	动物来源	药用部位	产地加工	标准
珍珠母	马氏珍珠贝 *Pteria martensii*（Dunker） 三角帆蚌 *Hyriopsis cumingii*（Lea） 褶纹冠蚌 *Cristaria plicata*（Leach）等双壳类动物	贝壳	去肉，洗净，干燥	药典 2020

64 兔脑

【来源】兔科动物兔（高原兔、灰尾兔）。

【学名】

《中国药用动物志》	《中国哺乳动物分布》
高原兔 *Lepus oiostolus* Hodgosn	灰尾兔 *Lepus oiostolus* Hodgosn

【民族药标准】

名称	动物来源	药用部位	产地加工	标准
兔脑	兔 *Lepus oiostolus* Hodgson	脑	—	四川藏药制剂附

65 麻雀脑

【来源】文鸟科动物麻雀[（树）麻雀]。

【学名】

《中国药用动物志》	《中国动物志》
（树）麻雀 *Passer montanus* Linnaeus	（树）麻雀 *Passer montanus*（Linnaeus）

【民族药标准】

名称	动物来源	药用部位	产地加工	标准
麻雀脑	麻雀 *Passer montanus* Linnaeus	头部	3—4 月采，阴干	部颁维药
麻雀脑	麻雀 *Passer montanus* Linnaeus 及同属雄性鸟	新鲜脑髓或脑	3—4 月采	维药 1993
麻雀脑	麻雀 *Passer montanus* Linnaeus	头部	—	新疆炮规 2020

【中药标准】

名称	动物来源	药用部位	产地加工	标准
雀脑（制）	麻雀 *Passer montanus saturatus* Stejneger	新鲜脑组织	冬季捕捉后取出脑髓，用硫黄进行加工	山西第一册 2017
雀脑	麻雀 *Passer montanus saturatus* Stejneger	脑髓	—	药典 2020 附
雀头	麻雀 *Passer montanus* Linnaeus	头部*	—	北京 1998 附

附注：* 带颈头部。

66 绵羊脑

【来源】牛科动物绵羊。

【学名】

《中国药用动物志》	《中国民族药志》
绵羊 *Ovis aries* Linnaeus	绵羊 *Ovis aries* L.

【民族药标准】

名称	动物来源	药用部位	产地加工	标准
绵羊脑	绵羊 *Ovis aries* Linnaeus	脑髓	—	四川藏药制剂附
羊脑/鲁列	绵羊 *Ovis aries* Linnaeus	脑的炮制品#	—	西藏公告 2022 *

附注:*西藏《关于征求蝇子草等 21 个地方药材质量标准(草案)意见建议的公告》2022.11.25;#取新鲜的羊脑(6 kg),除去外皮与筋,与除去杂质后的藏茴香药粉(4.35 kg)搅拌、混合均匀,做成饼状,阴干,即可。

67 沙牛

【来源】蚁蛉科动物蚁狮(蚁蛉、泛蚁蛉)。

【学名】

《中国药用动物志》	《中国动物志》
蚁蛉 *Myrmeleon formicarius* Linnaeus	泛蚁蛉 *Myrmeleon formicarius* Linnaeus

【民族药标准】

名称	动物来源	药用部位	产地加工	标准
沙牛/堵盘	蚁狮 *Myrmeleon formicarius* L.	幼虫全体	秋季捕捉,用沸水烫死,干燥	广西壮药第三卷 2018

68 蜗牛

【来源】大蜗牛科动物同型巴蜗牛、蜗牛(同型巴蜗牛)、同型蜗牛(同型巴蜗牛)。

【学名】

《中国药用动物志》	《中国民族药志要》
同型巴蜗牛 *Bradybaena*(*Bradybaena*)*similaris similaris*(Ferussac)	同型巴蜗牛 *Bradybaena*(*Bradybaena*)*similaris similaris*(Ferussac)

【民族药标准】

名称	动物来源	药用部位	产地加工	标准
蜗牛/布热—浩如海	同型巴蜗牛 *Bradybaena similaris* Ferussac	贝壳	夏、秋二季捕捉,置沸水中略煮,去肉,洗净,晒干	蒙药 2021
蜗牛壳/布玖	蜗牛 *Bradybaena similaris*(Ferussac)等多种蜗牛	壳	采收后,除尽腐肉及杂质,洗净,干燥	西藏藏药炮规 2022
蜗牛	同型蜗牛 *Eulota similaris* Ferussac	贝壳	春秋两季收集,铺薄晾干,切片	部颁蒙药附

【中药标准】

名称	动物来源	药用部位	产地加工	标准
蜗牛	同型巴蜗牛 *Bradybaena similaris* Ferussac 华蜗牛 *Cathaica fasciola* Draparnaud 及同科近缘种	全体	夏、秋季捕捉活蜗牛,静养以排出粪便,洗净,用沸水烫死,晒干	山东 2022
蜗牛	同型巴蜗牛 *Eulota similaris* Ferussac	全体	夏秋捕捉,用沸水烫死,晒干	北京 1998
蜗牛	同型巴蜗牛 *Bradybaena similaris*(Ferussac) 陕西华蜗牛 *Cathaica schensiensis*(Hilber) 黑带华蜗牛 *Cathaica phaeozona*(Martens)	全体	夏季捕捉,用沸水烫死,晒干	山西 1987
蜗牛	蜗牛 *Eulota peliomphala* Pfr	全体	夏季捕捉后,用沸水烫死,晒干	天津炮规 2018
蜗牛	蜗牛 *Eulota similaris* Ferussac	全体		部颁 1 册附
蜗牛	蜗牛 *Eulota similaris* Fcus. 及同科近缘种	全体		部颁 2 册附
蜗牛	同型巴蜗牛 *Bradybaena similaris*(Ferussac) 华蜗牛 *Cathaica fasciola*(Draparnaud)	全体		贵州 2003 附

69 羊胎盘

【来源】牛科动物绵羊。

【学名】

《中国药用动物志》	《中国民族药志》
绵羊 *Ovis aries* Linnaeus	绵羊 *Ovis aries* L.

【民族药标准】

名称	动物来源	药用部位	产地加工	标准
羊胎盘	绵羊 *Ovis aries* Linnaeus	胎盘	将新鲜胎盘除去羊膜及脐带,反复冲洗干净,去异味,干燥	青海藏药第一册 2019

【中药标准】

名称	动物来源	药用部位	产地加工	标准
羊胎盘	绵羊 *Ovis aries* Linnaeus	胎盘	取检疫合格的绵羊,将新鲜胎盘除去羊膜及脐带,反复冲洗至干净,烘干或冷冻干燥	甘肃 2020
羊胎盘	绵羊 *Ovis aries* L.	胎盘*	新鲜胎盘除去羊膜及脐带,反复冲洗至去净血液,沥尽水	浙江第一册 2017

附注:*健康羊的胎盘。

70 鸡胚

【来源】雉科动物家鸡。

【学名】

《中国药用动物志》	《中国民族药志要》
家鸡 *Gallus gallus domesticus*(Brisson)	家鸡 *Gallus gallus domesticus* Brisson

【民族药标准】

名称	动物来源	药用部位	产地加工	标准
鸡胚*	家鸡 *Gallus gallus domesticus* Brisson	胚胎	家鸡蛋经(37.9±0.5)℃孵化17~18天,除去蛋壳,干燥	贵州第一册 2019

附注:*同为中药标准收载品种。

71 蛇皮

【来源】游蛇科动物黑眉锦蛇、锦蛇(王锦蛇)、乌梢蛇等多种无毒蛇。

【学名】

《中国药用动物志》	《中国动物志》
黑眉锦蛇 *Elaphe taeniura* Cope	黑眉锦蛇 *Elaphe taeniura* Cope
王锦蛇 *Elaphe carinata*(Günther)	王锦蛇 *Elaphe carinata*(Günther)
乌梢蛇 *Zaocys dhumnades*(Cantor)	乌梢蛇 *Zaocys dhumnades*(Cantor)

【民族药标准】

名称	动物来源	药用部位	产地加工	标准
蛇皮/椎巴	黑眉锦蛇 *Elaphe taeniura* Cope 锦蛇 *Elaphe carinata*(Günther) 乌梢蛇 *Zaocys dhumnades*(Cantor)等多种无毒蛇	皮	春末夏初或冬初捕杀,剥取蛇皮,洗净,干燥	西藏藏药炮规 2022

72 蟾蜍皮

【来源】蟾蜍科动物黑眶蟾蜍、中华大蟾蜍(中华蟾蜍)。

【学名】

《中国药用动物志》	《中国动物志》
黑眶蟾蜍 *Bufo melanostictus* Schneider	黑眶蟾蜍 *Bufo melanostictus* Schneider
中华蟾蜍 *Bufo gargarizans* Cantor	中华蟾蜍 *Bufo gargarizans* Cantor

【民族药标准】

名称	动物来源	药用部位	产地加工	标准
蟾蜍皮/癞蛤蟆皮/伈残走	黑眶蟾蜍 *Bufo melanostictus* Schneider 中华大蟾蜍 *Bufo bufo gargarizans* Cantor	皮	多于春、夏季捕捉,杀死,剥取外皮,贴于板上或撑开,干燥	广西瑶药第二卷 2022
蟾蜍皮/能喷酶	黑眶蟾蜍 *Bufo melanostictus* Schneider 中华大蟾蜍 *Bufo bufo gargarizans* Cantor	皮	多于春、夏季捕捉,杀死,剥取外皮,贴于板上或撑开,干燥	广西壮药第二卷 2011

【中药标准】

名称	动物来源	药用部位	产地加工	标准
蟾皮	中华大蟾蜍 *Bufo bufo gargarizans* Cantor 黑眶蟾蜍 *Bufo melanostictus* Schneider	皮	夏秋二季捕捉,先刮取蟾酥,再杀死或烫死,剥取外皮,贴于板上或撑开,干燥	安徽 2022
蟾皮	中华大蟾蜍 *Bufo bufo gargarizans* Cantor	皮	将捕捉的蟾蜍置笼中洗净体表污物,晒干水分,先采集蟾酥然后将蟾蜍杀死,剥取皮,晒干	辽宁第二册 2019

名称	动物来源	药用部位	产地加工	标准
干蟾皮	中华大蟾蜍 *Bufo bufo gargarizans* Cantor	皮	夏、秋季捕捉,剥取外皮,贴于板上或撑开,晾干	江苏 2016
蟾皮	中华大蟾蜍 *Bufo bufo gargarizans* Cantor 黑眶蟾蜍 *Bufo melanostictus* Schneider	皮	夏、秋季捕捉后剥下整皮,晒干	陕西 2015
干蟾皮	中华大蟾蜍 *Bufo bufo gargarizans* Cantor 黑眶蟾蜍 *Bufo melanostictus* Schneider	除去内脏的全体	夏、秋二季捕捉,杀死,除去内脏,将体腔撑开,干燥	江西 2014
蟾皮	中华大蟾蜍 *Bufo bufo gargarizans* Cantor	皮	夏季捕捉后杀死,剥取外皮,贴于板上或撑开,晒干	河南 1993
蟾皮	中华大蟾蜍 *Bufo bufo gargarizans* Cantor 黑眶蟾蜍 *Bufo melanostictus* Schneider	皮	—	药典 2020 附
蟾皮	中华大蟾蜍 *Bufo bufo gargarizans* Cantor 黑眶蟾蜍 *Bufo melanostictus* Schneider	皮	—	山东 2002 附

73 麻雀

【来源】雀科鸟类动物树麻雀、麻雀[(树)麻雀]。

【学名】

《中国药用动物志》	《中国动物志》
(树)麻雀 *Passer montanus* Linnaeus	(树)麻雀 *Passer montanus* (Linnaeus)

【民族药标准】

名称	动物来源	药用部位	产地加工	标准
麻雀/齐尔哇	麻雀 *Passer montanus* Linnaeus	体	捕捉后除去羽毛和内脏,晾干	青海藏药炮规 2010
麻雀	树麻雀 *Passer montanus* (Linnaeus)	带血干肉	—	部颁藏药附
麻雀肉/宝日—毕勒珠海	麻雀 *Passer montanus* (Linnaeus)	肉体	除繁殖季节外,捕捉后除去羽毛、头、足及内脏,洗净,晒干	蒙药 2021
麻雀肉/齐巴乃散夏	麻雀 *Passer montanus* (Linnaeus)	肉	全年均可捕杀,除去内脏,洗净,干燥	西藏藏药炮规 2022
麻雀肉/奇贝夏	树麻雀 *Passer montanus* (Linnaeus) 树麻雀(青藏亚种) *Passer montanus* (Linnaeus) *tibetanus* S. Baker	带血干肉	—	青海藏药 1992 附

【中药标准】

名称	动物来源	药用部位	产地加工	标准
麻雀	麻雀 *Passer montanus* Linnaeus	全体*	全年均可捕捉,捕杀后,除去羽毛及内脏,焙干	辽宁第一册 2009
鲜雀肉	麻雀 *Passer montanus* Stejneger	肉或全体#	宰杀后,用开水略烫,除去羽毛,再除去嘴、爪,剖开后腹部,除去内脏,洗净。鲜用或冷藏备用	天津炮规 2018
麻雀	麻雀 *Passer montanus saturatus* Stejneger	全体	全年均可捕捉,除去毛及内脏,拭净、干燥	药典 2020 附
麻雀	麻雀 *Passer montanus* Linnaeus	全体	—	部颁 1 册附

附注:*除去羽毛和内脏的全体;#新鲜肉或全体。

74 鹿茸

【来源】鹿科动物梅花鹿、马鹿。

【学名】

《中国药用动物志》	《中国哺乳动物分布》
梅花鹿 *Cervus nippon* Temminck	梅花鹿 *Cervus nippon* Temminck
马鹿 *Cervus elaphus* Linnaeus	马鹿 *Cervus elaphus* Linnaeus

【民族药标准】

名称	动物来源	药用部位	产地加工	标准
鹿茸/夏白察拉	梅花鹿 *Cervus nippon* Temminck 马鹿 *Cervus elaphus* L.	幼角#	夏、秋季,经适当方法加工后,阴干或烘干*	六省藏标
鹿茸/绰森—额布日▲	梅花鹿 *Cervus nippon* Temminck 马鹿 *Cervus elaphus* Linnaeus	幼角#	夏、秋二季锯取鹿茸,经加工后,阴干或烘干	蒙药 2021
鹿茸	梅花鹿 *Cervus nippon* Temminck 马鹿 *Cervus elaphus* Linnaeus	幼角#	夏、秋两季锯取鹿茸,经加工后,阴干或烘干	维药 1993

续表

名称	动物来源	药用部位	产地加工	标准
鹿茸/夏瓦波热▲	梅花鹿 *Cervus nippon* Temminck 马鹿 *Cervus elaphus* Linnaeus	幼角#	每年4至5月锯茸,放入开水中烧烫,干燥	西藏藏药炮规2022
鹿茸/友米让/布哈/蒙固孜	梅花鹿 *Cervus nippon* Temminck 马鹿 *Cervus elaphus* Linnaeus	幼角#	夏、秋二季锯取鹿茸,经加工后,阴干或烘干	新疆炮规2010

【中药标准】

名称	动物来源	药用部位	产地加工	标准
鹿茸	梅花鹿 *Cervus nippon* Temminck 马鹿 *Cervus elaphus* Linnaeus	幼角#	夏、秋二季锯取鹿茸,经加工后,阴干或烘干	药典2020

附注:*锯取鹿茸,称"锯茸",或连同头骨砍下,称"砍茸";#雄鹿未骨化密生茸毛的幼角;▲前者习称"花鹿茸",后者习称"马鹿茸"。

75 蛇肉

【来源】游蛇科动物黑眉锦蛇、锦蛇(王锦蛇)、乌梢蛇、枕纹锦蛇(白条锦蛇)等多种无毒蛇。

【学名】

《中国药用动物志》	《中国动物志》
黑眉锦蛇 *Elaphe taeniura* Cope	黑眉锦蛇 *Elaphe taeniura* Cope
王锦蛇 *Elaphe carinata* (Günther)	王锦蛇 *Elaphe carinata* (Günther)
乌梢蛇 *Zaocys dhumnades* (Cantor)	乌梢蛇 *Zaocys dhumnades* (Cantor)
白条锦蛇 *Elaphe dione* (Pallas)	白条锦蛇 *Elaphe dione* (Pallas)(《中国民族药志要》)

【民族药标准】

名称	动物来源	药用部位	产地加工	标准
蛇肉/珠夏	黑眉锦蛇 *Elphe taeniura* Cope 锦蛇 *Elphe carinata* (Günther) 乌梢蛇 *Zaocys dhumnades* (Cantor)等多种无毒蛇	蛇肉	春末夏初或冬初捕杀,除去内脏,洗净,干燥	西藏藏药炮规2022
蛇肉/朱夏	枕纹锦蛇 *Elaphe dione* (Pallas)	蛇肉	—	部颁藏药附
蛇肉/曼哲	枕纹锦蛇 *Elaphe dione* (Pallas)	蛇肉	—	青海藏药1992附
乌梢蛇/加追	乌梢蛇 *Zaocys dhumnades* (Cantor)	蛇肉	春末夏初或冬初捕杀,除去内脏,洗净,干燥	西藏藏药炮规2022

【中药标准】

名称	动物来源	药用部位	产地加工	标准
蛇肉	银环蛇 *Bungarus multicinctus* Blyth 高原蝮 *Agkistrodon strauchii* Bedriaga 翠青蛇 *Opheodrys major* (Güenther)	去头尾及皮的全体	—	药典2020附

76 鱼肉

【来源】鲤科动物裸腹重唇鱼(裸腹叶须鱼)等多种淡水河鱼。

【学名】

青海经济动物志	《中国动物志》
裸腹叶须鱼 *Ptychobarbus kaznakovi* Nikolsky	裸腹叶须鱼 *Ptychobarbus kaznakovi* Nikolsky

【民族药标准】

名称	动物来源	药用部位	产地加工	标准
鱼肉/臧尼阿	裸腹重唇鱼 *Ptychobarbus kaznakovi* Nikolsky等	肉	捕猎后除去内脏,洗净,干燥	西藏藏药第一册2012

77 艾鼬肉

【来源】鼬科动物艾鼬、艾虎(艾鼬)。

【学名】

《中国药用动物志》	《中国动物志》
艾鼬 *Mustela eversmanni* Lesson	艾鼬 *Mustela eversmanni* Lesson

【民族药标准】

名称	动物来源	药用部位	产地加工	标准
艾鼬肉	艾鼬 *Mustela eversmanni* Lesson	全体	四季均可捕捉,捕后处死,剥去皮毛,除去内脏,取肉晾干	四川藏药 2014
艾鼬肉/蝶罗夏	艾鼬 *Mustela eversmanni* Lesson	肉	全年均可捕杀,剥去毛皮,除去内脏,洗净,干燥	西藏藏药炮规 2022
艾虎肉/代洛夏	艾虎 *Mustela eversmanni* Lesson	脑、肉	—	青海藏药 1992 附

78 黄鼬肉

【来源】鼬科动物黄鼬。

【学名】

《中国药用动物志》	《中国动物志》
黄鼬 *Mustela sibirica* Pallas	黄鼬 *Mustela sibirica* Pallas

【民族药标准】

名称	动物来源	药用部位	产地加工	标准
黄鼬肉/私盟夏	香鼬 *Mustela sibirica* Pallas	肉	冬季捕杀,剥除毛皮,除去内脏及骨骼,干燥	西藏藏药炮规 2022
黄鼬肉	黄鼬 *Mustela sibirica* Pallas	全体	—	四川藏药制剂附

79 鸽子肉

【来源】鸽科动物原鸽、岩鸽、家鸽等。

【学名】

《中国药用动物志》	《中国动物志》
原鸽 *Columba livia* (Gmelin)	原鸽 *Columba livia* Gmelin
岩鸽 *Columba rupestris* (Pallas)	岩鸽 *Columba rupestris* Pallas
家鸽 *Columba livia domestira* (Linnaeus)	家鸽 *Columba livia domestira* (Linnaeus)

【民族药标准】

名称	动物来源	药用部位	产地加工	标准
鸽子肉	原鸽 *Columba livia* Gmelin 岩鸽 *Columba rupestris* Pallas 家鸽 *Columba livia domestira* Gmelin 等 *	新鲜鸽子肉	—	部颁维药
岩鸽肉/普润夏	岩鸽 *Columba rupestris* Pallas	肉	全年均可捕杀,剥去毛皮,除去内脏,洗净,干燥	西藏藏药炮规 2022
岩鸽肉/剖荣夏	岩鸽 *Columba rupestris* Pallas	全体	捕捉后除去羽毛和内脏,晾干	青海藏药炮规 2010

【中药标准】

名称	动物来源	药用部位	产地加工	标准
鸽	家鸽 *Columba livia domestira* Linnaeus	全躯肉体	宰杀后,除去毛及内脏,鲜用或冷冻备用	山东 2022

附注:＊具灰蓝色羽毛。

80 初乳

【来源】骆驼科动物双峰驼。

【学名】

《中国药用动物志》	《中国哺乳动物分布》
双峰驼 *Camelus bactrianus* Linnaeus	双峰驼 *Camelus bactrianus* Linnaeus

【民族药标准】

名称	动物来源	药用部位	产地加工	标准
初乳	双峰驼 * *Camelus bactrianus* L.	初乳	—	部颁维药附

附注:＊雌驼。

81 海螵蛸

【来源】乌贼科动物无针乌贼(曼氏无针乌贼)、金乌贼。

【学名】

《中国药用动物志》	《中国动物志》
曼氏无针乌贼 Sepiella maindroni de Rochebrune	曼氏无针乌贼 Sepiella maindroni de Rochebrune
金乌贼 Sepia esculenta Hoyle	金乌贼 Sepia esculenta Hoyle

【民族药标准】

名称	动物来源	药用部位	产地加工	标准
海螵蛸/弄么雨	无针乌贼 Sepiella maindroni de Rochebrune 金乌贼 Sepia esculenta Hoyle	内壳	收集乌贼鱼的骨状内壳,洗净,干燥	广西壮药第一卷 2008
海螵蛸/加崔布瓦	无针乌贼 Sepiella maindroni de Rochebrune 金乌贼 Sepia esculenta Hoyle	内壳	—	西藏藏药炮规 2022

【中药标准】

名称	动物来源	药用部位	产地加工	标准
海螵蛸	无针乌贼 Sepiella maindroni de Rochebrune 金乌贼 Sepia esculenta Hoyle	内壳	收集乌贼鱼的骨状内壳,洗净,干燥	药典 2020

82 白花蛇

【来源】眼镜蛇科动物百花锦蛇、银环蛇。

【学名】

《中国药用动物志》	《中国动物志》
百花锦蛇 Elaphe moellendorffi (Boettger)	百花锦蛇 Elaphe moellendorffi (Boettger)
银环蛇 Bungarus multicinctus (Blyth)	银环蛇 Bungarus multicinctus Blyth

【民族药标准】

名称	动物来源	药用部位	产地加工	标准
白花蛇/厄混岜	百花锦蛇 Elaphe moellendorffi (Boettger)	全体	夏、秋二季捕捉,剖开腹部,除净内脏,擦净血迹,用乙醇浸泡处理后,盘成圆形,用竹签横穿固定,干燥	广西壮药第二卷 2011
白花蛇	银环蛇 Bungarus multicinctus Blyth	全体	—	维药 1993

【中药标准】

名称	动物来源	药用部位	产地加工	标准
鲜金钱白花蛇	银环蛇 Bungarus multicinctus multicinctus Blyth	幼蛇或成蛇的新鲜蛇体	夏、秋两季捕捉,笼养,用时加工;或处死,剖开腹部,除去内脏,擦净血迹,切成段,浸泡于白酒中	湖南 2009
白花蛇	百花锦蛇 Elaphe moellendorffi (Boettger)	全体	多于夏、秋季捕捉,剖腹去内脏,卷成圆饼状,干燥	广西 1990
大白花蛇	银环蛇 Bungarus multicinctus multicinctus Blyth	成蛇全体	—	北京 1998 附

83 金钱白花蛇

【来源】眼镜蛇科动物银环蛇。

【学名】

《中国药用动物志》	《中国动物志》
银环蛇 Bungarus multicinctus (Blyth)	银环蛇 Bungarus multicinctus Blyth

【民族药标准】

名称	动物来源	药用部位	产地加工	标准
金钱白花蛇/查干—额日艳—毛盖	银环蛇 Bungarus multicinctus Blyth	幼蛇全体	夏、秋二季捕捉,剖开腹部,除去内脏,擦净血迹,用乙醇浸泡处理后,盘成圆形,用竹签固定,干燥	蒙药 2021

续表

名称	动物来源	药用部位	产地加工	标准
金钱白花蛇/ 艾非克其克	银环蛇 *Bungarus multicinctus* Blyth	幼蛇全体	夏、秋季捕捉,剖腹,除内脏,擦净,乙醇浸泡处理,盘成圆盘,竹签固定,干燥	新疆炮规 2010

【中药标准】

名称	动物来源	药用部位	产地加工	标准
金钱白花蛇	银环蛇 *Bungarus multicinctus* Blyth	幼蛇全体	夏、秋二季捕捉,剖开腹部,除去内脏,擦净血迹,用乙醇浸泡处理后,盘成圆形,用竹签固定,干燥	药典 2020

84 菜花蛇

【来源】游蛇科动物黑眉锦蛇。

【学名】

《中国药用动物志》	《中国动物志》
黑眉锦蛇 *Elaphe taeniura* Cope	黑眉锦蛇 *Elaphe taeniura* Cope

【民族药标准】

名称	动物来源	药用部位	产地加工	标准
菜花蛇/黄颔蛇*	黑眉锦蛇 *Elaphe taeniura* Cope	全体	多于夏、秋二季捕捉,剖开蛇腹,除去内脏,盘成圆盘状,干燥	贵州 2003

附注:*同为中药标准收载品种。

85 滑鼠蛇

【来源】游蛇科动物滑鼠蛇。

【学名】

《中国药用动物志》	《中国动物志》
滑鼠蛇 *Ptyas mucosus*(Linnaeus)	滑鼠蛇 *Ptyas mucosus*(Linnaeus)

【民族药标准】

名称	动物来源	药用部位	产地加工	标准
滑鼠蛇/厄耨沦	滑鼠蛇 *Ptyas mucosus* L.	全体	多于夏、秋二季捕捉*,剖开腹部,除去内脏,洗净,盘成圆盘状,干燥	广西局颁 2021#

附注:*人工饲养者全年均可加工;#广西局颁 DYB45 - GXMYC - 0001 - 2021。

86 灰鼠蛇

【来源】游蛇科动物灰鼠蛇。

【学名】

《中国药用动物志》	《中国动物志》
灰鼠蛇 *Ptyas korros*(Schlegel)	灰鼠蛇 *Ptyas korros*(Schlegel)

【民族药标准】

名称	动物来源	药用部位	产地加工	标准
灰鼠蛇/厄耨	灰鼠蛇 *Ptyas korros* Schlegel	全体	多于春季至秋季捕捉*,剖开腹部,除去内脏,洗净,盘成圆盘状,干燥	广西局颁 2021#

【中药标准】

名称	动物来源	药用部位	产地加工	标准
过树榕蛇	灰鼠蛇 *Ptyas korros*(Schlegel)	去内脏的全体	夏、秋季捕捉,剖腹,除去内脏,鲜用或干燥	广西第二册 1996

附注:*人工饲养者全年均可加工;#广西局颁 DYB45 - GXMYC - 0002 - 2021。

87 乌梢蛇

【来源】游蛇科动物乌梢蛇。

【学名】

《中国药用动物志》	《中国动物志》
乌梢蛇 *Zaocys dhumnades*(Cantor)	乌梢蛇 *Zaocys dhumnades*(Cantor)

【民族药标准】

名称	动物来源	药用部位	产地加工	标准
乌梢蛇/加追	乌梢蛇 *Zaocys dhumnades*(Cantor)	蛇肉	春末夏初或冬初捕杀,除去内脏,洗净,干燥	西藏藏药炮规2022
乌梢蛇/哈日—毛盖	乌梢蛇 *Zaocys dhumnades*(Cantor)	全体	多于夏、秋二季捕捉,剖开腹部或先剥皮留头尾,除去内脏,盘成圆盘状,干燥	蒙药2021
乌梢蛇/江合哲	乌梢蛇 *Zaocys dhumnades* Cantor	全体	多于夏、秋二季捕捉,剖开蛇腹,留头尾,除去内脏,盘成圆盘状,干燥	青海藏药炮规2010

【中药标准】

名称	动物来源	药用部位	产地加工	标准
乌梢蛇	乌梢蛇 *Zaocys dhumnades*(Cantor)	全体	多于夏、秋二季捕捉,剖开腹部或先剥皮留头尾,除去内脏,盘成圆盘状,干燥	药典2020

88 铅色水蛇

【来源】游蛇科动物铅色水蛇。

【学名】

《中国药用动物志》	《中国动物志》
铅色水蛇 *Enhydris plumbea*(Boie)	铅色水蛇 *Enhydris plumbea*(Boie)

【民族药标准】

名称	动物来源	药用部位	产地加工	标准
铅色水蛇/蚝彭	铅色水蛇 *Enhydris plumbea* Boie	全体	多于夏、秋二季捕捉*,剖开腹部,除去内脏,洗净,盘成圆盘状,干燥	广西局颁2021#

附注:*人工饲养者全年均可加工;#广西局颁 DYB45 - GXMYC - 0003 - 2021。

89 中介蝮蛇

【来源】蝰科动物中介蝮蛇(中介蝮)。

【学名】

《中国动物志》	《中国动物志》
中介蝮 *Gloydius intermedius*(Strauch)	中介蝮 *Gloydius intermedius*(Strauch)

【民族药标准】

名称	动物来源	药用部位	产地加工	标准
中介蝮蛇	中介蝮蛇 *Agkistrodon halys* Pallas *intermedius*(Strauch)	全体*	多于夏秋二季捕捉,剖开蛇腹,除去内脏,洗净,鲜用或在腹腔内均匀地涂撒食盐粉,用木片撑开腹部,干燥后拆去木片	部颁维药
中介蝮蛇	中介蝮蛇 *Agkistrodon halys* Pallas *intermedius*(Strauch)	全体*	多于夏秋二季捕捉,剖开蛇腹,除去内脏,洗净,鲜用或在腹腔内均匀地涂撒食盐粉,用木片撑开腹部,干燥后拆去木片	新疆炮规2020

【中药标准】

名称	动物来源	药用部位	产地加工	标准
蝮蛇	蝮蛇 *Agkistrodon halys*(Pallas)	全体	多于春、夏间捕捉,剖开蛇腹,除去内脏,洗净,烘干	浙江第一册2017
蝮蛇	蝮蛇 *Agkistrodon halys*(Pallas)	去内脏全体	春至秋季捕捉,捕后处死,剖除内脏,盘成圆形,烘干	吉林1977

附注:*新鲜或干燥全体。

90 羊外肾

【来源】牛科动物公绵羊(绵羊)、绵羊、山羊。

【学名】

《中国药用动物志》	《中国民族药志要》
绵羊 *Ovis aries* Linnaeus	绵羊 *Ovis aries* L.(《中国民族药志》)
山羊 *Capra hircus* Linnaeus	山羊 *Capra hircus* Linnaeus

【民族药标准】

名称	动物来源	药用部位	产地加工	标准
绵羊睾丸/录图哲布	公绵羊 *Ovis aries* Linnaeus	睾丸	冬季摘取睾丸,洗净,切片,干燥	西藏藏药炮规 2022
绵羊睾丸/噜特哲布	绵羊 *Ovis aries* Linnaeus	睾丸	捕杀后,摘取睾丸,晾干	青海藏药炮规 2010
羊外肾/羊睾丸	山羊 *Capra hircus* L. 绵羊 *Ovis aries* L.	睾丸	全年皆产,将羊宰杀,割取睾丸,干燥或晾干	青海公告 2022 *

【中药标准】

名称	动物来源	药用部位	产地加工	标准
羊外肾	山羊 *Capra hircus* L. 绵羊 *Ovis aries* L.	睾丸	宰杀时,割取睾丸,洗净,悬通风处晾干	山东 2022
羊外肾	山羊 *Capra hircus* Linnaeus 绵羊 *Ovis aries* Linnaeus	睾丸	全年皆产,以冬季较多。将公羊宰杀后,割取睾丸,除去附着的毛、皮、脂肪,洗净,悬挂通风处晾干	江苏 2016

附注:* 青海"关于征求羊外肾(羊睾丸)藏药材质量标准(征求意见稿)意见的函"DYB63 - QHZYC001 - 2022。

91 戴胜

【来源】戴胜科动物戴胜。

【学名】

《中国药用动物志》	《中国动物志》
戴胜 *Upupa epops* Linnaeus	戴胜 *Upupa epops* Linnaeus

【民族药标准】

名称	动物来源	药用部位	产地加工	标准
戴胜	戴胜 *Upupa epops* Linnaeus	全体(去毛)	—	维药 1993
戴胜肉/布蓄夏	戴胜 *Upupa epops* Linnaeus	肉	全年均可捕杀,除去皮毛及内脏,取肉,干燥	西藏藏药炮规 2022

92 海参

【来源】刺参科动物绿刺参,海参科动物黑海参及同科属多种海参。

【学名】

《中国药用动物志》	《中国动物志》
绿刺参 *Stichopus chloronotus* Brandt	绿刺参 *Stichopus chloronotus* Brandt
黑海参 *Holothuria*(*Halodeima*)*atra* Jaeger	黑海参 *Holothuria*(*Halodeima*)*atra* Jaeger

【民族药标准】

名称	动物来源	药用部位	产地加工	标准
海参/平害	绿刺参 *Stichopus chloronotus* Brandt 黑海参 *Holothuria leucospilota*(Brandt)及同科属多种海参	全体	夏、秋季捕捉,除去内脏,洗净腔内泥沙加盐熬制,晒干	广西壮药第二卷 2011

【中药标准】

名称	动物来源	药用部位	产地加工	标准
海参	刺参 *Apostichopus japonicus*(Selenka) 绿刺参 *Stichopus chloronotus* Brandt 花刺参 *Stichopus variegatus* Semper	去内脏全体	捕得后,除去内脏、泥沙,入盐水中煮 1 小时,取出曝晒或烘焙至八九成干时,再入蓬叶液中略煮,至颜色较黑时,取出干燥	安徽 2022

续表

名称	动物来源	药用部位	产地加工	标准
海参	仿刺参 *Stichopus japonicus* Selenka 绿刺参 *Stichopus chloronotus* Brandt 花刺参 *Stichopus variegatus* Semper 及同类多种海参	去内脏全体	夏秋季捕捉,除去内脏,煮制、晒干	山东 2022
海参	刺参 *Stichopus japonicus* Selenka 梅花参 *Thelenota ananas*(Jaeger)	全体	春、秋两季捕捞,除去内脏,洗净,放入盐水中煮约 1 小时,捞起放凉,再烘至八九成干后,放入蓬叶液中略煮,至颜色转黑时,取出,晒干	浙江第一册 2017
海参	玉足海参 *Holothuria leucospilota*(Brandt) 刺参 *Apostichopus japonicus* Selenka 绿刺参 *Stichopus chloronotus* Brandt 花刺参 *Stichopus variegatus* Semper 其他食用海参	去内脏全体	—	江苏 2016
海参	绿刺参 *Stichopus chloronotus* Brandt 黑海参 *Holothuria leucospilota*(Brandt)及同类多种海参	全体	夏秋季捕捉,除去内脏,加盐熬制,晒干	广西第二册 1996
海参	刺参 *Stichopus japonicus* Selenka 及他种海参	去内脏全体	—	部颁 6 册附
海参	绿刺参 *Stichopus chloronotus* Brandt 白斑海参 *Holothuria leucospilota*(Brandt)及同类多种海参	全体	—	北京 1998 附

93 浮海石

【来源】胞孔科动物脊突苔虫(瘤苔虫)。

【学名】

《中国药用动物志》	《中国动物药志》
脊突苔虫 *Celleporina aculeata* Canu et Bassler	瘤苔虫 *Celleporina costazii*(Audouin)

【民族药标准】

名称	动物来源	药用部位	产地加工	标准
浮海石/因滑	脊突苔虫 *Costazia aculeata* Canu et Bassler	骨骼	多于夏、秋季收集,洗净,晒干	广西壮药第三卷 2018

【中药标准】

名称	动物来源	药用部位	产地加工	标准
浮海石	脊突苔虫 *Costazia aculeata* Canu et Bassler	骨骼	多于夏、秋二季收集,洗净,晒干	药典 1977
浮海石	脊突苔虫 *Costazia aculeata* Canu et Bassler	骨骼	多于夏、秋二季收集,洗净,晒干	部颁中药材
海浮石	脊突苔虫 *Costazia aculeata* Canu et Bassler 火山喷出的岩浆凝固形成的多孔状石块浮石	骨骼 石块	—	黑龙江 2001
浮海石▲	火山喷出的岩浆凝固形成的多孔状石块 脊突苔虫 *Costazia aculeata* Canu et Bass.	石块 骨骼	浮石 全年可采,以夏季为多,自海中捞出,晒干。 石花 6—10 月自海中捞出,用清水洗去盐质及泥沙,晒干	内蒙古 1988
海浮石*	火山喷出的岩浆凝固形成的多孔状石块 脊突苔虫 *Costazia aculeata* Canu et Bassler	石块 骨骼	多于夏、秋二季收集,洗净,晒干	四川 1987
浮海石*	脊突苔虫 *Costazia aculeata* Canu et Bassler	骨骼	多于夏、秋二季收集,洗净,晒干	北京炮规 2023
海浮石	火成岩类岩石形成的多孔状块状物(浮石) 脊突苔虫 *Costazia aculeata* Canu et Bassler 等(浮海石)	块状物 骨骼	自海中捞出,洗去泥沙,干燥	甘肃炮规 2022
海浮石	火成岩类岩石形成的多孔状石块(浮石) 脊突苔虫 *Costazia aculeata* Canu et Bassler 干燥骨骼(浮海石)	石块 骨骼	—	山东炮规 2022
浮海石	脊突苔虫 *Costazia aculeata* Canu et Bassler 瘤分胞苔虫 *Celleporina costazii*(Audouin)等	骨骼	夏、秋二季自海中捞出,用清水漂洗,除去盐质、泥沙,干燥	安徽炮规 2019
浮海石	脊突苔虫 *Costazia aculeata* Canu et Bassler	骨骼	夏、秋二季收集,洗净,干燥	天津炮规 2018
浮海石#	脊突苔虫 *Costazia aculeata* Canu et Bassler	骨骼	—	重庆炮规 2006
浮海石	脊突苔虫 *Costazia aculeata* Canu et Bassler	骨骼	—	药典 2020 附

续表

名称	动物来源	药用部位	产地加工	标准
浮海石	火山喷出的岩浆凝固而成的石块 脊突苔虫	石块 干燥体	—	贵州 2003 附

附注：*前者习称"浮石"，后者习称"浮海石"；#主含碳酸钙[$CaCO_3$]；▲习称"石花"。

94 羊胆水

【来源】牛科动物山羊、绵羊。

【学名】

《中国药用动物志》	《中国民族药志要》
山羊 *Capra hircus* Linnaeus	山羊 *Capra hircus* Linnaeus
绵羊 *Ovis aries* Linnaeus	绵羊 *Ovis aries* L.（《中国民族药志》）

【民族药标准】

名称	动物来源	药用部位	产地加工	标准
羊胆水*	山羊 *Capra hircus* Linnaeus 绵羊 *Ovis aries* Linnaeus	新鲜胆汁#	宰羊时收集胆汁，滤过，取滤液	贵州第二册 2019

【中药标准】

名称	动物来源	药用部位	产地加工	标准
牛羊胆汁	黄牛 *Bos taurus domesticus* Gmelin 绵羊 *Ovis aries* L. 山羊 *Capra hircus* L.	胆汁	宰杀牛、羊时割取其胆，将胆汁倾入容器内密封贮藏，鲜用；或将胆囊挂于通风处阴干，全年采收	宁夏 2018
羊胆水	山羊 *Capra hircus* L. 绵羊 *Ovis aries* L.	胆汁	—	贵州 1988
羊胆	山羊 *Capra hircus* L. 绵羊 *Ovis aries* L.	胆	—	药典 2020 附
羊胆汁	山羊 *Capra hircus* Linnaeus 绵羊 *Ovis aries* Linnaeus	胆汁	—	山西 1987 附

附注：*同为中药标准收载品种；#胆囊中所得的新鲜胆汁。

95 蟾酥

【来源】蟾蜍科动物中华大蟾蜍（中华蟾蜍）、黑眶蟾蜍。

【学名】

《中国药用动物志》	《中国动物志》
中华蟾蜍 *Bufo gargarizans* Cantor	中华蟾蜍 *Bufo gargarizans* Cantor
黑眶蟾蜍 *Bufo melanostictus* Schneider	黑眶蟾蜍 *Bufo melanostictus* Schneider

【民族药标准】

名称	动物来源	药用部位	产地加工	标准
蟾酥/巴哈因—舒斯	中华大蟾蜍 *Bufo bufo gargarizans* Cantor 黑眶蟾蜍 *Bufo melanostictus* Schneider	分泌物	多于夏、秋二季捕捉蟾蜍，洗净，挤取耳后腺和皮肤腺的白色浆液，加工，干燥	蒙药 2021

【中药标准】

名称	动物来源	药用部位	产地加工	标准
蟾酥	中华大蟾蜍 *Bufo bufo gargarizans* Cantor 黑眶蟾蜍 *Bufo melanostictus* Schneider	分泌物	多于夏、秋二季捕捉蟾蜍，洗净，挤取耳后腺和皮肤腺的白色浆液，加工，干燥	药典 2020

96 驴蹄

【来源】马科动物驴。

【学名】

《中国药用动物志》	《中国民族药志要》
驴 *Equidae asinus* Linnaeus	驴 *Equus asinus* Linnaeus

【民族药标准】

名称	动物来源	药用部位	产地加工	标准
驴蹄/额勒吉根—图古列	驴 *Equus asinus* Linnaeus	蹄甲	—	蒙药 2021

97 蛇蜕

【来源】游蛇科动物黑眉锦蛇、锦蛇（王锦蛇）、乌梢蛇等。

【学名】

《中国药用动物志》	《中国动物志》
黑眉锦蛇 *Elaphe taeniura* Cope	黑眉锦蛇 *Elaphe taeniura* Cope
王锦蛇 *Elaphe carinata*（Günther）	王锦蛇 *Elaphe carinata*（Günther）
乌梢蛇 *Zaocys dhumnades*（Cantor）	乌梢蛇 *Zaocys dhumnades*（Cantor）

【民族药标准】

名称	动物来源	药用部位	产地加工	标准
蛇蜕/毛盖因—照乐宝德斯	黑眉锦蛇 *Elaphe taeniura* Cope 锦蛇 *Elaphe carinata*（Günther） 乌梢蛇 *Zaocys dhumnades*（Cantor）等	蜕下的表皮膜	春末夏初或冬初采集，除去泥沙，干燥	蒙药 2021
蛇蜕	黑眉锦蛇 *Elaphe taeniura* Cope 锦蛇 *Elaphe carinata* Günther 乌梢蛇 *Zaocys dhumnades* Cantor 等	蜕下的表皮膜	春末夏初或冬初采集，除去泥沙，干燥	维药 1993

【中药标准】

名称	动物来源	药用部位	产地加工	标准
蛇蜕	黑眉锦蛇 *Elaphe taeniura* Cope 锦蛇 *Elaphe carinata*（Günther） 乌梢蛇 *Zaocys dhumnades*（Cantor）等	蜕下的表皮膜	春末夏初或冬初收集，除去泥沙，干燥	药典 2020

98 德妥

【来源】牛科动物牛、羊等。

【民族药标准】

名称	动物来源	药用部位	产地加工	标准
德妥	牛、羊等动物的头盖骨	—	—	四川藏药制剂附

99 湖蛙

【来源】蛙科动物湖蛙。

【学名】

拉汉英两栖爬行动物名称	拉汉脊椎动物名称
湖蛙 *Rana ridibunda* Pollas	湖蛙 *Rana ridibunda* Pollas

【民族药标准】

名称	动物来源	药用部位	产地加工	标准
湖蛙	湖蛙 *Rana ridibunda* Pollas	全体	生殖季节捕捉，用线绳拴着晒干	部颁维药
湖蛙	湖蛙 *Rana ridibunda* Pollas	全体	生殖季节捕捉，剖腹，除去内脏，用线绳拴着，洗净，晒干	新疆炮规 2020

100 林蛙

【来源】蛙科动物中国林蛙、高山蛙（高山倭蛙）。

【学名】

《中国药用动物志》	《中国动物志》
中国林蛙 *Rana chensinensis* David	中国林蛙 *Rana chensinensis* David
高山蛙 *Alterana parkeri* Stejneger	高山倭蛙 *Nanorana parkeri*（Stejneger）

【民族药标准】

名称	动物来源	药用部位	产地加工	标准
林蛙/白巴	中国林蛙 *Rana tamporaria chensinensis* David 高山蛙 *Alterana parkeri* Stejneger	全体	9 月前后捕杀,除净内脏,晾干	部颁藏药
中国林蛙/巴哇	中国林蛙 *Rana tamporaria chensinensis* David	全体	9 月前后捕杀,除净内脏,晾干	青海藏药 1992
林蛙/白巴	中国林蛙 *Rana tamporaria chensinensis* David 高山蛙 *Alterana parkeri* Stejneger	全体	9 月前后捕杀,除净内脏,晾干	青海藏药炮规 2010

【中药标准】

名称	动物来源	药用部位	产地加工	标准
蛤士蟆	中国林蛙 *Rana temporaria chinensis* David	全体	秋季捕捉,洗净,干燥;或除去内脏,洗净,干燥	四川增补 1992
哈士蟆	中国林蛙 *Rana temporaria chinensis* David	全体	—	重庆炮规 2006
哈士蟆	中国林蛙 *Rana temporaria chinensis* David	全体	—	贵州 2003 附

101 刺猬

【来源】猬科动物刺猬(普通刺猬)。

【学名】

《中国经济动物志》	《中国哺乳动物分布》
普通刺猬 *Erinaceus europaeus* Linnaeus	刺猬 *Erinaceus europaeus* Linnaeus

【民族药标准】

名称	动物来源	药用部位	产地加工	标准
刺猬/冈	刺猬 *Erinaceus europaeus* Linnaeus	棘刺	—	西藏藏药炮规 2022

102 沙蜥

【来源】蜥蜴科动物草原沙蜥、丽斑麻蜥。

【学名】

《中国药用动物志》	《中国动物志》
草原沙蜥 *Phrynocephalus frontalis* Strauch(《中国动物药志》)	草原沙蜥 *Phrynocephalus frontalis* Strauch
丽斑麻蜥 *Eremias argus* Peters	丽斑麻蜥 *Eremias argus* Peters

【民族药标准】

名称	动物来源	药用部位	产地加工	标准
沙蜥/浩宁—古日布勒	草原沙蜥 *Phrynocephalus frontalis* Strauch	肉体	夏、秋季捕杀,抛去内脏,切去头、四肢爪,晒干	蒙药 2021
沙蜥/米巴	丽斑麻蜥 *Eremias argus* Peters	全体	捕杀后,除净内脏,干燥	青海藏药炮规 2010

【中药标准】

名称	动物来源	药用部位	产地加工	标准
蜥蜴	丽斑麻蜥 *Eremias argus* Peters 山地麻蜥 *Eremias brenchleyi* Güenther	全体	夏季、秋季捕捉,置开水中烫死,置通风处阴干、晒干或烘干	山西第一册 2017
蜥蜴/马蛇子	丽斑麻蜥 *Eremias argus* Peters 华北麻蜥 *Eremias brenchleyi* Güenther	全体	夏、秋二季捕捉,用白酒喷洒,死后,置通风干燥处,晒干	江西 2014
马蛇子	丽斑麻蜥 *Eremias argus* Peters 华北麻蜥 *Eremias brenchleyi* Güenther	全体	夏、秋二季捕捉,用白酒喷洒,死后,置通风干燥处,晒干	北京 1998
麻蜥/马蛇子	麻蜥 *Eremias argus* Peters	全体	夏、秋季捕捉,烫死,洗净干燥	吉林 1977
蜥蜴	丽斑麻蜥 *Eremias argus* Peters	全体	夏、秋二季捕捉,处死,置通风处干燥	安徽炮规 2019
马舌子	丽斑麻蜥 *Eremias argus* Peters 及同科数种麻蜥	全体	夏、秋季捕捉。捉后捏死,以铁丝从头部串起来,烘干或晒干	天津炮规 2018
马舌子	丽斑麻蜥 *Eremias argus* Peters	全体	—	部颁 2 册附
蜥蜴	丽斑麻蜥 *Eremias argus* Peters	全体	—	部颁 11 册附

103　喜山鬣蜥

【来源】鬣蜥科动物喜山鬣蜥(喜山岩蜥)。

【学名】

《中国药用动物志》	《中国动物志》
喜山岩蜥 *Laudakia himalayana*(Steindachner)	喜山岩蜥 *Laudakia himalayana*(Steindachner)

【民族药标准】

名称	动物来源	药用部位	产地加工	标准
喜山鬣蜥/藏巴	喜山鬣蜥 *Agama himalayana*(Steindachner)	全体	捕杀后,除净内脏,干燥	部颁藏药
喜山鬣蜥/藏巴夏	喜山鬣蜥 *Agama himalayanascocra* Steindachner	全体*	捕猎后,除去内脏,洗净,干燥	西藏藏药炮规2022
喜山鬣蜥/藏巴	喜山鬣蜥 *Agama himalayana* Steindachner	全体	捕杀后,除净内脏,干燥	青海藏药炮规2010

附注:*除去内脏的干燥全体。

104　新疆鬣蜥

【来源】鬣蜥科动物新疆鬣蜥(新疆岩蜥)。

【学名】

《中国动物志》	《中国物种红色名录》
新疆岩蜥 *Laudakia stoliczkana*(Blanford)	新疆岩蜥 *Laudakia stoliczkana*(Blanford)

【民族药标准】

名称	动物来源	药用部位	产地加工	标准
新疆鬣蜥	新疆鬣蜥 *Agama stoliczkana* Blanford	全体	5—9月捕捉,剖腹,取出内脏,洗净,晒干	部颁维药
新疆鬣蜥*	新疆鬣蜥 *Agama stoliczkana* Blanford	全体	5—9月捕捉,剖腹,除去内脏,洗净,晒干	新疆炮规2020

附注:*新疆炮规2010收载名称"新疆鬣蜥/开司兰曲克"。

105　麝香

【来源】鹿科动物林麝、马麝、原麝。

【学名】

《中国药用动物志》	《中国哺乳动物分布》
林麝 *Moschus berezovskii* Flerov	林麝 *Moschus berezovskii* Flerov
马麝 *Moschus chrysogaster*(Hodgson)	马麝 *Moschus sifanicus* Büchner
原麝 *Moschus moschiferus* Linnaeus	原麝 *Moschus moschiferus* Linnaeus

【民族药标准】

名称	动物来源	药用部位	产地加工	标准
麝香/拉仔	林麝 *Moschus berezovskii* Flerov 马麝 *Moschus sifanicus* Pryewalski	分泌物#	饲养者直接从活麝的香囊中取出香仁,晾干或用干燥器密闭干燥*	六省藏标
麝香/扎嘎日	林麝 *Moschus berezovskii* Flerov 马麝 *Moschus sifanicus* Przewalski 原麝 *Moschus moschiferus* Linnaeus	分泌物#	家麝直接从其香囊中取出麝香仁,阴干或用干燥器密闭干燥*	蒙药2021
麝香	林麝 *Moschus berezovskii* Flerov 马麝 *Moschus sifanicus* Przewalski 原麝 *Moschus moschiferus* Linnaeus	分泌物#	家养麝直接从其香囊中取出麝香仁,阴干或作干燥器密闭干燥*	维药1993
麝香/拉子	林麝 *Moschus berezovskii* Flerov 马麝 *Moschus sifanicus* Przewalski 原麝 *Moschus moschiferus* L.	分泌物#	—	西藏藏药炮规2022

【中药标准】

名称	动物来源	药用部位	产地加工	标准
麝香	林麝 *Moschus berezovskii* Flerov 马麝 *Moschus sifanicus* Przewalski 原麝 *Moschus moschiferus* Linnaeus	分泌物[#]	家麝直接从其香囊中取出麝香仁,阴干或用干燥器密闭干燥[*]	药典 2020

附注:[*]割取香囊,阴干,习称"毛壳麝香",剖开香囊,除去囊壳,习称"麝香仁";[#]成熟雄体香囊中的分泌物。

106 全蝎

【来源】钳蝎科动物东亚钳蝎。

【学名】

《中国药用动物志》	《中国毒性民族药志》
东亚钳蝎 *Buthus martensii* Karsch	东亚钳蝎 *Buthus martensii* Karsch

【民族药标准】

名称	动物来源	药用部位	产地加工	标准
全蝎/ 赫林奇图—浩如海	东亚钳蝎 *Buthus martensii* Karsch	全体	春末至秋初捕捉,除去泥沙,置沸水或沸盐水中,煮至全身僵硬,捞出,置通风处,阴干	蒙药 2021
全蝎/迪巴纳保	东亚钳蝎 *Buthus martensii* Karsch	全体	春末至秋初捕捉,除去泥沙,置沸水或沸盐水中,煮至全身僵硬,捞出,除去毒刺,置通风处,阴干	西藏藏药炮规 2022
全蝎/斗巴	东亚钳蝎 *Buthus martensii* Karsch	全体	春末至秋初捕捉	青海藏药炮规 2010

【中药标准】

名称	动物来源	药用部位	产地加工	标准
全蝎	东亚钳蝎 *Buthus martensii* Karsch	全体	春末至秋初捕捉,除去泥沙,置沸水或沸盐水中,煮至全身僵硬,捞出,置通风处,阴干	药典 2020

107 蟹

【来源】华溪蟹科动物锯齿华溪蟹。

【学名】

《中国药用动物志》	《中国动物志》
锯齿华溪蟹 *Sinopotamon denticulatum* (H. Milne-Edwards)	锯齿华溪蟹 *Sinopotamon denticulatum* (H. Milne-Edwards)

【民族药标准】

名称	动物来源	药用部位	产地加工	标准
蟹[*]	锯齿华溪蟹 *Patamon denticulatum* (H. Milne-Edwards)	全体	立冬前后捕捉,洗净,烫死,晒干或鲜用	贵州 2003

附注:[*]同为中药标准收载品种。

108 螃蟹

【来源】蟹科动物溪蟹(锯齿华溪蟹)、云南溪蟹(云南近溪蟹指名亚种)、中华绒毛螯蟹(中华绒螯蟹)。

【学名】

《中国药用动物志》	《中国动物志》
锯齿华溪蟹 *Sinopotamon denticulatum* (H. Milne-Edwards)	锯齿华溪蟹 *Sinopotamon denticulatum* (H. Milne-Edwards)
云南溪蟹 *Potamon yunnanense* Kemp.(《中华藏本草》)	云南近溪蟹指名亚种 *Potamiscus yunnanense yunnanense* Kemp.
中华绒螯蟹 *Eriocheir sinensis* H. Milne-Edwards	中华绒螯蟹 *Eriocheir sinensis* H. Milne-Edwards(《中国民族药志要》)

【民族药标准】

名称	动物来源	药用部位	产地加工	标准
螃蟹/地森	溪蟹 *Potamon* (*Potamon*) *denticuatus* (H. Milne-Edwards) 云南溪蟹 *Potamon* (*Potomiscus*) *yunnanensis* Kemp.	全体	夏、秋间捕捉,晒干或烘干	六省藏标
螃蟹/地森	中华绒毛螯蟹 *Eriocheir sinensis* H. Milne-Edwalds 溪蟹 *Potamon* (*Potamon*) *denticulata* 云南溪蟹 *Potamon* (*Potamon*) *yunnanensis* Kemp.	全体	夏、秋捕捉,洗净沙土,置开水中烫死,晒干或烘干	部颁藏药

续表

名称	动物来源	药用部位	产地加工	标准
螃蟹/斗森	中华绒毛螯蟹 *Eriocheir sinensis* H. Milne-Edwards 溪蟹 *Potamon*(*Potamon*) *denticuatus* 云南溪蟹 *Potamon*(*Potamon*) *yunnanensis* Kemp.	全体	夏秋季捕捉后,洗净沙土,置开水中烫死,晒干	青海藏药 1992
螃蟹/地森	云南溪蟹 *Potamon yunnanensis* Kemp. 等同科多种动物	全体	秋季捕杀,洗净,干燥	西藏藏药炮规 2022
螃蟹/地森	中华绒毛螯蟹 *Eriocheir sinensis* H. Milne-Edwards 溪蟹 *Potamon*(*Potamon*) *denticulata* 云南溪蟹 *Potamon*(*Potamon*) *yunnanensis* Kemp.	全体	夏、秋捕捉,洗净沙土,置开水中烫死,晒干或烘干	青海藏药炮规 2010
方海/奈玛勒吉	中华绒螯蟹 *Eriocheir sinensis* H. Milne-Edwards	全体	夏、秋捕捉,洗净沙土,置开水中烫死,晒干或烘干	蒙药 2021

【中药标准】

名称	动物来源	药用部位	产地加工	标准
方海	中华绒螯蟹 *Eriocheir sinensis* H. Milne-Edwards	全体	春、秋两季捕捉,将肢体捆起,晒干或烘干,防止生蛆变质	辽宁第一册 2009
方海/螃蟹	中华绒毛螯蟹 *Eriocheir sinensis* H. Milne-Edwards 溪蟹 *Potamon*(*Potamon*) *denticulata* 云南溪蟹 *Potamon*(*Potamon*) *yunanensis*	全体	—	药典 2020 附
方海/螃蟹	中华绒毛螯蟹 *Eriocheir sinensis* H. Milne-Edwards 溪蟹 *Potamon*(*Potamon*) *denticulata* 云南溪蟹 *Potamon*(*Potamon*) *yunanensis*	全体	—	山西 1987 附

109 牛心

【来源】牛科动物牛、黄牛(牛)。

【学名】

《中国药用动物志》	《中国民族药志》
牛 *Bos taurus domesticus* Gmelin	牛 *Bos taurus domesticus* Gmelin

【民族药标准】

名称	动物来源	药用部位	产地加工	标准
牛心/乌赫仁—吉如和	牛 *Bos taurus domesticus* Gmelin	心脏	宰杀后取心脏,除掉脂肪,切成数瓣,置通风处阴干	蒙药 2021
牛心	黄牛 *Bos taurus domesticus* Gmelin	心脏	屠宰时,将心脏取出,除去脂肪,切成数瓣,置通风处阴干	部颁蒙药附

【中药标准】

名称	动物来源	药用部位	产地加工	标准
牛心	牛 *Bos taurus domesticus* Gmelin 水牛 *Bubalus bubalis* Linnaeus	心	—	药典 2020 附

110 牦牛心

【来源】牛科动物牦牛。

【学名】

《中国药用动物志》	《中国哺乳动物分布》
牦牛 *Bos grunniens* Linnaeus	牦牛 *Bos grunniens* Linnaeus

【民族药标准】

名称	动物来源	药用部位	产地加工	标准
牦牛心/萨日鲁根—吉如和	牦牛 *Bos grunniens* L.	心脏	捕杀后取心脏,除掉脂肪,切成条状,置通风处阴干	蒙药 2021
牦牛心/亚宁	牦牛 *Bos grunniens* Linnaeus	心脏	捕杀健康牦牛后取其心脏,切块或切片,阴干	西藏公告 2022#
野牛心/宗格娘	牦牛 *Bos grunniens* Linnaeus	心脏*	捕杀后取带血心脏,阴干	六省藏标

续表

名称	动物来源	药用部位	产地加工	标准
野牛心/ 宝哈—古热森—居日和	牦牛 *Bos grunniens* L.	心脏	捕杀后取心脏,除掉脂肪,切成条状,置通风处阴干	蒙药 2021
野牛心	牦牛 *Bos grunniens* Linnaeus	心脏 *	—	部颁藏药附
野牛心/仲娘	牦牛 *Bos grunniens* Linnaeus	带血干燥心脏	—	青海藏药 1992 附
野牦牛心/仲娘	牦牛 *Bos grunniens* Linnaeus	心脏	捕杀取心,阴干	青海藏药炮规 2010

附注:＊带血的心脏;#西藏《关于征求红糖等 38 个地方药材质量标准(草案)意见建议的公告》2022.11.29。

111 兔心

【来源】兔科动物兔(高原兔)、蒙古兔(草原兔)、东北兔、高原兔、野兔(高原兔)。

【学名】

《中国药用动物志》	《中国哺乳动物分布》
高原兔 *Lepus oiostolus* Hodgosn	灰尾兔 *Lepus oiostolus* Hodgosn
东北兔 *Lepus mandschuricus* Radde	东北兔 *Lepus mandschuricus* Radde
草原兔 *Lepus tolai* Pallas(《中国民族药志》)	蒙古兔 *Lepus tolai* Pallas(《中国民族药志要》)

【民族药标准】

名称	动物来源	药用部位	产地加工	标准
兔心/日旺娘	兔 *Lepus oiostolus* Hodgosn	心脏	捕取,去净血块,阴干	六省藏标
兔心/日旺娘	兔 *Lepus oiostolus* Hodgosn	心脏	捕杀取心,除去血液,阴干	部颁藏药
兔心/日旺娘	兔 *Lepus oiostolus* Hodgson	心脏	捕杀取心,除去血液,阴干	青海藏药 1992
兔心/托连—吉如和	蒙古兔 *Lepus tolai* Pallas 东北兔 *Lepus mandschuricus* Radde 高原兔 *Lepus oiostolus* Hodgson	心脏	捕杀后取出带血心脏,阴干或低温烘干	蒙药 2021
野兔心/托连—吉如和	蒙古兔 *Lepus tolai* Pallas 为主的东北兔 *Lepus mandschuricus* Radde 等同类动物	心脏	捕杀后取出心脏,晒干或烘干	蒙药 2021
兔心/日旺娘	野兔 *Lepus oiostolus* Hodgosn	心脏	捕杀取心,阴干	青海藏药炮规 2010
兔心	蒙古兔 *Oryctolagus cuniculus domesticus*(Gmelin)	心脏	秋冬二季,取带血心脏,置阴凉处干燥	部颁蒙药附

【中药标准】

名称	动物来源	药用部位	产地加工	标准
家兔心	家兔 *Oryctolagus cuniculus domesticus*(Gmelin)	心脏	屠宰取心,除去残肉,洗净,干燥	吉林第二册 2019

112 驴血

【来源】马科动物驴。

【学名】

《中国药用动物志》	《中国民族药志要》
驴 *Equidae asinus* Linnaeus	驴 *Equus asinus* Linnaeus

【民族药标准】

名称	动物来源	药用部位	产地加工	标准
驴血/额勒吉根—绰斯	驴 *Equidae asinus* Linnaeus	血	秋、冬二季宰杀后,收取鲜血,阴干	蒙药 2021
驴血	驴 *Equus asinus* L.	血液	取健康驴的血,晾干或低温烘干	四川藏药 2020
驴血/旺查合	驴 *Equus asinus* Linnaeus	血液	捕杀时,血液置容器中,干燥	青海藏药炮规 2010
驴血	驴 *Equus asinus* Linnaeus	血液	—	部颁藏药附
驴血/旺查合	驴 *Equus asinus* Linnaeus	血液	—	青海藏药 1992 附
驴血/彭查	驴 *Equus asinus* Linnaeus	血	取健康驴的血,晾干或低温烘干	西藏公告 2022 *

附注:＊西藏《关于征求红糖等 38 个地方药材质量标准(草案)意见建议的公告》2022.11.29。

113 猪血

【来源】猪科动物猪。

【学名】

《中国药用动物志》	《中国民族药志要》
猪 *Sus scrofa domestica* Brisson	猪 *Sus scrofa domestica* Brisson

【民族药标准】

名称	动物来源	药用部位	产地加工	标准
猪血/嘎海因—绰斯	猪 *Sus scrofa domestica* Brisson	血	全年均可采收秋、冬二季最适合,杀猪时采血,放置于平底器皿中,置通风处阴干	蒙药 2021
猪血	猪 *Sus scrofa domestica* Brisson	血液	取健康猪的血液,阴干或加热成块,风干或低温烘干	四川藏药 2014
猪血/帕查合	猪 *Sus scrofa domestica* Brisson	血液	收取后阴干	青海藏药 1992
猪血/帕查合	猪 *Sus scrofa domestica* Brisson	血液	捕杀时,血液置容器中,干燥	青海藏药炮规 2010
猪血/帕查	猪 *Sus scrofa* Linnaeus	血液	取健康猪的血,除去杂质,晾干	西藏公告 2022*
猪血粉/帕岔	猪 *Sus scrofa domestica* Brisson	血液	收取后阴干	六省藏标
猪血干	猪 *Sus scrofa domestica* Brisson	血	秋冬二季收取鲜血,阴干	部颁蒙药附

【中药标准】

名称	动物来源	药用部位	产地加工	标准
猪血粉	猪 *Sus scrofa domestica* Brisson	血	取健康鲜猪血,干燥,粉碎成粗粉	湖北 2018
猪血粉	猪 *Sus scrofa domestica* Brisson	血	捕杀经疫检合格的猪,取鲜血,干燥,粉碎成粗粉	广东第一册 2004
猪血	猪 *Sus scrofa domestica* Brisson	血	全年可采,采自经检疫的健康猪宰杀时收集的新鲜血液,鲜用	广西第二册 1996

附注:*西藏《关于征求红糖等 38 个地方药材质量标准(草案)意见建议的公告》2022.11.29。

114 牦牛血

【来源】牛科动物牦牛。

【学名】

《中国药用动物志》	《中国哺乳动物分布》
牦牛 *Bos grunniens* Linnaeus	牦牛 *Bos grunniens* Linnaeus

【民族药标准】

名称	动物来源	药用部位	产地加工	标准
牦牛血/亚查	牦牛 *Poephagus grunniens* Linnaeus	血	取健康牦牛的血,晾干或低温烘干	西藏局颁 2022*
野牛血	牦牛 *Bos grunniens* Linnaeus	血液	—	部颁藏药附
野牛血/仲查合	牦牛 *Bos grunniens* Linnaeus	血液	收取阴干	青海藏药 1992 附

附注:*西藏局颁 XZ－BC－003－2022。

115 螺厣

【来源】盔螺科动物管角螺,田螺科动物中国圆田螺(中华圆田螺),骨螺科动物红螺、皱红螺等。

【学名】

《中国药用动物志》	《中国海洋生物名录》
管角螺 *Hemifusus tuba* Gmelin	管角螺 *Hemifusus tuba*(Gmelin)
中华圆田螺 *Cipangopaludina cathayensis*(Heude)	中华圆田螺 *Cipangopaludina cathayensis*(Heude)(《中国经济动物志》)
红螺 *Rapana thomasiana* Crosse	脉红螺 *Rapana vense*(Valenciennes)
皱红螺 *Rapana bezoar*(Linnaeus)	红螺 *Rapana bezoar*(Linnaeus)

【民族药标准】

名称	动物来源	药用部位	产地加工	标准
螺厣/曲森代毛	田螺科 *Viri paride* 动物	厣	捕捉后烫死,取厣	青海藏药 1992

续表

名称	动物来源	药用部位	产地加工	标准
螺厣/纳格	红螺 *Rapana bezoar*（Linnaeus） 管角螺 *Hemifusus tuba* Gmelin 等螺类	螺厣	四季均可捕捉,捕捉后置沸水中烫死,取螺厣,晒干	西藏藏药炮规 2022
螺厣/那格	管角螺 *Hemifusus tuba* Gmelin 等螺类	厣	四季均可捕捉,捕后置沸水中烫死,取厣,晒干	青海藏药炮规 2010
螺厣	中国圆田螺 *Cipangopaludina chinensis*（Gray）等几种田螺	厣	—	部颁藏药附
螺厣/纳格	红螺 *Rapana vense*（Valenciennes） 皱红螺 *Rapana bezoar*（Linnaeus） 管角螺 *Hemifusus tuba* 等螺类	厣	四季均可捕捉,捕捉后置沸水中烫死,取螺厣,晒干	西藏公告 2022*

附注：*西藏《关于征求青杠果等 14 个地方药材质量标准（草案）意见建议的公告》20221123。

116 蛇眼

【来源】游蛇科动物锦蛇（王锦蛇）、乌梢蛇等多种无毒蛇。

【学名】

《中国药用动物志》	《中国动物志》
王锦蛇 *Elaphe carinata*（Günther）	王锦蛇 *Elaphe carinata*（Günther）
乌梢蛇 *Zaocys dhumnades*（Cantor）	乌梢蛇 *Zaocys dhumnades*（Cantor）

【民族药标准】

名称	动物来源	药用部位	产地加工	标准
蛇眼/珠米	锦蛇 *Elphe carinata*（Günther） 乌梢蛇 *Zaocys dhumnades*（Cantor）等多种无毒蛇	眼球	春末夏初或冬初捕杀,摘取眼球,洗净,干燥	西藏藏药炮规 2022

117 凤凰衣

【来源】雉科动物家鸡。

【学名】

《中国药用动物志》	《中国民族药志要》
家鸡 *Gallus gallus domesticus*（Brisson）	家鸡 *Gallus gallus domesticus* Brisson

【民族药标准】

名称	动物来源	药用部位	产地加工	标准
凤凰衣#	家鸡 *Gallus gallus domesticus* Brisson	蛋壳内的卵膜	自孵小鸡后的蛋壳内取出卵膜,干燥	贵州 2003

【中药标准】

名称	动物来源	药用部位	产地加工	标准
凤凰衣	家鸡 *Gallus gallus domesticus* Briss.	卵膜*	取孵小鸡后蛋壳内的软膜,洗净,阴干	药典 1977
凤凰衣	家鸡 *Gallus gallus domesticus* Brisson	卵膜*	全年均可采收,取蛋壳内的软膜,洗净,晾干	辽宁第二册 2019
凤凰衣	家鸡 *Gallus gallus domesticus* Brisson	卵膜*	全年均可采收,取孵出小鸡后蛋壳内的软膜,洗净,晾干	广东第三册 2018
凤凰衣	家鸡 *Gallus gallus domesticus* Briss.	卵膜*	取孵小鸡后蛋壳内的软膜,洗净,阴干	江西 2014
凤凰衣	家鸡 *Gallus gallus domesticus* Brisson	卵膜*	全年均可采收,取孵出小鸡后蛋壳内的软膜,洗净,晾干	湖南 2009
凤凰衣	家鸡 *Gallus gallus domesticus* Brisson	卵膜*	孵出小鸡后,剥取内膜,洗净,阴干	甘肃 2009
凤凰衣	家鸡 *Gallus gallus domesticus* Brisson	卵膜*	全年均可采收,取孵出小鸡后蛋壳内的软膜,洗净,晾干	山东 2002
凤凰衣	家鸡 *Gallus gallus domesticus* Brisson	卵膜*	孵小鸡后取出蛋壳内软膜,洗净,阴干	北京 1998
凤凰衣	家鸡 *Gallus gallus domesticus* Brisson	卵膜*	将孵出小鸡后的蛋壳敲碎,剥取内膜,洗净,阴干	上海 1994
凤凰衣	家鸡 *Gallus gallus domesticus* Brisson	卵膜*	取孵小鸡后的蛋壳,敲碎,除去硬壳,取内层白色软膜,洗净,阴干	河南 1993
凤凰衣	家鸡 *Gallus gallus domesticus* Briss.	卵膜*	取孵小鸡后蛋壳内的软膜,洗净,阴干	山西 1987
凤凰衣	家鸡 *Gallus gallus domesticus* Brisson	卵膜*	全年可采收,孵出小鸡后,取出壳内软膜,干燥	安徽炮规 2019

续表

名称	动物来源	药用部位	产地加工	标准
凤凰衣	家鸡 *Gallus gallus domesticus* Brisson	卵膜*	取孵小鸡后蛋壳内软膜,洗净,阴干	天津炮规 2018
凤凰衣	家鸡 *Gallus gallus domesticus* Brisson	卵膜*	—	药典 2020 附

附注:﹡卵孵鸡后蛋壳内的卵膜;#同为中药标准收载品种。

118 猪胰

【来源】猪科动物猪。

【学名】

《中国药用动物志》	《中国民族药志要》
猪 *Sus scrofa domestica* Brisson	猪 *Sus scrofa domestica* Brisson

【民族药标准】

名称	动物来源	药用部位	产地加工	标准
猪胰/满谋	猪 *Sus scrofa domestica* Brisson	新鲜胰脏	屠猪时割取,鲜用或低温冷藏保鲜备用	广西壮药第三卷 2018

【中药标准】

名称	动物来源	药用部位	产地加工	标准
猪胰脏粉	猪 *Sus scrofa domestica* Brisson	胰脏	经脱脂脱水,再阴干加工制成	北京 1998
猪胰	猪 *Sus scrofa domestica* Brisson	新鲜胰脏	屠猪时割取,鲜用或低温冷藏保鲜备用	广西第二册 1996

119 黑蚂蚁

【来源】蚁科动物拟黑刺蚂蚁(丝光褐林蚁)、双齿多刺蚁(双突多刺蚁)。

【学名】

《中国药用动物志》	《中国经济昆虫志》
丝光褐林蚁 *Formica fusca* Linnaeus	丝光褐林蚁 *Formica fusca* Linnaeus
双突多刺蚁 *Polyrhachis dives* F. Smith	双突多刺蚁 *Polyrhachis dives* F. Smith

【民族药标准】

名称	动物来源	药用部位	产地加工	标准
黑蚂蚁	拟黑刺蚂蚁 *Formica fusca* Linnaeus	虫体	夏秋捕获,用沸水烫死,取出,晾干	部颁维药
黑蚂蚁/闷喃	双齿多刺蚁 *Polyrhachis dives* Smith	全体	全年可采集,闷死后,除去杂质,晒干	广西壮药第三卷 2018
黑蚂蚁#	双齿多刺蚁 *Polyrhachis dives* Smith	虫体	夏秋捕获,用沸水烫死,取出,晾干	新疆炮规 2020

【中药标准】

名称	动物来源	药用部位	产地加工	标准
黑蚂蚁	双齿多刺蚁 *Polyrhachis dives* Smith	全体	夏、秋二季捕捉,置适宜容器内闷死,取出干燥,或用55℃烘死,晾干	甘肃 2020
黑蚂蚁	拟黑多刺蚁 *Polyrhachis vicina* Roger	全体	春、冬二季捕捉,闷死,干燥	湖北 2018
黑蚂蚁	鼎突多刺蚁 *Polyrhachis vicina* Roger 双齿多刺蚁 *Polyrhachis dives* Smith	全体*	夏、秋两季捕捉,于55℃烘死,除去杂质,即得	浙江第一册 2017
蚂蚁	双齿多刺蚁 *Polyrhachis dives* Smith 拟黑多刺蚁 *Polyrhachis vicina* Roger	体	全年可采集,闷死后,除去杂质,晒干	山东 2012
黑蚂蚁/鼎突多刺蚁	双齿多刺蚁 *Polyrhachis dives* Smith	成虫全体	11月至次年3月前捕捉,置适宜容器内闷死,取出干燥,或用60℃水迅速烫死,晾干	湖南 2009
黑蚂蚁	双齿多刺蚁 *Polyrhachis dives* Smith	全体	11月至次年3月前捕捉,置适宜容器内闷死,取出干燥	云南第一册 2005
黑蚂蚁	双齿多刺蚁 *Polyrhachis dives* Smith	全体	全年可采集,闷死后,除去杂质,晒干	广西第二册 1996
黑蚂蚁	双齿多刺蚁 *Polyrhachis dives* Smith	全体*	夏、秋两季捕捉,烫死,或置适宜容器内闷死,干燥	北京炮规 2023

续表

名称	动物来源	药用部位	产地加工	标准
蚂蚁	丝光褐林蚁 *Formica fusca* L. 拟黑多翅蚁 *Polyrhachis vicina* Roger 等 多种无毒蚂蚁	全体	全年可捕捉,捕获后,除去泥沙、杂质,置于60℃水中迅速处死,取出,晾干	安徽炮规2019

附注:＊主要为工蚁,亦有雌蚁和雄蚁,有时带有蚁蛹;#新疆炮规2010以名称"黑蚂蚁/卡拉确木来"收载动物来源"拟黑刺蚂蚁 *Formica fusca* Linnaeus"。

120 香鼬

【来源】鼬科动物香鼬。

【学名】

《中国药用动物志》	《中国民族药志要》
香鼬 *Mustela altaica* Pallas	香鼬 *Mustela altaica* Pallas

【民族药标准】

名称	动物来源	药用部位	产地加工	标准
香鼬/社蒙格夏	香鼬 *Mustela altaica* Pallas	肉	捕取,剥去皮毛,除净内脏,去掉四爪,阴干	六省藏标

121 甲鱼

【来源】鳖科动物中华鳖(鳖)。

【学名】

《中国药用动物志》	《中国动物志》
鳖 *Pelodiscus sinensis*(Wiegmann)	鳖 *Pelodiscus sinensis*(Wiegmann)

【民族药标准】

名称	动物来源	药用部位	产地加工	标准
甲鱼/堵逢	中华鳖 *Trionyx sinensis* Wiegmann	去内脏的新鲜全体	春、夏季捕捉	广西壮药第一卷2008

【中药标准】

名称	动物来源	药用部位	产地加工	标准
活鳖	鳖 *Trionyx sinensis*(Wiegmann)	活体	全年均可捕捉,活体使用	浙江第一册2017
鳖	鳖 *Trionyx sinensis* Wiegmann	新鲜活体	—	江苏2016
鳖肉	中华鳖 *Trionyx sinensis*(Wiegmann)	去内脏的肉	春、夏季捕捉,鲜用	广西第二册1996
活鳖	鳖 *Trionyx sinensis* Wiegmann	活体	—	部颁4册附
活鳖	鳖 *Trionyx sinensis* Wiegmann	活体	—	北京1998附

122 鳝鱼

【来源】合鳃科动物黄鳝。

【学名】

《中国药用动物志》	《中国动物志》
黄鳝 *Monopterus albus*(Zuiew)	黄鳝 *Monopterus albus*(Zuiew)

【民族药标准】

名称	动物来源	药用部位	产地加工	标准
黄鳝＊	黄鳝 *Monopterus albus*(Zuiew)	肉或全体	春、夏、秋三季均可捕捉,鲜用或制成肉干	贵州第二册2019

附注:＊同为中药标准收载品种。

123 蛞蝓

【来源】足襞蛞蝓科动物覆套足襞蛞蝓(高突足襞蛞蝓)。

【学名】

《中国经济动物志》	《中国民族药志要》
高突足襞蛞蝓 *Vaginulus alte* Férussac	覆套足襞蛞蝓 *Vaginulus alte* Férussac

名称	动物来源	药用部位	产地加工	标准
蛞蝓/碾沐	覆套足襞蛞蝓 *Vaginulus alte*（Férussac）	全体	夏、秋季捕捉，用沸水烫死，晒干或低温干燥	广西壮药第二卷 2011

124 牛胆汁

【来源】牛科动物黄牛（牛）、水牛。

【学名】

《中国药用动物志》	《中国民族药志》
牛 *Bos taurus domesticus* Gmelin	牛 *Bos taurus domesticus* Gmelin
水牛 *Bubalus bubalis*（Linnaeus）	水牛 *Bubalus bubalis* Linnaeus（*Bos gaurus* H. Smith）（《中国民族药志要》）

【民族药标准】

名称	动物来源	药用部位	产地加工	标准
牛胆汁	黄牛 *Bos taurus domesticus* Gmelin	胆汁	宰牛时立即取出胆囊后挂起阴干，或剖开胆囊，取胆汁盛于容器内，密封贮藏，或加热干燥	部颁维药
牛胆汁*	黄牛 *Bos taurus domesticus* Gmelin 水牛 *Bubalus bubalis* L.	新鲜胆汁#	屠宰时采集胆汁	贵州第二册 2019
牛胆汁	黄牛 *Bos taurus domesticus* Gmelin 水牛 *Bubalus bubalis* Linnaeus	胆汁	在宰牛时当场取汁	维药 1993
牛胆汁	黄牛 *Bos taurus domesticus* Gmelin	胆汁	宰牛时取出胆囊后挂起阴干，或剖开胆囊，取胆汁，过滤后，盛于容器内，密封贮藏，或加热干燥	新疆炮规 2020

【中药标准】

名称	动物来源	药用部位	产地加工	标准
牛胆汁	牛 *Bos taurus domesticus* Gmelin	胆汁	屠宰牛时取出牛胆，将牛胆汁倒入容器中，用瓶装，封口，冷藏或冷冻贮藏	辽宁第二册 2019
牛胆汁	牛 *Bos taurus domesticus* Gmelin	胆汁	—	药典 2020 附
牛胆汁	牛 *Bos taurus domesticus* Gmelin	胆汁	—	山西 1987 附
牛胆膏	牛 *Bos taurus domesticus* Gmelin	胆汁膏	—	上海 1994 附

附注：*同为中药标准收载品种；#胆囊中所得的新鲜胆汁。

125 猪胆汁

【来源】猪科动物猪。

【学名】

《中国药用动物志》	《中国民族药志要》
猪 *Sus scrofa domestica* Brisson	猪 *Sus scrofa domestica* Brisson

【民族药标准】

名称	动物来源	药用部位	产地加工	标准
猪胆汁/忍霉谋	猪 *Sus scrofa domestica* Brisson	新鲜胆汁	—	广西壮药第一卷 2008

【中药标准】

名称	动物来源	药用部位	产地加工	标准
猪胆粉	猪 *Sus scrofa domestica* Brisson	胆汁	—	药典 2020

126 水蛭

【来源】水蛭科动物蚂蟥（宽体金线蛭）、水蛭（日本医蛭）、柳叶蚂蟥（尖细金线蛭）。

【学名】

《中国药用动物志》	《中国动物志》
宽体金线蛭 *Whitmania pigra*（Whitman）	宽体金线蛭 *Whitmania pigra*（Whitman）
日本医蛭 *Hirudo nipponica*（Whitman）	日本医蛭 *Hirudo nipponica* Whitman
尖细金线蛭 *Whitmania acranulata*（Whitman）	尖细金线蛭 *Whitmania acranulata* Whitman

【民族药标准】

名称	动物来源	药用部位	产地加工	标准
水蛭/蚂蟥/麻洪	蚂蟥 *Whitmania pigra* Whitman 水蛭 *Hirudo nipponica* Whitman 柳叶蚂蟥 *Whitmania acranulata* Whitman	全体	夏、秋季捕捉,用沸水烫死,晒干或低温干燥	广西瑶药第二卷 2022
水蛭/堵平	蚂蟥 *Whitmania pigra* Whitman 水蛭 *Hirudo nipponica* Whitman 柳叶蚂蟥 *Whitmania acranulata* Whitman	全体	夏、秋二季捕捉,用沸水烫死,晒干或低温干燥	广西壮药第二卷 2011
水蛭/祖鲁克	蚂蟥 *Whitmania pigra* Whitman 水蛭 *Hirudo nipponica* Whitman 柳叶蚂蟥 *Whitmania acranulata* Whitman	全体	夏、秋二季捕捉,用沸水烫死,晒干或低温干燥	新疆炮规 2010

【中药标准】

名称	动物来源	药用部位	产地加工	标准
水蛭	蚂蟥 *Whitmania pigra* Whitman 水蛭 *Hirudo nipponica* Whitman 柳叶蚂蟥 *Whitmania acranulata* Whitman	全体	夏、秋二季捕捉,用沸水烫死,晒干或低温干燥	药典 2020

127 沙龙子

【来源】石龙子科动物沙龙子。

【学名】

《中国药用动物志》	《中华本草·维吾尔药卷》
沙龙子 *Scincus officinalis* Linnaeus	沙龙子 *Scincus officinalis* Linnaeus

【民族药标准】

名称	动物来源	药用部位	产地加工	标准
沙龙子	沙龙子 *Scincus officinalis* Linnaeus	全体	全年均可捕捉,除去内脏,体内放入盐,晒干	部颁维药
沙龙子	沙龙子 *Scincus officinalis* Linnaeus	全体	全年均可捕捉,除去内脏,体内放入盐,晒干	新疆炮规 2020

128 铜石龙子

【来源】石龙子科动物铜石龙子(铜蜓蜥)。

【学名】

《中国药用动物志》	《中国动物志》
铜蜓蜥 *Sphenomorphus indicus*(Gray)	铜蜓蜥 *Sphenomorphus indicus*(Gray)

【民族药标准】

名称	动物来源	药用部位	产地加工	标准
铜石龙子/藏巴	铜石龙子 *Sphenomorphus indicus*(Gray)	全体	捕后去内脏,干燥	六省藏标
铜石龙子/藏巴	铜石龙子 *Sphenomorphus indicus*(Gray)	全体	捕杀后,除净内脏,干燥	青海藏药 1992

【中药标准】

名称	动物来源	药用部位	产地加工	标准
石龙子	蝘蜓 *Lygosoma indicum*(Gray)	全体	夏、秋捕捉,摔死或用开水烫死后,除去内脏,晒干或烘干	甘肃 2009
铜石龙子	铜蜓蜥 *Sphenomorphus indicus* Gray	全体	经置缸中饲养一昼夜后将其杀死,即得	部颁 12 册附

129 瓦楞子

【来源】蚶科动物毛蚶、泥蚶、魁蚶。

【学名】

《中国药用动物志》	《中国海洋生物名录》
毛蚶 *Scapharca subcrenata*(Lischke)	毛蚶 *Scapharca kagoshimensis*(Tokunaga)
泥蚶 *Tegillarca granosa*(Linnaeus)	泥蚶 *Tegillarca granosa*(Linnaeus)
魁蚶 *Scapharca broughtoni*(Schrenk)	魁蚶 *Scapharca broughtoni*(Schrenk)

【民族药标准】

名称	动物来源	药用部位	产地加工	标准
瓦楞子/甲隆瓦	毛蚶 *Arca subcrenata* Lischke 泥蚶 *Arca granosa* Linnaeus 魁蚶 *Arca inflata* Reeve	贝壳	秋、冬季至次年春季捕捞,洗净,置沸水中略煮,去肉,干燥	广西壮药第一卷2008

【中药标准】

名称	动物来源	药用部位	产地加工	标准
瓦楞子	毛蚶 *Arca subcrenata* Lischke 泥蚶 *Arca granosa* Linnaeus 魁蚶 *Arca inflata* Reeve	贝壳	秋、冬至次年春捕捞,洗净,置沸水中略煮,去肉,干燥	药典2020

矿 物 类

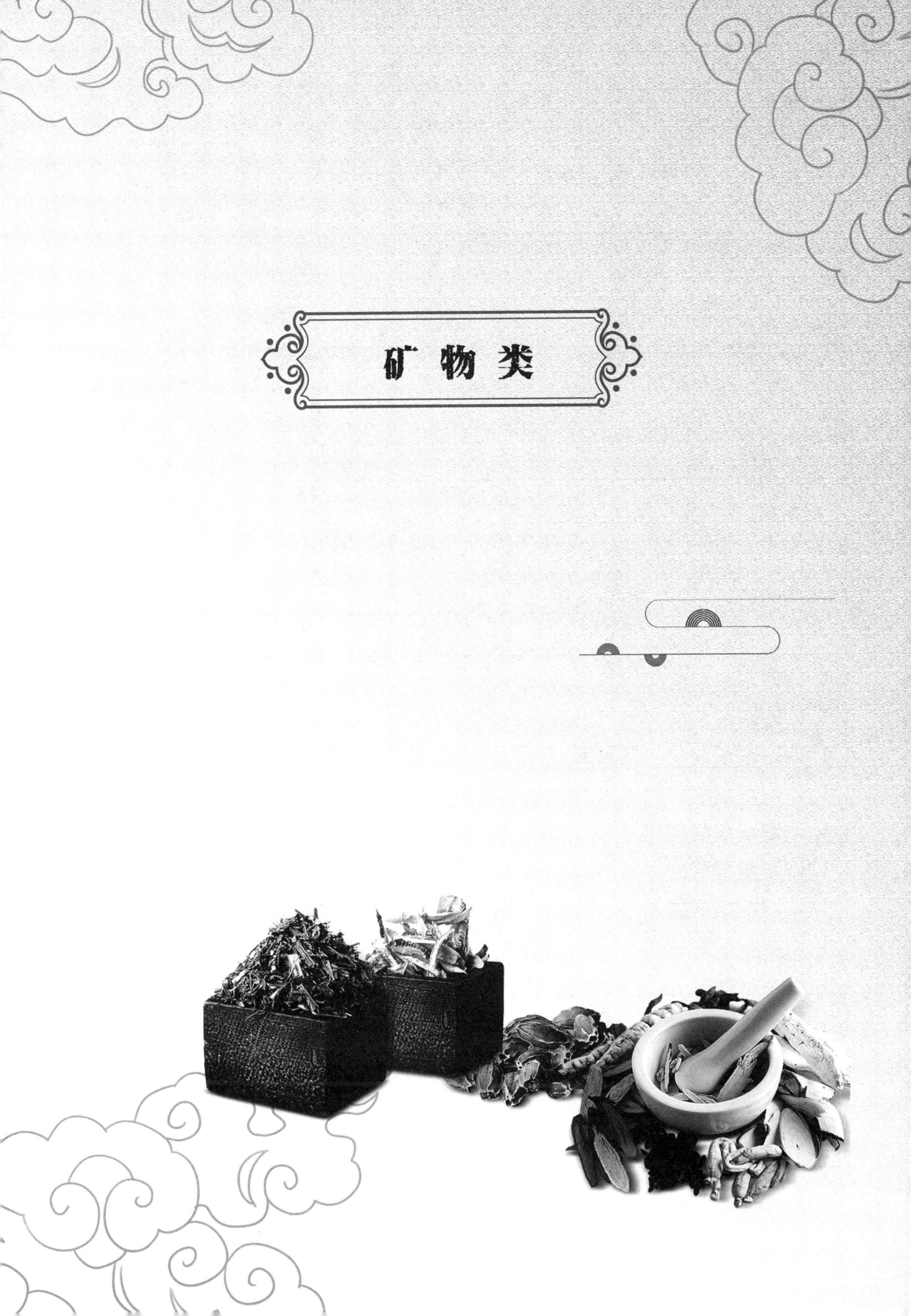

1 欧珀

【来源】硅盐酸类矿物欧珀。

【民族药标准】

名称	矿物来源	成分	产地加工	标准
欧珀/币汝*	矿物欧珀(Opal)	硬化的二氧化硅凝胶,含5%~10%的水分	—	西藏藏药炮规 2022

附注:*通常分有虹彩的、无虹彩的两种,藏医药文献中将其分为"碧若达拉"和"森嘎拉"。

2 东子嘎布

【来源】硅酸盐类矿物针状硅灰石。

【民族药标准】

名称	矿物来源	成分	产地加工	标准
东子嘎布	针状硅灰石(Wollastonite)	—	—	西藏藏药炮规 2022

3 东子木布

【来源】铁矿(如黄铁矿、磁铁矿等)在风化的条件下形成的含氧化亚铁的矿物针铁矿。

【民族药标准】

名称	矿物来源	成分	产地加工	标准
东子木布/东孜木布	针铁矿	—	—	西藏藏药炮规 2022

4 夺赤

【来源】褐铁矿的一种天然矿物禹粮石。

【民族药标准】

名称	矿物来源	成分	产地加工	标准
夺赤	禹粮石(Limonite)	—	—	西藏藏药炮规 2022

5 翡翠

【来源】一种硬玉。

【民族药标准】

名称	矿物来源	成分	产地加工	标准
翡翠/玛尔嘎	硬玉*	—	—	青海藏药 1992 附

附注:*一种翠绿色和粉红色的硬玉,是单斜辉石中碱性辉石的一种。

6 白矾

【来源】硫酸盐类矿物明矾石。

【民族药标准】

名称	矿物来源	成分	产地加工	标准
白矾	明矾石	主含含水硫酸铝钾[$KAl(SO_4)_2 \cdot 12H_2O$]	加工提炼制成	广西瑶药第二卷 2022
白矾/查干—白邦	明矾石	主含硫酸铝钾[$KAl(SO_4)_2 \cdot 12H_2O$]	加工提炼制成	蒙药 2021
白矾	明矾石	硫酸铝钾[$KAl(SO_4)_2 \cdot 12H_2O$]不少于99.0%	加工提炼制成	维药 1993

【中药标准】

名称	矿物来源	成分	产地加工	标准
白矾	明矾石	主含含水硫酸铝钾[$KAl(SO_4)_2 \cdot 12H_2O$]	加工提炼制成	药典 2020

7 胆矾

【来源】三斜晶系胆矾的矿石(硫酸盐类)或人工制成的含水硫酸铜。

【民族药标准】

名称	矿物来源	成分	产地加工	标准
胆矾/呼和—白邦	胆矾(Chalcanthite)	主含硫酸铜[$CuSO_4 \cdot 5H_2O$]	铜矿中挖得,选择蓝色透明的结晶	蒙药 2021

续表

名称	矿物来源	成分	产地加工	标准
胆矾	胆矾矿石 人工制成	含水硫酸铜[$CuSO_4 \cdot 5H_2O$]	—	维药 1993
胆矾/布合班	胆矾族矿物	含五水硫酸铜[$CuSO_4 \cdot 5H_2O$]	—	青海藏药 1992
胆矾	胆矾矿石 人工制成	含水硫酸铜[$CuSO_4 \cdot 5H_2O$]	—	新疆炮规 2020
胆矾/伯半	胆矾矿石	主含含水硫酸铜[$CuSO_4 \cdot 5H_2O$]	全年均可开采	青海藏药炮规 2010

【中药标准】

名称	矿物来源	成分	产地加工	标准
胆矾	胆矾矿石	主含含水硫酸铜	开采铜、铅、锌等矿时选取*	药典 1977
胆矾	胆矾矿石	主含含水硫酸铜[$CuSO_4 \cdot 5H_2O$]	开采铜、铅、锌等矿物时选取*	四川 2010
胆矾	胆矾矿石	主含含水硫酸铜[$CuSO_4 \cdot 5H_2O$]	开采铜、铅、锌等矿物时选取	山东 2002
胆矾	胆矾矿石 人工制成	主含含水硫酸铜[$CuSO_4 \cdot 5H_2O$]	—	北京 1998
胆矾	胆矾矿石(Chaloanthite)	主含含水硫酸铜[$CuSO_4 \cdot 5H_2O$]	—	上海 1994
胆矾	胆矾矿石 人工制成	含水硫酸铜	—	河南 1993
胆矾	胆矾矿石	主含含水硫酸铜	全年均可开采,开采铜、铅、锌等矿时选择蓝色玻璃样有光泽之结晶即可*	内蒙古 1988
胆矾	胆矾矿石 人工制成	主含含水硫酸铜[$CuSO_4 \cdot 5H_2O$]	采挖铜矿时,选择蓝色玻璃状,具光泽的结晶 硫酸作用于铜片或氧化铜而制得	北京炮规 2023
胆矾	胆矾矿石 人工制成#	主含含水硫酸铜[$CuSO_4 \cdot 5H_2O$]	铜矿中挖取,选择蓝色、有玻璃光泽的结晶	安徽炮规 2019
胆矾	胆矾矿石 人工制成#	主含含水硫酸铜[$CuSO_4 \cdot 5H_2O$]	全年均可开采或开采铜矿时,选择蓝色玻璃状,具光泽的结晶	天津炮规 2018
胆矾	胆矾矿石(Chalcanthite) 人工制成	主含含水硫酸铜[$CuSO_4 \cdot 5H_2O$]	—	重庆炮规 2006
胆矾	胆矾矿石	主含含水硫酸铜	—	药典 2020 附
胆矾	胆矾矿石	主含含水硫酸铜	—	山西 1987 附

附注:*或用化学方法制得;#硫酸作用于铜片氧化而制得。

8 黄矾

【来源】硫酸盐类矿物黄矾。

【民族药标准】

名称	矿物来源	成分	产地加工	标准
黄矾/沙日—白邦	黄矾	主含硫酸铁	—	蒙药 2021
黄矾/丝粗	黄矾矿石#	主含硫酸铁[$Fe_2O_3 \cdot 2SO_3 \cdot 10H_2O$]	—	西藏公告 2022*

附注:*西藏《关于征求青杠果等14个地方药材质量标准(草案)意见建议的公告》20221123;#经加工精制而成的结晶体。

9 皂矾

【来源】硫酸盐类矿物水绿或化学合成品。

【民族药标准】

名称	矿物来源	成分	产地加工	标准
皂矾(绿矾)/哈日—白邦▲	水绿矾矿石	主含硫酸亚铁[$FeSO_4 \cdot 7H_2O$]	采挖后,除去杂质	蒙药 2021
绿矾/那措尔	水绿矾	主含含水硫酸亚铁[$FeSO_4 \cdot 7H_2O$]	采挖后除去杂质	青海藏药炮规 2010
那措尔	黑矾矿石	主含硫酸亚铁[$FeSO_4 \cdot 7H_2O$]	采挖后,除去杂质	西藏公告 2022#

【中药标准】

名称	矿物来源	成分	产地加工	标准
皂矾/绿矾	水绿矾	主含含水硫酸亚铁[$FeSO_4 \cdot 7H_2O$]	采挖后,除去杂石	药典 2020
青矾	水绿矾	主含硫酸亚铁[$FeSO_4 \cdot 7H_2O$]	采挖后,除去杂质,加工而成的结晶块	四川 1987
皂矾/绿矾/绛矾	水绿矾 人工制品*	主含硫酸亚铁[$FeSO_4 \cdot 7H_2O$]	采收后,除去杂质	安徽炮规 2019
青矾	水绿矾	主含硫酸亚铁[$FeSO_4 \cdot 7H_2O$]	—	重庆炮规 2006
黑矾	水绿矾 化学合成	—	—	部颁 1 册附
青矾	水绿矾 人工制品*	主含硫酸亚铁	—	贵州 2003 附

附注:*人工制品(绛矾);#西藏《关于征求蝇子草等 21 个地方药材质量标准(草案)意见建议的公告》2022.11.25;▲蒙药习用名称"黑矾"。

10 曲久夺

【来源】 在岩石裂隙和地表面上形成的混杂有多种矿物元素的疏松多孔矿物。

【民族药标准】

名称	矿物来源	成分	产地加工	标准
曲久夺	疏松多孔矿物*	—	—	西藏藏药炮规 2022

附注:*溶解有矿物质和矿物盐的地热水和蒸汽,由于温度、压力的变化,在岩石裂隙和地表面上形成的混杂有多种矿物元素的疏松多孔矿物。

11 马盖

【来源】 硅酸盐类矿物。

【民族药标准】

名称	矿物来源	成分	产地加工	标准
马盖/祖母绿#	硅酸盐类矿物(Emerald)	主含[$Be_3Al_2(Si_6O_{18})$]	采挖后除去杂石	西藏藏药第一册 2012
祖母绿/玛尔盖	含铍铝的硅酸盐	分子式为[$Be_3Al_2(Si_6O_{18})$]*	采挖后,除去杂石	青海藏药炮规 2010

附注:*其中 Be、Al 可被不同元素所替代,若发生 Cr、V 替代,则呈现绿色;#西藏藏药炮规 2022 收载名称"玛尔盖"。

12 石膏

【来源】 硫酸盐类矿物硬石膏族石膏。

【民族药标准】

名称	矿物来源	成分	产地加工	标准
石膏/朝伦—竹岗	石膏	主含含水硫酸钙[$CaSO_4 \cdot 2H_2O$]	采挖后,除去杂石及泥沙	蒙药 2021
石膏	石膏	主含含水硫酸钙[$CaSO_4 \cdot 2H_2O$]	采挖后,除去泥沙及杂石	维药 1993

【中药标准】

名称	矿物来源	成分	产地加工	标准
石膏	石膏	主含含水硫酸钙[$CaSO_4 \cdot 2H_2O$]	采挖后,除去杂石及泥沙	药典 2020

13 红石膏

【来源】 硫酸盐类矿物硬石膏族红石膏。

【民族药标准】

名称	矿物来源	成分	产地加工	标准
寒水石	红石膏	—	全年均可采挖,挖出后除去泥沙及杂石	六省藏标
北寒水石/额莫—壮西	矿物红石膏(Cypsum)	主含含水硫酸钙[$CaSO_4 \cdot 2H_2O$]	—	蒙药 2021
红石膏/北寒水石	红石膏(Gypsum)矿石	主含含水硫酸钙[$CaSO_4 \cdot 2H_2O$]	—	蒙药炮规 2020
红石膏/北寒水石/君西	红石膏(Gypsum Rubrum)	主含含水硫酸钙[$CaSO_4 \cdot 2H_2O$]	采挖后,除去泥沙及杂石	青海公告 2021▲

【中药标准】

名称	矿物来源	成分	产地加工	标准
北寒水石	红石膏	主含含水硫酸钙[$CaSO_4 \cdot 2H_2O$]	采挖后,除去沙及杂石	部颁中药材
北寒水石	红石膏	主含含水硫酸钙[$CaSO_4 \cdot 2H_2O$]	采挖后,除去泥沙及杂石	黑龙江 2001
北寒水石	红石膏	主含含水硫酸钙[$CaSO_4 \cdot 2H_2O$]	采挖后,除去泥沙及杂石	北京炮规 2023
北寒水石	红石膏	主含含水硫酸钙[$CaSO_4 \cdot 2H_2O$]	采挖后,除去泥沙及杂石	天津炮规 2018
北寒水石	红石膏	主含含水硫酸钙[$CaSO_4 \cdot 2H_2O$]	采挖后,除去泥沙及杂石	福建炮规 2012
北寒水石	红石膏	主含含水硫酸钙[$CaSO_4 \cdot 2H_2O$]	—	湖南炮规 2010
北寒水石	红石膏	主含含水硫酸钙[$CaSO_4 \cdot 2H_2O$]	—	陕西炮规第二册 2009
寒水石	石膏*(Gypsum rubrum) 方解石#(Calcite)	主含含水硫酸钙[$CaSO_4 \cdot 2H_2O$] 主含碳酸钙[$CaCO_3$]	采挖后,除去泥沙,拣去杂石	江西炮规 2008
北寒水石	红石膏	主含含水硫酸钙[$CaSO_4 \cdot 2H_2O$]	—	药典 2020 附

附注:*称北寒水石,主含含水硫酸钙[$CaSO_4 \cdot 2H_2O$];#称南寒水石,主含碳酸钙[$CaCO_3$];▲青海《关于征求斑花黄堇等21种藏药材质量标准(征求意见稿)意见的函》DYB63 - QHZYC002 - 2021。

14 硬石膏

【来源】硫酸盐类矿物硬石膏族石膏。

【民族药标准】

名称	矿物来源	成分	产地加工	标准
硬石膏/岗替	石膏(Gypsolith anhydrock)	主含含水硫酸钙($CaSO_4 \cdot 2H_2O$)	采挖后,除去杂石及泥沙	西藏藏药炮规 2022

15 碱花

【来源】天然碱、天然土碱。

【民族药标准】

名称	矿物来源	成分	产地加工	标准
碱花/浦多	分枝状结晶*	主含碳酸钠	全年均可采收,干燥即得	六省藏标
碱花/浦多	天然碱	主含碳酸钠[Na_2CO_3]	采挖后,除去杂质	部颁藏药
碱花/吾多	天然碱	主含碳酸钠[Na_2CO_3]	采挖后,除去杂质	青海藏药 1992
碱花/布多	白色粉末#	主含碳酸钠[Na_2CO_3]	—	西藏藏药炮规 2022
碱花	天然土碱(Trona soil)	主含碳酸钠[Na_2CO_3],还含较多量的硫酸盐和镁、钙、铝等	自然粗结晶碱花的炮制净化品	蒙药炮规 2020
碱花/吾朵	天然碱	主含碳酸钠[Na_2CO_3]	采挖后,除去杂质	青海藏药炮规 2010

【中药标准】

名称	矿物来源	成分	产地加工	标准
碱花	分枝状结晶*	主含碳酸钠	采收后,干燥	药典 1977
碱花	分枝状结晶	主含碳酸钠	—	药典 2020 附

附注:*咸水湖边生成,主含碳酸钠的分枝状结晶;#咸水湖边天然形成的一种白色粉末。

16 泉华

【来源】泉水。

【民族药标准】

名称	矿物来源	成分	产地加工	标准
泉华/刚透	泉水沉淀出来的碳酸盐*	主含[Na_2CO_3]	—	青海藏药 1992

附注:*泉水自地下溢出地表,压力骤然降低,使溶解于其中的大量二氧化碳,呈过饱和而沉淀出来的碳酸盐。

17 石灰华

【来源】碳酸盐类矿物。

【民族药标准】

名称	矿物来源	成分	产地加工	标准
石灰华/居岗	粉状块*	主含碳酸钙	全年均可采收,除去泥沙及杂石,阴干	六省藏标

名称	矿物来源	成分	产地加工	标准
石灰华/居岗	碳酸盐类矿物	主含碳酸钙[CaCO$_3$]	全年均可采集,除去泥土、杂石	部颁藏药
石灰华/肖绕因—竹岗	碳酸盐类矿物	主含碳酸钙[CaCO$_3$]	全年均可采集,除去泥土、杂石	蒙药 2021
石灰华/曲吉岗	碳酸盐类矿物	主含碳酸钙[CaCO$_3$]	全年均可采集,除去泥土、杂石	青海藏药 1992
石灰华/曲居岗	碳酸盐类矿物	主含碳酸钙[CaCO$_3$]	全年均可采挖,除去泥土、杂石	青海藏药炮规 2010

【中药标准】

名称	矿物来源	成分	产地加工	标准
石灰华	主含碳酸钙的粉状块	—	采收后除去泥沙及杂石,阴干	药典 1977
石灰华	主含碳酸钙的粉状块	—	—	药典 2020 附

附注:＊水溶解岩石沉积而成的主含碳酸钙的粉状块。

18 雄黄

【来源】单斜晶系硫化砷的矿石、硫化物类矿物雄黄族雌黄。

【民族药标准】

名称	矿物来源	成分	产地加工	标准
雌黄/哇拉	雌黄	主含三硫化二砷[As$_2$S$_3$]	全年均可采挖,采挖后除去杂质和砂石	青海藏药炮规 2010
雌黄/哇拉	雌黄矿物	—		青海藏药 1992 附
雌黄/帕拉	雌黄矿石(Orpiment)	主含三硫化二砷[As$_2$S$_3$]	采挖后,除去杂质	西藏公告 2022 ＊
煨雌黄	雌黄矿石(Orpiment)	主含三硫化二砷[As$_2$S$_3$]	—	蒙药炮规 2020

【中药标准】

名称	矿物来源	成分	产地加工	标准
雌黄	雌黄矿石	主含三硫化二砷[As$_2$S$_3$]	全年均可采挖,采挖后,除去泥土、砂石等杂质	山东 2022
雌黄	雌黄矿石	主含三硫化二砷[As$_2$S$_3$]	全年均可采挖,采挖后,除去泥土、砂石等杂质	甘肃 2020
雌黄	雌黄矿石	主含三硫化二砷[As$_2$S$_3$]	采挖后,除去杂质	上海 1994
雌黄	雌黄矿石	主含三硫化二砷[As$_2$S$_3$]	全年均可采挖,采挖后,除去杂质及砂石或在雄黄矿中选取呈金黄色的矿石	天津炮规 2018
雌黄	雌黄矿石	主要成分是三硫化二砷	—	药典 2020 附
雌黄	雌黄矿石	主含三硫化二砷[As$_2$S$_3$]	—	部颁 5 册附

附注:＊西藏《关于征求青杠果等 14 个地方药材质量标准(草案)意见建议的公告》20221123。

19 雄黄

【来源】单斜晶系雄黄矿石、硫化物类矿物雄黄。

【民族药标准】

名称	矿物来源	成分	产地加工	标准
雄黄/董惹	含硫化砷的矿石	—	采挖后,剔除杂质、泥土等即得	六省藏标
雄黄/额日—阿拉坦—呼呼日	雄黄矿石	主含二硫化二砷[As$_2$S$_2$]	采挖后,除去杂质	蒙药 2021
雄黄/雄汪	雄黄矿石	主含二硫化二砷[As$_2$S$_2$]	全年均可采挖,除去杂质	广西瑶药第二卷 2022
雄黄/东瑞	雄黄矿石	主含硫化砷[As$_2$S$_2$]	采挖后除去杂质	青海藏药炮规 2010

【中药标准】

名称	矿物来源	成分	产地加工	标准
雄黄	雄黄	主含二硫化二砷[As$_2$S$_2$]	采挖后,除去杂质	药典 2020

20 硫黄

【来源】天然硫黄矿。

【民族药标准】

名称	矿物来源	成分	产地加工	标准
硫黄/木斯	天然硫黄矿	—	将硫黄矿石在坑内用素烧罐加热至熔化,立即倒入模型中,冷后取出即得	六省藏标

名称	矿物来源	成分	产地加工	标准
硫黄/呼呼日	自然硫	—	采挖后,加热熔化,除去杂质;或用含硫矿物经加工制得	蒙药 2021
硫黄	自然硫	—	采挖后,加热熔化,除去杂质;或用含硫矿物经加工制得	维药 1993
硫磺/母司赛保	自然硫(Sulphur)	—	—	西藏藏药炮规 2022
硫磺/木斯赛保/硫黄	自然硫	—	采得后,加热熔化,除去杂质,冷却即得;或用含硫矿物加工制得	青海藏药炮规 2010

【中药标准】

名称	矿物来源	成分	产地加工	标准
硫黄	自然硫	—	采挖后,加热熔化,除去杂质用含硫矿物经加工制得	药典 2020

21　万年灰

【来源】古建筑物的石灰性块状物。

【民族药标准】

名称	矿物来源	成分	产地加工	标准
万年灰/霍钦—朝灰	石灰性块状物	主含碳酸钙[$CaCO_3$]	采挖后,除去泥沙及杂物	蒙药 2021

22　火晶

【来源】石英类矿物水晶。

【民族药标准】

名称	矿物来源	成分	产地加工	标准
火晶/米协*	水晶(Rock Crystal)	—	经加工制成的凸透镜或聚光镜(Crytallum)	西藏藏药炮规 2022

附注:*藏语称为"米西"。

23　水晶

【来源】石英类结晶体矿物水晶。

【民族药标准】

名称	矿物来源	成分	产地加工	标准
水晶/曲协	水晶(Crystal)	主要化学成分为二氧化硅	—	西藏藏药炮规 2022

24　黄水晶

【来源】含铁元素二氧化硅类矿物黄水晶。

【民族药标准】

名称	矿物来源	成分	产地加工	标准
黄水晶/斯热嘎	黄水晶(Citrine)	—	—	西藏藏药炮规 2022

25　金发晶

【来源】包含不同种类的矿石针状内包物的水晶。

【民族药标准】

名称	矿物来源	成分	产地加工	标准
金发晶/租嗒*	水晶(Rutilated Quartz)	—	—	西藏藏药炮规 2022

附注:*内部的矿物质有氧化钛、金红石、黑色电气石或者阳起石等。

26　嘎布贝加

【来源】硅酸盐类矿物瘤状硅灰石。

【民族药标准】

名称	矿物来源	成分	产地加工	标准
嘎布贝加	瘤状硅灰石(Wollastonite)	—	—	西藏藏药炮规 2022

27 琼久

【来源】硅酸盐类矿物。

【民族药标准】

名称	矿物来源	成分	产地加工	标准
琼久	硅酸盐类矿物（Aquamarine）	主要成分为[$Be_3Al_2(Si_6O_{18})$]	—	西藏藏药第一册 2012

28 褐铁矿

【来源】表生矿物。

【民族药标准】

名称	矿物来源	成分	产地加工	标准
褐铁矿	表生矿物*	—	—	部颁藏药附
褐铁矿/泽合	表生矿物*	—	—	青海藏药 1992 附

附注：* 由含铁矿物，尤其是含铁硫化矿床的地表部分，经氧化和分解而成。

29 黄铁矿

【来源】硫化物类矿物黄铁矿。

【民族药标准】

名称	矿物来源	药用部位	产地加工	标准
黄铁矿/斯司	黄铁矿（Pyrite）	—	—	西藏藏药炮规 2022
黄铁矿/珠西	黄铁矿	主含硫化铁[FeS_2]	采挖后除去杂质	青海藏药炮规 2010

30 针铁矿

【来源】碱式氧化亚铁类矿物针铁矿。

【民族药标准】

名称	矿物来源	成分	产地加工	标准
针铁矿/东泽木布	针铁矿（Goethite）	主要成分为[α-FeO(OH)]	除去杂质	西藏藏药第一册 2012
针铁矿/东泽木保	氢氧化物矿物水合铁氧化物	化学成分为[$Fe_2O_3 \cdot H_2O$]	—	青海藏药炮规 2010
针铁矿	碱式氧化亚铁的矿石	—	—	部颁藏药附

31 蓝铜矿

【来源】含铜的碳酸盐矿物蓝铜矿。

【民族药标准】

名称	矿物来源	成分	产地加工	标准
蓝铜矿/亭温*	蓝铜矿（Azurite）	—	—	西藏藏药炮规 2022

附注：* 又名石青。

32 闪锌矿

【来源】含锌矿物。

【民族药标准】

名称	矿物来源	成分	产地加工	标准
闪锌矿	含锌矿物	主要成分为硫化锌[ZnS]	—	四川藏药制剂附

33 矿泉舍利

【来源】温泉等地热水中形成的混杂有多种矿物元素的碳酸盐矿物矿泉舍利。

【民族药标准】

名称	矿物来源	成分	产地加工	标准
矿泉舍利/曲参仁斯	矿泉舍利	—	—	西藏藏药炮规 2022

34 禹余粮

【来源】氢氧化物类矿物褐铁矿。

【民族药标准】

名称	矿物来源	成分	产地加工	标准
禹余粮	褐铁矿	主含碱式氧化铁[FeO(OH)]	—	蒙药炮规 2020
禹余粮/森德拉/禹粮石	褐铁矿	主含碱式氧化铁[FeO(OH)]	采挖后,除去杂质	青海藏药炮规 2010

【中药标准】

名称	矿物来源	成分	产地加工	标准
禹余粮	褐铁矿	主含碱式氧化铁[FeO(OH)]	采挖后,除去杂石	药典 2020

35 石棉

【来源】硅酸盐类矿物石棉矿石。

【民族药标准】

名称	矿物来源	成分	产地加工	标准
石棉/多吉夏哇玛	石棉矿石	主含含水硅酸镁[3MgO·2SiO$_2$·2H$_2$O]	采得后,除去杂石	青海藏药炮规 2010

36 云母

【来源】硅酸盐类矿物白云母。

【民族药标准】

名称	矿物来源	成分	产地加工	标准
云母/朗才尔	白云母	主含含水硅酸铝钾[KAl$_2$(AlSi$_3$)O$_{10}$(OH,F)$_2$]	全年均可采挖,采集后,除去杂质	青海藏药炮规 2010

【中药标准】

名称	矿物来源	成分	产地加工	标准
云母石	白云母	主含含水硅酸铝钾	采挖后,除去杂质	药典 1977
云母石	白云母	主含含水铝硅酸钾铝[KAl$_2$(AlSi$_3$O$_4$)(OH)$_2$]	采挖后,除去杂质	部颁中药材
云母石	白云母	主含含水硅铝酸钾	采后洗净泥土,除去杂石	内蒙古 1988
云母石	白云母	主含含水硅酸铝钾	采挖后,除去杂质	四川 1987
云母石	白云母	主含含水硅酸铝钾	采挖后,除去杂质	山西 1987
云母	白云母	主含含水铝硅酸钾铝[KAl$_2$(AlSi$_3$O$_{10}$)(OH)$_2$]	采挖后,除去泥沙、杂石	北京炮规 2023
云母石	白云母	主含铝钾的硅酸盐[KAl$_2$(AlSi$_3$O$_{10}$)(OH)$_2$]	—	山东炮规 2022
云母	白云母	主含铝钾的硅酸盐[KAl$_2$(AlSi$_3$)O$_{10}$(OH,F)$_2$]	采挖后,除去泥沙、杂石	安徽炮规 2019
云母石	白云母	主含含水硅酸铝钾[KAl$_2$(AlSi$_3$O$_{10}$)(OH)$_2$]	全年均可采挖,采得后,除去杂质	天津炮规 2018
云母石	白云母(Muscovitum)	主含含水铝硅酸钾铝[KAl$_2$(AlSi$_3$O$_{10}$)(OH)$_2$]	—	重庆炮规 2006

37 玛瑙

【来源】氧化硅类矿物石英。

【民族药标准】

名称	矿物来源	成分	产地加工	标准
玛瑙/玛那或#	石英(Agate)的隐晶质亚种	主要成分为二氧化硅[SiO$_2$]	—	西藏藏药第一册 2012
玛瑙/瑟娘	火山作用*	—	—	青海藏药 1992 附

【中药标准】

名称	矿物来源	成分	产地加工	标准
玛瑙	石英的隐晶质变种	主含二氧化硅[SiO$_2$]	全年均可采挖,采得后除去杂石及泥沙	山东 2022
玛瑙	石英的隐晶质变种	主含二氧化硅[SiO$_2$]	采挖后除去杂石及泥沙	内蒙古 2021
玛瑙	玛瑙(Agate)	由玉髓(隐晶质石英)、蛋白石以及石英组成,主含二氧化硅[SiO$_2$]	全年可采挖,采出后,除去泥沙杂石	江苏 2016
玛瑙	石英的隐晶质变种 Agate	主含二氧化硅[SiO$_2$]	采收后,除去杂质	上海 1994

续表

名称	矿物来源	成分	产地加工	标准
玛瑙	石英的亚种	主含二氧化硅[SiO_2]	采挖后,除去泥沙、杂石	安徽炮规 2019
玛瑙	石英的隐晶质变种	主含二氧化硅[SiO_2]	采挖后,除去杂石	天津炮规 2018
玛瑙	石英(石髓玛瑙)	主含二氧化硅	—	重庆炮规 2006
玛瑙	石英矿的隐晶质变种	主含二氧化硅	—	贵州 2003 附
玛瑙	石英的隐晶质变种	由隐晶质[SiO_2]玉髓及胶体蛋白石[$SiO_2 \cdot nH_2O$]组成,中间有显晶质的石英(Achates)	—	北京 1998 附

附注:﹡在火山作用的后期,热水溶液在火山岩气孔、裂隙中沉积出胶体二氧化硅脱水而成;#西藏藏药炮规2022收载名称"马纳霍"。

38 红玛瑙

【来源】天然玛瑙类矿物红玛瑙。

【民族药标准】

名称	矿物来源	成分	产地加工	标准
红玛瑙/琼	红玛瑙﹡(Red Agate)	—	—	西藏藏药炮规 2022

附注:﹡通常混有蛋白石和隐晶质石英。

39 胆青玛瑙

【来源】玛瑙类矿物胆青玛瑙。

【民族药标准】

名称	矿物来源	成分	产地加工	标准
胆青玛瑙/朵益宁布	胆青玛瑙(Black Agate)	—	—	西藏藏药炮规 2022

40 同心环状玛瑙

【来源】二氧化硅类矿物同心环状玛瑙。

【民族药标准】

名称	矿物来源	成分	产地加工	标准
同心环状玛瑙/叉眠	同心环状玛瑙(Agate)	—	—	西藏藏药炮规 2022

41 红壤

【来源】缺乏碱金属和碱土金属而富含铁、铝氧化物,呈酸性红色的矿物。

【民族药标准】

名称	矿物来源	成分	产地加工	标准
红壤/泽	呈酸性红色的矿物﹡	—	—	青海藏药炮规 2010

附注:﹡缺乏碱金属和碱土金属而富含铁、铝氧化物,呈酸性红色的矿物,铁化合物常包括褐铁矿与赤铁矿等。

42 斯瑞

【来源】在岩脚、残垣、墙角等处形成的苦味陈土。

【民族药标准】

名称	矿物来源	成分	产地加工	标准
斯瑞	陈土	—	取斯瑞,用水漂洗多次,弃去杂质	西藏藏药炮规 2022

43 硇砂

【来源】卤化物类矿物。

【民族药标准】

名称	矿物来源	成分	产地加工	标准
硇砂/加察	氯化铵的结晶体	—	—	六省藏标
硇砂/甲察	卤化物类矿物	主含氯化铵[NH_4Cl]	—	部颁藏药
硇砂/甲擦	卤化物类矿物	主含氯化铵[NH_4Cl]	—	青海藏药 1992
硇砂/加擦	卤化物类矿物	主含氯化铵[NH_4Cl]	全年均可采挖,除去杂质	青海藏药炮规 2010

名称	矿物来源	成分	产地加工	标准
白硇砂/ 赫乐—朝日给其—达布斯	硇砂	主含氯化铵[NH₄Cl]	—	蒙药 1986

【中药标准】

名称	矿物来源	成分	产地加工	标准
硇砂	氯化铵的结晶体	—		药典 1963
硇砂	硇砂	主含氯化铵[NH₄Cl]	全年均可采收,除去杂质和泥土	甘肃 2009
硇砂*	等轴晶系天然矿物(紫硇砂) 等轴晶系天然矿物氯化铵矿石(白硇砂)	—		河南 1993
硇砂	卤化物类矿物	主含氯化铵[NH₄Cl]	—	山东炮规 2022
硇砂	紫色石盐矿石	主含氯化铵	—	药典 2020 附
硇砂	卤化物类矿物	白硇砂主含氯化铵 紫砂主含氯化钠	—	贵州 2003 附
硇砂	紫色石盐矿石	主含氯化铵	—	山西 1987 附

附注:*药材商品中分紫硇砂与白硇砂两种:紫硇砂为等轴晶系天然矿物,含有少量的硫和锂元素的大青盐;白硇砂为等轴晶系天然矿物氯化铵矿石。

44 白硇砂

【来源】 卤化物类矿物硇砂。

【民族药标准】

名称	矿物来源	成分	产地加工	标准
白硇砂	硇砂(Sal Ammoniac)的晶体	主含氯化铵[NH₄Cl]	—	蒙药炮规 2020

【中药标准】

名称	矿物来源	成分	产地加工	标准
白硇砂	氯化铵矿石	主含氯化铵[NH₄Cl]	全年有产,采集后经过提炼,成为结晶块状	内蒙古 2021
白硇砂	火山喷气孔附近的升华产物	主含氯化铵[NH₄Cl]	采收后除去杂质	山东 2002
白硇砂	硇砂矿石	主含氯化铵[NH₄Cl]	全年均可采挖,采挖后除去杂质	北京 1998
白硇砂	硇砂矿石	主含氯化铵[NH₄Cl]	采挖后除去杂质和泥土	甘肃炮规 2022
白硇砂	盐矿石	主含氯化铵[NH₄Cl]	全年可采,挖出后除去杂质	天津炮规 2018

45 紫硇砂

【来源】 卤化物类石盐族石盐。

【民族药标准】

名称	矿物来源	成分	产地加工	标准
紫硇砂/卡如察	石盐	主含氯化钠[NaCl]	自盐湖中取出,晒干	部颁藏药
紫硇砂/乌莫黑—达布斯	石盐	主含氯化钠[NaCl]	自盐湖中取出,晒干	蒙药 2021
紫硇砂/卡日察	石盐	主含氯化钠[NaCl]	自盐湖中取出,晒干	青海藏药 1992
紫硇砂/卡如察	石盐	主含氯化钠[NaCl]	采得后,除去杂质	青海藏药炮规 2010

【中药标准】

名称	矿物来源	成分	产地加工	标准
紫硇砂	紫色石盐的矿石	主含氯化钠[NaCl]	—	内蒙古 2021
紫硇砂	紫色石盐	主含氯化钠[NaCl]	—	湖北 2018
紫硇砂	紫色石盐	主含氯化钠[NaCl]	采收后除去杂质及泥沙	山东 2002
紫硇砂	紫色石盐的矿石	主含氯化钠[NaCl]	—	北京 1998
紫硇砂	紫色石盐	主含氯化钠[NaCl]	—	上海 1994
硇砂	等轴晶系天然矿物(紫硇砂) 氯化铵矿石(白硇砂)	含有少量的硫和锂元素的大青盐(紫硇砂)	—	河南 1993
紫硇砂	紫色石盐	主含氯化钠[NaCl]	采收后,除去泥沙、杂石	安徽炮规 2019

名称	矿物来源	成分	产地加工	标准
紫硇砂	紫色石盐	主含氯化钠[NaCl]	全年均可采挖,采挖后除去杂质	天津炮规 2018
紫硇砂	紫色石盐	主含氯化钠[NaCl]	—	重庆炮规 2006

46 硼砂

【来源】硼酸盐类硼砂族矿物。

【民族药标准】

名称	矿物来源	成分	产地加工	标准
硼砂/察拉	天然硼砂	主含四硼酸钠[$Na_2B_4O_7 \cdot 10H_2O$]	精制而成的结晶	部颁藏药
硼砂/佟萨	—	含[$Na_2B_4O_7 \cdot 10H_2O$]99.0% ~ 100.0%	—	蒙药 2021
硼砂*	天然产硼砂(Borax)	—	加工精制而成的结晶	维药 1993
硼砂/察拉	天然硼砂	主含四硼酸钠[$Na_2B_4O_7 \cdot 10H_2O$]	精制而成的结晶	青海藏药 1992
硼砂/擦拉	硼砂(Borax)	—	—	西藏藏药炮规 2022
硼砂*	天然产硼砂 Borax	[$Na_2B_4O_7 \cdot 10H_2O$]	加工精制而成的结晶	新疆炮规 2020
硼砂/擦拉	硼砂矿石	主要含含水四硼酸钠[$Na_2B_4O_7 \cdot 10H_2O$]	精制而成的结晶#	青海藏药炮规 2010

【中药标准】

名称	矿物来源	成分	产地加工	标准
硼砂	硼砂	主含含水四硼酸钠[$Na_2B_4O_7 \cdot 10H_2O$]	精制而成的结晶#	安徽 2022
硼砂	天然产硼砂	主含四硼酸钠[$Na_2B_4O_7 \cdot 10H_2O$]	精制而成的结晶▲	内蒙古 2021
硼砂	天然硼砂矿	主含四硼酸钠[$Na_2B_4O_7 \cdot 10H_2O$]	全年均可采收,除去杂质和泥土,加工精制而成的结晶	甘肃 2020
硼砂	硼砂	—	加工精制而成的结晶体#	山东 2002
硼砂/月石	硼砂矿石经精制而成的结晶	主含四硼酸二钠[$Na_2B_4O_7 \cdot 10H_2O$]	—	上海 1994
硼砂	硼砂矿石	主含含水四硼酸钠[$Na_2B_4O_7 \cdot 10H_2O$]	精制而成的结晶#	北京炮规 2023
硼砂	硼砂矿石	主含含水四硼酸钠[$Na_2B_4O_7 \cdot 10H_2O$]	精制而成的结晶#	天津炮规 2018
硼砂	天然硼砂矿	主含含水四硼酸钠[$Na_2B_4O_7 \cdot 10H_2O$]	精制而成的结晶	重庆炮规 2006
硼砂	天然产硼砂	—	精制而成的结晶	药典 2020 附
硼砂	天然产的硼砂经精制而成的结晶	—	—	山西 1987 附

附注:* 硼砂形成于硼盐湖的干涸沉积中,也有成盐产于干燥地区的土壤内;#采挖将硼砂溶于沸水中,滤过,冷却,析出结晶,取出,晾干;▲内蒙古 1988 收载产地加工为"一般在秋冬间采挖矿砂,挖出后将矿砂溶化于沸水中,滤净后,倒入缸盆内,在缸上放数条横棍,棍上系数条麻绳,麻绳下面吊一铁钉,使绳垂入溶液内,冷却后在绳上与缸底都有结晶析出,取出干燥"。

47 朱砂

【来源】天然硫化汞矿石。

【民族药标准】

名称	矿物来源	成分	产地加工	标准
朱砂/角拉	天然硫化汞矿石	—	挖出后,选取纯净者,用水淘去杂石和泥砂,并用磁铁吸尽含铁的杂质	六省藏标
朱砂/朝伦—雄胡	辰砂	主含硫化汞[HgS]	采挖后,选取纯净者,用磁铁吸净含铁的杂质,再用水淘去杂石和泥沙	蒙药 2021
朱砂/砂红	辰砂	主含硫化汞[HgS]	采挖后,选取纯净者,用磁铁吸净含铁的杂质,再用水淘去杂石和泥沙	广西壮药第一卷 2008
朱砂	辰砂	主含硫化汞[HgS]	—	维药 1993
朱砂/觉拉玛	辰砂(Cinnabar)	主含硫化汞[HgS]	采挖后,选取纯净者,用磁铁吸净含铁的杂质,再用水淘去杂石和泥沙	西藏藏药炮规 2022
朱砂/角拉玛	辰砂	主含硫化汞[HgS]	采挖后,选取纯净者,用磁铁吸净含铁的杂质,再用水淘去杂石和泥沙	青海藏药炮规 2010

【中药标准】

名称	矿物来源	成分	产地加工	标准
朱砂	辰砂	主含硫化汞[HgS]	采挖后,选取纯净者,用磁铁吸净含铁的杂质,再用水淘去杂石和泥沙	药典 2020

48 江河白沙

【来源】产自江河或湖海边的细沙粒。

【民族药标准】

名称	矿物来源	成分	产地加工	标准
江河白沙/藏恰德吾细	细沙粒	—	—	西藏藏药炮规2022

49 磁石

【来源】氧化物类矿物尖晶石族磁铁矿。

【民族药标准】

名称	矿物来源	成分	产地加工	标准
磁石/扫仁金	磁铁矿	主含四氧化三铁[Fe_3O_4]	采挖后,除去杂石	蒙药2021
磁石/多扣兰	磁石(Magnetitum)	—	—	西藏藏药炮规2022
磁石/卡林	磁铁矿	主含四氧化三铁[Fe_3O_4]	采挖后除去杂石	青海藏药炮规2010

【中药标准】

名称	矿物来源	成分	产地加工	标准
磁石	磁铁矿	主含四氧化三铁[Fe_3O_4]	采挖后,除去杂石	药典2020

50 滑石

【来源】硅酸盐类矿物滑石族滑石。

【民族药标准】

名称	矿物来源	成分	产地加工	标准
滑石/特尼格日	滑石	主含含水硅酸镁[$Mg_3(Si_4O_{10})(OH)_2$]	采挖后,除去泥沙及杂石	蒙药2021
滑石粉/码林柔	滑石	—	经精选净化、粉碎、干燥制成	广西壮药第一卷2008
滑石/哈西	滑石(Talcum)	—	采挖后,除去泥石和杂石	西藏藏药炮规2022
滑石/哈秀	滑石	主含含水硅酸镁[$Mg_3(Si_4O_{10})(OH)_2$]	采挖后,除去泥石和杂石	青海藏药炮规2010

【中药标准】

名称	矿物来源	成分	产地加工	标准
滑石	滑石	主含含水硅酸镁[$Mg_3(Si_4O_{10})(OH)_2$]	采挖后,除去泥沙和杂石	药典2020
滑石粉	滑石	—	精选净制、粉碎、干燥制成	药典2020

51 水晶石

【来源】二氧化硅类矿物水晶石。

【民族药标准】

名称	矿物来源	成分	产地加工	标准
水晶石/协朵	矿物水晶石(Rock Crystal)	—	—	西藏藏药炮规2022

52 脑石

【来源】硅酸盐类矿物多水高岭石族多水高岭石(赤石脂)或高岭石(白石脂)。

【民族药标准】

名称	矿物来源	成分	产地加工	标准
脑石/朵列	多水高岭石(赤石脂) 高岭石(白石脂)	主含含水硅酸铝 [$Al_4(Si_4O_{10})(OH)_8 \cdot 4H_2O$] 硅酸铝[$Al_4(Si_4O_{10})(OH)_8$]	采挖后,除去杂质	西藏藏药第一册2012
脑石/夺列	白松石(White Turquoise)	—	—	西藏藏药炮规2022
白石脂	高岭土	主含含水硅酸铝	采挖后,除去杂质	部颁维药
白石脂	高岭土(Kaolinite)	主含含水铝硅酸盐 [$2SiO_2 \cdot Al_2O_3 \cdot 2H_2O$], 其次含少量的钙镁(Ca,Mg) 和氧化铁[$Fe_2O_3$]等	—	蒙药炮规2020
白石脂	高岭土	主含含水硅酸铝	—	新疆炮规2020

续表

名称	矿物来源	成分	产地加工	标准
赤石脂/ 乌兰—亚布希日#	多水高岭石	主含四水硅酸铝 $[Al_4(Si_4O_{10})(OH)_8 \cdot 4H_2O]$	采挖后,除去杂石	蒙药 2021
赤石脂/ 木保贝加母贝	多水高岭石	主含含水硅酸铝 $[Al_4(Si_4O_{10})(OH)_8 \cdot 4H_2O]$	采挖后除去杂质	青海藏药炮规 2010
赤石脂/泽	多水高岭石	主含四水硅酸铝 $[Al_4(Si_4O_{10})(OH)_8 \cdot 4H_2O]$	采挖后,除去杂质	西藏公告 2022 *

【中药标准】

名称	矿物来源	成分	产地加工	标准
赤石脂	多水高岭石	主含四水硅酸铝$[Al_4(Si_4O_{10})(OH)_8 \cdot 4H_2O]$	采挖后,除去杂石	药典 2020
白石脂	硅酸盐类矿物	主要成分为水化硅酸铝	全年皆可采挖,挖出后,拣去杂石、泥土等	内蒙古 2021
白石脂	高岭石	主含水合硅酸铝 $[Al_4(Si_4O_{10})(OH)_8]$	全年可采挖,采挖后除去杂质、泥土,挑选白色者	甘肃 2020
白石脂	多水高岭石	主含含水硅酸铝$[Al_4(Si_4O_{10})(OH)_8 \cdot 4H_2O]$	采挖后,除去杂质	山东 2002
白石脂	高岭土的白色块状物	主含高岭石$[Al_4(Si_4O_{10})(OH)_8]$	全年均可采挖,挖出后,挑选色白者,除去泥土及杂石	广西第二册 1996
白石脂	白色的高岭土	主含水合硅酸铝$[Al_4(Si_4O_{10})(OH)_8]$	—	上海 1994
白石脂	多水高岭石	主含含水硅酸铝$[Al_4(Si_4O_{10})(OH)_8 \cdot 4H_2O]$	采挖后,除去杂质	山西 1987
白石脂	白色的高岭土	主含含水硅酸铝$[Al_4(Si_4O_{10})(OH)_8]$	全年均可采挖,采得后,选择白色滑腻的块状体,除去杂质	天津炮规 2018
白石脂	硅酸盐类矿物	—	—	部颁 1 册附
白石脂	白色的含水高岭土	主含含水硅酸铝	—	贵州 2003 附

附注:* 西藏《关于征求红糖等 38 个地方药材质量标准(草案)意见建议的公告》2022.11.29;# 蒙药 1986 收载名称为"赤石脂/宝日—莫乐黑—绰鲁"。

53　松石

【来源】表生条件下由含铜水溶液与含氧化铝矿物及含磷矿物的岩石作用后,在裂隙中沉淀而成的矿物。

【民族药标准】

名称	矿物来源	成分	产地加工	标准
松石/瑜	沉淀而成的矿物	主含铜铝的含水磷酸盐$[CuAl_6(PO_4)_4(OH)_8 \cdot 4H_2O]$	采集后除净泥土	部颁藏药
松石/瑜	沉淀而成的矿物	主含铜铝的含水碳酸盐$[CuAl_6(PO_4)_4(OH)_8 \cdot 4H_2O]$	采集后除净泥土	青海藏药 1992
松石/优	沉淀而成的矿物	主含铜铝的含水硫酸盐$[CuAl_6(PO_4)_4(OH)_8 \cdot 4H_2O]$	采集后除尽杂石	青海藏药炮规 2010

54　绿松石

【来源】含水磷酸盐类矿物绿松石。

【民族药标准】

名称	矿物来源	成分	产地加工	标准
绿松石/奥优	绿松石	主含铜和铝的碱性磷酸盐	全年可采,采挖后除去表面泥沙杂质	蒙药 2021
绿松石/佑	绿松石(Turquoise)	—	—	西藏藏药炮规 2022

55　赭石

【来源】氧化物类矿物刚玉族赤铁矿。

【民族药标准】

名称	矿物来源	成分	产地加工	标准
赭石/宝日—莫勒黑—朝鲁	赤铁矿	主含三氧化二铁$[Fe_2O_3]$	采挖后,除去杂石	蒙药 2021
代赭石/木保贝加#	代赭石(Haematite)	—	—	西藏藏药炮规 2022
代赭石/目保贝加坡贝	赤铁矿	主含三氧化二铁$[Fe_2O_3]$	采挖后,除去杂石	青海藏药炮规 2010
代赭石/木保贝加	赤铁矿	主含三氧化二铁$[Fe_2O_3]$	采挖后,除去杂质	西藏公告 2022 *

【中药标准】

名称	矿物来源	成分	产地加工	标准
赭石	赤铁矿	主含三氧化二铁[Fe_2O_3]	采挖后,除去杂石	药典2020

附注：＊西藏《关于征求蝇子草等21个地方药材质量标准(草案)意见建议的公告》2022.11.25；#又名"赭石/右夺"。

56 芙蓉石

【来源】二氧化硅类玉石矿物芙蓉石。

【民族药标准】

名称	矿物来源	成分	产地加工	标准
芙蓉石/莨帝	芙蓉石(Rose Quartz)	—	—	西藏藏药炮规2022

57 硅灰石

【来源】单链硅酸盐矿物硅灰石。

【民族药标准】

名称	矿物来源	成分	产地加工	标准
硅灰石	硅灰石	[$Ca_3(Si_3O_9)$]	—	四川藏药制剂附

58 寒水石

【来源】硫酸盐类矿物硬石膏族红石膏和碳酸盐类矿物方解石族方解石。

【民族药标准】

名称	矿物来源	成分	产地加工	标准
寒水石/君西	红石膏矿石＊	—	全年均可采挖,挖出后除去泥沙及杂石	六省藏标
寒水石(奶制)/冏习佐沃	硫酸钙 寒水石(Calcitum)	—	—	西藏藏药炮规2022
寒水石/君西	方解石	主含碳酸钙[$CaCO_3$]	采挖后,除去杂石	青海藏药炮规2010
北寒水石/额莫—壮西＊	矿物红石膏(Cypsum)	主含含水硫酸钙[$CaSO_4·2H_2O$]	—	蒙药2021
南寒水石/额日—壮西◆	方解石(Calcitum)矿石	主含碳酸钙[$CaCO_3$]	采挖后,除去泥沙及杂石	蒙药2021
北寒水石(奶制)/君西坐吴	—	寒水石的炮制品	—	西藏藏药第一册2012

【中药标准】

名称	矿物来源	成分	产地加工	标准
北寒水石	红石膏	主含含水硫酸钙[$CaSO_4·2H_2O$]	采挖后,除去泥沙及杂石	部颁中药材
南寒水石	方解石	主含碳酸钙[$CaCO_3$]	采挖后,除去泥沙及杂石	部颁中药材
南寒水石	方解石	主含碳酸钙[$CaCO_3$]	采挖后,除去泥沙及杂石	江苏2016
寒水石	方解石矿石#	主含碳酸钙[$CaCO_3$]	采挖后,除去杂质	贵州2003
北寒水石	红石膏	主含含水硫酸钙[$CaSO_4·2H_2O$]	采挖后,除去泥沙及杂石	黑龙江2001
寒水石	方解石	主含碳酸钙[$CaCO_3$]	采挖后,除去泥沙及杂石	江苏1989
寒水石	红石膏矿石	—	全年皆可采挖,挖出后,除去泥土,拣去杂石	内蒙古1988
寒水石	方解石矿石#	主含碳酸钙[$CaCO_3$]	采挖后,除去泥沙及杂石	四川1987
寒水石	透明石膏矿石	主含含水硫酸钙[$CaSO_4·2H_2O$]	采挖后,除去杂质	山西1987
南寒水石	方解石(Calcitum)	主含碳酸钙[$CaCO_3$]	—	山东炮规2022
寒水石	石膏(北寒水石) 方解石(南寒水石)	主含含水硫酸钙[$CaSO_4·2H_2O$] 主含碳酸钙[$CaCO_3$]	采挖后,除去泥沙、杂质	安徽炮规2019
南寒水石	方解石	主含碳酸钙[$CaCO_3$]	—	天津炮规2018
南寒水石	方解石	主含碳酸钙	—	药典2020附
北寒水石	红石膏	主含含水硫酸钙[$CaSO_4·2H_2O$]	—	药典2020附
寒水石(平制)	—	—	取净寒水石,照煅淬法煅至白色,投入"拉达"(脱脂牛奶)中淬酥,取出,粉碎	药典2020附

续表

名称	矿物来源	成分	产地加工	标准
寒水石(奶制)▲	—	—	—	药典 2020 附

附注：*天然产的单斜晶系矿石红石膏；#三方晶系矿石方解石；▲取净寒水石1 000 g，砸碎，加硝石10 g与水适量，煮沸3小时，倾去水液，用水反复洗涤10~15次，至洗液澄清为止，晾干，粉碎成细粉，加牛奶适量，搅成面团状，做成直径约10 cm、厚3 cm以下的圆饼，阴干；★蒙药习用名称"红石膏""寒水石"；♠蒙药习用名称"方解石"。

59 红宝石

【来源】氧化物类矿物(属刚玉类)。

【民族药标准】

名称	矿物来源	成分	产地加工	标准
红宝石	刚玉晶体矿物红宝石(Ruby)中的石榴石	—	—	部颁维药
红宝石/白玛热嘎	属刚玉类(Coumdum)	主要成分为三氧化二铝[Al_2O_3]	—	西藏藏药第一册 2012
红宝石	红宝石(Ruby)中的石榴石	—	—	新疆炮规 2020

60 蓝宝石

【来源】刚玉族矿物蓝宝石。

【民族药标准】

名称	矿物来源	成分	产地加工	标准
蓝宝石/恩扎尼拉	蓝宝石(Sapphire)	—	—	西藏藏药炮规 2022

61 海蓝宝石

【来源】硅酸盐类矿物海蓝宝石。

【民族药标准】

名称	矿物来源	成分	产地加工	标准
海蓝宝石/琼久	—	一种含铍铝的硅酸盐*，分子式为[$Be_3Al_2(Si_6O_{18})$]	采挖后，除去杂石	青海藏药炮规 2010
海蓝宝石/曲琼乃拉	矿物海蓝宝石(Aquamarine)	—	—	西藏藏药炮规 2022
海蓝宝石/琼久	硅酸盐类矿物(Aquamarine)	主要成分为[$Be_3Al_2(Si_6O_{18})$]	—	西藏局颁 2004 #

附注：*其中Be、Al可被不同元素所替代，若发生Fe^{2+}替代，则呈现蓝色；#西藏局颁XZ-BC-00024-2004。

62 玫瑰红绿宝石

【来源】硅酸盐类矿物玫瑰绿宝石。

【民族药标准】

名称	矿物来源	成分	产地加工	标准
玫瑰红绿宝石/乃	玫瑰绿宝石(Morganite)	—	—	西藏藏药炮规 2022

63 花岗石

【来源】石英类矿物花岗岩。

【民族药标准】

名称	矿物来源	成分	产地加工	标准
花岗石/磴	花岗岩*(Cranite)	—	—	西藏藏药炮规 2022

附注：*主要由石英、长石和云母等组成。

64 金刚石

【来源】自然元素类宝石。

【民族药标准】

名称	矿物来源	成分	产地加工	标准
金刚石/多杰	碳形成结晶的宝石*	—	—	青海藏药 1992 附

附注：*高温高压下使碳形成结晶的自然元素类宝石。

65 金矿石

【来源】氧化次生矿石。

【民族药标准】

名称	矿物来源	成分	产地加工	标准
金矿石/塞尔多	为氧化次生矿石	主要成分为石英(占90%以上);金属矿物含量一般为3%~7%,主要是褐铁矿、针铁矿;矿石中含有一定数量的自然金	采集后,除去杂石	青海藏药炮规 2010

66 金礞石

【来源】云母片岩的岩石、变质盐类蛭石片岩或黑云母片岩。

【民族药标准】

名称	矿物来源	成分	产地加工	标准
金礞石/赛协	变质盐类蛭石片岩 黑云母片岩	—	采得后,除去杂石及泥沙	青海藏药炮规 2010

【中药标准】

名称	矿物来源	成分	产地加工	标准
金礞石	变质岩类蛭石片岩 水黑云母片岩	—	采挖后,除去杂石和泥沙	药典 2020

67 金星石

【来源】微硅化的泥质板岩金星石。

【民族药标准】

名称	矿物来源	成分	产地加工	标准
金星石/婄*	泥质板岩金星石(Gold Stone)	—	—	西藏藏药炮规 2022

附注:*藏医认为,婄是一种源自千年雪山下的矿石,也有源自水下的一种呈不规则形、色红黄且具金光的矿石,根据颜色分为黄婄和绿婄两种,黄婄又分为上品和次品两个种类。

68 九眼石

【来源】氧化硅类矿物。

【民族药标准】

名称	矿物来源	成分	产地加工	标准
九眼石/司宁	氧化硅类矿物(Agate)	—	—	西藏藏药第一册 2012

69 猫眼石

【来源】宝石。

【民族药标准】

名称	矿物来源	成分	产地加工	标准
猫眼石/许木	宝石*	—	—	青海藏药 1992 附

附注:*宝石中因呈奇丽猫眼效应(或认为内部具平行C-轴排列针状结晶物质)而得名。有两类宝石,一类为金绿宝石类,称金绿猫眼石;一类为锡兰猫眼。

70 孔雀石

【来源】含铜碳酸盐类矿物孔雀石。

【民族药标准】

名称	矿物来源	成分	产地加工	标准
孔雀石/邦玛	孔雀石(Malachite)	—	—	西藏藏药炮规 2022

71 硅孔雀石

【来源】水合铜硅酸盐矿物硅孔雀石。【民族药标准】

名称	矿物来源	成分	产地加工	标准
硅孔雀石/玛切甄扎	硅孔雀石(Chysocolla)	—	—	西藏藏药炮规 2022

72 炉甘石

【来源】碳酸盐类矿物方解石族菱锌矿。

【民族药标准】

名称	矿物来源	成分	产地加工	标准
炉甘石/查森—多斯勒—朝鲁	菱锌矿	主含碳酸锌[$ZnCO_3$]	采挖后,洗净,晒干,除去杂石	蒙药 2021
炉甘石/林踏养	菱锌矿	主含碳酸锌[$ZnCO_3$]	采挖后,洗净,干燥,除去杂石	广西壮药第一卷 2008
炉甘石/冈透	菱锌矿	主含碳酸锌[$ZnCO_3$]	采挖后洗净,晒干,除去杂石	青海藏药炮规 2010

【中药标准】

名称	矿物来源	成分	产地加工	标准
炉甘石	菱锌矿	主含碳酸锌[$ZnCO_3$]	采挖后,洗净,晒干,除去杂石	药典 2020

73 麦饭石

【来源】中酸性火成岩类岩石石英二长斑岩麦饭石。

【民族药标准】

名称	矿物来源	成分	产地加工	标准
麦饭石/布丹—朝鲁	麦饭石矿石	—	随时可采挖,洗净泥土,除去杂石,晒干	蒙药 2021

【中药标准】

名称	矿物来源	成分	产地加工	标准
麦饭石	中酸性火成岩类岩石、石英二长斑岩*	—	采挖后,除去杂石、泥沙,洗净,晒干	江西 2014
麦饭石	中酸性火成岩类岩石石英二长斑岩	主含二氧化硅[SiO_2]等多种氧化物	采挖后,除去泥沙、杂石	安徽炮规 2019

附注:*为钾长石、斜长石、黑云母和角闪石等多种矿物的集合体。

74 木变石

【来源】石棉、碱性角闪石(钠闪石、镁钠闪石、镁钠铁闪石、锰闪石)石棉的硅化产物木变石。

【民族药标准】

名称	矿物来源	成分	产地加工	标准
木变石/徐弥	硅化产物木变石(Tiger Eye)	—	—	西藏藏药炮规 2022

75 帕奴石

【来源】古代海生软体动物乌贼目箭石亚目箭石的内壳化石、碳酸盐类矿物方解石族方解石。

【民族药标准】

名称	矿物来源	成分	产地加工	标准
帕奴石/帕	内壳化石 矿物方解石	— 主含碳酸钙	采收后,除去杂石,洗净,晒干	西藏藏药炮规 2022

76 青金石

【来源】方钠石族矿物青金石。

【民族药标准】

名称	矿物来源	成分	产地加工	标准
青金石	青石	主含[$Na_6Ca(AlSiO_4)_6(SO_4,Cl,S)_2$]	采挖后,除去泥沙及杂石	部颁维药
青金石/淖敏	青金石(Lagurtum)矿石	—	采挖后,除去泥沙及杂石,选净	蒙药 2021
青金石/木敏#	矿物(Lazurite)	主要成分为[$Na_6Ca(AlSiO_4)_6(SO_4,Cl,S)_2$]	除去杂质	西藏藏药第一册 2012
青金石	青石(Lazurite)	主含[$Na_6Ca(AlSiO_4)(SO_4,Cl,S)_2$]	—	新疆炮规 2020
青金石/木曼	—	含钠钙的铝硅酸盐 [$(Na,Ca)_8(AlSiO_4)_6(SO_4,Cl,S)_2$]	—	青海藏药炮规 2010
青金石	矿石*	—	—	部颁藏药附

名称	矿物来源	成分	产地加工	标准
青金石/木敏	矿石*	—	—	青海藏药1992附

附注：*硅酸盐类的细雕及装饰石料的矿石，我国古称"琉璃"；#西藏藏药炮规2022收载名称"母缅"。

77 纤维石

【来源】碳酸盐类矿物纤维状硅镁石。

【民族药标准】

名称	矿物来源	成分	产地加工	标准
纤维石/东孜嘎布	纤维状硅镁石	—	—	西藏藏药第一册2012

78 阳起石

【来源】硅酸盐类矿物角闪石族透闪石及其异种透闪石阳起石。

【民族药标准】

名称	矿物来源	成分	产地加工	标准
阳起石/孟根—舒德日—朝鲁	透闪石	主含含水硅酸钙 $[Ca_2Mg_5(Si_4O_{11})_2(OH)_2]$	采挖后，除去泥沙及杂石	蒙药2021
阳起石/多居	角闪石族矿物	主含 $[Ca_2(Mg,Fe)_5(Si_4O_{11})_2(OH)_2]$	全年可采，挖出后，除去杂质	青海藏药1992
阳起石/俄斯	矿物透闪石 阳起石	—	—	西藏藏药炮规2022
阳起石/多居嘎保	透闪石	主含含水硅酸镁钙 $[Ca_2(Mg,Fe)_5(Si_4O_{11})_2(OH)_2]$	采挖后，除去杂石	青海藏药炮规2010
软玉/央脂	阳起石 透闪石（Nephrite）	阳起石的成分为 $[Ca_2(Mg,Fe)_5(Si_4O_{11})_2(OH)_2]$ 透闪石成分为 $[Ca_2Mg_5(Si_4O_{11})_2(OH)_2]$	—	西藏藏药第一册2012

【中药标准】

名称	矿物来源	成分	产地加工	标准
阳起石	透闪石 透闪石石棉	主含含水硅酸钙镁	采挖后，除去泥沙及杂石	药典1977
阳起石	透闪石	主含含水硅酸钙 $[Ca_2Mg_3(Si_4O_{11})_2(OH)_2]$	采挖后，除去泥沙及杂石	部颁中药材
阳起石	透闪石 透闪石石棉的矿石	主含含水硅酸钙镁	采挖后，除去泥沙及杂石	山西1987
阳起石	透闪石	主含碱式硅酸钙镁 $[Ca_2Mg_5(Si_4O_{11})_2(OH)_2]$	采挖后，除去泥沙及杂石	北京炮规2023
阳起石	透闪石 透闪石石棉（异种）	主含碱式硅酸镁钙 $[Ca_2Mg_5(Si_4O_{11})_2·(OH)_2]$	采挖后，除去泥沙及杂石	甘肃炮规2022
阳起石	透闪石 透闪石石棉（异种）	主含碱式硅酸镁钙 $[Ca_2Mg_5(Si_4O_{11})_2·(OH)_2]$	采挖后，除去泥沙、杂石	安徽炮规2019
阳起石	透闪石	主含含水硅酸镁钙 $[Ca_2Mg_5(Si_4O_{11})_2·(OH)_2]$	采挖后，除去泥沙及杂石	天津炮规2018
阳起石	透闪石（Tremolite） 透闪石石棉	主含碱式硅酸镁钙 $[Ca_2Mg_5(Si_4O_{11})_2·(OH)_2]$	—	重庆炮规2006
阳起石	透闪石	主含含水硅酸钙 $[Ca_2Mg_5(Si_4O_{11})_2·(OH)_2]$	—	药典2020附
阳起石	透闪石 透闪石石棉的矿石*	主含含水硅酸钙镁	—	贵州2003附

附注：*单斜晶系透闪石或透闪石石棉的矿石。

79 阴起石

【来源】硅酸盐类矿物角闪族阳起石岩。

【民族药标准】

名称	矿物来源	成分	产地加工	标准
阴起石/呼和—希日布森—朝鲁	阳起石岩	主含含水硅酸铁镁钙 $[Ga_2(Mg,Fe)_5(Si_4O_{11})_2(OH)_2]$	采挖后,除去泥沙及杂石	蒙药 2021

【中药标准】

名称	矿物来源	成分	产地加工	标准
阴起石	阳起石岩	主含含水硅酸铁镁钙 $[Ca(Mg,Fe)_5(Si_4O_{11})_2(OH)_2]$	采挖后,除去泥沙及杂石	部颁中药材
阴起石	阳起石岩	主含含水硅酸铁镁钙 $[Ca(Mg\cdot Fe)_5(Si_4O_{11})_2\cdot(OH)_2]$	采挖后,除去泥沙、杂石	北京炮规 2023
阴起石	阳起石岩	主含含水硅酸铁镁钙 $[Ca(Mg\cdot Fe)_5(Si_4O_{11})_2\cdot(OH)_2]$	采挖后,除去泥沙、杂石	安徽炮规 2019
阴起石	阳起石岩	主含含水硅酸铁镁钙 $[Ca(Mg,Fe)_5(Si_4O_{11})_2(OH)_2]$	采挖后,除去泥土与杂石	天津炮规 2018
阴起石	阳起石岩	主含含水硅酸铁镁钙 $[Ca(Mg,Fe)_5\cdot(Si_4O_{11})_2(OH)_2]$	—	重庆炮规 2006
阴起石	石棉类矿石	主含含水硅酸钙镁	—	贵州 2003 附

80 正长石

【来源】硅酸盐类矿物正长石。

【民族药标准】

名称	矿物来源	成分	产地加工	标准
正长石/东泽嘎保	正长石	主含铝硅酸钾 $[KAlSi_3O_8]$	采得后,除去杂石	青海藏药炮规 2010

81 钟乳石

【来源】碳酸盐类矿物方解石族方解石。

【民族药标准】

名称	矿物来源	成分	产地加工	标准
钟乳石/呼混—朝鲁	方解石	主含碳酸钙 $[CaCO_3]$	采挖后,除去杂石	蒙药 2021
钟乳石/哇奴	方解石	主含碳酸钙 $[CaCO_3]$	全年均可采挖,采得后,除去杂质	青海藏药炮规 2010

【中药标准】

名称	矿物来源	成分	产地加工	标准
钟乳石	方解石	主含碳酸钙 $[CaCO_3]$	采挖后,除去杂石	药典 2020

82 黑电气石

【来源】硼硅酸盐类矿物电气石族中的一种含铁的黑色矿物黑电气石。

【民族药标准】

名称	矿物来源	成分	产地加工	标准
黑电气石/当斯*	黑电气石	—	—	西藏藏药炮规 2022

附注:*也称黑碧玺。

83 石榴子石

【来源】硅酸盐类矿物(Garnet)。

【民族药标准】

名称	矿物来源	成分	产地加工	标准
石榴子石/乃*	硅酸盐类矿物(Garnet)	化学分子式为 $[A_3B_2(SiO_4)_3]^\#$	采收后洗净	西藏藏药第一册 2012

附注:*西藏藏药炮规 2022 收载名称"石榴石/郭然杂";#A 代表二价阳离子钙、铁、镁、锰等,B 代表三价阳离子铝、铁、铬、锰等。

84 岗提

【来源】硫酸盐类矿物石膏族硬石膏。

【民族药标准】

名称	矿物来源	成分	产地加工	标准
岗提	硬石膏	主含硫酸钙[$CaSO_3$]	—	四川藏药制剂附

85 自然铜

【来源】天然硫化铁矿石。

【民族药标准】

名称	矿物来源	成分	产地加工	标准
自然铜/主西	天然硫化铁矿石	—	采挖后除去杂质	六省藏标
自然铜/都锌—朝鲁*	黄铁矿	主含二硫化铁[FeS_2]	采挖后,除去杂石	蒙药2021
自然铜/帕旺龙铺	黄铁矿	主含二硫化铁[FeS_2]	采挖后除去杂质	青海藏药炮规2010
自然铜/志玉	黄铁矿	主含二硫化铁[FeS_2]	—	青海藏药1992附

【中药标准】

名称	矿物来源	成分	产地加工	标准
自然铜	黄铁矿	主含二硫化铁[FeS_2]	采挖后,除去杂石	药典2020

附注:*蒙药1986收载名称"自然铜/帕王龙宝"。

86 白土

【来源】碳酸盐类矿物白垩。

【民族药标准】

名称	矿物来源	成分	产地加工	标准
白土/嘎尔孜	矿物白垩(Chalk)	—	—	西藏藏药炮规2022

87 高岭土

【来源】高岭石族黏土矿物为主的高岭土。

【民族药标准】

名称	矿物来源	成分	产地加工	标准
高岭土/萨酿	高岭土*(Kaolinite)	—	—	西藏藏药炮规2022

附注:*主要由高岭石、埃洛石、水云母、伊利石、蒙脱石以及石英、长石等矿物组成。

88 禹粮土

【来源】一种含铁黏土。

【民族药标准】

名称	矿物来源	成分	产地加工	标准
禹粮土/森都拉	含铁黏土	—	挖出后,除去杂石	六省藏标
禹粮土/森都日阿	含铁黏土矿物	—	全年皆可采挖,采挖后除去杂石	蒙药2021
禹粮土/森都热	禹粮石(Limonite)	—	—	西藏藏药炮规2022
禹粮土	红棕色黏土岩石*	—	—	部颁藏药附
禹粮土/森德拉	红棕色黏土岩石*	—	—	青海藏药1992附

【中药标准】

名称	矿物来源	成分	产地加工	标准
禹粮土	含铁黏土	—	采挖后,除去杂石	药典1977

附注:*高岭石、氧化铁、绢云母等组成的红棕色粘土岩石。

89 亚美尼亚红土

【来源】硅酸盐类矿物多水高岭土。

【民族药标准】

名称	矿物来源	成分	产地加工	标准
亚美尼亚红土	多水高岭土(Halloysite)	—	—	部颁维药附

90 甲催夺瓦

【来源】一种黑卵石及圆形或椭圆形、类椭圆形光滑石头。

【民族药标准】

名称	矿物来源	成分	产地加工	标准
甲催夺瓦 *	黑卵石及光滑石	—	—	西藏藏药炮规 2022

附注：*产自纳木错具有放射状光泽的一种黑卵石及产自其他湖、海的颜色各异的圆形或椭圆形、类椭圆形光滑石头,具体来源待考证。

91 火硝

【来源】硝酸盐类钠钾石族矿物钾硝石。

【民族药标准】

名称	矿物来源	成分	产地加工	标准
火硝/赛察	钾硝石	主含硝酸钾[KNO_3]	—	部颁藏药
火硝/赛察	钾硝石	主含硝酸钾[KNO_3]	—	青海藏药 1992
火硝/塞察	火硝(Niter)	主含硝酸钾[KNO_3]	全年均可开采和炼制 *	西藏藏药炮规 2022
火硝	硝石(Nitrokalite)	主含硝酸钾[KNO_3]	经加工炼制而成的结晶体火硝	蒙药炮规 2020
火硝/塞察	硝石	主要成分为硝酸钾[KNO_3]	经加工而成的结晶体	青海藏药炮规 2010

【中药标准】

名称	矿物来源	成分	产地加工	标准
火硝	钾硝石经加工而成的结晶体	主含硝酸钾[KNO_3]	全年均可开采和炼制 *	湖北 2018
硝石/火硝	硝石经加工炼制而成的结晶体	主含硝酸钾[KNO_3]	全年均可开采和炼制 *	山东 2002
硝石/火硝	硝石经加工炼制而成的结晶体	主含硝酸钾[KNO_3]	将硝粉收集后溶化水中,滤过,滤液置锅内加热蒸发除去水,待结晶析出,取出	北京炮规 2023

附注：*取含硝石的土块,砸碎后,用水没泡调匀,经多次滤过,取澄清滤液,置锅内蒸去水分,取出,冷却收集结晶。

92 芒硝

【来源】硫酸盐类矿物芒硝族芒硝。

【民族药标准】

名称	矿物来源	成分	产地加工	标准
芒硝/查森一硝	芒硝	主含含水硫酸钠[$Na_2SO_4 \cdot 10H_2O$]	加工精制而成的结晶体	蒙药 2021
芒硝	芒硝	主含含水硫酸钠[$Na_2SO_4 \cdot 10H_2O$]	加工精制而成的结晶体	广西壮药第三卷 2018
芒硝/亚瓦恰惹	芒硝(Mirabilite)	—	—	西藏藏药炮规 2022
芒硝/亚吾恰热	芒硝	主含含水硫酸钠[$Na_2SO_4 \cdot 10H_2O$]	加工精制而成的结晶体	青海藏药炮规 2010

【中药标准】

名称	矿物来源	成分	产地加工	标准
芒硝	芒硝	主含含水硫酸钠[$Na_2SO_4 \cdot 10H_2O$]	加工精制而成的结晶体	药典 2020

93 皮硝

【来源】天然硫酸钠。

【民族药标准】

名称	矿物来源	成分	产地加工	标准
皮硝/能硝	天然硫酸钠	主含含水硫酸钠[$Na_2SO_4 \cdot 10H_2O$]	经加热水溶解后滤过,除去泥沙及不溶性杂质,将滤液放冷静置即析出结晶	广西壮药第三卷 2018

94 碱牙

【来源】天然土碱。

【民族药标准】

名称	矿物来源	成分	产地加工	标准
碱牙	天然土碱*（Trona soil）	主含碳酸钠[Na_2CO_3]，还含较多量的硫酸盐和镁、钙、铝等	取净碱花，加 3 倍量热水使溶解，趁热滤过，滤液浓缩至约 1/2，放冷，析出晶体。母液继续浓缩，收集晶体，合并晶体，混匀，干燥，研细	蒙药炮规 2020

附注：* 天然土碱（Trona soil）为自然粗结晶。

95 石灰岩

【来源】碳酸盐类矿物石灰岩及同族类矿物。

【民族药标准】

名称	矿物来源	成分	产地加工	标准
石灰岩	石灰岩及同族类矿物	主含碳酸钙[$CaCO_3$]	—	四川藏药制剂附

96 瘤状石灰岩

【民族药标准】

名称	矿物来源	成分	产地加工	标准
瘤状石灰岩/嘎布巴如	—	主要成分为碳酸钙盐	—	四川藏药制剂附

97 石英岩

【来源】石英砂岩及硅质岩经变质作用形成石英岩。

【民族药标准】

名称	矿物来源	成分	产地加工	标准
石英岩/嘎巩*	石英岩（Quartzite）	—	—	西藏藏药炮规 2022

附注：* 分为"森津"和"森枚"两种。

98 赤色砂岩

【来源】二叠纪至三叠纪时期形成的红色沉积岩赤色砂岩。

【民族药标准】

名称	矿物来源	成分	产地加工	标准
赤色砂岩/切玛热据*	赤色砂岩（Sandstone）	—	—	西藏藏药炮规 2022

附注：* 又称红砂岩。

99 黑盐

【来源】卤化物类含杂质黑色石盐。

【民族药标准】

名称	矿物来源	成分	产地加工	标准
黑盐	黑色石盐（Halite）的结晶	—	—	部颁维药附

100 卤盐

【来源】盐卤凝结而成的结晶体。

【民族药标准】

名称	矿物来源	成分	产地加工	标准
卤盐/乌奴日图—达布斯	盐卤凝结而成的结晶体	主含氯化镁	—	蒙药 1986

101 青盐

【来源】卤化物类含杂质较少的透明石盐结晶。

【民族药标准】

名称	矿物来源	成分	产地加工	标准
青盐	透明石盐（Halite）结晶	—	—	部颁维药附

【中药标准】

名称	矿物来源	成分	产地加工	标准
青盐	采挖于盐湖的卤化类矿物石盐	—	—	福建炮规 2012
青盐	氯化物类石盐的结晶体	主含氯化钠	—	贵州 2003 附

102 大青盐

【来源】卤化物类石盐族矿物石盐、盐湖中自然结晶性盐。

【民族药标准】

名称	矿物来源	成分	产地加工	标准
大青盐/兰查	盐湖中自然结晶性盐	主要含氯化钠	全年均可采收，采取后沥尽母液，自然干燥	六省藏标
大青盐/兰察	石盐	主含氯化钠[NaCl]	秋春采集，沥尽母液，自然干燥	部颁藏药
大青盐/呼和—达布斯	湖盐结晶	主含氯化钠[NaCl]	自盐湖中采挖后，除去杂质，干燥	蒙药 2021
大青盐/兰察	石盐	主含氯化钠[NaCl]	秋春采集，沥尽母液，自然干燥	青海藏药 1992
大青盐/兰擦	石盐	主含氯化钠[NaCl]	采集后，沥尽母液，自然干燥	青海藏药炮规 2010

【中药标准】

名称	矿物来源	成分	产地加工	标准
大青盐	湖盐结晶体	主含氯化钠[NaCl]	自盐湖中采挖后，除去杂质，干燥	药典 2020

103 光明盐

【来源】卤化物类石盐族矿物石盐。

【民族药标准】

名称	矿物来源	成分	产地加工	标准
光明盐/甲木察	方块状结晶性氯化钠	氯化钠[NaCl]	—	六省藏标
光明盐/加察	石盐结晶	主含氯化钠[NaCl]	—	部颁藏药
光明盐/毛勒日—达布斯	石盐结晶	主含氯化钠[NaCl]	—	蒙药 2021
光明盐/加木察	石盐结晶	主含氯化钠[NaCl]	—	青海藏药 1992
光明盐/加木察	石盐结晶	主含氯化钠[NaCl]	全年均可采挖	青海藏药炮规 2010

104 人工香盐

【来源】大青盐、硼砂、光明盐、白矾和火硝。

【民族药标准】

名称	矿物来源	成分	产地加工	标准
人工香盐/黑木勒—达布斯*	由大青盐 500 g，硼砂 300 g，光明盐 50 g，白矾 50 g，火硝 50 g 组成	—	粉碎，加适量白酒，混匀，文火加热使熔化结晶水蒸发至尽，即得	蒙药 2021

附注：* 蒙药习用名称"卤盐"。

105 碧玉

【来源】软玉类矿物碧玉。

【民族药标准】

名称	矿物来源	成分	产地加工	标准
碧玉/琼久	碧玉(Jasper)	—	—	西藏藏药炮规 2022

106 软玉

【来源】硅酸盐类矿物角闪石族透闪石(阳起石)或透闪石纤维状微晶状微晶集合体。

【民族药标准】

名称	矿物来源	成分	产地加工	标准
软玉/央脂	阳起石 透闪石(Nephrite)	阳起石的成分为$[Ca_2(Mg,Fe)_5(Si_4O_{11})_2(OH)_2]$ 透闪石成分为$[Ca_2Mg_5(Si_4O_{11})_2(OH)_2]$	—	西藏藏药第一册 2012
阳起石/孟根—舒德日—朝鲁	透闪石	主含含水硅酸钙$[Ca_2Mg_5(Si_4O_{11})_2(OH)_2]$	采挖后，除去泥沙及杂石	蒙药 2021

名称	矿物来源	成分	产地加工	标准
阳起石/多居	角闪石族矿物	主含 $[Ca_2(Mg,Fe)_5(Si_4O_{11})_2(OH)_2]$	全年可采,挖出后,除去杂质	青海藏药 1992
阳起石/多居嘎保	透闪石	主含含水硅酸镁钙 $[Ca_2(Mg,Fe)_5(Si_4O_{11})_2(OH)_2]$	采挖后,除去杂石	青海藏药炮规 2010

【中药标准】

名称	矿物来源	成分	产地加工	标准
阳起石	透闪石 透闪石石棉	主含含水硅酸钙镁	采挖后,除去泥沙及杂石	药典 1977
阳起石	透闪石	主含含水硅酸钙 $[Ca_2Mg_3(Si_4O_{11})_2(OH)_2]$	采挖后,除去泥沙及杂石	部颁中药材
阳起石	透闪石 透闪石石棉的矿石	主含含水硅酸钙镁	采挖后,除去泥沙及杂石	山西 1987
阳起石	透闪石 透闪石石棉(异种)	主含碱式硅酸镁钙 $[Ca_2Mg_5(Si_4O_{11})_2\cdot(OH)_2]$	采挖后,除去泥沙及杂石	甘肃炮规 2022
阳起石	透闪石 透闪石石棉(异种)	主含碱式硅酸镁钙 $[Ca_2Mg_5(Si_4O_{11})_2\cdot(OH)_2]$	采挖后,除去泥沙、杂石	安徽炮规 2019
阳起石	透闪石	主含含水硅酸镁钙 $[Ca_2Mg_5(Si_4O_{11})_2\cdot(OH)_2]$	采挖后,除去泥沙及杂石	天津炮规 2018
阳起石	透闪石(Tremolite) 透闪石石棉	主含碱式硅酸镁钙 $[Ca_2Mg_5(Si_4O_{11})_2\cdot(OH)_2]$	—	重庆炮规 2006
阳起石	透闪石	主含含水硅酸钙 $[Ca_2Mg_5(Si_4O_{11})_2\cdot(OH)_2]$	—	药典 2020 附
阳起石	透闪石 透闪石石棉的矿石*	主含含水硅酸钙镁	—	贵州 2003 附

附注:*单斜晶系透闪石或透闪石石棉的矿石。

107 羊脂玉

【来源】闪石矿族钙镁硅酸盐类矿物白玉或羊脂玉。

【民族药标准】

名称	矿物来源	成分	产地加工	标准
羊脂玉/羊脂	白玉或羊脂玉(White Jade)	—	—	西藏藏药炮规 2022

108 白石脂

【来源】硅酸盐类矿物高岭土。

【民族药标准】

名称	矿物来源	成分	产地加工	标准
白石脂	高岭土	主含含水硅酸铝	采挖后,除去杂质	部颁维药
白石脂	高岭土(Kaolinite)	主含含水铝硅酸盐 $[2SiO_2\cdot Al_2O_3\cdot 2H_2O]$,其次含少量的钙镁(Ca,Mg)和氧化铁 $[Fe_2O_3]$ 等	—	蒙药炮规 2020
白石脂	高岭土	主含含水硅酸铝	—	新疆炮规 2020
脑石/朵列	多水高岭石(赤石脂) 高岭石(白石脂)	主含含水硅酸铝 $[Al_4(Si_4O_{10})(OH)_8\cdot 4H_2O]$ 硅酸铝 $[Al_4(Si_4O_{10})(OH)_8]$	采挖后,除去杂质	西藏藏药第一册 2012

【中药标准】

名称	矿物来源	成分	产地加工	标准
白石脂	硅酸盐类矿物	主要成分为水化硅酸铝	全年皆可采挖,挖出后,拣去杂石、泥土等	内蒙古 2021
白石脂	高岭石	主含水合硅酸铝 $[Al_4(Si_4O_{10})(OH)_8]$	全年可采挖,采挖后除去杂质、泥土,挑选白色者	甘肃 2020
白石脂	多水高岭石	主含含水硅酸铝 $[Al_4(Si_4O_{10})(OH)_8\cdot 4H_2O]$	采挖后,除去杂质	山东 2002
白石脂	高岭土的白色块状物	主含高岭石 $[Al_4(Si_4O_{10})(OH)_8]$	全年均可采挖,挖出后,挑选色白者,除去泥土及杂石	广西第二册 1996
白石脂	白色的高岭土	主含水合硅酸铝 $[Al_4(Si_4O_{10})(OH)_8]$	—	上海 1994

续表

名称	矿物来源	成分	产地加工	标准
白石脂	多水高岭石	主含含水硅酸铝$[Al_4(Si_4O_{10})(OH)_8 \cdot 4H_2O]$	采挖后,除去杂质	山西 1987
白石脂	白色的高岭土	主含含水硅酸铝$[Al_4(Si_4O_{10})(OH)_8]$	全年均可采挖。采得后,选择白色滑腻的块状体,除去杂质	天津炮规 2018
白石脂	硅酸盐类矿物	—	—	部颁 1 册附
白石脂	白色的含水高岭土	主含含水硅酸铝	—	贵州 2003 附

109 赤石脂

【来源】多水高岭石族矿物多水高岭石。

【民族药标准】

名称	矿物来源	成分	产地加工	标准
赤石脂/乌兰—亚布希日[#]	多水高岭石	主含四水硅酸铝$[Al_4(Si_4O_{10})(OH)_8 \cdot 4H_2O]$	采挖后,除去杂石	蒙药 2021
赤石脂/泽多	多水高岭石赤石脂(Lateritum)	—	—	西藏藏药炮规 2022
赤石脂/木保贝加母贝	多水高岭石	主含含水硅酸铝$[Al_4(Si_4O_{10})(OH)_8 \cdot 4H_2O]$	采挖后除去杂质	青海藏药炮规 2010
赤石脂/泽	多水高岭石	主含四水硅酸铝$[Al_4(Si_4O_{10})(OH)_8 \cdot 4H_2O]$	采挖后,除去杂质	西藏公告 2022[*]
脑石/朵列	多水高岭石(赤石脂)高岭石(白石脂)	主含含水硅酸铝$[Al_4(Si_4O_{10})(OH)_8 \cdot 4H_2O]$硅酸铝$[Al_4(Si_4O_{10})(OH)_8]$	采挖后,除去杂质	西藏藏药第一册 2012

【中药标准】

名称	矿物来源	成分	产地加工	标准
赤石脂	多水高岭石	主含四水硅酸铝$[Al_4(Si_4O_{10})(OH)_8 \cdot 4H_2O]$	采挖后,除去杂石	药典 2020

附注:* 西藏《关于征求红糖等 38 个地方药材质量标准(草案)意见建议的公告》2022.11.29;# 蒙药 1986 收载名称为"赤石脂/宝日—莫乐黑—绰鲁"。

110 天珠

【来源】内部含有玉质和玛瑙主要成分的玛瑙类矿物天珠。

【民族药标准】

名称	矿物来源	成分	产地加工	标准
天珠/斯	天珠(Gzi Beads)	—	—	西藏藏药炮规 2022

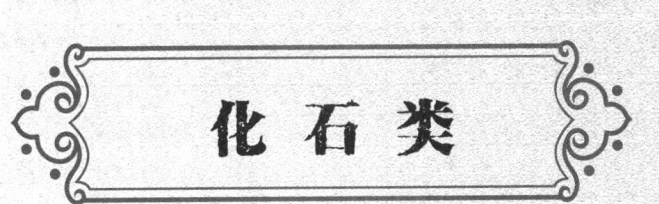

化 石 类

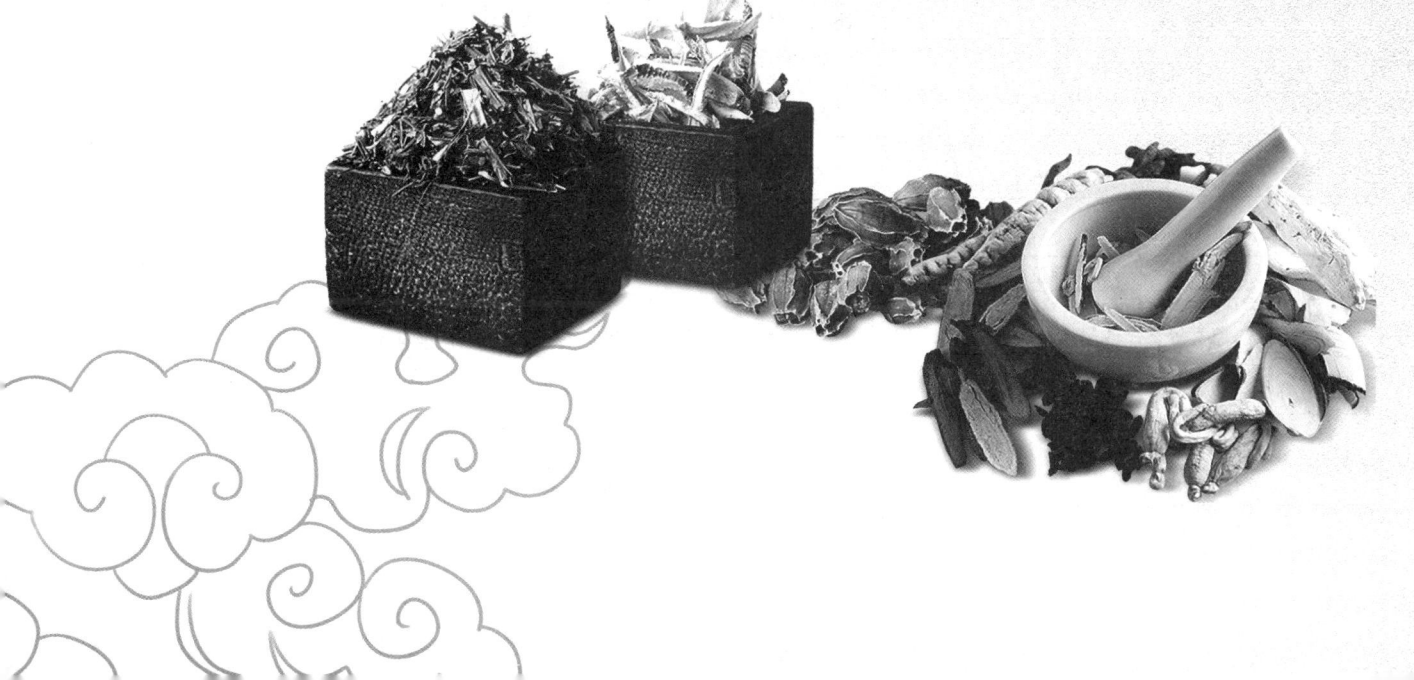

1 龙齿

【来源】古代哺乳动物如三趾马、犀类、鹿类、牛类、象类等。

【民族药标准】

名称	药用部位	成分	产地加工	标准
龙齿/周索	古代哺乳动物如三趾马、犀类、鹿类、牛类、象类等的牙齿	化石	挖出后,除去牙床及泥土	六省藏标

【中药标准】

名称	药用部位	成分	产地加工	标准
龙齿	古代哺乳动物如三趾马、犀类、鹿类、牛类、象类等的牙齿	化石	采挖后,除去泥沙及牙床	药典 1977
龙齿	古代哺乳动物如三趾马、犀类、鹿类、牛类、象类等的牙齿	化石	挖出后,除去泥土,敲去牙床	广东第二册 2011
龙齿	古代哺乳动物如三趾马、犀类、鹿类、牛类、象类等的牙齿	化石	全年可采挖,采挖后,除去泥沙及牙床	甘肃 2009
龙齿	古代哺乳动物如三趾马、犀类、牛类、鹿类、象类等的牙齿	化石	采挖后,除去泥沙及牙床	湖南 2009
龙齿	古代哺乳动物如三趾马、犀类、牛类、鹿类、象类等的牙齿	化石	采挖后,除去泥沙及牙床	山东 2002
龙齿	古代哺乳动物如三趾马、犀类、鹿类、牛类、象类等的牙齿	化石	采挖后,除去泥土及牙床	北京 1998
龙齿	古代哺乳动物如三趾马、犀类、鹿类、牛类、象类等的牙齿	化石	采挖后,除去泥沙及牙床	上海 1994
龙齿	古代哺乳动物三趾马、犀类、鹿类、牛类、象类等的牙齿	化石	采挖后,除去泥沙及牙床	河南 1993
龙齿	古代哺乳动物如三趾马、犀类、鹿类、牛类、象类等的牙齿	化石	采挖后,除去泥沙及牙床	宁夏 1993
龙齿	古代哺乳动物如三趾马、犀类、鹿类、牛类、象类等的牙齿	化石	采挖后,除去泥沙及牙床;全年皆可采挖,多于开石掘地之际得之,从龙骨中拣出,敲掉牙床即可	内蒙古 1988
龙齿	古代哺乳动物如兰趾马、犀类、鹿类、牛类、象类等的牙齿	化石	采挖后,除去泥沙及牙床	山西 1987
龙齿	古代哺乳动物如象类、犀牛类、三趾马等的牙齿	化石	采挖后,除去泥沙、杂质	安徽炮规 2019
龙齿	古代哺乳动物如三趾马、犀类、鹿类、牛类、象类等的牙齿	化石	采挖后,除去泥沙,敲去牙床	天津炮规 2018
煅龙齿	古代哺乳动物如三趾马、象类、犀类、鹿类、牛类的牙齿	化石	—	福建炮规 2012
龙齿	古代哺乳动物如三趾马、犀类、牛类、鹿类、象类等的牙齿	化石	—	药典 2020 附
龙齿	古代哺乳动物如三趾马、犀类、鹿类、象类、羚羊等的牙齿化石	化石	—	贵州 2003 附

2 龙骨

【来源】古代哺乳动物如三趾马、犀类、鹿类、牛类、象类等。

【民族药标准】

名称	药用部位	成分	产地加工	标准
龙骨/周热	古代哺乳动物如三趾马、犀类、鹿类、牛类、象类等骨骼或门齿*	化石#	挖出后除去泥土及杂质。五花龙骨质酥脆,出土后,露置空气中极易破碎,常用毛边纸粘贴	六省藏标
龙骨/洛—亚斯	古代哺乳动物象类、犀类、三趾马类等	骨骼化石或象类门齿的化石	挖出后,除去泥沙及杂质	蒙药 2021
龙骨/周瑞	古代哺乳动物如象类、犀牛类、鹿类、三趾马等骨骼或门齿*	主含羟磷酸钙$[Ca_5(PO_4)_3(OH)]$和碳酸钙$[CaCO_3]$	采挖后,除去泥土	青海藏药炮规 2010
龙骨/周日	古代哺乳动物如三趾马、犀类、鹿类、牛类、象类等的骨骼化石	—	—	青海藏药 1992 附

【中药标准】

名称	药用部位	成分	产地加工	标准
龙骨	古代哺乳动物如三趾马、犀类、鹿类、牛类、象类等骨骼或门齿	化石#	挖出后除去泥沙及杂质。五花龙骨极易破碎,常用毛边纸粘贴	药典 1977
龙骨▲	古代哺乳动物如三趾马、犀类、鹿类、牛类、象类等骨骼或门齿	化石	挖出后除去杂质	湖南 2009
龙骨▲	古代哺乳动物如三趾马、犀类、鹿类、牛类、象类等骨骼或门齿	化石	全年可采挖,挖出后除去泥沙及杂质,"五花龙骨"极易破碎,常用毛边纸粘贴	甘肃 2009

续表

名称	药用部位	成分	产地加工	标准
龙骨▲	古代哺乳动物如三趾马、犀类、鹿类、牛类、象类等骨骼或门齿	化石	挖出后除去杂质	广东第一册 2004
龙骨▲	古代哺乳动物如三趾马、犀类、鹿类、牛类、象类等骨骼或门齿	化石	挖出后除去泥土及杂质。五花龙骨极易破碎,常用毛边纸粘贴	山东 2002
龙骨▲	古代哺乳动物如三趾马、犀类、鹿类、牛类、象类等骨骼或门齿	化石	挖出后除去泥沙及杂质	上海 1994
龙骨▲	古代哺乳动物三趾马、犀类、鹿类、牛类、象类等骨骼或门齿	化石	挖出后除去泥沙及杂质。五花龙骨极易破碎,常用毛边纸粘贴	河南 1993
龙骨▲	古代哺乳动物如三趾马、犀类、鹿类、牛类、象类等骨骼或门齿	化石	挖出后除去泥沙及杂质。五花龙骨极易破碎,常用毛边纸粘贴	宁夏 1993
龙骨▲	古代哺乳动物如三趾马、犀类、鹿类、牛类、象类等骨骼或门齿	化石	挖出后除去泥土及杂质。五花龙骨质酥脆,出土后,露置空气中极易破碎,常用毛边纸将其封固,只留下花纹好的部分	北京 1998
龙骨▲	古代哺乳动物如三趾马、犀类、鹿类、牛类、象类等骨骼或门齿	化石	全年皆可采挖,挖出后,除去泥土,将龙骨拣出。五花龙骨见风后极易破裂,故常用毛边纸粘贴,只露置一两处花色较好部分	内蒙古 1988
龙骨▲	古代哺乳动物如三趾马、犀类、鹿类、牛类象类等骨骼或门齿	化石	挖出后除去泥沙及杂质。五花龙骨极易破碎,常用毛边纸粘贴	山西 1987
龙骨	古代哺乳动物象类、犀类、三趾马、牛类、鹿类等骨骼	由磷灰石、方解石以及少量黏土矿物组成	采挖后,除去泥沙、杂质	安徽炮规 2019
龙骨	古代哺乳动物如象类、犀类、三趾马、牛类、鹿类等骨骼或门齿	主含羟磷酸钙,及少量碳酸钙	挖出后,除去泥土	天津炮规 2018
龙骨	古代哺乳动物如三趾马、犀类、鹿类、牛类、象类等骨骼或门齿	化石	—	药典 2020 附
龙骨	古代哺乳动物象类、犀牛类、三趾马、鹿、羚羊等的骨骼化石	化石	—	贵州 2003 附

附注:＊古代哺乳动物如象类、犀牛类、鹿类、三趾马等骨骼化石或象类门齿的化石;#象类门齿的化石习称"五花龙骨",其他骨骼的化石习称"龙骨";▲前者习称"龙骨"或"土龙骨",后者习称"五花龙骨"。

3 珀嘎

【来源】古代松柏科植物、橄榄科植物卡氏乳香及近缘种植物。

【民族药标准】

名称	植物来源	药用部位	产地加工	标准
珀嘎	古代松柏科植物分泌的树脂 卡氏乳香 *Boswellia carteri* Birdw. 及近缘种植物树脂	矿物或化石样物质#树脂	春秋采收后,弃除树皮及杂质	西藏公告 2022＊

附注:＊西藏《关于征求红糖等38个地方药材质量标准(草案)意见建议的公告》2022.11.29;#古代松柏科植物分泌的树脂埋藏地下经久凝结而成的矿物或化石样物质。

4 夺珀

【来源】古生物树脂经久掩埋地下形成的化石类矿物。

【民族药标准】

名称	药用部位	成分	产地加工	标准
夺珀	古生物树脂	—	—	西藏藏药炮规 2022

5 琥珀

【来源】古代松柏科植物。

【民族药标准】

名称	药用部位	成分	产地加工	标准
琥珀/琥巴	松柏科植物树脂	主要成分[$C_{10}H_{16}O$]	全年均可采收,挖出后除去泥沙及杂质	蒙药 2021
琥珀/波炼	松柏科植物树脂＊	相当于[$C_{10}H_{16}O$]	从地层或煤层中挖出后,除去砂石、泥土等杂质	西藏藏药第一册 2012

续表

名称	药用部位	成分	产地加工	标准
琥珀	松科植物树脂#	—	全年均可采收,除去泥沙及煤屑	新疆炮规 2020
琥珀/波炼	松科植物树脂#	碳氢化合物,含有琥珀酸和琥珀树脂	—	青海藏药炮规 2010
琥珀/布林	有机树脂的化石♠	—	—	青海藏药 1992 附
珀嘎	松柏科植物树脂#	—	—	西藏公告 2022 ★

【中药标准】

名称	药用部位	成分	产地加工	标准
琥珀	松科植物树脂#	—	全年均可采收,除去泥沙及煤屑▲	药典 1977
琥珀	松科植物树脂#	—	全年均可采收,除去泥沙及煤屑▲	辽宁第二册 2019
琥珀	松科植物树脂#	—	全年均可采收,除去泥沙及煤屑▲	河北 2018
琥珀	松科植物树脂#	—	全年均可采收。除净沙石、泥土及煤屑等杂质▲	广东第二册 2011
琥珀	松科植物树脂#	—	全年均可采收,从地下挖出,除去泥沙等杂质	四川 2010
琥珀	松科植物树脂#	—	全年均可采收,除去泥沙及煤屑▲	湖南 2009
琥珀	松科植物树脂#	—	全年均可采收,除去杂质▲	贵州 2003
琥珀	松科植物树脂#	—	全年均可采收,除去泥沙及煤屑▲	山东 2002
琥珀	松科植物树脂#	—	全年均可采收,除去泥沙及煤屑▲	河南 1991
琥珀	松科植物树脂#	—	在开荒开垦时在内岩层掘出,出土后将粘连的泥土夹石去净,即得▲	内蒙古 1988
琥珀	松科植物树脂▲	—	挖出后,除去杂质	北京炮规 2023
琥珀	松科植物树脂#	—	挖出后,除去杂质	甘肃炮规 2022
琥珀	松科植物树脂#	含树脂、挥发油、二松香醇酸、琥珀银松酸等	从地层或煤层中挖出后,除去泥沙、杂质▲	安徽炮规 2019
琥珀	松科植物树脂#	—	从地层或煤层中挖出后,除去砂石,泥土及煤屑▲	天津炮规 2018
琥珀▲	松科植物树脂#	—	—	重庆炮规 2006
琥珀	松科植物树脂#	—	—	药典 2020 附
琥珀	松科植物树脂#	—	—	上海 1994 附
琥珀	松科植物树脂#	—	—	山西 1987 附

附注:★第三纪松柏科植物的树脂,经地质作用掩埋后石化而成的有机矿物(Amber),西藏藏药炮规 2022 收载名称"珀协、珀尔兰";#古代松科松属植物的树脂埋藏地下经年久转化而成;▲从地下挖出称"琥珀"或从煤中选出称"煤珀";★西藏《关于征求红糖等 38 个地方药材质量标准(草案)意见建议的公告》2022.11.29;♠有机树脂的化石,来自许多万年前松柏类凝胶状的分泌物。

6 蛇菊石

【来源】头足纲动物蛇菊石。

【民族药标准】

名称	药用部位	成分	产地加工	标准
蛇菊石/门孜热	蛇菊石#(Ophiceras)化石	—	—	西藏藏药炮规 2022
蛇菊石/门孜热	蛇菊石 Ophiceras sp. 化石	主含钙(Ca)、铁(Fe)等元素	采挖后,除去杂质	西藏公告 2022 *

附注:*西藏《关于征求红糖等 38 个地方药材质量标准(草案)意见建议的公告》2022.11.25;#古生物头足纲菊石亚纲动物躯壳经年久地下掩埋形成的化石。

7 石燕

【来源】古代石燕科动物中华弓石燕及近缘动物。

【民族药标准】

名称	药用部位	成分	产地加工	标准
石燕/西果	中华弓石燕及近缘动物全体	化石,主含碳酸钙[CaCO₃]	采集后洗净泥土,晒干	青海藏药 1992
石燕/协古	中华弓石燕 Cyrtospirifer sinensis (Grabau) 弓石燕 Cyrtospirifer sp.	化石	全年均可采挖,采挖后除去杂石	青海藏药炮规 2010

【中药标准】

名称	药用部位	成分	产地加工	标准
石燕	中华弓石燕 *Cyrtospirifer sinensis* Grabau 戴维逊穹石燕 *Cyrtospirifer davidsoni* Grabau 及多种近缘动物全体	化石	—	部颁中药材
石燕	肥厚秃咀贝 *Leiorhynchus obesus* Grabau. 弱褶秃咀贝 *Leiorhynchus tenuiplicatus* Chen 波罗扬子贝 *Yangtzeella poloi*(Martelli) 直脊裂线贝 *Schizophoria orthambonita* Chen 裂线贝 *Schizophoria* sp. 全体	化石	—	四川 1987
石燕	中华弓石燕 *Cyrtospirifer sinensis*(Grabau) 弓石燕 *Cyrtospirifer* sp. 等多种近缘动物全体	化石	除去泥沙、杂质	安徽炮规 2019
石燕	中华弓石燕 *Cyrtospirifer sinensis* Grabau 弓石燕 *Cyrtospirifer davidsoni* Grabau 及多种近缘动物全体	化石	除去杂石	天津炮规 2018
石燕	中华弓石燕 *Cyrtospirifer sinensis*(Grabau) 弓石燕 *Cyrtospirifer* sp. 全体	化石	—	重庆炮规 2006
石燕	中华弓石燕 *Cyrtospirifer sinensis*(Grabau) 弓石燕 *Cyrtospirifer* sp. 全体	化石	—	药典 2020 附
石燕	古代腕足类动物	化石	—	贵州 2003 附
石燕	中华弓石燕 *Cyrtospirifer sinensis*(Grabau) 弓石燕 *Cyrtospirifer* sp.	化石	—	山西 1987 附

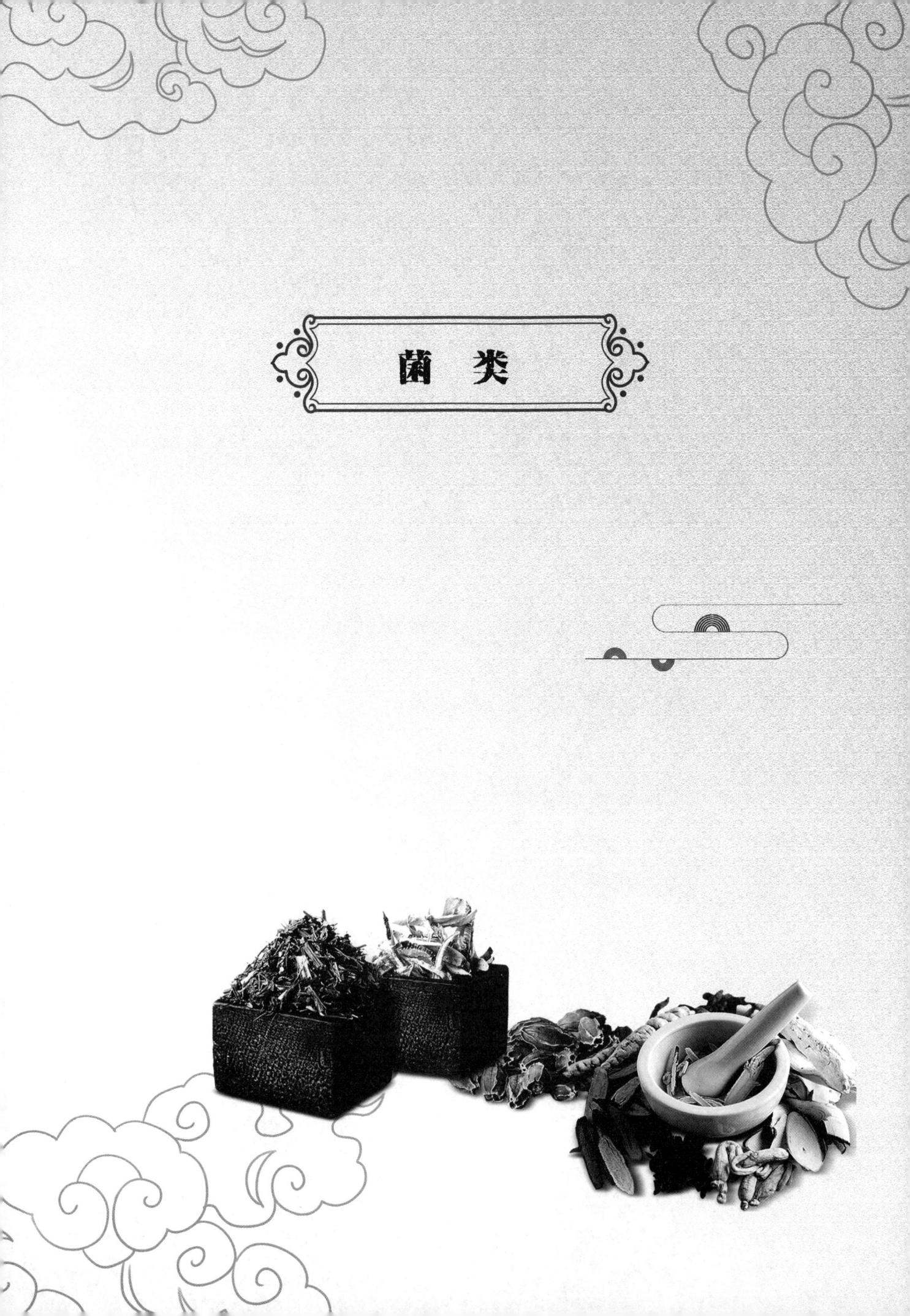

菌 类

1 马勃

【来源】灰包科真菌脱皮马勃(脱被毛球马勃)、大马勃(大秃马勃)、紫色马勃(杯形秃马勃)。

【学名】

《中国真菌志》	《中国药用真菌》
脱被毛球马勃 *Lasiosphaera fenzlii* Reich.	脱皮马勃 *Langermannia fenzlii*(Reichardt)Kreisel
大秃马勃 *Calvatia gigantea*(Batsch)Lloyd	大马勃 *Calvatia gigantea*(Batsch)Lloyd
杯形秃马勃 *Calvatia cyathiformis*(Bosc)Morgan	紫色马勃 *Calvatia lilacina*(Mont. & Berk.)Henn.

【民族药标准】

名称	菌类来源	药用部位	产地加工	标准
马勃	脱皮马勃 *Lasiosphaera fenzlii* Reich. 大马勃 *Calvatia gigantea*(Batsch ex Pers.)Lloyd 紫色马勃 *Calvatia lilacina*(Mont. et Berk.)Lloyd	子实体	—	蒙药炮规 2020

【中药标准】

名称	菌类来源	药用部位	产地加工	标准
马勃	脱皮马勃 *Lasiosphaera fenzlii* Reich. 大马勃 *Calvatia gigantea*(Batsch ex Pers.)Lloyd 紫色马勃 *Calvatia lilacina*(Mont. et Berk.)Lloyd	子实体	夏、秋二季子实体成熟时及时采收,除去泥沙,干燥	药典 2020

2 黑木耳

【来源】木耳科真菌木耳。

【学名】

《中国药用植物志》	《中国药用真菌》
木耳 *Auricularia auricula*(L. ex Hook.)Underwood	木耳 *Auricularia auricula-judae*(Bull.)Wettst.

【民族药标准】

名称	菌类来源	药用部位	产地加工	标准
黑木耳	木耳 *Auricularia auricula*(L. ex Hook.)Underw.	子实体	夏秋季采收,晒干	新疆炮规 2020

【中药标准】

名称	菌类来源	药用部位	产地加工	标准
木耳	木耳 *Auricularia auricula*(L. ex Hook.)Underw.	子实体	夏秋季采收、晒干	部颁中药材
木耳	木耳 *Auricularia auricula*(L. ex Hook.)Underw. 毛木耳 *Auricularia polytricha*(Mont.)Sacc.	子实体	夏秋季采收,洗净,干燥	广西第二册 1996
木耳	木耳 *Auricularia auricula*(L. ex Hook.)Underw.	子实体	夏、秋两季的雨后采收,晒干或烘干	山西 1987
黑木耳	木耳 *Auricularia auricula*(L. ex Hook.)Underw.	子实体	夏、秋二季采收,晒干	甘肃炮规 2022
木耳	木耳 *Auricularia auricula*(L. ex Hook.)Underw.	子实体	—	山东炮规 2022
木耳	木耳 *Auricularia auricula*(L. ex Hook.)Underw. 毛木耳 *Auricularia polytricha*(Mont.)Sacc.	子实体	夏、秋二季采收,除去杂质,干燥	安徽炮规 2019
木耳	木耳 *Auricularia auricula*(L. ex Hook.)Underw.	子实体	—	重庆炮规 2006
黑木耳	木耳 *Auricularia auricula*(L. ex Hook.)Underw.	子实体	—	药典 2020 附

3 阿里红

【来源】多孔菌科真菌药用层孔菌(苦白蹄拟层孔)。

【学名】

《中国真菌志》	《中国药用真菌》
苦白蹄拟层孔 *Fomitopsis officinalis*(Vill. :Fr.)Bond. et Sing.	苦白蹄拟层孔 *Fomitopsis officinalis*(Vill.)Bondartsev & Singer

【民族药标准】

名称	菌类来源	药用部位	产地加工	标准
阿里红	药用层孔菌 *Fomes officinalis*(Vill. ex Fr.)Ames.	菌体	春、秋二季采收,干燥	部颁维药
阿里红	药用层孔菌 *Fomes officinalis*(Vill. ex Fr.)Ames.	菌体	—	维药 1993
阿里红	药用层孔菌 *Fomes officinalis*(Vill. et Fr.)Ames.	菌核	夏秋采集,晒干	新疆第一册 1980
阿里红	药用层孔菌 *Fomes officinalis*(Vill. ex Fr.)Ames.	菌体	春、秋二季采收,干燥	新疆炮规 2020

4 竹黄

【来源】肉座菌科真菌竹黄。

【学名】

《中国药用植物志》	《中国药用真菌》
竹黄 *Shiraia bambusicola* P. Henn.	竹黄 *Shiraia bambusicola* Henn.

【民族药标准】

名称	菌类来源	药用部位	产地加工	标准
竹黄♠	竹黄 *Shiraia bambusicola* P. Henn.	子座及孢子	5—6月采收,干燥	贵州第二册2019

【中药标准】

名称	菌类来源	药用部位	产地加工	标准
竹黄 *	竹黄 *Shiraia bambusicola* P. Henn.	子座	清明前后采收,干燥	安徽2022
竹黄	竹黄 *Shiraia bambusicola* P. Henn.	子座	4—6月采收,除去杂质,晒干	河北2018
竹黄	竹黄 *Shiraia bambusicola* P. Henn.	子座	多于4—6月采收,除去杂质,晒干	湖北2018
真菌竹黄/竹花	竹黄 *Shiraia bambusicola* P. Henn.	子实体#	春末采收,晒干	江西2014
竹黄	竹黄菌 *Shiraia bambusicola* P. Henn.	子座 *	5—6月采收,晒干	湖南2009
竹黄	大麻竹 *Sinocalamus giganteus*(Wall.)Keng f. 华思劳竹 *Schizostachyum chinense* Rendle	茎秆内分泌液▲	全年可采收	云南1996
竹蝗/竹黄	竹黄 *Shiraia bambusicola* P. Henn.	子座#	春末采收,晒干	上海1994

附注: * 寄生于禾本科植物短穗竹属 *Brachystachyum*、刺竹属 *Bambusa*、刚竹属 *Phyllostachys* 等植物的小枝上;#寄生于禾本科刺竹属 *Bambusa* 或刚竹属 *Phyllostachys* 植物枝梢上;▲茎秆内的分泌液自然干燥后的块状物;★安徽炮规2019收载药用部位"子座和孢子";♠同为中药标准收载品种。

5 青稞黑粉菌

【来源】黑粉菌科真菌麦散黑粉菌(大麦散黑粉菌)、大麦散黑粉菌。

【学名】

《中国真菌志》	《中国药用真菌》
大麦散黑粉菌 *Ustilago nuda*(Jensen)Kellerman & Swingle	麦散黑粉菌 *Ustilago nuda*(C. N. Jensen)Rostr.

【民族药标准】

名称	菌类来源	药用部位	产地加工	标准
青稞黑粉菌/萨孜嘎	麦散黑粉菌 *Ustilago nuda*(Jens.)Rostr.	侵入禾本科植物青稞果穗所产生的孢子粉	秋季收集罹病的黑穗,晾干	西藏藏药第二册2012
青稞黑菌粉	大麦散黑粉菌 *Ustilago nuda*(Jens.)Rostr.	青稞果穗感染后的孢子粉	—	四川藏药制剂附

【中药标准】

名称	菌类来源	药用部位	产地加工	标准
霉麦粉	麦散黑粉菌 *Ustilago nuda*(Jens.)Rostr.	菌瘿及孢子堆 *	夏季采收,晒干	江苏2016

附注: * 小麦 *Triticum aestivum* L. 或大麦 *Hordeum vulgare* L. 感染后所产生的菌瘿及孢子堆。

6 茯苓

【来源】多孔菌科真菌茯苓(茯苓菌)。

【学名】

《中国真菌志》	《中国药用真菌》
茯苓 *Wolfiporia cocos*(Schw.)Ryv. & Gilbn.	茯苓菌 *Wolfiporia extensa*(Peck)Ginns

【民族药标准】

名称	菌类来源	药用部位	产地加工	标准
茯苓/那日森—细莫	茯苓 *Poria cocos*(Schw.)Wolf	菌核	多于7—9月采挖,挖出后除去泥沙,堆置"发汗"后,阴干,或将鲜茯苓按不同部位切制,阴干 *	蒙药2021

【中药标准】

名称	菌类来源	药用部位	产地加工	标准
茯苓 *	茯苓 *Poria cocos*（Schw.）Wolf	菌核	多于7—9月采挖，挖出后除去泥沙，堆置"发汗"后，摊开晾至表面干燥，再"发汗"，反复数次至现皱纹、内部水分大部散失后，阴干；或将鲜茯苓按不同部位切制，阴干	药典2020

附注：* 多于7—9月采挖，挖出后除去泥沙，堆置"发汗"后，摊开晾至表面干燥，再"发汗"，反复数次至现皱纹、内部水分大部散失后，阴干，称为"茯苓个"；或将鲜茯苓按不同部位切制，阴干，分别称为"茯苓块"和"茯苓片"。

7　蒙古口蘑

【来源】口蘑科真菌蒙古口蘑。

【学名】

《中国真菌志》	《中国药用真菌》
蒙古口蘑 *Tricholoma mongolicum* Imai	蒙古口蘑 *Tricholoma mongolicum* S. Imai

【民族药标准】

名称	菌类来源	药用部位	产地加工	标准
蒙古口蘑/查干—莫古	蒙古口蘑 *Tricholoma mongolicum* Imai	子实体	夏秋季子实体未成熟时采收，晒干	蒙药2021

8　灵芝

【来源】多孔菌科真菌赤芝（灵芝、松杉灵芝）、紫芝。

【学名】

《中国真菌志》	《中国药用真菌》
灵芝 *Ganoderma lucidum*（Curtis：Fr.）P. Karst.	松杉灵芝 *Ganoderma lucidum*（Curtis）P. Karst.
紫芝 *Ganoderma sinense* J. D. Zhao，L. W. Hsu et X. Q. Zhang	紫芝 *Ganoderma sinense* J. D. Zhao，L. W. Hsu & X. Q. Zhang

【民族药标准】

名称	菌类来源	药用部位	产地加工	标准
灵芝/艳当	赤芝 *Ganoderma lucidum*（Leyss. ex Fr.）Karst. 紫芝 *Ganoderma sinense* Zhao，Xu et Zhang	子实体	全年均可采收，除去杂质，剪除附有朽木、泥沙或培养基质的下端菌柄，阴干或在40~50℃烘干	广西壮药第二卷2011

【中药标准】

名称	菌类来源	药用部位	产地加工	标准
灵芝	赤芝 *Ganoderma lucidum*（Leyss. ex Fr.）Karst. 紫芝 *Ganoderma sinense* Zhao，Xu et Zhang	子实体	全年采收，除去杂质，剪除附有朽木、泥沙或培养基质的下端菌柄，阴干或在40~50℃烘干	药典2020

9　黔芝

【来源】灵芝科真菌黄边灵芝、白皮壳灵芝（树舌灵芝）、黑灵芝。

【学名】

《中国真菌志》	《中国药用真菌》
黄边灵芝 *Ganoderma luteomarginatum* J. D. Zhao，L. W. Hsu et X. Q. Zhang	黄边灵芝 *Ganoderma luteomarginatum* J. D. Zhao，L. W. Hsu et X. Q. Zhang
树舌灵芝 *Ganoderma applanatum*（Pers.）Pat.	树舌灵芝 *Ganoderma applanatum*（Pers.）Pat.
黑灵芝 *Ganoderma atrum* J. D. Zhao，L. W. Hsu et X. Q. Zhang	黑灵芝 *Ganoderma atrum* J. D. Zhao，L. W. Hsu et X. Q. Zhang

【民族药标准】

名称	菌类来源	药用部位	产地加工	标准
黔芝 *	黄边灵芝 *Ganoderma luteomarginatum* 白皮壳灵芝 *Ganoderma leucophaeum* 黑灵芝 *Ganoderma atrum*	子实体	全年采收，洗净泥沙，剪除附有朽木、泥沙的下端菌柄，阴干，或在40~50℃烘干	贵州第二册2019

【民族药标准】

名称	菌类来源	药用部位	产地加工	标准
树舌	树舌 *Ganoderma applanatum*(Pers. ex Gray)Pat.	子实体	夏、秋二季子实体成熟时采收,除去杂质,晒干	甘肃炮规 2022

附注:＊同为中药标准收载品种。

10 藏灵芝

【来源】多孔菌科真菌白肉灵芝。

【学名】

《中国真菌志》	《真菌学》
—	白肉灵芝 *Ganoderma leucocontextum* T. H. Li,W. Q. Deng,Sheng H. Wu,Dong M. Wang & H. P. Hu.

【民族药标准】

名称	菌类来源	药用部位	产地加工	标准
藏灵芝	白肉灵芝 *Ganoderma leucocontextum* T. H. Li,W. Q. Deng,Dong M. Wang & H. P. Hu.	子实体	全年采收,除去杂质,剪除附有朽木、泥沙或培养基质的下端菌柄,阴干或在 40～50℃烘干	四川藏药 2020

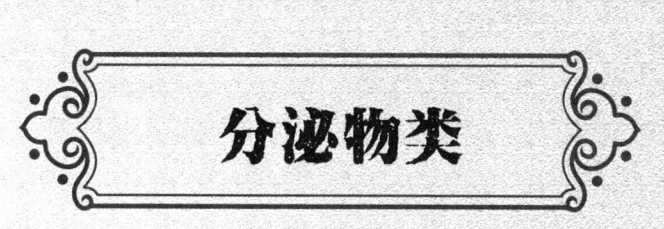

分泌物类

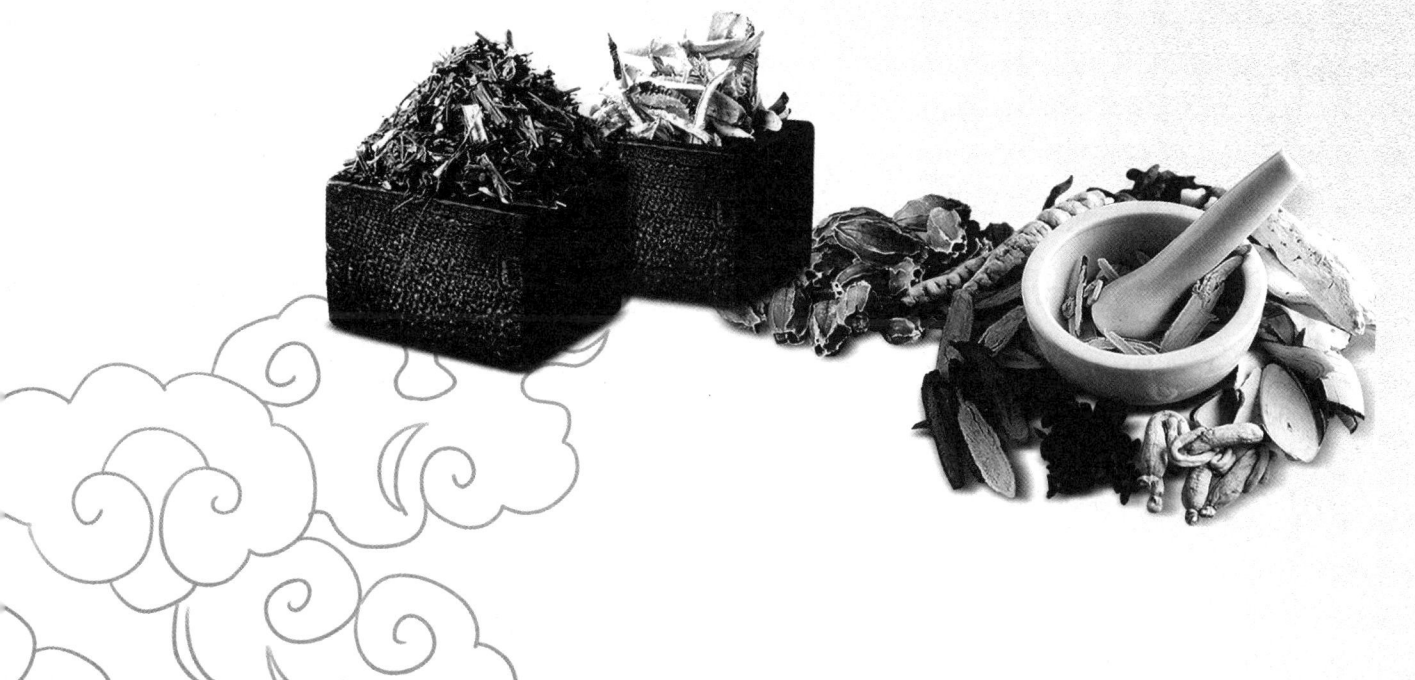

1 漆树膏

【来源】漆树科植物漆树(漆)。

【学名】

《中国植物志》	《中国高等植物》
漆 *Toxicodendron vernicifluum*(Stokes)F. A. Barkl.	漆树 *Toxicodendron vernicifluum*(Stokes)F. A. Barkl.

【民族药标准】

名称	植物来源	药用部位	产地加工	标准
漆树膏/浠日音—罕达	漆树 *Toxicodendron vernicifluum*(Stokes) F. A. Barkl.	树脂	夏季收集割破树皮后流出的渗出物,干燥	蒙药 2021
漆树脂/西日坎扎	漆树 *Toxicodendron vernicifluum*(Stokes) F. A. Barkl.	树脂	—	西藏藏药炮规 2022

2 天竺黄

【来源】禾本科植物青皮竹、华思劳竹(薄竹)等。

【学名】

《中国植物志》	《中国高等植物》
青皮竹 *Bambusa textilis* McClure	青皮竹 *Bambusa textilis* McClure
薄竹 *Cephalostachyum chinense*(Rendle)D. Z. Li & H. Q. Yang	薄竹 *Schizostachyum chinense* Rendle

【民族药标准】

名称	植物来源	药用部位	产地加工	标准
天竺黄/胡鲁森—竹岗	青皮竹 *Bambusa textilis* McClure 华思劳竹 *Schizostachyum chinense* Rendle 等	秆内分泌液 *	秋、冬二季采收	蒙药 2021
天竺黄	青皮竹 *Bambusa textilis* McClure 华思劳竹 *Schizostachyum chinense* Rendle 等	秆内分泌液 *	全年可采收	维药 1993

【中药标准】

名称	植物来源	药用部位	产地加工	标准
天竺黄	青皮竹 *Bambusa textilis* McClure 华思劳竹 *Schizostachyum chinense* Rendle 等	秆内分泌液 *	秋、冬二季采收	药典 2020

　　附注:*秆内的分泌液干燥后的块状物。

3 芦荟

【来源】百合科植物好望角芦荟、库拉索芦荟(芦荟)或其他同属近缘植物。

【学名】

《中国植物志》	《中国高等植物》
好望角芦荟 *Aloe ferox* Mill.	好望角芦荟 *Aloe ferox* Mill.(《中华本草·维吾尔药卷》)
库拉索芦荟 *Aloe vera* L.	芦荟 *Aloe chinensis*(Haw.)Baker

【民族药标准】

名称	植物来源	药用部位	产地加工	标准
芦荟	好望角芦荟 *Aloe ferox* Mill. 库拉索芦荟 *Aloe vera* L. 或同属植物	叶的汁液	夏末秋初将叶自基部切断,收集流出的汁液,干燥	维药 1993
芦荟/赛比热 *	库拉索芦荟 *Aloe barbadensis* Miller	汁液	浓缩干燥	新疆炮规 2010

【中药标准】

名称	植物来源	药用部位	产地加工	标准
芦荟 #	库拉索芦荟 *Aloe barbadensis* Miller 好望角芦荟 *Aloe ferox* Miller 或其他同属近缘植物	叶的汁液	浓缩干燥	药典 2020

　　附注:*习称"老芦荟";#前者习称"老芦荟",后者习称"新芦荟"。

4 阿拉伯胶

【来源】豆科植物阿拉伯胶树及同属他种植物。

【学名】

《中国植物志》	《中国生物物种名录》
阿拉伯胶树 Senegalia senegal（L.）Britton	阿拉伯胶树 Senegalia senegal（L.）Britton

【民族药标准】

名称	植物来源	药用部位	产地加工	标准
阿拉伯胶	阿拉伯胶树 Acacia senegal Willd. 及同属他种植物	树胶	收集渗出并凝结成泪滴状,除去杂质	部颁维药
阿拉伯胶	阿拉伯胶树 Acacia senegal Willd. 或近缘种	树胶	—	维药 1993
阿拉伯胶	阿拉伯胶树 Acacia senegal（L.）Willd. 及同属他种植物	树胶	收集渗出并凝结成泪滴状	新疆炮规 2020

5 甘草味胶

【来源】豆科植物肉质黄芪（甜胶黄芪）、肉根黄芪（甜胶黄芪）。

【学名】

《中华本草·维吾尔药卷》	《维吾尔药志》
甜胶黄芪 Astragalus sarcocolla Dym.	甜胶黄芪 Astragalus sarcocolla Dym.

【民族药标准】

名称	植物来源	药用部位	产地加工	标准
甘草味胶	肉质黄芪 Astragalus sarcocolla Dymock	树胶	全年均可采收,阴干	新疆炮规 2020
肉根黄芪胶	肉根黄芪 Astragalus saucocolla Dun	树胶	—	部颁维药附

6 西黄蓍胶

【来源】西黄蓍胶树（西黄芪、西黄蓍）、小亚细亚产紫云英属其他植物。

【学名】

《中华本草·维吾尔药卷》	《维吾尔药志》
西黄芪 Astragalus gummifera Labill.	西黄蓍 Astragalus gummifera Labill.

【民族药标准】

名称	植物来源	药用部位	产地加工	标准
西黄蓍胶	西黄蓍胶树 Astragalus gummifera Labillardiere 紫云英属其他植物（小亚细亚产）	树脂*	—	部颁维药附

附注:*树干中得到的干燥树脂。

7 血竭

【来源】棕榈科植物麒麟竭。

【学名】

《进口药材质量分析研究》	《维吾尔药志》
麒麟竭 Daemonorops draco Bl.	麒麟竭 Daemonorops draco Bl.

【民族药标准】

名称	植物来源	药用部位	产地加工	标准
血竭/玛特仁—绰斯#	麒麟竭 Daemonorops draco Bl.	树脂*	加工制成	蒙药 2021
血竭/混斯药山	麒麟竭 Daemonorops draco Bl.	树脂*	加工制成	新疆炮规 2010

【中药标准】

名称	植物来源	药用部位	产地加工	标准
血竭	麒麟竭 Daemonorops draco Bl.	树脂*	加工制成	药典 2020

附注:*果实渗出的树脂;#蒙药 1986 收载名称"血竭/玛特日音—齐苏"。

8 龙血竭

【来源】百合科植物剑叶龙血树（柬埔寨龙血树）。

【学名】

《中国植物志》	《中国高等植物》
剑叶龙血树 *Dracaena cochinchinensis*（Lour.）S. C. Chen	柬埔寨龙血树 *Dracaena cambodiana* Pierre ex Gagnep.

【民族药标准】

名称	植物来源	药用部位	产地加工	标准
龙血竭/美笏垄	剑叶龙血树 *Dracaena cochinchinensis*（Lour.）S. C. Chen	树脂*	—	广西壮药第一卷 2008

【中药标准】

名称	植物来源	药用部位	产地加工	标准
龙血竭	剑叶龙血树 *Dracaena cochinchinensis*（Lour.）S. C. Chen	树脂*	—	贵州 2003
血竭	柬埔寨龙血树 *Dracaena combodiana* Pierre et Gagnep.	树脂	—	云南 1996
龙血竭	柬埔寨龙血树 *Dracaena combodiana* Pierre ex Gagnep.	树脂	—	药典 2020 附

附注：*含脂木材经提取得到的树脂。

9 胡桐泪

【来源】杨柳科植物胡杨。

【学名】

《中国植物志》	《中国高等植物》
胡杨 *Populus euphratica* Oliv.	胡杨 *Populus euphratica* Oliv.

【民族药标准】

名称	植物来源	药用部位	产地加工	标准
胡桐泪	胡杨 *Populus euphratica* Oliv.（*Populus diversifolia* Schrenk）	树脂*	—	新疆 1987

【中药标准】

名称	植物来源	药用部位	产地加工	标准
胡桐泪	胡杨 *Populus euphratica* Oliv.	树脂*	全年均可采挖,除去泥沙、杂质,低温干燥	安徽炮规 2019

附注：*分泌的干燥树脂在土中留存多年而成。

10 奇诺

【来源】豆科植物花榈木（囊果紫檀）、马拉巴紫檀（囊果紫檀）。

【学名】

《中国植物志》	《中国生物物种名录》
囊果紫檀 *Pterocarpus marsupium* Roxb.	囊果紫檀 *Pterocarpus marsupium* Roxb.

【民族药标准】

名称	植物来源	药用部位	产地加工	标准
奇诺	花榈木 *Pterocarpus marsupium* Roxb.	浆汁	—	维药 1993
奇诺	马拉巴紫檀 *Pterocarpus marsupium* Roxb.	浆汁	收集自然流出的树脂,晒干	新疆炮规 2020

11 阿片

【来源】罂粟科植物罂粟。

【学名】

《中国植物志》	《中国高等植物》
罂粟 *Papaver somniferum* L.	罂粟 *Papaver somniferum* Linn.

【民族药标准】

名称	植物来源	药用部位	产地加工	标准
阿片#	罂粟 *Papaver somniferum* L.	蒴果*	划破后渗出的乳状液,经干燥制成块状物	维药 1993

附注：*未成熟蒴果;#特殊管制类。

12 刺糖

【来源】豆科植物骆驼刺、假骆驼刺。

【学名】

《中国植物志》	《中国高等植物》
骆驼刺 *Alhagi camelorum* Fisch.	骆驼刺 *Alhagi sparsifolia* Shap.
假骆驼刺 *Alhagi pseudalhagi* Desv.(《世界药用植物速查辞典》)	骆驼刺 *Alhagi pseudalhagi* Desv.(《上海植物志》)

【民族药标准】

名称	植物来源	药用部位	产地加工	标准
刺糖	骆驼刺 *Alhagi pseudalhagi*(M. B.)Desv.	糖质分泌物#	收集糖粒,除去杂质*	部颁维药
刺糖	骆驼刺 *Alhagi pseudalhagi*(M. B.)Desv.	糖质分泌物	收集糖粒,除去杂质*	维药 1993
刺糖	假骆驼刺 *Alhagi pseudalhagi*(M. Bieb.)Desv. ex B. Keller & Shap.	糖质分泌物#	收集糖粒,除去杂质*	新疆炮规 2020

附注:*夏、秋采集,选择结糖较多的植株,地下铺以布或塑料布,用小木棒轻击植株,收集糖粒,除去杂质;#茎枝的糖质分泌物。

13 阿魏

【来源】伞形科植物臭阿魏、新疆阿魏、阜康阿魏、阿魏。

【学名】

《中国植物志》	《中国高等植物》
臭阿魏 *Ferula teterrima* H. Karst. et Kir.(《中国药用植物志》)	臭阿魏 *Ferula teterrima* Kar. & Kir.(《中国生物物种名录》)
新疆阿魏 *Ferula sinkiangensis* K. M. Shen	新疆阿魏 *Ferula sinkiangensis* K. M. Shen
阜康阿魏 *Ferula fukanensis* K. M. Shen	阜康阿魏 *Ferula fukanensis* K. M. Shen
阿魏 *Ferula assa-foetida* L.	阿魏 *Ferula assafoetida* L.(《世界药用植物速查辞典》)

【民族药标准】

名称	植物来源	药用部位	产地加工	标准
阿魏/相更	臭阿魏 *Ferula teterrima* Ker. et Kar.(暂定)及具有蒜样特臭的同属植物	树脂	收集渗出的乳状树脂,阴干*	六省藏标
阿魏/乌莫黑—达布日海	新疆阿魏 *Ferula sinkiangensis* K. M. Shen 阜康阿魏 *Ferula fukanensis* K. M. Shen	树脂	收集渗出的乳状树脂,阴干*	蒙药 2021
阿魏	新疆阿魏 *Ferula sinkiangensis* K. M. Shen 阜康阿魏 *Ferula fukanensis* K. M. Shen	树脂	收集渗出的乳状树脂,阴干*	维药 1993
阿魏/兴棍	新疆阿魏 *Ferula sinkiangensis* K. M. Shen 阿魏 *Ferula assafoetida* L. 等	树脂	春秋收集树脂,晒去水分	西藏藏药炮规 2022
阿魏/英依力蜜	新疆阿魏 *Ferula sinkiangensis* K. M. Shen 阜康阿魏 *Ferula fukanensis* K. M. Shen	树脂	收集渗出的乳状树脂,阴干*	新疆炮规 2010

【中药标准】

名称	植物来源	药用部位	产地加工	标准
阿魏	新疆阿魏 *Ferula sinkiangensis* K. M. Shen 阜康阿魏 *Ferula fukanensis* K. M. Shen	树脂	收集渗出的乳状树脂,阴干*	药典 2020
阿魏	阿魏 *Ferula assafoetida* L. 及他同属植物	油胶树脂#	—	进口药材 1977

附注:*春末夏初盛花期至初果期,分次由茎上部往下斜割;#新鲜根茎及根采得的油胶树脂。

14 波斯阿魏

【来源】伞形科植物波斯阿魏。

【学名】

《世界药用植物速查辞典》	《维吾尔医学》
波斯阿魏 *Ferula persica* Willd.	波斯阿魏 *Ferula persica* Willd.

【民族药标准】

名称	植物来源	药用部位	产地加工	标准
波斯阿魏	波斯阿魏 *Ferula persica* Willd.	树脂	—	部颁维药附

15 乳香

【来源】橄榄科植物乳香树（阿拉伯乳香）。

【学名】

《中国植物志》	《中国药用植物志》
阿拉伯乳香 *Boswellia carteri* Birdw.	乳香树 *Boswellia carteri* Birdw.

【民族药标准】

名称	植物来源	药用部位	产地加工	标准
乳香/达石勒▲	乳香树 *Boswellia carteri* Birdw. 同属植物 *Boswellia bhaw-dajiana* Birdw.	树皮渗出的树脂	—	蒙药 2021
乳香	乳香树 *Boswellia carteri* Birdw.	树脂*	—	部颁维药附
炒乳香	乳香树 *Boswellia carteri* Birdw. 同属植物 *Boswellia bhaw-dajiana* Birdw.	树脂*	—	新疆炮规 2020

【中药标准】

名称	植物来源	药用部位	产地加工	标准
乳香	乳香树 *Boswellia carteri* Birdw. 同属植物 *Boswellia bhaw-dajiana* Birdw.	树脂*	—	药典 2020
乳香	卡氏乳香树 *Boswellia carteri* Birdw. 鲍达乳香树 *Boswellia bhaw-dajiana* Birdw.	树脂*	—	湖南 2009
乳香	乳香树 *Boswellia carteri* Birdw. 同属植物 *Boswellia bhaw-dajiana* Birdw.	树脂*	—	进口药材 2004
乳香	卡氏乳香树 *Boswellia carteri* Birdw. 鲍达乳香树 *Boswellia bhaw-dajiana* Birdw. 野乳香树 *Boswellia neglecta* M. Moore 等数种植物	树脂*	春、夏均可采收，以春季为盛产期，采收干硬的固体#	内蒙古 1988
乳香	乳香树 *Boswellia carteri* Birdw. 鲍达乳香树 *Boswellia bhaw-dajiana* Birdw. 野乳香树 *Boswellia neglecta* M. Moore	树脂*	春、夏二季采收，采收干硬的固体#	安徽炮规 2019

附注：*皮部切伤后渗出的油胶树脂；#将树干的皮部由下向上顺序切伤，使树脂从伤口渗出，数天后凝成块状，即可采收；▲分为索马里乳香和埃塞俄比亚乳香，每种乳香又分为乳香珠和原乳香。

16 安息香

【来源】安息香科植物白花树（越南安息香）。

【学名】

《中国植物志》	《中国高等植物》
越南安息香 *Styrax tonkinensis* (Pierre) Craib ex Hartw.	越南安息香 *Styrax tonkinensis* (Pierre) Craib ex Hartw.

【民族药标准】

名称	植物来源	药用部位	产地加工	标准
安息香/阿木日乐图—呼吉	白花树 *Styrax tonkinensis* (Pierre) Craib ex Hart.	树脂	树干经自然损伤，或于夏、秋二季割裂树干，收集流出的树脂，阴干	蒙药 2021

【中药标准】

名称	植物来源	药用部位	产地加工	标准
安息香	白花树 *Styrax tonkinensis* (Pierre) Craib ex Hart.	树脂	树干经自然损伤或于夏、秋二季割裂树干，收集流出的树脂，阴干	药典 2020
安息香	暹罗安息香树# *Styrax tonkinensis* Pierre 安息香树▲ *Styrax benzoin* Dryand.	树脂*	—	进口药材 1977
泰国安息香	安息香树 *Styrax tonkinensis* (Pierre) Craib ex Bartaich.	树脂*	—	进口药材 2004

附注：*树干割伤后渗出的树脂；#暹罗安息香树（泰国安息香）；▲安息香树（苏门答腊安息香）。

17 黑云香

【来源】橄榄科植物穆库尔没药树、穆库没药树(穆库尔没药树)、穆库尔没药(穆库尔没药树)。

【学名】

《中华本草·维吾尔药卷》	藏药晶镜本草
穆库尔没药树 *Commiphora mukul*(Hook. ex Tock) Engl.	穆库尔没药 *Commiphora mukul* Engl.

【民族药标准】

名称	植物来源	药用部位	产地加工	标准
黑云香/ 哈日—古古勒	穆库尔没药树 *Commiphora mukul* (Hook. ex Stocks) Engl.	树脂	树干经自然损伤或于夏、秋二季割裂树干,收集流出的树脂,阴干	蒙药 2021
黑芸香	穆库尔没药树 *Resina commiphorae muakulis* (Guggulum)	树脂	—	部颁蒙药附
穆库尔没药/ 苦奎那布	穆库尔没药 *Commiphora mukul* Engl. 及同属多种植物	油胶树脂#	—	西藏藏药炮规 2022
穆库没药	穆库没药树 *Commiphora mukul* (Hook. ex Stocks) Engl.	树脂	7—8 月割裂树干,使树脂流出,10 月至次年 2 月采收,阴干	新疆炮规 2020
穆库没药	穆库没药树 *Commiphora mukul* Engl.	树脂	—	部颁维药附
穆库尔没药/ 苦奎那布	穆库尔没药 *Commiphora mukul* Engl.	树脂	春秋采收后,弃除树皮及他杂质,阴干	西藏公告 2022 *

附注:* 西藏《关于征求红糖等 38 个地方药材质量标准(草案)意见建议的公告》2022.11.29;#树干皮部渗出的油胶树脂。

18 薰鲁香

【来源】漆树科植物黏胶乳香树[粘胶乳香树(马思答吉)]。

【学名】

《中国植物志》	《中华本草·维吾尔药卷》
粘胶乳香树(马思答吉) *Pistacia lentiscus* L.	黏胶乳香树 *Pistacia lentiscus* L.

【民族药标准】

名称	植物来源	药用部位	产地加工	标准
薰鲁香	粘胶乳香树 *Pistacia lentiscus* L.	树脂	将树皮纵长割伤,树脂流出凝固,收集,除净杂质	部颁维药
薰鲁香	黏胶乳香树 *Pistacia lentiscus* L.	树脂	将树皮纵长割伤,树脂流出凝固,收集	新疆炮规 2020

19 没药

【来源】橄榄科植物地丁树(没药树)、哈地丁树(爱伦堡没药树)。

【学名】

《中华本草·蒙药卷》	《维吾尔药志》
没药树 *Commiphora myrrha* Engl.	没药树 *Commiphora myrrha* Engl.
爱伦堡没药树 *Balsamodendron ehrenbergianum* Berg.	爱伦堡没药树 *Balsamodendron ehrenbergianum* Berg.

【民族药标准】

名称	植物来源	药用部位	产地加工	标准
没药/毛乐毛勒#	地丁树 *Commiphora myrrha* Engl. 哈地丁树 *Commiphora molmol* Engl.	树脂 *	—	蒙药 2021
没药	地丁树 *Commiphora myrrha* Engl. 哈地丁树 *Commiphora molmol* Engl.	树脂	—	蒙药炮规 2020
没药	没药树 *Commiphora myrrha* Engl.	油胶树脂	—	部颁维药附
炒没药	地丁树 *Commiphora myrrha* Engl. 哈地丁树 *Commiphora molmol* Engl.	树脂	—	新疆炮规 2020

【中药标准】

名称	植物来源	药用部位	产地加工	标准
没药	地丁树 *Commiphora myrrha* Engl. 哈地丁树 *Commiphora molmol* Engl.	树脂	—	药典 2020

附注:* 蒙药 1986 收载产地加工"11 月至翌年 2 月或 6—7 月采收,树脂多由树皮的裂缝处自然渗出;或将树皮割破,使胶树脂从伤口渗出,初成黄白色液体,日久逐渐凝固而成红棕色硬块时采收,除去树皮及杂质";#蒙药 1986 收载植物来源于"爱伦堡没药树 *Balsamodendron ehrenbergianum* Berg."。

20 青杠树汁

【来源】壳斗科植物川滇高山栎。

【学名】

《中国植物志》	《中国高等植物》
川滇高山栎 *Quercus aquifolioides* Rehd. et Wils.	川滇高山栎 *Quercus aquifolioides* Rehd. et Wils.

【民族药标准】

名称	植物来源	药用部位	产地加工	标准
青杠树汁	川滇高山栎 *Quercus aquifolioides* Rehd. et Wils.	树脂	—	四川藏药制剂附

21 杉脂

【来源】松科植物麦吊云杉及同属多种植物。

【学名】

《中国植物志》	《中国高等植物》
麦吊云杉 *Picea brachytyla*(Franch.)Pritz.	麦吊云杉 *Picea brachytyla*(Franch.)Pritz.

【民族药标准】

名称	植物来源	药用部位	产地加工	标准
杉脂	麦吊云杉 *Picea brachytyla*(Franch.)Pritz. 及同属多种植物	树脂	—	四川藏药制剂附

22 侧柏脂

【来源】柏科植物侧柏。

【学名】

《中国植物志》	《中国高等植物》
侧柏 *Platycladus orientalis*(L.)Franco	侧柏 *Platycladus orientalis*(Linn.)Franco

【民族药标准】

名称	植物来源	药用部位	产地加工	标准
侧柏脂	侧柏 *Platycladus orientalis*(L.)Franco	树脂	刮取树脂,阴干*	新疆炮规 2020

附注：*割裂树干或待其树脂流出后,从枝干上刮取,阴干。

23 大戟脂

【来源】大戟科植物多脂大戟。

【学名】

《中国植物志》	《维吾尔药志》
多脂大戟 *Euphorbia resinifera* Berger	多脂大戟 *Euphorbia resinifera* Berger

【民族药标准】

名称	植物来源	药用部位	产地加工	标准
大戟脂	多脂大戟 *Euphorbia resinifera* Berger	树脂状分泌物	收集流出的乳汁,阴干*	部颁维药
大戟脂	多脂大戟 *Euphorbia resinifera* Berger	树脂状分泌物	收集流出的乳汁,阴干*	维药 1993
大戟脂	多脂大戟 *Euphorbia resinifera* Berger	树脂状分泌物	收集流出的乳汁,阴干*	新疆炮规 2020

附注：*植物生长旺盛期,在茎的棱缘处切伤皮部,收集流出的乳汁,阴干。

24 枫香脂

【来源】金缕梅科植物枫香树。

【学名】

《中国植物志》	《中国高等植物》
枫香树 *Liquidambar formosana* Hance	枫香树 *Liquidambar formosana* Hance

【民族药标准】

名称	植物来源	药用部位	产地加工	标准
枫香脂/查干—古古勒*	枫香树 *Liquidambar formosana* Hance	树脂	7—8月割裂树干,使树脂流出,10月至次年4月采收,阴干	蒙药2021

【中药标准】

名称	植物来源	药用部位	产地加工	标准
枫香脂	枫香树 *Liquidambar formosana* Hance	树脂	7—8月割裂树干,使树脂流出,10月至次年4月采收,阴干	药典2020
白胶香	枫香树 *Liquidambar formosana* Hance	树脂	—	北京1998附

附注:*蒙药习用名称"白芸香",蒙药1986收载名称"白云香/枫香脂/查查干—古古勒"。

25 格蓬脂

【来源】伞形科植物格蓬阿魏。

【学名】

《中华本草·维吾尔药卷》	《维吾尔药志》
格蓬阿魏 *Ferula galbaniflua* Boissier et Buhse.	格蓬阿魏 *Ferula galbaniflua* Boissier & Buhse.

【民族药标准】

名称	植物来源	药用部位	产地加工	标准
格蓬脂	格蓬阿魏 *Ferula galbaniflua* Boissier et Buhse.	胶树脂	收集渗出的乳状树脂,阴干*	部颁维药
格蓬脂	格蓬阿魏 *Ferula galbaniflua* Boiss. et Buhse.	胶树脂	收集渗出的乳状树脂,阴干*	新疆炮规2020

附注:*春末夏初盛花期至初果期,分次由茎上部住下斜割,收集渗出的乳状树脂,阴干。

26 阿莫尼亚脂

【来源】伞形科植物阿莫尼亚胶草(阿摩尼亚胶草、阿母尼亚胶草)。

【学名】

《中华本草·维吾尔药卷》	《维吾尔药志》
阿摩尼亚胶草 *Dorema ammoniacum* D. Don.	阿母尼亚胶草 *Dorema ammoniacum* D. Don.

【民族药标准】

名称	植物来源	药用部位	产地加工	标准
阿莫尼亚脂	阿莫尼亚胶草 *Dorema ammoniacum* D. Don.	树脂	收集渗出的乳汁状树脂,阴干*	部颁维药
阿莫尼亚脂	阿莫尼亚胶草 *Dorema ammoniacum* D. Don.	树脂	收集渗出的乳汁状树脂,阴干*	维药1993
阿莫尼亚脂	阿莫尼亚胶草 *Dorema ammoniacum* D. Don.	树脂	收集渗出的乳汁状树脂,阴干*	新疆炮规2020

附注:*春末夏初盛花期至初果期,割伤茎部,收集渗出的乳汁状树脂,阴干。

27 司卡摩尼亚脂

【来源】旋花科植物胶旋花。

【学名】

《中华本草·维吾尔药卷》	《维吾尔药志》
胶旋花 *Convolvulus scammonia* L.	胶旋花 *Convolvulus scammonia* L.

【民族药标准】

名称	植物来源	药用部位	产地加工	标准
司卡摩尼亚脂	胶旋花 *Convolvulus scammonia* L.	乳状渗出物	干燥	部颁维药
司卡摩尼亚脂	胶旋花 *Convolvulus scammonia* L.	乳状渗出物*	干燥	新疆炮规2020

附注:*根部乳状渗出物。

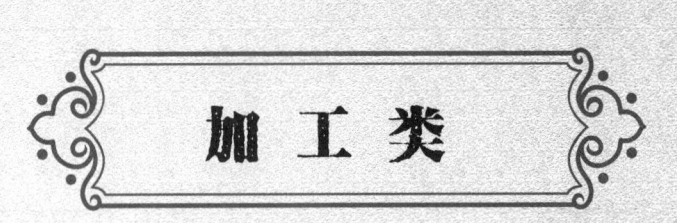

加 工 类

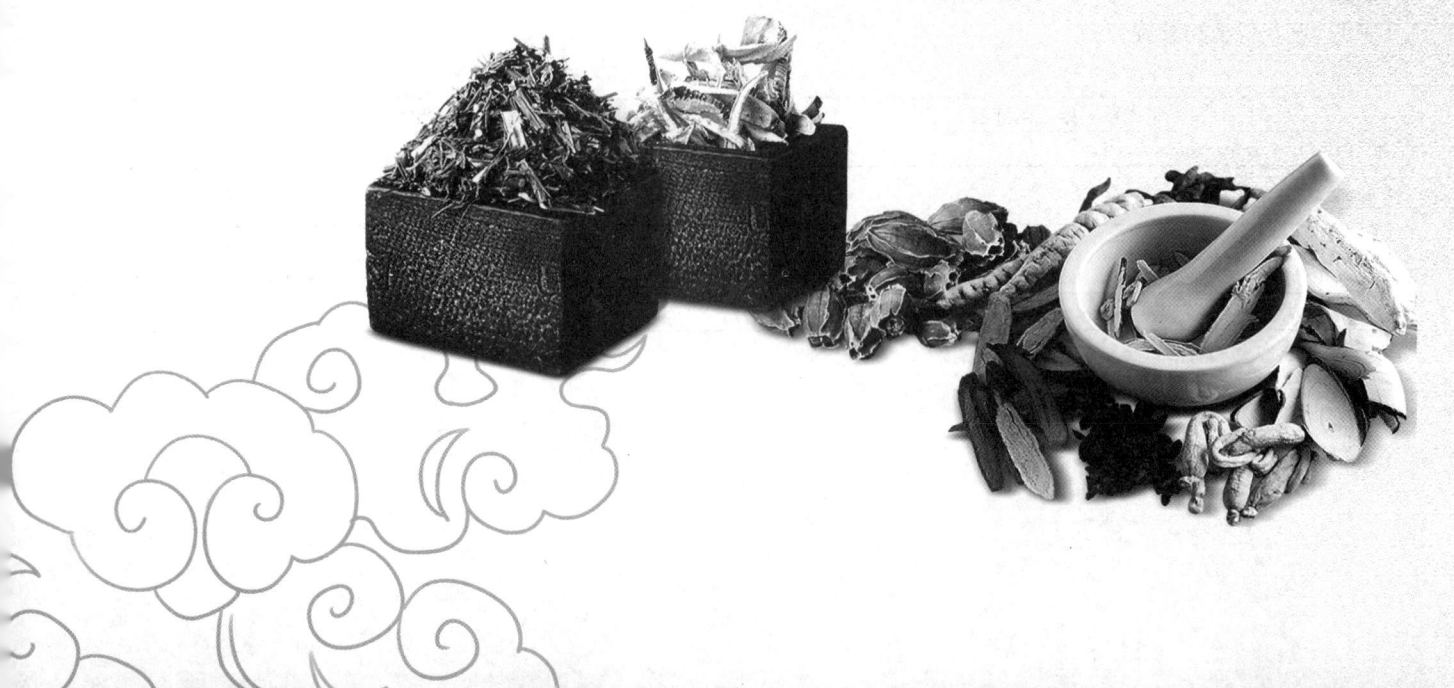

1 金箔

【来源】自然元素铜族矿物自然金。

【民族药标准】

名称	矿物来源	成分	产地加工	标准
金箔/尼苏木勒—阿拉塔	金属金(Au)加工制成的纸状薄片	—	—	蒙药 2021
金/塞尔	金矿物、含金矿物和载金矿物	—	经冶炼而成	青海藏药炮规 2010
金/塞尔	开矿或淘沙而得的一种自然金(Aurum nativum)	—	—	青海藏药 1992 附

【中药标准】

名称	矿物来源	成分	产地加工	标准
金箔	自然金	主要含自然金(Au)	加工锤成薄片*	安徽炮规 2019

附注:*将适量黄金放入多层叠好的纸层中,用木槌在上面长时间反复锤打,锤成薄片,即为金箔。

2 银箔

【来源】矿物自然银或其他含银矿物。

【民族药标准】

名称	矿物来源	成分	产地加工	标准
银箔/尼苏木勒—孟格	金属银(Ag)	—	加工成的纸状薄片	蒙药 2021
银箔	矿物自然银(Argentum)或其他含银矿物	—	提炼的银,加工成箔片	维药 1993
银/欧勒	含银矿物自然银、银金矿、辉银矿等	—	经冶炼而成	青海藏药炮规 2010
银/莪	天然矿石的自然银(Argentum nativum)由银矿石提炼	—	—	青海藏药 1992 附

【中药标准】

名称	矿物来源	成分	产地加工	标准
银箔	自然元素铜族矿物自然银	主含银(Ag)	加工而成的薄片*	安徽炮规 2019

附注:*将适量银放入多层叠好的纸层中,用木槌在上面长时间地反复锤打,锤成薄片,即为银箔。

3 儿茶

【来源】豆科植物儿茶、儿茶钩藤。

【学名】

《中国植物志》	《中国高等植物》
儿茶 *Senegalia catechu*(L. f.)P. J. H. Hurter & Mabb.	儿茶 *Acacia catechu*(Linn. f.)Willd.
儿茶钩藤 *Uncaria gambier* Roxb. (《中华本草·维吾尔药卷》)	儿茶钩藤 *Uncaria gambier* Roxb. (《维吾尔药志》)

【民族药标准】

名称	植物来源	药用部位	产地加工	标准
儿茶/多甲	儿茶 *Acacia catechu* Willd.	浸膏▲	冬季采收,取枝干心材,加水煎煮,浓缩,干燥	六省藏标
儿茶/干巴日—切	儿茶 *Acacia catechu*(L.)Willd.	煎膏*	冬季采收枝、干,除去外皮,砍成大块,加水煎煮,浓缩,干燥	蒙药 2021
儿茶	儿茶 *Acacia catechu*(L.)Willd. 儿茶钩藤 *Uncaria gambier* Roxb.	煎膏#	干燥煎膏 干浸膏	维药 1993
儿茶/卡提印地	儿茶 *Acacia catechu*(L. f.)Willd.	煎膏*	冬季采收枝、干,除去外皮,砍成大块,加水煎煮,浓缩,干燥	新疆炮规 2010

【中药标准】

名称	植物来源	药用部位	产地加工	标准
儿茶	儿茶 *Acacia catechu*(L. f.)Willd.	煎膏*	冬季采收枝、干,除去外皮,砍成大块,加水煎煮,浓缩,干燥	药典 2020

附注:*去皮枝、干的干燥煎膏;#去皮枝干和带叶嫩枝;▲枝干心材的干燥浸膏。

4 黄丹

【来源】氧化物类块黑铅矿族矿物黄丹。

【民族药标准】

名称	矿物来源	成分	产地加工	标准
黄丹/章丹/混杜	用铅加工制成的四氧化三铅	四氧化三铅[Pb_3O_4]	炮制净化品	蒙药 2021
黄丹/勒赤	黄丹	主含四氧化三铅[Pb_3O_4]	—	青海藏药 1992
黄丹/里赤	黄丹♠（Red Lead）	含四氧化铅	—	西藏藏药炮规 2022
红丹/铅丹/黄丹★	纯铅▲	四氧化三铅[Pb_3O_4]，或写为[$2PbO \cdot PbO_2$]	—	贵州炮规第一册 2019

【中药标准】

名称	矿物来源	成分	产地加工	标准
黄丹/铅丹	金属铅	主含四氧化三铅[Pb_3O_4]	加工制成的粉末	安徽 2022
铅丹	铅	主含四氧化三铅[Pb_3O_4]	氧化加工制成粉末	山东 2022
红丹/铅丹/黄丹	纯铅▲	四氧化三铅[Pb_3O_4]或写为[$2PbO \cdot PbO_2$]	—	贵州第二册 2019
黄丹	铅	主含四氧化三铅[Pb_3O_4]	氧化加工的粉末*	湖北 2018
铅丹/黄丹	铅	主含四氧化三铅[Pb_3O_4]	—	湖南 2009
铅丹/红丹	铅	主含四氧化三铅[Pb_3O_4]	氧化加工的粉末*	北京炮规 2023
黄丹	金属铅	主含四氧化三铅[Pb_3O_4]	—	安徽炮规 2019
铅丹	铅	主含四氧化三铅[Pb_3O_4]	加工制成黄红色粉末	天津炮规 2018
黄丹	铅#	主含四氧化铅	—	重庆炮规 2006
黄丹	铅	四氧化三铅	—	山西 1987 附

附注：*将金属铅加工成小块，置入铁锅中加热拌炒，使铅充分氧化；将氧化后的铅块捣碎研末，加入清水，不断搅拌，漂洗，粗细粉末分开，反复多次，制成细粉；取细粉倒入铁锅，继续加热，不断翻动，继续氧化即得；#氧化物，系化工原料的红丹；▲含二氧化铅不得少于23%；★同为中药标准收载品种；♠市售产品多为用铅、硫黄、硝石等合炼而成。

5 章丹

【来源】铅。

【民族药标准】

名称	矿物来源	成分	产地加工	标准
章丹/混杜	铅	四氧化三铅[Pb_3O_4]	加工制成	蒙药 1986

【中药标准】

名称	矿物来源	成分	产地加工	标准
红丹	金属铅	四氧化三铅[Pb_3O_4]	经加工制成	甘肃 2020
红丹	铅	主含四氧化三铅[Pb_3O_4]	氧化加工制成的粉末	山西第一册 2017
章丹	纯铅	主含四氧化三铅[Pb_3O_4]	加工制造而成	黑龙江 2001
红丹/章丹	纯铅	主含四氧化三铅[Pb_3O_4]	加工炼制而成	北京 1998
广丹	铅	主含四氧化三铅	—	上海 1994
红丹	—	主含四氧化三铅[Pb_3O_4]	—	部颁 3 册附

6 红粉

【来源】红氧化汞。

【民族药标准】

名称	矿物来源	成分	产地加工	标准
红粉/乌兰—雄呼	红氧化汞	[HgO]	—	蒙药 2021

【中药标准】

名称	矿物来源	成分	产地加工	标准
红粉	红氧化汞（Hg）	—	—	药典 2020

7 轻粉

【来源】氯化亚汞。

【民族药标准】

名称	矿物来源	成分	产地加工	标准
轻粉	氯化亚汞	$[Hg_2Cl_2]$	—	维药 1993
轻粉/查干—雄胡*	氯化亚汞	$[Hg_2Cl_2]$	—	蒙药 2021

【中药标准】

名称	矿物来源	成分	产地加工	标准
轻粉	氯化亚汞	$[Hg_2Cl_2]$	—	药典 2020

附注：* 蒙药炮规 2020 收载产地加工"采用升华法炼制而成结晶性粉末"。

8　贝齿粉

【来源】宝贝科动物货贝、拟枣贝。

【学名】

《中国药用动物志》	《中国动物志》
货贝 *Monetaria*（*Monetaria*）*moneta*（Linnaeus）	货贝 *Monetaria*（*Monetaria*）*moneta*（Linnaeus）
拟枣贝 *Erronea*（*Erronea*）*errones*（Linnaeus）	拟枣贝 *Erronea*（*Erronea*）*errones*（Linnaeus）

【民族药标准】

名称	动物来源	药用部位	产地加工	标准
贝齿粉/准帖	货贝 *Monetaria moneta*（Linnaeus） 拟枣贝 *Erronea errones*（Linnaeus）	外壳	经炮制，粉碎而得到的干燥品	西藏藏药第一册 2012

【中药标准】

名称	动物来源	药用部位	产地加工	标准
贝齿*	环纹货贝 *Monetaria annulus* L. 拟枣贝 *Erronea errones* L. 货贝 *Monetaria moneta* L. 阿拉伯绶贝 *Mauritia arabica*（Linnaeus）	贝壳	夏季捕捞，除去残肉，洗净，晒干	天津炮规 2018

附注：* 前三者习称为白贝齿，后者习称为紫贝齿。

9　海螺粉

【来源】海螺骨螺科动物皱红螺（红螺）、栉棘骨螺。

【学名】

《中国药用动物志》	《中国海洋生物名录》
皱红螺 *Rapana bezoar*（Linnaeus）	红螺 *Rapana bezoar*（Linnaeus）
栉棘骨螺 *Murex triremis*（Perry）	栉棘骨螺 *Murex pecten* Lightfoot（《中国动物志》）

【民族药标准】

名称	动物来源	药用部位	产地加工	标准
海螺粉/董帖	皱红螺 *Rapana bezoar*（Linnaeus） 栉棘骨螺 *Murex pecten*（Lightfoot）	—	—	西藏藏药第一册 2012

10　蜂王浆冻干粉

【来源】蜜蜂科昆虫中华蜂（东方蜜蜂中华亚种）、意大利蜂（西方蜜蜂）。

【学名】

《中国药用动物志》	《中国动物志》
东方蜜蜂中华亚种 *Apis*（*Sigmatapis*）*cerana cerana* Fabricius	东方蜜蜂中华亚种 *Apis*（*Sigmatapis*）*cerana cerana* Fabricius
西方蜜蜂 *Apis*（*s. str.*）*mellifera* Linnaeus	西方蜜蜂 *Apis*（*s. str.*）*mellifera* Linnaeus

【民族药标准】

名称	动物来源	药用部位	产地加工	标准
蜂王浆冻干粉	中华蜜蜂 *Apis cerana* Fabricius 意大利蜂 *Apis mellifera* Linnaeus	蜂王浆	新鲜蜂王浆经冷冻干燥制得的干粉	青海藏药 1992 增补

【中药标准】

名称	动物来源	药用部位	产地加工	标准
蜂王浆冻干粉	中华蜜蜂 Apis cerana Fabricius 意大利蜂 Apis mellifera Linnaeus	乳白色胶液*	冷冻干燥	山东 2022

附注：*工蜂咽腺及咽后腺分泌的乳白色胶液的冷冻干燥品。

11 水牛角浓缩粉

【来源】牛科动物水牛。

【学名】

《中国药用动物志》	《中国民族药志要》
水牛 Bubalus bubalis (Linnaeus)	水牛 Bubalus bubalis Linnaeus (Bos gaurus H. Smith)

【民族药标准】

名称	动物来源	药用部位	产地加工	标准
水牛角浓缩粉/ 沃森—乌和仁—额布日	水牛 Bubalus bubalis Linnaeus	除去角塞的角的半浓缩粉	—	蒙药 1986
水牛角浓缩粉	水牛 Bubalus bubalis Linnaeus	角的半浓缩粉	—	蒙药炮规 2020

【中药标准】

名称	动物来源	成分	产地加工	标准
水牛角浓缩粉	水牛 Bubalus bubalis Linnaeus	角的半浓缩粉	水煎煮*	药典 2020

附注：*取水牛角，洗净，锯断，除去角塞，劈成小块。选取尖部实芯部分（习称"角尖"），用 75% 乙醇浸泡或蒸汽消毒后，粉碎成细粉；其余部分（习称"角桩"）打成粗颗粒或镑成薄片。取角桩粗颗粒或镑片 810 g，加 10 倍量水煎煮二次，每次 7～10 小时，煎煮过程中随时补充蒸去的水分，合并煎液，滤过，滤液浓缩至 80～160 ml，加入上述角尖细粉 190 g，混匀，在 80℃ 以下干燥后，粉碎成细粉，过筛，即得。

12 刺柏膏

【来源】柏科植物刺柏、西伯利亚刺柏、杜松。

【学名】

《中国植物志》	《中国高等植物》
刺柏 Juniperus formosana Hayata	刺柏 Juniperus formosana Hayata
西伯利亚刺柏 Juniperus communis var. saxatilis Pall.	西伯利亚刺柏 Juniperus sibirica Burgsd.
杜松 Juniperus rigida Sieb. et Zucc.	杜松 Juniperus rigida Sieb. et Zucc.

【民族药标准】

名称	植物来源	药用部位	产地加工	标准
刺柏膏/秀才	刺柏 Juniperus formosana Hayata	带叶嫩枝的水煎膏*	—	青海藏药炮规 2010
刺柏膏	刺柏 Juniperus formosana Hayata 西伯利亚刺柏 Juniperus sibirica Burgsd. 杜松 Juniperus rigida Sieb. et Zucc.	水煎膏	—	四川藏药制剂附
刺柏膏/秀刺坎扎	刺柏 Juniperus formosana Hayata	带叶嫩枝水煮浸膏#	—	西藏局颁 2022 ▲

附注：*将刺柏 5 kg，加水 10 000 ml，煎熬后，滤出药汁，添水再煎，反复 3 次，待有效成分溶于水中，去渣，合并煎出的药汁。以文火或蒸汽反应锅中煎熬，浓缩收膏；#取净药材，切段或粗粉，润透，加水适量，煎煮 3 次，每次 1～3 小时，过滤，合并滤液，浓缩成膏，干燥，即得；▲西藏局颁 XZ－BC－002－2022。

13 刺柏叶膏

【来源】柏科植物刺柏、刺柏叶（刺柏）、杜松。

【学名】

《中国植物志》	《中国高等植物》
刺柏 Juniperus formosana Hayata	刺柏 Juniperus formosana Hayata
杜松 Juniperus rigida Sieb. et Zucc.	杜松 Juniperus rigida Sieb. et Zucc.

【民族药标准】

名称	植物来源	药用部位	产地加工	标准
刺柏叶膏/ 秀才砍扎	刺柏叶 Juniperus formosana Hayata	加工制成的膏	农历六至七月份采收野生刺柏叶，洗净，晒干，加水煎煮*	西藏藏药第一册 2012

续表

名称	植物来源	药用部位	产地加工	标准
刺柏叶膏/ 秀才侃扎	刺柏 *Juniperus formosana* Hayata 杜松 *Juniperus rigida* Sieb. et Zucc. 或同属 数种植物	—	—	青海藏药 1992 附

附注:＊取刺柏叶 200 g,加水 10 倍,煎煮 3 次,每次 40 分钟,合并煎煮液,静置,滤过;用温火浓缩滤液,至稠膏状即得。

14 大戟膏

【来源】大戟科植物疣果大戟(甘青大戟)。

【学名】

《中国植物志》	《中国高等植物》
甘青大戟 *Euphorbia micractina* Boiss.	甘青大戟 *Euphorbia micractina* Boiss.

【民族药标准】

名称	植物来源	药用部位	产地加工	标准
大戟膏/塔奴砍扎	疣果大戟 *Euphorbia micractina* Boiss.	块根的浸膏	洗净剥去外皮后,煎成浸膏	西藏藏药第一册 2012

15 京大戟膏

【来源】大戟科植物大戟。

【学名】

《中国植物志》	《中国高等植物》
大戟 *Euphorbia pekinensis* Rupr.	大戟 *Euphorbia pekinensis* Rupr.

【民族药标准】

名称	植物来源	药用部位	产地加工	标准
京大戟膏	大戟 *Euphorbia pekinensis* Rupr.	根的软膏或干膏＊	—	蒙药炮规 2020

附注:＊取净京大戟(厚片),照制膏法,制成软膏或干膏。

16 甘草膏

【来源】豆科植物甘草、胀果甘草、光果甘草(洋甘草)。

【学名】

《中国植物志》	《中国高等植物》
甘草 *Glycyrrhiza uralensis* Fisch.	甘草 *Glycyrrhiza uralensis* Fisch.
胀果甘草 *Glycyrrhiza inflata* Batal.	胀果甘草 *Glycyrrhiza inflata* Batal.
洋甘草 *Glycyrrhiza glabra* L.	洋甘草 *Glycyrrhiza glabra* Linn.

【民族药标准】

名称	植物来源	药用部位	产地加工	标准
甘草膏	甘草 *Glycyrrhiza uralensis* Fisch. 胀果甘草 *Glycyrrhiza inflata* Bat. 光果甘草 *Glycyrrhiza glabra* L.	根及根茎的水煎膏	经切片加水煎煮浓缩而得的 棕褐色的干燥固体	维药 1993
甘草膏/星阿坎扎	甘草 *Glycyrrhiza uralensis* Fisch. 胀果甘草 *Glycyrrhiza inflata* Bat. 光果甘草 *Glycyrrhiza glabra* L.	根和根茎的浸膏#	—	西藏局颁 2022＊

附注:＊西藏局颁 XZ－BC－005－2022;#取净药材,切段或粗碎,润透,加水适量,煎煮 3 次,每次 1~3 小时,过滤,合并滤液,浓缩成膏,干燥,即得。

17 泡囊草膏

【来源】茄科植物泡囊草(脬囊草)。

【学名】

《中国植物志》	《中国高等植物》
脬囊草 *Physochlaina physaloides*(L.)G. Don	泡囊草 *Physochlaina physaloides*(Linn.)G. Don

【民族药标准】

名称	植物来源	药用部位	产地加工	标准
泡囊草膏	泡囊草 *Physochlaina physaloides*（L.）G. Don	根的软膏或干膏*	—	蒙药炮规 2020

附注：*取净泡囊草，照制膏法，制成软膏或干膏。

18 黄柏膏

【来源】芸香科植物黄皮树。

【学名】

《中国植物志》	《中国高等植物》
黄皮树 *Phellodendron chinense* Schneid.	黄皮树 *Phellodendron chinense* Schneid.

【民族药标准】

名称	植物来源	药用部位	产地加工	标准
黄柏膏	黄皮树 *Phellodendron chinense* Schneid.	树皮的软膏或干膏*	—	蒙药炮规 2020

附注：*取净黄柏，照制膏法，制成软膏或干膏（粉为粗粉，加水煎煮 3 次，合并煎液，滤过，滤液浓缩至黏稠状，低温干燥）。

19 圆柏膏

【来源】柏科植物圆柏、祁连圆柏。

【学名】

《中国植物志》	《中国高等植物》
圆柏 *Juniperus chinensis* L.	圆柏 *Sabina chinensis*（Linn.）Ant.
祁连圆柏 *Juniperus przewalskii* Komarov	祁连圆柏 *Sabina przewalskii* Kom.

【民族药标准】

名称	植物来源	药用部位	产地加工	标准
圆柏膏	圆柏 *Sabina chinensis*（C.）Ant. 祁连圆柏 *Sabina przewalskii* Kom.	枝梢及叶的水煎膏*	—	四川藏药制剂附

附注：*取原药材 5 kg，加水 10 000 ml，煎熬后，滤出药汁，添水再煎，反复 3 次，待有效成分溶于水中，去渣，合并煎出的药汁。以文火或蒸汽反应锅中煎熬，浓缩收膏。

20 狼毒膏

【来源】大戟科植物狼毒大戟（狼毒）。

【学名】

《中国植物志》	《中国高等植物》
狼毒大戟 *Euphorbia fischeriana* Steud.	狼毒 *Euphorbia fischeriana* Steud.

【民族药标准】

名称	植物来源	药用部位	产地加工	标准
狼毒膏	狼毒大戟 *Euphorbia fischeriana* Steud.	根的软膏或干膏*	取净狼毒，碾成小块，照制膏法，制成软膏或干膏	蒙药炮规 2020

附注：*取净狼毒，碾成小块，照制膏法，制成软膏或干膏。

21 麻黄膏

【来源】麻黄科植物藏麻黄、山岭麻黄、中麻黄。

【学名】

《中国植物志》	《中国高等植物》
藏麻黄 *Ephedra saxatilis* Royle ex Florin	藏麻黄 *Ephedra saxatilis*（Stapf）Royle ex Florin
山岭麻黄 *Ephedra gerardiana* Wall.	山岭麻黄 *Ephedra gerardiana* Wall. ex Mey.
中麻黄 *Ephedra intermedia* Schrenk ex Mey.	中麻黄 *Ephedra intermedia* Schrenk ex Mey.

【民族药标准】

名称	植物来源	药用部位	产地加工	标准
麻黄膏/刺钝	藏麻黄 *Ephedra saxatilis* Royle ex Florin 山岭麻黄 *Ephedra gerardiana* Wall. 中麻黄 *Ephedra intermedia* Schrenk et Mey.	地上部分的煎膏	取麻黄适量,加水分次煎煮,滤过,合并滤液,浓缩,即得	西藏公告 2022 *

附注:*西藏《关于征求红糖等 38 个地方药材质量标准(草案)意见建议的公告》2022.11.29。

22 蔓菁膏

【来源】十字花科植物芜菁(蔓菁)。

【学名】

《中国植物志》	《中国高等植物》
蔓菁 *Brassica rapa* L.	蔓菁 *Brassica rapa* Linn.

【民族药标准】

名称	植物来源	药用部位	产地加工	标准
蔓菁膏	芜菁 *Brassica rapa* L.	块根的浸膏#	—	四川藏药 2014
蔓菁膏/妞玛砍扎	芜菁 *Brassica rapa* L.	块根的浸膏#	—	西藏藏药第一册 2012
蔓菁膏	芜菁(蔓菁)*Brassica rapa* Pasq.	块根的浸膏#	—	部颁藏药附
蔓菁膏/宁米侃扎	芜菁(蔓菁)*Brassica rapa* Pasq.	根熬制的浸膏	—	青海藏药 1992 附
蔓菁膏/妞玛砍扎	蔓菁	浸膏*	—	青海公告 2021 ▲

附注:*取蔓菁,洗净,切片,加水煎煮 2 次,每次 1 小时合并煎液,滤过,滤液浓缩至膏状(相对密度约 1.48),即得;#干燥块根提取的浸膏;▲青海《关于征求斑花黄堇等 21 种藏药材质量标准(征求意见稿)意见的函》DYB63 - QHZYC013 - 2021。

23 沙棘膏

【来源】胡颓子科植物沙棘、西藏沙棘。

【学名】

《中国植物志》	《中国高等植物》
沙棘 *Hippophae rhamnoides* L.	沙棘 *Hippophae rhamnoides* L.(《中国药用植物志》)
西藏沙棘 *Hippophae tibetana* Schlechtendal	西藏沙棘 *Hippophae tibetana* Schlechtend

【民族药标准】

名称	植物来源	药用部位	产地加工	标准
沙棘膏/达布堪扎	沙棘 *Hippophae rhamnoides* L.	果实的水煎膏*	—	六省藏标
沙棘膏/达布坎扎	沙棘 *Hippophae rhamnoides* L.	果实的水煎膏*	—	部颁藏药
沙棘膏	沙棘 *Hippophae rhamnoides* L. 西藏沙棘 *Hippophae tibetana* Schlechtendal	果实的水煎膏*	—	四川藏药 2020
沙棘膏/达尔吾坎扎	沙棘 *Hippophae rhamnoides* L.	果实的水煎膏*	—	青海藏药 1992
沙棘膏	沙棘 *Hippophae rhamnoides* L.	成熟果实加工品	—	蒙药炮规 2020

【中药标准】

名称	植物来源	药用部位	产地加工	标准
沙棘膏	沙棘 *Hippophae rhamnoides* L.	成熟鲜果实制成的膏	—	甘肃 2020
沙棘膏	—	果实的水煎膏	水煎煮#	药典 2020 附

附注:*成熟果实水煎后浓缩的稠膏;#取沙棘成熟果实,去其杂质,用水冲洗,根据设备容量,将药物置于铜锅内,加水高出药面 6 ~ 10 cm,以蒸汽或直火加热,在沸腾状态,保持 1~2 小时,倾出煮液,残渣再照上法浸煮,残渣弃出,煮液合并,静置 12 小时,使杂质沉淀,倾出上清液,底部浑浊液过滤,放入锅内,徐徐蒸发浓缩;若用直火,开始可用高温,后随稠度逐步增大相应将温度降低,保持微沸,不断搅拌,防止焦化。溶液浓缩到挑起成丝或不渗纸为度。

24 生等膏

【来源】鼠李科植物西藏猫乳、小叶鼠李。

【学名】

《中国植物志》	《中国高等植物》
西藏猫乳 *Rhamnella gilgitica* Mansf. et Melch.	西藏猫乳 *Rhamnella gilgitica* Mansf. et Melch.
小叶鼠李 *Rhamnus parvifolia* Bunge	小叶鼠李 *Rhamnus parvifolia* Bunge

【民族药标准】

名称	植物来源	药用部位	产地加工	标准
生等膏/生等砍扎	西藏猫乳 *Rhamnella gilgitica* Mansf. et Melch. 小叶鼠李 *Rhamnus parvifolia* Bunge	木材提取的浸膏	—	西藏藏药第一册 2012

25 文冠膏

【来源】无患子科植物文冠果。

【学名】

《中国植物志》	《中国高等植物》
文冠果 *Xanthoceras sorbifolium* Bunge	文冠果 *Xanthoceras sorbifolia* Bunge

【民族药标准】

名称	植物来源	药用部位	产地加工	标准
文冠膏	文冠果 *Xanthoceras sorbifolia* Bunge	新鲜嫩枝的水煎膏*	—	蒙药炮规 2020

　　附注:*取净文冠木新鲜嫩枝,洗净,切成 3~5 cm 的碎段,照制膏法置于锅内,加入适量的水煎煮 2~3 次,每次 3~4 小时,汁液澄清,过滤,去渣,合并煎煮液,温火加热蒸发成黏稠状,即得。

26 渣驯膏

【来源】鼯鼠科动物橙足鼯鼠(复齿鼯鼠)、红耳鼠兔。

【学名】

《中国药用动物志》	《中国动物药志》
复齿鼯鼠 *Trogopterus xanthipes*(Milne-Edwards)	复齿鼯鼠 *Trogopterus xanthipes* Milne-Edwards
红耳鼠兔 *Ochotona erythrotis*(Büchner)	红耳鼠兔 *Ochotona erythrotis*(Büchner)(《中国哺乳动物分布》)

【民族药标准】

名称	动物来源	药用部位	产地加工	标准
渣驯膏	—	浸膏*	—	四川藏药 2020
渣驯膏/渣驯坎扎	橙足鼯鼠 *Trogopterus xanthipes* Milne-Edwards 红耳鼠兔 *Ochotona erythrotis* Büchner	脂质物 粪便	—	西藏藏药炮规 2022
渣驯膏/渣驯坎扎	橙足鼯鼠 *Trogopterus xanthipes* Milne-Edwards 红耳鼠兔 *Ochotona erythrotis* Büchner	排泄物混合物 加工的浸膏#	加适量温水,过滤,滤 液浓缩成膏▲	西藏局颁 2022*
五灵脂膏/渣驯膏/ 渣驯砍扎	橙足鼯鼠 *Trogopterus xanthipes* Milne-Edwards	粪便加工的膏	—	西藏藏药第一册 2012

【中药标准】

名称	动物来源	药用部位	产地加工	标准
五灵脂膏	—	—	取净五灵脂,用水浸泡数天,滤过,滤 液用文火浓缩至成膏状	药典 1977 附

　　附注:*渣驯经加工制成的干燥浸膏;#含金、银、铜、铁等多种元素的岩隙中流出来的汁液和橙足鼯鼠、红耳鼠兔进食该汁液后排泄物的混合物经水煎煮后浓缩的浸膏;▲取净药材,加适量温水,反复搅拌,弃去漂浮杂质,静置 8~12 小时,过滤,滤液另存。如此反复数次,直至滤液基本无色。合并滤液,浓缩成膏,干燥,即得;★西藏局颁 XZ-BC-007-2022。

27 蜂蜜干膏

【来源】蜜蜂科昆虫中华蜂(东方蜜蜂中华亚种)、意大利蜂(西方蜜蜂)。

【学名】

《中国药用动物志》	《中国动物志》
东方蜜蜂中华亚种 *Apis*(*Sigmatapis*)*cerana cerana* Fabricius	东方蜜蜂中华亚种 *Apis*(*Sigmatapis*)*cerana cerana* Fabricius
西方蜜蜂 *Apis*(*s. str.*)*mellifera* Linnaeus	西方蜜蜂 *Apis*(*s. str.*)*mellifera* Linnaeus

【民族药标准】

名称	动物来源	药用部位	产地加工	标准
蜂蜜干膏	中华蜜蜂 *Apis cerana* Fabricius 意大利蜂 *Apis mellifera* Linnaeus	所酿的蜜经加工制成的干膏	—	四川藏药 2014

28　毛莲蒿膏

【来源】菊科植物毛莲蒿。

【学名】

《中国植物志》	《中国高等植物》
毛莲蒿 *Artemisia vestita* Wall. ex Bess.	毛莲蒿 *Artemisia vestita* Wall. ex Bess.

【民族药标准】

名称	植物来源	药用部位	产地加工	标准
毛莲蒿膏/普尔那坎扎	毛莲蒿(结血蒿)*Artemisia vestita* Wall. ex Bess.	地上部分水煎膏	取毛莲蒿,加水分次煎煮,滤过,合并滤液,浓缩,干燥,即得	西藏公告 2022*

附注:*西藏《关于征求红糖等 38 个地方药材质量标准(草案)意见建议的公告》2022. 11. 29。

29　千里光膏

【来源】菊科植物川西千里光(川西合耳菊)、双花千里光(红缨合耳菊)。

【学名】

《中国植物志》	《中国高等植物》
川西合耳菊 *Synotis solidaginea* (Hand. -Mazz.) C. Jeffrey et Y. L. Chen	川西合耳菊 *Synotis solidaginea* (Hand. -Mazz.) C. Jeffrey et Y. L. Chen
红缨合耳菊 *Synotis erythropappa* (Bur. et Franch.) C. Jeffrey et Y. L. Chen	红缨合耳菊 *Synotis erythropappa* (Bur. et Franch.) C. Jeffrey et Y. L. Chen

【民族药标准】

名称	植物来源	药用部位	产地加工	标准
千里光膏/雨古星砍扎	川西千里光 *Senecio solidagineus* Hand. -Mazz. 双花千里光 *Senecio dianthus* Franch.	加工制成的膏	—	西藏藏药第一册 2012

30　五灵脂膏

【来源】鼯鼠科动物橙足鼯鼠(复齿鼯鼠)。

【学名】

《中国药用动物志》	《中国动物药志》
复齿鼯鼠 *Trogopterus xanthipes* (Milne-Edwards)	复齿鼯鼠 *Trogopterus xanthipes* Milne-Edwards

【民族药标准】

名称	动物来源	药用部位	产地加工	标准
五灵脂膏/渣驯膏/渣驯砍扎	橙足鼯鼠 *Trogopterus xanthipes* Milne-Edwards	粪便加工的膏	—	西藏藏药第一册 2012
渣驯膏/渣驯坎扎	橙足鼯鼠 *Trogopterus xanthipes* Milne-Edwards 红耳鼠兔 *Ochotona erythrotis* Büchner	排泄物混合物加工的浸膏#	加适量温水,过滤,滤液浓缩成膏▲	西藏局颁 2022*

【中药标准】

名称	动物来源	药用部位	产地加工	标准
五灵脂膏	—	—	取净五灵脂,用水浸泡数天,滤过,滤液用文火浓缩至成膏状	药典 1977 附

附注:*西藏局颁 XZ－BC－007－2022;#含金、银、铜、铁等多种元素的岩隙中流出来的汁液和橙足鼯鼠、红耳鼠兔进食该汁液后排泄物的混合物经水煎煮后浓缩的浸膏;▲取净药材,加适量温水,反复搅拌,弃去漂浮杂质,静置 8～12 小时,过滤,滤液另存;如此反复数次,直至滤液基本无色;合并滤液,浓缩成膏,干燥,即得。

31　藏木香膏

【来源】菊科植物藏木香。

【民族药标准】

名称	植物来源	药用部位	产地加工	标准
藏木香膏/玛奴砍扎	藏木香	经加工制成的浸膏	—	西藏藏药第一册 2012

【中药标准】

名称	植物来源	药用部位	产地加工	标准
藏木香膏	藏木香	煎煮加工成膏	—	药典 1977 附

32　甘肃棘豆膏

【来源】豆科植物甘肃棘豆、黄花棘豆。

【学名】

《中国植物志》	《中国高等植物》
甘肃棘豆 *Oxytropis kansuensis* Bunge	甘肃棘豆 *Oxytropis kansuensis* Bunge
黄花棘豆 *Oxytropis ochrocephala* Bunge	黄花棘豆 *Oxytropis ochrocephala* Bunge

【民族药标准】

名称	植物来源	药用部位	产地加工	标准
甘肃棘豆膏/塞嘎砍扎	甘肃棘豆 *Oxytropis kansuensis* Bunge 黄花棘豆 *Oxytropis ochrocephala* Bunge	全草的水煎膏	—	西藏藏药第一册 2012

33　人工牛黄

【来源】加工制成。

【民族药标准】

名称	原料	药用部位	产地加工	标准
人工牛黄/米塞格旺	胆汁酸、胆红素、胆固醇与无机盐等	—	—	六省藏标
人工牛黄/黑木勒—给旺	牛胆粉、胆酸、猪去氧胆酸、牛磺酸、胆红素、胆固醇、微量元素等	—	—	蒙药 2021

【中药标准】

名称	原料	药用部位	产地加工	标准
人工牛黄	牛胆粉、胆酸、猪去氧胆酸、牛磺酸、胆红素、胆固醇、微量元素等	—	—	药典 2020

34　金灰

【来源】黄金。

【民族药标准】

名称	矿物来源	成分	产地加工	标准
金灰	黄金的炼制品	—	—	四川藏药制剂附

35　石灰

【来源】以碳酸钙为主要成分的天然岩石。

【民族药标准】

名称	矿物来源	成分	产地加工	标准
石灰/夺台	石灰岩*（Limestone）	—	—	西藏藏药炮规 2022
石灰/多太	石灰岩、白垩、白云质石灰盐等	主含氧化钙[CaO]	适当温度下煅烧	青海藏药炮规 2010
石灰	一种主含碳酸钙的矿物药	—	—	部颁藏药附
石灰/多肖	一种主含碳酸钙矿石的粉状块	—	—	青海藏药 1992 附

附注：*有时含有白云石、黏土矿物和碎屑矿物。

36　红铜灰

【来源】铜矿石、金属铜或铜板。

【民族药标准】

名称	矿物来源	成分	产地加工	标准
铜灰	金属铜（Cuprum）或铜板	—	炮制加工品	蒙药炮规 2020
红铜灰	铜矿石炼的红铜	主含铜[Cu]	—	四川藏药制剂附

37　灰碱

【来源】鼠李科植物多脉猫乳、小檗皮等植物。

【学名】

《中国植物志》	《中国高等植物》
多脉猫乳 *Rhamnella martinii*（H. Léveillé）C. K. Schneider	多脉猫乳 *Rhamnella martinii*（Lévl.）Schneid.

《中国植物志》	《中国高等植物》
甘肃小檗 *Berberis kansuensis* Schneid.	甘肃小檗 *Berberis kansuensis* Schneid.
鲜黄小檗 *Berberis diaphana* Maxim.	鲜黄小檗 *Berberis diaphana* Maxim.
西北小檗(匙叶小檗)*Berberis vernae* Schneid.	匙叶小檗 *Berberis vernae* Schneid.
刺红珠 *Berberis dictyophylla* Franch.	刺红珠 *Berberis dictyophylla* Franch.

【民族药标准】

名称	植物来源	成分	产地加工	标准
灰碱	多脉猫乳、小檗皮等植物	炮制品	—	四川藏药制剂附

38 无花果糖浆

【来源】桑科植物无花果。

【学名】

《中国植物志》	《中国高等植物》
无花果 *Ficus carica* L.	无花果 *Ficus carica* Linn.

【民族药标准】

名称	植物来源	药用部位	产地加工	标准
无花果糖浆*	无花果 *Ficus carica* L.	成熟或近成熟内藏花和瘦果的花序托	—	新疆炮规 2020

附注:*取鲜无花果适量,置锅内,加 60% 白糖水,用文火慢煮,熬成浆状,放凉,取出,分装,密封。

39 狗骨胶

【来源】犬科动物家犬(狗、犬)。

【学名】

《中国药用动物志》	《中国民族药志》
狗 *Canis lupus familiaris* Linnaeus	犬 *Canis familiaris* L.

【民族药标准】

名称	动物来源	药用部位	产地加工	标准
狗骨胶*	家犬 *Canis familiaris* L.	骨骼经煎煮、浓缩制成的固体胶	取狗骨洗净,分次水煎,滤过,合并滤液,浓缩至稠膏状,冷凝,切块,晾干,即得	贵州第二册 2019

【中药标准】

名称	动物来源	药用部位	产地加工	标准
狗骨胶	犬 *Canis familiaris* L.	骨髓熬制成的胶块	—	部颁 4 册附

附注:*同为中药标准收载品种。

40 牦犀胶

【来源】牛科动物牦牛。

【学名】

《中国药用动物志》	《中国哺乳动物分布》
牦牛 *Bos grunniens* Linnaeus	牦牛 *Bos grunniens* Linnaeus

【民族药标准】

名称	动物来源	药用部位	产地加工	标准
牦犀胶/雅津	牦牛 *Bos grunniens* Linnaeus	干燥皮或鲜皮的固体胶	煎煮、浓缩制成	青海公告 2021*

附注:*青海《关于征求斑花黄堇等 21 种藏药材质量标准(征求意见稿)意见的函》DYB63-QHZYC014-2021(2022 年第 26 号通告撤销)。

41 酸酪

【来源】牛科动物牛。

【学名】

《中国药用动物志》	《中国民族药志》
牛 *Bos taurus domesticus* Gmelin	牛 *Bos taurus domesticus* Gmelin

【民族药标准】

名称	动物来源	药用部位	产地加工	标准
酸酪/阿嘎如拉	牛 *Bos taurus domesticus* Gmelin	奶制成的奶制品	—	蒙药 2021

42 铁落

【来源】手工炼铁时锤落的铁落。

【民族药标准】

名称	矿物来源	成分	产地加工	标准
铁落/特木仁—哈嘎	手工炼铁时,锤落的铁屑	主含氧化铁[$Fe_2O_3 \cdot FeO$]	收集后,除去杂质,洗净,晒干	蒙药 2021

【中药标准】

名称	矿物来源	成分	产地加工	标准
铁落	铁屑*	主含四氧化三铁[Fe_3O_4]	收集煅铁时锤落的铁屑,除去煤、土等杂质,洗净,晒干	山东 2022
生铁落	铁屑*	主含四氧化三铁[Fe_3O_4]	收集煅铁时锤落的铁屑,除去煤、土等杂质,洗净,干燥	吉林第二册 2019
铁落	铁屑*	主含四氧化三铁[Fe_3O_4]	—	湖北 2018
铁落	铁屑*	主含四氧化三铁[Fe_3O_4]	—	湖南 2009
铁落	铁屑*	—	—	河南 1993
铁落花	铁屑*	主含四氧化三铁[Fe_3O_4]	收集打铁脱落下来的片状氧化铁屑,除去杂质	北京炮规 2023
铁落花	铁屑*	主含四氧化三铁[Fe_3O_4]	—	天津炮规 2018
铁落花	铁屑*（Pulvis Ferri）	—	—	北京 1998 附
铁落	铁屑#	—	—	贵州 2003 附

附注:*生铁煅至红赤,外层氧化时被锤落的铁屑;#生铁煅制加工时掉落的铁屑。

43 欧曲都玛

【来源】水银、硫黄。

【民族药标准】

名称	矿物来源	成分	产地加工	标准
欧曲都玛	水银加硫黄	—	炼制的炮制品	四川藏药制剂附

44 碱面

【来源】市售食用碱。

【民族药标准】

名称	矿物来源	成分	产地加工	标准
碱面/其布日—胡吉日*	天然碱	主含碳酸钠[Na_2CO_3]	—	蒙药 2021

附注:*蒙药 1986 收载名称"面碱/霍吉日",蒙药习用名称"面碱"。

45 莎木面

【来源】棕榈科植物西谷椰。

【学名】

《中国植物志》	本草纲目药物彩色图鉴
西谷椰 *Metroxylon sagu* Rottb.	西谷椰子 *Metroxylon sagu* Rottb.

【民族药标准】

名称	植物来源	药用部位	产地加工	标准
莎木面	西谷椰 *Metroxylon sagu* Rottb.	木髓的淀粉*	—	四川藏药制剂附

附注:*木髓部提出的淀粉。

46　香墨

【来源】松烟、胶汁、冰片和香料等。

【民族药标准】

名称	植物来源	药用部位	产地加工	标准
香墨/铂和	松烟、胶汁、冰片和香料等	加工制成的墨	—	蒙药 2021
京墨	松烟和入胶汁、香料	加工制成的墨	—	部颁藏药附
香墨	松烟、胶汁、冰片和香料等	加工制成的墨	—	部颁蒙药附
汉墨/甲那合	松烟和入胶汁、香料等	加工制成的墨	—	青海藏药 1992 附
京墨/甲纳	松烟、胶汁、冰片和香料等	加工制成的墨锭	—	西藏局颁 2022 #

【中药标准】

名称	植物来源	药用部位	产地加工	标准
徽墨	松烟和入胶汁等	墨	先将胶溶解成液体和以松烟,搅拌均匀,压成饼状,晾至半干用笼屉蒸透,再用锤子砸匀,用模印成圆柱形或长方形块状,再晾至半干后,去掉飞边,晾干	安徽 2022
古墨	油烟或松烟、明胶及芳香料	墨锭	—	甘肃 2020
香墨	松烟、明胶、冰片、薄荷素油等	墨 *	—	湖北 2018
陈墨	油烟或松烟、明胶及芳香药料	墨锭	—	上海 1994
香墨	松烟加胶液、香料等	加工品	将胶溶解成液体,和以墨灰,搅拌均匀,压成饼状,晾至半干,用笼屉蒸透,再用锤子砸匀,用模印成条块形,晾至半干,去掉飞边,描金,晾干	北京炮规 2023
香墨	松烟加胶液、香料等	加工品	将胶溶解成液体,和以墨灰,搅拌均匀,压成饼状,晾至半干,用笼屉蒸透,再用锤子砸匀,用模印成条块形,晾至半干,去掉飞边,描金,晾干	天津炮规 2018
香墨	松烟、胶汁、冰片和香料等	墨	—	药典 2020 附
香墨	松烟和入胶汁、香料等	文墨	—	山东 2002 附
香墨	松烟、胶液、香料等	墨块	—	北京 1998 附
香墨	松烟和入胶汁、香料等	墨	—	山西 1987 附

附注:*【处方】松烟 600 g,明胶 400 g,冰片 8 g,薄荷素油 2 mL;#西藏局颁 XZ - BC - 004 - 2022。

47　欧曲佐珠钦木

【来源】水银、硫黄、金、银、铁、黄铜矿、银矿石、磁石等。

【民族药标准】

名称	矿物来源	成分	产地加工	标准
欧曲佐珠钦木 *	水银和硫黄为主要原料,辅以金、银、铁等八种金属与黄铜矿、银矿石、磁石等八种矿物及多种专用辅料	—	经特殊的炮制工艺炼制而成	四川藏药 2020

附注:*音译名为"佐塔"等。

48　酸马奶

【来源】马科动物马。

【学名】

《中国药用动物志》	藏药志
马 *Equus caballus orientalis* Noack	马 *Equus caballus orientalis* Noack

【民族药标准】

名称	动物来源	药用部位	产地加工	标准
酸马奶/策革	马 *Equus caballus*(L.)	鲜奶经发酵而得	夏、秋二季马奶生产旺季加工 *	蒙药 2021

附注:*夏秋二季马奶生产旺季,将挤下的鲜马奶倒入瓦罐内,加适量酸马奶,用杵杆搅动,每天加适量鲜马奶,并每日搅拌三次。若天气炎热,可将瓦罐埋在地下一半或上浇凉水,保持一定温度,避免过分发酵。数日后,打开罐盖时喷出热气,边缘有小气泡,并发出沙沙声,味酸甜即可服用。

49　樟脑

【来源】樟科植物樟、樟树(樟)。

【学名】

《中国植物志》	《中国高等植物》
樟 *Cinnamomum camphora*(L.)Presl	樟 *Cinnamomum camphora*(Linn.)Presl

【民族药标准】

名称	植物来源	药用部位	产地加工	标准
樟脑(天然)/ 芒嘎布日	樟 *Cinnamomum camphora*(L.)Presl	根、杆、叶的结晶*	—	蒙药 2021
樟脑	樟树 *Cinnamomum camphora*(L.)Presl	根、干、枝、叶的结晶*	一般于夏秋采集加工	维药 1993
樟脑	樟树 *Cinnamomum camphora*(L.)Presl	—	提取制成(天然樟脑) 化学合成法制得(合成樟脑)	新疆炮规 2020

【中药标准】

名称	植物来源	药用部位	产地加工	标准
樟脑	樟树 *Cinnamomum camphora*(Linne) Nees et Ebermaier	—	升华精制的一种结晶性酮	药典 1953
樟脑	樟 *Cinnamomum camphora*(L.)Presl	根、树干、(枝)、叶的结晶*	一般在9—12月砍伐老树,取其树根、树干、树枝,锯劈成碎片(树叶也可用),置蒸馏器中蒸馏#	内蒙古 1988
樟脑	樟 *Cinnamomum camphora*(L.)Presl	根、干、枝、叶的颗粒状物*	秋、冬二季采收根、干、枝,削去皮,劈碎,或取叶,蒸馏,收集馏出液,冷却后,即得粗制樟脑,粗制樟脑再经升华精制	北京炮规 2023
樟脑	樟 *Cinnamomum camphora*(L.)Presl	根、干、枝、叶的颗粒状物*	秋、冬二季采收根、干、枝,削去皮,劈碎,蒸馏收集馏出液#	安徽炮规 2019
樟脑	樟 *Cinnamomum camphora*(L.)Presl	干枝、叶及根部的结晶*		药典 2020 附
樟脑	樟 *Cinnamomum camphora*(L.)Sieb.	干枝、叶及根部的结晶*		山西 1987 附

　　附注:*经加工提取制得的结晶;#樟木中含有的樟脑及挥发油随水蒸气馏出,冷却后,即得粗制樟脑。粗制樟脑再经升华精制,即得精制樟脑。于模型中压榨,则成透明的樟脑块。

50　艾片

【来源】菊科植物艾纳香。

【学名】

《中国植物志》	《中国高等植物》
艾纳香 *Blumea balsamifera*(L.)DC.	艾纳香 *Blumea balsamifera*(Linn.)DC.

【民族药标准】

名称	植物来源	成分	产地加工	标准
艾片/左旋龙脑*	艾纳香 *Blumea balsamifera*(L.)DC.	主要成分为左旋龙脑 (L-Borneolum)	叶的升华物精制品	贵州 2003
艾片	艾纳香 *Blumea balsamifera*(L.)DC.	主要成分为左旋龙脑	新鲜叶经提取加工制成的结晶	蒙药炮规 2020

【中药标准】

名称	植物来源	成分	产地加工	标准
艾片/左旋龙脑	艾纳香 *Blumea balsamifera*(L.)DC.	—	新鲜叶经提取加工制成的结晶	药典 2020

　　附注:*同为中药标准收载品种。

51　合成冰片

【来源】人工合成。

【民族药标准】

名称	来源	成分	产地加工	标准
合成冰片/合成龙脑	人工合成	主要成分为龙脑[$C_{10}H_{18}O$],含量55%以上	—	蒙药炮规 2020

【中药标准】

名称	植物来源	成分	产地加工	标准
冰片/合成龙脑	—	$[C_{10}H_{18}O]$	—	药典 2020

52 天然冰片

【来源】樟科植物樟,菊科植物艾纳香,龙脑香科植物龙脑香树。

【学名】

《中国植物志》	《中国高等植物》
樟 *Cinnamomum camphora*(L.)Presl	樟 *Cinnamomum camphora*(Linn.)Presl
艾纳香 *Blumea balsamifera*(L.)DC.	艾纳香 *Blumea balsamifera*(Linn.)DC.
龙脑香树 *Dryobalanops aromatica* Gaertn. f.(《中华本草·藏药卷》)	龙脑香树 *Dryobalanops aromatica* Gaertn. f.(《中华本草·蒙药卷》)

【民族药标准】

名称	植物来源	药用部位	产地加工	标准
天然冰片	樟 *Cinnamomum camphora*(L.)Presl	新鲜枝、叶的结晶*	—	蒙药炮规 2020
冰片/嘎布	艾纳香 *Blumea balsamifera*(L.)DC. 樟 *Cinnamomum camphora*(L.)Presl	茎叶 枝叶	经水蒸气蒸馏并重结晶	西藏藏药炮规 2022
冰片/锡勒嘎布日	龙脑香树 *Dryobalanops aromatica* Gaertn. f.	树脂中析出的天然结晶性化合物	—	蒙药 2021

【中药标准】

名称	植物来源	药用部位	产地加工	标准
天然冰片/右旋龙脑	樟 *Cinnamomum camphora*(L.)Presl	新鲜枝、叶的结晶*	—	药典 2020
冰片/天然冰片	五脉地椒 *Thymus quimquecostatus* Celak.	全草的结晶	—	山东 2002
天然冰片	龙脑香 *Dryobalanops aromatica* Gaertner	—	—	进口药材 1977
冰片/天然冰片	艾纳香 *Blumea balsamifera*(L.)DC.	叶的升华物精制品▲	—	贵州 1988
梅花冰片	龙脑香 *Dryobalanops aromatica* Gaertn. f.	树脂中析出的天然结晶#	—	安徽炮规 2019

附注：* 经提取加工制成的结晶；# 从龙脑香树干的裂缝处,采取干燥的树脂进行加工；或砍下树干及树枝,切成碎片,经水蒸气蒸馏升华,冷却后,收取结晶；▲ 主要成分为左旋龙脑(L-Borneol)。

53 铅

【来源】方铅矿及白铅矿等含铅矿物。

【民族药标准】

名称	矿物来源	成分	产地加工	标准
铅/哈日—托古拉嘎	金属铅(Pb)	—	—	蒙药 2021
铅/夏尼	方铅矿及白铅矿等	方铅矿[PbS] 白铅矿[PbCO$_3$]	经冶炼而成	青海藏药炮规 2010

【中药标准】

名称	矿物来源	成分	产地加工	标准
铅	硫化物类方铅矿族方铅矿冶炼制成的金属铅	主含铅[Pb]	—	湖南 2009
青铅	金属铅加工制成的片状物	主含铅[Pb]	—	上海 1994

54 蓖麻霜

【来源】大戟科植物蓖麻。

【学名】

《中国植物志》	《中国高等植物》
蓖麻 *Ricinus communis* L.	蓖麻 *Ricinus communis* Linn.

【民族药标准】

名称	植物来源	药用部位	产地加工	标准
蓖麻霜	蓖麻 *Ricinus communis* L.	成熟种子	取净蓖麻子,去皮取仁,照制霜法,碾碎,在耐火盘内平夹在几层吸油纸中,上面以重物压实,110℃加热去油脂(视情况换吸油纸)至疏松粉末状,即得	蒙药炮规 2020

55 千金子霜

【来源】大戟科植物续随子。

【学名】

《中国植物志》	《中国高等植物》
续随子 *Euphorbia lathyris* Linnaeus	续随子 *Euphorbia lathyris* Linn.

【民族药标准】

名称	植物来源	药用部位	产地加工	标准
千金子霜	续随子 *Euphorbia lathyris* L.	成熟种子	取原药材,去皮取净仁,照制霜法制霜,即得	蒙药炮规 2020

【中药标准】

名称	植物来源	药用部位	产地加工	标准
千金子霜	千金子的炮制品	成熟种子	取千金子,去皮取净仁,照制霜法制霜,即得	药典 2020

56 水飞蓟素

【来源】菊科植物水飞蓟。

【学名】

《中国植物志》	《中国高等植物》
水飞蓟 *Silybum marianum*(L.)Gaertn.	水飞蓟 *Silybum marianum*(Linn.)Gaertn.

【民族药标准】

名称	植物来源	药用部位	产地加工	标准
水飞蓟素#	水飞蓟 *Silybum marianum*(L.)Gaertn.	果实提取的粉末*	—	贵州第二册 2019

附注:*取水飞蓟,粉碎,用丙酮加热回流提取,合并丙酮液,回收丙酮并浓缩成稠膏脱脂除残,真空干燥,粉碎,即得;#同为中药标准收载品种。

57 佐太

【来源】液态金属汞与其他药物。

【民族药标准】

名称	矿物来源	成分	产地加工	标准
佐太	液态金属汞(Hydrargyrum)与其他药物	—	混合炮制品	青海藏药炮规 2010

58 血余炭

【来源】人。

【民族药标准】

名称	动物来源	药用部位	产地加工	标准
血余炭	人	人发炮制加工的炭化物	取头发,碱水洗去油垢,清水漂净,晒干,照焖煅法,煅成炭,放凉	蒙药炮规 2020

【中药标准】

名称	动物来源	药用部位	产地加工	标准
血余炭	人	人发制成的炭化物	取头发,除去杂质,碱水洗去油垢,清水漂净,晒干,焖煅成炭,放凉	药典 2020

59 冰糖

【来源】禾本科植物甘蔗。

【学名】

《中国植物志》	《中国高等植物》
甘蔗 *Saccharum officinarum* L.	甘蔗 *Saccharum officinarum* Linn.

【民族药标准】

名称	原料	成分	产地加工	标准
冰糖/牧森—希和日	甘蔗 *Saccharum sinensis* Roxb. 枝叶制成的白糖	—	再煎炼而成的冰块状结晶	蒙药 2021

名称	原料	成分	产地加工	标准
冰糖	白沙糖	—	加工制得不规则大块晶体	部颁维药附
冰糖	糖类冰糖	—	—	四川藏药制剂附

60 红糖

【来源】禾本科植物甘蔗(竹蔗)、甘蔗。

【学名】

《中国植物志》	《中国高等植物》
竹蔗 *Saccharum sinense* Roxb.	竹蔗 *Saccharum sinense* Roxb.
甘蔗 *Saccharum officinarum* L.	甘蔗 *Saccharum officinarum* Linn.

【民族药标准】

名称	植物来源	药用部位	产地加工	标准
红糖/宝如玛	甘蔗 *Saccharum sinensis* Roxb.	茎中的汁液经精制而成的红色结晶体	—	蒙药 2021
红糖/补壤	甘蔗 *Saccharum officinarum* L.	带蜜糖	秋季采收,砍取地上部分,削去上部梢叶及茎皮,经压榨、过滤、澄清、煮制而成	西藏公告 2022*

附注:* 西藏《关于征求红糖等 38 个地方药材质量标准(草案)意见建议的公告》2022.11.29。

61 蜜条

【来源】蜜蜂科昆虫中华蜂(东方蜜蜂中华亚种)、意大利蜂(西方蜜蜂)。

【学名】

《中国药用动物志》	《中国动物志》
东方蜜蜂中华亚种 *Apis*(*Sigmatapis*) *cerana cerana* Fabricius	东方蜜蜂中华亚种 *Apis*(*Sigmatapis*) *cerana cerana* Fabricius
西方蜜蜂 *Apis*(*s. str.*) *mellifera* Linnaeus	西方蜜蜂 *Apis*(*s. str.*) *mellifera* Linnaeus

【民族药标准】

名称	动物来源	药用部位	产地加工	标准
蜜条	中华蜂 *Apis cerana* Fabricius 意大利蜂 *Apis mellifera* Linnaeus	所酿的蜜糖蜂蜜	取蜂蜜,炼制为老蜜,取出,反复拉炼呈条状,放凉;或用时粉碎	蒙药炮规 2020

62 佳贴

【来源】金属铁经特殊炮制形成的灰粉。

【民族药标准】

名称	矿物来源	成分	产地加工	标准
佳贴	金属铁(Ferrum)	—	—	西藏藏药炮规 2022

63 卡贴

【来源】青铜(铜、锡、铅合金)经特殊炮制形成的灰粉。

【民族药标准】

名称	矿物来源	成分	产地加工	标准
卡贴	青铜(铜、锡、铅合金)	—	—	西藏藏药炮规 2022

64 欧贴

【来源】自然银经特殊炮制形成的灰粉。

【民族药标准】

名称	矿物来源	成分	产地加工	标准
欧贴	自然银(Argentum)	—	—	西藏藏药炮规 2022

65 热贴

【来源】黄铜(铜、锌合金)经特殊炮制形成的灰粉。

【民族药标准】

名称	矿物来源	成分	产地加工	标准
热贴	黄铜(铜、锌合金)	—	—	西藏藏药炮规 2022

66 桑贴

【来源】纯铜经特殊炮制形成的灰粉。

【民族药标准】

名称	矿物来源	成分	产地加工	标准
桑贴	纯铜(Cuprum)	—	—	西藏藏药炮规 2022

67 斯贴

【来源】黄金经特殊炮制形成的灰粉。

【民族药标准】

名称	矿物来源	成分	产地加工	标准
斯贴	黄金(Aurum)	—	—	西藏藏药炮规 2022

68 辖贴

【来源】纯铅经特殊炮制形成的灰粉。

【民族药标准】

名称	矿物来源	成分	产地加工	标准
辖贴	纯铅(Plumbum)	—	—	西藏藏药炮规 2022

69 铜

【来源】金属铜。

【民族药标准】

名称	矿物来源	成分	产地加工	标准
赤铜/吉斯	金属铜(Cuprum)	主含铜[Cu]*	—	蒙药 2021

【中药标准】

名称	矿物来源	成分	产地加工	标准
铜	金属铜	主含铜[Cu]	—	湖南 2009

　　附注：*蒙药炮规 2015 收载产地加工"收集炼铜厂生产的铜板,切丝或薄片,洗净"。

70 红铜

【来源】黄铜矿、辉铜矿、赤铜矿和孔雀石等。

【民族药标准】

名称	矿物来源	成分	产地加工	标准
红铜/桑麦	黄铜矿、辉铜矿、赤铜矿和孔雀石等经冶炼而成的纯铜	—	—	青海藏药炮规 2010

71 黄铜

【来源】铜、锌。

【民族药标准】

名称	矿物来源	成分	产地加工	标准
黄铜/热干	由铜、锌按一定比例混合炼成的合金	—	—	青海藏药炮规 2010
黄铜/拉干	铜和锌的合金	—	—	青海藏药 1992 附

72 青铜

【来源】铜、铅、锡。

【民族药标准】

名称	矿物来源	成分	产地加工	标准
青铜/卡尔哇	由铜、铅、锡按一定比例混合炼成的合金	—	—	青海藏药炮规 2010

续表

名称	矿物来源	成分	产地加工	标准
青铜/勒	铜和锡的合金	—	—	青海藏药 1992 附
青铜/卡瓦	含铜合金青铜	主含铜 87%、锡 12%、锌 0.6%、铅 0.4%	—	西藏公告 2022 *

附注：＊西藏《关于征求红糖等 38 个地方药材质量标准（草案）意见建议的公告》2022.11.29。

73 响铜

【来源】铜、锡。

【民族药标准】

名称	矿物来源	成分	产地加工	标准
响铜/勒	由铜、锡按一定比例混合炼成的合金	—	—	青海藏药炮规 2010
响铜/卡尔哇	当铜锡合金 6:1 时，再加点金、银、铜等熔化而成的合金	—	—	青海藏药 1992 附

74 地擦贴瓦

【来源】纯锌经特殊炮制形成的灰粉。

【民族药标准】

名称	矿物来源	成分	产地加工	标准
地擦贴瓦	闪锌矿（ZnS）＊	—	—	西藏藏药炮规 2022

附注：＊含锌矿物闪锌矿（ZnS）冶炼提纯而成的纯锌（Zincum）。

75 康顿贴瓦

【来源】斯夺、欧夺、磁石、曲久夺、帕王隆布、雌黄、雄黄七种矿物药材经特殊炮制形成的灰粉。

【民族药标准】

名称	矿物来源	成分	产地加工	标准
康顿贴瓦	斯夺、欧夺、磁石、曲久夺、帕王隆布、雌黄、雄黄七种矿物	—	—	西藏藏药炮规 2022

76 朗才贴瓦

【来源】朗次（黑云母）经特殊炮制形成的灰粉。

【民族药标准】

名称	矿物来源	成分	产地加工	标准
朗才贴瓦	朗次（黑云母）	—	—	西藏藏药炮规 2022

77 拖佳贴瓦

【来源】霹雳铁经特殊炮制形成的灰粉。

【民族药标准】

名称	矿物来源	成分	产地加工	标准
拖佳贴瓦	霹雳铁＊	—	—	西藏藏药炮规 2022

附注：＊亦称"天铁""天降石"。

78 夏嘎贴瓦

【来源】纯锡经特殊炮制形成的灰粉。

【民族药标准】

名称	矿物来源	成分	产地加工	标准
夏嘎贴瓦	纯锡（Stannum）	—	—	西藏藏药炮规 2022

79 锡

【来源】矿物锡石。

【民族药标准】

名称	矿物来源	成分	产地加工	标准
锡/查干—托古拉嘎	金属锡	［Sn］	—	蒙药 2021

续表

名称	矿物来源	成分	产地加工	标准
锡/夏嘎尔	锡石	[SnO$_2$]	经冶炼而成	青海藏药炮规 2010

【中药标准】

名称	矿物来源	成分	产地加工	标准
锡	由氧化物类金红石族矿物锡石中炼出的锡	主含锡[Sn]	—	湖南 2009

80 松香

【来源】松科植物油松、马尾松。

【学名】

《中国植物志》	《中国高等植物》
油松 *Pinus tabuliformis* Carrière	油松 *Pinus tabuliformis* Carr.
马尾松 *Pinus massoniana* Lamb.	马尾松 *Pinus massoniana* Lamb.

【民族药标准】

名称	植物来源	药用部位	产地加工	标准
松香/协达	油松 *Pinus tabuliformis* Carrière 马尾松 *Pinus massoniana* Lamb. 或同属多种植物	油树脂	—	西藏藏药炮规 2022

【中药标准】

名称	植物来源	药用部位	产地加工	标准
松香	马尾松 *Pinus massoniana* Lamb. 及同属植物	油树脂*	收集油树脂,加水蒸馏,使松节油馏出,取残渣冷却后,凝固▲	药典 1963
松香	马尾松 *Pinus massoniana* Lamb. 及同属若干种植物	油树脂*	—	部颁中药材
松香	马尾松 *Pinus massoniana* Lamb. 或其同属植物	油树脂#	收集油树脂,加水蒸馏,使松节油馏出,取残渣冷却后,凝固▲	内蒙古 1988
松香	华山松 *Pinus armandii* Franch. 及同属植物	油树脂*	收集油树脂,加水蒸馏,使松节油馏出,取残渣冷却后,凝固▲	山西 1987
松香	马尾松 *Pinus massoniana* Lamb. 及同属植物	油树脂*	收集油树脂,加水蒸馏,使松节油馏出,取残渣冷却后,凝固▲	北京炮规 2023
松香	油松 *Pinus tabuliformis* Carr. 马尾松 *Pinus massoniana* Lamb. 云南松 *Pinus yunnanensis* Franch. 等同属多种植物	油树脂#	收集油树脂,加水蒸馏,使松节油馏出,取残渣冷却后,凝固▲	安徽炮规 2019
松香	马尾松 *Pinus massoniana* Lamb. 油松 *Pinus tabuliformis* Carr. 及同属植物	油树脂*	收集油树脂,加水蒸馏,使松节油馏出,取残渣冷却后,凝固▲	天津炮规 2018
松香	马尾松 *Pinus massoniana* Lamb. 及同属植物	油树脂*	—	上海炮规 2018
松香	马尾松 *Pinus massoniana* Lamb. 油松 *Pinus tabuliformis* Carr. 云南松 *Pinus yunnanensis* Franch.	树干中油树脂	—	宁夏炮规 2017
松香	马尾松 *Pinus massoniana* Lamb. 及同属植物	油树脂*	收集油树脂,加水蒸馏,使松节油馏出,取残渣冷却后,凝固▲	浙江炮规 2015
松香	马尾松 *Pinus massoniana* Lamb. 及同属植物	油树脂*	—	四川炮规 2015
松香	油松 *Pinus tabuliformis* Carr. 马尾松 *Pinus massoniana* Lamb.	油树脂*	—	黑龙江炮规 2012
松香	马尾松 *Pinus massoniana* Lamb. 及其同属若干种植物	油树脂*	—	福建炮规 2012
松香	马尾松 *Pinus massoniana* Lamb. 云南松 *Pinus yunnanensis* Franch. 油松 *Pinus tabuliformis* Carr.	油树脂*	—	山东炮规 2012
松香	马尾松 *Pinus massoniana* Lambert 及同属若干种植物	油树脂*	—	湖南炮规 2010
松香	油松 *Pinus tabuliformis* Carr. 马尾松 *Pinus massoniana* Lamb. 云南松 *Pinus yunnanensis* Franch.	油树脂*	收集油树脂,加水蒸馏,使松节油馏出,取残渣冷却后,凝固▲	湖北炮规 2009
松香	马尾松 *Pinus massoniana* Lamb. 及同属植物	油树脂*	—	陕西炮规第二册 2009
松香	马尾松 *Pinus massoniana* Lamb. 及同属若干种植物	油树脂*	收集油树脂,加水蒸馏,使松节油馏出,取残渣冷却后,凝固▲	江西炮规 2008

续表

名称	植物来源	药用部位	产地加工	标准
松香	马尾松 *Pinus massoniana* Lamb. 或同属植物	油树脂*	—	广西炮规 2007
松香	马尾松 *Pinus massoniana* Lamb. 及同属若干种植物	油树脂*	—	重庆炮规 2006
松香	油松 *Pinus tabuliformis* Carr. 马尾松 *Pinus massoniana* Lamb. 云南松 *Pinus yunnanensis* Franch.	油树脂*	—	贵州炮规 2005
松香	马尾松 *Pinus massoniana* Lamb. 或同属若干种植物	油树脂*	收集油树脂,加水蒸馏,使松节油馏出,取残渣冷却后,凝固▲	河南炮规 2005
松香	油松 *Pinus tabuliformis* Carr. 马尾松 *Pinus massoniana* Lamb. 云南松 *Pinus yunnanensis* Franch.	油树脂*	—	江苏炮规 2002
松香	油松 *Pinus tabuliformis* Carr. 马尾松 *Pinus massoniana* Lamb. 云南松 *Pinus yunnanensis* Franch.	油树脂*	收集油树脂,加水蒸馏,使松节油馏出,取残渣冷却后,凝固▲	全国炮规 1988
松香	马尾松 *Pinus massoniana* Lamb. 或同属植物	油树脂*	—	辽宁炮规 1986

附注:*树干中取得的油树脂,经蒸馏除去挥发油后的遗留物;#树干中取得的油树脂,经蒸馏除去挥发的松节油后所余的固体树脂;▲夏季采收,在松树干上用刀挖成"V"字形或螺旋纹槽,使边材部的油树脂自伤口流出,收集后,加水蒸馏,使松节油流出,剩下的残渣冷却凝固。

81 铁屑

【来源】金属铁加工而成的铁屑或铁粉。

【民族药标准】

名称	矿物来源	成分	产地加工	标准
铁屑/加谢	加工铁制件时刨削下来的熟铁屑	—	收取无锈者,去净杂物油泥	六省藏标
铁屑/特木仁—乌日布德斯	用金属铁加工而成的铁屑或铁粉	—	—	蒙药 2021
铁屑(诃子制)/阿如加其	铁屑和诃子的炮制加工品	—	—	西藏藏药第一册 2012
铁粉/吉协	矿石赤铁矿、磁铁矿、褐铁矿、菱铁矿和黄铁矿等	—	经冶炼而成	青海藏药炮规 2010
铁粉	多种含铁的矿石制得的黑色金属元素	—	—	部颁藏药附
铁粉/吉合协	多种含铁的矿石制得的黑色金属元素	—	—	青海藏药 1992 附

82 锌

【来源】闪锌矿等含锌矿物。

【民族药标准】

名称	矿物来源	成分	产地加工	标准
锌/德擦嘎布	闪锌矿[ZnS]等	—	经冶炼而成	青海藏药炮规 2010
锌/德察	闪锌矿、红锌矿、菱锌矿等	—	经冶炼而成	青海藏药 1992 附

83 水银

【来源】单质元素汞[Hg]。

【民族药标准】

名称	矿物来源	成分	产地加工	标准
水银/孟根—沃斯手参	—	液态金属汞[Hg]	—	蒙药 2021
水银	辰砂	单质元素汞[Hg]	置于火上加热后过滤即得#	维药 1993
水银	辰砂	单质元素汞[Hg]	置于火上加热后过滤即得#	新疆炮规 2020
水银(热制)/额曲苍德	主要为含汞矿物辰砂(Cinnabaris)	—	经加热蒸馏而得	青海藏药炮规 2010
水银/裁曲	一种液态金属	—	—	青海藏药 1992 附

【中药标准】

名称	矿物来源	成分	产地加工	标准
水银	辰砂矿石 Cinnabar	金属汞	炼制而成	甘肃 2020
水银	液态金属汞	主含汞[Hg]	—	湖南 2009
水银	液态金属汞	主含汞[Hg]	—	上海 1994
水银	主要由辰砂矿炼出,少数取自自然汞	一种液态金属	—	贵州 1988

续表

名称	矿物来源	成分	产地加工	标准
水银	硫化汞[HgS]矿石	金属汞	炼制而成	四川 1987
水银	液态金属汞	—	—	山东炮规 2022
水银	矿石中自然汞,或由含汞矿物炼出来的汞	—	—	山东 2002 附

附注:#一般将辰砂砸碎置于火上加热后过滤即得。

84 獾油

【来源】鼬科动物狗獾、猪獾。

【学名】

《中国药用动物志》	《中国动物药志》
狗獾 *Meles leucurus*(Hodgson)	狗獾 *Meles meles* Linnaeus
猪獾 *Arctonyx collaris* Cuvier	猪獾 *Arctonyx collarisx* F. Cuvier

【民族药标准】

名称	动物来源	药用部位	产地加工	标准
獾油/牤给森—涛斯	狗獾 *Meles meles* Linnaeus 猪獾 *Arctonyx collaris*	皮下脂肪炼成的油脂	秋、冬季捕捉,宰杀后取其皮下脂肪,文火炼制成油	蒙药 2021

【中药标准】

名称	动物来源	药用部位	产地加工	标准
獾油	狗獾 *Meles meles* Linnaeus	脂肪油	冬季捕捉,杀死后取其皮下脂肪,置锅内熬成油,滤去油渣,放冷	山东 2022
獾油	狗獾 *Meles meles* L.	皮下及肠网膜上脂肪经炼制而成的脂肪油	秋、冬二季捕捉,杀死后,取其皮下及肠网膜上的脂肪,置铁锅中,用小火熬炼,出油后,滤去油渣,即得	山西第一册 2017
獾油	狗獾 *Meles meles* L.	皮下脂肪油	秋、冬二季捕捉,宰杀后,取其皮下脂肪,置锅内熬炼成油,滤过,除去残渣,放冷	北京 1998
獾油	狗獾 *Meles meles* Linnaeus	脂肪油	—	部颁 1 册附

85 黄油

【来源】牛科动物牛。

【学名】

《中国药用动物志》	《中国民族药志》
牛 *Bos taurus domesticus* Gmelin	牛 *Bos taurus domesticus* Gmelin

【民族药标准】

名称	动物来源	药用部位	产地加工	标准
黄油/沙日—涛斯	牛 *Bostaurus domesticus* Gmelin	鲜奶煎炼而得的油脂*	—	蒙药 2021

附注:* 鲜奶静置后,上面一层油脂经过加热煎炼而得到的一种黄色油脂。

86 鸡油

【来源】雉科动物家鸡。

【学名】

《中国药用动物志》	《中国动物志》
家鸡 *Gallus gallus domesticus*(Brisson)	家鸡 *Gallus gallus domesticus* Brisson

【民族药标准】

名称	动物来源	药用部位	产地加工	标准
鸡油	家鸡 *Gallus gallus domesticus* Brisson	油	将鸡杀后,剥取脂肪炼制或晒制即可	维药 1993
炼制鸡油	家鸡 *Gallus gallus domesticus* Brisson	脂肪油脂	将鸡杀后,剥取脂肪油脂冷冻*	新疆炮规 2020
晒制鸡油	家鸡 *Gallus gallus domesticus* Brisson	脂肪油脂#	—	新疆炮规 2020

附注:*取鸡的脂肪,放入锅中炼制,去渣收集油,即可;#取鸡的脂肪油脂,于日光下暴晒,收集滴出的油,过滤。

87 酥油

【来源】牛科动物牦牛、黄牛(牛)、山羊、绵羊。

【学名】

《中国药用动物志》	《中国动物志》
牦牛 *Bos grunniens* Linnaeus	牦牛 *Bos grunniens* Linnaeus
牛 *Bos taurus domesticus* Gmelin	牛 *Bos taurus domesticus* Gmelin(《中国民族药志》)
山羊 *Capra hircus* Linnaeus	山羊 *Capra hircus* Linnaeus
绵羊 *Ovis aries* Linnaeus	绵羊 *Ovis aries* L.(《中国民族药志》)

【民族药标准】

名称	动物来源	药用部位	产地加工	标准
酥油/玛	牦牛 *Bos grunniens* L.	乳*	—	西藏藏药第一册 2012
酥油	黄牛 *Bos taurus domesticus* Gmelin 牦牛 *Bos grunniens* L. 山羊 *Capra hircus* L. 绵羊 *Ovis aries* L.	乳#	—	维药 1993
酥油	黄牛 *Bos taurus domesticus* Gmelin 牦牛 *Bos grunniens* L. 山羊 *Capra hircus* L. 绵羊 *Ovis aries* L.	乳#	—	新疆炮规 2020
酥油	黄牛 *Bos taurus domesticus* Gmelin 山羊 *Capra hircus* Linnaeus 绵羊 *Ovis aries* Linnaeus	奶▲	—	部颁维药附

【中药标准】

名称	动物来源	药用部位	产地加工	标准
酥油	牛或羊	牛乳或羊乳中提取的油脂	—	山西 1987 附

附注:*以乳为原料,经乳化分离,急冷成形的脂肪制品;#乳经加工制成的油;▲奶提炼的脂肪油。

88 阿魏油

【来源】伞形科植物新疆阿魏、阜康阿魏。

【学名】

《中国植物志》	《中国高等植物》
新疆阿魏 *Ferula sinkiangensis* K. M. Shen	新疆阿魏 *Ferula sinkiangensis* K. M. Shen
阜康阿魏 *Ferula fukanensis* K. M. Shen	阜康阿魏 *Ferula fukanensis* K. M. Shen

【民族药标准】

名称	植物来源	药用部位	产地加工	标准
阿魏油	新疆阿魏 *Ferula sinkiangensis* K. M. Shen 阜康阿魏 *Ferula fukanensis* K. M. Shen	树脂的上层油状物	将阿魏新鲜树脂,放在太阳下晒数日,取上层油状物	新疆炮规 2010 附*

附注:*新疆炮规 2020 附录Ⅲ。

89 巴旦油

【来源】蔷薇科植物巴旦杏(欧洲李)。

【学名】

《中国植物志》	《中国高等植物》
欧洲李 *Prunus domestica* L.	欧洲李 *Prunus domestica* Linn.

【民族药标准】

名称	植物来源	药用部位	产地加工	标准
巴旦油	巴旦杏 *Amygdalus communis* L.	种仁的脂肪油	—	部颁维药附

90 丁香油

【来源】桃金娘科植物丁香。

【学名】

《中国民族药志要》	《进口药材质量分析研究》
丁香 *Eugenia caryophyllata* Thunb.	丁香 *Eugenia caryophyllata* Thunb.

【民族药标准】

名称	植物来源	药用部位	产地加工	标准
丁香油	丁香 *Eugenia caryophyllata* Thunb.	花蕾的挥发油*	—	部颁维药
丁香油	丁香 *Eugenia caryophyllata* Thunb.	花蕾的挥发油*	—	维药 1993
丁香油	丁香 *Eugenia caryophyllata* Thunb.	花蕾的挥发油▲	—	新疆炮规 2020

【中药标准】

名称	植物来源	药用部位	产地加工	标准
丁香油	丁香 *Eugenia caryophyllata* Thunberg	花蕾的挥发油*	—	药典 1953
丁香油	丁香 *Eugenia caryophyllata* Thunb.	茎、叶或花蕾的挥发油#	—	广东第二册 2011
丁香油	丁香 *Eugenia caryophyllata* Thunb.	花蕾的挥发油*	—	福建 2006
丁香油	丁香 *Syzygium aromaticum*（L.）Merr. et Perry	花蕾的挥发油*	—	贵州 2003

附注：*干燥花蕾经水蒸气蒸馏得到的挥发油；#茎、叶或花蕾经水蒸气蒸馏得到的挥发油；▲取丁香 280 g，加水 1 700 ml 浸泡，加食盐 24 g，文火加热至丁香变软，倒入蒸馏锅内蒸馏，收集蒸馏得到的挥发油，密封保存。

91 艾纳香油

【来源】菊科植物艾纳香。

【学名】

《中国植物志》	《中国高等植物》
艾纳香 *Blumea balsamifera*（L.）DC.	艾纳香 *Blumea balsamifera*（Linn.）DC.

【民族药标准】

名称	植物来源	药用部位	产地加工	标准
艾纳香油#	艾纳香 *Blumea balsamifera*（L.）DC.	叶提取的油*	—	贵州第一册 2019

附注：*叶的粗升华物经压榨分离得到的油，含有左旋龙脑（L-Borneol）、樟脑、挥发油、油脂及他成分；#同为中药标准收载品种。

92 九里香油

【来源】芸香科植物九里香、千里香（九里香）。

【学名】

《中国植物志》	《中国高等植物》
九里香 *Murraya exotica* L. Mant.	九里香 *Murraya exotica* Linn. Mant.
千里香（九里香）*Murraya exotica* L. Mant.	千里香 *Murraya paniculata*（Linn.）Jack.

【民族药标准】

名称	植物来源	药用部位	产地加工	标准
九里香油/满山香油/有弄马	九里香 *Murraya exotica* L. 千里香 *Murraya paniculata*（L.）Jack.	新鲜枝叶的挥发油*	水蒸气蒸馏	广西壮药第一卷 2008

附注：*经水蒸气蒸馏得到的挥发油。

93 橄榄油

【来源】木樨科植物橄榄（木樨榄）、洋橄榄（木樨榄）。

【学名】

《中国植物志》	《中国高等植物》
木樨榄 *Olea europaea* L.	木犀榄 *Olea europaea* Linn.

【民族药标准】

名称	植物来源	药用部位	产地加工	标准
洋橄榄油	洋橄榄 *Olea europaea* L.	脂肪油*	夏季果实成熟时，采集果实，用冷压法得到的脂肪油	部颁维药
橄榄油	橄榄 *Olea europaea* L.	脂肪油*	夏季果实成熟时，采集果实，用冷压法得到的脂肪油	新疆炮规 2020

附注：*果实的脂肪油。

94 岗松油

【来源】桃金娘科植物岗松。

【学名】

《中国植物志》	《中国高等植物》
岗松 *Baeckea frutescens* L.	岗松 *Baeckea frutescens* Linn.

【民族药标准】

名称	植物来源	药用部位	产地加工	标准
岗松油/有皂笨	岗松 *Baeckea frutescens* L.	枝叶的挥发油*	—	广西壮药第一卷 2008

【中药标准】

名称	植物来源	药用部位	产地加工	标准
岗松油	岗松 *Baeckea frutescens* L.	带有花果枝叶的挥发油*	—	广西第二册 1996

附注:*经水蒸气蒸馏提取的挥发油。

95 驼峰油

【来源】骆驼科动物双峰驼。

【学名】

《中国药用动物志》	《中国哺乳动物分布》
双峰驼 *Camelus bactrianus* Linnaeus	双峰驼 *Camelus bactrianus* Linnaeus

【民族药标准】

名称	动物来源	药用部位	产地加工	标准
驼峰油	双峰驼 *Camelus bactrianus* L.	脂肪提炼的油脂	—	部颁维药附

96 香茅油

【来源】禾本科植物青香茅。

【学名】

《中国植物志》	《中国高等植物》
青香茅 *Cymbopogon mekongensis* A. Camus	青香茅 *Cymbopogon caesius* (Nees ex Hook. et Arn.) Stapf

【民族药标准】

名称	植物来源	药用部位	产地加工	标准
香茅油	青香茅 *Cymbopogon mekongensis* A. Camus 及同属数种植物	茎叶	加 2 倍量橄榄油浸泡,盖紧瓶盖,置阳光下 30 日,然后取出青香茅,再放入新的青香茅,反复 3~4 次,至油达到饱和为止,精滤即得	新疆炮规 2020

【中药标准】

名称	植物来源	药用部位	产地加工	标准
香茅油	香茅 *Cymbopogon citratus* (DC.) Stapf	挥发油*	—	贵州 2003

附注:*新鲜茎和叶经蒸馏得到的挥发油。

97 大叶桉油

【来源】桃金娘科植物大叶桉(桉、桉叶)。

【学名】

《中国植物志》	《中国高等植物》
桉 *Eucalyptus robusta* Smith	桉叶 *Eucalyptus robusta* Smith

【民族药标准】

名称	植物来源	药用部位	产地加工	标准
大叶桉油/有安卒	大叶桉 *Eucalyptus robusta* Smith	叶的挥发油*	水蒸气蒸馏提取	广西壮药第一卷 2008

附注:*经水蒸气蒸馏提取的挥发油。

98 红花子油

【来源】菊科植物红花。

【学名】

《中国植物志》	《中国高等植物》
红花 *Carthamus tinctorius* L.	红花 *Carthamus tinctorius* Linn.

【民族药标准】

名称	植物来源	药用部位	产地加工	标准
红花子油	红花 *Carthamus tinctorius* L.	果实的脂肪油*	—	部颁维药
红花子油	红花 *Carthamus tinctorius* L.	瘦果的油*	—	维药1993
红花子油	红花 *Carthamus tinctorius* L.	种子的脂肪油*	—	新疆炮规2020

附注:*用压榨法得到的脂肪油。

99 蛇床子油

【来源】伞形科植物蛇床。

【学名】

《中国植物志》	《中国高等植物》
蛇床 *Cnidium monnieri*(L.)Cuss.	蛇床 *Cnidium monnieri*(Linn.)Cuss.

【民族药标准】

名称	植物来源	药用部位	产地加工	标准
蛇床子油/有矮咧	蛇床 *Cnidium monnieri*(L.)Cuss.	果实的挥发油*	—	广西壮药第一卷2008

附注:*经水蒸气蒸馏而得的挥发油。

100 大果木姜子油

【来源】樟科植物米槁。

【学名】

《中国植物志》	《中国高等植物》
米槁 *Cinnamomum migao* H.W. Li	米槁 *Cinnamomum migao* H.W. Li

【民族药标准】

名称	植物来源	药用部位	产地加工	标准
大果木姜子油#	米槁 *Cinnamomum migao* H.W. Li	果实的挥发油*	水蒸气蒸馏	贵州第一册2019

附注:*经水蒸气蒸馏得到的挥发油;#同为中药标准收载品种。

101 香没药树子油

【来源】橄榄科植物香没药(麦加没药树、麦加香脂树)。

【学名】

《中国植物志》	《维吾尔医学》
麦加没药树 *Commiphora opobalsamum* Engler	麦加香脂树 *Commiphora opobalsamum* L.

【民族药标准】

名称	植物来源	药用部位	产地加工	标准
香没药树子油	香没药 *Commiphora opobalsamum* Engl.	树子的脂肪油*	榨取	部颁维药附

附注:*榨取的脂肪油。

102 余甘子汁

【来源】大戟科植物余甘子。

【学名】

《中国植物志》	《中国高等植物》
余甘子 *Phyllanthus emblica* L.	余甘子 *Phyllanthus emblica* Linn.

【民族药标准】

名称	植物来源	药用部位	产地加工	标准
余甘子汁/忍芒音	余甘子 *Phyllanthus emblica* L.	新鲜成熟果实的汁液*	—	广西壮药第一卷 2008

附注：*经榨汁而得的汁液。

103 羊脂

【来源】牛科动物绵羊。

【学名】

《中国药用动物志》	《中国民族药志》
绵羊 *Ovis aries* Linnaeus	绵羊 *Ovis aries* L.

【民族药标准】

名称	动物来源	药用部位	产地加工	标准
羊脂	绵羊 *Ovis aries* L.	尾部脂肪	经文火熔化制成	新疆炮规 2020

【中药标准】

名称	动物来源	药用部位	产地加工	标准
羊脂	山羊 *Capra hircus* Linnaeus 绵羊 *Ovis aries* Linnaeus	油脂	—	山西 1987 附

104 银朱

【来源】赤色硫化汞。

【民族药标准】

名称	矿物来源	成分	产地加工	标准
银朱/雄胡	赤色硫化汞[HgS]	—	人工制成	蒙药 2021
银朱	赤色硫化汞	—	人工制成	部颁藏药附
白银朱/嚓嘎尔	以汞与硫黄为原料加工制成的红色硫化汞（Hydrargyrum sulphidum）	—	—	青海藏药 1992 附

【中药标准】

名称	矿物来源	成分	产地加工	标准
银朱	水银、硫黄	主含硫化汞[HgS]	加工而成的硫化物	上海 1994
银朱	水银和硫黄	主含硫化汞[HgS]	加工而成的赤色粉末	湖南 1993
银朱	辰砂的加工品	主含硫化汞[HgS]	—	四川增补 1992
银朱	水银、硫黄和氢氧化钠	硫化汞[HgS]	加工而成	天津炮规 2018
银朱	辰砂的加工品	主要含硫化汞[HgS]	—	重庆炮规 2006
银朱	赤色硫化汞	—	人工合成	部颁 1 册附
银朱	赤色硫化汞	—	人工制成	山东 2002 附
银朱	水银与硫黄	主含硫化汞[HgS]	加热升华而成	北京 1998 附

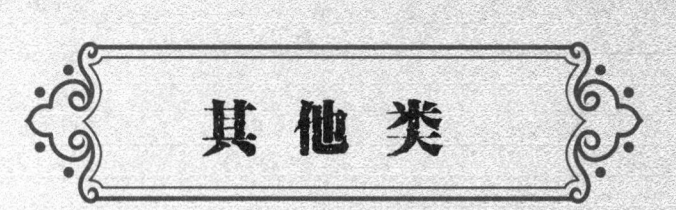

其他类

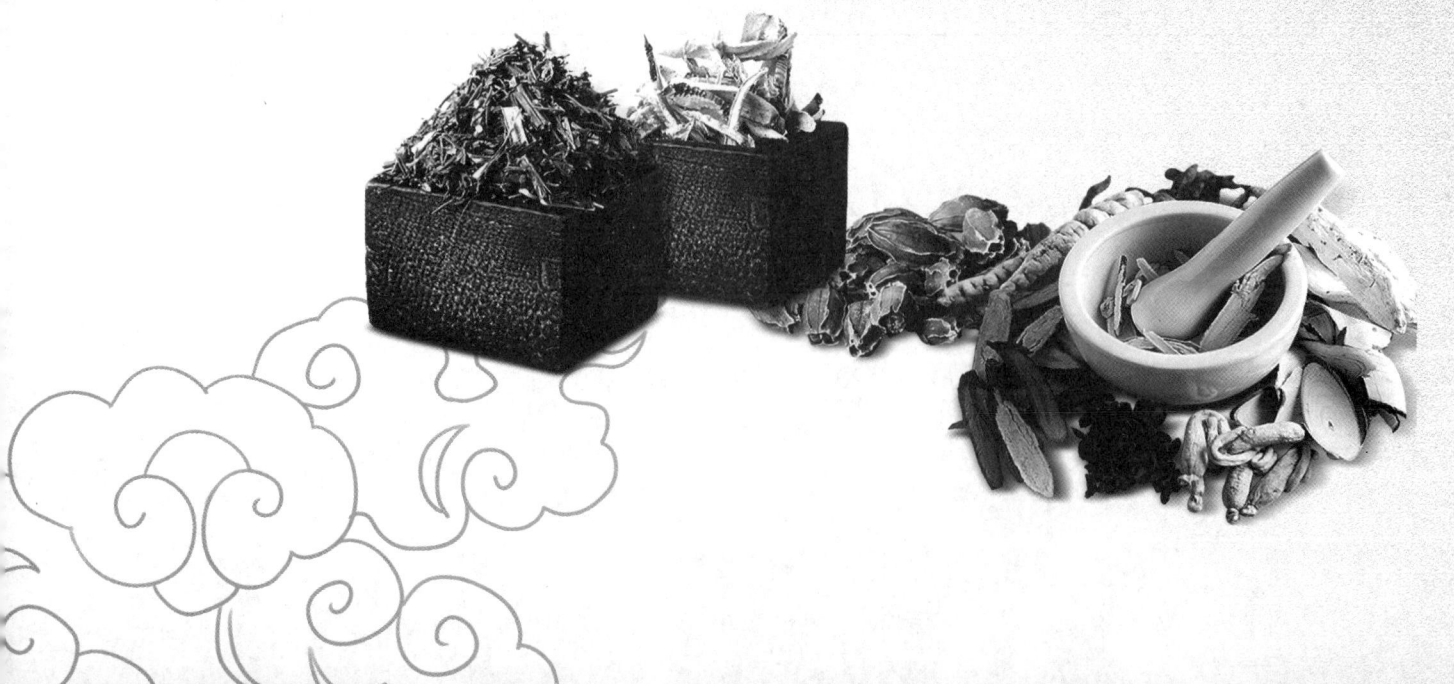

1 马宝

【来源】大象（亚洲象）、马、孔雀（绿孔雀）、马麝。

【学名】

《中国药用动物志》	《中国动物志》
亚洲象 *Elephas maximus* Linnaeus	亚洲象 *Elephas maximus* Linnaeus（《中国哺乳动物分布》）
马 *Equus caballus orientalis* Noack	马 *Equus caballus orientalis* Noack（《藏药志》）
绿孔雀 *Pavo muticus* Linnaeus	绿孔雀 *Pavo muticus* Linnaeus
马麝 *Moschus chrysogaster*（Hodgson）	马麝 *Moschus sifanicus* Büchner

【民族药标准】

名称	动物来源	药用部位	产地加工	标准
马宝/旺日	大象 *Elephas maximus* 马 *Equus caballus orientalis* Maak 孔雀 *Pavo muticus*（Linnaeus） 马麝 *Moschus sifanius* Przewalski 等	腹中的结石*	—	西藏藏药炮规 2022

【中药标准】

名称	植物来源	药用部位	产地加工	标准
马宝	马 *Equus caballus*（L.）	胃肠中的结石	全年均可收集,将病马杀后摸其胃肠中有结石者,取出,洗浴,晾干	药典 1963
马宝	马 *Equus caballus*（Linnaeus）	胃肠中的结石	宰马时,肠中有结石者,取出,洗净,晒干	部颁中药材
马宝	马 *Equus caballus*（L.）	胃中的结石	宰马时,如有结石,取出,洗净,晾干	贵州 1988
马宝	马 *Equus caballus*（L.）	胃肠道中所生结石	全年均可采收,杀马时如发现结石,取出洗净,晾干	内蒙古 1988
马宝	马 *Equus caballus*（L.）	胃中的结石	当宰马时,如有结石,取出,洗净,晾干	四川 1987
马宝	马 *Equus caballus orientalis* Noack	胃肠道结石	—	山东炮规 2022
马宝	马 *Equus caballus orientalis* Noack	胃肠道结石	全年均可采收,宰马时发现有肠道结石时,取出,洗净,晾干	安徽炮规 2019
马宝	马 *Equus caballus orientalis* Noack	胃肠中的干燥结石	取马胃肠道结石用清水洗净或再用开水煮沸数分钟,晾干或晒干	上海炮规 2018
马宝	马 *Equus caballus*（Linnaeus）	胃肠中的结石	宰马时,胃肠中有结石者,取出,洗净,干燥	天津炮规 2018
马宝	马 *Equus caballus*（Linnaeus）	肠胃结石	宰马时,如发现有马宝,即取出,洗净,干燥	浙江炮规 2015
马宝	马 *Equus caballus*（L.）	胃肠中的结石	全年均可收集,于宰杀病马时取出,洗净,晾干	福建炮规 2012
马宝	马 *Equus caballus* Linnaeus	胃肠中结石	—	黑龙江炮规 2012
马宝	马 *Equus caballus orientalis*（Noack）	胃肠中的结石	—	湖南炮规 2010
马宝	马 *Equus caballus* L.	胃肠中的结石	全年均可收集,将病马宰杀后摸其胃肠中有结石者,取出用清水洗净,晾干	湖北炮规 2009
马宝	马 *Equus caballus*（Linnaeus）	胃肠中的结石	全年可取,宰马时,肠胃中有结石者,取出,洗净,晒干	甘肃炮规 2009
马宝	马 *Equus caballus*（Linnaeus）	胃肠中的结石	宰马时,如有结石,取出,洗净,晾干	重庆炮规 2006
马宝	马 *Equus caballus*（Linnaeus）	胃肠中的结石	宰马时,胃肠中有结石者,取出,洗净,晒干	河南炮规 2005
马宝	马 *Equus caballus*（L.）	胃肠中的结石	—	江苏炮规 2002
马宝	马 *Equus caballus*（Linnaeus）	胃肠中的结石	—	部颁 3 册附

附注：＊生病时取出。

2 动物宝

【来源】牛科动物牦牛等。

【学名】

《中国药用动物志》	《中国哺乳动物分布》
牦牛 *Bos grunniens* Linnaeus	牦牛 *Bos grunniens* Linnaeus

【民族药标准】

名称	动物来源	药用部位	产地加工	标准
动物宝/旺日	牦牛 *Bos grunniens domestica* Linnaeus 等动物	角、脑、肝、胆中的赘生物	宰畜时,采集结石,洗净,晒干	青海藏药炮规 2010
动物宝/旺日	一切动物	角尖、胆、脑、胃、大小肠、肝等器官中凝聚成粒的物品	—	青海藏药 1992 附

3 仙桃草

【来源】玄参科植物蚊母草。

【学名】

《中国植物志》	《中国药用植物志》
蚊母草 *Veronica peregrina* L.	蚊母草 *Veronica peregrina* L.

【民族药标准】

名称	植物来源	药用部位	产地加工	标准
仙桃草▲	蚊母草 *Veronica peregrina* L.	带虫瘿的全草#	5—6月虫瘿膨大略带红色时采收,收后微蒸至上大汽,干燥	贵州 2003
仙桃草*	蚊母草 *Veronica peregrina* L.	带虫瘿的全草	—	湖南炮规 2021

【中药标准】

名称	植物来源	药用部位	产地加工	标准
仙桃草	蚊母草 *Veronica peregrina* L.	带虫瘿的全草#	5—6月虫瘿膨大略带红色时采收,立即干燥	药典 1977
仙桃草	蚊母草 *Veronica peregrina* L.	带虫瘿的全草#	5—6月虫瘿膨大略带红色时采收,立即蒸后晒干或直接烘干	湖北 2018
仙桃草	蚊母草 *Veronica peregrina* Linnaeus	带虫瘿的全草#	5—6月虫瘿膨大略带红色时采收,采收后立即干燥或蒸至上大汽,干燥	湖南 2009
仙桃草	蚊母草 *Veronica peregrina* L.	带虫瘿的全草#	5—6月虫瘿膨大略带红色时采收,立即干燥或蒸过后晒干	福建 2006
仙桃草	蚊母草 *Veronica peregrina* L.	全草	芒种季节前后采挖,除去杂质,晒干	上海 1994
仙桃草	蚊母草 *Veronica peregrina* L.	带虫瘿的全草#	5—6月虫瘿膨大略带红色时采收,立即干燥	河南 1993
仙桃草	蚊母草 *Veronica peregrina* L.	带虫瘿的全草	—	山东炮规 2022
仙桃草	蚊母草 *Veronica peregrina* L.	带虫瘿的全草#	5—6月虫瘿膨大,略带红色时采收,除去杂质,立即干燥	安徽炮规 2019
仙桃草	蚊母草 *Veronica peregrina* L.	带虫瘿的全草	—	北京 1998 附

附注:*【民族药名】鲁嘎阿沙席克查(土家),麻挪冷(侗),蚊母草(瑶);#虫瘿的小虫为象虫科昆虫仙桃草直喙象 *Gymnetron miyoshii* Miyoshi;▲同为中药标准收载品种。

4 冬虫夏草

【来源】麦角菌科真菌冬虫夏草菌寄生在蝙蝠蛾科昆虫幼虫上的子座和幼虫尸体复合体。

【学名】

《中国真菌志》	《中外药用孢子植物资源志要》
冬虫夏草 *Cordyceps sinensis*(Berk.)Sacc.	虫草 *Cordyceps sinensis*(Berk.)Sacc.

【民族药标准】

名称	来源	药用部位	产地加工	标准
冬虫夏草/浩如海—莫古	冬虫夏草菌 *Cordyceps sinensis*(Berk.)Sacc. 蝙蝠蛾科昆虫幼虫	复合体*	夏初子座出土、孢子未发散时挖取晒至六七成干,除去似纤维状的附着物及杂质,晒干或低温干燥	蒙药 2021

【中药标准】

名称	来源	药用部位	产地加工	标准
冬虫夏草	冬虫夏草菌 *Cordyceps sinensis*(Berk.)Sacc. 蝙蝠蛾科昆虫幼虫	复合体*	夏初子座出土、孢子未发散时挖取,晒至六七成干,除去似纤维状的附着物及杂质,晒干或低温干燥	药典 2020

附注:*麦角菌科真菌冬虫夏草菌 *Cordyceps sinensis*(Berk.)Sacc. 寄生在蝙蝠蛾科昆虫幼虫上的子座和幼虫尸体的干燥复合体。

5 新疆虫草

【来源】麦角菌科真菌新疆虫草菌(细虫草)寄生在蝙蝠蛾科昆虫幼虫体上的子座及幼虫尸体的复合体。

【学名】

《中国真菌志》	《中外药用孢子植物资源志要》
细虫草 *Cordyceps gracilis*(Grev.)Dur. & Mont.	细虫草 *Cordyceps gracilis*(Grev.)Dur. et Mont.

【民族药标准】

名称	来源	药用部位	产地加工	标准
新疆虫草	新疆虫草菌 *Cordyceps gracilis* Dur. et Mont. 蝙蝠蛾科昆虫幼虫	复合体*	夏初时挖取,晒至六七成干,除去似纤维状的附着物及杂质,晒干	维药第一册2010

附注:* 麦角菌科真菌新疆虫草菌 *Cordyceps gracilis* Dur. et Mont. 寄生在蝙蝠蛾科昆虫幼虫体上的子座及幼虫尸体的复合体(带有子座者罕见)。

6 土垅大白蚁巢

【来源】白蚁科动物土垅大白蚁。

【学名】

《中国药用动物志》	《中国动物志》
土垅大白蚁 *Macrotermes annandalei*(Silvestri)	土垅大白蚁 *Macrotermes annandalei*(Silvestri)

【民族药标准】

名称	动物来源	药用部位	产地加工	标准
土垅大白蚁巢/容门豪	土垅大白蚁 *Macrotermes annandalei*(Silvestri)	巢	全年可采挖,除去杂质及泥土,干燥	广西壮药第一卷2008

7 蜂花粉

【来源】蜜蜂科昆虫中华蜜蜂(东方蜜蜂中华亚种)、意大利蜂(西方蜜蜂)。

【学名】

《中国药用动物志》	《中国动物志》
东方蜜蜂中华亚种 *Apis*(*Sigmatapis*) *cerana cerana* Fabricius	东方蜜蜂中华亚种 *Apis*(*Sigmatapis*) *cerana cerana* Fabricius
西方蜜蜂 *Apis*(*s. str.*) *mellifera* Linnaeus	西方蜜蜂 *Apis*(*s. str.*) *mellifera* Linnaeus

【民族药标准】

名称	动物来源	药用部位	产地加工	标准
蜂花粉/蜜源花粉#	中华蜜蜂 *Apis cerana* Fabricius 意大利蜂 *Apis mellifere* Linnaeus	采蜜时携带的花粉粒	晾干或晒干	贵州第一册2019

【中药标准】

名称	动物来源	药用部位	产地加工	标准
蜂花粉	中华蜜蜂 *Apis cerana* Fabricius 意大利蜜蜂 *Apis mellifera* Linnaeus	采集显花植物雄蕊或裸子植物孢子囊内花粉细胞,加入采集的花蜜和自身分泌物形成的花粉团*	采用花粉脱粉器收集蜜蜂携带回巢的花粉团,除去杂质,及时晒干或阴干	山东2022
油菜蜂花粉	蜜蜂	油菜 *Brassica campestris* L. 花粉粒经蜜蜂采集而成的花粉团	收集,除去杂质,晒干	甘肃2020
蜂花粉	意大利蜂 *Apis mellifera* Linnaeus 中华蜜蜂 *Apis cerana* Fabricius	采集显花植物雄蕊或裸子植物孢子囊内的花粉,加入采集的花蜜和自身分泌物形成的颗粒	春、夏、秋三季均可采集,除去杂质,晒干	吉林第二册2019
玉米花粉	蜜蜂	采集玉蜀黍 *Zea mays* Linn. 花粉而成的蜂花粉	夏季采集	福建2006
油菜花粉	蜜蜂	采集油菜 *Brassica campestris* L. 花粉而成的蜂花粉	—	福建2006

附注:* 意大利蜂 *Apis mellifera* Linnaeus,中华蜜蜂 *Apis cerana* Fabricius;# 同为中药标准收载品种。

8 雕粪

【来源】鹰科动物金雕。

【学名】

《中国药用动物志》	《中国经济动物志》
金雕 *Aquila chrysaetos*(Linnaeus)	金雕 *Aquila chrysaetos*(Linnaeus)

【民族药标准】

名称	动物来源	药用部位	产地加工	标准
雕粪/塔森—浩日古勒*	金雕 *Aquila chrysaetes* L.	粪便	全年均可收集,晒干	蒙药2021

附注:* 蒙药1986收载名称"雕粪/要林—巴阿苏"。

9 鹫粪

【来源】鹰科动物胡兀鹫、秃鹫。

【学名】

《中国药用动物志》	《中国经济动物志》
胡兀鹫 *Gypaetus barbatus*（Linnaeus）	胡兀鹫 *Gypaetus barbatus*（Linnaeus）
秃鹫 *Aegypius monachus*（Linnaeus）	秃鹫 *Aegypius monachus*（Linnaeus）

【民族药标准】

名称	动物来源	药用部位	产地加工	标准
鹫粪/果塔	胡兀鹫 *Gypaetus barbatus* L. 秃鹫 *Aegypius monachus* L.	粪便	全年均可采收,晒干	六省藏标
鹫粪/要林—浩日古勒#	秃鹫 *Aegypius monachus* L.	粪便	全年均可收集,晒干	蒙药 2021
鹫粪/果真	秃鹫 *Aegypius monachus*（Linnaeus） 胡兀鹫 *Gypaetus barbatus* L.	粪便	全年可采,晒干	青海藏药 1992
鹫粪/果真	秃鹫 *Aegypius monachus* Linnaeus 胡兀鹫 *Gypaetus barbatus* Linnaeus	粪	全年均可采集	青海藏药炮规 2010
鹫粪	秃鹫 *Aegypius monachus* Linnaeus 胡秃鹫 *Gypaetus barbatus* L.	粪便	—	部颁藏药附
胡兀鹫粪/括准	胡兀鹫 *Gypaetus barbatus hemachalanus*（Hutton）	粪便	全年可采收,除去土沙等杂质,晒干	西藏公告 2022*

附注:*西藏《关于征求蝇子草等21个地方药材质量标准(草案)意见建议的公告》2022. 11. 25;#蒙药习用名称"雕粪"。

10 胡兀鹫粪

【来源】鹰科动物胡兀鹫。

【学名】

《中国药用动物志》	《中国经济动物志》
胡兀鹫 *Gypaetus barbatus*（Linnaeus）	胡兀鹫 *Gypaetus barbatus*（ Linnaeus）

【民族药标准】

名称	动物来源	药用部位	产地加工	标准
胡兀鹫粪/括准	胡兀鹫 *Gypaetus barbatus hemachalanus*（Hutton）	粪便	—	西藏藏药炮规 2022
胡兀鹫粪/括准	胡兀鹫 *Gypaetus barbatus hemachalanus*（Hutton）	粪便	全年可采收,除去土沙等杂质,晒干	西藏公告 2022*
鹫粪/果塔	胡兀鹫 *Gypaetus barbatus* L. 秃鹫 *Aegypius monachus* L.	粪便	全年均可采收,晒干	六省藏标
鹫粪/果真	秃鹫 *Aegypius monachus*（Linnaeus） 胡兀鹫 *Gypaetus barbatus* L.	粪便	全年可采,晒干	青海藏药 1992
鹫粪/果真	秃鹫 *Aegypius monachus* Linnaeus 胡兀鹫 *Gypaetus barbatus* Linnaeus	粪	全年均可采集	青海藏药炮规 2010
鹫粪	秃鹫 *Aegypius monachus* Linnaeus 胡秃鹫 *Gypaetus barbatus* L.	粪便	—	部颁藏药附

附注:*西藏《关于征求蝇子草等21个地方药材质量标准(草案)意见建议的公告》2022. 11. 25。

11 水獭粪

【来源】鼬科动物水獭。

【学名】

《中国药用动物志》	《中国动物志》
水獭 *Lutra lutra*（Linnaeus）	水獭 *Lutra lutra* Linnaeus

【民族药标准】

名称	动物来源	药用部位	产地加工	标准
水獭粪/萨母准	水獭 *Lutra lutra* Linnaeus	粪便	—	西藏藏药炮规 2022
水獭粪/山姆真	水獭 *Lutra lutra* L.	粪	四季均可采集,晾干	青海藏药炮规 2010
水獭粪/萨母准	水獭 *Lutra lutra* Linnaeus	粪便	全年均可采收,除去土沙等杂质,晒干	西藏公告 2022*

附注:*西藏《关于征求红糖等38个地方药材质量标准(草案)意见建议的公告》2022. 11. 29。

12 岩鸽粪

【来源】鸠鸽科动物岩鸽。

【学名】

《中国药用动物志》	《中国动物志》
岩鸽 *Columba rupestris*（Pallas）	岩鸽 *Columba rupestris* Pallas

【民族药标准】

名称	动物来源	药用部位	产地加工	标准
岩鸽粪/剖荣真	岩鸽 *Columba rupestris* Pallas	粪便	全年均可采集	青海藏药炮规 2010

13 铜绿

【来源】铜器。

【民族药标准】

名称	矿物来源	成分	产地加工	标准
铜绿/吉森—吉铂	铜器表面经二氧化碳或醋酸作用后生成的绿色锈衣	主含碱式碳酸铜 $[CuCO_3 \cdot Cu(OH)_2]$	—	蒙药 2021

【中药标准】

名称	矿物来源	成分	产地加工	标准
铜绿	铜器表面经二氧化碳或醋酸作用后生成的绿色锈衣	主含碱式碳酸铜 $[CuCO_3 \cdot Cu(OH)_2]$	全年均可制取，取铜器久置潮湿处，经二氧化碳和水作用产生青绿色铜锈；或将醋液喷在铜器上，使之表面产生青绿色铜锈时刮取，干燥	山东 2022
铜绿	金属铜经二氧化碳或醋酸作用后，生成的绿色锈衣	主含碱式碳酸铜 $[CuCO_3 \cdot Cu(OH)_2]$ 碱式醋酸铜 $[Cu(C_2H_3O_2)_2 \cdot Cu(OH)_2]$	—	内蒙古 2021
铜绿	铜表面经二氧化碳或醋酸作用后生成的绿色铜锈	主含碱式碳酸铜 $[CuCO_3 \cdot Cu(OH)_2]$	—	湖北 2018
铜绿	铜器表面经二氧化碳或醋酸作用后，生成的绿色锈衣	主含碱式碳酸铜 $[CuCO_3 \cdot Cu(OH)_2]$	全年均可制取，将铜器久置潮湿处或将醋喷涂抹于铜器上，待铜器表面产生青绿色的锈衣时刮取，干燥	湖南 2009
铜绿	铜青（碱式碳酸铜）与白云石粉等	碱式碳酸铜 $[CuCO_3 \cdot Cu(OH)_2]$	夏、秋二季生产，加工制成*	北京 1998
铜绿	铜器或铜板表面经二氧化碳或醋酸作用后生成的绿色绣衣	—	—	河南 1993
铜绿	铜器表面经氧化或醋酸作用后生成的绿色锈衣	主含碱式碳酸铜 $[CuCO_3 \cdot Cu(OH)_2]$ 醋酸铜 $[Cu(HAC)_2 \cdot H_2O]$	将铜器在潮湿处久置或用醋酸喷其上，至表面产生绿色锈衣，刮取，干燥	甘肃炮规 2022
铜绿	铜器表面经二氧化碳或醋酸作用后生成的绿色碱式碳酸铜	主含碱式碳酸铜 $[CuCO_3 \cdot Cu(OH)_2]$	将铜器久置潮湿处，或用醋喷在铜器上，至表面产生青绿色的铜锈时，刮取，干燥	安徽炮规 2019
铜绿	铜表面经二氧化碳或醋酸作用后生成的绿色锈衣	主含碱式碳酸铜 $[CuCO_3 \cdot Cu(OH)_2]$	—	天津炮规 2018
铜绿	铜表面经二氧化碳或醋酸作用后生成的绿色锈衣	主含碱式碳酸铜	—	药典 2020 附
铜绿	铜器表面经二氧化碳或醋酸作用后生成的绿色碱式碳酸铜	—	—	贵州 2003 附
铜绿	铜在空气中受潮被氧化或用醋作用后生成的绿色粉状物	主含碱式碳酸铜或醋酸铜	—	上海 1994 附
铜绿	铜表面经二氧化碳或醋酸作用后生成的绿色锈衣	主含碱式碳酸铜	—	山西 1987 附

附注：*取紫铜板隔距排列于木槽中，用醋坯（酿造食醋的半成品）适量，覆盖满紫铜板的周围。置于 60～80℃ 温室内，每周倒换紫铜板周围的醋坯 1 次，使醋坯在温湿的条件下与铜结合生成绿色铜锈，1 个月后，取出紫铜板，刮下铜锈。照上法，再继续使其生锈。称取铜锈 1 kg，球磨成细粉，置缸内，加入醋 500 ml，浸泡 3～5 日，晴天时，再加入白云石粉 50 kg，拌匀，加水适量混合成泥状。另取木盘，刷上一层苏子油，将上述混合物平摊于木盘上抹平，厚约 0.5 cm，置充足阳光下直晒，待半干时，切成长 3 cm，宽 1.5 cm 的小块，晒至表面呈绿色时，即得。

14 蜂蜜

【来源】蜜蜂科昆虫中华蜜蜂(东方蜜蜂中华亚种)、意大利蜂(西方蜜蜂)。

【学名】

《中国药用动物志》	《中国动物志》
东方蜜蜂中华亚种 *Apis*(*Sigmatapis*)*cerana cerana* Fabricius	东方蜜蜂中华亚种 *Apis*(*Sigmatapis*)*cerana cerana* Fabricius
西方蜜蜂 *Apis*(*s. str.*)*mellifera* Linnaeus	西方蜜蜂 *Apis*(*s. str.*)*mellifera* Linnaeus

【民族药标准】

名称	动物来源	药用部位	产地加工	标准
蜂蜜/丈仔	中华蜜蜂 *Apis cerana* Fabr. 意大利蜂 *Apis mellifera* Linn.	所酿的蜜	春、夏、秋三季采收,过滤,除去蜂蜡的碎片及其他杂质即得	六省藏标
蜂蜜/巴勒	中华蜜蜂 *Apis cerana* Fabricius 意大利蜂 *Apis mellifera* Linnaeus	所酿的蜜	春至秋季采收,滤过	蒙药 2021
蜂蜜(制)/章孜(图端)	用蜂蜜经过炮制而成	—	—	西藏藏药第一册 2012
蜂蜜/糖来	中华蜜蜂 *Apis cerana* Fabricius 意大利蜂 *Apis mellifera* Linn.	所酿的蜜	春至秋季采收,滤过	广西壮药第二卷 2011
蜂蜜/章孜	中华蜜蜂 *Apis cerana* Fabricius 意大利蜂 *Apis mellifera* Linnaeus 等多种蜜蜂	所酿的蜜	—	西藏藏药炮规 2022
蜂蜜/章孜	中华蜜蜂 *Apis cerana* Fabricius 意大利蜂 *Apis mellifera* Linnaeus	所酿的蜜	春至秋季采集	青海藏药炮规 2010

【中药标准】

名称	动物来源	药用部位	产地加工	标准
蜂蜜	中华蜜蜂 *Apis cerana* Fabricius 意大利蜂 *Apis mellifera* Linnaeus	所酿的蜜	春至秋季采收,滤过	药典 2020

15 黑冰片

【来源】猪科动物野猪。

【学名】

《中国药用动物志》	《中国动物志》
野猪 *Sus scrofa* Linnaeus	野猪 *Sus scrofa* Linnaeus

【民族药标准】

名称	动物来源	药用部位	产地加工	标准
黑冰片/嘎纳	野猪 *Sus scrofa* L.	粪便*	春、秋季收取,晒干,焖煅成炭	六省藏标
黑冰片/嘎吾那保	野猪 *Sus scrofa* L.	粪便*	春、秋季收取,晒干,焖煅成炭	青海藏药 1992
黑冰片/嘎尔纳	野猪 *Sus scrofa* Linnaeus	粪便	初夏至秋末野果丰期采收,除去杂质,晒干	西藏藏药炮规 2022
黑冰片/嘎吾那保	野猪 *Sus scrofa* L.	粪便	全年均可采集,干燥	青海藏药炮规 2010
黑冰片	野猪 *Sus scrofa* L.	粪便*	晒干、焖煅成炭	部颁藏药附
黑冰片/嘎尔纳	野猪 *Sus scrofa* Linnaeus	成形粪便的炮制品▲	—	西藏公告 2022#
野猪粪/赫格仁—嘎海因—巴嘎苏★	野猪 *Sus scrofa* L.	粪便*	秋、冬季采集野猪粪,除去杂质,晒干	蒙药 2021

【中药标准】

名称	动物来源	药用部位	产地加工	标准
野猪粪	野猪 *Sus scrofa* L.	粪便	四季均可采收,除去泥杂,晾干	吉林 1977

附注:* 成形的粪便;#西藏《关于征求蝇子草等 21 个地方药材质量标准(草案)意见建议的公告》2022.11.25;▲取原药材,除杂拣选,在密闭容器内焖煅,静置冷却,次日取出,备用;★蒙药 1986 收载名称"黑冰片/哈日—嘎布日",蒙药炮规 2020 收载名称"黑冰片"。

16 紫草茸

【来源】胶蚧科动物紫胶虫。

【学名】

《中华本草·蒙药卷》	《中华本草·藏药卷》
紫胶虫 *Laccifer lacca* Kerr.	紫胶虫 *Laccifer lacca* Kerr.

【民族药标准】

名称	动物来源	药用部位	产地加工	标准
紫草茸/加解	紫胶虫 *Laccifer lacca* Kerr.	分泌的胶质	夏、秋二季采收,干燥	六省藏标
紫草茸/加杰	紫胶虫 *Laccifer lacca* Kerr. 的雌体	分泌的胶质物 *	7—8月将成熟的紫胶连枝剪下,取胶去枝,置干燥、阴凉通风处,至干燥不结块	部颁藏药
紫草茸/恩斯格	紫胶虫 *Laccifer lacca* Kerr.	分泌的胶质物	7—8月将成熟的紫胶连枝剪下,取胶去枝,置干燥、阴凉通风处,至干燥而不结块为止	蒙药 2021
紫草茸/甲杰合	紫胶虫 *Laccifer lacca* Kerr. 的雌体	分泌的胶质物 *	7—8月将成熟的紫胶连枝剪下,取胶去枝,置干燥、阴凉通风处,至干燥不结块	青海藏药 1992
紫草茸/加杰	紫胶虫 *Laccifer lacca* Kerr. 的雌体	分泌的胶质物 *	7—8月将成熟的紫胶连枝剪下,取胶去枝,置干燥、阴凉通风处,至干燥不结块	青海藏药炮规 2010

【中药标准】

名称	动物来源	药用部位	产地加工	标准
紫草茸	紫胶虫 *Laccifer lacca* Kerr.	分泌的胶质	夏、秋二季采收,干燥	药典 1977
紫草茸	紫胶虫 *Laccifer lacca* (Kerr.)	分泌的胶质 #	夏、秋两季采收,干燥	湖南 2009
紫草茸	紫胶虫 *Laccifer lacca* Kerr.	分泌的胶质 #	夏、秋二季采收,干燥	贵州 2003
紫草茸	紫胶虫 *Laccifer lacca* Kerr.	分泌的胶质 #	夏、秋二季采收,干燥	山东 2002
紫草茸	紫胶虫 *Laccifer lacca* Kerr.	分泌的胶质 #	夏、秋二季采收,干燥	北京 1998
紫草茸	紫胶虫 *Laccifer lacca* Kerr.	分泌的胶质	夏、秋季采收,干燥	云南 1996
紫草茸	紫胶虫 *Laccifer lacca* Kerr.	分泌的胶质	夏、秋二季采收,干燥	贵州 1988
紫草茸	紫胶虫 *Laccifer lacca* Kerr.	分泌的胶质	7—8月采收,将长有紫胶的枝条剪下,取胶去枝,置干燥、阴凉通风处,直至干燥而不结块为止	内蒙古 1988
紫草茸	紫胶虫 *Laccifer lacca* Kerr.	分泌的胶质	夏、秋二季采收,干燥	北京炮规 2023
紫草茸	紫胶虫 *Laccifer lacca* Kerr.	分泌的胶质 #	夏、秋二季采收,连同树枝一起剪下,取下紫胶,干燥	安徽炮规 2019
紫草茸	紫胶虫 *Laccifer lacca* kerr.	分泌的胶质 #	夏、秋二季采收,除去树枝,干燥	天津炮规 2018
紫草茸	紫胶虫 *Laccifer lacca* (Kerr.)	分泌的胶质 #	—	重庆炮规 2006
紫矿茸	紫胶虫 *Laccifer lacca* Kerr.	分泌的胶质	—	上海 1994 附

附注:*紫胶虫 *Laccifer lacca* Kerr. 的雌体寄生于豆科檀属 *Dalbergia* L. f. 和梧桐科火绳树属 *Eriolaenea* DC. 等为主的多种植物的树干上,所分泌的胶质物;#在树枝上所分泌的胶质。

17 百草霜

【来源】烟灰。

【民族药标准】

名称	原料	药用部位	产地加工	标准
百草霜/陶告奈一火	杂草或庄稼秸秆燃烧后的烟灰 *	烟灰	全年均可采收 #	蒙药 2021
百草霜/兜烟搜	杂草燃烧后的烟灰 *	烟灰	刮下,筛去杂质 #	广西壮药第三卷 2018

【中药标准】

名称	原料	药用部位	产地加工	标准
百草霜	杂草燃烧后的烟灰 *	烟灰	刮下,筛去杂质 #	药典 1963
百草霜	柴草经燃烧后的烟灰 *	烟灰	全年均可采收,刮下,筛去杂质 #	湖北 2018
百草霜	杂草燃烧后的黑色烟灰 *	烟灰	收集后,过细筛,除去土块及杂质	辽宁第一册 2009
百草霜	杂草燃烧后的余烟残存物(烟灰)*	烟灰	全年可采,刮下,筛去杂质 #	甘肃 2009
百草霜	杂草或庄稼秸秆经燃烧后的烟灰 *	烟灰	全年均可采收,刮下,筛去杂质 #	湖南 2009
百草霜	杂草(柴禾)经燃烧后,附于锅底、灶突或烟囱内的烟灰	烟灰	刮下,筛去杂质 #	云南第一册 2005
百草霜	杂草或庄稼秸秆燃烧后的烟灰 *	烟灰	全年均可采收。刮下,筛去杂质 #	山东 2002

续表

名称	原料	药用部位	产地加工	标准
百草霜	杂草燃烧后的黑色烟灰 *	烟灰	收集后,过细筛,除去土块及杂质	北京 1998
百草霜	柴草燃烧后的烟灰 *	烟灰	全年可收集,刮下,筛去杂质#	上海 1994
百草霜	杂草或庄稼禾秆经燃烧后的烟灰 *	烟灰	全年均可采收,刮下,筛去杂质#	河南 1993
百草霜	杂草燃烧后的烟灰 *	烟灰	刮下,筛去杂质#	四川 1987
百草霜	杂草燃烧后的烟灰 *	烟灰	收集后,过细筛,除去杂质	山西 1987
百草霜	稻草、麦秸、杂草燃烧后的黑色烟灰 *	烟灰	随时取用,刮下,筛去杂质#	安徽炮规 2019
百草霜	杂草燃烧后的烟灰 *	烟灰	刮下,筛去杂质#	重庆炮规 2006
百草霜	杂草(柴禾)经燃烧后,附于锅底、灶突或烟囱内的烟灰	烟灰	刮下,筛去杂质#	药典 2020 附
百草霜	杂草燃烧后的烟灰 *	烟灰	—	部颁 2 册附

附注:* 经燃烧后,附于锅底或烟囱内的烟灰;#将锅底或烟囱内的黑灰轻轻刮下或扫下,过细筛,除去杂质。

18 渣驯

【来源】鼠兔科动物红耳鼠兔。

【学名】

《中国药用动物志》	《中国哺乳动物分布》
红耳鼠兔 *Ochotona erythrotis*(Büchner)	红耳鼠兔 *Ochotona erythrotis*(Büchner)

【民族药标准】

名称	动物来源	药用部位	产地加工	标准
渣驯	红耳鼠兔 *Ochotona erythrotis* Büchner	粪便	全年采集,除去杂质,晒干	青海藏药炮规 2010
岩精膏/扎星	红耳鼠兔 *Ochotona erythrotis* Büchner	粪便	全年收集,晒干	青海藏药 1992

19 大蓟虫瘿

【来源】象甲科昆虫大象鼻虫。

【民族药标准】

名称	动物来源	药用部位	产地加工	标准
大蓟虫瘿	主要为象甲科昆虫大象鼻虫	虫瘿 *	秋季采摘,晒干	维药 1993
大蓟虫瘿	主要为象甲科昆虫大象鼻虫	虫瘿 *	秋季采摘,晒干	新疆炮规 2020

附注:* 菊科植物大蓟 *Cirsium japonicum* DC. 叶上的虫瘿,主要由象甲科昆虫大象鼻虫寄生而形成。

20 高灵脂

【来源】松鼠科动物灰鼯鼠。

【学名】

《中国药用动物志》	《中国哺乳动物分布》
灰鼯鼠 *Petaurista xanthotis*(Milne-Edwards)	灰鼯鼠 *Petaurista xanthotis*(Milne-Edwards)

【民族药标准】

名称	动物来源	药用部位	产地加工	标准
高灵脂/高地灵脂/哈登—海鲁木拉	灰鼯鼠 *Petaurista xanthotis*(Milne-Edwards)	粪便	全年均可采收,除去杂质,进一步晒干	蒙药 2021

21 五灵脂

【来源】鼯鼠科动物复齿鼯鼠。

【学名】

《中国药用动物志》	《中国哺乳动物分布》
复齿鼯鼠 *Trogopterus xanthipes*(Milne-Edwards)	复齿鼯鼠 *Trogopterus xanthipes* Milne-Edwards

【民族药标准】

名称	动物来源	药用部位	产地加工	标准
五灵脂/哈登—海鲁木勒 *	复齿鼯鼠 *Trogopterus xanthipes* Milne-Edwards	粪便	全年均可采收,除去杂质,晒干	蒙药 2021

【中药标准】

名称	动物来源	药用部位	产地加工	标准
五灵脂	复齿鼯鼠 *Trogopterus xanthipes* Milne-Edwards	粪便 *	全年均可采收,除去杂质,晒干	药典 1990
五灵脂	复齿鼯鼠 *Trogopterus xanthipes* Milne-Edwards	粪便 #	全年均可采收,除去杂质,晒干	陕西 2015
五灵脂	复齿鼯鼠 *Trogopterus xanthipes* (Milne-Edwards)	粪便 *	全年均可采收,除去杂质,晒干	湖南 2009
五灵脂	复齿鼯鼠 *Trogopterus xanthipes* Milne-Edwards	粪便 *	全年均可采收,除去杂质,晒干	山东 2002
五灵脂	复齿鼯鼠 *Trogopterus xanthipes* Milne-Edwards	粪便 *	全年均可采收,除去杂质,晒干	黑龙江 2001
五灵脂	复齿鼯鼠 *Trogopterus xanthipes* Milne-Edwards	粪便 *	全年均可采收,除去杂质,晒干	北京 1998
五灵脂	复齿鼯鼠 *Trogopterus xanthipes* Milne-Edwards	粪便 *	全年均可采收,除去杂质,晒干	北京炮规 2023
五灵脂	复齿鼯鼠 *Trogopterus xanthipes* Milne-Edwards	粪便 *	全年可采收,除去杂质,干燥	安徽炮规 2019
五灵脂	复齿鼯鼠 *Trogopterus xanthipes* Milne-Edwards	粪便 *	全年均可采收,除去杂质,晒干	天津炮规 2018
五灵脂	复齿鼯鼠 *Trogopterus xanthipes* Milne-Edwards	粪便	—	重庆炮规 2006
五灵脂	复齿鼯鼠 *Trogopterus xanthipes* Milne-Edwards	粪便	—	药典 2020 附

附注:* 根据外形的不同常分为"灵脂块"及"灵脂米";# 根据外形的不同常分为灵脂块(糖灵脂)及灵脂米(散灵脂)。

22 新疆五灵脂

【来源】鼯鼠科动物飞鼠(小飞鼠)。

【学名】

《中国药用动物志》	《中国哺乳动物分布》
小飞鼠 *Pteromys volans* Linnaeus	飞鼠 *Pteromys volans* Linnaeus

【民族药标准】

名称	动物来源	药用部位	产地加工	标准
新疆五灵脂	飞鼠 *Pteromys volans* L.	粪便	全年均可采集,除去杂质,晒干	新疆 1987

23 珍珠

【来源】珍珠贝科动物马氏珍珠贝(合浦珠母贝),蚌科动物三角帆蚌、褶纹冠蚌、背角无齿蚌等贝类动物。

【学名】

《中国药用动物志》	《中国动物志》
合浦珠母贝 *Pinctada fucata martensii* (Dunker)	马氏珍珠贝 *Pteria* (*Pinctada*) *martensii* (Dunker)
三角帆蚌 *Hyriopsis cumingii* Lea	三角帆蚌 *Hyriopsis cumingii* (Lea)
褶纹冠蚌 *Cristaria plicata* (Leach)	褶纹冠蚌 *Cristaria plicata* (Leach)
背角无齿蚌 *Anodonta woodiana woodiana* (Lea)	背角无齿蚌 *Anodonta woodiana woodiana* (Lea)

【民族药标准】

名称	动物来源	药用部位	产地加工	标准
珍珠/木斗	马氏珍珠贝 *Pteria martensii* (Dunker) 三角帆蚌 *Hyriopsis cumingii* (Lea) 褶纹冠蚌 *Cristaria plicata* (Leach) 背角无齿蚌 *Anodonta woodiana* (Lea) 等贝类动物	受刺激而形成	自动物体内取出,洗净,干燥,剔选	六省藏标
珍珠/扫布德	马氏珍珠贝 *Pteria martensii* (Dunker) 三角帆蚌 *Hyriopsis cumingii* (Lea) 褶纹冠蚌 *Cristaria plicata* (Leach) 等双壳类动物	受刺激形成的珍珠	自动物体内取出,洗净,干燥	蒙药 2021
珍珠/舌	马氏珍珠贝 *Pteria martensii* (Dunker) 三角帆蚌 *Hyriopsis cumingii* (Lea) 褶纹冠蚌 *Cristaria plicata* (Leach) 等双壳类动物	受刺激形成的珍珠	自动物体内取出,洗净,干燥	广西壮药第一卷 2008
珍珠	马氏珍珠贝 *Pteria martensii* Dunker 三角帆蚌 *Hyriopsis cumingii* Lea 褶纹冠蚌 *Cristaria plicata* Leach 等双壳类动物	受刺激形成的珍珠	自动物体内取出,洗净,干燥	维药 1993
珍珠/母滴	马氏珍珠贝 *Pinctada martensii* Dunker 三角帆蚌 *Hyriopsis cumingii* (Lea) 褶纹冠蚌 *Cristaria plicata* (Leach) 等贝类动物	珍珠囊中形成的无核珍珠	—	西藏藏药炮规 2022

续表

名称	动物来源	药用部位	产地加工	标准
珍珠/木斗	马氏珍珠贝 *Pteria martensii* Dunker 三角帆蚌 *Hyriopsis cumingii* Lea 褶纹冠蚌 *Cristaria plicata* Leach 等双壳类动物	受刺激形成的珍珠	全年均可捕捞,自体内取出,洗净,干燥	青海藏药炮规 2010

【中药标准】

名称	动物来源	药用部位	产地加工	标准
珍珠	马氏珍珠贝 *Pteria martensii*(Dunker) 三角帆蚌 *Hyriopsis cumingii*(Lea) 褶纹冠蚌 *Cristaria plicata*(Leach)等双壳类动物	受刺激形成的珍珠	自动物体内取出,洗净,干燥	药典 2020

24 没食子

【来源】没食子蜂科昆虫没食子蜂(没食子瘿蜂)。

【学名】

《中国药用昆虫集成》	《中华本草·维吾尔药卷》
没食子瘿蜂 *Cynips gallae-tinctoriae*	没食子蜂 *Cynips gallae-tinctoriae* Oliv.

【民族药标准】

名称	动物来源	药用部位	产地加工	标准
没食子	没食子蜂 *Cynips gallae-tinctoriae* Oliv. 幼虫	虫瘿 *	—	维药 1993
没食子	没食子蜂 *Cynips gallae-tinctoriae* Oliv. 幼虫	虫瘿 *	—	新疆炮规 2020
没食子	没食子蜂 *Cynips gallae-tinctoriae* Oliv. 幼虫	虫瘿 *	—	部颁维药附

【中药标准】

名称	动物来源	药用部位	产地加工	标准
没食子	没食子蜂 *Cynips gallae-tinctoriae* Olivier	虫瘿 *	8—9 月采摘,略烫,干燥	安徽 2022
没食子	没食子蜂 *Cynips gallae-tinctoriae* Oliv.	虫瘿 *	成虫未逸出时采集,晒干	山东 2022
没食子	没食子蜂 *Cynips gallae-tinctoriae* Oliv.	虫瘿 *	—	内蒙古 2021
没食子	没食子蜂 *Cynips gallae-tinctoriae* Hartig	虫瘿 *	8—9 月采收尚未穿孔的虫瘿,晒干	湖北 2018
没食子	没食子蜂 *Cynips gallae-tinctoriae* Hartig	虫瘿	8—9 月采收尚未穿孔的虫瘿,晒干	上海 1994
没食子	没食子蜂 *Cynips gallae-tinctoriae* Oliv.	虫瘿	—	进口药材 1977
没食子	没食子蜂 *Cynips gallae-tinctoriae* Olivier	虫瘿 *	8—9 月采收尚未穿孔的虫瘿,晒干	北京炮规 2023
没食子	没食子蜂 *Cynips gallae-tinctoriae* Olivier	虫瘿 *	秋季采摘,略烫,干燥	天津炮规 2018
没食子	没食子蜂 *Cynips gallae-tinctoriae* Hartig	虫瘿 *	—	重庆炮规 2006

附注：* 壳斗科植物没食子树 *Quercus infectoria* Oliv. 幼枝上的干燥虫瘿,由没食子蜂科昆虫没食子蜂 *Cynips gallae-tinctoriae* Oliv. 幼虫寄生而形成。

附录:正文中未收载的品种

国家林业和草原局、农业农村部公告(2021 年第 3 号)公布的《国家重点保护野生动物名录》于 2021 年 1 月 4 日经国务院批准施行。本书中凡来源涉及国家重点保护的珍贵、濒危野生动物,除《中华人民共和国药典》2020 年版一部收载品种以外,均未收入正文。为支持扩大药源和相关替代品种研究,附录中列出此类品种,仅供科研参考。

1 白唇鹿茸

【来源】鹿科动物白唇鹿。

【学名】

《中国哺乳动物分布》	《中国民族药志要》
白唇鹿 *Cervus albirostris* Przewalski	白唇鹿 *Cervus albirostris* Przewalski

【民族药标准】

名称	动物来源	药用部位	标准
白唇鹿茸	白唇鹿 *Cervus albirostris* Przewalski	嫩角*	青海藏药第一册 2019

【中药标准】

名称	动物来源	药用部位	标准
白唇鹿茸	白唇鹿 *Cervus albirostris* Przewalski	幼角*	甘肃 2009

附注:*雄鹿尚未骨化带绒毛的嫩角(幼角)。

2 广角

【来源】犀科动物黑犀、白犀。

【学名】

《中国动物药志》	《进口药材质量分析研究》
黑犀 *Rhinoceros bicornis* L.	黑犀 *Rhinoceros bicornis* L.
白犀 *Rhinoceros simus* Cottoni	白犀 *Rhinoceros simus* Cottoni

【民族药标准】

名称	动物来源	药用部位	标准
广角/贺日森—哈日—额布日	黑犀 *Rhinoceros bicornis* L. 白犀 *Rhinoceros simus* Cottoni	角	蒙药 2021

【中药标准】

名称	动物来源	药用部位	标准
广角	黑犀 *Rhinoceros bicornis* Linnaeus 白犀 *Rhinoceros simus* Cottoni	角	进口药材*

附注:*WS$_4$-13-86。

3 犀角

【来源】犀科动物印度犀、爪哇犀、苏门犀、白犀牛(白犀)、黑犀牛(黑犀)、苏门答腊犀牛(苏门犀)。

【学名】

《中国动物药志》	《藏药志》
印度犀 *Rhinoceros unicornis* Linnaeus	犀牛 *Rhinoceros unicornis* L.
爪哇犀 *Rhinoceros sondaicus* Desmarest	—
苏门犀 *Rhinoceros sumatrensis* Cuvier	苏门答腊犀 *Rhinoceros sumatrensis*(《世界哺乳动物志》)
白犀 *Rhinoceros simus* Cottoni	白犀 *Rhinoceros simus*(《世界哺乳动物志》)
黑犀 *Rhinoceros bicornis* L.	—

【民族药标准】

名称	动物来源	药用部位	标准
犀角/贺日森—查干—额布日	印度犀 *Rhinoceros unicornis* L. 爪哇犀 *Rhinoceros sondaicus* Desmarest 苏门犀 *Rhinoceros sumatrensis* Cuvier	角	蒙药 2021
犀角/斯如	白犀牛 *Ceratotherium simum* 黑犀牛 *Diceros bicornis* 印度犀牛 *Rhinoceros unicornis* 爪哇犀牛 *Rhinoceros sondaicus* 苏门答腊犀牛 *Dicerorhinus sumatrensis* 等	角	西藏藏药炮规 2022
犀角/赛日	印度犀 *Rhinoceros unicornis* Linnaeus 及亚洲或非洲两种犀	角	青海藏药 1992 附

【中药标准】

名称	动物来源	药用部位	标准
犀角	印度犀 *Rhinoceros unicornis* Linnaeus 爪哇犀 *Rhinoceros sondaicus* Desmarest 苏门犀 *Rhinoceros sumatrensis* (Fischer) Cuvier	角*	进口药材#

附注：*进口商品分犀角和小犀角(又名蘑菇头、滑角或馒头角)；#WS$_4$-28-86。

4 羚羊角

【来源】牛科动物羚羊(高鼻羚羊、赛加羚)、赛加羚羊(高鼻羚羊、赛加羚)。

【学名】

《中国药用动物志》	《中国哺乳动物分布》
高鼻羚羊 *Saiga tatarica* (Linnaeus)	赛加羚 *Saiga tatarica* Linnaeus

【民族药标准】

名称	动物来源	药用部位	标准
羚羊角/左热	羚羊 *Saiga tatarica* L.	角	六省藏标
羚羊角/布洪根—额布日	赛加羚羊 *Saiga tatarica* Linnaeus	角	蒙药 2021

【中药标准】

名称	动物来源	药用部位	标准
羚羊角	赛加羚羊 *Saiga tatarica* Linnaeus	角	药典 2020

5 藏羚羊角

【来源】牛科动物藏羚。

【学名】

《中国药用动物志》	《中国民族药志要》
藏羚 *Pantholops hodgsoni* (Aebl)	藏羚 *Pantholops hodgsoni* (Aebl)

【民族药标准】

名称	动物来源	药用部位	标准
藏羚羊角/作拉	藏羚羊 *Pantholops hodgsoni* Aebl	角	青海藏药炮规 2010
藏羚角/佐如	藏羚 *Pantholops hodgsoni* Aebl	角	部颁藏药
藏羚羊/作日	藏羚 *Pantholops hodgsoni* Aebl	角	青海藏药 1992

6 藏原羚角

【来源】牛科动物藏原羚。

【学名】

《中国药用动物志》	《中国哺乳动物分布》
藏原羚 *Procapra picticaudata* Hodgson	藏原羚 *Procapra picticaudata* Hodgson

【民族药标准】

名称	动物来源	药用部位	标准
藏原羚角/果维拉	藏原羚 *Procapra picticaudata* Hodgson	角	青海藏药炮规 2010

7 鹅喉羚羊角

【来源】牛科动物鹅喉羚羊(鹅喉羚)。

【学名】

《中国药用动物志》	《中国哺乳动物分布》
鹅喉羚 *Gazella subgutturosa*(Güldenstaedt)	鹅喉羚 *Gazella subgutturosa* Güldenstaedt

【民族药标准】

名称	动物来源	药用部位	标准
鹅喉羚羊角/苏勒图—古热森—额布日	鹅喉羚羊 *Gazella subgutturosa* Güldenstaedt	角	蒙药 2021

【中药标准】

名称	动物来源	药用部位	标准
鹅喉羚羊角	鹅喉羚羊 *Gazella subgutturosa* Güldenstaedt	角	部颁标准 *
鹅喉羚羊角	鹅喉羚羊 *Gazella subgutturosa* Güldenstaedt	角	青海炮规 1991
鹅喉羚羊角	鹅喉羚羊 *Gazella subgutturosa* Güldenstaedt	角	山东炮规 2002

附注:＊中华人民共和国卫生部部标准(试行)$WS_2 - 03(D-03) - 88$。

8 雕胃

【来源】鹰科动物大鵟。

【学名】

《中国药用动物志》	《中国经济动物志》
大鵟 *Buteo hemilasius*(Temminck et Schlegel)	大鵟 *Buteo hemilasius* Temminck et Schlegel

【民族药标准】

名称	动物来源	药用部位	标准
雕胃/要林—浩道德	大鵟 *Buteo hemilasius* Temminck et Schlegek	胃及食管	蒙药 2021

9 狼胃

【来源】犬科动物狼。

【学名】

《中国药用动物志》	《中国动物志》
狼 *Canis lupus* Linnaeus	狼 *Canis lupus* Linnaeus

【民族药标准】

名称	动物来源	药用部位	标准
狼胃/朝宁—浩道德	狼 *Canis lupus* L.	胃	蒙药 2021

10 狼肉

【来源】犬科动物狼。

【学名】

《中国药用动物志》	《中国动物志》
狼 *Canis lupus* Linnaeus	狼 *Canis lupus* Linnaeus

【民族药标准】

名称	动物来源	药用部位	标准
狼肉/江夏	狼 *Canis lupus* L.	肉	青海藏药炮规 2010

11 狼舌

【来源】犬科动物狼。

【学名】

《中国药用动物志》	《中国动物志》
狼 Canis lupus Linnaeus	狼 Canis lupus Linnaeus

【民族药标准】

名称	动物来源	药用部位	标准
狼舌/朝宁—赫勒	狼 Canis lupus L.	舌	蒙药 2021
狼舌/江吉	狼 Canis lupus Linnaeus	舌体	西藏藏药炮规 2022
狼舌/江结	狼 Canis lupus L.	舌	青海藏药炮规 2010

12 雕鸮羽

【来源】鸱鸮科动物雕鸮。

【学名】

《中国药用动物志》	《中国动物志》
雕鸮 Bubo bubo Linnaeus	雕鸮（西藏亚种）Bubo bubo tibetanus Bianchi

【民族药标准】

名称	动物来源	药用部位	标准
雕鸮羽/吾巴宜桌	雕鸮 Bubo bubo tibetanus L.	羽毛	西藏藏药炮规 2022

13 血雉羽

【来源】雉科动物血雉。

【学名】

《中国经济动物志》	《中国动物志》
血雉 Ithaginis cruentus（Hardwicke）	血雉 Ithaginis cruentus Hardwicke

【民族药标准】

名称	动物来源	药用部位	标准
血雉羽/私末桌	血雉 Ithaginis cruentus Verreaux	羽毛	西藏藏药炮规 2022

14 孔雀尾羽

【来源】雉科动物绿孔雀。

【学名】

《中国药用动物志》	《中国动物志》
绿孔雀 Pavo muticus Linnaeus	绿孔雀 Pavo muticus Linnaeus

【民族药标准】

名称	动物来源	药用部位	标准
孔雀翎/陶格森—乌德	绿孔雀 Pavo muticus Linnaeus	覆羽*	蒙药 2021
孔雀尾羽/妈恰卓#	绿孔雀 Pavo muticus（Linnaeus）	尾羽	西藏藏药第一册 2012

附注：* 雄性成鸟的尾上覆羽；# 西藏藏药炮规 2022 收载名称"玛恰卓"。

15 孔雀肉

【来源】雉科动物孔雀（绿孔雀）。

【学名】

《中国药用动物志》	《中国动物志》
绿孔雀 Pavo muticus Linnaeus	绿孔雀 Pavo muticus Linnaeus

【民族药标准】

名称	动物来源	药用部位	标准
孔雀肉/玛恰夏	孔雀 Pavo muticus（Linnaeus）	肉	西藏藏药炮规 2022

16　海蛇

【来源】海蛇科动物平颏海蛇。

【学名】

《中国药用动物志》	《中国民族药志要》
平颏海蛇 *Lapemis curtus*(Shaw)	平颏海蛇 *Lapemis curtus*(Shaw)

【民族药标准】

名称	动物来源	药用部位	标准
海蛇/厄害	平颏海蛇 *Lapemis hardwickii*(Gray)	全体	广西壮药第一卷 2008

【中药标准】

名称	动物来源	药用部位	标准
海蛇	平颏海蛇 *Lapemis hardwickii*(Gray)	全体	广东第二册 2011
海蛇	平颏海蛇 *Lapemis hardwickii*(Gray)	全体	广西第二册 1996
海蛇	青环海蛇 *Hydrophis cyanocinctus* Daudjn 长吻海蛇 *Pelamis platurus*(Limaeus) Stolicgka 海蝰 *Praescutata viperina*(Schmidf)Smith.	全体	部颁 9 册附

17　眼镜王蛇

【来源】眼镜蛇科动物眼镜王蛇。

【学名】

《中国药用动物志》	《中国动物志》
眼镜王蛇 *Ophiophagus hannah*(Cantor)	眼镜王蛇 *Ophiophagus hannah*(Cantor)

【民族药标准】

名称	动物来源	药用部位	标准
眼镜王蛇/厄山完	眼镜王蛇 *Ophiophagus hannah* Cantor	全体	广西局颁 2021[#]

附注:#广西局颁 DYB45－GXMYC－0004－2021。

18　海狸香

【来源】河狸科动物欧亚河狸(河狸)、加拿大河狸(北美河狸)。

【学名】

《中国哺乳动物分布》	《中国民族药志》
河狸 *Castor fiber* Linnaeus	欧亚河狸 *Castor fiber* L.
加拿大河狸 *Castor canadensis* Kuhe(《中国动物药志》)	北美河狸 *Castor canadensis*(《世界哺乳动物名典》)

【民族药标准】

名称	动物来源	药用部位	标准
海狸香	欧亚河狸 *Castor fiber* Linnaeus 加拿大河狸 *Castor canadensis* Linnaeus	香囊分泌物	部颁维药
海狸香	欧亚河狸 *Castor fiber* L. 加拿大河狸 *Castor canadensis* L.	香囊分泌物	维药 1993
海狸香/昆都孜开合日	欧亚河狸 *Castor fiber* Linnaeus 加拿大河狸 *Castor canadensis* Linnaeus	睾丸	新疆炮规 2010

19　龙涎香

【来源】抹香鲸科动物抹香鲸。

【学名】

《中国药用动物志》	《中国海洋生物名录》
抹香鲸 *Physeter macrocephalus* Linnaeus	抹香鲸 *Physeter macrocephalus* Linnaeus

【民族药标准】

名称	动物来源	药用部位	标准
龙涎香	抹香鲸 *Physeter catodon* Linnaeus	肠道分泌物	部颁维药
龙涎香	抹香鲸 *Physeter catodon* L.	肠道分泌物	维药 1993

名称	动物来源	药用部位	标准
龙涎香	抹香鲸 *Physeter catodon* Linnaeus	肠道分泌物	新疆炮规 2020

【中药标准】

名称	动物来源	药用部位	标准
龙涎香	抹香鲸 *Physeter catodon* L.	肠内分泌物#	内蒙古 2021
龙涎香	巨头鲸 * *Physeter macrocephalus* Linnaeus	肠凝结物	部颁 3 册附

附注：*巨头鲸科动物巨头鲸；#肠内分泌物，凝结而成。

20 红毛鸡

【来源】杜鹃科动物褐翅鸦鹃、小鸦鹃。

【学名】

《中国药用动物志》	《中国动物志》
褐翅鸦鹃 *Centropus sinensis*（Stephens）	褐翅鸦鹃 *Centropus sinensis*（Stephens）
小鸦鹃 *Centropus toulou*（P. L. S. Müller）	小鸦鹃 *Centropus toulou*（P. L. S. Müller）

【民族药标准】

名称	动物来源	药用部位	标准
红毛鸡/茸昆	褐翅鸦鹃 *Centropus sinensis*（Stephens） 小鸦鹃 *Centropus toulou*（P. L. S. Müller）	全体	广西壮药第二卷 2011

【中药标准】

名称	动物来源	药用部位	标准
红毛鸡	褐翅鸦鹃 *Centropus sinensis*（Stephens） 小鸦鹃 *Centropus bengalensis*（Gmelin）	全体	广东第二册 2011
红毛鸡	褐翅鸦鹃 *Centropus sinensis*（Stephens） 小鸦鹃 *Centropus toulou*（P. L. S. Müller）	全体	广西 1990
毛鸡	褐翅鸦鹃 *Centropus sinensis*（Stephens）	全体 *	药典 1977 附

附注：*去羽毛及内脏的干体或鲜体。

21 狐肺

【来源】犬科动物赤狐、藏狐。

【学名】

《中国药用动物志》	《中国动物志》
赤狐 *Vulpes vulpes* Linnaeus	赤狐 *Vulpes vulpes* Linnaeus
藏狐 *Vulpes ferrilata* Hodgson	藏狐 *Vulpes ferrilata* Hodgson

【民族药标准】

名称	动物来源	药用部位	标准
狐肺/乌讷根—敖西格	赤狐 *Vulpes vulpes* Linnaeus	肺	蒙药 2021
狐肺	赤狐 *Vulpes vulpes*（L.） 藏狐 *Vulpes ferrilata* Hodgson	心肺	部颁藏药附
狐肺	赤狐 *Vulpes vulpes hoole* Swinhoe 藏狐 *Vulpes ferrilata* Hodgson	心、肺	青海藏药 1992 附

22 胡兀鹫肉

【来源】鹰科动物胡兀鹫。

【学名】

《中国药用动物志》	《中国经济动物志》
胡兀鹫 *Gypaetus barbatus*（Linnaeus）	胡兀鹫 *Gypaetus barbatus*（Linnaeus）

【民族药标准】

名称	动物来源	药用部位	标准
胡兀鹫肉/果夏	胡兀鹫 *Gypaetus barbatus* Linnaeus	肉	青海藏药炮规 2010

23 胡兀鹫胃

【来源】鹰科动物胡兀鹫。

【学名】

《中国药用动物志》	《中国经济动物志》
胡兀鹫 *Gypaetus barbatus*（Linnaeus）	胡兀鹫 *Gypaetus barbatus*（Linnaeus）

【民族药标准】

名称	动物来源	药用部位	标准
胡兀鹫胃/果维坡哇	胡兀鹫 *Gypaetus barbatus* Linnaeus	胃	蒙药 1986
胡兀鹫胃/果维坡哇	胡兀鹫 *Gypaetus barbatus hemachalanus*（Hutton）	胃	西藏藏药炮规 2022

24 胡兀鹫食道

【来源】鹰科动物胡兀鹫。

【学名】

《中国药用动物志》	《中国经济动物志》
胡兀鹫 *Gypaetus barbatus*（Linnaeus）	胡兀鹫 *Gypaetus barbatus*（Linnaeus）

【民族药标准】

名称	动物来源	药用部位	标准
胡兀鹫食道/果哲	胡兀鹫 *Gypaetus barbatus* Linnaeus	食管	青海藏药炮规 2010

25 虎须

【来源】猫科动物虎。

【学名】

《中国药用动物志》	《中国动物志》
虎 *Panthera tigris*（Linnaeus）	虎 *Panthera tigris* Linnaeus

【民族药标准】

名称	动物来源	药用部位	标准
虎须/蝶罗夏	虎 *Panthera tigris* L.	胡须	西藏藏药炮规 2022

26 鹿血

【来源】鹿科动物梅花鹿、马鹿。

【学名】

《中国药用动物志》	《中国哺乳动物分布》
梅花鹿 *Cervus nippon* Temminck	梅花鹿 *Cervus nippon* Temminck
马鹿 *Cervus elaphus* Linnaeus	马鹿 *Cervus elaphus* Linnaeus

【民族药标准】

名称	动物来源	药用部位	标准
鹿血	梅花鹿 *Cervus nippon* Temminck 马鹿 *Cervus elaphus* Linnaeus	血液	四川藏药 2014

【中药标准】

名称	动物来源	药用部位	标准
鹿血	梅花鹿 *Cervus nippon* Temminck 马鹿 *Cervus elaphus* Linnaeus	血	辽宁第二册 2019
鹿血	梅花鹿 *Cervus nippon* Temminck 马鹿 *Cervus elaphus* Linnaeus	血	吉林第二册 2019
鹿血	梅花鹿 *Cervus nippon* Temminck 马鹿 *Cervus elaphus* Linnaeus	鲜血*	江苏 2016
鹿血/鹿血晶	梅花鹿 *Cervus nippon* Temminck 马鹿 *Cervus elaphus* Linnaeus	血块	江西 2014
鹿血	梅花鹿 *Cervus nippon* Temminck	鹿血	辽宁第一册 2009

续表

名称	动物来源	药用部位	标准
鹿血	梅花鹿 *Cervus nippon* Temminck 马鹿 *Cervus elaphus* L.	血液	安徽炮规 2019
鹿血	梅花鹿 *Cervus nippon* Temminck 马鹿 *Cervus elaphus* Linnaeus	血	药典 2020 附
鹿血	梅花鹿 *Cervus nippon* Temminck 马鹿 *Cervus elaphus* L.	血块	北京 1998 附

附注：＊健康活体的静脉鲜血。

27 野牛血

【来源】牛科动物野牦牛（牦牛）、扭角羚（牛羚、羚牛）、牦牛。

【学名】

《中国药用动物志》	《中国哺乳动物分布》
牦牛 *Bos grunniens* Linnaeus	牦牛 *Bos grunniens* Linnaeus
牛羚 *Budorcas taxicolor* Hodgson.（《中国民族药志要》）	羚牛 *Budorcas taxicolor* Hodgson.

【民族药标准】

名称	动物来源	药用部位	标准
野牛血	野牦牛 *Bos grunniens* Linnaeus 扭角羚 *Budorcas taxicolor* Hodgson.	血液	部颁藏药附
野牛血/仲查合	野牦牛 *Bos grunniens* Linnaeus 扭角羚 *Budorcas taxicolor* Hodgson.	血液	青海藏药 1992 附
牦牛血/亚查	牦牛 *Poephagus grunniens* Linnaeus	血	西藏局颁 2022＊

附注：＊西藏局颁 XZ－BC－003－2022。

28 野牛心

【来源】牛科动物牦牛、扭角羚（牛羚、羚牛）。

【学名】

《中国药用动物志》	《中国哺乳动物分布》
牦牛 *Bos grunniens* Linnaeus	牦牛 *Bos grunniens* Linnaeus
牛羚 *Budorcas taxicolor* Hodgson.（《中国民族药志要》）	羚牛 *Budorcas taxicolor* Hodgson.

【民族药标准】

名称	动物来源	药用部位	标准
野牛心/宗格娘	牦牛 *Bos grunniens* Linnaeus 扭角羚 *Budorcas taxicolor* Hodgson.	心脏＊	六省藏标
野牛心/宝哈—古热森—居日和	牦牛 *Bos grunniens* L.	心脏	蒙药 2021
野牛心	牦牛 *Bos grunniens* Linnaeus 扭角羚 *Budorcas taxicolor* Hodgson.	心脏＊	部颁藏药附
野牛心/仲娘	牦牛 *Bos grunniens* Linnaeus 扭角羚 *Budorcas taxicolor* Hodgson.	带血干燥心脏	青海藏药 1992 附
野牦牛心/仲娘	牦牛 *Bos grunniens* Linnaeus	心脏	青海藏药炮规 2010
牦牛心/萨日鲁根—吉如和	牦牛 *Bos grunniens* L.	心脏	蒙药 2021
牦牛心/亚宁	牦牛 *Bos grunniens* Linnaeus	心脏	西藏公告 2022＃

附注：＊带血的心脏；＃西藏《关于征求红糖等 38 个地方药材质量标准（草案）意见建议的公告》2022.11.29。

29 羌活鱼

【来源】小鲵科动物西藏山溪鲵、山溪鲵。

【学名】

《中国药用动物志》	《中国动物志》
西藏山溪鲵 *Batrachuperus tibetanus* Schmidt	西藏山溪鲵 *Batrachuperus tibetanus* Schmidt
山溪鲵 *Batrachuperus pinchonii*（David）	山溪鲵 *Batrachuperus pinchonii*（David）

【民族药标准】

名称	动物来源	药用部位	标准
羌活鱼/龙藏	西藏山溪鲵 *Batrachuperus tibetanus* Schmidt 山溪鲵 *Batrachuperus pinchonii*(David)	去内脏全体	部颁藏药

【中药标准】

名称	动物来源	药用部位	标准
雪鱼	羌活鱼 *Batrachuperus pinchonii*(David)	全体	云南 1996
羌活鱼	山溪鲵 *Batrachuperus pinchonii*(David)	全体	四川 1987
羌活鱼	山溪鲵 *Batrachuperus pinchonii*(David)	全体	重庆炮规 2006
羌活鱼	山溪鲵 *Batrachuperus pinchonii*(David)	去内脏全体	甘肃局颁 1995 *

附注:＊甘肃省 40 种中药材质量标准(试行),甘卫药发(95)第 049 号(甘肃省卫生厅)。

30 珊瑚

【来源】矶花科动物桃色珊瑚、红珊瑚、日本红珊瑚(桃色珊瑚)、巧红珊瑚、皮滑红珊瑚、瘦长红珊瑚等珊瑚虫。

【学名】

《中国民族药志要》	《红珊瑚》
桃色珊瑚 *Corallium japonicum*(Kishinouye)	日本红珊瑚 *Corallium japonicum* Kishinouye(《海南珊瑚》)
红珊瑚 *Corallium rubrum*(Linnaeus)(《中华本草·藏药卷》)	红珊瑚 *Corallium rubrum*(L.)
巧红珊瑚 *Corallium secundum* Dana(《中国冷背药材清源图鉴》)	巧红珊瑚 *Corallium secundum* Dana
皮滑红珊瑚 *Corallium konojoi* Kishinouye(《中药大辞典》)	皮滑红珊瑚 *Corallium konojoi* Kishinouye
瘦长红珊瑚 *Corallium elatius* Ridley(《中药大辞典》)	瘦长红珊瑚 *Corallium elatius* Ridley

【民族药标准】

名称	动物来源	药用部位	标准
珊瑚/旭日	桃色珊瑚 *Corallium japonicum* Kishinouye 等珊瑚虫	分泌的石灰质骨骼	部颁蒙药
珊瑚/旭日	桃色珊瑚 *Corallium japonicum* Kishinouye 等珊瑚虫	分泌的石灰质骨骼	蒙药 1986
珊瑚	桃色珊瑚 *Corallium japonicum* Kishinouye 等珊瑚虫	分泌的石灰质骨骼	蒙药炮规 2020
珊瑚/昔日	桃色珊瑚 *Corallium japonicum* Kishinouye 等珊瑚虫	分泌的骨骼	青海藏药炮规 2010
珊瑚	珊瑚虫	分泌的碳酸钙聚结而成的礁石	部颁藏药附
珊瑚	珊瑚虫	分泌碳酸钙聚结而成的礁石	部颁维药附
珊瑚/许日	珊瑚虫	分泌的碳酸钙	青海藏药 1992 附
珊瑚/曲如 *	红珊瑚 *Corllium rubrum*（Linnaeus） 日本红珊瑚 *Corallium japonicum* Kishinouye 巧红珊瑚 *Corallium secundum* Dana 皮滑红珊瑚 *Corallium konojoi* Kishinouye 瘦长红珊瑚 *Corallium elatius* Ridley 等珊瑚虫	分泌的石灰质骨骼	西藏公告 2022 ▲

【中药标准】

名称	动物来源	药用部位	标准
珊瑚	桃花珊瑚 *Corallium japonicum* Kishinouye 等珊瑚虫	分泌的石灰质骨骼	内蒙古 2021
珊瑚	桃色珊瑚 *Corallium japonicum* Kishinouye 等珊瑚虫	石灰质骨骼	湖北 2018
珊瑚	桃色珊瑚 *Corallium japonicum* Kishinouye 等珊瑚虫	石灰质骨骼	山东 2002
珊瑚	桃色珊瑚 *Corallium japonicum* Kishinouye 等珊瑚虫	分泌的石灰质骨骼 #	四川 1987
珊瑚	桃色珊瑚 *Corallium japonicum* Kishinouye 等珊瑚虫	骨骼	天津炮规 2018
珊瑚	桃色珊瑚 *Corallium japonicum* Kishinouye 等珊瑚虫	分泌的石灰质骨骼 #	重庆炮规 2006
珊瑚	桃色珊瑚 *Corallium japonicum* Kishinouye	石灰质骨骼	贵州 2003 附

附注:#主含碳酸钙[$CaCO_3$];▲西藏《关于征求红糖等 38 个地方药材质量标准(草案)意见建议的公告》2022.11.29;★西藏藏药炮规 2022 收载名称"久如"。

31 水獭肝

【来源】鼬科动物水獭。

【学名】

《中国药用动物志》	《中国动物志》
水獭 *Lutra lutra*（Linnaeus）	水獭 *Lutra lutra* Linnaeus

【民族药标准】

名称	动物来源	药用部位	标准
水獭肝/山姆青	水獭 *Lutsa lutra* L.	肝	青海藏药炮规 2010

【中药标准】

名称	动物来源	药用部位	标准
水獭肝	水獭 *Lutra lutra* Linnaeus	肝脏	部颁中药材
水獭肝	小爪水獭 *Aonyx cinerea* Illiger 水獭* *Lutra lutra* Linnaeus	肝脏	江苏 2016
水獭肝	水獭 *Lutra lutra* L. 小爪水獭 *Micronoyx cinerea* Illiger	肝脏	贵州 1988
水獭肝	水獭 *Lutra lutra* L.	肝脏	四川 1987
水獭肝	水獭 *Lutra lutra* Linnaeus	肝脏	甘肃炮规 2022
水獭肝	水獭 *Lutra lutra* L.	肝脏	天津炮规 2018
水獭肝	水獭 *Lutra lutra* L.	肝脏	上海 1994 附

附注：*水獭的人工养殖品。

32 水獭肉

【来源】鼬科动物水獭。

【学名】

《中国药用动物志》	《中国动物志》
水獭 *Lutra lutra*（Linnaeus）	水獭 *Lutra lutra* Linnaeus

【民族药标准】

名称	动物来源	药用部位	标准
水獭肉/山姆夏	水獭 *Lutra lutra* L.	肉	青海藏药炮规 2010
水獭肉	水獭 *Lutra lutra* Linnaeus	肉	四川藏药制剂附

附注：*人工饲养者全年均可加工#广西局颁 DYB45 – GXMYC – 0004 – 2021。

33 象黄

【来源】象科动物亚洲象。

【学名】

《中国药用动物志》	《中国哺乳动物多样性及地理分布》
亚洲象 *Elephas maximus* Linnaeus	亚洲象 *Elephas maximus* Linnaeus

【民族药标准】

名称	动物来源	药用部位	标准
象黄/浪青格旺	亚洲象 *Elephas maximus* Linnaeus	胆结石	青海藏药 1992 附

34 熊胆

【来源】熊科动物黑熊、棕熊。

【学名】

《中国药用动物志》	《中国动物志》
黑熊 *Ursus thibetanus* Cuvier	黑熊 *Selenarctos thibetanus* G. Cuvier
棕熊 *Ursus arctos* Linnaeus	棕熊 *Ursus arctos* Linnaeus

【民族药标准】

名称	动物来源	药用部位	标准
熊胆/冬尺	黑熊 *Selenarctos thibetanus* Cuvier 棕熊 *Ursus arctos* L.	胆汁*	六省藏标
熊胆/巴巴盖因—苏斯	黑熊 *Selenarctos thibetanus* Cuvier 棕熊 *Ursus arctos* L.	胆汁	蒙药 2021
熊胆	黑熊(狗熊)*Selenarctos thibetanus* G. Cuvier 棕熊(马熊)*Ursus pruinosus* Blyth	胆	青海藏药 1992 附

【中药标准】

名称	动物来源	药用部位	标准
熊胆	黑熊 *Selenarctos thibetanus* Cuvier 棕熊 *Ursus arctos* L.	胆	药典 1977
熊胆	棕熊(马熊)*Ursus arctos* L. 黑熊 *Selenarctos thibetanus* Cuvier	胆汁及胆囊	云南 1996
熊胆	黑熊 *Selenarctos thibetanus* Cuvier 棕熊 *Ursus arctos* L.	胆	贵州 1988
熊胆	棕熊 *Ursus arctos* L. 黑熊 *Selenarctos thibetanus* Cuvier 或近缘动物	胆	进口药材▲
熊胆	黑熊 *Selenarctos thibetanus* Cuvier 棕熊 *Ursus arctos* L.	胆	福建炮规 2012

附注:* 胆囊中的胆汁;▲WS₄ -11 -86。

35 熊胆粉

【来源】 熊科动物黑熊、棕熊。

【学名】

《中国药用动物志》	《中国动物志》
黑熊 *Ursus thibetanus* Cuvier	黑熊 *Selenarctos thibetanus* G. Cuvier
棕熊 *Ursus arctos* Linnaeus	棕熊 *Ursus arctos* Linnaeus

【民族药标准】

名称	动物来源	药用部位	标准
熊胆粉	黑熊 *Selenarctos thibetanus* Cuvier 棕熊 *Ursus arctos* L.	胆汁*	蒙药炮规 2020

【中药标准】

名称	动物来源	药用部位	标准
熊胆粉	黑熊 *Selenarctos thibetanus* G. Cuvier	胆汁*	重庆炮规 2006
熊胆粉	黑熊 *Selenarctos thibetanus* Cuvier	胆汁*	药典 2020 附
熊胆粉	黑熊 *Selenarctos thibetanus* Cuvier	胆汁*	部颁标准♠
熊胆汁/熊胆粉	黑熊 *Selenarctos thibetanus* Cuvier	胆汁*	四川局颁 2021#
熊胆粉(冻干)	黑熊 *Selenaretos thibetanus* Cuvier	胆汁*	黑龙江局颁 2019▲
熊胆粉(冻干)	黑熊 *Selenaretos thibetanus* Cuvier	胆汁*	云南局颁 2014★

附注:* 经胆囊手术引流胆汁而得;#四川局颁 SCYCBZ2021 -001;▲黑龙江局颁 Z -YP -0371 -2019;★云南局颁 YPBZ -0205 -2014;♠中华人民共和国卫生部标准 WS₃ -09(B -09) -96(Z)。

药材名索引

植物名动物名矿物名等索引

拉丁名索引

A

Alhagi pseudalhagi（M. Bieb.）Desv. ex B. Keller & Shap. 假骆驼刺

Alhagi sparsifolia Shap. 骆驼刺

Alisma orientale（Sam.）Juz. 东方泽泻

Alisma orientale（Sam.）Juzep. 东方泽泻 / 泽泻

Alisma orientale（Samuel.）Juz. 东方泽泻

Alisma plantago-aquatica Linn. 泽泻

Allium ascalonicum L. 火葱/细香葱

Allium ascalonicum Linn. 火葱

Allium cepa L. 洋葱

Allium cepa Linn. 洋葱

Allium cepa var. *aggregatum* G. Don 火葱

Allium fistulosum L. var. *caespitosum* Makino 分葱

Allium fistulosum L. 葱

Allium fistulosum Linn. 葱

Allium fistulosum Linnaeus 葱

Allium prattii C. H. Wright ex Forb. et Hemsl. 太白韭

Allium prattii C. H. Wright ex Hemsl. 太白山葱

Allium prattii C. H. Wright 野葱

Allium przewalskianum Regel 青甘韭

Allium sativum L. 蒜/大蒜

Allium sativum Linn. 蒜

Allium schoenoprasum L. 香葱

Allium tuberosum Rottl. ex Spreng. 韭

Allium tuberosum Rottler ex Sprengle 韭

Alocasia cucullata（Lour.）G. Don 尖尾芋

Alocasia cucullata（Lour.）Schott 尖尾芋

Alocasia macrorrhiza（L.）Schott 海芋

Alocasia odora（Roxb.）C. Koch 海芋

Alocasia odora（Roxb.）K. Koch 海芋

Alocasia odora（Roxb.）Koch 海芋

Alocasia odora（Roxburgh）K. Koch 海芋

Aloe barbadensis Miller 库拉索芦荟

Aloe chinensis（Haw.）Baker 芦荟

Aloe ferox Mill. 好望角芦荟

Aloe ferox Miller 好望角芦荟

Aloe vera L. 库拉索芦荟

Alpinia chinensis（Retz.）Rosc. 华山姜

Alpinia hainanensis K. Schum. 草豆蔻

Alpinia hainanensis K. Schumann 海南山姜

Alpinia japonica（Thunb.）Miq. 山姜

Alpinia japonica（Thunberg）Miquel 山姜

Alpinia japonica Miq. 和山姜

Alpinia katsumadai Hayata 草豆蔻

Alpinia kwangsiensis T. L. Wu et Senjen Chen 长柄山姜

Alpinia kwangsiensis T. L. Wu et Senjen 长柄山姜

Alpinia oblongifolia Hayata 华山姜

Alpinia officinarum Hance 高良姜

Alpinia oxyphylla Miq. 益智

Alpinia pumila Hook. f. 花叶山姜

Alpinia zerumbet（Pers.）Burtt. et Smith 艳山姜

Alstonia scholaris（L.）R. Br. 糖胶树/灯台树

Alstonia scholaris（Linn.）R. Br. 糖胶树/灯台树

Alstonia scholaris（Linn.）R. Br. 灯台树

Alstonia scholaris（Linn.）R. Brown 糖胶树

Alterana parkeri Stejneger 高山蛙

Alternanthera philoxeroides（Mart.）Griseb. 空心莲子草/喜旱莲子草

Alternanthera sessilis（L.）DC. 莲子草

Alternanthera sessilis（Linn.）DC. 莲子草

Althaea resea（L.）Medic. 蜀葵

Althaea rosea（L.）Cav. 蜀葵

Althaea rosea（L.）Cavan. 蜀葵

Althaea rosea（Linn.）Cavan. 蜀葵

Alyxia levinei Merr. 筋藤

Alyxia sinensis Champ. ex Benth. 链珠藤

Alyxia sinensis Champion ex Bentham 链珠藤

Amaranthus retroflexus L. 反枝苋

Amaranthus retroflexus Linn. 反枝苋

Amaranthus spinosus L. 刺苋

Amaranthus spinosus Linn. 刺苋

Ambroma augusta（L.）L. f. 昂天莲

Amomulm longiligulare T. L. Wu 海南砂仁

Amomum cardamomum L. 白豆蔻

Amomum compactum Soland. ex Maton 爪哇白豆蔻

Amomum compactum Solander ex Maton 爪哇白豆蔻

Amomum hongt-saoko C. F. Liang et D. Fang 红草果

Amomum kravanh Pierre ex Gagnep. 白豆蔻

Amomum kravanh Pierre ex Gagnep. 白豆蔻

Amomum longiligulare T. L. Wu 海南砂仁/海南砂

Amomum maximum Roxb. 九翅豆蔻

Amomum paratsaoko S. Q. Tong & Y. M. Xia 拟草果

Amomum tibeticum（T. L. Wu & S. J. Chen）X. E. Ye, L. Bai & N. H. Xia 西藏豆蔻

Amomum tsaoko Crevost et Lem. 草果

Amomum tsaoko Crevost et Lemarié 草果

Amomum verum Blackw. 白豆蔻

Amomum villosum Lour. var. *xanthioides* T. L. Wu et Senjen 绿壳砂

Amomum villosum Lour. 砂仁/阳春砂

Amomum villosum var. *xanthioides*（Wall. ex Bak.）T. L. Wu & S. J. Chen 缩砂密

Amomum villosum var. *xanthioides*（Wall. ex Baker）T. L. Wu & S. J. Chen 缩砂密

Amorphophallus paeoniifolius（Dennst.）Nicolson 疣柄磨芋

Amorphophallus paeoniifolius（Dennstedt）Nicolson 疣柄魔芋

Amorphophallus virosus N. E. Brown 疣柄磨芋

Ampelopsis cantoniensis（Hook. et Arn.）Planch. 广东蛇葡萄

Ampelopsis delavayana（Franch.）Planch. 三裂蛇葡萄 /玉葡萄

Ampelopsis delavayana Planch. 三裂蛇葡萄

Ampelopsis glandulosa（Wall.）Momiy. 蛇葡萄

Ampelopsis glandulosa（Wallich）Momiyama 蛇葡萄

Ampelopsis glandulosa var. *heterophylla*（Thunberg）Momiyama 异叶蛇葡萄

Ampelopsis grossedentata（Hand.-Mazz.）W. T. Wang 显齿蛇葡萄

Ampelopsis grossedentata（Hand.-Mazz.）W. T. Wang 显齿蛇葡萄

Ampelopsis grossedentata（Handel-Mazzetti）W. T. Wang 显齿蛇葡萄

Ampelopsis heterophylla（Thunb.）Sieb. & Zucc. 异叶蛇葡萄

Ampelopsis sinica（Miq.）W. T. Wang 蛇葡萄

Amydrium hainanense（Ting et Wu ex H. Li et al.）H. Li 穿心藤

Amygdalus communis L. var. *amara* L. 苦巴旦/苦巴旦杏

Amygdalus communis L. var. *durcis* 巴旦杏

Aralia chinensis L. 楤木/黄毛楤木

Aralia chinensis Linn. 楤木

Aralia decaisneana Hance 黄毛楤木/台湾毛楤木

Aralia echinocaulis Hand. -Mazz. 棘茎楤木

Aralia spinifolia Merr. 长刺楤木

Aralia tibetana G. Hoo 西藏土当归

Aralia tibetana Hoo 西藏土当归

Araliu elata（Miquel）Seemann 黄毛楤木

Arca granosa Linnaeus 泥蚶

Arca inflata Reeve 魁蚶

Arca subcrenata Lischke 毛蚶

Archangelica brevicanlis（Rupr.）Reichb. 短茎古当归

Archangelica brevicaulis（Rupr.）Rchb. 短茎古当归/短茎球序当归

Arctium lappa L. 牛蒡

Arctium lappa Linn. 牛蒡

Arctonyx collaris Cuvier 猪獾

Arctonyx collarisx F. Cuvier 猪獾

Arctonyx collaris 猪獾

Ardisia brevicaulis Diels 九管血

Ardisia chinensis Benth. 小紫金牛

Ardisia corymbifera Mez var. tuberifera C. Chen 块根紫金牛

Ardisia crenata Sims var. bicolor（Walker）C. Y. Wu et C. Chen 红凉伞

Ardisia crenata Sims 朱砂根/硃砂根

Ardisia crenata var. bicolor（Walk.）C. Y. Wu et C. Chen 红凉伞

Ardisia crispa（Thunb.）A. DC. 百两金

Ardisia fordii Hemsl. 灰色紫金牛

Ardisia gigantifolia Stapf 走马胎

Ardisia japonica（Thunb.）Bl. 平地木/紫金牛

Ardisia japonica（Thunb.）Blume 紫金牛

Ardisia japonica（Thunberg）Blume 紫金牛

Ardisia lindleyana D. Dietrich 山血丹

Ardisia maclurei Merr. 心叶紫金牛

Ardisia pseudocrispa Pit. 块根紫金牛

Ardisia punctata Lindl. 山血丹/小罗伞

Ardisia pusilla A. DC. 九节龙

Ardisia quinquegona Bl. 罗伞树

Ardisia quinquegona Blume 海南罗伞树/罗伞树

Areca catechu L. 槟榔

Areca catechu Linn. 槟榔

Arenaria kansuensis Maxim. var. ovatipetata Tsui. 卵瓣蚤缀/卵瓣雪灵芝

Arenaria kansuensis Maxim. 甘肃蚤缀

Arenaria przewalskii Maxim. 福禄草/高原蚤缀/西北蚤缀

Arenaria tapanshanensis Tsui 大坂山蚤缀/大板山蚤缀

Argentina anserina（L.）Rydb. 蕨麻

Argentina lineata（Trevir.）Soják 西南蕨麻

Argyreia acuta Lour. 白鹤藤

Arisaema amurense Maxim. 东北南星/东北天南星

Arisaema consanguineum Schott 天南星

Arisaema decipiens Schott 奇异南星/雪里见

Arisaema erubescens（Wall.）Schott 天南星 /一把伞南星

Arisaema flavum（Forsk.）Schott 黄苞南星

Arisaema heterophyllum Bl. 天南星/异叶天南星

Arisaema heterophyllum Blume 天南星

Arisaema rhizomatum C. E. C. Fischer. 雪里见

Arisaemae rubescens（Wall.）Schott 天南星

Arisolochia moupinensis Franch. 木香马兜铃

Arisoloenia griffithii Thoms. ex Duchartre 藏木通

Aristolochia cinnabarina C. Y. Cheng et J. L. Wu 四川朱砂莲

Aristolochia fordiana Hemsl. 通城虎

Aristolochia griffithii Hook. f. et Thoms. ex Duch. 西藏马兜铃

Aristolochia griffithii Hook. f. et Thoms. ex Duchartre 西藏马兜铃/穆坪马兜铃

Aristolochia griffithii Thoms. ex Duchartre 藏马兜铃

Aristolochia kwangsiensis Chun et How ex C. F. Liang 广西马兜铃

Aristolochia manshuriensis Kom. 东北马兜铃/木通马兜铃

Aristolochia moupinensis Franch. 木香马兜铃/宝兴马兜铃/穆坪马兜铃

Aristolochia ovatifatia S. M. Huang 卵叶马兜铃

Aristolochia tuberosa C. F. Liang et S. M. Hwang 朱砂莲/广西朱砂莲/背蛇生

Armeniaca mandshurica（Maxim.）Skv. 东北杏

Armeniaca sibirica（Linn.）Lam. 山杏

Armeniaca vulgaris Lam. 杏

Armeniaca vulgaris var. ansu（Maxim.）Yu et C. L. Li 野杏

Arnebia euchroma（Royle）I. M. Johnst. 软紫草

Arnebia euchroma（Royle）Johnst. 软紫草 /新疆紫草

Arnebia guttata Bge. 黄花软紫草/假紫草/黄花紫草/

Arnebia guttata Bunge 黄花软紫草/内蒙紫草

Arnebia szechenyi Kanitz 疏花软紫草

Artemisia absinthium L. 苦艾/中亚苦蒿

Artemisia absinthium Linn. 中亚苦蒿

Artemisia actiflora Wall. ex DC. 白苞蒿

Artemisia adamsii Bess. 东北丝裂蒿

Artemisia adamsii Besser 阿氏蒿

Artemisia annua L. 黄花蒿

Artemisia annua Linn. 黄花蒿

Artemisia anomala S. Moore 奇蒿

Artemisia argyi Lévl. et Van. 艾

Artemisia argyi Lévl. et Vant. 艾

Artemisia capillaris Thunb. 茵陈/茵陈蒿

Artemisia conaensis Ling et Y. R. Ling 错那蒿/灰蒿

Artemisia conaensis Y. Ling et Y. R. Ling 错那蒿

Artemisia desertorum Spreng. 沙蒿

Artemisia dubia var. subdigitata（Mattf.）Y. R. Ling 无毛牛尾蒿

Artemisia dubia Wall. ex Bess. 牛尾蒿

Artemisia frigida Willd. 冷蒿

Artemisia gmelinii Web. ex Stechm. 细裂叶莲蒿/白莲蒿/万年蒿

Artemisia hedinii Ostenf. & Pauls. 臭蒿

Artemisia hedinii Ostenf. 臭蒿

Artemisia integrifolia L. 柳叶蒿

Artemisia integrifolia Linn. 柳叶蒿

Artemisia japonica Thunb. 牡蒿

Artemisia lactiflora Wall. ex DC. 白苞蒿

Artemisia pectinata Pall. 栉叶蒿

Artemisia rupestris L. 岩蒿/一枝蒿

Artemisia scoparia Waldst. &. Kitag. 猪毛蒿

Artemisia scoparia Waldst. et Kit. 滨蒿/猪毛蒿

Artemisia sieversiana Ehrhart ex Willd. 大籽蒿

Artemisia sieversiana Willd. 大籽蒿

Artemisia subdigitata Mattf. 牛尾蒿

Artemisia vestita Wall. ex Bess. 毛莲蒿/结血蒿

Artocarpus styracifolius Pierre 二色波罗蜜/二色桂木

Arundina graminifolia (D. Don) Hochr. 竹叶兰/竹叶兰

Arundinaria amara Keng 苦竹

Asarum caudigerellum C. Y. Cheng et C. S. Yang 短尾细辛

Asarum caudigerum Hance 尾花细辛

Asarum caulescens Maxim. 双叶细辛

Asarum forbesii Maxim. 杜衡

Asarum forbesii Maximowicz 杜衡

Asarum heterotropoides Fr. Schmidt var. mandshuricum (Maxim.) Kitag. 北细辛/辽细辛

Asarum heterotropoides Fr. var. mandshuricum (Maxim.) Kitag. 北细辛

Asarum himalaicum Hook. f. et Thoms. ex Klotzsch. 单叶细辛

Asarum himalaicus Hook. f. ex Klotzsch. 毛细辛

Asarum ichangense C. Y. Cheng & C. S. Yang 小叶马蹄香

Asarum insigne Diels 金耳环

Asarum sieboldii f. seoulense (Nakai) C. Y. Cheng et C. S. Yang 汉城细辛

Asarum sieboldii Miq. var. seoulense Nakai 汉城细辛

Asarum sieboldii Miq. 汉城细辛/华细辛

Asarum splendens (Maekawa) C. Y. Cheng et C. S. Yang 青城细辛

Asarum wulingense C. F. Liang 五岭细辛

Asparagus cochinchinensis (Lour.) Merr. 天冬/天门冬

Asparagus filicinus Buch. -Ham. ex D. Don 羊齿天冬

Asparagus filicinus D. Don 羊齿天门冬

Asparagus filicinus Ham. ex D. Don 羊齿天门冬

Asparagus lycopodineus (Baker) Wang et Tang 短梗天门冬

Asparagus lycopodineus Wall. ex Baker 短梗天门冬

Asparagus subscandens F. T. Wang & S. C. Chen 滇南天门冬

Asparagus subscandens Wang et S. C. Chen 滇南天门冬

Aspidistra sichuanensis K. Y. Lang & Z. Y. Zhu 四川蜘蛛抱蛋

Aspidopterys obcordata Hemsl. 倒心盾翅藤/倒心叶盾翅藤

Aspleniaceae capillus-veneris L. 铁线蕨

Asplenium nesii Christ 西北铁角蕨

Asplenium normale D. Don 倒挂铁角蕨

Asplenium normale Don 倒挂铁角蕨

Asplenium prolongatum Hook. 长叶铁角蕨

Asplenium rutamuraria L. Sp. 卵叶铁角蕨

Asplenium rutamuraria L. 卵叶铁角蕨

Asplenium rutamuraria Linn. Sp. 卵叶铁角蕨

Asplenium trichomanes L. Sp. 铁角蕨

Asplenium trichomanes L. 铁角蕨

Asplenium trichomanes Linn. 铁角蕨

Asplenium varians Wall. ex Hook. et Grev. 变异铁角蕨

Aster ageratoides Turcz. var. heterophyllus Maxim. 异叶紫菀

Aster ageratoides Turcz. var. laticorymbus Hand. -Mazz. 宽序紫菀

Aster ageratoides Turcz. 三脉紫菀

Aster altaicus Willd. 阿尔泰狗娃花

Aster asteroides (DC.) O. Ktze. 星舌紫菀

Aster asteroides (DC.) O. Kuntze 星舌紫菀

Aster asteroides O. Ktze. 块根紫菀

Aster diplostephioides (DC.) C. B. Clarke 重冠紫菀

Aster diplostephioides (DC.) Clarke 重冠紫菀

Aster farreri W. W. Sm. et J. F. Jeffr. 狭苞紫菀

Aster farreri W. W. Smith et J. F. Jeffr. 狭苞紫菀

Aster flaccidus Bge. 菱软紫菀

Aster flaccidus Bunge 柔软紫菀/萎软紫菀

Aster himalaicus C. B. Clarke 须弥紫菀

Aster himalaicus Clarke 须弥紫菀

Aster indicus L. 马兰

Aster poliothamnns Diels 灰枝紫菀

Aster souliei Franch. 绿毛紫菀/缘毛紫菀

Aster tataricus L. f. 紫菀

Aster tataricus Linn. f. 紫菀

Aster trinervius subsp. ageratoides (Turczaninow) Grierson 三脉紫菀

Astilbe chinensis (Maxim.) Franch. et Sav. 落新妇

Astilbe chinensis (Maxim.) Franch. et Savat. 落新妇

Astilbe grandis Stapf ex Wils. 大落新妇

Astilbe grandis Stapf ex E. H. Wilson 大落新妇

Astilhe chinensis (Maximowicz) Franchet & Savatier 落新妇

Astragalus adsurgens Pall. 斜茎黄耆/直立黄芪

Astragalus chrysopterus Bge. 金翼黄芪

Astragalus chrysopterus Bunge 金翼黄芪/金翼黄耆

Astragalus ernestii Comb. 梭果黄芪

Astragalus floridulus Podlech 多花黄芪

Astragalus floridus Benth. 多花黄芪

Astragalus floridus Benth. ex Bunge 多花黄耆

Astragalus galactites Pall. 白花黄芪/乳白黄芪/乳白黄耆

Astragalus gummifera Labill. 西黄芪/西黄蓍

Astragalus gummifera Labillardiere 西黄蓍胶树

Astragalus laxmannii Jacquin 斜茎黄芪

Astragalus mahoschanicus Hand. -Mazz. 马河山黄芪/马衔山黄芪/马衔山黄耆

Astragalus polycladus Bur. et Franch. 多枝黄耆

Astragalus sarcocolla Dym. 甜胶黄芪

Astragalus sarcocolla Dymock 肉质黄芪

Astragalus saucocolla Dun 肉根黄芪

Astragalus sungpanensis Pet. Stib. 松潘黄芪

Astragalus sungpanensis Pet. -Stib. 松潘黄耆

Astragalus tanguticus Batalin 甘青黄芪/青海黄芪

Astragalus tongolensis Ulbr. 东俄洛黄芪/唐谷耳黄芪/东俄洛黄耆

Asystasia neesiana (Wall.) Lindau 白接骨

Asystasia neesiana (Wall.) Nees 白接骨

Asystasiella neesiana (Wall.) Lindau 白接骨

Atalantia buxifolia (Poir.) Oliv. 东风桔/酒饼簕

Athyrium sinense Rupr. 中华蹄盖蕨

Atropanthe sinesis (Hemsl.) Pascher 天蓬子

Aucklandia costus Falc. 云木香

Aucklandia lappa Decne. 木香

Auricularia auricula (L. ex Hook.) Underw. 木耳

Auricularia auricula (L. ex Hook.) Underwood 木耳

Auricularia auricula-judae (Bull.) Wettst. 木耳

Auricularia polytricha (Mont.) Sacc. 毛木耳

Averrhoa carambola L. 阳桃

Averrhoa carambola Linn. 阳桃

B

Babdosia macrocalyx (Dunn) Hara 大萼香茶菜

Baeckea frutescens L. 岗松

Baeckea frutescens Linn. 岗松

Balanophora harlandii Hook. f. 蛇菰/红冬蛇菰

Balanophora indica (Arn.) Griff. 印度蛇菰

Balanophora involucrata Hook. f. 筒鞘蛇菰

Balanophora japonica Makino 日本蛇菰

Balanophora mutinoides Hayata 红烛蛇菰

Balsamodendron ehrenbergianum Berg. 爱伦堡没药树

Bambusa beecheyana var. *pubescens* (P. F. Li) W. C. Lin 大头典竹

Bambusa textilis McClure 青皮竹

Bambusa tuldoides Munro 青竿竹/青秆竹

Baphicacanthus cusia (Nees) Bremek. 板蓝/马蓝

Bassecoia hookeri (C. B. Clarke) V. Mayer & Ehrend. 匙叶翼首花

Batrachuperus pinchonii (David) 羌活鱼/山溪鲵

Batrachuperus tibetanus Schmidt 西藏山溪鲵

Bauhinia championii (Benth.) Benth. 龙须藤

Bauhinia ornata var. *kerrii* (Gagnep.) K. et S. S. Larsen 褐毛羊蹄甲

Bauhinia ornate Kurz var. *kerrii* (Gagnep.) K. Larsen & S. S. Larsen 褐毛羊蹄甲

Bauhinia variegata Linn. var. *candida* (Roxb.) Voigt 白花洋紫荆

Bauhinia variegata var. *candida* (Roxb.) Voigt 白花宫粉羊蹄甲

Baxus sinica (Rehd. et Wils.) Cheng 黄杨

Beaumontia grandiflora Wall. 清明花

Begonia asperifolia Irmsch. 糙叶秋海棠

Begonia cavaleriei H. Lévleillé 昌感秋海棠

Begonia cavaleriei Lévl. 盾叶秋海棠/昌感秋海棠

Begonia crassirostris Irmsch. 粗喙秋海棠

Begonia fimbristipula Hance 紫背秋海棠/紫背天葵

Begonia grandis Dry. subsp. *sinensis* (A. DC.) Irmsch. 中华秋海棠

Begonia grandis subsp. *sinensis* (A. DC.) Irmsch. 中华秋海棠

Begonia longifolia Blume 粗喙秋海棠

Begonia palmata D. Don 裂叶秋海棠

Begonia pedatifida H. Lévl. 掌裂叶秋海棠

Begonia pedatifida Lévl. 掌裂叶秋海棠

Begonia picta J. E. Smith 樟木秋海棠

Belamcanda chinensis (L.) DC. 射干

Belamcanda chinensis (L.) Redouté 射干

Belamcanda chinensis (Linn.) DC. 射干

Bellamya purificata (Heude) 梨形环棱螺

Benincasa hispida (Thunb.) Cogn. 冬瓜

Berberis aggregata Schneid. 堆花小檗

Berberis amurensis Rupr. 大叶小檗/黄芦木/小檗

Berberis atrocarpa Schneid. 黑果小檗

Berberis cavaleriei Lévl. 贵州小檗

Berberis circumserrata Schneid. 秦岭小檗

Berberis dasystachya Maxim. 直穗小檗

Berberis deinacantha Schneid. 壮刺小檗

Berberis diaphana Maxim. 鲜黄小檗

Berberis dictyophylla Franch. 刺红珠

Berberis dielsiana Fedde. 首阳小檗

Berberis heteropoda Schrenk 黑果小檗/异果小檗

Berberis jamesiana Forrest et W. W. Smith 川滇小檗

Berberis julianae Schneid. 豪猪刺

Berberis kansuensis Schneid. 甘肃小檗

Berberis nummularia Bge. 红果小檗

Berberis nummularia Bunge 红果小檗

Berberis poiretii Schneid. 细叶小檗

Berberis polyantha Hemsl. 刺黄花

Berberis soulieana Schneid. 拟豪猪刺

Berberis vernae Schneid. 匙叶小檗/西北小檗

Berberis vulgaris L. 刺檗/欧洲小檗/小檗

Berberis wilsoniae Hemsl. 金花小檗/小黄连刺

Berberis wilsoniae Hemsley 金花小檗

Berberis wilsoniae Nemsl. var. *guntzunica* (Ahrendt) Ahrendt 古宗金花小檗

Berchemia floribunda (Wall.) Brongn. 多花勾儿茶

Berchemia floribunda (Wallich) Brongniart 多花勾儿茶

Berchemia floribunda Brongn. 多花勾儿茶

Berchemia giraldiana Schneid 牛鼻拳

Berchemia kulingensis Schneid. 牯岭勾儿茶

Berchemia lineata (L.) DC. 老鼠耳/铁包金/密叶勾儿茶

Berchemia lineata (Linn.) DC. 老鼠耳/铁包金

Berchemia polyphylla var. *leioclada* (Handel-Mazzetti) Handel-Mazzetti 光枝勾儿茶

Berchemia polyphylla var. *leioclada* Hand. -Mazz. 光枝勾儿茶

Berchemia polyphylla Wall. ex Laws. var. *leioclada* Hand. -Mazz. 光枝勾儿茶

Berchemia polyphylla Wall. ex Laws. 多叶勾儿茶

Berchemia polyphylla Wall. var. *leioclada* Hand. -Mazz. 光枝勾儿茶

Berchemia yunnanensis Franch. 云南勾儿茶

Bergenia crassifolia (L.) Fritsch 厚叶岩白菜

Bergenia crassifolia (Linn.) Fritsch 厚叶岩白菜

Bergenia purpurascens (Hook. f. et Thoms.) Engl. 岩白菜

Bergenia purpurascens (Hook. f. et Thoms.) Engl. var. *delavayi* (Franch.) Engl. et Irm. 云南岩白菜

Betula pendula Roth. 白桦

Betula platyphylla Suk. 白桦

Biancaea decapetala (Roth) O. Deg. 云实

Bidens bipinnata L. 鬼针草/婆婆针/三叶鬼针草

Bidens bipinnata Linn. 鬼针草/婆婆针

Bidens biternata (Lour.) Merr. et Sherff 金盏银盘

Bidens biternata (Loureiro) Merrill & Sherff 金盏银盘

Bidens parviflora Willd. 小花鬼针草

Bidens pilosa L. var. *radiata* Sch. -Bip. 白花鬼针草

Bidens pilosa L. 鬼针草/三叶鬼针草

Bidens pilosa Linn. var. *radiata* Sch. -Bip. 白花鬼针草

Bidens pilosa Linn. 鬼针草/三叶鬼针草

Bidens pilosa Linnaeus 鬼针草

Bidens pilosa var. *radiata* Sch. -Bip. 白花鬼针草

Biebersteinia heterostemon Maxim. 熏倒牛

Bistorta elliptica (Willd. ex Spreng.) V. V. Petrovsky, D. F. Murray & Elven 椭圆叶蓼

Bistorta griffithii (Hook. f.) Grierson 长梗蓼

Bistorta macrophylla (D. Don) Sojak 圆穗蓼

Bistorta officinalis Raf. 拳参

Bistorta paleacea (Wall. ex Hook. f.) Yonekura et H. Ohashi 草血竭

Bistorta vivipara (L.) Gray 珠芽蓼

Blatta orientalis (Linnaeus) 东方蠊/东方蜚蠊

C

Callerya dielsiana (Harms) P. K. Loc ex Z. Wei & Pedley 香花鸡血藤

Callerya dielsiana var. *dielsiana* Harms 香花崖豆藤（原变种）

Callicarpa cathayana H. T. Chang 华紫珠

Callicarpa dolichophylla Merr. 尖尾枫

Callicarpa giraldii Hesse ex Rehd. 老鸦糊

Callicarpa longissima (Hemsl.) Merr. 尖尾枫

Callicarpa macrophylla Vahl 大叶紫珠

Callicarpa rubella Lindl. 红紫珠

Callus gallus domesticus Brisson 家鸡

Calonyction muricatum (L.) G. Don 丁香茄

Calonyction muriicatum (Linn.) G. Don 丁香茄

Calophyllum membranaceum Gardn. et Champ. 薄叶红厚壳/薄叶胡桐

Caltha scaposa Hook. f. et Thoms. 花莛驴蹄草/花葶驴蹄草

Calvatia cyathiformis (Bosc) Morgan 杯形秃马勃

Calvatia gigantea (Batsch ex Pers.) Lloyd 大马勃

Calvatia gigantea (Batsch) Lloyd 大马勃/大秃马勃

Calvatia lilacina (Mont. & Berk.) Henn. 紫色马勃

Calvatia lilacina (Mont. et Berk.) Lloyd 紫色马勃

Calystegia hederacea Wall. 打碗花

Calystegia hederacea Wall. ex Roxb. 打碗花

Camellia euphlebia Merr. ex Sealy 显脉金花茶

Camellia euphlebia Merr. ex Sealy var. *macrophylla* S. L. Mo et S. Z. Huang 显脉金花茶

Camellia japonica L. 山茶

Camellia japonica Linn. 山茶

Camellia nitidissima Chi 金花茶

Camellia petelotii (Merrill) Sealy 金花茶

Camellia reticulata Lindl. 滇山茶

Camellia sinensis (L.) O. Ktze. 茶树

Camellia saluenensis Stapf ex Bean 怒江红山茶

Camellia sinensis (L.) O. Ktze. 茶

Camellia sinensis (L.) O. Kuntze 茶

Camellia sinensis (Linn.) Kuntze 茶

Camellia sinensis (Linn.) O. Kuntze 茶

Camellia sinensis (Linnaeus) Kuntze 茶

Camellia sinensis O. Ktze. 茶

Camelus bactrianus L. 双峰驼

Camelus bactrianus Linnaeus 双峰驼

Campanumoea javanica Bl. 大花金钱豹/金钱豹/土党参

Campanumoea javanica Bl. subsp. *javanica* 大花金钱豹

Campanumoea javanica Bl. subsp. *japonica* (Makino) Hong 金钱豹/金钱豹亚种

Campanumoea javanica Bl. var. *japonica* Makino 小花土党参

Campanumoea javanica subsp. *japonica* (Makino) D. Y. Hong 金钱豹

Campanumoea lancifolia (Roxb.) Merr. 长叶轮钟草

Campsis grandiflora (Thunb.) Loisel. 凌霄

Campsis grandiflora (Thunb.) Schum. 凌霄

Campsis radicans (L.) Seem. 厚萼凌霄

Camptotheca acuminata Decne. 喜树

Campylotropis hirtella (Franch.) Schindl. 毛芫子梢/毛杭子梢/毛笕子梢

Campylotropis hirtella (Franchet) Schindler 毛杭子梢

Canarium album (Lour.) Raeusch. 橄榄

Canarium album Raeusch. 橄榄

Canarium subulatum Guill. 毛叶榄

Canavalia ensiformis (L.) DC. 直生刀豆

Canavalia ensiformis (Linn.) DC. 直生刀豆

Canavalia gladiata (Jacq.) DC. 刀豆

Canis familiaris L. 狗/家狗/家犬/犬

Canis familiaris Linnaeus 狗

Canis lupus familiaris Linnaeus 狗

Canis lupus L. 狼

Canis lupus Linnaeus 狼

Cannabis sativa L. 大麻

Cannabis sativa Linn. 大麻

Capparis masaikai Lévl. 马槟榔

Capparis spinosa L. 刺山柑/山柑

Capparis spinosa Linn. 刺山柑

Capparis spinosa L. ；K. C. Kuan 刺山柑

Capra hircus L. 山羊

Capra hircus Linnaeus 山羊

Capreolus capreolus Linnaeus 狍

Capricornis sumatraensis Bechstein 鬣羚/苏门羚

Capsella bursa-pastoris (L.) Medic. 荠/荠菜

Capsella bursa-pastoris (Linn.) Medic. 荠/荠菜

Capsella bursa-pastoris (Linnaeus) Medikus 荠

Capsicum annuum L. 辣椒

Capsicum annuum Linn. 辣椒

Capsicum frutescens L. 辣椒/小米辣

Caragana bicolor Kom. 二色锦鸡儿

Caragana changduensis Liou f. 昌都锦鸡儿

Caragana erinacea Kom. 川西锦鸡儿

Caragana franchetiana Kom. 云南锦鸡儿

Caragana jubata (Pall.) Poir. 鬼箭锦鸡儿

Caragana microphylla Lam. 小叶锦鸡儿

Caragana sinica (Buc'hoz) Rehd. 锦鸡儿

Caragana sinica (Buc'hoz) Rehder 锦鸡儿

Caragana tibetica Kom. 川青锦鸡儿/毛刺锦鸡儿

Cardamine macrophylla Willd. 大叶碎米荠

Cardamine tangutorum O. E. Schulz 紫花碎米荠/唐古碎米荠

Cardiocrinum cathayanum (Wils.) Stearn 荞麦叶大百合

Cardiocrinum cathayanum (Wilson) Stearn 荞麦叶大百合

Cardiocrinum giganteum (Wall.) Makino var. *yunnanense* (Leichtlin ex Elwes) Stearn 大百合

Cardiocrinum giganteum (Wall.) Makino 大百合

Cardiopteris platycarpa Gagnep. 大心翼果

Cardiopteris quinqueloba (Hasskarl) Hasskarl 心翼果

Cardiospermum halicacabum L. 倒地铃

Cardiospermum halicacabum Linn. 倒地铃

Carduus acanthoides Linn. 节毛飞廉

Carduus crispus L. 飞廉/节毛飞廉/丝毛飞廉

Carex baccans Nees 浆果苔草

Carpesium cernuum L. 烟管头草

Carpesium cernuum Linn. 烟管头草

Carpesium divaricatum Sieb. et Zucc. 金挖耳

Carpesium lipskyi Winkl. 高原天名精

Carthamus tinctorius L. 红花

Chrysanthemum indicum Linn. 野菊

Chrysanthemum indicum Linnaeus 野菊

Chrysanthemum morifolium Ramat. 菊/菊花

Chrysosplenium carnosum Hook. f. et Thoms. 肉质金腰

Chrysosplenium griffithii Hook. et Thoms. 肾叶金腰子

Chrysosplenium griffithii Hook. f. et Thoms. 肾叶金腰

Chrysosplenium nepalense D. Don. 山溪金腰子/山溪金腰

Chrysosplenium nudicaule Bge. 裸茎金腰子

Chrysosplenium nudicaule Bunge 裸茎金腰

Cicer arietinum L. 鹰嘴豆

Cicer arietinum Linn. 鹰嘴豆

Cicerbita macrorhiza (Royle) Beauv. 岩参

Cichorium glandulosum Boiss. et Huet. 毛菊苣/腺毛菊苣

Cichorium intybus L. 菊苣

Cichorium intybus Linn. 菊苣

Cimicifuga dahurica (Turcz.) Maxim. 兴安升麻

Cimicifuga foetida L. 升麻

Cimicifuga foetida Linn. var. *mairei* (Lévl.) W. T. Wang et Zh. 升麻

Cimicifuga heracleifolia Kom. 大三叶升麻

Cinnamomum austrosinense H. T. Chang 华南桂

Cinnamomum burmanni Bl. 阴香

Cinnamomum burmanni (C. G. et Th. Nees) Bl. 阴香

Cinnamomum burmanni (Nees & T. Nees) Blume 阴香

Cinnamomum burmanni (Ness) Bl. 阴香

Cinnamomum camphora (L.) Presl 樟/樟树

Cinnamomum camphora (L.) Sieb. 樟

Cinnamomum camphora (Linn.) Presl 樟

Cinnamomum camphora (Linne) Nees et Ebermaier 樟树

Cinnamomum cassia Presl 肉桂

Cinnamomum chartophyllum H. W. Li 坚叶樟

Cinnamomum chingii Metcalf 秦氏桂

Cinnamomum glanduliferum (Wall.) Meisn. 云南樟

Cinnamomum glanduliferum (Wall.) Nees 云南樟

Cinnamomum japonicum Sieb. 天竺桂

Cinnamomum loureiri Nees 越南肉桂

Cinnamomum migao H. W. Li 米槁

Cinnamomum parthenoxylon (Jack) Meisn. 黄樟

Cinnamomum parthenoxylon (Jack) Meisner 黄樟

Cinnamomum parthenoxylon (Jack) Nees 黄樟

Cinnamomum subavenium Miq. 香桂

Cinnamomum tamala (Buch. -Ham.) T. Nees et Nees 柴桂

Cinnamomum tamala (Buch. -Ham.) Th. 柴桂

Cinnamomum tamala (Ham.) Nees et Eberm. 柴桂

Cinnamomum wilsonii Gamble 川桂

Cinnamomum zeylanicam Bl. 斯里兰卡肉桂/锡兰肉桂

Cinnamomun chingii Metcaf. 细叶香桂

Cinopodum gracile (Benth.) Matsum. 细风轮菜

Cipangopaludina cathayensis (Heude) 中华圆田螺

Cipangopaludina chinensis (Gray) 中国圆田螺

Circaea cordata Royle 露珠草

Cirsium chlorolepis Petrak ex Hand. -Mazz. 两面刺

Cirsium esculentum (Sievers) C. A. Mey. 莲座蓟

Cirsium japonicum DC. 大蓟

Cissampelopsis spelaeicola (Vant.) C. Jeffrey et Y. L. Chen 岩穴藤菊

Cissus hexangularis Thorel ex Planch. 翅茎白粉藤

Cissus pteroclada Hayata 四方藤/翼茎白粉藤

Cissus triloba (Lour.) Merr. 掌叶白粉藤

Cistanche deserticola Ma 肉苁蓉

Cistanche deserticola Y. C. Ma 肉苁蓉

Cistanche salsa (C. A. Mey.) G. Beck 盐生肉苁蓉

Cistanche tubulosa (Schenk) Wight 管花肉苁蓉

Cistanche tubulosa Wight 管花肉苁蓉

Citrullus colocynthis (L.) Schrad. 药西瓜

Citrullus lanatus (Thunb.) Matsum. 西瓜

Citrullus lanatus (Thunb.) Matsum. et Nakai 西瓜

Citrullus vulgaris Sehrad. 西瓜

Citrus grandis (L.) Osbeck 柚

Citrus grandis Tomentosa 化州柚

Citrus grandis 'Tomentosa' 化州柚

Citrus maxima (Burm.) Merr. 柚

Citrus maxima (Burm.) Merr. cv. Tomentosa 化州橘红/化州柚

Citrus medica Fingered 佛手

Citrus medica L. var. *sarcodactylis* Swingle 佛手

Citrus medica Linn. var. *sarcodactylis* Swingle 佛手

Citrus medica var. *sarcodactylis* (Nooten) Swingle 佛手

Citrus reticulata Blanco 柑桔/柑橘/桔/橘

Citrus reticulata Blanco Fuju 福橘

Citrus reticulata Blanco Zhuju 朱橘

Cladostachys amaranthoides (Lam.) Kuan 浆果苋

Cladostachys frutescens D. Don 浆果苋

Claoxylon indicum (Reinw. ex Bl.) Hassk. 白桐树

Clausena excavata Burm. f. 假黄皮

Clausena lansium (Lour.) Skeels 黄皮

Cleidion brevipetiolatum Pax et Hoffm. 棒柄花

Cleistocalyx operculatus (Roxb.) Merr. et Perry 水翁

Clematis aethusifolia Turcz. 芹叶铁线莲

Clematis apiifolia DC. var. *obtusidentata* Rehd. et Wils. 钝齿铁线莲

Clematis apiifolia var. *argentilucida* (H. Léveillé & Vaniot) W. T. Wang 钝齿铁线莲

Clematis apiifolia var. *argentilucida* (Lévl. et Van.) W. T. Wang 钝齿铁线莲

Clematis armandii Franch. 小木通

Clematis brevicaudata DC. 短尾铁线莲

Clematis chinensis Osbeck 威灵仙

Clematis ganpiniana (Lévl. et Vant.) Tamura 扬子铁线莲

Clematis hexapetala Pall. 棉团铁线莲

Clematis intricata Bge. 黄花铁线莲

Clematis intricata Bunge 黄花铁线莲

Clematis macropetala Ledeb. 大瓣铁线莲/长瓣铁线莲

Clematis manshurica Rupr. 东北铁线莲

Clematis meyeniana Walp. 南铁线莲

Clematis montana Buch. -Ham. 绣球藤

Clematis montana Buch. -Ham. ex DC. 绣球藤

Clematis obtusidentata (Rehd. et Wils.) H. Eichler 钝齿铁线莲

Clematis orientalis L. 东方铁线莲

Clematis orientalis Linn. 东方铁线莲

Clematis peterae Hand. -Mazz. 钝萼铁线莲

Clematis rehderiana Craib 长花铁线莲

Clematis tangutica (Maxim.) Korsh. 甘青铁线莲/唐古特铁线莲

Clematis tenuifolia Royle 西藏铁线莲

Corallium japonicum Kishinouye 桃色珊瑚/日本红珊瑚/桃花珊瑚

Corallium konojoi Kishinouye 皮滑红珊瑚

Corallium rubrum（L.）红珊瑚

Corallium rubrum（Linnaeus）红珊瑚

Corallium secundum Dana 巧红珊瑚

Corallodiscus cordatulus（Craib）Burtt 珊瑚苣苔

Corallodiscus flabellatus（Franch.）Burtt 扁叶珊瑚盘/石花

Corallodiscus kingianus（Craib）Burtt 卷丝苣苔/卷丝苦苣苔

Corallodiscus lanuginosus（Wall. ex Br.）Burtt 珊瑚苣苔

Corallodiscus lanuginosus（Wallich ex R. Brown）B. L. Burtt 珊瑚苣苔/西藏珊瑚苣苔

Cordia dichotoma Forst. 破布木

Cordia dichotoma Forst. f. 破布木

Cordyceps gracilis（Grev.）Dur. et Mont. 细虫草

Cordyceps gracilis Dur. et Mont. 新疆虫草菌

Cordyceps sinensis（Berk.）Sacc. 虫草/冬虫夏草/冬虫夏草菌

Coriandrum sativum L. 芫荽

Coriandrum sativum Linn. 芫荽

Coriaria nepalensis Wall. 马桑

Coriaria nepalensis Wallich 马桑

Corllium rubrum（Linnaeus）红珊瑚

Cornus alba Linn. 红瑞木

Cornus alba Linnaeus 红瑞木

Cornus capitata Wall. 头状四照花

Cornus capitata Wallich 头状四照花

Cornus officinalis Sieb. et Zucc. 山茱萸

Cornus officinalis Siebold & Zucc. 山茱萸

Corydalis alpestris C. A. Mey. 少花延胡索

Corydalis bungeana Turcz. 布氏紫堇/地丁草/紫堇

Corydalis conspersa Maxim. 斑花黄堇

Corydalis crispa Prain 皱波黄堇

Corydalis curviflora Maxim. 曲花紫堇

Corydalis dasyptera Maxim. 迭裂黄堇/叠裂黄堇

Corydalis denticulato-bracteata Fedde 齿苞黄堇

Corydalis hendersonii Hemsl. 矮紫堇/尼泊尔黄堇

Corydalis impatiens（Pall.）Fisch. 塞北紫堇/赛北紫堇

Corydalis melanochlora Maxim. 暗绿紫堇

Corydalis mucronifera Maxim. 扁柄黄堇/尖突黄堇

Corydalis nepalensis Kitamura 矮紫堇

Corydalis pauciflora（Steph.）Pers. 少花延胡索

Corydalis pauciflora（Stephan ex Willd.）Pers. 少花延胡索

Corydalis raddeana Regel 小黄紫堇

Corydalis saxicola Bunting 石生黄堇

Corydalis scaberula Maxim. 粗糙黄堇

Corydalis sibirica（L. f.）Pers. 北紫堇

Corydalis sibirica（L. f.）Pers. Syn. 北紫堇

Corydalis sibirica（Linn. f.）Pers. Syn. 北紫堇

Corydalis wuzhengyiana Z. Y. Su et Lidén 齿苞黄堇

Corylus avellana L. 欧榛

Costazia aculeata Canu et Bass. 脊突苔虫

Costazia aculeata Canu et Bassler 脊突苔虫

Costus speciosus（Koen.）Smith 闭鞘姜

Costus speciosus（Koening）Smith 闭鞘姜

Cotoneaster hebephyllus Diels 钝叶栒子

Crassocephalum crepidioides（Benth.）S. Moore 野茼蒿

Crassostrea ariakensis（Wakiya）近江巨牡蛎

Crassostrea gigas（Thunberg）长牡蛎

Crataegus cuneata Sieb. et Zucc. 野山楂

Crataegus hupehensis Sarg. 湖北山楂

Crataegus pinnatifida Bge. 山楂

Crataegus pinnatifida Bge. var. *major* N. E. Br. 山里红

Crataegus pinnatifida Bunge 山楂

Crataegus pinnatifida var. *major* N. E. Br. 山里红

Crataegus scabrifolia（Franch.）Rehd. 云南山楂

Cratoxylum cochinchinense（Lour.）Bl. 黄牛木

Cremanthodium ellisii（Hook. f.）Kitam. 车前状垂头菊

Cremanthodium humile Maxim. 矮垂头菊/小垂头菊

Cremanthodium lineare Maxim. 条叶垂头菊

Cremanthodium plantagineum Maxim. 车前状垂头菊

Cremanthodium purpureifolium Kitam. 紫叶垂头菊

Crepidiastrum sonchifolium（Maximowicz）Pak & Kawano 尖裂假还阳参

Crepis napifera（Franch.）Babc. 芜菁还阳参

Crepis napifera（Franch.）Babcock 芜菁还阳参

Cristaria plicata Leach 褶纹冠蚌/褶纹冠蚌/皱纹冠蚌

Crocus sativus L. 番红花

Crocus sativus Linn. 番红花

Crotalaria assamica Benth. 大猪屎豆

Crotalaria ferruginea Grah. 假地蓝

Crotalaria ferruginea Grah. ex Benth. 假地蓝

Croton caudatus Geisel. 卵叶巴豆

Croton caudatus Geisel. Croton. 卵叶巴豆

Croton caudatus Geiseler 卵叶巴豆

Croton crassifolius Geisel. 鸡骨香

Croton tiglium L. 巴豆

Croton tiglium Linn. 巴豆

Cryptolepis buchananii Roem. et Schult. 古钩藤

Cryptolepis buchananii Schult. 古钩藤

Ctenopharyngodon idellus 草鱼

Ctenopharyngodon idellus（Cuvier et Valenciennes）草鱼

Cucubalus baccifer L. 狗筋蔓

Cucubalus baccifer Linn. 狗筋蔓

Cucumis melo L. 甜瓜

Cucumis melo Linn. 甜瓜

Cucumis sativus L. 黄瓜

Cucumis sativus Linn. 黄瓜

Cucumis sativus Linnaeus 黄瓜

Cucurbita moschata Duch. 南瓜

Cucurbita moschata Duchesne 南瓜

Cucurbita moschata（Duch.）Duch. 南瓜

Cucurbita moschata（Duch. ex Lam.）Duch. ex Poir. 南瓜

Cucurbita moschata（Duch. ex Lam.）Duch. ex Poiret 南瓜

Cucurbita moschata（Duch.）Poiret 南瓜

Cucurbita moschata Duch. var. *melonaeformis* Makino 南瓜

Cudrania cochinchinensis（Lour.）Kudo et Masam. 构棘/小柘树/葨芝

Cudrania tricuspidata（Carr.）Bur. 柘/柘树

Cudrania tricuspidata（Carr.）Bur. ex Lavallée 柘/柘树

Cudrania tricuspidata（Carr.）Bureau ex Lavallée 柘树

Cuminum cyminum L. 香旱芹/孜然芹

Deinagkistrodon acutus（Güenther）尖吻蝮/蕲蛇

Delphinium albocoeruleum Maxim. 白蓝翠雀花

Delphinium brunonianum Royle 囊距翠雀/囊距翠雀花

Delphinium caeruleum Jacq. ex Camb. 蓝翠雀花

Delphinium chrysotrichum Finet et Gagnep. 黄毛翠雀花

Delphinium delavayi Franch. 滇川翠雀花

Delphinium grandiflorum L. 翠雀/大花飞燕草

Delphinium kamaonense Huth var. *glabrescens*（W. T. Wang）W. T. Wang 展毛翠雀/展毛翠雀花

Delphinium kamaonense var. *glabrescens*（W. T. Wang）W. T. Wang 展毛翠雀花（变种）

Delphinium yunnanense Franch. 云南翠雀花

Demodium caudatum（Thunb.）DC. 小槐花

Dendranthema indicum（Linn.）Des Moul. 野菊

Dendranthema morifolium（Ramat.）Tzvel. 金丝皇菊/菊花

Dendrobenthamia capitata（Wall.）Hutch. 头状四照花

Dendrobium aduncum Lindl. 钩状石斛

Dendrobium aduncum Wall. ex Lindl. 钩状石斛

Dendrobium chrysanthum Lindl. 束花石斛

Dendrobium chrysanthum Wall. ex Lindl. 束花石斛

Dendrobium chrysotoxum Lindl. 鼓槌石斛

Dendrobium fimbriatum Hook. 流苏石斛

Dendrobium hancockii Rolfe 细叶石斛

Dendrobium hercoglossum Rchb. f. 重唇石斛

Dendrobium huoshanense C. Z. Tang et S. J. Cheng 霍山石斛

Dendrobium lindleyi Stend. 聚石斛

Dendrobium lindleyi Stendel 聚石斛

Dendrobium lohohense T. Tang et F. T. Wang 罗河石斛

Dendrobium lohohense Tang et Wang 罗河石斛

Dendrobium nobile Lindl. 金钗石斛/石斛

Dendrobium officinale Kimura et Migo 铁皮石斛

Dendrocalamopsis beecheyana（Munro）Keng f. var. *pubescens*（P. F. Li）Keng f. 大头典竹

Dendrolycopodium verticale（Li Bing Zhang）Li Bing Zhang & X. M. Zhou 笔直石松

Dendropanax dentiger（Harms）Merr. 树参

Dendropanax dentiger（Harms ex Diels）Merr. 树参

Dendropanax proteum（Champ.）Benth. 变叶树参

Derris eriocarpa How 毛果鱼藤

Descurainia sophia（L.）Webb ex Prantl 播娘蒿

Descurainia sophia（Linn.）Webb ex Prantl 播娘蒿

Desmodium caudatum（Thunb.）DC. 小槐花

Desmodium microphyllum（Thunb.）DC. 小叶三点金

Desmodium renifolium（Linn.）Schindl. 肾叶山蚂蝗/肾叶山蚂蟥

Desmodium styracifolium（Osb.）Merr. 广金钱草

Desmodium styracifolium（Osbeck.）Merr. 广东金钱草

Desmodium triquetrum（L.）DC. 葫芦茶

Desmos chinensis Lour. 假鹰爪

Dianthus chinensis L. 石竹

Dianthus chinensis Linn. 石竹

Dianthus superbus L. 瞿麦

Dianthus superbus Linn. 瞿麦

Dichocarpum auriculatum（Franch.）W. T. Wang et Hsiao 耳状人字果

Dichocarpum dalzielii（Drumm. et Hutch.）W. T. Wang et Hsiao 蕨叶人字果

Dichocarpum dalzielii（J. R. Drumm. & Hutch.）W. T. Wang & P. K. Hsiao 蕨叶人字果

Dichondra micrantha Urb. 马蹄金

Dichondra micrantha Urban 马蹄金

Dichondra repens Forst. 马蹄金

Dichroa febrifuga Lour. 常山

Dichrocephala benthamii Clarke 小鱼眼草

Dichrocephala benthamii C. B. Clarke 小鱼眼草

Dicliptera chinensis（L.）Juss. 狗肝菜

Dicliptera chinensis（L.）Ness 狗肝菜

Dicliptera chinensis（Linn.）Juss. 狗肝菜

Dimocarpus longan Lour. 龙眼

Dinodon rufozonatum 赤链蛇

Dioscorea alata L. 参薯

Dioscorea alata Linnaeus 参薯

Dioscorea bulbifera L. 黄独

Dioscorea bulbifera Linn. 黄独

Dioscorea cirrhosa Lour. 薯莨

Dioscorea cirrhosa Loureiro 薯莨

Dioscorea fordii Prain et Burkill 山薯

Dioscorea persimilis Prain et Burk. 褐苞薯蓣

Dioscorea persimilis Prain & Burkill 褐苞薯蓣

Diospyros dumetorum W. W. Smith 岩柿

Diospyros kaki L. f. 柿

Diospyros kaki Thunb. 柿

Diospyros kaki Thunb. var. *silvestris* Makino 野柿

Diospyros kaki Thunberg 柿

Diospyros kaki var. *silvestris* Makino 野柿

Diphasiastrum complanatum（L.）Holub 扁枝石松

Diphasiastrum complanatum（Linn.）Holub 扁枝石松

Diptychus（*Gymnodiptychus*）*pachycheilus*（Herzenstein）厚唇重唇鱼

Disporopsis fuscopicta Hance 竹根七

Disporopsis pernyi（Hua）Diels 深裂竹根七

Disporum bodinieri（Lévl. et Vaniot.）Wang et Y. C. Tang 长蕊万寿竹

Disporum cantoniense（Lour.）Merr. 万寿竹

Disporum sessile（Thunb.）D. Don 宝铎草

Disporum uniflorum Baker 少花万寿竹

Disporum uniflorum Baker ex S. Moore 少花万寿竹

Dobinea delavayi（Baill.）Baill. 羊角天麻

Docynia delavayi（Franch.）C. K. Schneid. 云南移

Docynia delavayi（Franch.）Schneid. 云南移

Docynia delavayi（Wall.）Dcne. 云南移

Dolichos lablab L. 扁豆

Dolichousnea difracta（Vain.）Articus 环裂丝萝

Dolomiaea calophylla Ling 美叶藏菊/美叶川木香

Dolomiaea souliei（Franch.）Shih 川木香

Dolomiaea souliei var. *cinerea*（Y. Ling）Q. Yuan 灰毛川木香

Dolomiaea wardii（Hand.-Mazz.）Ling 南藏菊/西藏川木香

Dorema ammoniacum D. Don. 阿摩尼亚胶草/阿莫尼亚胶草/阿母尼亚胶草

Doronicum hookarii L. 多榔菊/印度多榔菊

Dracaena cambodiana Pierre ex Gagnep. 海南龙血树/柬埔寨龙血树

Dracaena cochinchinensis（Lour.）S. C. Chen 剑叶龙血树

Dracaena combodiana Pierre et Gagnep. 柬埔寨龙血树

Dracaena terniflora Roxb. 矮龙血树

Dracocephalum heterophyllum Benth. 白花枝子花/异叶青兰

Dracocephalum moldavica L. 香青兰

Dracocephalum moldavica Linn. 香青兰

Dracocephalum rupestre Hance 毛建草/岩青兰

Dracocephalum tanguticum Maxim. 甘青青兰/甘青青蓝

Dregea volubilis（L. f.）Benth. ex Hook. f. 南山藤

Dregea volubilis（Linn. f.）Benth. ex Hook. f. 南山藤

Drosera peltata Smith 茅膏菜

Drosera peltata Smith var. *glabrata* Y. Z. Ruan 光萼茅膏菜

Drosera peltata Smith var. *lunata*（Buch.-Ham.）Clarke 茅膏菜

Drosera peltata Smith var. *lunata*（Buch.-Ham.）C. B. Clarke 茅膏菜

Drosera peltata Smith var. *multisepala* Y. Z. Ruan 茅膏菜

Drymaria cordata（Linn.）Schult. 荷莲豆

Drymaria cordata（Linnaeus）Willdenow ex Schultes 荷莲豆草

Drymaria diandra Bl. 荷莲豆草

Drynaria baronii Diels 秦岭槲蕨

Drynaria baronii（Christ.）Diels 中华槲蕨

Drynaria delavayi Christ 川滇槲蕨

Drynaria fortunei（Kunze）J. Sm. 槲蕨

Drynaria fortunei（Kze.）J. Sm. 槲蕨

Drynaria propinqua（Wall. ex Mett.）J. Sm. 石莲姜槲蕨

Drynaria propinqua（Wall. ex Mett.）J. Sm. ex Bedd. 石莲姜槲蕨

Drynaria roosii Nakaike 槲蕨

Drynaria sinica Diels 秦岭槲蕨/中华槲蕨

Dryobalanops aromatica Gaertn. f. 龙脑香树/龙脑香

Dryobalanops aromatica Gaertner 龙脑香

Dryopteris crassirhizoma Nakai 粗茎鳞毛蕨/绵马鳞毛蕨

Dryopteris filix-mas（L.）Schott 欧绵马/欧洲鳞毛蕨

Dryopteris filix-mas（Linn.）Schott 欧洲鳞毛蕨

Duchesnea indica（Andr.）Focke 蛇莓

Duchesnea indica（Andrews）Focke 蛇莓

Duhaldea cappa（Buchanan-Hamilton ex D. Don）Pruski & Anderberg 羊耳菊

Duhaldea chinensis Candolle 羊耳菊

Duhaldea nervosa（Wallich ex Candolle）Anderberg 显脉羊耳菊

Duhaldea nervosa（Wallich ex Candolle）A. Anderberg 显脉旋覆花

Duhaldea pterocaula（Franchet）Anderberg 翼茎羊耳菊

Duperrea pavettaefolia（Kurz）Pitard 长柱山丹

Duperrea pavettifolia（Kurz）Pitard 长柱山丹

Dysosma delavayi（Franch.）Hu 川八角莲

Dysosma pleiantha（Hance）Woods. 六角莲

Dysosma pleiantha（Hance）Woodson 六角莲

Dysosma veitchii（Hemsl. et Wils.）Fu ex Ying 川八角莲

Dysosma versipellis（Hance）M. Cheng 八角莲

Dysosma versipellis（Hance）M. Cheng ex T. S. Ying 八角莲

Dysosma versipellis（Hance）M. Cheng ex Ying 八角莲

Dysosma versipellis（Hance）M. H. Cheng ex Ying 八角莲

Dysphania ambrosioides（Linnaeus）Mosyakin & Clemants 土荆芥

E

Ecdysanthera rosea Hook. et Arn. 酸叶胶藤

Ecdysanthera utilis Hay. et Kaw. 花皮胶藤

Echinops davuricus Fischer ex Hornemann 驴欺口

Echinops gmelinii Turcz. 砂蓝刺头

Echinops latifolius Tausch. 蓝刺头/驴欺口

Echium vulgare L. 蓝蓟

Echium vulgare Linn. 蓝蓟

Ecklonia kurome Okam. 昆布

Ecklonia kurome Okamura 昆布

Eclipta prostrata L. 鳢肠

Eclipta prostrata（L.）L. 鳢肠

Eclipta prostrata（Linn.）Linn. 鳢肠

Eclipta prostrata Linn. 鳢肠

Edgeworthia chrysantha Lindl. 结香

Elaeagnus angustifolia L. 沙枣

Elaeagnus angustifolia Linn. 沙枣

Elaeagnus glabra Thunb. 蔓胡颓子

Elaeagnus henryi Warb. apud Diels 宜昌胡颓子

Elaeagnus henryi Warb. ex Diels 宜昌胡颓子

Elaeagnus pungens Thunb. 胡颓子

Elaeagnus pungens Thunberg 胡颓子

Elaeagnus umbellata Thunb. 牛奶子

Elaeagnus viridis Serv. 绿叶胡颓子

Elaeagnus viridis Servettaz 绿叶胡颓子

Elaphe carinata 王锦蛇

Elaphe carinata（Günther）锦蛇/王锦蛇

Elaphe dione（Pallas）白条锦蛇/枕纹锦蛇

Elaphe moellendorffi（Boettger）百花锦蛇

Elaphe taeniura 黑眉锦蛇

Elaphe taeniura Cope 黑眉锦蛇

Elephantopus scaber L. 地胆草

Elephantopus scaber Linn. 地胆草/地胆头

Elephantopus scaber Linnaeus 地胆草

Elephas maximus 大象

Elephas maximus Linnaeus 亚洲象

Elettaria cardamomum L. 小豆蔻

Elettaria cardamomum（L.）Maton 绿豆蔻/小豆蔻

Elettaria cardamomum White et. Maton 小豆蔻

Eleusine indica（L.）Gaertn. 牛筋草

Eleutherine plicata Herb. 红葱

Eleutherococcus setosus（H. L. Li）Y. R. Ling 刚毛白簕

Eleutherococcus trifoliatus（L.）S. Y. Hu 白勒/白簕

Eleutherococcus trifoliatus（Linn.）S. Y. Hu 白勒

Eleutherococcus trifoliatus（Linnaeus）S. Y. Hu 白簕

Elsholtzia densa Benth. 密花香薷

Elsholtzia eriostachya（Benth.）Benth. 毛穗香薷

Elsholtzia flava（Benth.）Benth. 黄花香薷

Elsholtzia fruticosa（D. Don）Rehd. 鸡骨柴

Elsholtzia rugulosa Hemsl. 野拔子/皱叶香薷

Elsholtzia splendens Nakai ex F. Maek. 海州香薷

Elsholtzia splendens Nakai ex F. Maekawa 海州香薷

Embelia laeta（L.）Mez. 酸藤子

Embelia laeta Burm. f. 酸藤子

Embelia oblongifolia Hemsl. 矩叶酸藤果

Embelia parviflora Wall. 当归藤

Embelia parviflora Wall. ex A. DC. 当归藤

Embelia ribes Burm. f. 白花酸藤/白花酸藤果/白花酸藤果子/白花

酸藤子

Embelia vestita Roxb. 密齿酸藤子

Emilia sonchifolia (L.) DC. 一点红

Emilia sonchifolia (Linn.) DC. 一点红

Emilia sonchifolia (Linnaeus) de Candolle 一点红

Empetrum nigrum L. var. *japonicum* K. Koch 东北岩高兰

Empetrum nigrum Linn. var. *japonicum* K. Koch 东北岩高兰

Empetrum nigrum subsp. *asiaticum* (Nakai) Kuvaev 东北岩高兰

Engelhardia roxburghiana Wall. 黄杞

Enhydris plumbea (Boie) 铅色水蛇

Entada phaseoloides (L.) Merr. 榼藤/榼藤子

Entada phaseoloides (Linn.) Merr. 榼藤/榼藤子

Entada phaseoloides (Linnaeus) Merrill 榼藤

Eomecon chionantha Hance 血水草

Ephedra equisetina Bge. 木贼麻黄

Ephedra equisetina Bunge 木贼麻黄

Ephedra gerardiana Wall. 山岭麻黄

Ephedra gerardiana Wall. ex Mey. 山岭麻黄

Ephedra intermedia Schrenk et Mey. 中麻黄

Ephedra intermedia Schrenk et C. A. Mey. 中麻黄

Ephedra likiangensis Florin 丽江麻黄/匍枝丽江麻黄

Ephedra saxatilis Royle ex Florin 藏麻黄

Ephedra saxatilis (Stapf) Royle ex Florin 藏麻黄

Ephedra saxatilis Royle var. *mairei* Florin 云南麻黄

Ephedra sinica stapf 草麻黄

Epiedium leptorrhizum Stearn 黔岭淫羊藿

Epiedium shuichengense S. Z. He 水城淫羊藿

Epiedium wushanense T. S. Ying 巫山淫羊藿

Epilobium angustifolium L. 柳兰

Epilobium angustifolium Linn. 柳兰

Epilobium hirsutum L. 柳叶菜

Epilobium hirsutum Linn. 柳叶菜

Epimedium acuminatum Franch. 粗毛淫羊藿

Epimedium brevicornu Maxim. 淫羊藿

Epimedium coactum H. R. Liang et W. M. Yan 毡毛淫羊藿

Epimedium koreanum Nakai 朝鲜淫羊藿

Epimedium leptorrhizum Stearn 黔岭淫羊藿

Epimedium myrianthum Stearn 天平山淫羊藿

Epimedium pubescens Maxim. 柔毛淫羊藿

Epimedium sagittatum (Sieb. et Zucc.) Maxim. 箭叶淫羊藿/三枝九叶草

Epimedium sagittatum var. *glabratum* T. S. Ying 光叶淫羊藿

Epimedium shuichengense S. Z. He 水城淫羊藿

Epimedium wushanense Ying 巫山淫羊藿

Epimeredi indica (L.) Rothm. 广防风

Equidae asinus Linnaeus 驴

Equisetum debile Roxb. 笔管草/节节草

Equisetum debile Roxb. Equisetum *ramosissimum* Desf subsp. *debile* (Roxb. ex Vauch.) Hauke 笔管草

Equisetum hyemale L. 木贼

Equisetum hyemale Linn. 木贼

Equisetum ramosissimum Desf. 节节草

Equisetum ramosissimum (Desf.) Boerner subsp. *debile* (Roxb. ex Vauch.) Hauke 笔管草

Equisetum ramosissimum Desf. subsp. *debile* (Roxb. ex Vauch.) Hauke 笔管草

Equisetum ramosissimum subsp. *debile* (Roxb. ex Vauch.) Hauke 笔管草

Equus asinus L. 驴

Equus asinus (Linnaeus) 驴

Equus caballus (L.) 马

Equus caballus (Linnaeus) 马

Equus caballus orientalis Maak 马

Equus caballus orientalis Noack 马

Eremias argus argus Peters 丽斑麻蜥

Eremias argus Peters 丽斑麻蜥/麻蜥

Eremias brenchleyi Güenther 华北麻蜥/山地麻蜥

Eremogone kansuensis (Maxim.) Dillenb. & Kadereit 甘肃雪灵芝

Erigeron bonariensis L. 香丝草

Erigeron breviscapus (Vant.) Hand. -Mazz. 短莛飞蓬/短葶飞蓬

Erinaceus europaeus Linnaeus 刺猬/普通刺猬

Eriobotrya japonica (Thunb.) Lindl. 枇杷

Eriocheir japonicus De Haan 日本绒螯蟹

Eriocheir sinensis H. Milne-Edwards 中华绒毛螯蟹/中华绒螯蟹/中华绒螯蟹

Eriophyton wallichii Benth. 绵参/绵毛参

Eritrichium pauciflorum (Ledebour) de Candolle 少花齿缘草

Eritrichium rupestre (Pall.) Bunge 石生齿缘草

Erodium stephanianum Willd. 牻牛儿苗

Erosaria caputserpentis L. 蛇首眼球贝

Erosaria (*Ravitrona*) *caputserpentis* (Linnaeus) 蛇首眼球贝

Erronea (*Erronea*) *errones* (Linnaeus) 拟枣贝

Erronea errones L. 拟枣贝

Erronea errones (Linnaeus) 拟枣贝

Eruca sativa Mill. 芝麻菜

Eruca vesicaria (Linn.) Cavan. subsp. *sativa* (Mill.) Thell. 芝麻菜

Eruca vesicaria subsp. *sativa* (Miller) Thellung 芝麻菜

Erycibe obtusifolia Benth. 丁公藤

Erycibe schmidtii Craib 光叶丁公藤

Erysimum amurense Kitagawa 糖芥

Erysimum aurantiacum Marvim. 糖芥

Erysimum bungei Kitag. 糖芥

Erysimum bungei (Kitag.) Kitag. 糖芥

Erysimum cheirantnoides L. 小花糖芥

Erysimum hieraciifolium L. 山柳菊叶糖芥

Erysimum hieraciifolium Linn. 山柳菊叶糖芥

Eschenbachia blinii (H. Lévl.) Brouillet 熊胆草

Etlingera yunnanensis (T. L. Wu & S. J. Chen) R. M. Smith 茴香砂仁

Etlingera yunnanensis (T. L. Wu & Senjen) R. M. Smith 茴香砂仁

Eucalyptus globulus Labill. 蓝桉

Eucalyptus robusta Sm. 大叶桉

Eucalyptus robusta Smith 桉/桉叶/大叶桉

Eucommia ulmoides Oliv. 杜仲

Eucommia ulmoides Oliver 杜仲

Eugenia caryophyllata Thunb. 丁香

Eugenia caryophyllata Thunberg 丁香

Eulota peliomphala Pfr 蜗牛

Eulota similaris Fcus. 蜗牛

Eulota similaris Ferussac 同型巴蜗牛/同型蜗牛/蜗牛

Firmiana simplex（Linnaeus）W. Wight 梧桐

Fissistigma oldhamii（Hemsl.）Merr. 瓜馥木

Fissistigma oldhamii（Hemsley）Merrill 瓜馥木

Fissistigma polyanthum（Hook. f. et Thoms.）Merr. 多花瓜馥木/黑风藤

Flemingia macrophylla（Willd.）Prain 大叶千斤拔

Flemingia philippinensis Merr. et Rolfe 蔓性千斤拔/千斤拔

Flemingia prostrata C. Y. Wu 蔓性千斤拔

Flemingia prostrate Roxb. 千斤拔

Flemingia prostrata Roxb. f. ex Roxb. 蔓性千斤拔

Flickingeria tricarinata Z. H. Tsi et S. C. Chen 三脊金石斛

Flickingeria tricarinata Z. H. Tsi et S. C. Chen var. *viridilxmella* Z. H. Tsi et S. C. Chen 绿脊金石斛

Flueggea virosa（Roxb. ex Willd.）Voigt 白饭树

Foeniculum vulgare Mill. 茴香

Fomes officinalis（Vill. et Fr.）Ames. 药用层孔菌

Fomitopsis officinalis（Vill. ;Fr.）Bond. et Sing. 苦白蹄拟层孔

Fomitopsis officinalis（Vill.）Bondartsev & Singer 苦白拟层孔

Fordia cauliflora Hemsl. 干花豆

Formica fusca L. 丝光褐林蚁

Formica fusca Linnaeus 拟黑刺蚂蚁/丝光褐林蚁

Forsythia suspensa（Thunb.）Vahl 连翘

Fquisetuma rvense L. 木贼

Fragaria nilgerrensis Schltr. 草莓

Fragaria nilgerrensis Schlecht. ex Gay 黄毛草莓

Fragaria orientalis Duch. 东方草莓

Fragaria orientalis Lozinsk. 东方草莓

Frangula crenata（Siebold et Zucc.）Miq. 长叶冻绿

Fraxinus americana var. *juglandifolia* Rehd. 大叶白蜡树

Fraxinus chinensis Roxb. 白蜡树

Fraxinus chinensis subsp. *rhynchophylla*（Hance）E. Murray 花曲柳

Fraxinus rhynchophylla Hance 苦枥白蜡树/尖叶白蜡树/花曲柳

Fraxinus stylosa Lingelsh. 宿柱白蜡树/宿柱梣

Fraxinus stylosa Lingelsheim 宿柱梣

Fraxinus szaboana Lingelsh. 尖叶白蜡树

Fribraurea recisa Pierre 黄藤

Fritillaria cirrhosa D. Don 川贝母

Fritillaria delavayi Franch. 梭砂贝母

Fritillaria przewalskii Maxim. 甘肃贝母

Fritillaria przewalskii Maxim. ex Batal. 甘肃贝母

Fritillaria taipaiensis P. Y. Li 太白贝母

Fritillaria thunbergii Miq. 浙贝母

Fritillaria unibracteata Hsiao et K. C. Hsia 暗紫贝母

Fritillaria unibracteata Hsiao et K. C. Hsia var. *wabuensis*（S. Y. Tang et S. C. Yue）Z. D. Liu,S. Wang et S. C. Chen 瓦布贝母

Fritillaria ussuriensis Maxim. 平贝母

Fueggea virosa（Roxb. ex Willd.）Voigt 白饭树

G

Gaesalpinia sepiaria Roxb. 云实

Gagea serotina（L.）Ker Gawl. 洼瓣花

Galium aparine L. 猪殃殃

Galium aparine L. var. *echinospermun*（Wallr.）Cuf. 拉拉藤

Galium aparine L. var. *tenerum*（Gren. et Godr.）Rchb. 猪殃殃

Galium aparine L. var. *tenerum*（Gren. et Godr.）Reichb. 猪殃殃/猪秧秧

Galium aparine Linn. var. *echinospermum*（Wallr.）Cuf. 拉拉藤

Galium aparine Linn. var. *tenerum*（Gren. et Godr.）Rchb. 猪殃殃

Galium aparine var. *echinospermum*（Wallr.）Cuf. 拉拉藤

Galium asperuloides Edgew. subsp. *hoffmeisteri*（Klotzsch）Hara 六叶葎

Galium asperuloides Edgew. var. *hoffmeisteri*（Hook. f.）Hand.-Mazz. 六叶葎

Galium hoffmeisteri（Klotzsch）Ehrendorfer & Schonbeck-Temesy ex R. R. Mill 六叶葎

Galium spurium L. 拉拉藤

Gallus gallus domesticus（Brisson）家鸡/藏鸡

Gallus gallus domesticus Briss. 家鸡

Gallus gallus domesticus Brisson 家鸡

Ganoderma applanatum（Pers. ex Gray）Pat. 树舌

Ganoderma applanatum（Pers.）Pat. 树舌灵芝

Ganoderma atrum 黑灵芝

Ganoderma atrum J. D. Zhao,L. W. Hsu et X. Q. Zhang 黑灵芝

Ganoderma leucocontextum T. H. Li, W. Q. Deng, Dong M. Wang & H. P. Hu. 白肉灵芝

Ganoderma leucocontextum T. H. Li, W. Q. Deng, Sheng H. Wu, Dong M. Wang & H. P. Hu. 白肉灵芝

Ganoderma leucophaeum 白皮壳灵芝

Ganoderma lucidum（Curtis）P. Karst. 松杉灵芝

Ganoderma lucidum（Curtis;Fr.）P. Karst. 灵芝

Ganoderma lucidum（Leyss. ex Fr.）Karst. 赤芝

Ganoderma luteomarginatum 黄边灵芝

Ganoderma luteomarginatum J. D. Zhao,L. W. Hsu et X. Q. Zhang 黄边灵芝

Ganoderma sinense J. D. Zhao,L. W. Hsu et X. Q. Zhang 紫芝

Ganoderma sinense Zhao,Xu et Zhang 紫芝

Gardenia jasminoides Ellis 栀子

Gardenia jasminoides Ellis var. *grandiflora*（Lour.）Nakai 大花栀子

Gardenia jasminoides Ellis f. *longicarpa* Z. W. Xie et Okada 长果栀子

Gardenia jasminoides f. *grandiflora*（Lour.）Makino 栀子（原变种）

Gardenia jasminoides f. *longicarpa* Z. W. Xie & M. Okada 长果栀子

Gardenia jasminoides Grandiflorum 大花栀子

Gardneria multiflora Makino 蓬莱葛

Gastrodia elata Bl. 天麻

Gaultheria leucocarpa Bl. var. *crenulate*（Kurz）T. Z. Hsu 滇白珠

Gaultheria leucocarpa Bl. var. *yunnanensis*（Franchet）T. Z. Hsu ex R. C. Fang 滇白珠

Gaultheria leucocarpa var. *yunnanensis*（Franchet）T. Z. Hsu & R. C. Fang 滇白珠

Gaultheria yunnanensis（Franch.）Rehd. 滇白珠

Gazella subgutturosa（Güldenstaedt）鹅喉羚/鹅喉羚羊

Gedarassa ventricosa（Wall.）Nees 黑叶接骨草

Gekko geeko Linnaeus 蛤蚧/大壁虎

Gelsemium elegans（Gardn. et Champ.）Benth. 钩吻

Gendarussa ventricosa（Wall. ex Sims.）Nees 黑叶小驳骨

Gendarussa ventricosa（Wall.）Nees 黑叶接骨草

Gendarussa vulgaris Nees 小驳骨

Gentian nubigena Edgew. 云雾龙胆

Gentiana algida Pall. 高山龙胆

Gentiana algida Pall. var. *przewarskii*（Makim.）Kasnez 黄花龙胆

Gymnadenia conopsea R. Brown 手参

Gymnadenia crassinervis Finet 粗脉手参

Gymnadenia orchidis Lindl. 西南手参

Gymnetron miyoshii Miyoshi 仙桃草直喙象

Gymnodiptychus pachycheilus Herzenstein 厚唇裸重唇鱼

Gymnosporia acuminata Hook. f. 美登木

Gymnosporia austroyunnanensis (S. J. Pei & Y. H. Li) M. P. Simmons 滇南美登木

Gynostemma longipes C. Y. Wu ex C. Y. Wu et S. K. Chen 长梗绞股蓝

Gynostemma pentaphyllum (Thunb.) Mak. 绞股蓝

Gynostemma pentaphyllum (Thunb.) Makino 绞股蓝

Gynostemma pentaphyllum (Thunberg) Makino 绞股蓝

Gynura divaricata (L.) DC. 白子菜

Gynura divaricata (Linn.) DC. 白子菜

Gynura japonica (Thunb.) Juel. 菊三七/菊叶三七

Gynura segetum (Lour.) Merr. 菊三七/菊叶三七/三七草

Gypaetus barbatus L. 胡秃鹫/胡兀鹫

Gypaetus barbatus (Linnaeus) 胡兀鹫

Gypaetus barbatus hemachalanus (Hutton) 胡兀鹫

H

Halenia corniculata (L.) Cornaz 花锚

Halenia corniculata (Linn.) Cornaz 花锚

Halenia elliptica D. Don. 椭圆叶花锚/卵萼花锚/

Halenia sibirica Borkh. 花锚

Halerpestes cymbalaria (Pursh) Green 水葫芦苗/碱毛茛

·*Halerpestes ruthenica* (Jacq.) Ovcz. 金戴戴/长叶碱毛茛

Halerpestes sarmentosa (Adams) Kom. 水葫芦苗

Halerpestes tricuspis (Maxim.) Hand.-Mazz. 三裂碱毛茛

Haliotis asinina Linnaeus 耳鲍

Haliotis discus hannai Ino. 皱纹盘鲍

Haliotis diversicolor Reeve 杂色鲍

Haliotis laevigata (Donovan) 白鲍

Haliotis ovina Gmelin 羊鲍

Haliotis ruber (Leach) 澳洲鲍

Hansenia forbesii (H. Boissieu) Pimenov & Kljuykov 宽叶羌活

Hansenia weberbaueriana (Fedde ex H. Wolff) Pimenov & Kljuykov 羌活

Hedera nepalensis K. Koch var. *sinensis* (Tobl.) Rehd. 常春藤

Hedera nepalensis var. *sinensis* (Tobl.) Rehd. 常春藤

Hedera sinensis (Tobler) Hand.-Mazz. 常春藤

Hedychium kwangsiense T. L. Wu et S. J. Chen 广西姜花

Hedychium kwangsiense T. L. Wu et Senjen 广西姜花

Hedyotis auricularia L. 耳草

Hedyotis auricularia Linn. 耳草

Hedyotis caudatifolia Merr. et Metcalf 剑叶耳草

Hedyotis diffusa Willd. 白花蛇舌草

Hedyotis hedyotidea DC. 牛白藤

Hedyotis hedyotidea (DC.) Merr. 牛白藤

Hedyotis uncinella Hook. et Arn. 对坐叶/长节耳草

Hedysarum chinensis (Fedtsch.) Hand.-Mazz. 中华岩黄芪

Hedysarum sikkimense Benth. et Baker 锡金岩黄芪

Helichrysum arenarium (L.) Moench. 沙生蜡菊

Helichrysum arenarium (L.) Moench. Meth 沙生蜡菊

Helichrysum arenarium (Linn.) Moench. 沙生蜡菊

Heliciopsis terminalis (Kurz) Sleum. 痄腮树

Helicteres angustifolia L. 山芝麻

Helicteres angustifolia Linn. 山芝麻

Helicteres angustifolia Linnaeus 山芝麻

Helleborus thibetanus Franch. 铁筷子

Hellenia speciosa (J. Koenig) S. R. Dutta 闭鞘姜

Helwingia himalaica Hook. f. et Thoms. ex C. B. Clarke 西域青荚叶/须弥青荚叶

Hemerocallis citrina Baroni 黄花菜/金针菜

Hemerocallis fulva L. 萱草

Hemerocallis fulva (L.) L. 萱草

Hemerocallis fulva (Linn.) Linn. 萱草

Hemerocallis minor Mill. 小黄花菜

Hemerocallis plicata Stapf 折叶萱草/褶叶萱草

Hemidactylus bowringii (Gray) 原尾蜥虎

Hemifusus tuba 管角螺

Hemifusus tuba (Gmelin) 管角螺

Hemiptelea davidii (Hance) Planch. 刺榆

Hemsleya amabilis Diels 雪胆

Hemsleya chinensis Cogn. 雪胆

Hemsleya chinensis Cogn. ex Hemsl. 中华雪胆

Hemsleya chinensis Cogn. ex Forbes et Hemsl. 雪胆

Hemsleya dolichocarpa W. J. Chang 长果雪胆

Hemsleya gigantha W. J. Chang 巨花雪胆

Hemsleya macrosperma C. Y. Wu 罗锅底

Hemsleya omeiensis L. T. Shen et W. J. Chang 峨眉雪胆

Hemsleya sphaerocarpa Kuang et A. M. Lu 蛇莲

Heptapleurum bodinieri H. Lévl. 短序鹅掌柴

Heptapleurum delavayi Franch. 穗序鹅掌柴

Heptapleurum heptaphyllum (L.) Y. F. Deng 鹅掌柴

Heptapleurum leucanthum (R. Vig.) Y. F. Deng 白花鹅掌柴

Heracleum acuminatum Fr. 渐尖叶独活

Heracleum apaense (Shan et Yuan) Shan et T. S. Wang 法落海

Heracleum candicans Wall. ex DC. 白亮独活

Heracleum hemsleyanum Diels 独活/牛尾独活

Heracleum millefolium Diels 裂叶独活

Heracleum moellendorffii Hance 短毛独活

Herpetospermum caudigerum Wall. 波棱瓜

Herpetospermum pedunculosum 波棱瓜

Herpetospermum pedunculosum (Ser.) Baill. 波棱瓜

Herpetospermum pedunculosum (Ser.) C. B. Clarke 波棱瓜

Heteropanax fragrans (D. Don) Seem. 幌伞枫

Heteropanax fragrans (Roxb. ex DC.) Seem. 幌伞枫

Heteropanax fragrans (Roxb.) Seem. 幌伞枫

Heteropappus altaicus (Willd.) Novopokr. 阿尔泰狗娃花

Heterosmilax chinensis Wang 华肖菝葜

Heterosmilax chinensis F. T. Wang 华肖菝葜

Heterosmilax gaudichaudiana Kunth Maxim. 合丝肖菝葜

Heterosmilax japonica Kunth 肖菝葜

Heterosmilax japonica var. *gaudichaudiana* (Kunth) Wang et Tang 合丝肖菝葜

Heterosmilax var. *gaudichaudiana* (Kunth) F. T. Wang et T. Wang 合丝肖菝葜

Heterosmilax yunnanensis Gagnep. 短柱肖菝葜/短柱肖菝葜

I

Ilex kudingcha C. J. Tseng 苦丁茶/苦丁茶冬青

Ilex latifolia Thunb. 马蓝/大叶冬青

Ilex pubescens Hook. et Arn. 毛冬青

Ilex pubescens Hooker & Arnott 毛冬青

Ilex rotunda Thunb. 铁冬青

Illicium verum Hook. f. 八角茴香

Illicium difengpi B. N. Chang et al. 地枫皮

Illicium difengpi K. I. B. et K. I. M. 地枫皮

Illicium difengpi K. I. B. et K. I. M. ex B. N. Chang 地枫皮

Illicium verum Hook. f. 八角/八角茴香

Illigera aromatica S. Z. Huang et S. L. Mo 香青藤

Illigera rhodantha Hance 红花青藤

Impatiens balsamina L. 凤仙花

Impatiens balsamina Linn. 凤仙花

Impatiens chinensis L. 华凤仙

Impatiens chinensis Linn. 华凤仙

Impatiens crassiloba Hook. f. 厚裂凤仙花

Impatiens dicentra Franch. ex Hook. f. 齿萼凤仙花

Impatiens ganpiuana Hook. f. 平坝凤仙花

Impatiens noli-tangere L. 水金凤

Impatiens noli-tangere Linn. 水金凤

Impatiens siculifer Hook. f. 黄金凤

Impatiens uliginosa Franch. 滇水金凤

Imperata cylindrica (L.) Beauv. 白茅

Imperata cylindrica (Linn.) Beauv. 白茅

Imperata cylindrica (Linn.) Raeuschel var. *major* (Nees) C. E. Hubb. 白茅

Imperata cylindrica Beauv. var. *major* (Nees) C. E. Hubb. 白茅

Incarvillea arguta (Royle) Royle 两头毛/毛子草

Incarvillea compacta Maxim. 密花角蒿/密生波罗花/密生菠萝花/全缘角蒿

Incarvillea sinensis Lam. 角蒿

Incarvillea sinensis Lam. var. *przewalskii* (Batalin) C. Y. Wu et W. C. Yin 黄花角蒿

Indigofera bungeana Walp. 河北木蓝/马棘

Indigofera mengtzeana Craib 蒙自木蓝

Indigofera stachyodes Lindl. 茸毛木蓝

Inula britannica L. 欧亚旋覆花

Inula britannica Linn. 欧亚旋覆花

Inula britannica Linnaeus 欧亚旋覆花

Inula cappa (Buch.-Ham.) DC. 羊耳菊

Inula cappa DC. 羊耳菊

Inula cappa (Buch.-Ham. ex D. Don) DC. 羊耳菊

Inula helenium L. 土木香

Inula helenium Linn. 土木香

Inula helianthus-aquatica C. Y. Wu 滇旋覆花

Inula helianthus-aquatica C. Y. Wu ex Y. Ling 水朝阳旋覆花

Inula helianthus-aquatilis C. Y. Wu ex Y. Ling 水朝阳旋覆花

Inula japonica Thunb. 旋覆花

Inula nervosa Wall. 显脉旋覆花

Inula nervosa Wall. ex DC. 显脉旋覆花

Inula nervosa Wall. ex Hook. f. 显脉旋覆花

Inula pterocaula Franch. 翼茎旋复花/翼茎羊耳菊

Inula racemosa Hook. f. 土木香/总状青木香/总状土木香

Iphigenia indica Kunth 山慈姑/山慈菇

Iphigenia indica Kunth et Benth. 丽江山慈菇

Ipomoea cairica (L.) Sw. 五爪金龙

Ipomoea cairica (L.) Sweet 五爪金龙

Ipomoea nil (Linn.) Roth 牵牛

Ipomoea nil (Linnaeus) Roth 牵牛

Ipomoea purga (Wender.) Hayne 泻净番薯

Ipomoea purga Hayne 泻净番薯/泻根

Ipomoea purpurea (L.) Roth 圆叶牵牛

Ipomoea purpurea Lam. 圆叶牵牛

Ipomoea turbinata Lag. 丁香茄/华佗豆

Ipomoea turbinata Lagasca 丁香茄

Iris ensata Thunb. 马蔺

Iris halophila Pall. 碱地马蔺/喜碱鸢尾/喜盐鸢尾

Iris japonica Thunb. 蝴蝶花

Iris lactea Pall. 马蔺

Iris lactea Pall. var. *chinensis* Koidz. 马蔺

Iris lactea Pall. var. *chinensis* (Fisch.) Koidz. 马蔺

Iris lactea Pall. var. *chinersis* (Fisch.) Koidz. I. Pallasii Fisch. 马蔺

Iris lactea var. *lactea* Pallas 白花马蔺（原变种）

Iris pallasii Fisch. var. *chinensis* Fisch. 马蔺

Iris tectorum f. *alba* Makino 白花鸢尾

Iris tectorum f. *alba* (Dykes) Makino 白花鸢尾

Iris tectorum Maxim. 鸢尾

Isatis indigotica Fort. 菘蓝

Isatis tinctoria L. 菘蓝

Isatis tinctoria Linn. 菘蓝

Isatis tinctoria Linnaeus 菘蓝

Isodon amethystoides (Benth) C. Y. Wu et Hsuan 香茶菜

Isodon amethystoides (Benth.) H. Hara 香茶菜

Isodon japonicus var. *glaucocalyx* (Maxim.) H. W. Li 蓝萼香茶菜

Isodon japonicus var. *glaucocalyx* (Maximowicz) H. W. Li 蓝萼香茶菜

Isodon lophanthoides (Buch.-Ham. ex D. Don) Hara 线纹香茶菜

Isodon lophanthoides (Buch.-Ham. ex D. Don) H. Hara 线纹香茶菜

Isodon lophanthoides (Buch.-Ham. ex D. Don) Hara var. *gerardianus* (Benth.) Hara 狭基线纹香茶菜

Isodon lophanthoides (Buch.-Ham. ex D. Don) Hara var. *graciliflora* (Benth.) H. Hara 纤花香茶菜

Isodon lophanthoides (Buchanan-Hamilton ex D. Don) H. Hara 线纹香茶菜

Isodon lophanthoides var. *gerardianus* (Bentham) H. Hara 狭基线纹香茶菜

Isodon lophanthoides var. *graciliflorus* (Bentham) H. Hara 细花线纹香茶菜

Isodon pharicus (Prain) Murata 川藏香茶菜

Isodon serra (Maxim.) Kudo 溪黄草

Isodon serra (Maximowicz) Kudo 溪黄草

Isodon striatus (Benth.) Kudo 线纹香茶菜

Isodon ternifolius (D. Don) Kudo 牛尾草

Isotrema kwangsiense (Chun & F. C. How ex C. F. Liang) X. X. Zhu, S. Liao & J. S. 广西关木通

Isotrema moupinense (Franch.) X. X. Zhu, S. Liao & J. S. Ma 宝兴关木通

Iteadaphne caudata (Nees) H. W. Li 香面叶/单花山胡椒

Lagotis ramalana Batalin 圆穗兔耳草

Laminaria japonica Aresch. 海带

Laminaria japonica Areschoug 海带

Lamiophlomis rotata（Benth.）Kudo 独一味

Lamiophlomis rotata（Benth. ex Hook. f.）Kudo 独一味

Lancea tibetica Hook. f. et Thoms. 肉果草

Langermannia fenzlii（Reichardt）Kreisel 脱皮马勃

Lapemis curtus（Shaw）平颏海蛇

Lapemis hardwickii（Gray）平颏海蛇

Laportea bulbifera（Sieb. et Zucc.）Wedd. 珠芽艾麻

Laportea cuspidata（Wedd.）Friis 艾麻

Lasianthus hookeri C. B. Clarke ex Hook. f. var. *dunniana*（Lévl.）H. Zhu 睫毛粗叶木

Lasianthus hookeri var. *dunnianus*（H. Lév.）Hua Zhu 睫毛虎克粗叶木

Lasianthus hookeri var. *dunnianus*（H. Léveillé）H. Zhu 睫毛虎克粗叶木

Lasiosphaera fenzlii Reich. 脱被毛球马勃/脱皮马勃

Laudakia himalayana（Steindachner）喜山岩蜥

Laudakia stoliczkana（Blanford）新疆岩蜥

Laurus nobilis L. 月桂

Laurus nobilis Linn. 月桂

Lavandula angustifolia Mill. 狭叶薰衣草/薰衣草

Lawsonia inermis L. 散沫花/指甲花

Lawsonia inermis Linn. 散沫花

Lcerurus heterophyllus Sweet 益母草

Leea macrophylla Roxb. ex Hornem. 大叶火筒树

Leiorhynchus obesus Grabau. 肥厚秃咀贝

Leiorhynchus tenuiplicatus Chen 弱褶秃咀贝

Lens culinaris Medic. 兵豆

Leontopodium andersonii Clarke 松毛火绒草

Leontopodium andersonii C.B. Clarke 松毛火绒草

Leontopodium franchetii Beauv. 坚杆火绒草

Leontopodium leontopodioides（Willd.）Beauv. 火绒草

Leontopodium leontopodioides（Wils.）Beauv. 火绒草

Leontopodium leontopodioides Beauv. 火绒草

Leontopodium wilsonii Beauv. 川西火绒草

Leontopodium wilsonii Beauverd 川西火绒草

Leonurur turkestanicus V. Krecz. et Kuprian. 新疆益母草

Leonurus heterophyllus Sweet 益母草

Leonurus japonicus Houtt. 益母草

Leonurus japonicus Houttuyn 益母草

Leonurus sibiricus L. 细叶益母草

Leonurus sibiricus Linn. 细叶益母草

Leonurus turkestanicus V. Krecz. et Kupr. 突厥益母草

Leonurus turkestanicus V. I. Krecz. et Kuprian. 突厥益母草

Lepidium apetalum Willd. 独行菜

Lepidium apetalum Willdenow 独行菜

Lepidium latifolium L. 宽叶独行菜/阔叶独行菜

Lepidium latifolium Linn. 宽叶独行菜

Lepidium latifolium Linnaeus 宽叶独行菜

Lepidium sativum L. 家独行菜

Lepidium sativum Linn. 家独行菜

Lepidium sativum Linnaeus 家独行菜

Lepisorus clathratus（C. B. Clarke）Ching 网眼瓦韦

Lepisorus clathratus（Clarke）Ching 网眼瓦韦

Leptodesmia microphylla（Thunb.）H. Ohashi & K. Ohashi 小叶细蚂蟥

Lepus mandschuricus Radde 东北兔

Lepus oiostolus Hodgosn 高原兔/灰尾兔/兔/野兔

Lepus tolai Pallas 草原兔/蒙古兔

Lespedeza bicolor Turcz. 胡枝子

Lespedeza cuneata（Dum. -Cours.）G. Don 截叶铁扫帚/截叶胡枝子

Lespedeza cuneata（Dumon de Courset）G. Don 截叶铁扫帚

Lespedeza davurica（Laxm.）Schindl. 兴安胡枝子

Lespedeza davurica（Laxm.）Schindler 达乌里胡枝子

Lespedeza davurica（Laxmann）Schindler 兴安胡枝子

Lespedeza formosa（Vog.）Koehne 美丽胡枝子

Lespedeza thunbergii subsp. *formosa*（Vogel）H. Ohashi 美丽胡枝子

Lespedeza virgata（Thunb.）DC. 细梗胡枝子

Lespedeza virgata（Thunberg）A. de Candolle 细梗胡枝子

Leucas ciliata Benth. 绣球防风

Leycesteria formosa Wall. 鬼吹箫

Leycesteria formosa var. *stenosepala* Rehd. 狭萼鬼吹箫

Leycesteria formosa Wall. var. *stenosepala* Rehd. 狭萼鬼吹箫

Ligularia achyrotricha（Diels）Ling 褐毛橐吾

Ligularia duciformis（C. Winkl.）Hand. -Mazz. 大黄橐吾

Ligularia fischeri（Ledeb.）Turcz. 蹄叶橐吾

Ligularia hodgsonii Hook. 鹿蹄橐吾

Ligularia intermedia Nakai 狭苞橐吾/窄苞橐吾

Ligularia purdomii（Turrill）Chittenden 褐毛橐吾

Ligularia rumicifolia（Drumm.）S. W. Liu 藏橐吾

Ligularia virgaurea（Maxim.）Mattf. 黄帚橐吾

Ligularia wilsciniana（Hemsl.）Greenm. 川鄂橐吾

Ligularia latihastata（W. W. Sm.）Hand. -Mazz. 宽戟橐吾

Ligusticum jeholense Nakai et Kitag. 辽藁本

Ligusticum jeholense（Nakai et Kitag.）Nakai et Kitag. 辽藁本

Ligusticum sinense Oliv. 藁本

Ligustrum angustum B. M. Miao 狭叶女贞

Ligustrum expansum Rehder 扩展女贞

Ligustrum henryi Hemsl. 兴山蜡树

Ligustrum japonicum L. 日本女贞

Ligustrum lucidum Ait. 女贞

Ligustrum purpurascens Yang 变紫女贞

Ligustrum robustum（Roxb.）Bl. 粗壮女贞

Ligustrum robustum（Roxb.）Bl. subsp. *chinense* P. S. Green 粗壮女贞

Ligustrum robustum（Roxb.）Blume 粗壮女贞

Ligustrum sinense Lour. 小蜡/小蜡树

Ligustrum sinense var. *myrianthum*（Diels）Hofk. 光萼小蜡

Ligustrum sinense var. *myrianthum*（Diels）H. Hofk. 光萼小蜡

Lilium brownii F. E. Brown var. *viridulum* Baker 百合

Lilium brownii var. *viridulum* Baker 百合

Lilium davidii Duch. 川百合

Lilium davidii Duchartre ex Elwes 川百合

Lilium henryi Baker 湖北百合

Lilium lancifolium Thunb. 卷丹

Lilium pumilum DC. 山丹/细叶百合

Lilium rosthornii Diels 南川百合

Lilium sulphureum Baker 淡黄花百合

Lysionotus pauciflorus Maxim. 吊石苣苔

M

Machilus velutina Champ. ex Benth. 绒毛润楠/香胶木

Macleaya cordata (Willd.) R. Br. 博落回

Maclura cochinchinensis (Lour.) Corner 构棘

Maclura cochinchinensis (Lour.) Kudo et Masam. 构棘

Maclura cochinchinensis (Loureiro) Corner 构棘

Maclura cochinchinensis Corner 构棘

Maclura tricuspidata (Carr.) Bur. 柘树

Maclura tricuspidata (Carr.) Bur. ex Lavallée 柘

Maclura tricuspidata Carrière 柘

Macrocarpium officinale (Sieb. et Zucc.) Nakai 山茱萸

Macrotermes annandalei (Silvestri) 土垅大白蚁/土垄大白蚁

Magnolia delavayi Franch. 山玉兰

Magnolia officinalis Rehd. et Wils. 厚朴

Magnolia officinalis Rehd. et Wils. var. *biloba* Rehd. et Wils. 凹叶厚朴

Magnolia. officinalis subsp. *biloba* (Rehd. et Wils.) Law. 凹叶厚朴

Mahonia bealei (Fort.) Carr. 阔叶十大功劳

Mahonia bodinieri Gagnep. 小果十大功劳

Mahonia duclouxiana Gagnep. 长柱十大功劳

Mahonia eurybracteata Fedde 宽苞十大功劳

Mahonia eurybracteata subsp. *ganpinensis* (Lévl.) Ying et Boufford 安坪十大功劳

Mahonia fortunei (Lindl.) Fedde 十大功劳/细叶十大功劳

Mahonia ganpinensie (Lévl.) Fedde 安平十大功劳

Mahonia japonica (Thunb.) DC. 华南十大功劳

Mahonia japonica (Thunberg) Candolle 台湾十大功劳

Mahonia sp. 木黄连

Maianthemum henryi (Baker) LaFrankie 管花鹿药

Maianthemum henryi (Baker) Wang et Tang 管花鹿药

Maianthemum japonicum A. Gray 鹿药

Maianthemum japonicum (A. Gray) LaFrankie 鹿药

Mallotus apelta (Lour.) Müell. Arg. 白背桐

Mallotus apelta (Loureiro) Müeller Argoviensis 白背叶

Mallotus barbatus (Wall. ex Baill.) Müell. Arg. 毛桐

Mallotus barbatus (Wall.) Müell. Arg. 毛桐

Mallotus philippensis (Lam.) Müell. Arg. 粗糠柴

Malus bhutanica (W. W. Sm.) J. B. Phipps 变叶海棠

Malus doumeri (Bois) Chev. 台湾林檎

Malus doumeri (Bois) A. Chev. 台湾林檎

Malus leiocalyca S. Z. Huang 光萼海棠/光萼林檎

Malus pumila Mill. 苹果

Malus toringoides (Rehd.) Hugh. 变叶海棠

Malus toringoides (Rehd.) Hughes 变叶海棠

Malus transitoria (Batal.) Schneid. 花叶海棠

Malva cathayensis M. G. Gilbert, Y. Tang & Dorr 锦葵

Malva crispa L. 冬葵

Malva crispa Linn. 冬葵

Malva pusilla Smith 圆叶锦葵

Malva rotundifolia L. 圆叶锦葵

Malva rotundifolia Linn. 圆叶锦葵

Malva sinensis Cavan. 锦葵

Malva sylvestris L. 锦葵

Malva verticillata L. 冬葵/野葵

Malva verticillata L. var. *chinensis* (Miller) S. Y. Hu 中华野葵

Malva verticillata Linn. 野葵

Malva verticillata Linn. var. *chinensis* (Mill.) S. Y. Hu 中华野葵

Malva verticillata var. *rafiqii* Abedin 中华野葵

Malva verticillata var. *crispa* Linnaeus 冬葵

Mandragora caulescens C. B. Clarke 茄参/青海茄参

Mangifera indica L. 芒果/杧果

Mangifera indica Linn. 杧果

Mangifera persiciforma C. Y. Wu et T. L. Ming 天桃木/扁桃

Manglietia chingii Dandy 桂南木莲

Manglietia conifera Dandy 桂南木莲

Manglietia fordiana Oliv. 木莲

Mappianthus iodoides Hand. -Mazz. 定心藤/甜果藤

Marmoritis complanata (Dunn) A. L. Budantzev 扭连钱

Marmoritis complanatum (Dunn) A. L. Budantzev 扭连钱

Marmoritis rotundifolia Benth. 圆叶扭连钱

Marmoritis rotundifolia Bentham 圆叶扭连钱

Marsdenia tenacissima (Roxb.) Moon 通光散

Marsdenia tenacissima (Roxb.) Wight et Arn. 通关藤

Matricaria chamomilla L. 母菊/洋甘菊

Matricaria recutita L. 母菊

Matricaria recutita Linn. 母菊

Matteuccia intermedia C. Chr. 中华荚果蕨

Matteuccia struthiopteris (L.) Todaro 荚果蕨

Matteuccia struthiopteris (L.) Todaro var. *acutiloba* Ching 尖裂荚果蕨

Matteuccia struthiopteris (Linn.) Todaro 荚果蕨

Mauritia (*Arabica*) *arabica* (L.) 阿拉伯绶贝

Mauritia (*Arabica*) *arabica* (Linnaeus) 阿拉伯绶贝/阿纹绶贝

Mauritia arabica (L.) 阿拉伯绶贝/阿文绶贝

Mauritia arabica (Linnaeus) 阿拉伯绶贝

Maytenus austroyunnanensis S. J. Pei et Y. H. Li 滇南美登木

Maytenus hookeri Loes. 美登木

Meconapsis quintuplinervia Regel 五脉绿绒蒿

Meconopsis horridula Hook. f. et Thoms. 多刺绿绒蒿

Meconopsis impedita Prain 滇西绿绒蒿

Meconopsis integrifolia (Maxim.) Franch. 全缘绿绒蒿/全缘叶绿绒蒿

Meconopsis lancifolia (Franch.) Franch. 长叶绿绒蒿

Meconopsis lancifolia (Franch.) Franch. ex Prain 长叶绿绒蒿

Meconopsis pseudohorridula C. Y. Wu et H. Chuang 拟多刺绿绒蒿

Meconopsis punicea Maxim. 红花绿绒蒿

Meconopsis quintuplinervia Regel 五脉绿绒蒿

Meconopsis racemosa Maxim. 总状绿绒蒿

Meconopsis racemosa var. *spinulifera* (L. H. Zhou) C. Y. Wu et H. Chuang 刺瓣绿绒蒿

Medicago ruthenica (L.) Trautv. 花苜蓿

Medicago ruthenica (Linn.) Trautv. 花苜蓿

Medicago sativa L. 苜蓿/紫花苜蓿

Medicago sativa Linn. 紫苜蓿

Medinilla septentrionalis (W. W. Sm.) H. L. Li 北酸脚杆

Medinilla septentrionalis (W. W. Smith) H. L. Li 北酸脚杆

Meeboldia delavayi (Franch.) W. Gou & X. J. He 滇芹

Melandrium viscidulum (Bur. et Fr.) Williams var. *szechuanensis*

Murdannia bracteata（C. B. Clarke）O. Kuntze 大苞水竹叶

Murex pecten（Lightfoot）栉棘骨螺

Murex triremis（Perry）栉棘骨螺

Murraya euchrestifolia Hayata 豆叶九里香

Murraya exotica L. 九里香

Murraya exotica L. Mant. 九里香/千里香

Murraya exotica Linn. Mant. 九里香

Murraya kwangsiensis（C. C. Huang）C. C. Huang 广西九里香

Murraya kwangsiensis（Huang）Huang 广西九里香

Murraya paniculata（L.）Jack 千里香

Murraya paniculata（Linn.）Jacks. 千里香

Musa basjoo Sieb. et Zucc. 芭蕉

Mussaenda pubescens Ait. f. 玉叶金花/毛玉叶金花

Mussaenda pubescens Ait. f. Hort. 玉叶金花

Mussaenda pubescens W. T. Aiton 玉叶金花

Mustela altaica Pallas 香鼬

Mustela eversmanni Lesson 艾虎/艾鼬

Mustela sibirica Pallas 黄鼬/香鼬

Mutarda nigra（L.）Bernh. 黑芥

Mylabris cichorii Linnaeus 黄黑小斑蝥/眼斑芫菁

Mylabris phalerata Pall. 南方大斑蝥

Mylabris phalerata Pallas 斑蝥/大斑芫菁/南方大斑蝥

Myricaria alopecuroides Schrenk 河柏

Myricaria bracteata Royle 宽苞水柏枝

Myricaria germanica（L.）Desv. 水柏枝

Myricaria germanica（Linn.）Desv. 水柏枝

Myricaria paniculata P. Y. Zhang 水柏枝

Myricaria paniculata P. Y. Zhang et Y. J. Zhang 三春水柏枝

Myricaria prostrata Benth. et Hook. f. 匍匐水柏枝

Myricaria prostrata Hook. f. et Thoms. ex Benth. et Hook. f. 匍匐水柏枝

Myristica fragrans Houtt. 肉豆蔻

Myrmeleon formicarius L. 蚁狮

Myrmeleon formicarius Linnaeus 蚁蛉/泛蚁蛉

Myrsine semiserrata Wall. 齿叶铁仔/密齿铁仔/针齿铁仔

Myrtus communis L. 桃木/香桃木

N

Naja naja 眼镜蛇

Naja naja（L.）眼镜蛇

Nandina domestica Thunb. 南天竹

Nanhaia speciosa（Champ. ex Benth.）J. Compton & Schrire 南海藤

Nanorana parkeri（Stejneger）高山倭蛙

Nardostachys chinensis Batal. 甘松/毛甘松

Nardostachys jatamansi DC. 甘松/匙叶甘松

Nardostachys jatamansi（D. Don）DC. 甘松

Nekemias cantoniensis（Hook. & Arn.）J. Wen & Z. L. Nie 牛果藤

Nekemias grossedentata（Hand. -Mazz.）J. Wen & Z. L. Nie 大齿牛果藤

Nelumbo nucifera Gaertn. 莲

Neopallasia pectinata（Pallas）Poljak. 栉叶蒿

Neopallasia pectinata（Pallas）Poljakov 栉叶蒿

Neopicrorhiza scrophulariiflora（Pennell）D. Y. Hong 胡黄连

Neotorularia humilis（C. A. Mey.）O. E. Schulz 蚓果芥

Neotorularia humilis（C. A. Meyer）Hedge & J. Léonard 蚓果芥

Nepeta angustifolia C. Y. Wu 藏荆芥

Nepeta hemsleyana Oliv. ex Prain 藏荆芥

Nepeta hemsleyana Oliver ex Prain 藏荆芥

Nepeta tenuifolia Benth. 裂叶荆芥

Nepeta tenuifolia Briq. 荆芥

Nephrolepis auriculata（Linn.）Trimen 肾蕨

Nephrolepis cordifolia（Linnaeus）C. Presl 肾蕨

Nerium indicum Mill. 红花夹竹桃

Nerium oleander L. 夹竹桃

Nerium oleander Linn. 夹竹桃

Nervilia fordii（Hance）Schltr. 毛唇芋兰

Nervilia plicata（Andr.）Schltr. 毛唇芋兰

Nicandra physalodes（L.）Gaertner 假酸浆

Nicandra physalodes（Linn.）Gaertn. 假酸浆

Nicotiana tabacum L. 烟草

Nicotiana tabacum Linn. 烟草

Nigella glandulifera Freyn 瘤果黑种草

Nigella glandulifera Freyn et Sint. 腺毛黑种草/瘤果黑种草

Nitraria sibirica Pall. 小果白刺

Notopterygium franchetii Boiss. 川羌活

Notopterygium franchetii H. de Boiss. 宽叶羌活

Notopterygium incisum Ting 裂叶羌活

Notopterygium incisum Ting ex H. T. Chang 羌活

Nuphar pumila（Timm）de Candolle 萍蓬草

Nuphar pumila（Timm）DC. 萍蓬草

Nymphaea candida C. Presl 雪白睡莲

Nymphaea candida J. et C. Presl. 睡莲

Nymphaea candida Presl. 雪白睡莲

O

Ochotona erythrotis（Büchner）红耳鼠兔

Ocimum basilicum L. 罗勒

Ocimum basilicum Linn. 罗勒

Ocimum basilicnm L. var（Willd.）Benth. 毛罗勒

Ocimum basilicum L. var. *pilosum*（Willd.）Benth. 罗勒/毛罗勒

Ocimum basilicum var. *pilosum*（Willd.）Benth. 疏柔毛罗勒

Ocimum gratissimum L. var. *suave*（Willd.）Hook. f. 丁香罗勒（毛叶变种）

Ocimum gratissimum L. var. *suave* Willd. 丁香罗勒

Ocimum gratissimum Linn. var. *suave*（Willd.）Hook. f. 毛叶丁香罗勒

Odontites serotina（Lam.）Dum. 齿叶草

Odontites vulgaris Moench 疗齿草

Odontosoria chinensis J. Sm. 乌蕨

Oenanthe javanica（Bl.）DC. 水芹

Ohwia caudata（Thunberg）H. Ohashi 小槐花

Oldenlandia diffusa（Willd.）Roxb. 白花蛇舌草

Olea europaea L. 橄榄/木樨榄/洋橄榄

Olea europaea Linn. 木犀榄

Onosma confertum W. W. Smith. 密花滇紫草

Onosma exsertum Hemsl. 露蕊滇紫草

Onosma hookeri Clarke 细花滇紫草

Onosma hookeri C. B. Clarke 细花滇紫草

Onosma hookeri Clarke var. *longiflorum* Duthie 藏紫草/长花滇紫草

Onosma hookeri var. *longiflorun* Duthie 长花滇紫草

Onosma hookeri var. *longiflorum*（Duthie）A. V. Duthie ex Stapf 长花滇紫草

Onosma hookeri var. *longiflorum*（Duthie）Duthie ex Stapf 长花滇紫草

Onosma paniculatum Bur. et Franch. 滇紫草

Onychium japonicum（Thunb.）Kze. 野鸡尾/野雉尾金粉蕨

Onychium japonicum（Thunb.）Kunze 野鸡尾/野雉尾金粉蕨

Operculina turpethum（L.）S. Manso 盒果藤

Operculina turpethum（Linn.）S. Manso 盒果藤

Opheodrys major（Güenther）翠青蛇

Ophioglossum pedunculosum Desv. 尖头瓶尔小草

Ophioglossum petiolatum Hook. 柄叶瓶尔小草/钝头瓶尔小草

Ophioglossum reticulatum L. 心叶瓶尔小草

Ophioglossum reticulatum Linn. 心脏叶瓶尔小草

Ophioglossum thermale Kom. 狭叶瓶尔小草

Ophioglossum vulgatum L. 瓶尔小草

Ophioglossum vulgatum Linn. 瓶尔小草

Ophiophagus hannah（Cantor）眼镜王蛇

Ophiopogon japonicus（L. f.）Ker-Gawl. 麦冬

Ophiopogon japonicus（Linn. f.）Ker-Gawl. 麦冬

Opuntia dillenii（Ker Gawl.）Haw. 仙人掌

Opuntia ficus-indica（L.）Mill. 梨果仙人掌

Opuntia ficus-indica（Linn.）Mill. 梨果仙人掌

Opuntia stricta（Haw.）Haw. var. *dillenii*（Ker-Gawl.）Benson 仙人掌

Orchis chlorantha Gust. 绿花舌唇兰

Orchis latifolia L. 宽叶红门兰

Orchis latifolia Linn. 宽叶红门兰

Orchis maculata L. 斑叶红门兰

Orchis mascula L. 雄红门兰

Orchis morio L. 盔红门兰

Oreoseris delavayi（Franch.）X. D. Xu & W. Zheng 火石花

Origanum majorana L. 牛至

Origanum vulgare L. 牛至

Origanum vulgare Linn. 牛至

Origanum vulgare Linnaeus 牛至

Ormosia nuda（How）R. H. Chang et Q. W. Yao 秃叶红豆

Oroxylum indicum（L.）Bentham ex Kurz 木蝴蝶

Oroxylum indicum（L.）Kurz 木蝴蝶

Oroxylum indicum（L.）Vent. 木蝴蝶

Oroxylum indicum（Linn.）Kurz 木蝴蝶

Oroxylum indicum（Linn.）Vent. 木蝴蝶

Orthosiphon wulfenioides（Diels）Hand. -Mazz. 鸡脚参

Oryctolagus cuniculus domesticus（Gmelin）蒙古兔/家兔

Orytropis falcata Bge. 镰形棘豆

Oryza sativa L. 稻/粳稻

Oryza sativa Linn. 稻

Oryza sativa L. var. *glutinosa* Matsum. 糯稻

Osbeckia chinensis L. 金锦香

Osbeckia chinensis Linn. 金锦香

Osbeckia chinensis L. ex Walp. 金锦香

Osbeckia crinita Benth. 朝天罐

Osbeckia crinita Benth. ex C. B. Clarke 朝天罐/假朝天罐

Osbeckia opipara C. Y. Wu et C. Chen 阔叶金锦香

Osbeckia sikkimensis Craib 星毛金锦香

Osbeckia stellata Ham. ex D. Don；C. B. Clarke 星毛金锦香

Osmunda japonica Thunb. 紫萁

Osmunda vachellii Hook. 华南紫萁

Ostericum citriodorum（Hance）C. Q. Yuan & R. H. Shan 隔山香

Ostericum citriodorum（Hance）Yuan et Shan 隔山香

Ostrea（*Crassostrea*）*gigas*（Thunberg）长牡蛎

Ostrea（*Crassostrea*）*rivularis* Gould 近江牡蛎

Ostrea（*Crassostrea*）*talienwhanensis* Crosse 大连湾牡蛎

Ostrea gigas Thunberg 长牡蛎

Ostrea rivularis Gould 近江牡蛎

Ostrea talienwhanensis Crosse 大连湾牡蛎

Ovis aries L. 绵羊

Ovis aries（Linnaeus）绵羊/公绵羊

Oxalis corniculata L. 酢浆/酢浆草

Oxalis corniculata Linn. 酢浆草

Oxalis corniculata Linnaeus 酢浆草

Oxybaphus himalaica Edgew. 喜马拉雅紫茉莉

Oxybaphus himalaicus Edgew. 山紫茉莉

Oxybaphus himalaicus Edgew. var. *chinensis*（Heim.）D. Q. Lu 中华山紫茉莉

Oxybaphus himalaicus var. *chinensis*（Heim.）D. Q. Lu 中华山紫茉莉

Oxyria sinensis Hemsl. 中华山蓼

Oxytropis chiliophylla Royle 轮叶棘豆

Oxytropis coerulea（Pall.）DC. 蓝花棘豆

Oxytropis falcata Bge. 镰形棘豆

Oxytropis falcata Bunge 镰荚棘豆/镰形棘豆

Oxytropis glabra（Lam.）DC. 小花棘豆

Oxytropis hirta Bge. 硬毛棘豆

Oxytropis hirta Bunge 硬毛棘豆

Oxytropis kansuensis Bge. 甘肃棘豆

Oxytropis kansuensis Bunge 甘肃棘豆

Oxytropis microphylla（Pall.）DC. 小叶棘豆

Oxytropis myriophylla（Pall.）DC. 多叶棘豆/狐尾藻棘豆

Oxytropis ochrocephala Bunge 黄花棘豆

Oxytropis subpodoloba P. C. Li 短序棘豆

P

Pachysandra axillaris Franch. 板凳果

Paederia foetida L. 鸡屎藤

Paederia scandens（Lour.）Merr. 鸡矢藤/鸡屎藤

Paederia scandens（Lour.）Merr. var. *tomentosa*（Bl.）Hand. -Mazz. 毛鸡矢藤

Paeonia anomala L. 新疆芍药/窄叶芍药

Paeonia anomala subsp. *veitchii*（Lynch）D. Y. Hong & K. Y. Pan 川赤芍

Paeonia hybrida Pall. 块根芍药/狭叶芍药/杂芍药

Paeonia intermedia C. A. Meyer 块根芍药

Paeonia lactiflora Pall. 芍药

Paeonia sinjiangensis K. Y. Pan 新疆芍药

Paeonia veitchii Lynch 川赤芍/川芍药

Palhinhaea cernua（L.）Vasc. et Franco 垂穗石松

Palhinhaea cernua（Linn.）Vasc. et Franco 垂穗石松

Paliurus ramosissimus（Lour.）Poir. 马甲子

Panax ginseng C. A. Mey. 人参

Panax ginseng C. A. Meyer 人参

Panax notoginseng（Burk.）F. H. Chen 三七

Panax notoginseng（Burk.）F. H. Chen ex C. Chow 三七

Panax notoginseng（Burk.）F. H. Chen ex C. H. Chow 三七

Panax notoginseng（Burk.）F. H. Chen ex C. Chow & W. G. Huang 三七

Panax notoginseng（Burkill）F. H. Chen 三七

Panax notoginseng（Burkill）F. H. Chen ex C. Y. Wu & K. M. Feng 三七

Panax notoginseng（Burkill）F. H. Chen ex C. Chow et W. G. Huang 三七

Pandanus tectorius Parkins. 露兜树

Pandanus tectorius Sol. 露兜树

Pandanus tectorius Soland. 露兜树

Panicum miliaceum L. 稷

Panicum miliaceum Linn. 稷

Panthera tigris L. 虎

Panthera tigris（Linnaeus）虎

Pantholops hodgsoni（Aebl）藏羚/藏羚羊

Panzeria alaschanica Kupr. 白龙昌菜

Panzerina lanata var. *alaschanica*（Kupr.）H. W. Li 脓疮草

Panzerina lanata var. *alaschanica*（Kuprian.）H. W. Li 脓疮草

Papaver nudicaule L. 野罂粟

Papaver nudicaule L. var. *chinense*（Regel）Fedde 野罂粟

Papaver nudicaule L. subsp. *rubro-aurantiacum*（DC.）Fedde var. *chinense*（Regel）Fedde 山罂粟

Papaver nudicaule Linn. 野罂粟

Papaver somniferum L. 罂粟

Papaver somniferum Linn. 罂粟

Parabarium chunianum Tsiang 红杜仲藤

Parabarium huaitingii Chun et Tsiang 毛杜仲藤

Parabarium micranthum（A. DC.）Pierre 杜仲藤

Parameria laevigata（Juss.）Moldenke 长节珠

Paraquilegia anemonoides（Willd.）Ulbr. 疣中拟耧斗菜

Paraquilegia anemonoides（Willd.）Engl. ex Ulbr. 乳突拟耧斗菜

Paraquilegia microphylla（Royle）Drumm. et Hutch. 假耧斗菜/拟耧斗菜

Pararuellia delavayana（Baill.）E. Hossain 地皮消

Paris fargesii Franch. 球药隔重楼

Paris polyphylla Smith var. *chinensis*（Franch.）Hara 华重楼/七叶一枝花

Paris polyphylla Smith var. *yunnanensis*（Franch.）Hand. -Mazz. 云南重楼

Paris polyphylla var *chinensis*（Franch.）Hara 华重楼

Paris polyphylla var. *yunnanensis*（Franch.）Hand. -Mazz. 滇重楼

Paris polyphylla var. *yunnanensis*（Franch.）Hand. -Mzt. 滇重楼

Paris thibetica Franch. 黑籽重楼

Paris thibetica Franchet 黑籽重楼

Paris vaniotii H. Lévl. 平伐重楼

Paris vaniotii H. Léveillé 平伐重楼

Parmelia saxatilis（L.）Ach. 石梅衣

Parmelia saxatilis（L.）Ach. 石梅衣/藻纹梅花衣

Parmelia saxatilis Ach. 梅衣/梅藓/石梅衣/藻纹梅花衣

Parmotrema reticulatum（Taylor）M. Choisy 粉芽网纹大叶梅/粉网大叶梅

Parmotrema tinctorum（Despr. ex Nyl.）大叶梅

Parmotrema tinctorum（Despr. ex Nyl.）Hale 大叶梅

Parmotrema tinctorum（Nyl.）Hale 大叶梅衣

Parmelia tinctorum（Hoffm.）Schaer. 梅衣

Parnassia oreophila Hance 细叉梅花草

Parnassia palustris L. 梅花草

Parnassia palustris Linn. 梅花草

Parthenocissus dalzielii Gagnep. 异叶地锦

Passer montanus（Linnaeus）（树）麻雀/麻雀/树麻雀

Passer montanus（Linnaeus）*tibetanus* S. Baker 树麻雀（青藏亚种）

Passer montanus saturatus Stejneger 麻雀

Passer montanus Stejneger 麻雀

Passiflora cupiformis Mast. 杯叶西番莲

Patamon denticulatum（H. Milne-Edwards）锯齿华溪蟹

Patrinia scabiosaefolia Fisch. 黄花败酱

Patrinia scabiosaefolia Fisch. ex Link 败酱/黄花败酱

Patrinia scabiosaefolia Fisch. ex Trev. 败酱/黄花败酱

Patrinia scabiosaefolia Link 败酱

Patrinia scabiosifolia Fischer ex Treviranus 败酱

Patrinia villosa（Thunb.）Juss. 白花败酱/攀倒甑

Patrinia villosa（Thunberg）Jussieu 攀倒甑

Patrinia villosa Juss. 白花败酱

Paulownia fortunei（Seem.）Hemsl. 白花泡桐

Paulownia fortunei（Seemann）Hemsley 白花泡桐

Pavo muticus（Linnaeus）绿孔雀/孔雀

Pedicularis decorissima Diels 极丽马先蒿

Pedicularis integrifolia Hook. f. 全叶马先蒿

Pedicularis longiflora Rudolph 长花马先蒿

Pedicularis longiflora Rudolph var. *tubiformis*（Klotz.）Tsoong 斑唇马先蒿/长花马先蒿/长花马先蒿管状变种

Pedicularis longiflora Rudolph var. *tubiformis*（Klotz.）P. C. Tsoong 斑唇马先蒿

Pedicularis muscicola Maxim. 藓生马先蒿

Pedicularis oliveriana Prain 欧氏马先蒿/背茸马先蒿/茸背马先蒿

Pedicularis resupinata L. 返顾马先蒿

Pedicularis resupinata Linn. 返顾马先蒿

Pedicularis striata Pall. 红纹马先蒿

Pedicularis striata Pall. Reise 红纹马先蒿

Pegaeophyton scapiflorum（Hook. f. et Thoms.）Marq. 单花荠

Pegaeophyton scapiflorum（Hook. f. et Thoms.）Marq. et Shaw 无茎荠

Pegaeophyton scapiflorum（Hook. f. et Thoms.）Marq. et Airy-Shaw 无茎荠

Peganum harmala L. 骆驼蓬

Peganum harmala Linn. 骆驼蓬

Peganum multisectum（Maxim.）Bobr. 多裂骆驼蓬

Pelamis platurus（Limaeus）Stolicgka 长吻海蛇

Pelodiscus sinensis（Wiegmann）鳖

Pelygonum ciliinerve（Nakai）Ohwi 毛脉蓼

Pennisetum centrasiaticum Tzvel. 白草

Pennisetum flaccidum Griseb. 白草

Pennisetum lanatum Klotz. 西藏狼尾草

Pennisetum lanatum Klotzsch 西藏狼尾草

Peperomia tetraphylla（Forst. f.）Hook. et Arn. 豆瓣绿

Peperomia tetraphylla（Forst. f.）Hooker et Arnott 豆瓣绿

Pimpinella diversifolia DC. 异叶茴芹

Pinctada fucata martensii（Dunker）合浦珠母贝

Pinctada martensii Dunker 马氏珍珠贝

Pinus armandii Franch. 华山松

Pinus gerardiana Wall. 西藏白皮松/喜山白皮松

Pinus gerardiana Wall. ex D. Don 喜马拉雅白皮松

Pinus massoniana Lamb. 马尾松

Pinus massoniana Lambert 马尾松

Pinus tabuliformis Carr. 油松

Pinus tabuliformis Carrière 油松

Pinus yunnanensis Franch. 云南松

Piper arboricola C. DC. 小叶爬崖香

Piper boehmeriaefolium（Miq.）C. DC. var. *tonkinense* C. DC. 光轴苎叶蒟

Piper boehmeriifolium（Miq.）C. DC. 苎叶蒟

Piper boehmeriifolium（Miq.）C. DC. var. *tonkinense* C. DC. 苎叶蒟

Piper boehmeriifolium（Miquel）C. de Candolle 苎叶蒟/苎叶蒟

Piper flaviflorum C. DC. 黄花胡椒

Piper hancei Maxim. 山蒟

Piper hongkongense C. DC. 毛蒟

Piper hongkongense C. de Candolle 毛蒟

Piper laetispicum C. DC. 大叶蒟

Piper longum L. 荜拔/荜茇

Piper longum Linn. 荜拔

Piper nigrum L. 胡椒

Piper nigrum Linn. 胡椒

Piper puberulum（Benth.）Maxim. 毛蒟

Piper sarmentosum Roxb. 假蒟

Piper sintenense Hatusima 小叶爬崖香

Piper wallichii（Miq）Hand. -Mazz. 石南藤/湖北胡椒/毛山蒟

Piper wallichii（Miq.）Hand. -Mazz. var *hupehense*（DC.）Hand. -Mazz. 石南藤

Pistacia lentiscus L. 粘胶乳香树(马思答吉)/黏胶乳香树

Pistacia vera L. 阿月浑子

Pistacia vera Linn. 阿月浑子

Pistia stratiotes L. 大薸

Pistia stratiotes Linn. 大薸

Pisum sativum L. 豌豆

Pisum sativum Linn. 豌豆

Pittosporum brevicalyx（Oliv.）Gagnep. 短萼海桐

Pittosporum crispulum Gagnep. 皱叶海桐

Pittosporum glabratum Lindl. 光叶海桐

Pittosporum glabratum Lindl. var. *neriifolium* Rehd. et Wils. 狭叶海桐

Pittosporum glabratum Lindley 光叶海桐

Pittosporum glabratum var. *neriifolium* Rehd. et Wils. 狭叶海桐

Pittosporum illicioides Mak. 海金子

Pittosporum illicioides Makino 海金子/崇草海桐

Pittosporum pauciflorum Hook. et Arn. 少花海桐

Plantago arenaria Waldst. et Kit. 对叶车前

Plantago asiatica L. 车前

Plantago asiatica Linn. 车前

Plantago depressa Willd. 平车前

Plantago indica L. 对叶车前

Plantago major L. 大车前

Plantago major Linn. 大车前

Plantago ovata Forssk. 圆苞车前

Plantago ovata Forsskal 圆苞车前

Plantago ovata L. 圆苞车前

Plantago psyllium L. 蚤状车前

Platanthera chlorantha Cust. ex Rchb. 二叶舌唇兰

Platanthera chlorantha Custer ex Rchb. f. 二叶舌唇兰

Platostoma palustre（Blume）A. J. Paton 凉粉草

Platycladus orientalis（L.）Franco 侧柏

Platycladus orientalis（Linn.）Franco 侧柏

Platycodon grandiflorus（Jacq.）A. DC. 桔梗

Platycodon grandiflorus（Jacq.）DC. 桔梗

Pleioblastus amarus（Keng）Keng f. 苦竹

Pleris semipinnata L. 半边旗

Pleuropterus ciliinervis Nakai 毛脉首乌

Pleuropterus multiflorus（Thunb.）Nakai 何首乌

Pleurospermum hookeri C. B. Clarke var. *thomsonii* C. B. Clarke 西藏棱子芹

Pleurospermum hookeri var. *thomsonii* C. B. Clarke 西藏棱子芹

Pleurospermum tibetanicum（Turcz.）Schischk. 西藏棱子芹

Pluchea eupatorioides Kurz 长叶阔苞菊

Plumbago zeylanica L. 白花丹

Plumbago zeylanica Linn. 白花丹

Plumeria rubra L. 鸡蛋花

Plumeria rubra Linn. 鸡蛋花

Poacynum hendersonii（Hook. f.）Woodson 白麻/大花罗布麻

Podophyllum emodi Wall. 西藏鬼臼

Podophyllum emodi Wall. var. *chinensis* Sprag. 鬼臼

Poecilobdella manillensis 菲牛蛭

Poecilobdella manillensis（Lesson）菲牛蛭

Poephagus grunniens Linnaeus 牦牛

Pogostemon auricularius（L.）Hassk. 水珍珠菜

Pogostemon auricularius（Linn.）Hassk. 水珍珠菜

Pogostemon cablin（Blanco）Benth. 广藿香

Polygala arillata Buch. -Ham. ex D. Don 荷包山桂花/黄花远志

Polygala chinensis L. 华南远志/金不换

Polygala chinensis Linn. 华南远志

Polygala chinensis Linnaeus 华南远志

Polygala fallax Hemsl. 黄花倒水莲

Polygala fallax Hemsley 黄花倒水莲

Polygala glomerata L. 华南远志

Polygala glomerata Lour. 华南远志

Polygala japonica Houtt. 瓜子金

Polygala polifolia C. Presl 小花远志

Polygala sibirica L. 卵叶远志/西伯利亚远志

Polygala sibirica Linn. 卵叶远志/西伯利亚远志

Polygala tenuifolia Willd. 远志

Polygonatum cirrhifolium（Wall.）Royle 卷叶黄精

Polygonatum cyrtonema Hua 多花黄精

Polygonatum delavayi Hua 小玉竹

Polygonatum kingianum Coll. et Hemsl. 滇黄精

Polygonatum multiflorum L. 多花黄精

Polygonatum odoratum（Mill.）Druce 玉竹

Polygonatum officinale All. 欧玉竹

Polygonatum prattii Baker 康定玉竹

Prinsepia utilis Royle 扁核木

Prismatomeris connata Y. Z. Ruan 南山花/三角瓣花

Prismatomeris tetrandra (Roxburgh) K. Schumann 南山花

Procapra picticaudata Hodgson 藏原羚

Prunella vulgaris L. 夏枯草

Prunella vulgaris Linn. 夏枯草

Prunus armeniaca L. 杏

Prunus armeniaca L. var. *ansu* Maxim. 山杏

Prunus armeniaca var. *ansu* Maxim. 野杏

Prunus cerasifera Ehrh. 樱桃李

Prunus cerasifera Ehrhart 樱桃李

Prunus davidiana Franch. 山桃

Prunus davidiana (Carr.) Franch. 山桃

Prunus davidiana (Carrière) Franch. 山桃

Prunus domestica L. 欧李/欧洲李/洋李

Prunus domestica Linn. 欧洲李

Prunus dulcis (Mill.) D. A. Webb 扁桃

Prunus mandshurica (Maxim.) Koehne 东北杏

Prunus mira (Koehne) Yü et Lu 光核桃

Prunus persica L. 桃

Prunus persica (L.) Batsch 光核桃/桃

Prunus sibirica L. 山杏/西伯利亚杏

Prunus sogdiana Vass. 中亚李

Prunus spinosa L. 黑刺李

Przewalskia shebbearei (C. E. Hischer) Kuang. 马尿泡

Przewalskia tangutica Maxim. 马尿泡/马尿脬

Psammosilene tunicoides W. C. Wu et C. Y. Wu 金铁锁

Pseudocodon convolvulaceus (Kurz) D. Y. Hong & H. Sun 辐冠参

Pseudodissochaeta septentrionalis (W. W. Sm.) Nayar 北酸脚杆

Pseudognaphalium affine (D. Don) Anderberg 鼠曲草

Pseudognaphalium hypoleucum (Candolle) Hilliard & B. L. Burtt 秋鼠曲草

Pseudopanax delavayi (Franch.) W. R. Philipson. 掌叶梁王茶

Psidium guajava L. 番石榴

Psidium guajava Linn. 番石榴

Psidium guajava Linnaeus 番石榴

Psychotria asiatica L. 九节木

Psychotria asiatica Wall. 九节

Psychotria rubra (Lour.) Poir. 九节/九节木

Pteria martensii (Dunker) 马氏珍珠贝

Pteris cretica L. 剑叶凤尾蕨/凤尾草/欧洲凤尾蕨

Pteris ensiformis Burm. 剑叶凤尾蕨

Pteris excelsa Gaud. 溪边凤尾蕨

Pteris multifida Linn. 井栏边草

Pteris multifida Poir. 凤尾草/井栏边草

Pteris multifida Poir. ex Lam. 凤尾草/井栏边草

Pteris semipinnata L. 半边旗

Pteris semipinnata Linn. 半边旗

Pteris terminalis Wallich ex J. Agardh 溪边凤尾蕨

Pteris vittata L. 蜈蚣草/蜈蚣凤尾蕨

Pteris vittata Linn. 蜈蚣草

Pterocarpus indicus Willd. 青龙木/紫檀

Pterocarpus marsupium Roxb. 花榈木/囊果紫檀/马拉巴紫檀

Pterocarpus santalinus L. 紫檀/紫檀香

Pterocephalus bretschneideri (Bat.) Pritz. 裂叶翼首花

Pterocephalus bretschneideri (Batal.) Pritz. 裂叶翼首花

Pterocephalus hookeri (C. B. Clarke) Höeck 匙叶翼首花

Pterocephalus hookeri (C. B. Clarke) Hook. 翼首草/匙叶翼首草

Pterocephalus hookeri (Clarke) Höeck. 匙叶翼首花

Pteromys volans L. 飞鼠

Pteromys volans Linnaeus 飞鼠/小飞鼠

Pterospermum heterophyllum Hance 翻白叶树

Pteroxygonum giraldii Drammer et Diels 翼蓼

Pteroxygonum giraldii Damm. et Diels 翼蓼

Ptyas korros 灰鼠蛇

Ptyas korros (Schlegel) 灰鼠蛇

Ptyas mucosus 滑鼠蛇

Ptyas mucosus L. 滑鼠蛇

Ptyas mucosus (Linnaeus) 滑鼠蛇

Ptychobarbus kaznakovi Nikolsky 裸腹叶须鱼/裸腹重唇鱼

Pueraria lobata (Willd.) Ohwi 葛/野葛

Pueraria montana var. *lobata* (Willdenow) Maesen & S. M. Almeida ex Sanjappa & Predeep 葛

Pugionium cornutum (L.) Gaertn. 沙芥

Pugionium cornutum (Linn.) Gaertn. 沙芥

Pugionium cornutum (Linnaeus) Gaertn. 沙芥

Pugionium dolabratum Maxim. 斧翅沙芥/宽翅沙芥

Pugionium dolabratum Maximowicz 斧翅沙芥

Pulicaria insignis Drumm. ex Dunn 臭蚤草

Punica granatum L. 安石榴/石榴

Punica granatum Linn. 石榴

Pyracantha angustifolia (Franch.) C. K. Schneid. 窄叶火棘

Pyracantha angustifolia (Franch.) Schneid. 窄叶火棘

Pyracantha fortuneana (Maxim.) Li 火棘

Pyrethrum tatsienense (Bur. et Franch.) Ling 川西小黄菊/打箭菊

Pyrethrum tatsienense (Bur. et Franch.) Ling ex Shih 川西小黄菊

Pyrrosia calvata (Bak.) Ching 光石韦

Pyrrosia calvata (Baker) Ching 光石韦

Pyrrosia davidii (Bak.) Ching 华北石韦

Pyrrosia davidii (Baker) Ching 华北石韦

Pyrrosia davidii (Gies.) Ching 北京石韦

Pyrrosia drakeana (Franch) Ching 毡毛石韦

Pyrrosia lingua (Thunb.) Farwell 石韦

Pyrrosia petiolosa (Christ) Ching 有柄石韦

Pyrrosia sheareri (Bak.) Ching 庐山石韦

Pyrrosia sheareri (Baker) Ching 庐山石韦

Pyrus bretschneideri Rehd. 白梨

Pyrus bretschneideri Rehder 白梨

Pyrus pashia Buch. -Ham. ex D. Don 川梨

Pyrus pyrifolia (Burm. f.) Nakai 沙梨

Pyrus pyrifolia (N. L. Burman) Nakai 沙梨

Pyrus ussuriensis Maxim. 花盖梨/秋子梨/盖花梨

Python moluras Bivittatus 蛇

Q

Quercus aquifolioides Rehd. et Wils. 川滇高山栎/高山栎

Quercus infectoria Oliv. 没食子树

Quercus mongolica Fisch. 蒙古栎

Quercus mongolica Fisch. ex Ledeb. 蒙古栎

Quercus mongolica Fisch. ex Turcz. 蒙古栎

Quercus mongolica Fisch. ex Turcz. var. *liaotungensis*（Koidz）Nakai 辽东栎

Quercus mongolica Fischer ex Ledebour 蒙古栎

Quercus robur L. 夏栎/橡树

Quercus robur Linnaeus 夏栎

Quercus senescens Hand. -Mazz. 灰背栎

Quercus variabilis Bl. 栓皮栎

Quercus variabilis Blume 栓皮栎

Quisqualis indica L. 使君子

Quisqualis indica Linn. 使君子

R

Rabdosia amethystoides（Benth.）Hara 香茶菜

Rabdosia japonica（Burm. f.）Hara var. *glaucocalyx*（Maxim.）Hara 蓝萼香茶菜

Rabdosia lophanthoides（Buch. -Ham. ex D. Don）Hara 线纹香茶菜

Rabdosia lophanthoides（Buch. -Ham. ex D. Don）Hara var. *gracillora*（Benth.）H. Hara 纤花香茶菜

Rabdosia lophanthoides（Buch. -Ham. ex D. Don）H. Hara 线纹香茶菜

Rabdosia macrocalyx（Dunn）Hara 大萼香茶菜

Rabdosia pseudoirrorata C. Y. Wu 川藏香茶菜

Rabdosia serra（Maxim.）Hara 溪黄草

Rabdosia serra（Maxim.）H. Hara 溪黄草

Rana chensinensis David 中国林蛙

Rana ridibunda Pollas 湖蛙

Rana temporaria chinensis David 中国林蛙

Rana tamporaria chensinensis David 中国林蛙

Ranunculus brotherusii Freyn 高原毛茛

Ranunculus brotherusii Freyn var. *tanguticus*（Maxim.）Tamura 高原毛茛

Ranunculus japonicus Thunb. 毛茛/日本毛茛

Ranunculus sceleratus L. 石龙芮

Ranunculus sceleratus Linn. 石龙芮

Ranunculus sieboldii Miq. 扬子毛茛

Ranunculus tanguticus（Maxim.）Ovcz. 高原毛茛

Ranunculus ternatus Thunb. 猫爪草/小毛茛

Ranunculus pulchellus C. A. Mey. var. *sericens* Hook. f. et Thoms. 绢毛毛茛/美丽毛茛

Rapana bezoar（Linnaeus）红螺/皱红螺/白海螺

Rapana thomasiana Crosse 红螺

Rapana vensa（Valenciennes）红螺/脉红螺

Raphanus sativus L. 莱菔/萝卜

Raphanus sativus Linn. 萝卜

Rauvolfia verticillata（Lour.）Baill. 萝芙木

Rauvolfia yunnanensis Tsiang 云南萝芙木

Reineckea carnea Kunth 吉祥草

Reineckea carnea（Andr.）Kunth 吉祥草

Reineckea carnea（Andrews）Kunth 吉祥草

Resina commiphorae muakulis（Ggulum）穆库尔没药树

Reynoutria japonica Houtt. 虎杖

Rhamnella gilgitica Mansf. et Melch. 生等/西藏猫乳

Rhamnella gilgitica Mansfeld et Melchior 升登

Rhamnella martinii（H. Léveillé）C. K. Schneider 多脉猫乳

Rhamnella martinii（Lévl.）Schneid. 多脉猫乳

Rhamnus crenata Sieb. et Zucc. 长叶冻绿

Rhamnus parvifolia Bunge 小叶鼠李

Rhamnus songorica G. 新疆鼠李

Rhamnus songorica Gontsch. 新疆鼠李

Rhaphidophora decursiva（Roxb.）Schott 爬树龙

Rhaphidophora hongkongensis Schott 狮子尾/崖角藤

Rhaponticum repens（L.）Hidalgo 顶羽菊

Rhaponticum repens（Linnaeus）Hidalgo 顶羽菊

Rhaponticum uniflorum（L.）DC. 漏芦/祁州漏芦

Rheum alexandrae Batal. 苞叶大黄

Rheum australe D. Don 藏边大黄

Rheum emodii Wall. 藏边大黄

Rheum kialense Franch. 疏枝大黄

Rheum nobile Hook. f. et Thoms. 塔黄

Rheum nobile Hook. f. & Thomson 塔黄

Rheum officinale Baill. 药用大黄

Rheum palmatum L. 掌叶大黄

Rheum palmatum Linn. 掌叶大黄

Rheum pumilum Maxim. 小大黄

Rheum rhomboideum A. Los. 菱叶大黄

Rheum rhomboideum Losinsk. 菱叶大黄

Rheum scaberrimum Lingelsh 歧穗大黄

Rheum spiciforme Royle 穗序大黄

Rheum tanguticum Maxim. ex Balf. 唐古特大黄

Rheum tanguticum Maxim. ex Regel 鸡爪大黄/唐古特大黄

Rhinacanthus nasutus（L.）Kurz 灵枝草

Rhinacanthus nasutus（Linn.）Kurz 灵枝草

Rhinoceros bicornis L. 黑犀

Rhinoceros bicornis Linnaeus 黑犀

Rhinoceros simus 白犀

Rhinoceros simus Cottoni 白犀

Rhinoceros sondaicus Desmarest 爪哇犀

Rhinoceros sumatrensis Cuvier 苏门犀

Rhinoceros sumatrensis（Fischer）Cuvier 苏门犀

Rhinoceros sumatrensis 苏门答腊犀

Rhinoceros unicornis L. 犀牛/印度犀

Rhinoceros unicornis Linnaeus 印度犀

Rhodiola algida（Ledeb.）Fisch. et C. A. Mey. var. *tangutica*（Maxim.）Fu 唐古特红景天

Rhodiola algida（Ledeb.）Fu var. *tangutica*（Maxim.）Fu 唐古特红景天

Rhodiola algida Fisch. et C. A. Mey. var. *tangutica*（Maxim.）S. H. Fu 唐古红景天

Rhodiola algida var. *tangutica*（Maxim.）S. H. Fu 唐古特红景天

Rhodiola crenulata（Hook. f. et Thoms.）H. Ohba 大花红景天

Rhodiola dumulosa（Franch.）S. H. Fu 小丛红景天

Rhodiola fastigiata（Hook. f. et Thoms.）S. H. Fu 长鞭红景天

Rhodiola kirilowii（Regel）Maxim. 狭叶红景天

Rhodiola kirilowii（Regel）Regel 大株红景天

Rhodiola kirilowii Rge. ex Maxim. 狭叶红景天

Rhodiola quadrifida（Pall.）Fisch. et Mey. 四裂红景天

Rhodiola rosea L. 红景天/蔷薇红景天

Rhodiola rosea Linn. 红景天

Rhodiola tangutica（Maxim.）S. H. Fu 唐古特红景天

Rhodiola tangutica（Maximowicz）S. H. Fu 唐古特红景天

Rhododendro nivale Hook. f. 雪层杜鹃

Rhododendron agglutinatum Balf. f. et Forrest. 凝花杜鹃

Rhododendron anthopogonoides Maxim. 烈香杜鹃

Rhododendron augustinii Hemsl. 毛肋杜鹃

Rhododendron cephalanthum Franch. 毛喉杜鹃/毛花杜鹃

Rhododendron dabanshanense Fang et Wang 大坂山杜鹃/大板山杜鹃

Rhododendron dauricum L. 兴安杜鹃

Rhododendron dauricum Linn. 兴安杜鹃

Rhododendron micranthum Turcz. 照山白

Rhododendron molle G. Don 羊踯躅

Rhododendron molle（Bl.）G. Don 羊踯躅

Rhododendron molle（Blume）G. Don 羊踯躅

Rhododendron nivale Hook. f. 雪层杜鹃

Rhododendron phaeochrysum Balf. f. et W. W. Sm. var. *agglutinatum*（Balf. f. et Forrest）D. F. Chamb. 凝毛杜鹃花

Rhododendron phaeochrysum var. *agglutinatum*（Balf. f. et Forrest）Chamb. ex Cullen et Chamb. 凝毛杜鹃

Rhododendron primulaeflarum Bur. et Franch. 报春花状杜鹃/报春状杜鹃

Rhododendron primuliflorum 樱草杜鹃

Rhododendron primuliflorum Bur. et Franch. 樱草杜鹃

Rhododendron primuliflorum Bureau et Franch. 樱草杜鹃

Rhododendron przewalskii Maxim. 陇蜀杜鹃

Rhododendron simsii Planchon 杜鹃

Rhodomyrtus tomentosa（Ait.）Hassk. 桃金娘

Rhodomyrtus tomentosa（Aiton）Hasskarl 桃金娘

Rhus chinensis Mill. 盐肤木/盐麸木

Rhus coriaria L. 鞣树/鞣漆树/西西里漆树

Ribes himalense Royle ex Decne. 糖茶藨/糖茶藨子

Ribes nigrum L. 黑茶藨子/黑果茶藨

Ribes nigrum Linn. 黑茶藨子

Ribes tenue Jancz. 细枝茶藨子

Ricinus communis L. 蓖麻

Ricinus communis Linn. 蓖麻

Robinia pseudoacacia L. 刺槐

Robinia pseudoacacia Linn. 刺槐

Rodgersia aesculifolia Batal. 鬼灯檠

Rodgersia aesculifolia Batalin 鬼灯檠

Rohdea chinensis（Baker）N. Tanaka 开口箭

Rorippa elata（Hook. f. et Thoms.）Hand. -Mazz. 高蔊菜

Rorippa dubia（Pers.）Hara 无瓣蔊菜

Rorippa indica（L.）Hiern 蔊菜

Rorippa indica（Linn.）Hiern 蔊菜

Rosa cymosa Tratt. 小果蔷薇

Rosa cymosa Trattinnick 小果蔷薇

Rosa dahurica Pall. 山刺玫

Rosa damascena Mill. 大马士革蔷薇/突厥蔷薇

Rosa davurica Pall. 山刺玫

Rosa laevigata Michx. 金樱子

Rosa laevigata Michaux 金樱子

Rosa laxa Retz. 疏花蔷薇/野蔷薇

Rosa multiflora Thunb. 多花蔷薇/野蔷薇

Rosa multiflora Thunb. var. *cathayensis* Rehd. et Wils. 粉团蔷薇

Rosa multiflora var. *cathayensis* Rehder & E. H. Wilson 粉团蔷薇

Rosa multiflora var. *cathayensis* Rehd. et Wils. 粉团蔷薇

Rosa omeiensis Rolfe 峨嵋蔷薇/峨眉蔷薇

Rosa roxburghii f. *normalis* Rehd. et Wils. 单瓣缫丝花

Rosa roxburghii Tratt. 缫丝花

Rosa roxburghii Tratt. f. *normalis* Rehd. et Wils. 单瓣缫丝花

Rosa roxburghii var. *normalis* Rehd. ex Wils. 单瓣缫丝花

Rosa rubus Lévl. et Vant. 悬钩子蔷薇

Rosa rugosa Thunb. 玫瑰/玫瑰花

Rosa sericea Lindl. 绢毛蔷薇

Rosa sertata Rolfe 钝叶蔷薇

Rosa sweginzowii Koehne 扁刺蔷薇

Rosa xanthina Lindl. 黄刺玫

Roscoea alpina Royle 高山象牙参

Roscoea tibetica Bat. 藏象牙参

Rosmarinus officinalis L. 迷迭香

Rosmarinus officinalis Linn. 迷迭香

Rostellularia procumbens（L.）Nees 爵床

Rostellularia procumbens（Linn.）Nees 爵床

Rostellularia procumbens（Linnaeus）Nees 爵床

Rotala rotundifolia（Buch. -Ham. ex Roxb.）Koehne 圆叶节节菜

Rotheca serrata（L.）Steane & Mabb. 三对节

Rubia alata Roxb. 金剑草

Rubia cordifolia L. 茜草

Rubia cordifolia Linn. 茜草

Rubia oncotricha Hand. -Mazz. 钩毛茜草

Rubia oncotricha Handel-Mazzetti 钩毛茜草

Rubia ovatifolia Z. R. Zhang 卵叶茜草

Rubia schumanniana Pritz. 大叶茜草

Rubia schumanniana Pritzel 大叶茜草

Rubia tibetica Hook. f. 西藏茜草

Rubia tinctorum L. 染色茜草/新疆茜草

Rubia wallichiana Decne. 光茎茜草

Rubia wallichiana Decne. Recherch. Anat. et Physiol. 多花茜草

Rubia yunnanensis Diels 小红参/紫参

Rubia yunnanensis（Franch.）Diels 小红参

Rubus biflorus Buch. -Ham. 粉刺莓

Rubus biflorus Buch. -Ham. ex Smith 粉枝莓/粉枝梅

Rubus chingii Hu var. *suavissimus*（S. Lee）L. T. Lu 甜叶悬钩子

Rubus chingii var. *suavissimus*（S. Lee）L. T. Lu 甜茶

Rubus corchorifolius L. f. 山莓

Rubus corchorifolius Linn. f. 山莓

Rubus corchorifolius Linnaeus f. 山莓

Rubus delavayi Franch. 三叶悬钩子

Rubus ellipticus Smith 椭圆悬钩子

Rubus ellipticus Smith var. *obcordatus*（Franch.）Focke 黄锁莓/栽秧泡

Rubus ellipticus var. *obcordatus*（Franch.）Focke 栽秧藨

Rubus irenaeus Focke 灰毛藨/灰毛泡

Rubus kokoricus Hao. 青海悬钩子/青海悬钩木

Rubus multibracteatus Lévl. et Vant. 大乌泡

Rubus obcordatus Franch. 黄锁莓

Rubus parvifolius L. 茅莓

Rubus parvifolius Linn. 茅莓

Rubus phoenicolasius Maxim. 多腺悬钩子

Rubus pluribracteatus L. T. Lu & Boufford 大乌泡

Rubus reflexus Ker. var. *lanceolobus* Metc. 深裂锈毛莓

Saussurea amara（Linn.）DC. 草地风毛菊

Saussurea brunneopilosa H. -M. 褐毛风毛菊

Saussurea brunneopilosa Hand. -Mazz. 异色风毛菊

Saussurea costus（Falc.）Lipsch. 云木香

Saussurea eriocephala Franch. 白雪兔

Saussurea graminea Dunn 禾叶风毛菊

Saussurea hieracioides Hook. f. 长毛风毛菊

Saussurea involucrata Kar. et Kin. 雪莲花

Saussurea involucrata（Kar. et Kir.）Sch. -Bip. 天山雪莲/雪莲花

Saussurea katochaete Maxim 大通风毛菊

Saussurea kingii C. E. C. Fisch. 拉萨风毛菊

Saussurea laniceps Hand. -Mazz. 绵头雪莲花/绵头雪兔子

Saussurea leontodontoides（DC.）Sch. -Bip. 狮牙草状风毛菊

Saussurea leucoma Diels 红雪兔

Saussurea medusa Maxim. 水母雪莲/水母雪莲花/水母雪兔子

Saussurea obvallata（DC.）Edgew. 苞叶雪莲

Saussurea obvallata（DC.）Sch. -Bip. 苞叶雪莲

Saussurea pulchra Lipsch. 美丽风毛菊

Saussurea stella Maxim. 星状风毛菊/星状雪兔子

Saussurea sungpanensis Hand. -Mazz. 松潘风毛菊

Saussurea superba Anthony 美丽风毛菊

Saussurea tridactyla Shcultz. -Bip. 小红兔

Saxifraga aurantiaca Franch. 橙黄虎耳草

Saxifraga candelabrum Franch. 虎耳草/灯架虎耳草

Saxifraga confertifolia Engl. 聚叶虎耳草

Saxifraga confertifolia Engl. et Irmsch. 聚叶虎耳草

Saxifraga hirculus L. 山羊臭虎耳草

Saxifraga hirculus Linn. 山羊臭虎耳草

Saxifraga melanocentra Franch. 黑蕊虎耳草

Saxifraga pasumensis Marq. et Shaw 伞梗虎耳草

Saxifraga signata Engl. et Irmsch. 西南虎耳草

Saxifraga stolonifera Curt. 虎耳草

Saxifraga stolonifera Curtis 虎耳草

Saxifraga stolonifera Meerb. 虎耳草

Saxifraga tangutica Engl. 唐古特虎耳草

Saxifraga umbellulata Hook. f. et Thoms. 小伞虎耳草

Saxifraga umbellulata Hook. f. et Thomson 小伞虎耳草

Saxifraga umbellulata var. *pectinata* Marq. et Shaw 篦齿虎耳草

Saxifraga umbellulata var. *pectinata*（C. Marquand et Airy Shaw）J. T. Pan 篦齿虎耳草

Saxifraga umbellulata var. *pectinata*（Marquand et Airy-Shaw）J. T. Pan. 篦齿虎耳草

Saxifraga unguiculata Engl. 爪瓣虎耳草

Scabiosa comosa Fisch. ex Roem. et Schult. 窄叶蓝盆花

Scabiosa tschilliensis Grunning 华北蓝盆花

Scapharca broughtoni（Schrenk）魁蚶

Scapharca kagoshimensis（Tokunaga）毛蚶

Scapharca subcrenata（Lischke）毛蚶

Sceptridium daucifolium（Wall. ex Grev.）Lyon. 薄叶阴地蕨

Sceptridium daucifolium（Wall. ex Hook. et Grev.）Y. X. Lin 薄叶阴地蕨

Sceptridium ternatum（Thunb.）Lyon. 阴地蕨

Sceptridium ternatum（Thunb.）Y. X. Lin 阴地蕨

Schefflera arboricola Hay. 鹅掌藤

Schefflera arboricola Hayata 鹅掌藤

Schefflera bodinieri（Lévl.）Rehd. 短序鹅掌柴

Schefflera delavayi（Franch.）Harms ex Diels 穗序鹅掌柴

Schefflera elliptica（Bl.）Harms 密脉鹅掌柴

Schefflera elliptica（Blume）Harms 密脉鹅掌柴

Schefflera heptaphylla（Linn.）Frodin 鹅掌柴

Schefflera heptaphylla（Linn.）D. G. Frodin 鹅掌柴

Schefflera kwangsiensis Merr. ex Li 广西鹅掌柴

Schefflera leucantha Vig. 白花鹅掌柴

Schefflera leucantha R. Viguier 白花鹅掌柴

Schefflera octophylla（Lour.）Harms 鹅掌柴

Schefflera venulosa Wight et Arn. 密脉鹅掌藤

Schefflera venulosa（Wight et Arn.）Harms 密脉鹅掌柴

Schisandra arisanensis subsp. *viridis*（A. C. Smith）R. M. K. Saunders 绿叶五味子

Schisandra chinensis（Turcz.）Baill. 五味子

Schisandra henryi C. B. Clarke subsp. *marginalis*（A. C. Smith）R. M. K. Saund. 东南五味子

Schisandra henryi C. B. Clarke var. *yunnanensis* A. C. Smith 云南五味子

Schisandra henryi Clarke var. *yunnanensis* A. C. Smith 滇五味子

Schisandra henryi subsp. *marginalis*（A. C. Smith）R. M. K. Saunders 东南五味子

Schisandra henryi var. *yunnanensis* A. C. Smith 滇五味子

Schisandra propinqua subsp. *sinensis*（Oliver）R. M. K. Saunders 铁箍散

Schisandra propinqua var. *sinensis* Oliv. 铁箍散

Schisandra sphenanthera Rehd. et Wils. 华中五味子

Schisandra viridis A. C. Smith 绿叶五味子

Schizocapsa plantaginea Hance 裂果薯

Schizomussaenda dehiscens（Craib）H. L. Li 裂果金花

Schizomussaenda henryi（Hutch.）X. F. Deng et D. X. Zhang 裂果金花

Schizonepeta tenuifolia（Benth.）Briq. 裂叶荆芥

Schizonepeta tenuifolia Briq. 荆芥

Schizophoria orthambonita Chen 直脊裂线贝

Schizophoria sp. 裂线贝

Schizophragma integrifolium（Franch.）Oliv. 钻地风

Schizostachyum chinense Rendle 薄竹/华思劳竹

Schnabelia terniflora（Maxim.）P. D. Cantino 三花莸

Scincus officinalis Linnaeus 沙龙子

Scolopendra subspinipes mutilaus L. Koch 少棘巨蜈蚣

Scoparia dulcis L. 野甘草

Scoparia dulcis Linn. 野甘草

Scopolia carniolicoides C. Y. Wu et C. Chen 赛莨菪

Scopolia carniolicoides C. Y. Wu et C. Chen var. *dentata* C. Y. Wu et C. Chen 小赛莨菪

Scopolia tangutica Maxim. 山莨菪

Scrophularia buergeriana Miq. 北玄参

Scrophularia dentata Royle ex Benth. 齿叶玄参

Scrophularia incisa Weinm. 砾玄参

Scrophularia spicata Franch. 穗花玄参

Scurrula parasitica L. 红花寄生

Scurrula parasitica Linn. 红花寄生

Scutellaria amoena C. H. Wright 滇黄芩/西南黄芩

Scutellaria baicalensis Georgi 黄芩

Smilax riparia A. DC. 大伸筋/牛尾菜

Smilax septemnervia（F. T. Wang & Tang）P. Li & C. X. Fu 短柱肖菝葜

Solansm lyratum Thunb. 白英

Solanum americanum Mill. 龙葵/少花龙葵

Solanum americanum Miller 少花龙葵

Solanum capsicoides All. 牛茄子

Solanum capsicoides Allioni 牛茄子/刺茄

Solanum cathayanum Wu et Huang 排风藤

Solanum erianthum D. Don 假烟叶树

Solanum indicum L. 刺天茄

Solanum lyratum Thunb. 白英

Solanum lyratum Thunberg 白英

Solanum nigrum L. 龙葵

Solanum nigrum Linn. 龙葵

Solanum nigrum Linnaeus 龙葵

Solanum procumbens Lour. 海南茄

Solanum procumbens Loureiro 海南茄

Solanum spirale Roxb. 旋花茄

Solanum spirale Roxburgh 旋花茄

Solanum surattense Burm. f. 牛茄子/紫刺花茄

Solanum torvum Sw. 金钮扣

Solanum torvum Swartz 水茄

Solanum tuberosum L. 马铃薯

Solanum tuberosum Linn. 阳芋

Solanum violaceum Ortega 刺天茄

Solanum virginianum Linn. 黄果茄

Solanum virginianum Linnaeus 黄果茄

Solanum xanthocarpum Schrad. et Wendl. 黄果茄

Solidago decurrens Lour. 一枝黄花

Solms-Laubachia eurycarpa（Maxim.）Botsch. 宽果丛菔

Sonchus oleraceus L. 苦苣菜

Sonchus oleraceus Linn. 苦苣菜

Sonchus transcaspicus Nevski. 全叶苦苣菜

Sophora alopecuroides L. 苦豆草/苦豆子

Sophora alopecuroides Linn. 苦豆子

Sophora davidii（Franch.）Skeels 白刺花

Sophora davidii var. *chuansiensis* C. Y. Ma 川西白刺花

Sophora flavescens Ait. 苦参

Sophora japonica L. 槐

Sophora japonica Linn. 槐

Sophora moorcroftiana（Benth.）Baker 砂生槐

Sophora moorcroftiana（Benth.）Benth. ex Baker 砂生槐

Sophora moorcroftiana（Wall.）Benth. ex Baker 砂生槐

Sophora tonkinensis Gagnep. 越南槐

Sorghum bicolor（L.）Moench 高粱

Sorghum bicolor（Linn.）Moench 高粱

Sororseris hookeriana.（C. B. Clarke）Stebb. 虎克绢毛菊

Soroseris gillii（S. Moore）Stebb. 绢毛菊

Soroseris gillii（S. Moore）Stebbins 金沙绢毛苣

Soroseris hookeriana（C. B. Clarke）Stebbins 皱叶绢毛苣

Sparganium stoloniferum（Graebn.）Buch. -Ham. ex Juz. 黑三棱

Sparganium stoloniferum Buch. -Ham. 黑三棱

Spatholobus suberectus Dunn 密花豆

Spatholobus uniauritus Wei 单耳密花豆

Spatholobus uniauritus C. F. Wei 单耳密花豆

Spenceria ramalana Trimen 马蹄黄

Sphaeranthus indicus L. 绒毛戴星草

Sphaeranthus indicus Linn. 绒毛戴星草

Sphaerophysa salsula（Pall.）DC. 苦马豆

Sphallerocarpus gracilis（Bess. ex Trevir.）K. -Pol. 迷果芹

Sphallerocarpus gracilis（Bess.）K. -Pol. 迷果芹

Sphenomeris chinensis（L.）Maxon 乌蕨

Sphenomeris chinensis（Linn.）Maxon 乌蕨

Sphenomorphus indicus（Gray）铜石龙子/铜蜓蜥

Spilanthes callimorpha A. H. Moore 美形金纽扣

Spilanthes paniculata Wall. ex DC. 金钮扣

Spinacia oleracea L. 菠菜

Spinacia oleracea Linn. 菠菜

Spiraea alpina Pall. 高山绣线菊

Spiraea alpina Turcz. 高山绣线菊

Spiraea japonica L. f. 粉花绣线菊

Spiraea japonica L. f. var. *fortunei*（Planchon）Rehd. 光叶绣线菊

Spiraea japonica Linn. f. 粉花绣线菊

Spiraea pubescens Turcz. 土庄绣线菊

Spiranthes sinensis（Pers.）Ames 绶草/盘龙参

Spondias pinnata（L. f.）Kurz 槟榔青

Spondias pinnata（Linn. f.）Kurz 槟榔青

Stahlianthus involucratus（King ex Bak.）Craib 姜叶三七/土田七

Stahlianthus involucratus（King ex Bak.）Craib ex Loes. 姜叶三七

Stahlianthus involucratus（King ex Bak.）Craib ex Loesener 土田七

Stahlianthus involucratus（King ex Baker）Craib ex Loes. 姜叶三七

Stauntonia brachyanthera Hand. -Mazz. 黄蜡果/短药野木瓜

Stauntonia brachyanthera Handel-Mazzetti 黄蜡果

Stauntonia cavalerieana Gagnep. 西南野木瓜

Stauntonia leucantha Diels ex Y. C. Wu 钝药野木瓜

Stauntonia obovata Hemsl. 钝药野木瓜

Stauntonia obovata Hemsley 倒卵叶野木瓜

Stauntonia obovatifoliola Hayata subsp. *intermedia*（Y. C. Wu）T. Chen 五指那藤

Stauntonia obovatifoliola Hayata subsp. *urophylla*（Hand. -Mazz.）H. N. Qin 那藤/尾叶那藤

Stauntonia obovatifoliola subsp. *urophylla*（Hand. -Mazz.）H. N. Qin 尾叶那藤

Steleophaga plancyi（Boleny）冀地鳖

Stellaria yunnanensis Franch. 千针万线草/云南繁缕

Stellera chamaejasme L. 狼毒/瑞香狼毒

Stellera chamaejasme Linn. 狼毒/瑞香狼毒

Stemmacantha uniflora（Linn.）Dittrich 漏芦

Stenoloma chusanum Ching 乌蕨

Stenoloma chusanum（L.）Ching 乌蕨

Stephania dielsiana Y. C. Wu 血散薯

Stephania hainanensis H. S. Lo et Y. T soong 海南地不容

Stephania kuinanensis H. S. Lo et M. Yang 桂南地不容

Stephania kuinanensis Lo et M. Yang 桂南地不容

Stephania kwangsiensis Lo 广西地不容

Stephania kwangsiensis H. S. Lo 广西地不容

Stephania longa Lour. 粪箕笃

Stephania micrantha H. S. Lo et M. Yang 小花地不容

Stephania micrantha Lo et M. Yang 小花地不容

Taxus wallichiana Zucc. 喜马拉雅红豆杉/西藏红豆杉

Tegillarca granosa (Linnaeus) 泥蚶

Teloschestes flavicans (Sw.) Norman 浅黄枝衣

Teratoscincus przewalskii Strauch. 西域沙虎/新疆沙虎

Terminalia bellirica Roxb. 毛诃子

Terminalia bellirica (Gaertn.) Roxb. 毗黎勒

Terminalia chebula Retz. 诃子

Terminalia chebula Retz. var. *tomentella* Kurt. 绒毛诃子

Terminalia chebula var. *tomentella* Kurt. 绒毛诃子

Terminalia chebula var. *tomentella* (Kurz) C. B. Clarke 微毛诃子

Tetracera asiatica (Lour.) Hoogl. 锡叶藤

Tetracera sarmentosa (Linn.) Vahl 锡叶藤

Tetracera sarmentosa Vahl 锡叶藤

Tetradium ruticarpum (A. Jussieu) T. G. Hartley 吴茱萸

Tetraogallus tibetanus (Gould) 淡腹雪鸡/藏雪鸡/淡腹雪鸡

Tetrapanax papyrifer (Hook.) K. Koch 通脱木

Tetrastigma cruciatum Craib et Gagnep. 十字崖爬藤

Tetrastigma hemsleyanum Diels et Gilg 三叶崖爬藤

Tetrastigma obtectum (Wall.) Planch. 崖爬藤

Tetrastigma obtectum (Wall. ex Laws.) Planch. 崖爬藤

Tetrastigma planicaule (Hook.) Gagnep. 扁担藤

Tetrastigma planicaule (Hook. f.) Gagnep. 扁担藤

Tetrastigma serrulatum (Roxb.) Planch. var. *puberulum* C. L. Li 毛狭叶崖爬藤

Tetrastigma serrulatum var. *puberulum* (W. T. Wang et Z. Y. Cao) C. L. Li 毛狭叶崖爬藤

Teucrium polium L. 灰白香科/灰叶香科科/狭叶香科

Thalictrum aquilegiifolium L. var. *sibiricum* Regel et Tiling 唐松草

Thalictrum aquilegiifolium Linn. var. *sibiricum* Regel et Tiling 唐松草

Thalictrum aquilegiifolium var. *sibiricum* Linnaeus 唐松草

Thalictrum baicalense Turcz. 贝加尔唐松草

Thalictrum cirrhosum Lévl. 星毛唐松草

Thalictrum cultratum Wall. 高原唐松草

Thalictrum delavayi Franch. 偏翅唐松草

Thalictrum deciternatum Boiv. 高原唐松草

Thalictrum foliolosum DC. 多叶唐松草

Thalictrum foetidum L. var. *glandulosissimum* Finet et Gagnep. 金丝马尾连

Thalictrum glandulosissimum (Fin. et Gagn.) W. T. Wang et S. H. Wang 金丝马尾连

Thalictrum glandulosissimum (Fin. et Gagnep.) W. T. Wang et S. H. Wang 金丝马尾连

Thalictrum glandulosissimum (Finet et Gagn.) W. T. Wang et S. H. Wang 金丝马尾连

Thalictrum glandulosissimum (Finet et Gagnep.) W. T. Wang et S. H. Wang 金丝马尾连

Thalictrum minus L. var. *hypoleucum* (Sieb. et Zucc.) Miq. 东亚唐松草

Thalictrum minus Linn. var. *hypoleucum* (Sieb. et Zucc.) Miq. 东亚唐松草

Thalictrum minus var. *hypoleucum* (Sieb. et Zucc.) Miq. 东亚唐松草

Thalictrum simplex L. var. *brevips* Hara 箭头唐松草

Thalictrum squamiferum Lecoy. 石砾唐松草

Thelenota ananas (Jaeger) 梅花参

Theloschestes flavicans (Sw.) Norm. 金黄枝衣/壁衣

Thermopsis barbata Benth. 紫花黄华/紫花野决明

Thesium chinense Turcz. 百蕊草

Thesium chinense Turcz. var. *longipedunculatum* Chu 长梗百蕊草

Thladiantha dubia Bge. 赤包/赤雹/赤瓟

Thladiantha dubia Bunge 赤瓟

Thlaspi arvense L. 菥蓂

Thlaspi arvense Linn. 菥蓂

Thlaspi arvense Linnaeus 菥蓂

Thunbergia grandiflora (Rottl. ex Willd.) Roxb. 山牵牛

Thunbergia grandiflora (Roxb. ex Rottl.) Roxb. 山牵牛/大花山牵牛

Thunbergia grandiflora (Roxb. ex Willd.) Roxb. 大花山牵牛

Thymus quimquecostatus Celak. 五脉地椒

Tibetia coelestis (Diels) Tsui 蓝花高山豆

Tibetia himalaica (Baker) Tsui 高山豆

Tibetia yadongensis Tsui 亚东高山豆

Tibetia yadongensis H. P. Tsui 亚东高山豆

Tibetia yunnanensis (Franch.) Tsui 云南高山豆

Tibetia yunnanensis var. *coelestis* (Diels) X. Y. Zhu 蓝花高山豆

Tinospora capillipes Gagnep. 金果榄

Tinospora cordifolia Miers 心叶宽筋藤

Tinospora cordifolia (Willd.) Miers 心叶宽筋藤

Tinospora sagittata (Oliv.) Gagnep. 青牛胆

Tinospora sinensis (Lour.) Merr. 宽筋藤/中华青牛胆

Tinospora sinensis (Loureiro) Merrill 中华青牛胆

Tinospora sinensis (Willd.) Merr. 宽筋藤

Tithonia diversifolia (Hemsley) A. Gray 肿柄菊

Tithonia diversifolia A. Gray. 肿柄菊

Toddalia asiatica (L.) Lam. 飞龙掌血

Toddalia asiatica (Linn.) Lam. 飞龙掌血

Toddalia asiatica (Linnaeus) Lamarck 飞龙掌血

Tofieldia divergens Bur. et Franch. 叉柱岩菖蒲

Toona sinensis (A. Juss.) Roem. 香椿

Toona sinensis (A. Jussieu) M. Roemer 香椿

Toricellia angulata Oliv. var. *intermedia* (Harms) Hu 有齿鞘柄木

Torreya grandis Fort. 榧

Torreya grandis Fort. ex Lindl. 榧/榧树

Torricellia angulata var. *intermedia* (Harms) Hu 有齿鞘柄木

Torricellia angulata var. *intermedia* (Harms ex Diels) Hu 有齿鞘柄木

Toruleria humilis (C. A. Mey.) O. E. Schulz 蚓果芥

Toruleria humilis (C. A. Meyer) O. E. Schulz 蚓果芥

Toxicodendron vernicifluum (Stokes) F. A. Barkl. 漆 /漆树

Trachelospermum jasminoides (Lindl.) Lem. 络石

Trachycarpus fortunei (Hook.) H. Wendl. 棕榈

Trachycarpus fortunei (Hook. f.) H. Wendl. 棕榈

Trachyspermum ammi (L.) Sprague 阿育魏/糙果芹/细叶糙果芹

Trachyspermum scaberulum (Franch.) H. Wolff ex Hand.-Mazz. 糙果芹

Trachyspermum scaberulum (Franch.) Wolff ex Hand.-Mazz. 糙果芹

Trapa bicornis Osbeck 乌菱

Trapa bispinosa Roxb. 菱

Trapa marimowiczii Korsch. 细果野菱

Trapa natans L. 欧菱

Trema tomentosa (Roxb.) Hara 山黄麻

Valeriana tangutica Bat. 小缬草
Valeriana tangutica Batal. 西北缬草
Valeriana tangutica Maxim 西北缬草
Ventilago calyculata Tul. 毛果翼核果
Ventilago calyculata Tulasne 毛果翼核果
Ventilago leiocarpa Benth. 翼核果
Ventilago leiocarpa Bentham 翼核果
Veratrum dahuricum (Turcz.) Loes. f. 兴安藜芦
Veratrum grandiflorum (Maxim.) Loes. f. 毛叶藜芦
Veratrum japonicum (Baker) Loes. f. 黑紫藜芦
Veratrum maackii Regel 毛穗藜芦
Veratrum mengtzeanum Loes. f. 蒙自藜芦
Veratrum nigrum L. 藜芦
Veratrum nigrum Linn. 藜芦
Veratrum nigrum Linnaeus 藜芦
Veratrum puberulum Loes. f. 毛叶藜芦
Veratrum schindleri (Baker) Loes. f. 牯岭藜芦
Veratrum schindleri Loes. f. 牯岭藜芦
Veratrum stenophyllum Diels 狭叶藜芦
Veratrum taliense Loes. f. 大理藜芦
Verbascum thapsus L. 毛蕊花
Verbascum thapsus Linn. 毛蕊花
Verbena officinalis L. 马鞭草
Verbena officinalis Linn. 马鞭草
Vernonia andersonii C. B. Clarke 毒根斑鸠菊
Vernonia anthelmintica Willd. 驱虫斑鸠菊
Vernonia anthelmintica (L.) Willd. 驱虫斑鸠菊
Vernonia cinerea (L.) Less. 夜香牛
Vernonia cinerea (Linn.) Less. 夜香牛
Vernonia cumingiana Benth. 毒根斑鸠菊
Vernonia patula (Dry.) Merr. 咸虾花
Vernonia patula (Dryand.) Merr. 咸虾花
Veronica anagallis-aquatica L. 北水苦荬
Veronica anagallis-aquatica Linn. 北水苦荬
Veronica anagallis-aquatica Linnaeus 北水苦荬
Veronica ciliata Fisch. 长果婆婆纳
Veronica ciliata Fisch. subsp. *cephaloides* (Pennell) Hong 长果婆婆纳拉萨亚种
Veronica ciliata subsp. *cephaloides* (Pennell) Hong 长果婆婆纳拉萨亚种
Veronica ciliata subsp. *cephaloides* (Pennell) D. Y. Hong 拉萨长果婆婆纳
Veronica eriogyne H. Winkl. 毛果婆婆纳
Veronica peregrina L. 蚊母草
Veronica peregrina Linnaeus 蚊母草
Veronica rockii H. L. Li 光果婆婆纳
Veronica rockii Li 光果婆婆纳
Veronica undulata Wall. 水苦荬
Viburnum chinshanense Graebn. 金佛山荚蒾
Viburnum cylindricum Buch.-Ham. ex D. Don 水红木
Viburnum fordiae Hance 南方荚蒾
Vicatia thibetica de Boiss. 西藏凹乳芹
Vicatia thibetica H. de Boiss. 西藏凹乳芹
Vicia faba L. 蚕豆
Vicia faba Linn. 蚕豆

Vigna radiata (L.) R. Wilczek 绿豆
Vigna radiata (L.) Wilczek 绿豆
Vigna radiata (Linn.) Wilczek 绿豆
Vigna radiata (Linnaeus) Wilczek 绿豆
Vincetoxicum forrestii (Schltr.) C. Y. Wu et D. Z. Li 大理白前
Vincetoxicum pycnostelma Kitag. 徐长卿
Viola betonicifolia J. E. Smith 戟叶堇菜
Viola betonicifolia Sm. 戟叶堇菜
Viola betonicifolia Smith 戟叶堇菜
Viola betonicifolia W. W. Sm. 戟叶堇菜
Viola biflora L. 双花堇菜
Viola biflora Linn. 双花堇菜
Viola concordifolia C. J. Wang 心叶堇菜
Viola cordifolia W. Beck. 心叶堇菜
Viola etonicifolia Sm. ssp. *nepalensis* W. Beck. 箭叶堇菜
Viola inconspicua Bl. 长萼堇菜
Viola inconspicua Bl. ex Bijdr. 长萼堇菜
Viola inconspicua Blume 长萼堇菜
Viola kunawarensis Royle 西藏堇菜
Viola kunawarensis Royle Illustr. 西藏堇菜
Viola philippica Cav. 紫花地丁
Viola philippica Cav. Icons et Descr. 紫花地丁
Viola prionantha Bunge 早开堇菜
Viola schneideri W. Beck. 浅圆齿堇菜
Viola tianshanica Maxim. 天山堇菜
Viola yedoensis Makino 紫花地丁
Viola yunnanfuensis W. Becker 心叶堇菜
Viscum coloratum (Kom.) Nakai 槲寄生
Viscum coloratum (Komar.) Nakai 槲寄生
Vitex negundo L. 黄荆
Vitex negundo Linn. 黄荆
Vitex negundo Linnaeus 黄荆
Vitex negundo L. var. *cannabifolia* (Sieb. et Zucc.) Hand.-Mazz. 牡荆
Vitex negundo L. var. *cannabifolia* (Siebold et Zucc.) Hand.-Mazz. 牡荆
Vitex negundo Linn. var. *cannabifolia* (Sieb. et Zucc.) Hand.-Mazz. 牡荆
Vitex negundo var. *cannabifolia* (Sieb. et Zucc.) Hand.-Mazz. 牡荆
Vitex negundo var. *cannabifolia* (Siebold & Zuccarini) Handel-Mazzetti 牡荆
Vitex negundo var. *herterophylla* (Franch.) Rehd. 荆条
Vitex quinata (Lour.) Will. 山牡荆
Vitex rotundifolia Linn. f. 单叶蔓荆
Vitex rotundifolia Linnaeus f. 单叶蔓荆
Vitex trifolia L. 蔓荆
Vitex trifolia Linn. 蔓荆
Vitex trifolia L. var. *simplicifolia* Cham. 单叶蔓荆
Vitex trifolia Linn. var. *simplicifolia* Cham. 单叶蔓荆
Vitis vinifera L. 葡萄/琐琐葡萄
Vitis vinifera Linn. 葡萄
Vladimiria souliei (Franch.) Ling 川木香
Vladimiria souliei (Franch.) Ling var. *cinerea* Ling 灰毛川木香
Vuhuangia flava (Benth.) Molinari, Solomon Raju & Mayta 吴黄木
Vulpes ferrilata Hodgson 藏狐

标准简称与标准信息一览表

标准简称	标准信息
药典 2020（药典 2020 附）	中华人民共和国药典 2020 年版. 一部. 国家药典委员会编. 北京：中国医药科技出版社，2020.5（四部/成方制剂中本版药典未收载的药材和饮片）
药典 2015（药典 2015 附）	中华人民共和国药典 2015 年版. 一部. 国家药典委员会编. 北京：中国医药科技出版社，2015.6（四部/成方制剂中本版药典未收载的药材和饮片）
药典 2010（药典 2010 附）	中华人民共和国药典 2010 年版. 一部. 国家药典委员会编. 北京：中国医药科技出版社，2010.1（附录Ⅲ 成方制剂中本药典未收载的药材及炮制品）
药典 2005（药典 2005 附）	中华人民共和国药典 2005 年版. 一部. 国家药典委员会编. 北京：化学工业出版社，2005.1（附录Ⅲ 成方制剂中本药典未收载的药材及炮制品）
药典 2000（药典 2000 附）	中华人民共和国药典 2000 年版. 一部. 国家药典委员会编. 北京：化学工业出版社，2000.1（附录Ⅲ 成方制剂中本药典未收载的药材及炮制品）
药典 1995（药典 1995 附）	中华人民共和国药典 1995 年版. 一部. 中华人民共和国卫生部药典委员会编. 广州：广东科技出版社，1995.8（附录Ⅲ 成方制剂中本药典未收载的药材及炮制品）
药典 1990（药典 1990 附）	中华人民共和国药典 1990 年版. 一部. 中华人民共和国卫生部药典委员会编. 北京：人民卫生出版社/化学工业出版社，1990.10（成方制剂中本药典未收载的药材及炮制品）
药典 1985（药典 1985 附）	中华人民共和国药典 1985 年版. 一部. 中华人民共和国卫生部药典委员会编. 北京：人民卫生出版社/化学工业出版社，1985.8（成方制剂中本药典未收载的药材及炮制品）
药典 1977（药典 1977 附）	中华人民共和国药典 1977 年版. 一部. 中华人民共和国卫生部药典委员会编. 北京：人民卫生出版社，1978.12（成方制剂中本药典未收载的中草药及炮制品）
药典 1963	中华人民共和国药典 1963 年版. 一部. 中华人民共和国卫生部药典委员会编. 北京：人民卫生出版社，1964.4
药典 1953	中华人民共和国药典 1953 年版. 中央人民政府卫生部编. 上海：商务印书馆出版，1953.7
部颁维药（部颁维药附）	中华人民共和国卫生部药品标准·维吾尔药分册. 中华人民共和国卫生部药典委员会编. 乌鲁木齐：新疆科技卫生出版社，1999.8（附录五）
部颁藏药（部颁藏药附）	中华人民共和国卫生部药品标准. 藏药第一册. 中华人民共和国卫生部药典委员会编. 1995（附一）
部颁蒙药（部颁藏药附）	中华人民共和国卫生部药品标准. 蒙药分册. 中华人民共和国卫生部药典委员会编，1998（附一）
部颁中药材	中华人民共和国卫生部药品标准. 中药材第一册. 中华人民共和国卫生部药典委员会编. 1992
部颁 1 册附	中华人民共和国卫生部药品标准. 中药成方制剂第一册. 中华人民共和国卫生部药典委员会编. 1989（药典未收载的药材名称及来源）
部颁 2 册附	中华人民共和国卫生部药品标准. 中药成方制剂第二册. 中华人民共和国卫生部药典委员会编. 1990（药典未收载的药材名称及来源）
部颁 3 册附	中华人民共和国卫生部药品标准. 中药成方制剂第三册. 中华人民共和国卫生部药典委员会编. 1991（附：药典未收载的药材名称及来源）
部颁 4 册附	中华人民共和国卫生部药品标准. 中药成方制剂第四册. 中华人民共和国卫生部药典委员会编. 1991（附：药典未收载的药材名称及来源）
部颁 5 册附	中华人民共和国卫生部药品标准. 中药成方制剂第五册. 中华人民共和国卫生部药典委员会编. 1992（附：药典未收载的药材名称及来源）
部颁 6 册附	中华人民共和国卫生部药品标准. 中药成方制剂第六册. 中华人民共和国卫生部药典委员会编. 1992（药典未收载的药材名称及来源）
部颁 7 册附	中华人民共和国卫生部药品标准. 中药成方制剂第七册. 中华人民共和国卫生部药典委员会编. 1993（附：药典未收载的药材名称及来源）
部颁 8 册附	中华人民共和国卫生部药品标准. 中药成方制剂第八册. 中华人民共和国卫生部药典委员会编. 1993（药典未收载的药材名称及来源）
部颁 9 册附	中华人民共和国卫生部药品标准. 中药成方制剂第九册. 中华人民共和国卫生部药典委员会编. 1994（药典未收载的药材名称及来源）
部颁 10 册附	中华人民共和国卫生部药品标准. 中药成方制剂第十册. 中华人民共和国卫生部药典委员会编. 1995（药典未收载的药材名称及来源）

标准简称	标准信息
部颁 11 册附	中华人民共和国卫生部药品标准. 中药成方制剂第十一册. 中华人民共和国卫生部药典委员会编. 1996（附：药典未收载的药材名称及来源）
部颁 12 册附	中华人民共和国卫生部药品标准. 中药成方制剂第十二册. 中华人民共和国卫生部药典委员会编. 1997（药典未收载的药材名称及来源）
部颁 13 册附	中华人民共和国卫生部药品标准. 中药成方制剂第十三册. 中华人民共和国卫生部药典委员会编. 1997（药典未收载的药材名称及来源）
部颁 14 册附	中华人民共和国卫生部药品标准. 中药成方制剂第十四册. 中华人民共和国卫生部药典委员会编. 1997（附：药典未收载的药材名称及来源）
部颁 15 册附	中华人民共和国卫生部药品标准. 中药成方制剂第十五册. 中华人民共和国卫生部药典委员会编. 1997（附：药典未收载的药材名称及来源）
部颁 17 册附	中华人民共和国卫生部药品标准. 中药成方制剂第十七册. 中华人民共和国卫生部药典委员会编. 1998（附：药典未收载的药材名称及来源）
六省藏标	藏药标准第一版. 第一、二分册合编本. 西藏自治区卫生局、青海省卫生局、四川省卫生局、甘肃省卫生局、云南省卫生局、新疆维吾尔自治区卫生局编. 西宁：青海人民出版，1979.12
西藏藏药第一册 2012	西藏自治区藏药材标准. 第 1 册. 西藏自治区食品药品监督管理局编. 拉萨：西藏人民出版社,2012.5
西藏藏药第二册 2012（西藏藏药第二册 2012 附）	西藏自治区藏药材标准. 第 2 册. 西藏自治区食品药品监督管理局编. 拉萨：西藏人民出版社,2012.5（附录：本标准中药材原植物种属收载情况说明）
西藏藏药炮规 2022	西藏自治区藏药材炮制规范. 2022 年版（汉文、藏文）. 西藏自治区药品监督管理局编. 拉萨：西藏人民出版社,2022.9
青海藏药第一册 2019	青海省藏药材标准 2019 年版. 第一册. 青海省药品监督管理局，青海省药品检验检测院编. 兰州：甘肃民族出版社,2020.6
青海藏药炮规 2010	青海省藏药炮制规范 2010 年版. 张晓峰，魏富财主编. 西宁：青海人民出版社,2010.7
青海藏药增补 1992	青海省藏药标准 1992 年版（增补本）. 青海省卫生厅编. 1995.12
青海藏药 1992（青海藏药 1992 附）	青海省藏药标准 1992 年版. 青海省卫生厅编（成方制剂中本标准未收载的主要药材及炮制品）
青海 1986	青海省药品标准 1986 年版. 青海省卫生厅编. 1986.1
青海 1976	青海省药品标准 1976 年版. 青海省卫生局编. 1977.2
青海炮规 1991	青海省中药炮制规范 1991 年版. 青海省卫生厅编印. 1991.1
四川藏药制剂附	四川省医疗机构藏药制剂标准. 第二册. 四川省药品监督管理局编. 成都：四川科学技术出版社,2021.9（藏药经方制剂相关药材及饮片）
四川 2022	四川省中药材标准（藏、羌、彝、苗药材 2022 年版）. 四川省药品监督管理局编. 成都：四川科学技术出版社,2023.6
四川藏药 2020	四川省藏药材标准 2020 年版. 四川省药品监督管理局编. 成都：四川科学技术出版社,2021.6
四川藏药 2014	四川省藏药材标准 2014 年版. 四川省食品药品监督管理局编. 成都：四川科学技术出版社,2014.11
四川 2010	四川省中药材标准 2010 年版. 四川省食品药品监督管理局编. 成都：四川科学技术出版社,2011.6
四川增补 1992	四川中药材标准 1987 年版增补本. 四川省卫生厅编. 成都：成都科技大学出版社,1991.11
四川 1987	四川中药材标准. 1987 年版. 四川省卫生厅编. 1987.6
新疆炮规 2020	新疆维吾尔自治区中药维吾尔药饮片炮制规范：2020 年版. 新疆维吾尔自治区药品监督管理局编写. 北京：中国医药科技出版社,2021.7
维药第一册 2010	新疆维吾尔自治区维吾尔药材标准第一册 2010 年版. 苏来曼·哈力克编. 乌鲁木齐：新疆人民卫生出版社,2010.12
新疆炮规 2010	新疆维吾尔自治区中药维吾尔药饮片炮制规范. 程弘，李永和编. 乌鲁木齐：新疆人民卫生出版社,2010.12
维药 1993	维吾尔药材标准（上册）. 新疆维吾尔自治区卫生厅编. 乌鲁木齐：新疆科技卫生出版社（K）,1993.8
新疆 1987	新疆维吾尔自治区药品标准 1987 年版. 新疆维吾尔自治区卫生厅编. 1987.7
新疆第二册 1980	新疆维吾尔自治区药品标准 1980 年版（第二册）. 新疆维吾尔自治区卫生局编. 1980.3
新疆第一册 1980	新疆维吾尔自治区药品标准 1980 年版（第一册）. 新疆维吾尔自治区卫生局编. 1980.3
蒙药 2021	内蒙古蒙药材标准 2021 年版. 内蒙古自治区药品监督管理局编. 赤峰：内蒙古科学技术出版社,2022.5
内蒙古 2021	内蒙古中药材标准 2021 年版. 内蒙古自治区药品监督管理局编著. 赤峰：内蒙古科学技术出版社,2022.5

标准简称	标准信息
蒙药炮规 2020	内蒙古蒙药饮片炮制规范 2020 版. 那生桑主编. 内蒙古自治区药品监督管理局编著. 呼和浩特:内蒙古人民出版社,2020.12
蒙药增补 2015	内蒙古蒙药材标准增补本. 那生桑主编. 内蒙古自治区食品药品监督管理局编著. 呼和浩特:内蒙古人民出版社,2017.9
蒙药炮规 2015	内蒙古蒙药炮制规范 2015 年版. 那生桑主编. 内蒙古自治区食品药品监督管理局编著. 呼和浩特:内蒙古人民出版社,2016.12
内蒙古 1988	内蒙古中药材标准 1988 年版. 内蒙古自治区卫生厅编.1987.12
蒙药 1986	内蒙古蒙药材标准 1986 年版. 内蒙古自治区卫生厅编. 赤峰:内蒙古科学技术出版社,1987.10
甘肃 2020	甘肃省中药材标准 2020 年版. 甘肃省药品监督管理局编. 兰州:兰州大学出版社,2021.3
甘肃 2009	甘肃省中药材标准 2009 年版. 甘肃省食品药品监督管理局编. 兰州:甘肃文化出版社,2009.12
甘肃炮规 1980	中药炮制规范 1980 年版. 甘肃省卫生局编. 兰州:甘肃人民出版社,1980.6
甘肃炮规 2022	甘肃省中药炮制规范 2022 年版. 甘肃省药品监督管理局编. 兰州:兰州大学出版社,2022.12
云南第七册 2005	云南省中药材标准 2005 年版. 第七册. 云南省食品药品监督管理局编. 昆明:云南科技出版社,2013.2
云南彝药Ⅲ2005	云南省中药材标准 2005 年版. 第六册·彝族药(Ⅲ). 云南省食品药品监督管理局编. 昆明:云南科技出版社,2010.2
云南彝药Ⅱ2005	云南省中药材标准 2005 年版. 第四册·彝族药(Ⅱ). 云南省食品药品监督管理局编. 昆明:云南科技出版社,2008.1
云南彝药 2005	云南省中药材标准 2005 年版. 第二册·彝族药. 云南省食品药品监督管理局编. 昆明:云南科技出版社,2007.3
云南傣药Ⅱ2005	云南省中药材标准 2005 年版. 第五册·傣族药(Ⅱ). 云南省食品药品监督管理局编. 昆明:云南科技出版社,2009.12
云南傣药 2005	云南省中药材标准 2005 年版. 第三册. 傣族药. 云南省食品药品监督管理局编. 昆明:云南科技出版社,2007.12
云南第一册 2005	云南省中药材标准 2005 年版. 第一册. 云南省食品药品监督管理局编. 昆明:云南美术出版社,2005.12
云南 1996	云南省药品标准 1996 年版. 云南省卫生厅主编. 昆明:云南大学出版社,1998.1
云南 1974	云南省药品标准 1974 年版. 云南省卫生局,1975.12
安徽 2022	安徽省中药材标准 2022 年版. 安徽省药品监督管理局著. 北京:中国医药科技出版社,2022.12
安徽炮规 2019	安徽省中药饮片炮制规范 2019 年版. 安徽省药品监督管理局编著. 合肥:安徽科学技术出版社,2019.10
安徽炮规 1980	安徽省中药炮制规范 1980 年版. 安徽省卫生厅,1980.1
北京炮规 2008	北京市中药饮片炮制规范 2008 年版. 北京市药品监督管理局编. 北京:化学工业出版社,2010.4
北京 1998(北京 1998 附)	北京市中药材标准. 北京市卫生局编. 北京:首都师范大学出版社,1998.12(附录)
北京炮规 1986	北京市中药炮制规范 1986 年版. 北京市卫生局编.1986.12
福建炮规 2012	福建省中药饮片炮制规范 2012 版. 福建省食品药品监督管理局编著. 福州:福建科学技术出版社,2013.6
福建 2006	福建省中药材标准 2006 年版. 黄有霖主编. 福州:海风出版社,2006.5
广东第三册 2018	广东省中药材标准. 第三册. 广东省药品监督管理局编. 广州:广东科技出版社,2018.12
广东第二册 2011	广东省中药材标准. 第二册. 广东省食品药品监督管理局编. 广州:广东科技出版社,2011.5
广东第一册 2004	广东省中药材标准. 第一册. 广东省食品药品监督管理局编. 广州:广东科技出版社,2004.11
广西瑶药第二卷 2022	广西壮族自治区瑶药材质量标准第二卷(2022 年版). 广西壮族自治区食品药品监督管理局编. 南宁:广西科学技术出版社.2022.1
广西瑶药第一卷 2014	广西壮族自治区瑶药材质量标准 2014 年版. 第一卷. 广西壮族自治区食品药品监督管理局编. 南宁:广西科学技术出版社,2014.12
广西壮药第三卷 2018	广西壮族自治区壮药质量标准 2018 年版. 第三卷. 广西壮族自治区食品药品监督管理局编. 南宁:广西科学技术出版社,2018.11
广西壮药第二卷 2011	广西壮族自治区壮药质量标准 2011 年版. 第二卷. 广西壮族自治区食品药品监督管理局编. 南宁:广西科学技术出版社,2011.12
广西壮药第一卷 2008	广西壮族自治区壮药质量标准 2008 年版·第一卷. 广西壮族自治区食品药品监督管理局编. 南宁:广西科学技术出版社,2008.10
广西炮规 2007	广西壮族自治区中药饮片炮制规范(2007 年版). 广西壮族自治区食品药品监督管理局编. 南宁:广西科学技术出版社,2007.9

标准简称	标准信息
广西第二册 1996	广西中药材标准·第二册.广西壮族自治区卫生厅编.1996.10
广西 1990（广西 1990 附）	广西中药材标准 1990 年版.广西壮族自治区卫生厅编.南宁：广西科学技术出版社，1992.10（附录一：本标准正文未收载的药材名）
贵州第二册 2019	贵州省中药材民族药材质量标准 2019 年版.第二册.贵州省药品监督管理局编.北京：中国医药科技出版社，2022.5
贵州第一册 2019	贵州省中药材民族药材质量标准 2019 年版.第一册.贵州省药品监督管理局编.北京：中国医药科技出版社，2020.5
贵州炮规第一册 2019	贵州省中药材民族药材质量标准 2019 年版.第一册.贵州省药品监督管理局编.北京：中国医药科技出版社，2020.5
贵州炮规 2005	贵州省中药饮片炮制规范 2005 年版.贵州省食品药品监督管理局.贵阳：贵州科技出版社，2005.12
贵州 2003（贵州 2003 附）	贵州省中药材、民族药材质量标准 2003 年版.贵州省药品监督管理局编.贵阳：贵州科技出版社，2003.11（附录四：本标准未收载的本省习用的省外地方标准调进药材品种目录）
贵州 1988	贵州省中药材质量标准 1988 年版.贵州省卫生厅编.贵阳：贵州人民出版社，1990.3
贵州 1965	贵州省中药材标准规格（上集）1965 年版.贵州省卫生厅编.1965
海南第一册 2011	海南省中药材标准.第 1 册.海南省食品药品监督管理局编.海口：南海出版公司，2011.12
河北 2018	河北省中药材标准 2018 年版.河北省食品药品监督管理局编.石家庄：河北科学技术出版社，2018.12
河北炮规 2003	河北省中药饮片炮制规范 2003 年版.河北省食品药品监督管理局编.北京：学苑出版社，2004.9
河南炮规 2022	河南省中药饮片炮制规范 2022 年版.河南省药品监督管理局编.郑州：河南科学技术出版社，2022.7
河南炮规 2005	河南省中药饮片炮制规范.河南省食品药品监督管理局编著.郑州：河南人民出版社，2005.12
河南 1993	河南省中药材标准 1993 年版（二）.河南省卫生厅编.郑州：中原农民出版社，1994.6
河南 1991	河南省中药材标准 1991 年版（一）.河南省卫生厅编.郑州：中原农民出版社，1992.3
黑龙江炮规 1991	黑龙江省中药炮制规范 1991 年版.黑龙江省卫生厅编.1991.8
黑龙江炮规 2012	黑龙江省中药饮片炮制规范及标准 2012 年版.黑龙江省食品药品监督管理局编.哈尔滨：黑龙江科学技术出版社，2012.12
黑龙江 2001	黑龙江省中药材标准 2001 年版.黑龙江省药品监督管理局编.2001.10
湖北 2018	湖北省中药材质量标准 2018 年版.湖北省药品监督管理局编.北京：中国医药科技出版社，2019.1
湖北炮规 2018	湖北省中药饮片炮制规范 2018 年版.湖北省药品监督管理局编.北京：中国医药科技出版社，2019.1
湖北 2009	湖北省中药材质量标准 2009 年版.湖北省食品药品监督管理局编.武汉：湖北科学技术出版社，2009.12
湖北炮规 2009	湖北省中药饮片炮制规范 2009 年版.湖北省食品药品监督管理局编著.武汉：湖北科学技术出版社，2009.12
湖南炮规 2021	湖南省中药饮片炮制规范 2021 年版.湖南省药品监督管理局编.北京：中国医药科技出版社，2022.10
湖南炮规 2010	湖南省中药饮片炮制规范 2010 年版.湖南省食品药品监督管理局编.汪文涛，李文莉主编.长沙：湖南科学技术出版社，2010.5
湖南 2009	湖南省中药材标准（2009 年版）.湖南省食品药品监督管理局编.长沙：湖南科学技术出版社，2010.1
湖南 1993	湖南省中药材标准 1993 年版.湖南省卫生厅编.长沙：湖南科学技术出版社 1993.11
吉林第二册 2019	吉林省中药材标准.第二册.吉林省药品监督管理局编.长春：吉林科学技术出版社，2020.11
吉林第一册 2019	吉林省中药材标准.第一册.吉林省药品监督管理局编.长春：吉林科学技术出版社，2019.5
吉林 1986	吉林省中药炮制标准 1986.吉林省卫生厅编.长春：吉林科学技术出版社，1987.12
吉林 1977	吉林省药品标准 1977 年版.吉林省卫生局编.1977.12
江苏 2016	江苏省中药材标准 2016 年版.江苏省食品药品监督管理局编.南京：江苏凤凰科学技术出版社，2016.9
江苏炮规 2002	江苏省中药饮片炮制规范 2002 年版.江苏省药品监督管理局编著.南京：江苏科学技术出版社，2002.7
江苏炮规 1980	江苏省中药饮片炮制规范 1980 年版.江苏省卫生局编著.南京：江苏科学技术出版社，1980.1
江苏 1989	江苏省中药材标准 1989 年版.江苏省卫生厅.南京：江苏科学技术出版社，1989.12
江西 2014	江西省中药材标准 2014 年版.江西省食品药品监督管理局编.上海：上海科学技术出版社，2014.12
江西炮规 2008	江西省中药饮片炮制规范 2008 年版.江西省食品药品监督管理局编.上海：上海科学技术出版社，2009.12
江西 1996	江西省中药材标准 1996 年版.江西省卫生厅编.南昌：江西科学技术出版社，1997.9
辽宁第二册 2019	辽宁省中药材标准 2019 年版.第二册.辽宁省药品监督管理局编.沈阳：辽宁科学技术出版社，2019.11

标准简称	标准信息
辽宁第一册 2009	辽宁省中药材标准 2009 年版.第一册.辽宁省食品药品监督管理局编.沈阳:辽宁科学技术出版社,2009.12
辽宁 1987	辽宁省药品标准 1987 年版.辽宁省卫生厅编.1987.12
辽宁 1980	辽宁省药品标准 1980 年版.辽宁省卫生局编.1980.12
辽宁炮规 1975	辽宁省中药炮制规范 1975 年版.辽宁省卫生局
辽宁炮规 1986	辽宁省中药炮制规范 1986 年版.辽宁省卫生厅
宁夏 2018	宁夏中药材标准 2018 年版.宁夏食品药品监督管理局编.银川:阳光出版社,2018.9
宁夏炮规 2017	宁夏中药饮片炮制规范 2017 年版.宁夏食品药品监管理局编.银川:阳光出版社,2017.12
宁夏 1993	宁夏中药材标准 1993 年版.邢世瑞主编.银川:宁夏人民出版社,1993.9
山东 2022	山东省中药材标准 2022 年版.山东省药品监督管理局,山东省食品药品检验研究院编.济南:山东科学技术出版社,2022.12
山东炮规 2022	山东省中药饮片炮制规范 2022 年版.山东省药品监督管理局,山东省食品药品检验研究院编.济南:山东科学技术出版社,2022.12
山东 2012	山东省中药材标准.山东省食品药品监督管理局编.济南:山东科学技术出版社,2013
山东 2002(山东 2002 附)	山东省中药材标准 2002 年版.山东省药品监督管理局编.济南:山东友谊出版社,2002.12(本省部分地区习用的中药材品种)
山东炮规 2002	山东省中药炮制规范 2002 年版.山东省药品监督管理局主编.济南:山东友谊出版社,2003.3
山东炮规 2012	山东省中药饮片炮制规范 2012 年版.山东省食品药品监督管理局编.济南:山东科学技术出版社,2013.10
山西第一册 2017	山西省中药材中药饮片标准.第一册.山西省食品药品监督管理局编.北京:科学出版社,2017.9
山西 1987(山西 1987 附)	山西省中药材标准 1987 年版.山西省卫生厅编.1988.7(本标准及《中国药典 1985 年版》正文均未收载的药材、炮制品及辅料)
上海 1994(上海 1994 附)	上海市中药材标准 1994 年版.上海市卫生局编.1993.12(附录:本标准未列入正文收载的药材品名)
上海炮规 2018	上海市中药饮片炮制规范 2018 年版.上海市药品监督管理局编.上海:上海科学技术出版社,2019.5
陕西 2015	陕西省药材标准 2015 年版.陕西省食品药品监督管理局编.西安:陕西科学技术出版社,2016.12
陕西炮规第二册 2009	陕西省中药饮片标准.第 2 册.陕西省食品药品监督管理局编.西安:陕西科学技术出版社,2009.6
陕西炮规第三册 2011	陕西省中药饮片标准.第 3 册.陕西省食品药品监督管理局编.西安:陕西科学技术出版社,2011.8
天津炮规 2018	天津市中药饮片炮制规范 2018 年版.天津市市场和质量监督管理委员会编.2018
浙江第一册 2017	浙江省中药材标准第一册.浙江省食品药品监督管理局.2017.9
浙江炮规 2015	浙江省中药炮制规范 2015 年版.浙江省食品药品监督管理局编著.北京:中国医药科技出版社,2016.7
重庆炮规 2006	重庆市中药饮片炮制规范及标准 2006 年版,重庆市食品药品监督管理局编,2006
四川炮规 2015	四川省中药饮片炮制规范 2015 年版.四川省食品药品监督管理局编.成都:四川科学技术出版社,2016.7
全国炮规 1988	全国中药炮制规范 1988 年版.中华人民共和国药政管理局编.北京:人民卫生出版社,1988.8
进口药材 1977	进口药材质量暂行标准.中华人民共和国卫生部编.1977
进口药材 2004	儿茶等 43 种进口药材质量标准.国家药品监督管理局注册标准.2004

主要参考文献

[1] 傅立国，陈潭清，郎楷永，等. 中国高等植物 [M]. 修订本. 青岛：青岛出版社，2012.

[2] 中国科学院植物研究所. 中国高等植物图鉴 [M]. 北京：科学出版社，2016.

[3] 艾铁民. 中国药用植物志 [M]，北京：北京大学医学出版社，2021.

[4] 李军德，黄璐琦，曲晓波. 中国药用动物志 [M]. 2 版. 福州：福建科学技术出版社，2013.

[5] 中国科学院中国动物志编辑委员会. 中国动物志 [M]. 北京：科学出版社，2016.

[6] 卫生部药品生物制品检定所，云南省药品检定所. 中国民族药志：第 1 卷 [M]. 北京：人民卫生出版社，1984.

[7] 中国药品生物制品检定所. 中国民族药志：第 3 卷 [M]. 成都：四川民族出版社，2000.

[8] 中国民族药志编委会. 中国民族药志：第 4 卷 [M]. 成都：四川民族出版社，2007.

[9] 万定荣. 中国毒性民族药志 [M]. 北京：科学出版社，2015.

[10] 贾敏如，李星炜. 中国民族药志要 [M]. 北京：中国医药科技出版社，2005.

[11] 陈健斌. 中国地衣志：第 4 卷 [M]. 北京：科学出版社，2015.

[12] 赵继鼎. 中国真菌志：第 3 卷 [M]. 北京：科学出版社，1998.

[13] 郭林. 中国真菌志：第 12 卷 [M]. 北京：科学出版社，2000.

[14] 赵继鼎，张小青. 中国真菌志：第 18 卷 [M]. 北京：科学出版社，2000.

[15] 刘波. 中国真菌志：第 23 卷 [M]. 北京：科学出版社，2005.

[16] 戴芳澜. 中国真菌总汇 [M]. 北京：科学出版社，1979.

[17] 吴兴亮，卯晓岚，图力古尔，等. 中国药用真菌 [M]. 北京：科学出版社，2013.

[18] 戴玉成，图力古尔，崔宝凯，等. 中国药用真菌图志 [M]. 哈尔滨：东北林业大学出版社，2012.

[19] 应建浙，卯晓岚，马启明，等. 中国药用真菌图鉴 [M]. 北京：科学出版社，1987.

[20] 吴金陵. 中国地衣植物图鉴 [M]. 北京：中国展望出版社，1987.

[21] 魏江春. 中国地衣型真菌综览 [M]. 英文版. 北京：中国林业出版社，2020.

[22] 丁恒山. 中外药用孢子植物资源志要 [M]. 贵阳：贵州科技出版社，2010.

[23] 中国科学院西北高原生物研究所. 藏药志 [M]. 西宁：青海人民出版社，1991.

[24] 吴征镒. 西藏植物志：第 2 卷 [M]. 北京：科学出版社，1985.

[25] 新疆植物志编写委员会. 新疆植物志：第 2 卷 [M]. 乌鲁木齐：新疆科学技术出版社，2019.

[26] 中国科学院广西壮族自治区广西植物研究所. 广西植物志：第 2 卷 [M]. 南宁：广西科学技术出版社，2005.

[27] 贵州植物志编辑委员会. 贵州植物志：第 3 卷 [M]. 贵阳：贵州人民出版社，1990.

[28] 中国科学院西北高原生物研究所. 青海植物志：第 2 卷 [M]. 西宁：青海人民出版社，1999.

[29] 杜品. 青藏高原甘南藏药植物志 [M]. 兰州：甘肃科学技术出版社，2006.

[30] 曾呈奎. 中国海藻志：第 3 卷 [M]. 北京：科学出版社，2000.

[31] 程兆第，高亚辉. 中国海藻志：第 5 卷 [M]. 北京：科学出版社，2012.

[32] 国家中医药管理局《中华本草》编委会. 中华本草：维吾尔药卷 [M]. 上海：上海科学技术出版社，2005.

[33] 国家中医药管理局《中华本草》编委会. 中华本草：蒙药卷 [M]. 上海：上海科学技术出版社，2004.

[34] 国家中医药管理局《中华本草》编委会. 中华本草：藏药卷 [M]. 上海：上海科学技术出版社，2004.

[35] 邱德文，杜江. 中华本草：苗药卷 [M]. 贵阳：贵州科技出版社，2005.

[36] 姜凤梧，张玉顺. 中国海洋药物辞典 [M]. 北京：海洋出版社，1994.

[37] 刘瑞玉. 中国海洋生物名录 [M]. 北京：科学出版社，2008.

[38] 黄宗国. 中国海洋生物种类与分布 [M]. 增订版. 2 版. 北京：海洋出版社，2008.

[39] 高士贤. 中国动物药志 [M]. 长春：吉林科学技术出版社，1996.

[40] 薛德焴，缪维水. 世界哺乳动物志 [M]. 上海：新亚书店. 1934.

[41] 汪松，解焱，王家骏. 世界哺乳动物名典 [M]. 长沙：湖南教育出版社，2001.

[42] 郑作新. 中国经济动物志鸟类 [M]. 2 版. 北京：科学出版社，1993.

［43］寿振黄. 中国经济动物志兽类［M］. 2 版. 北京：科学出版社，1962.

［44］《四川资源动物志》编辑委员会. 四川资源动物志：第 2 卷［M］. 成都：四川科学技术出版社，1984.

［45］唐觉，李参，黄恩友，等. 中国经济昆虫志：第 47 册［M］. 北京：科学出版社，1995.

［46］中国科学院西北高原生物研究所. 青海经济动物志［M］. 西宁：青海人民出版社，1989.

［47］张荣祖. 中国哺乳动物分布［M］. 北京：中国林业出版社，1997.

［48］蒋志刚，马勇，吴毅，等. 中国哺乳动物多样性及地理分布［M］. 北京：科学出版社，2015.

［49］阿布力米提·阿布都卡迪尔. 新疆哺乳动物的分类与分布［M］. 北京：科学出版社，2003.

［50］张鹏，袁国映. 新疆两栖爬行动物［M］. 乌鲁木齐：新疆科学技术出版社，2005.

［51］徐芹，肖能文. 中国陆栖蚯蚓［M］. 北京：中国农业出版社，2010.

［52］赵尔宓，江跃明，黄庆云，等. 拉汉英两栖爬行动物名称［M］. 北京：科学出版社，1998.

［53］中国科学院自然科学名词编订室. 拉汉脊椎动物名称［M］. 北京：科学出版社，1978.

［54］阿布力米提·阿布都卡迪尔. 新疆野生动物名典［M］. 乌鲁木齐：新疆科学技术出版社，2006.

［55］蒋三俊. 中国药用昆虫集成［M］. 北京：中国林业出版社，1999.

［56］刘宪伟，朱卫兵，戴莉. 中国东南部地区的螽蟖［M］. 郑州：河南科学技术出版社，2017.

［57］殷海生，刘宪伟. 中国蟋蟀总科和蝼蛄总科分类概要［M］. 上海：上海科学技术文献出版社，1995.

［58］王鹏. 海南珊瑚［M］. 北京：海洋出版社，2017.

［59］汪松，解焱. 中国物种红色名录：第一卷［M］. 北京：高等教育出版社，2004.

［60］朱国强，李晓瑾，贾晓光. 新疆药用植物名录［M］. 乌鲁木齐：新疆人民出版社，2014.

［61］侯宽昭. 中国种子植物科属词典［M］. 修订版. 北京：科学出版社，1982.

［62］刘勇民. 维吾尔药志［M］. 修订版. 乌鲁木齐：新疆科技卫生出版社，1999.

［63］许生胜. 青海互助中藏药彩图简志［M］. 西宁：青海人民出版社，2013.

［64］青海省生物研究所，同仁县隆务诊疗所. 青藏高原药物图鉴：第一册［M］. 西宁：青海人民出版社，1972.

［65］谢宗万. 本草纲目药物彩色图鉴［M］. 北京：人民卫生出版社，1999.

［66］黄璐琦，彭华胜. 中国冷背药材清源图鉴［M］. 福州：福建科学技术出版社，2018.

［67］王国强. 全国中草药汇编［M］. 3 版. 北京：人民卫生出版社，2014.

［68］邹仁林，甘子钧，陈绍谋，等. 红珊瑚［M］. 北京：科学出版社，1993.

［69］《中国医学百科全书》编辑委员会. 维吾尔医学［M］. 上海：上海科学技术出版社，2005.

［70］陈嵘. 中国树木分类学［M］. 南京：中国图书发行公司南京分公司. 1953.

［71］青海省药品检验所，青海省藏医药研究所. 中国藏药：第 1 卷［M］. 上海：上海科学技术出版社，1996.

［72］嘎务. 藏药晶镜本草［M］. 修订本. 北京：民族出版社，2018.

［73］杜品. 甘南高原天然药用植物资源［M］. 兰州：甘肃科学技术出版社，2009.

［74］土旦次仁. 藏医学［M］. 上海：上海科学技术出版社，1999.

［75］《中国医学百科全书》编辑委员会. 维吾尔医学［M］. 上海：上海科学技术出版社，2005.

［76］江纪武. 世界药用植物速查辞典［M］. 北京：中国医药科技出版社，2015.

［77］新疆药物研究所维吾尔药重点实验室. 维吾尔药材真伪鉴别［M］. 乌鲁木齐：新疆美术摄影出版社，新疆电子音像出版社，2007.

［78］孙昌高. 药用植物种子手册［M］. 北京：中国医药科技出版社，1990.

［79］南京中医药大学. 中药大辞典：上下册［M］. 上海：上海科学技术出版社，2006.

［80］上海科学院. 上海植物志：上下册［M］. 上海：上海科学技术出版社，1999.

［81］罗达尚. 中华藏本草［M］. 北京：民族出版社，1997.